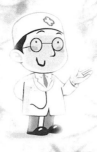

本书由科技部 973 项目(2011CB505200)和
国家自然科学基金重点项目(81130063)资助

系统针灸学

——复兴"体表医学"

朱　兵 编著

协著者　荣培晶　高昕妍　景向红　乔海法
　　　　　何　伟　赵玉雪　任晓暄　杨永升
　　　　　胡　玲　方继良

图像处理　张立剑

U0391697

人民卫生出版社

图书在版编目(CIP)数据

系统针灸学:复兴"体表医学"/朱兵编著. —北京:
人民卫生出版社,2015

ISBN 978-7-117-18608-7

Ⅰ.①系… Ⅱ.①朱… Ⅲ.①针灸学-研究
Ⅳ.①R245

中国版本图书馆 CIP 数据核字(2015)第 030550 号

人卫智网	www. ipmph. com	医学教育、学术、考试、健康,
		购书智慧智能综合服务平台
人卫官网	www. pmph. com	人卫官方资讯发布平台

系统针灸学——复兴"体表医学"

编　　著:朱　兵
出版发行:人民卫生出版社(中继线 010-59780011)
地　　址:北京市朝阳区潘家园南里 19 号
邮　　编:100021
E - mail: pmph @ pmph. com
购书热线:010-59787592　010-59787584　010-65264830
印　　刷:北京虎彩文化传播有限公司
经　　销:新华书店
开　　本:787×1092　1/16　印张:42　插页:4
字　　数:1033 千字
版　　次:2015 年 5 月第 1 版　2023 年 12 月第 1 版第 4 次印刷
标准书号:ISBN 978-7-117-18608-7/R · 18609
定　　价:188. 00 元
打击盗版举报电话:010-59787491　E-mail:WQ @ pmph. com
质量问题联系电话:010-59787234　E-mail:zhiliang @ pmph. com

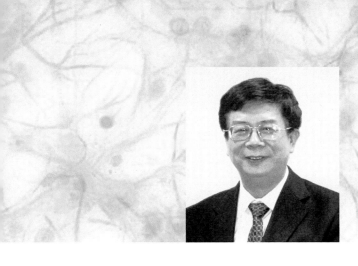

作者简介

朱 兵，巴黎第 6 大学生命科学博士，中国中医科学院首席研究员，先后任中国中医科学院针灸研究所科研处长、副所长和所长，所学术委员会主任；国家 973 项目首席科学家。博士论文被评为巴黎大学 1989 年"优秀博士论文"，以"最佳答辩成绩"获博士学位。1993 年破格晋升为研究员。国家中医药管理局针灸学科学术带头人；《针刺研究》杂志主编。中国针灸学会副会长兼学科和学术工作委员会主任委员。一直从事针灸效应的机制和临床研究。1993 年被卫生部评为"中国首届百名中青年医学科技之星"；1995 年获得人事部首批重点资助的优秀留学回国人员。出版《针灸的科学基础》等专著，在 Pain、Neuroscience、BMC Neuroscience、Brain Research、Journal of Neurophysiology、European Journal of Pharmacology、PLoS One、eCAM、《中国科学》、《中华医学杂志》等发表 SCI 源刊论文 60 余篇，是针灸研究领域知名学者。

主持系列国家自然科学基金重点和面上项目、科技部 973 项目、人事部和国家中医药管理局研究项目。研究成果先后获得国家科技进步二等奖、省部级科技进步一二三等奖、国家中医药管理局科技进步一二三等奖和中国针灸学会、中国中西医结合学会科技进步一二三等奖。其研发的针刺手法仪和耳迷走神经刺激仪获国家发明专利，并畅销海内外。

在疼痛研究领域有新的发现，其博士论文首次系统描述了大鼠最具"痛中枢"形态和生理学特征的核团-延脑背侧网状核，在国际痛觉研究领域一直颇受关注。原创性提出针灸等体表刺激疗法与生物进化相关，是人类永恒的本能医学体系；并呼唤复兴体表医学。对针刺镇痛的节段性机制和全身性机制进行了深入探讨，创立了穴位效应规律分类的"单元"和"集元"假说。首次证实耳迷走神经部分传入与孤束核的联系，提出耳-迷走神经是耳针发挥特异效应机制的论点；并采用自主研发的经皮耳迷走神经刺激仪治疗癫痫和抑郁症等取得良好的临床疗效。在针灸的非特异效应领域首次提出"皮-脑轴与针灸广谱效应"的观点；对穴位的本态有创新性发现，率先倡导了穴位敏化的理论和"穴位敏化池"的微理化环境概念，提出穴位就是能与相应靶器官发生 cross-talk 的体表位域的理念。对经络学说和经脉现象研究进行了系统梳理，对循经感传机制、经脉沟通体表上下之间、经穴与脏腑内外之间的相互联系和机制开展了广泛系统的创新性研究。

先后被聘为上海、南京、香港、广州等 10 余所高校客座教授、特聘教授或首席研究员，与法国国家健康医学研究院、美国哈佛大学等建立了合作研究。

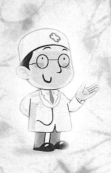

前　言

　　系统针灸学（systems acu-medicine）试图从生物本能的角度,阐述生物进化所禀的特殊结构与体表刺激所赋效应之间的必然联系,探讨与生俱在、具有医学启明星特征的体表刺激疗法的本源,寻索针灸医学维系生命的真谛。体表针灸(样)疗法是全球同源的,是人类医学的重要组成部分(图1～图3)。

　　针灸研究应该从系统生理学、系统生物学和系统生物医学的高度阐述其科学基础。

　　系统生理学（systems physiology）强调从系统的角度,整合普通生理学、病理生理学、生物医学工程的程序,研究基础器官的功能、疾病的状态和医学的干预作用。系统生理学的概念由日本学者佐川喜一于1973年在《医用電子と生体工学》发表的《BMEと循環系の生理学-Systems Physiologyのすすめ》论文中提出:应用数学、物理学、化学中的信息论、控制论、系统论与非线性动力学研究亚细胞(基因、蛋白质等分子生物学水平)、细胞与器官、系统结构之间的相互活动与调控,较为全面地了解器官系统生理学活动,病理生理学、机体的稳态调整、药理学作用和病变的回归过程。系统生理学与器官系统生理学存在重叠;随着分子生物学的进步,系统生理学也发展到细胞与分子系统生理学时期,并孕育着系统生物学的诞生。

　　系统生物学（systems biology）一词最早出现在德国Zieglgänsberger和Tölle于1993年发表在 Current Opinion in Neurobiology 杂志的一篇评述性论文 "The pharmacology of pain signalling" 中。2002年,牛津大学Denis Noble教授在 Science 上发表了评述性文章 Modeling the heart—from genes to cells to the whole organ,用心脏的研究进展定义了系统生物学。目前系统生物学还处于创建的初期,主要广泛获得亚细胞、细胞、组织、器官和系统结构之间基因和蛋白质水平的相互作用。作为人类

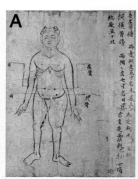

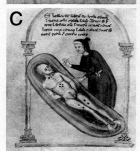

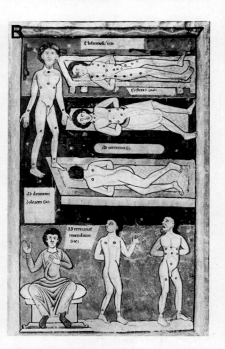

图1　不同国家灸法图

A为中国唐代敦煌卷子灸疗图;B为13世纪欧洲灸疗"位点"图;C为14世纪采用烫灸法治疗象皮病的"位点"图(图B和C收藏于牛津大学Bodleian图书馆)

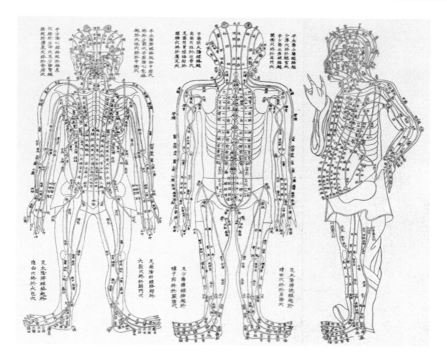

图 2　中国唐宋以来通用的经络穴位"明堂图"

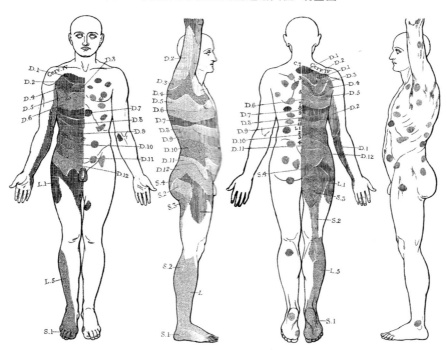

图 3　1893 年 Head 在临床观察到的"海氏带"和"易惹点"

它与经脉在四肢的循行及穴位的分布有相似之处吗？Head 写道："Thus, mustard leaves applied to the maximum spots of the affected areas of the chest or back, . . . will remove the nausea and vomiting in this mild and purely reflex type of gastric disturbance."（采用芥子叶贴敷在胸背部的"易惹点"上可以治疗因胃部疾病所致的恶心和呕吐）。这和穴位刺激相同吗？（引自 Head, Brain. 1893; 16:1-133, Plate Ⅰ 和Ⅱ）

基因组计划的发起人之一，美国科学家 Leroy Hood 也是系统生物学的创始人之一。根据他的定义，系统生物学是研究一个生物系统中所有组成成分（基因、信使核糖核酸、蛋白质等）的构成，以及在特定条件下这些组分间的相互关系的学科。也就是说，系统生物学不同于以往的实验生物学——仅关心个别的基因和蛋白质，它要研究所有的基因、所有的蛋白质、组分间的所有相互关系。21 世纪初，作为系统生物医学（systems biomedicine）理念倡导者之一的陈竺院士认为"系统生物医学研究的重点是疾病和治疗"。

综观百余年来的中西文化及科学交流史，总体情况是"西学东渐"的多，"东学西渐"的少。中医药学是"东学西渐"的范例，而最具规模率先走向世界的则非针灸莫属。几千年来，针灸为中华民族的繁衍和健康作出了重要贡献，在医学科学快速发展的今天，仍然在医疗保健领域发挥着作用，是人类宝贵的文化遗产。同时，近几十年来我国对针灸作用机制的大量研究，使针灸学率先在中医学现代化方面取得重大进展，以针刺镇痛机制研究为先导，揭示了针灸作用机制的主要环节，其成果为国际学术界所公认。

针灸的调整作用已得到古今大量针灸临床的反复验证，现代实验研究已经初步揭示这种调整作用是通过神经、内分泌、免疫系统实现的。但全面阐明针灸作用的机制还需要更完整、严谨的实验。而这一问题的系统阐明，不仅可从生理功能的角度对针灸学所揭示的人体上下、内外之间联系、反应规律做进一步严格的检验，使现代针灸学在严格的实验科学基础之上得到升华，以更有效地指导临床实践，同时也必将对于现代医学诊疗模式产生深远影响，并在生物医学科学特别是在人体自稳态的平衡和调控方面形成一些具有中国特色的理论和治疗体系，进一步推动中国传统医学高水平走向世界。

针灸学是从历史走来的，它首先涉及科学发展要厘清的事实：剔除理论演绎的华丽外衣，精炼出古人发现的临床诊疗规律。"理论是灰色的，唯生命之树常青"；这是流传甚广，语出德国诗人歌德《浮士德》中的名言。"实践是检验真理正确与否的唯一标准"（马克思）意味在于此。先贤们对科学的贡献永远只体现在其发现的"事实"上，而不是其给出的"理论解释"。然而不幸的是，以"理论"作为"事实"的状况比比皆是，很多研究的最终目的仍然是寻找古人几千年前解说中的"理论"。

通过一个多世纪的研究，人们对针灸的作用机制有了较为深入的了解；并可以明确地得出结论：离开了神经系统的介导，针灸就不能发挥任何作用；要深入研究、特别是倡导多学科交叉研究针灸的调控机制和针灸理论，神经生物学是一切研究手段的基础。

公元前 4 世纪，伟大的哲学家亚里士多德的一句名言盛传于世："自然界选择最短的道路。"14 世纪的英国逻辑学家奥卡姆的威廉将其发展为"如无必要，勿增实体（Entities should not be multiplied unnecessarily）"的格言，这就是"奥卡姆剃刀（Occam's Razor）"原则；即"简单有效原理"。其含义是：对于同一现象有两种不同的假说，选择简单的那种！复杂是成功的最大敌人，把事情变复杂很简单，把事情变简单很复杂。成功必须不断抵制向复杂化发展的自然偏移倾向。

针灸疗法的实质不在于对抗治疗，而在于调控和整合（中医的调和阴阳和西医的维持"内环境稳定"）。因此，系统针灸学研究的重点是机体的调节、整合和反馈性控制过程中的交互作用（cross-talk）；阐述体表刺激对生物分子、细胞、组织、器官和系统层面彼此之间的相互联系，以及它们在疾病时的变化和治疗过程中的转归；探讨针灸等体表干预从基因到整体器官功能调控的机制（尽管还有漫长的过程）。

愿传统针灸学能搭上系统生物学的快车，希望"系统针灸学"概念的提出有助于加快针灸现代化的步伐，创立符合生命本态的体表医学体系！

这就是本书作者的初衷。

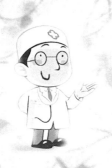

目　录

第一篇　导　　论

第二篇　东西方医学的起源、进化和发展

第三篇　针灸效应的传入系统

第四篇　针灸触发的广谱反应系统

第五篇 针灸镇痛的神经科学基础

第六篇　经脉-脏腑相关论

第七篇　针灸疗法的病理生理学

第八篇　经脉学说的研究

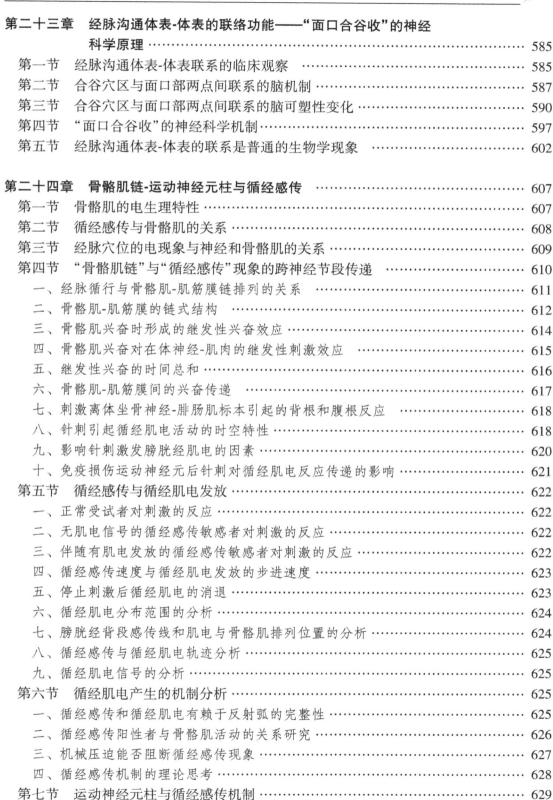

第九篇　体表医学的复兴

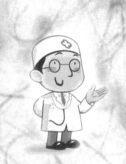

第一篇 导 论

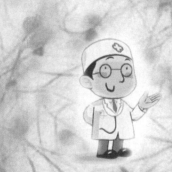

第一章　针灸与生物进化

　　所有的动物,特别是人类都具有自我防范、避免损伤、主动医治、调节自愈的本能。远古时期,人们使用一些尖硬物体(如石头、荆棘、木棍等)通过摩擦、抓揉、挤压、捶打等手段刺激身体表面的某个部位(特别是病患处附近)来减轻疼痛,寻求疾病的康复。进而古人开始有意识地用一些尖锐的石块来刺激身体的某些部位或人为地刺破皮肤使之出血,以达到减轻疼痛和治疗疾病的效果。体表的刺激方法是主动治疗病痛的起因,而生物进化的结果是本能医学的实质。医疗行为作为一种本能伴随于动物的整个生命过程中,而一切医学的起源最初也是本能医学。本能医学行为源于物种适应生存的需要,并且在进化过程中不断完善。在远古,我们的祖先——不管他们生存在地球的哪个地域,体表刺激疗法无疑是一切医疗活动的起点,是医学的启明星;这种疗法也将伴随整个人类的历程直到永远。

　　但只有中国将以针灸为代表的体表刺激疗法发挥到了极致,包括按摩、推拿、拔罐、刮痧、导引运动等。

　　生命经过了约38亿年漫长的进化,在约300万年前左右才诞生了人类,因此人类在庞大的生物学系统中所占据的位置十分微小。生命要维系种系生存就必须在进化过程中形成自我抵御疾病、保持健康的自然医疗方式。

　　而人类能动的医疗行为仅限于第四纪冰川结束后的万年左右的时间里,因此可以说:这种医学模式对生命发展的贡献还过于渺小。

　　医学起源于生物本能,因而医学的初始阶段是本能医学。所有的动物仍然靠这种本能维系着其种系在这个星球中生存。为了减轻疾病的痛苦,原始人(包括现在的各种动物)必然会使用某些本能的医疗方式来治疗疾病,现代人仍然保持着其中的部分做法。有了生命,就有了医疗活动。Fabre 在《昆虫记》中写道:餐后,蝎子们叉起钳子,翘卷着拍打对方,但不用蜇针,彼此相互摩擦,但都毫发无损。在明代《元亨疗马集》中描叙了目赤、喘急、脉数洪、惊狂的"心黄病"和肠道炎症的"肠黄病",采用咬胸啮足的方法自我治疗,这仅是无手动物能够达到的部位(图1-1)。《兽医学》写道:猪经常在树干等处摩擦腹部,很可能是在治疗蛔虫引起的腹痛和肠痉挛。在自然界,动物的这种本能行为比比皆是(图1-2)。

　　但在现代医学体系中,并没有任何人特别关注动物的这种结构-功能相统一的体表刺激疗法,难道它没有价值吗?抑或现代医学有更好的方法替代这种生物的本能?答案未必

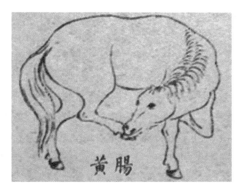
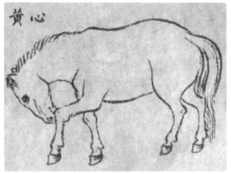

图1-1　动物某些疾病情况下的自我医治方式:咬胸啮足
马的心黄病突出症状是:马患心黄自咬身。但为什么"心黄病"咬胸啮前
肢,而"肠黄病"啮咬后肢?这是无手动物仅能采用的自我刺激方法,它反
映的问题与"肚腹三里留,心胸内关谋"有异曲同工之处吗?

如此!

　　神经系统在动物进化过程中起重要作用,它主导调节
与协调各器官系统的生理功能,使机体成为统一整体。并
通过感受器感知外界变化,进行分析、综合,调节各器官系
统活动,以适应外界环境变化。多细胞腔肠动物开始分化
出神经细胞,形成网状神经系统;扁形动物神经细胞集中,
出现神经索,为梯状神经系统;环形动物神经细胞体聚集
为神经节,形成索状神经系统;脊椎动物开始出现管状神
经系统,有中枢与周围神经系统的区别。随着动物进化,
脑细胞数量增加,联系广泛。进化到了脊椎动物,特别是
哺乳动物,神经系统发育已经相当完善。

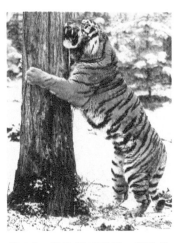

**图1-2　动物常常借助一些物体
实施体表摩擦刺激**

　　我们试图从生物的进化和神经系统的分化的角度,来
阐述以针灸为代表的体表刺激疗法的生物学机制。单细
胞生物是由简单的动作电位代替神经功能,帮助动物进行
体内外运动,实现简单的生理功能。只有原始神经组织的海绵动物,它们的神经元之间没有
真正的突触性联系,也没有接受感觉和支配运动的技能,但局部的刺激可引起局部的收缩反
应。动物界最早出现神经系统的是腔肠动物,是动物界最原始、最简单的神经系统。腔肠动
物水螅的神经系统是最简单的网状神经系统(net-like nervous system),水螅的神经细胞体位
于外胚层(皮质)和内胚层(胃层)的基部。神经细胞伸出纤维互相连接(突触),形成一个遍
布全身的神经网。它一般都是由二级和多级的神经元构成,相互连接成为一个疏松的神经
网。在生理机制上因无中枢神经系统,因而受刺激后的反应是无定向的、扩散式的,从一个
神经元沿所有的方向完全相等地传向另一些神经元,只要身体某部受到的刺激足够强,就能
"牵一发而动全身",引起全身的反应。由于这种反应的无序和耗能,使其无法进化而一直停
留在原始状态。

　　神经系统的进化方向是从分散到集中的。在无脊椎动物中,随着体型从辐射对称到两
侧对称的进化,神经系统也逐步集中而成两侧对称的梯状神经系统(ladder-like nervous sys-

tem)，一方面还保留着网状的特性，即神经细胞分散，并以突触相连成网；另一方面很多神经细胞已集中而成身体腹面的 2 个神经索和头部的"脑"。环节动物等的神经系统称为链状神经系统(chain-like nervous system)，其特点是神经细胞集中成神经节，神经纤维聚集成束而成神经。环节动物，如蚯蚓的每一体节腹面有一神经节，前后神经节以纵向神经相连，形成链状的腹神经索。每个神经节均发出神经纤维通向体壁和内脏(这一点很重要，是体表刺激治疗内脏病变的神经联络的原始结构基础)。昆虫中的蛛形纲表现在神经细胞逐渐向前集中，形成脑及从"脑"向后分出若干纵神经索的索状神经系统(cord-like nervous system)，在纵神经索之间有横神经相连。节肢动物在演化系列上属于无脊椎动物的高级阶段，也是无脊椎动物的最大群体。在神经系统上已生成了庞大的脑神经节(主要由 3 个体神经节演化而成的)，另外在胸腹部还有一个大神经节和一个腹神经索，而每一个神经节都通过神经与前后两个环节里相应的神经节相连接，从而就构成了一个节状神经系统(ganglion-like nervous system)。由于前端的一对神经节最大，因而它就能够得以控制神经系统中其余的部分，这样节肢动物以头部为主导的行为原则就得到了较完全的体现。昆虫的神经系统可分为中央神经系统、交感神经系统和外周神经系统。

生物进化到了高等的脊椎动物，特别是哺乳动物，机体的整个活动都处于神经系统的调控之下。作为本能医学的体表刺激疗法，它的机制与神经系统发育进化明确相关。我们从体表刺激对神经-内分泌-免疫网络系统的调制、体表刺激对内脏功能的调节和对疼痛的调控三方面探讨本能对动物生命的保健作用。

第一节　体表刺激与"皮-脑轴"

皮肤作为人体的最大器官在生物学功能上是构成机体内外环境间的一道屏障，它永久地暴露在各种不同的应激环境之中，如太阳和热的辐射，以及机械的、化学的和生物学的侵袭。从发生学的角度，皮肤与中枢神经系统均来源于神经外胚层，皮肤神经末梢分布复杂并表达多种激素和相关受体，这种特性意味着皮肤与神经内分泌可能存在某种内在的相关联系。由于它的功能特性和结构上的多样性，皮肤必须在进化过程中形成特有的生物学结构来挑战各种有害应激源的攻击。

作为所有生物最外面的一道屏障，皮肤在漫长的进化过程中必须形成一整套复杂的生物调节系统，以保障生物的自我防范和自我修复的能力。在过去的 20 年中，人们已经注意到皮肤及皮神经、内分泌、免疫系统之间存在着广泛交互作用的生物学网络体系，建立了Skin-Brain-Axis(皮-脑轴)完备的现代概念。皮肤中大多数传统的非内分泌细胞中存在具有分泌功能的细胞，通过神经递质、激素或肽类物质传递信息，作用于邻近细胞或自身细胞，产生生理效应(图 1-3)。这些具有独立产生内分泌物质的细胞有皮肤角质形成细胞、黑色素细胞、成纤维细胞和 Merkel 细胞等。皮肤细胞分泌的内分泌物质包括性肾上腺皮质轴、性腺轴系统、甲状腺轴系统和多种神经活性物质，目前研究最为广泛和成熟的是与中枢相似的下丘脑-垂体-肾上腺皮质系统(Zouboulis,2009;Roosterman,2006)。人类对皮肤与免疫关系的认识经历了一个由浅入深的渐进过程。1970 年，Fichtelium 等提出皮肤是"初级淋巴器官"，前体淋巴细胞可在皮肤中分化成熟，成为免疫活性淋巴细胞;1978 年，Streilein 提出"皮肤相关淋巴样组织"，初步提出了皮肤的角质形成细胞、淋巴细胞、朗格汉斯细胞和血管内皮细胞在

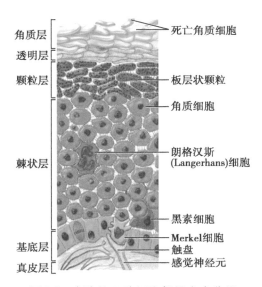

角质层
透明层
颗粒层

棘状层

基底层
真皮层

死亡角质细胞

板层状颗粒

角质细胞

朗格汉斯
(Langerhans)细胞

黑素细胞
Merkel细胞
触盘
感觉神经元

图1-3 皮肤的4种细胞都具有内分泌和免疫物质的合成、分泌、靶受体功能，体表刺激将触发皮肤固有的神经-内分泌-免疫网络反应

皮肤免疫中可发挥不同的作用；1987年，Bos等提出皮肤免疫系统学说，对免疫学的发展带来深远影响。皮肤细胞分泌的免疫活性物质包括大多数机体免疫系统的细胞成分、细胞因子和分子成分。这些细胞因子组成网络系统，为免疫活性细胞的分化、成熟提供良好的微环境，并对免疫反应起调节作用，保持T淋巴细胞亚群Th1与Th2的平衡，使机体对外界异物产生适度的免疫反应，以达到免疫的自稳性（Paus，2006；Roosterman，2006）。

皮-脑轴的存在使生物形成了机体稳态的基本环境，体表的各种刺激如机械、温度、化学、辐射（如阳光）及生物刺激，特别是可以引起皮肤应激反应的各种应激源都可激活这一系统，发挥其一系列生物调控功能。

针灸对内分泌系统有着广泛的调节作用，影响着内分泌腺或内分泌细胞分泌激素及激素从产生到发挥作用的每一个环节，从而协调了激素对机体的调节功能。针灸调节免疫作用主要包括免疫分子、免疫细胞、免疫应答等。较强的体表刺激还可引发机体的应激反应，参与对全身功能的调节（参考第九章）。

第二节　体表抗痛结构的形成是生存进化的必备条件

我们在日常生活中极易出现损伤，生物进化过程中必须形成能够通过体表刺激缓解疼痛、免疫感染的生物学结构，使得动物在遭受最常见的损伤时不至于危及生命。

感觉感知是脑的功能。无脊椎动物虽然在其较高级阶段（如节肢动物的）索状神经系统和节状神经系统如昆虫都进化出"脑神经节"，但仅能整合较简单的信息，对伤害信息的处理和体验有限。在脊椎动物，特别是哺乳动物，中枢神经系统发育进化已经完善，这些动物在漫长的历史过程中必然要进化出自我修复损伤、免疫感染、缓解疼痛的能力，这是生物必须具备的基础本能。

在脊椎动物如蛙类，特别是哺乳动物的脊髓，发现存在控制疼痛的神经结构。1965年，Wall和Melzack提出在脊髓背角内存在一种类似闸门的神经机制，这个闸门控制着从外周向中枢神经系统发放的神经冲动强度。也就是说，躯体感觉信号在进入中枢之前就可受到闸门控制的调节作用。闸门控制痛觉传入的程度由粗纤维（Aβ）和细纤维（Aδ和C）的相对活动及脑的下行性影响所决定。当通过闸门的信息量超过某一临界水平时，便可激活产生痛觉体验和痛反应的神经结构。实际上，"闸门控制理论"指的是来自传导疼痛信息的C类纤维在传入到中枢神经系统的高级部位产生疼痛的感知时，同时也会受到来自同一部位传递触压觉的A类纤维的影响；采用躯体刺激如针刺、按摩、推拿、拔罐、摩擦等方法可以激活局部的 A 类纤维,这类纤维的传入可在脊髓水平关闭由 C 类纤维传递疼痛信号的闸门,从而阻断了疼痛信息向脑的传递,达到了抑制疼痛感知的效果(图 1-4)。在动物界,这种体表刺激如舌舔伤口、依靠树干摩擦,鸟类用喙轻啄疼痛部位的镇痛方法在自然界比比皆是。至今,这仍然是野生动物缓解疼痛唯一能够自我实施的方法。

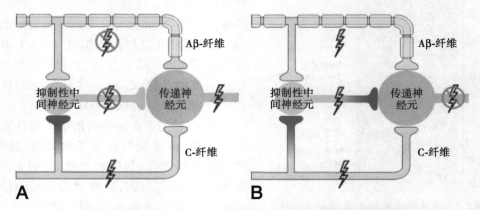

图 1-4 Wall 和 Melzack 于 1965 年提出疼痛的脊髓闸门控制神经机制

抑制活动用蓝色表示,激活反应用黄色表示;闪电符号意味着增加神经元激活,而闪电+红杠符号意味着减少神经元活动(引自 http://it. wikipedia. org/wiki/Teoria_del_cancello)

第三节 体表-内脏的特定联系是动物进化的必然选择

我们一生可以在无严重疾病情况下健康地活着,但消化系统的功能异常却常伴随着我们;在缺乏卫生食品的动物,消化系统疾病常导致严重的后果。生物进化过程必须解决这个问题。生命体不存在没有功能的结构,更不存在无结构的功能。

在已了解到的所有低等动物中,如梯状神经系统阶段的涡虫和线虫,环节动物链状神经系统阶段的蚯蚓和软体动物,其神经节的发育都向内脏和体壁发出共同支配的神经纤维,构成了体表-内脏联系的神经基础。可以认为,进化到了梯状神经系统阶段的所有动物,都具有体壁-内脏神经的交互联系,没有这种联系的动物已经在进化过程中被淘汰了。

梯状神经系统的秀丽隐杆线虫(C. elegans)是一种名副其实的美丽生物。显微镜下它通身透明,纤细的身躯优雅地摆动,每一块肌肉的收缩与松弛都一览无余。这种长不过 1mm 的小生物是唯一一个身体中的所有细胞能被逐个盘点并各归其类的生物。成年秀丽隐杆线虫有 302 个神经元,282 个是躯体神经元,20 个是(内脏)咽消化-内分泌神经元。我们感兴趣的是,在这如此卑微的小生物就进化有了体表与内脏的神经联系。秀丽隐杆线虫有 8 个咽-消化中间神经元,其中一对命名为 I1 的神经元通过缝隙连接与躯体的单配对 RIP 中间神经元以电突触形式发生联系,参与对内脏活动的调控(图 1-5)。体表触刺激和直接刺激体表 RIP 中间神经元可引起线虫的咽消化泵吸反应;去除 RIP 中间神经元,体表触刺激引起的咽消化泵吸反应消失(Avery 和 Thomas,1997)。

我们再以发育到链状神经系统阶段的动物、已经取得较为详细资料的医用水蛭为例,阐

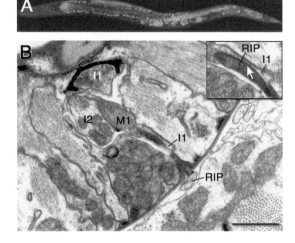

图 1-5　A：秀丽隐杆线虫荧光标记照片；B：秀丽隐杆线虫透射电子显微镜的横断面图像，可见躯体 RIP 中间神经元进入咽腔与 I1 内脏中间神经元发生缝隙连接（右上角插入小图白色箭头），I1 神经元的表皮下末梢紧贴内腔。标尺：1μm（引自：A：http：//martinfitzpatrick. name/tag/celegans；B：Avery 和 Thomas，1997）

述体表-内脏神经联系的机制。水蛭是一类高度特化的环节动物。水蛭体节固定，一般为 34 节，末 7 节愈合成吸盘。体节分节是特化的开始，每节内可容纳各项器官，特别是循环、排泄、生殖和神经等；身体的分节是生理上分工的开始。环节动物是首先出现中枢神经系统的无脊椎动物。水蛭的神经细胞体部都集中在神经节内，神经元为单极类型，细胞分布在神经节的表面，神经节中央称髓部，为神经纤维丛所构成，这与脊椎动物的脊髓不同，脊髓的神经细胞体在中央灰质内，纤维在外围的白质内（图 1-6）。

形态学研究表明，在医用水蛭，支配心管（进化过程中的原始心脏）的神经也支配相应的体壁（Jellies 等；1992）。生理学研究观察到（图 1-7）医用水蛭神经节的一种感受伤害性刺激的神经元也对来自消化道的刺激发生反应（在哺乳动物中，也只有能够感受伤害性刺激的神经元才对内脏的传入发生激活反应）（Muller 等；1981）。

饶有兴趣的一项研究也表明体壁与内脏存在发育上的联系。Loer 及其同事（1987）观察到水蛭胚胎的 Retzius 神经元（具有多潜能功能分化神经元）本来是支配体壁肌肉组织和皮肤的，但在生殖节段（Retzius5，6）这类细胞却成为主要支配生殖组织的神经元，而同时支配同体节体壁组织的分支则少（但仍然提供了重要的体表-内脏联系的证据）。如果在胚胎发育期间去除生殖组织原基，则该节段的 Retzius 细胞重新发育成支配体壁肌肉组织和皮肤的神经元（图 1-8）。作者的意图是探讨神经元发育与靶器官的重要关系，但也给予了一个重

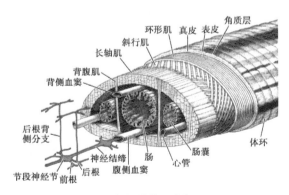

图 1-6　水蛭结构（引自 Nicholls 和 Van Essen，1974）

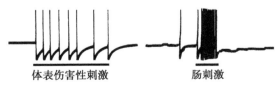

体表伤害性刺激　　　　肠刺激

图 1-7　水蛭伤害感受神经元对体表 27g 伤害性强度的压力刺激和对肠道牵拉刺激都可引起激活反应，但对 7g 体表的非伤害性强度的压力刺激没有反应（刺激时间均为 1 秒）（引自 Muller 等；1981）

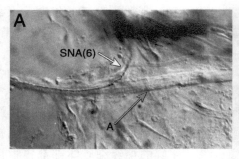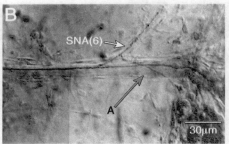

图 1-8　正常发育水蛭 20～23 天胚胎（A），其第 6 神经节前根（SNA6）支配未来生殖器官（白色箭头），而切除水蛭生殖组织原基（B）后，SNA6 在胚胎发育后期发生变化，它穿过生殖组织向体壁延伸而成躯体神经了（图 B 中红色箭头指向的神经纤维呈"人"字分叉），在图 A 没有沿红色箭头走向体壁的"人"字分叉（引自 Loer 等；1987）

要信息：体表与内脏的特异性神经联系在动物进化过程中就已牢牢确立。

　　从动物胚胎发育来看，体表与内脏的关系更能从系统发生的角度来详加论述。脊椎动物在胚胎发育的过程中沿身体前后轴的轴旁中胚层分成节段状，形成体节（somite）。随着胚胎的继续发育，每个体节分化成为生骨节（sclerotome）、生皮节（dermatome）和生肌节（myotome）。生骨节分化为骨、软骨和纤维性结缔组织；生皮节分化为真皮和皮下组织；生肌节分化为骨骼肌（图 1-9）。

　　在体节发育过程中，一些神经元与体节细胞发生相互作用。除运动神经元外，神经嵴细胞（neural crest）也随体节细胞迁移（图 1-10），神经嵴细胞可分化成多样功能细胞。在体节的内外侧表面，神经嵴细胞分化形成背根节感觉神经元、交感神经节神经元和肠神经系统神经元和某

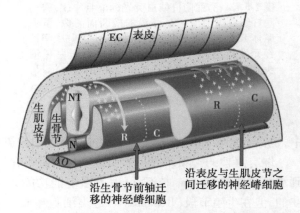

图 1-9　箭头显示神经嵴细胞沿两条路线迁移，黄色箭头所指的神经嵴细胞通过生骨节前半部，这些神经元将发育成脊神经节和感觉神经元，而继续向腹侧迁移的细胞则形成交感神经节、肾上腺髓质；红色箭头所指的神经嵴细胞沿表皮外胚层和生肌皮节间向腹中线迁移，最终形成色素细胞。NT：神经管；N：脊索；AO：主动脉；R：头侧；C：尾侧；☆：黄色星代表神经节细胞

些胃肠道的内分泌细胞（Raible 和 Eisen；1994）。这些和体节发生相互联系和作用，甚至亲缘关系很近的神经元将体节连接成一个体表-内脏相统一的结构-功能性相关单元。

　　这些资料表明，无论是无脊椎动物还是低等的脊椎动物，其神经系统都在进化过程中形成了广泛的体表与内脏的特异性联系。

　　19 世纪中叶，作为现代生理学奠基人的德国莱比锡大学的 Carl Ludwig 教授就观察到刺激肢体的神经可引起血压的变化，从而确立了躯体-内脏-交感神经反射。此后的 100 多年，这种反射性联系已经成为生理学教科书的经典内容（图 1-11）。

　　躯体-内脏-交感神经反射的神经基础是：在脊椎动物，内脏和躯体传入可在脊髓神经元会聚。脊髓神经元分为两大类：①躯体神经元（somatic neuron）：对体表外周感受野的刺激发生反应，但不接受来自内脏神经的传入纤维；②内脏-躯体神经元（viscero-somatic neuron）：即

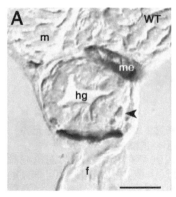

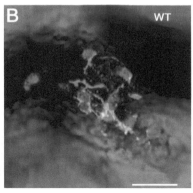

图1-10　野生型斑马鱼幼体后部躯干一个体节横切面采用anti-Hu表位染色出现在后肠（hg）周围的呈Hu-阳性反应的神经元（黑箭头所指），表明此时的神经嵴神经元已经发育成肠神经系统神经元（A）。呈胶质纤维酸性蛋白阳性反应的纤维网（红色）出现在后肠Hu-阳性反应的肠神经元周围（B）。WT：野生型斑马鱼；m：生肌节；me：成黑色素细胞；f：腹鳍；标尺：35μm（A）和20μm（B）（引自 Kelsh 和 Eisen；2000）

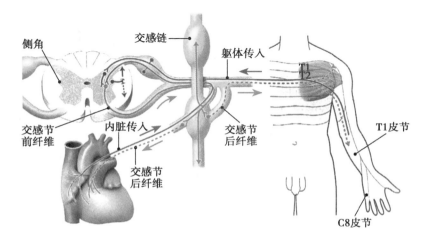

图1-11　体表传入与内脏传入在脊髓背角会聚与躯体-内脏交感神经反射
注意：支配心脏的神经节段与支配上肢前内侧的皮节相重合，而此区正是与心相关的手少阴心经和手厥阴心包经循行路线一致

不但对躯体刺激发生反应，也对内脏神经的刺激发生反应；③脊髓中不存在仅接受内脏传入的神经元（图1-12）。可以明确：只有存在这种联系神经元的动物才能在进化过程中"适者生存"，从低等的无脊椎动物进化到高等的哺乳动物。不能进化到这种神经联系阶段的动物无一例外地被淘汰而消亡了。

　　简而言之，这种靠神经系统将体表与内脏联系起来的结构，使得在无医疗手段的动物界依靠本能的体表刺激来治疗以亿年为计的个体或种系在整个生命过程中的疾病，通过生物体的"自稳态"平衡调节——Homeostasis，保持种系的生息、进化和健康。

　　生物是为了适应生存的需要才不断进化的。既然在进化过程中形成了体表与内脏的联系，因而不可能仅安排占体表面积不到5%的362个穴位（按人体表面积1.5～1.8m²、每个穴位以约1cm²计算）来维系这种联系，无数个有效刺激点都已经或等待我们去挖掘和开发（其实已经开发的太多了）。其实，各种体表有效穴位、刺激点或部位都是生物为"适者生存"而形成的内脏或深部组织在体表的联络位域图：Somato-visceral-topographical maps。

　　自然哲学指出：大自然不做多余的事——难道生物的这种皮-脑轴的形成、脊髓存在的疼痛控制闸门和体表与内脏的特定联系会是多余的吗？西医治疗学中忽略这种皮-脑轴、体表与内脏的联系和疼痛控制方法的存在是否意味着有更好的办法来替代这种医疗本能呢？事实却未必如此。相反，起源于生命的本能医学，今后也将在某种意义上回归。

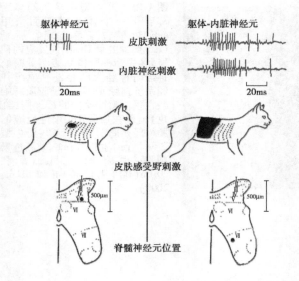

图 1-12　脊髓的单纯躯体感觉神经元和躯体-内脏会聚神经元

躯体(左)和内脏-躯体神经元(右)对电刺激其外周感受野(上线)和内脏神经(下线)的反应。中间为两个神经元的外周感受野,躯体神经元仅对非伤害刷毛刺激发生反应,对伤害性夹皮刺激不发生反应。而内脏-躯体神经元对两种形式的刺激都发生反应。下部显示两个神经元在脊髓中的位置(引自Cervero 和 Tattersall,1986)

我们可以一遍遍研发新的药物和不断地淘汰旧的药物,但体表干预疗法却是永恒的。我们可以以科学的名义宣布:以针灸为代表的体表医学是生存在这个地球上包括人类在内的所有动物的终极医学科学,也是生物进化过程中自然选择的终极宿命!

我们应该进一步研究体表医学的科学内涵,拓宽体表医学的临床应用范围;我们真诚期盼体表医学能够在崇尚自然、敬畏自然、保护自然、回归自然的现代社会的科学医学体系中得到复兴。

<h1 style="text-align:center">参 考 文 献</h1>

Avery DG, Thomas JH. Feeding and defecation//Eds Riddle DL, Blumenthal T, Meyer BJ, et al. C. elegans Volume Ⅱ. New York: Cold Spring Harbor Laboratory Press,1997:679-716.

Cervero F, Tattersall JE. Somatic and visceral sensory integration in the thoracic spinal cord. Prog Brain Res,1986,67:189-205.

Jellies J, Kopp DM, Bledsoe JW. Development of segment-and target-related neuronal identify in the medicinal leech. J Exp Biol,1992,170:71-92.

Kelsh RN, Eisen JS. The zebrafish colourless gene regulates development of non-ectomesenchymal neural crest derivatives. Development,2000,127(3):515-525.

Loer CM, Jellies J, Kristan, et al. Segment-specific morphogenesis of leech Retzius neurons requires particular peripheral targets. J Neurosci,1987,7(9):2630-2638.

Muller KJ, Nicholls JG, Stent GS. Neurobiology of the Leech. New York: Cold Spring Harbor Laboratory Press,1981:51-78.

Paus R, Theoharides TC, Arck PC. Neuroimmunoendocrine circuitry of the 'brain-skin connection'. Trends Immunol,2006,27(1):32-39.

Raible DW, Eisen JS. Restriction of neural crest cell fate in the trunk of the embryonic zebrafish. Development,1994,120(3):495-503.

Roosterman D, Goerge T, Schneider SW, et al. Neuronal control of skin function: the skin as a neuroimmunoendocrine organ. Physiol Rev,2006,86(4):1309-1379.

Zouboulis CC. The skin as an endocrine organ. Dermatoendocrinol,2009,1(5):250-252.

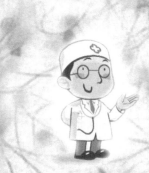

第二章　世界体表刺激疗法

　　医疗行为伴随着整个动物的生命过程,是生物的本能。一切医学的初始也是本能医学。生物体的本能医学行为是适应生存的需要,并且在进化过程中不断完善。

　　在所有的世界医学史研究著作中,普遍认为体表刺激疗法在古代医学系统中占据了一定的位置,但这种评价并不充分。由于以文字记载的文明历史仅 5000 余年,此时的医学得到很大的发展,药物治疗,包括植物药、矿物药和动物药等天然物质的应用已经有了经验的积累和语言及文字的传播和记载,体表刺激疗法的文字记录和使用频度逐渐后移。但在远古和史前,体表刺激疗法却是人类(包括动物)单一或主要的医疗行为。

　　所有的动物,特别是包括人类在内的高等动物都具有自我防范、避免损伤、主动医治、调节自愈的本能。采用体表刺激方法是主动治疗病痛的起因,而进化则是本能医学的实质。

　　在这里,我们重点讨论几个人类文明摇篮地域古代常采用的几种体表刺激疗法。

　　由于不同地域所处的环境与习惯或文化背景的差异,采用主动治疗的手段也不尽相同,但大都属于机械的和温度的刺激疗法(当然,在采用体表贴敷疗法中可能还有化学的刺激或药物的效应)。在欧洲语词中,代表皮肤介入损伤性刺激疗法的常用词是 mutilation(划痕割治法),代表皮肤热烫刺激疗法的常用词是 cauterisation(热灼法);另外一类是无创的皮肤刺激疗法 emplastration(皮肤贴敷药膏刺激疗法)和 cupping(拔罐疗法)。在 mutilation 疗法中,常用的有 phlebotomy(刺络疗法,用利器刺入小血管放出少量血液的治疗法)和 bloodletting(放血疗法,切开较大静脉放出较多血液的治疗法),另外一种是 tatto(带有治疗作用的刺青,用点刺皮肤加染色)治疗法。当然,一些体表刺激疗法可以结合使用,如刺络后再在该部位实施拔罐疗法。

第一节　刺络和放血疗法

　　刺络疗法(phlebotomy)和放血疗法(bloodletting)是最古老的一种医疗方法,从有文字记载至今已经使用了 3500 年,公元前 16 世纪诞生于尼罗河畔和美索不达米亚地区,后传至古希腊和古罗马,然后在整个中世纪广泛流行。采用水蛭吸血的疗法在公元前 1 世纪的叙利亚人就开始使用,并在中世纪盛行于欧洲。在 19 世纪初,放血疗法达到巅峰,但到了 19 世纪末,该疗法落入低谷。

古埃及医生称谓的"圣书体"符号文字可能与放血疗法有关(图 2-1)。古埃及医生的称呼是"*swnw*",在 *Gardiner sign-list T 11* 的"圣书体"符号文字"lancet(尖样物)"是三音节"*swn*"的发音,而"pot 或 bowl(钵)"在 *Gardiner sign-list W 24* 的"圣书体"符号文字的双音节发音则是"*nw*",集合而成"*swnw*(或 *sinw*)";而端坐的是典型的古埃及象形符号文字人的代表(*Gardiner sign-list A 1*),意味此人在用针或刀样物来放血治疗患者,钵则是用来盛血或其他废物的医疗器皿,故而特指医生;也说明古埃及医学体系中有放血疗法(图 2-2)。人们已经发现公元前 2700 年以前的古埃及青铜针刀具(Halioua;2005. Nunn;1996)。

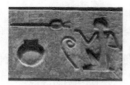 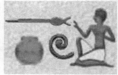 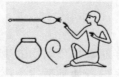

图 2-1　古埃及医生的"圣书体"符号象形文字
左为石刻阴雕体,中为纸草彩绘体,右为现代描写体;可见上方的 lancet 和下方的 bowl

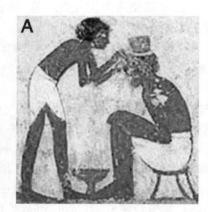 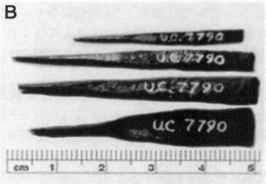

图 2-2　A:公元前 1427—前 1400 年古埃及 Amenhotop Ⅱ 王朝 Userhat 墓中壁画刺络放血疗法(局部);B:收藏于英国伦敦 Petrie 埃及考古博物馆的刺络针(或刺青针,出土于埃及 Gurob 地区,年代为公元前 1450 年)

令人感兴趣的问题在于构成医生象形符号文字的含义,带 lancet 的人含义是什么? 医史学家有两种意见:其一是医生常要治疗的是战场上的箭伤,另一种意见是医生的外科手术柳叶刀;但另一种可能指的是"医用针类器械"。

最早记载放血疗法的是公元前 1552 年的古埃及 Ebers 纸草文,该文中叙述了在腹部出现肿胀时将针或刀在火上烧热后刺入腹脐区(Ghalioungui;1987)。犹太法典推荐每周的特殊一天和每月的几天实施放血。作为类似的惯例,基督教的一些经书中也提倡在圣人节(saint's days)放血;伊斯兰教的信徒也倡导在发热疾病时采用放血疗法。在伊斯兰理论传到讲拉丁语的欧洲国家后,放血疗法使用范围就更广了(图2-3)。放血疗法和烧灼法一起构成了阿拉伯外科的主要部分,也是古印度(Ayurveda)和玛雅医学的组成部分。

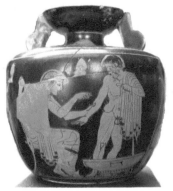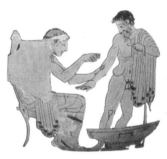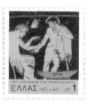

图2-3　卢浮宫收藏的公元前7—前6世纪希波克拉底时代的一个绘有放血疗法图的花瓶,中间为该图的拓片,右侧为希腊根据该图发行的邮票

早期的刺络放血疗法工具(和中国一样)都是采用尖石、植物的棘荆或动物的利齿和鱼的脊椎骨。希腊语中的"Phlebos"含有"脉"的意思,而"tome"则是"切割"。"phlebotomy"就单指"刺络疗法"。"bloodletting"是现代放血疗法的英语词汇,是真正意义的"venesection"(静脉切开放血术)。这两者之间意思相同,但放血的量有差异。盖伦说过,刺络疗法的放血量要尽量少。实施放血疗法的医疗理发师们发展了一整套的放血操作规程和工具,放血疗法的双刃刀具叫"柳叶刀"(图2-4),英国著名的医学杂志"*The Lancet*"(《柳叶刀》)就是来自放血用的双刃刀片而不是外科手术的单刃刀片。

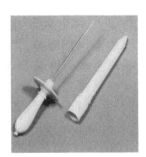

图2-4　欧洲工业革命时代的刺络针(左)和放血柳叶刀(右)

静脉切开放血术常常被古人称之为"静脉呼吸",主要是位于外周的大静脉,如前臂和颈部的静脉。而在动脉切开术(arteriotomy)则常采用点刺放血的方法,但这种方法仅用于颞部动脉。划痕放血术(scarification)常取浅表血管,用吸杯负压吸血;另外,还有采用水蛭吸血的放血疗法。

1851年,那个时代法国最优秀的解剖学家、外科医生兼著名医史学家Malgaigne曾说过:纵观全局,放血疗法史几乎构成了整个医学理念的历史(The history of bloodletting, considered in its totality, would constitute almost by itself the history of all medical doctrines)。

古希腊是放血疗法蓬勃发展的时期,医圣希波克拉底文集有70余处涉及放血疗法。希波克拉底在 *On the Nature of Man* 一文中写道:"Bloodlettings to treat pains in the back and loins should be made from the hams and the outside of the ankles."(放血治疗腰背痛应取膝腘部和足外侧)。放血疗法的理论基础源自希波克拉底和盖伦,他们认为生命依赖4种体液——血、黏液、黑胆汁和黄胆汁,而这4种体液对应空气、水、土和火,和中国的"金、木、水、火、土"接近,多了个"气",少了"金和木"。古希腊人认为,血在4种体液中是占主导地位的。盖伦首先发现在动脉和静脉里灌注的是血液而不是空气,认为血液是造出来的,然后使用完;血液不是循环的,因此它可能淤积在末端而"过剩"。正如中医里滋阴派讲的"阳常有余,阴常不足"一样,中医滋阴,古希腊医学放血(还包括使用催吐剂、催泻剂、利尿剂,以及采用饥饿疗法来维持体液的平衡)。盖伦是刺络疗法的倡导者和推广者,这种疗法涵盖了希腊-罗马时代医学理论的核心(图2-5)。

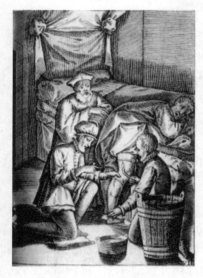

图2-5　1525年罗马的一幅放血疗法版画

盖伦详细阐述了身体和疾病的理论,并使放血疗法作为治疗许多疾病的优选,而且还是预防疾病的主要手段。盖伦用放血疗法治疗很多种疾病,如痛风、关节炎、眩晕、癫痫、抑郁、肺胸膜炎、胸膜炎、肝病、眼病和出血症等。他推荐放血的部位是疾病同侧的血管,如在治疗鼻出血时取同侧肘部刺络。盖伦认为放血是"基本的治疗方法",适用于"任何危重病"。在他之前的医生也认为放血疗法是"所有治疗方法里面最有效的"。盖伦认为希波克拉底和很多著名的医生都推动了局部对应放血疗法的发展,不同疾病需要在不同地方放血。盖伦还把人体皮下的动静脉和身体各个内脏器官联系称之为"相表里",不同的疾病在"相表里"的血管放血:右侧肘部放血治疗肝痛,左侧肘部放血治疗脾痛,因为右肘部的血管与肝相联系,而左侧血管与脾相联系。古希腊和古中国的医生们都明白正确选取血管部位的重要性,他们认为人体有各自独立的并且相互有交汇的管道。因此,如果在与病变部位不符的血管放血不仅无用而且有害。

在盖伦之后,由于放血疗法涉及血管切开和刺络,这种工作形式导致了非放血医生和放血医生的分工。但在中世纪,外科不很成熟,1163年罗马教皇亚历山大三世把放血疗法转入民间,由医疗理发师代替。直至今天仍在使用的理发店红蓝白条纹柱标志即是从理发匠使用的放血疗法派生而来;红色代表动脉血液引流,蓝色代表静脉血液引流,而白色代表止血用的绷带(图2-6)。在欧洲,早期的外科医生多为医疗理发师,16世纪的法国医疗理发师Ambroise Paré(1510—1590)还被称为"外科医生之父"。

占星术在14—15世纪的医学领域有重要位置,放血疗法也受十二宫图影响;1408年的放血疗法图就标明了身体每一个部位与十二宫图之间的关系,放血治疗的部位与放血治疗的时间有着特殊的联系(图2-7)。

由于放血疗法的切口在缺乏抗菌药物的时代时常出现感染,加上对柳叶刀的恐惧,长期以来也常将医用水蛭作为实施放血疗法的重要工具。水蛭具有3个口(吸盘),每个口里都有上百颗尖

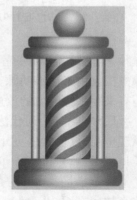

图2-6　由放血疗法派生而来的三色条纹至今仍然是理发馆的标志

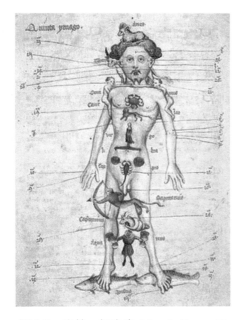

图 2-7　这是一幅出自 John de Foxton 于 1408 年出版的宇宙学的图书中的插图 *European Medieval Zodiac Man*，反映的是欧洲中世纪十二宫图人与放血部位、放血时机的关系。原书收藏在剑桥大学 Trinity 学院

利的牙齿，水蛭在吸血的时候能释放出抗血凝素，还具有扩张血管的作用，因而在当时的欧洲家庭广泛饲养这种动物自行放血。

从中世纪直到 19 世纪中叶的这段时间里，放血疗法是最盛行、最繁荣而且最被信赖的外科治疗方法。放血在一些急症方面是基本的治疗手段：比如癫痫发作、中风、高热。近两千年，放血疗法一直是西方保健治病的基础疗法，直到哈维之后其应用才减少。

1628 年，哈维对放血疗法提出强烈的质疑；1800 年，法国医生组织认为放血疗法对治疗肺炎和发热性疾病完全无效。

古印度和南美洲的玛雅都盛行放血疗法。

放血术在印度医学史上具有相当重要的地位。在 4 世纪，经印度著名医家龙树整理修订的《妙闻集》中曾多次提到放血疗法，而且把放血疗法作为外科医生的基本操作。

远在南美洲的玛雅文明，其玛雅医学与中医学有太大的相似之处，和中医理论阴阳学说不同的是，玛雅医学的二元论是"冷和热"；玛雅从事这种医学的医生称之为 *Curanderos*。其医学系统中有类似行气疏血的"*wind channels*（风脉）"系统，通过头面部、胸背部，沿臂部和下肢的关节循行；*tuch*（肚脐，相当于中医的丹田，值得注意的是它的发音）是中心。在 *wind channels* 上分布有 50 个左右的治疗点，这些点与中医穴位的位置和主治都很近似。采用的疗法也包括针刺放血、推拿、热灸、拔火罐和膏药加热贴敷等（图 2-8）。在针刺时，所选用的放血疗法针具有植物的荆棘、响尾蛇的犬牙、动物的尖牙、尖嘴鸟的喙、豪猪的刚毛或鱼的脊柱骨；玛雅的针刺疗法分别有 *jup* 和 *tok* 两种。*jup* 刺法是不出血，其功能是行气活血，所选择的治疗点（即玛雅"穴位"）多不在病痛位置上；用荆棘或

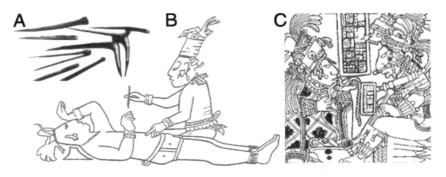

图 2-8　玛雅医生常使用植物荆棘或鱼脊柱骨作为针具（A）实施针刺样治疗（B）和放血疗法（C，图示为舌尖放血）

鱼的脊柱骨快速 3 次刺入皮肤约 1cm 深,或用荆棘、动物的尖牙、尖嘴鸟的喙、豪猪的刚毛反复刺激皮肤表面而不刺入,直至皮肤出现红肿。*Tok* 是放血疗法,常用于治疗血气过盛和内风(Garcia;1999)。

这些疗法的点几乎都在中医穴位上或附近(图 2-9);根据表中的玛雅"穴位"主治表明,它的治疗效应与中医针灸的主治几乎是相同的,但中医穴位的主治范围比玛雅"穴位"的主治要宽泛得多(表 2-1)。玛雅文明的传承是世界文明史研究的一个热点,有学者认为由于玛雅文明晚于中国文明,与古埃及特别是与古代中国的文明有一定的传承关系。

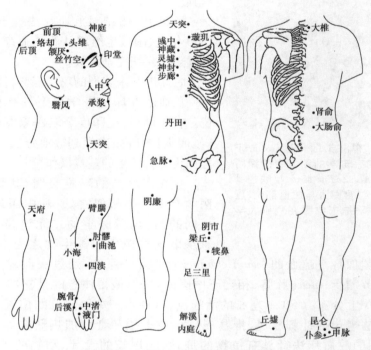

图 2-9 玛雅刺激点与中医穴位的关系

表 2-1 玛雅医学常用刺激点(以中国穴位所处位置表示)与主治

玛雅刺激点	玛雅刺激点主治
印堂	眩晕,惊厥,鼻炎,流行性感冒,失眠,额部头痛
天突	慢性哮喘(jup 法),咳嗽,流行性感冒
璇玑	咳嗽,哮喘,胸痛,咽炎
彧中,神藏,灵墟,神封,步廊	强化哮喘治疗
俞府	咳嗽,哮喘
翳风	听力障碍,耳鸣,耳痛,"the ear opens"
人中	流行性感冒引起的咳嗽、头痛
承浆	牙痛

续表

玛雅刺激点	玛雅刺激点主治
头维	头部血流淤阻、热风引起的头痛
神庭	头痛
颔厌	头部血流淤阻、热风引起的头痛
丝竹空附近	与蒸气浴结合治疗发热（tok 放血）
后顶,前顶,络却	哮喘
四渎	缓解肩部疼痛
小海	治疗上身风湿痛
液门	缓解手臂疼痛
中渚	缓解手和上臂疼痛
大椎	退热
大肠俞	缓解胃痉挛,治疗消化不良,便秘和腹部不适
足三里,梁丘	下肢肿痛
解溪	足部炎症时可运动足趾
内庭	足趾部发炎
金津,玉液	癫痫发作,歇斯特里症
后溪,腕骨,曲池,肘髎,臂臑	上肢疼痛
阴市,犊鼻,昆仑,仆参,申脉,丘墟,阴廉	下肢疼痛
五里	局部疼痛
急脉	腹痛,生殖器疼痛
五枢,维道	无脓肿性疼痛

在欧洲非常流行的放血疗法由殖民者传到了美洲大陆。美国著名的医生,独立宣言上签字的唯一一位医生 Benjamin Rush,就是放血疗法的推广者和实践者。但在 1799 年底,美国开国总统华盛顿因咽喉炎被他的学生给予超过 2500ml 的放血治疗导致失血性休克而逝世,从而使放血疗法在美国受到极大质疑。在以后的数十年时间,随着不断的科学证据都证明放血疗法对患者的伤害,这个流行了 2000 多年的疗法才终于淡出了欧美的历史舞台。

在中国的早期医学著作《黄帝内经》和希腊《希波克拉底文集》里,关于针灸和放血疗法的差别还不是那么大。《素问》早期章节中放血疗法占重要地位,论及此疗法的竟多达 40 余篇,从理论到临床基本形成了一个比较完备的体系,其中对放血疗法的机制、施术部位、操作手法、适应证及禁忌证均作了详细的论述。而时间稍晚的篇章中放血疗法基本消失。《难经》中没有放血疗法的记载,以后的中医著作也很少提及放血疗法。早期的针具如砭石或青铜针具是用来切开脓肿放血的,与后来针刺疏经活血的作用并不相同。九针中的"锋针"就是用来实施放血疗法的,《黄帝内经》中如"刺络者,刺小络之血脉也",并明确提出刺络放血可以治疗癫狂、头痛、暴喑、热喘、衄血等病证。《灵枢·九针十二原》云:"凡用针者,虚则实之,满则泄之,宛陈则除之,邪胜则虚之。"则是针刺法和放血法并用。《新唐书》记载唐代御医用头顶放血法治愈了唐高宗的"头眩不能视症"。宋代已将该法编入针灸歌诀"玉龙赋"。金元时期,张子和在《儒门事亲》中的针灸医案,几乎全是针刺放血取效,并认为针刺放血攻邪最捷。衍至明清,放血治病已甚为流行,针具发展也很快,三棱针已分为粗、细两种,更适合临床应用。杨继洲《针灸大成》较详细地记载了针刺放血的病案;叶天士用本疗法治愈喉科疾病;赵学敏和吴尚先收集了许多放血疗法编入《串雅外编》(1759)和《理瀹骈文》(1870)中。近代,尤其在民间仍广泛地应用放血疗法,其价值渐为人们认识和接受。

但应该清醒的是,希波克拉底的医学理念与中医学有很大的不同,导致放血疗法与针刺疗法分道扬镳。在希波克拉底的医学体系中,疾病的理念是"四体液病理学说"。他认为有机体的生命决定于4种体液——血、黏液(痰)、黄胆汁和黑胆汁。这4种液体配合正常时,身体就处于健康状态,否则便生疾病。在这种理念下,体内的液体成分清除则成了希波克拉底学派的主要治疗手段,于是乎采用放血疗法去除过多的血液,采用催吐法清除过多的黏液,采用下泻法排除过多的胆汁,以达到体液的平衡,从而促进疾病的康复。而中医学理念中,健康与疾病和气血的畅通与否密切有关,而主要不是它们的多寡,行气活血才是治疗的本质,于是乎采用针刺疗法调节气行、疏通血脉,达到治疗疾病的目的。正如《素问·至真要大论》所说:"疏其血气,令其调达,而致和平。"

第二节 刺 青 疗 法

人类刺青(文身)的历史已经超过5000年。这些永久性的刺青图案与宗教信仰、美观性、医疗,甚至与刑罚都有关系。

1765年,英国人Cook在南太平洋的Tahiti岛观察到土著人在举行的宗教仪式上,一边发出tattau声,一边在进行刺青。英文词汇"tatto"据此命名为刺青。此种刺青很快就在欧洲流行,特别是在海员和煤矿工人中作为担负危险工种的护身符。但其实在此几千年的欧亚非大陆,刺青已在一定范围内盛行。

刺青具有宗教信仰的意义,在一些土著部落至今还存在这种形式,而刺青的美观性意义仍在部分人群中流行。由于资料所限,要区分刺青的医疗作用是很困难的。宗教与医学密切关系,两者的目的相似,全是防范邪恶病祸;因而部分宗教的刺青本身就有治疗目的。

在古埃及,刺青已有物证。在公元前4世纪的Bremner-Rhind纸草文中就提到:将作为两姐妹的健康之神Isis和生育之神Nephthys的名字铭刻在手臂上(Faulkner,1933)。在古埃及第十一王朝(公元前2055—前1985年)Deir-Bahari地区属于爱神Hathor的女祭司Amunet木乃伊身体的脐下有点状或短线状的刺青图案,同样的刺青也出现在剑突下、股部和臂部(图2-10A);在埃及也出土了同时期的刺青工具。Fouquet(1898)系统分析了古埃及刺青的医疗作用,发现有些刺青的分布区域与宗教和装饰性都没有关系,而具有治疗骨关节病和缓解疼痛的作用。妇女腹壁的刺青可能与治疗腹部和生殖系统疾病有关。在北非地区,刺青除了治疗上述疾病外,甚至用于治疗肿瘤。而在伊拉克,则在踝关节部纹十字形和环状皮纹用于治疗关节炎和头痛(Field,1958)。古印度也采用刺青用于医疗目的,特别在游牧民族和半游牧民族,治疗范围包括体表疼痛、促进泌乳等(Thurston,1906)。在拜占庭时期一具生活在Scythian地区的牧马人身上发现除了有明显的装饰性刺青图案外,在脊柱两侧有显著的

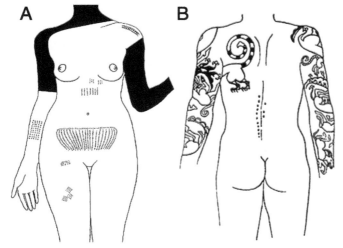

图 2-10 A:在古埃及（公元前 2000 年）的女祭司 Amunet 木乃伊身体的脐下有点状或短线状的刺青图案,可能与治疗腹部疾病和妇科疾病有关;B:拜占庭时期牧马人身上除了有装饰性文身图案外,在脊柱两侧有非对称的可能用于医疗目的的刺青点

非对称性刺青点（图 2-10B）,Dorfer 等（1999）提出这些刺青可能用于医疗目的。

　　重新引起人们对刺青与医疗关系产生兴趣的是 1991 年在阿尔卑斯山脉 Tyrolian 地区发现的一具距今 5200 年的冰人木乃伊,这是欧洲发现生活在史前的最老木乃伊。在这具男性木乃伊的背部和小腿有 15 组刺青线。这些刺青线不具有装饰性意义,分布也不均匀,所在部位为不太裸露的地方。把这些刺青线的部位与中医针灸穴位进行对比研究时,Dorfer 等（1998；1999）作为一个针灸师与他的同事有了重要的发现:这些刺青线多数位于穴位上或穴位附近。作者甚至假设:中欧地区在 5200 年以前就有了类似的针刺疗法。根据他们的研究结果,9 组刺青位于或距离小于 6mm 的穴位点上,2 组刺青不在穴位而在经脉上,1 组位于经外奇穴上,其余 3 组刺青点距离穴位 6 ~ 13mm。根据对冰人组织学分析,刺青方法是采用线形切开皮肤,用草木灰贴敷创口染色而成,这种医用的治疗方法与针灸明显不同,但理念相同。放射诊断学表明,这具冰人患有中等程度的髋、膝、踝关节病和腰椎病变。在针灸治疗学中,这些穴位也常用于治疗这些部位的关节疾病（图 2-11）。

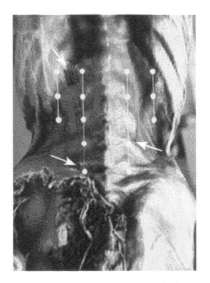

图 2-11 距今 5200 年以前的冰人木乃伊

背部和小腿有 15 组刺青（箭头所指）,注意刺青位置与经穴（白色的线和点）的关系（引自 Dorfer 等,1998）

第三节　热　灼　疗　法

　　在古埃及,热灼法就广泛用于治疗。在 Ebers 纸草文中,描述了两种热灼治疗法:*hemem* 和 *dja*。前一种可能为金属样热灼工具或是烧红的刺络针（Smith,1930）；而后一种是火棍——以钻木取火方式加热的工具。

在公元前 2 世纪 Ptolemy Ⅵ 王朝建设的 Kom Ombo 两神殿的浮雕中,就有雕刻在墙上的用于治疗作用的医用热灼器械。其实,在埃及、叙利亚和利比亚等地中海沿岸的一些地区,常采用类似中国的灸法治疗。所选择的灸材有羊毛脂絮团、睡莲和硫黄、或采用亚麻和棉花、篙绒、肥皂草、火绒等,将它们制成锥状(类似于艾炷)或条状(参考 Renaut,2004)。

古希腊医生常采用热灼法治疗疾病。当然,它首先是用于外伤性出血和手术止血。在希波克拉底论文集的 On the Articulations 和 On the Internal Affections 两篇中有较为详细的记录。古希腊治疗坐骨神经痛的热灼部位是按照该神经的行走路线和疼痛发生的部位来加以实施的。5 世纪时,CaeliusAurelianus 用拉丁语撰写的《疾病编年史》(Tardaepassiones)用了很长的篇幅详细介绍了这种疗法(Drabkin,1950)。Aurelianus 观察到坐骨神经痛的症状是从大腿、小腿至踝达足出现疼痛,热灼法治疗是将皮肤烫红,使局部稍肿胀;但温度不能太高,应保持烙铁与皮肤表面有 3 指宽的距离。在该书和希波克拉底的 On the Internal Affections 中,也记载了一种完全类似于中国灸法的方法,他们将火绒棉卷成棒状,点燃后施予皮肤表面,使皮温慢慢升高。这种治疗坐骨神经痛的方法比用烙铁"灼"法要温和得多,类似于中国"温和灸"治疗法(Renaut,2004)。

希波克拉底在 On the Articulations 中用热灼法治疗关节脱臼和关节炎性病变有更详细地记载(共计有 4 处)。在治疗肱骨向下脱臼时,热灼法治疗是这样进行:捏紧腋窝部皮肤使脱臼肱骨的手臂成为直线,此时用薄而细长的烙铁从拽至一边的皮肤向对侧推行热灼(薄而细长的烙铁更易操作从一侧伸向另外一侧),用烧红的烙铁可以尽可能快地完成治疗。如果采用厚的烙铁,操作可能变慢,焦痂也比正常要宽大,相互之间的痂皮存在破溃的危险。破溃虽然无大碍,但也反映医生技术不佳。

有趣的是,希波克拉底的理念中体表也存在沿肢体长轴分布的"脉管(phleps)"系统,这种脉管系统与中医经络有相类似之处。而希波克拉底采用的热灼法不一定施加在病灶区,而有时是沿着 phelps 径路均衡施热(Hippocrate. Deuxième livre des maladies)。

在利比亚,所采用的热灼法有两种:一种是直接热灼法,将烙铁直接作用于皮肤表面;另一种是间接热灼法,则是在烙铁与皮肤表面之间放置一个由黏土块做成的隔热板,类似于中国采用的隔饼灸法(Renaut;2004)。在 6 世纪的拜占庭时期,该地区也广泛采用热灼法治疗骨关节和肌肉方面的疾病和疼痛(图 2-12),而且是以局部热灼为主(Aétios;1892)。

在公元前 5 世纪希腊历史学家希罗多德(Herodotus,公元前 484—前 420)的著作 The Histories 中,记录了他在利比亚的 Tritonis 湖以西地区,看到当孩子年满 4 岁时采用羊毛脂来烫灸头顶或太阳穴的脉管,以发挥预防疾病、维护健康的作用。

在波斯,热灼疗法是重要的医疗手段之一(图 2-13)。

在古印度,也常用热灼法。在手臂组织发生病变时可用铜质或银质的烙铁治疗;而当仅皮肤发生感染性疾病时则采用山羊粪、长胡椒、小木棒等作为可燃材料热灸;对于神经血管和骨关节疾病,可用加热的蜂蜜、糖醚,或油脂做贴敷治疗(Bhishagratna,1907)。

在欧洲,热灼疗法还应包括热面团疗法、热烫石疗法、盐灼疗法,以及温泉疗法和桑拿浴疗法等。

在我国古代,热灸法早于针刺法。灸,《说文解字》释为"灼也",即是以火烧灼之意。1973 年湖南长沙马王堆三号汉墓出土的帛书《足臂十一脉灸经》和《阴阳十一脉灸经》,是迄今发现最早的、较全面记载了人体 11 条经脉循行路线及所主疾病的著作,又是首次记载灸

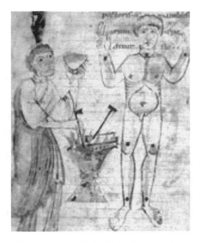

图 2-12 11 世纪拜占庭时期医学
手稿中的热灼疗法图

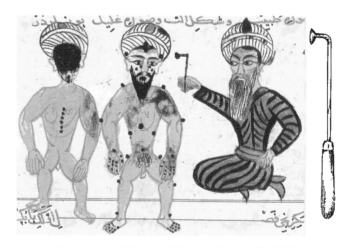

图 2-13 12 世纪古波斯医生热灼疗法图（法国
国家图书馆藏）与热灼工具（右）

疗的医学典籍，并且两书中所记载的治疗方法都仅有灸法。其所提到的各种经脉病证以及心痛、瘅、癫狂、咳血、耳聋、产马（瘰疬）、噎等急难病证，均可采取灸疗其所属经脉之法进行治疗。并发现，其中一些病症甚至可以"久（灸）几（既）息则病已矣"（《阴阳十一脉灸经》甲本）。与其同时出土的《五十二病方》《脉法》，则详细地记载了施灸的部位。如"久（灸）足中指"、"阳上于环二寸而益为一久（灸）"等。而《黄帝内经》中有关灸法的记载就更多了。在同时代的不少非医学书籍中，如《左传》《庄子·盗跖》《孟子·离娄》等，也有不少灸疗的记述。晋代皇甫谧《针灸甲乙经》、唐代孙思邈《备急千金要方》都大力提倡针灸并用。唐代王焘《外台秘要》则专门论述灸法而不言针法，可见其对灸法的重视。宋代窦材在《扁鹊心书·住世之法》中就有"保命之法，灼艾第一，丹药第二，附子第三"之说。以后至清代，众多医家无不重视灸法，《医学入门》也说"凡一年四季各要熏一次，元气坚固，百病不生"；"凡病药之不及，针之不到，必须灸之"。

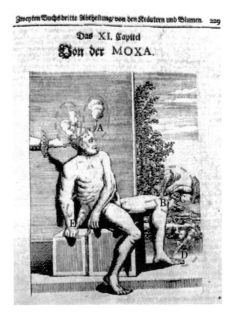

图 2-14 Valentini 专著的封面，A、B、C、D、E 分别指示 5 个灸疗部位

在灸材上，除用艾以外，还有用硫黄、灯心、桑枝、桃枝、黄蜡、药锭等来施灸，用药末和艾绒混合而成艾卷熏熨的雷火神针、太乙神针等，还有灯草蘸油点火在患者皮肤上直接烧的"灯火灸"，有利用竹筒和苇筒塞入患者耳中、在筒口施灸以治疗耳病的筒灸，等等。

中国灸法也传到西方，1686 年 Valentini MB 在荷兰 Leyden 出版了灸法专著 *Historiae Moxae cum adjunctis medicationibus Podagrae*，介绍痛风的灸法治疗（图 2-14）。

第四节　药膏贴敷法治疗

皮肤药膏贴敷法（emplastration）治疗的历史应该比文字记载的历史要长。在古埃及医学纸草文中有详细的记录。在 Ebers 医学文献里，列举了上百种皮肤药膏贴敷疗法，也是当时最主要的治疗手段之一（引自 Smith，1930）。如消化不良类疾病的治疗，古埃及人都是采用外治法。驱逐腹部变硬的治疗采用鼠李落叶泥面、猫粪、红丹、西瓜、甜啤酒、葡萄酒混合制成膏剂敷用；腹部炎症时将亚麻茎碾碎和鲜奶混合贴敷腹部。在肢体骨头疼痛时，将黑刀石泥脂、蜂蜜、硝石混合成糊膏贴敷在患处。小腿疾患用西鲱鱼头内之物浸泡于蜂蜜作局部外用。治疗风团用母牛脑、砖泥、亚麻子汁、枣椰子汁与蜂蜜加热调制成膏剂局部敷用；助分娩时在妇女背部涂搽薄荷油；激活肢体的神经组织采用牛脂肪调成糊状局部贴敷。

希波克拉底的著作中，皮肤膏药贴敷疗法同样比比皆是。在 1516 年意大利出版的一本教科书中就有膏药贴敷疗法的插图（图 2-15）。

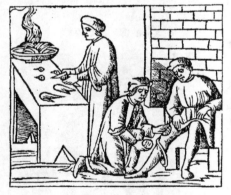

图 2-15　插图描绘的是盖伦时代的医生对患者受伤的小腿采用膏药贴敷疗法
从左侧站立人准备的制膏材料中有宰杀鸟类的场景来看，膏药应含有动物的成分

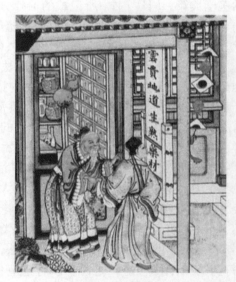

图 2-16　膏药也经常作为古代中国郎中药铺的标识和幌子

药物穴位贴敷疗法也是我国中医外治法的手段之一，一直使用到今；而采用的药剂也成为中药"丸、散、膏、丹"四大制剂之一（图 2-16）。

在长沙马王堆 3 号汉墓出土的我国现存最早的医方专著《五十二病方》，有"蚖……以蓟印其中颠"的记载，即用芥子泥贴敷于百会穴，使局部皮肤发红，治疗毒蛇咬伤。书中还有创口外敷即有"傅"、"涂"、"封安"之法，所载的酒剂外涂止痛和消毒的资料，当为酒剂外用的最早记载，为后世所广泛应用。春秋战国时期，对穴位贴敷疗法的作用和疗效已有一定的认识，并逐步运用于临床。《灵枢·经筋》记载："足阳明之筋……颊筋有寒，则急引颊移口,有热则筋弛纵缓不胜收,故僻,治之以马膏,膏其急者,以白酒和桂,以涂其缓者……"被后世誉为膏药之始,开创了现代膏药之先河。东汉时期的医圣张仲景在《伤寒杂病论》中列举的各种贴敷方,有证有方,方法齐备,如治劳损的五养膏、玉泉膏。华佗在《神医秘传》中治脱疽"用极大甘草,研成细末,麻油调敷极厚,逐日更换,十日而愈。"晋代葛洪的《肘后备急方》中记载"治疟疾寒多热少,或但寒不热,临发时,以醋和附子末涂背上",并收录了大量的外用膏药,如续断膏、丹参膏、雄黄膏、五毒神膏等,注明了具体的制用方法,如采用狂犬病的犬脑组织外敷伤口治疗狂犬病等。唐代孙思邈在《孙真人海上方》中写道:"小儿夜哭最堪怜,彻夜无眠苦逼煎,朱甲末儿脐上贴,悄悄清清自然安。"宋代《太平圣惠方》中记载:"治疗腰腿脚风痹冷痛有风,川乌头三个去皮脐,为散,涂帛贴,须臾即止。"《圣济总录》中指出:"膏取其膏润,以祛邪毒,凡皮肤蕴蓄之气,膏能消之,又能摩之也。"初步探讨了膏能消除"皮肤蕴蓄之气"的中药贴敷治病的机制。明代《普济方》中有"鼻渊脑泻,生附子末,葱涎和如泥,罨涌泉穴"的记述。李时珍的《本草纲目》中更是收载了不少穴位贴敷疗法,并为人们所熟知和广泛采用。如"治大腹水肿,以赤根捣烂,入元寸,贴于脐心,以帛束定,得小便利,则肿消"等等,另外吴茱萸贴足心治疗口舌生疮、黄连末调敷脚心治疗小儿赤眼至今仍在沿用。

第五节　拔　罐　疗　法

拔罐疗法是最古老的医疗实践技术之一,在 Ebers 纸草文中叙述了在腹部出现肿胀时(如腹水),将(铜制)针或刀在火上烧热后刺入腹脐区,再用类似拔罐样器械利用负压吸出移除体内异物(Ghalioungui,1987)。在古希腊,拔罐是为了放出机体内多余的血液,因此,他们常常把放血和拔罐两种疗法结合应用。古希腊早期拔罐仪器出现在 Lebena Crete 建于公元前 420/419 年的 Asklepieion 医神庙的一块大理石上,此浮雕中间为放血疗法器械,左右两边各有一个火罐,说明古希腊惯用拔罐疗法(图 2-17)。在古埃及公元前 2 世纪 Ptolemy Ⅵ 王朝建设的 KomOmbo 两神殿的浮雕中,就有雕刻在手术器械墙上用于治疗的一对拔火罐。在古罗马也发现公元 2 世纪拔火罐的大理石浮雕(图 2-18)。古希腊最著名的历史学家 Herodotus,在其撰写于公元前 413 年的著作 *The Histories* 中对拔罐疗法有一段精彩的描叙:

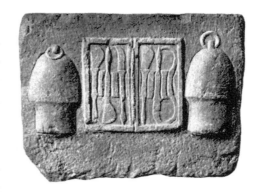

图 2-17　建于公元前 420/419 年的古希腊雅典 Asclepios 医神庙,在神庙中有一组放血疗法器械的浮雕,左右两侧的浮雕各有 1 个拔火罐,说明古希腊惯用拔罐疗法和放血疗法

"Scarification with Cupping possesses the power of evacuating offending matter from the head;of diminishing pain of the same part;of lessening inflammation;of restoring the appetite;of strengthening a weak stomach;of removing vertigo and a tendency to faint;of drawing deep-seated offending matter towards the surface;of drying up fluxions;checking hemorrhages;promoting menstrual evacuations;arresting the tendency to putrefaction in fevers;allaying rigors;accelerating and

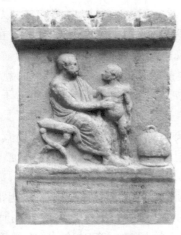 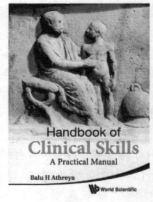 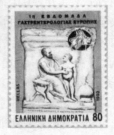

图 2-18 收藏于大英博物馆的公元 2 世纪的罗马大理石墓碑浮雕《诊察图》,纪念一位名叫 Jason 的雅典医生,他在为患者做腹部触诊检查,右下方有一硕大的火罐(左)。拔罐疗法由于影响甚远,其影子在西方医学中仍不时显现,在 2010 年由 World Scientific 公司出版的一部 *Handbook of Clinical Skills* 书中就采用这幅浮雕作为封面(中);右侧图为希腊 1992 年发行的根据该浮雕印制的健康保健邮票

moderating the crisis of diseases; removing a propensity to somnolence; conciliating natural repose; removing heaviness. These, and many analogous maladies, are relieved by the judicious application of the Cucurbits(Cups), dry or bloody." (http://www. greekmedicine. net/therapies/Hijama_or_Cupping. html)[采用皮肤划破方法,再用吸杯的负压(相当于希波克拉底的湿性拔罐法——作者注)从头部吸出局部有害的物质以减轻疼痛、缓解炎症、调整食欲、增强虚弱的胃功能、消除眩晕和昏厥、从深部组织中吸出有害物质至皮肤表面而排除、保持血的平衡、促进月经正常、排除感染性发热、减轻恶寒、控制疾病恶化、减轻嗜睡症状、恢复正常睡眠、消肿。这些和类似疾病采用无血的干性拔罐法和有血的湿性拔罐法治疗是明智的选择。]

而对拔罐治疗描述最多、介绍最详尽的应该是希波克拉底。Christopoulou-Aletra 和 Papavramidou 对希波克拉底的拔罐疗法作了很好的评述。希波克拉底的医学理论是基于 4 种体液,即血液、痰液、黑色和黄色的胆汁。这 4 种体液在机体内的平衡分布就保证了机体的健康;当其分布比例被打乱,就会引发疾病。医生的角色就是通过放出多余的体液,来维持体液的平衡。常见的放血疗法,就是将拔罐与放血相结合,来放出充血组织下多余的血液。另外一种作用是用机械力来移动错位的组织结构,如关节脱臼和子宫脱垂等。根据是否需要放血,可分为无血的干性拔罐法和有血的湿性拔罐法;如果结合放血,人们认为血液连同毒素一起被拔出来了。在希波克拉底的著作 Places in Man 中,根据疾病的不同,有两种形体有异的拔罐可供选择:一种中间微凸,口圆体小,柄长;另一种口径大而宽。当液体聚集位置远离浅表时,常使用第一种拔罐,因为这种形状的火罐可以呈一条直线吸附在浅表组织上,将分散的液体向火罐口处吸附;而当疼痛部位较弥散时,一般使用第二种火罐,因为它有较大的吸附面。第二种拔罐还用于组织阻塞淤积时,以吸出更多的浅表组织下的液体。希波克拉底所使用的拔罐形状几乎都是体宽口窄(其实那时很多医用器皿也是这种形态),他在 On Ancient Medicine 论著中认为人的膀胱、头颅、子宫也基本是这个形状,这些结构都有很强的内吸附力,使得这些组织体液能够从无而得以充满。拔罐的大小取决于施术部位,如用于背部的拔罐应大于头部的。希波克拉底在 On Ulcers 中讲到,当拔罐疗法与放血疗法合用时,血液主要是来自组织内部而非表浅;由于血液较为黏稠,因而皮肤切割用刀不宜太尖细而应呈弧面。拔罐后如创口仍在流血应立即在同部位施罐,否则切口处易形成血凝块而可能引发炎症,创口可用醋清洗,干燥后涂抹醋或止血药膏。对于拔罐和留罐时间,他主张的是"a long time"(长时间)。希波克拉底在 On Woman's Nature 中叙述治疗子宫脱垂病时,采用在臀部大面积、长时间施罐方法,拔罐后再在病床上继续休息一段时间。而要推迟月经,他在 Aphorisms Ⅴ 中建议采用最大号的拔罐施加于双乳。希波克拉底认为,大腿内侧无化脓疼痛时,也可将放血疗法与拔罐治疗结合应用(Epidemics Ⅳ)。他还建议,在膝关节及其以下部位拔罐时保持站立位最佳。一般情况下,关节肿胀症状在其他治疗得不到改善时,拔罐结合放血疗效很好(Internal Affections)。此外,当四肢一出现疼痛就立即选用拔罐疗法,可以有效缓解疼痛和治愈(Diseases Ⅱ)。在希波克拉底的 Epidemics Ⅱ 中,记录了用单纯拔罐法治疗坐骨神经痛,患者需先喝"温热药",让体内发热。这样做是很有必要的,它使得浅表的体液吸出至皮肤,也使因热而稀释的深层体液吸出至体腔。这对治疗是重要的,因为阻塞的体液在无处可流时会流向关节,并继续沿着最小阻力方向流动,因此引发坐骨神经痛(Places in Man)。当黏液质由头流向悬雍垂(phlegm)聚集时可引发其肿胀,他在 Affections 中先采用含漱液治疗,当症状得不到改善时可使用拔罐法。先剃掉患者项部的头发,然后用两个火罐尽可能多地拔出血液。经治疗后悬雍垂仍无法完全恢复原状时再用小刀划痕,以吸出聚集的体液。他还用拔罐治疗咽喉痛,当患者出现发热、寒战、咽痛、痰多且稠、吞咽困难等症状的时候,可在第 1 颈椎处的耳后任意一侧拔罐,并尽可能长时间留罐(Diseases Ⅱ)。拔罐还可用于治疗耳疾如单纯耳痛。如果致痛的体液流向耳朵,可在对侧耳后拔罐(Places in Man)。希波克拉底文集里还提及运用拔罐来治疗浅黄色肿胀;肩胛下疼痛时,可以采用拔罐辅之于手臂放血治疗(Diseases Ⅱ)。他认为该病是在夏天水耗过多、睡眠太长所致;如度过 30 天危险期而幸存下来,在其腰部放血和阴囊大静脉放血可使患者快速痊愈(Intenal Affections)。但是,拔罐疗法也有其禁忌证,在过瘦或过胖导致脊柱内弯时,拔罐治疗不仅不能减压,还会引起进一步的脊椎关节错位,此时使用的火罐越大病情越加重,因为皮肤拽得更紧(On Joins)。

盖伦也是拔罐疗法的积极倡导者(图 2-19)。在古希腊和古罗马时代盛行的拔罐疗法通过亚历山大大帝和拜占庭时代传播到了阿拉伯和波斯(图 2-20),也成为了阿拉伯尤纳尼(Unani)传统医学的组成部分,拔罐疗法在阿拉伯语中以"Hijama"出现。直到中世纪,拔罐疗法仍在欧洲盛行,一幅木板画就反映出在欧洲的公共浴池里就有实施拔罐疗法的治疗师(图 2-21)。

在我国古代典籍中的拔罐疗法亦称之为角法。在长沙马王堆汉墓出土的帛书《五十二病方》中,就已经有关于角法治病的记述。东晋人葛洪,在其所撰的《肘后备急方》中,提到用角法治疗疮疡;所用的角为牛角。唐代王焘著的《外台秘要》,也曾介绍使用竹筒火罐来治病。到了宋金元时代,竹罐已完全代替了兽角。拔罐疗法的名称,亦由"吸筒法"替换了"角法"。到了明代,拔罐法已经成为中医外科中重要的外治法之一。当时一些主要外科著作几乎都列有此法。主要用于吸拔脓血,治疗痈肿。清代拔罐法获得了更大的发展,首先是拔罐

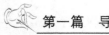

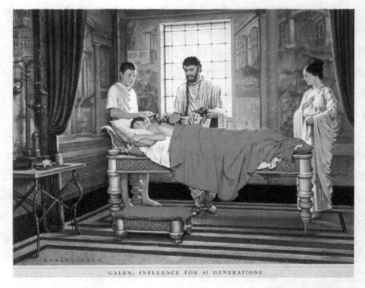

图 2-19　油画,盖伦拔罐图"Galen cupping a patient",美国
国立医学图书馆收藏(引自 http://www.lionden.info)

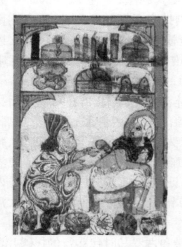

图 2-20　阿拉伯医生拔罐图

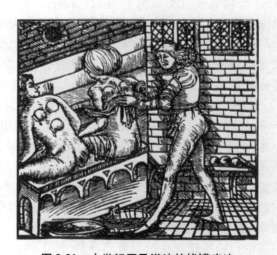

图 2-21　中世纪罗马浴池的拔罐疗法

工具的又一次革新。竹罐尽管价廉易得,但吸力较差,且久置干燥后,易产生燥裂漏气。为补此不足,清代出现了陶土烧制成的陶罐,并正式提出了沿用至今的"火罐"一词。拔罐疗法在我国主要是用以治疗痈肿疮毒(图 2-22)。

由此可见,和中医的外治法一样,其他文明古国都曾经盛行多种体表刺激疗法,在公元前 2 世纪古埃及 Ptolemy Ⅵ 王朝建设的 KomOmbo(康翁波)两神殿的浮雕中,就有雕刻在墙上的用于体表刺激治疗作用的各种医用器械(图 2-23)。

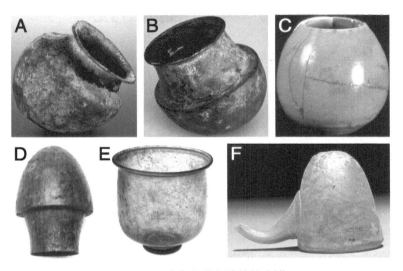

图 2-22 古代世界各地的拔火罐

公元前 400—前 100 年的古希腊青铜拔火罐（A，收藏于 Science Museum，London）和公元前 300 年左右的埃及青铜拔罐（B）；C 为中国在唐代瓷窑遗址出土的瓷拔火罐（但存疑，从罐口未加厚来看，更像盛物的小罐），该罐收藏在陕西中医学院博物馆；公元 1—79 年罗马青铜拔火罐（D）和公元 251—450 年罗马玻璃拔火罐（E；收藏于 Science Museum，London）；F 为古代伊斯兰医用拔火罐（年代不详）

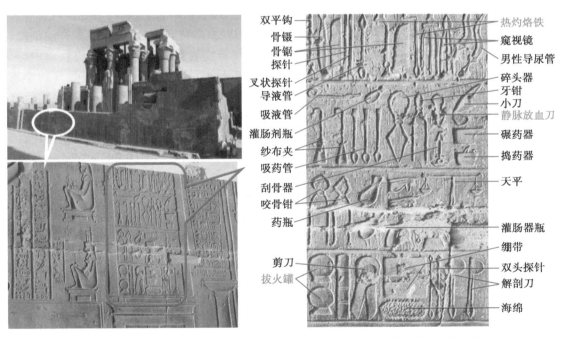

图 2-23 建造于公元前 2 世纪 Kom Ombo 两神殿里的医疗器械墙，至今仍然屹立在埃及尼罗河畔康翁波城的山丘上

第六节　其他体表刺激疗法

在中国和其他一些地区盛行刮痧(skin scraping)和按摩(massage)等体表刺激疗法。

一、刮痧疗法

刮痧疗法是用刮痧板摩擦患者某处皮肤,以治疗疾病的一种方法。刮痧疗法的历史可以追溯到两千多年前的先秦时代,如《五十二病方》多处论述的"布炙以熨"。宋元之际,民间已比较广泛地流传用汤匙、铜钱蘸水或油刮背部,以治疗腹痛等症的方法。宋代王棐《指迷方·瘴疟论》将刮痧称之为"挑草子"。元代危亦林的《世医得效方》较早地对痧症作了明确记述:"心腹绞痛,冷汗出,胀闷欲绝,俗谓搅肠痧。"明代有关痧症的记述更加丰富起来,杨继洲所编《针灸大成》一书中引用了陈氏《小儿按摩经》的论述"刮手背法:从儿手背刮至中指梢,能使儿泻",还引用了《保赤推拿法》的"刮者,医指挨儿皮肤,略加力而下也",将针灸、按摩之刮法、推法向刮痧法过渡。张景岳《景岳全书·杂证谟》:"针灸法,刺委中穴出血,或刺十指头出血,皆是良法……今东南人有刮沙之法,以治心腹急痛。盖使寒随血聚,则邪达于外而脏起始安,此亦出血之意也。"第一部痧症研究的专著是郭志邃撰于康熙初期的《痧胀玉衡》,该书对痧症的病源、流行、表现、分类与治痧方法、工具及综合治疗等方面都做了较为详细的论述,如记载刮痧法说:"其治之大略有两法焉,如痧在肌肤者,刮之而愈;痧在血肉者,放之而愈。此二者,皆其痧之浅焉者也,虽重亦轻。若夫痧之深而重者,胀塞肠胃,壅阻经络,直攻乎少阴心君,非悬命于斯须,即将危于旦夕,扶之不起,呼之不应,即欲刮之放之,而痧胀之极,已难于刮放矣……则刮放之外,又必用药以济之。""背脊颈骨上下及胸前胁肋、两背肩臂痧,用铜钱蘸香油刮之,或用刮舌刮子脚蘸香油刮之;头额腿上痧,用棉纱线或麻线蘸香油刮之。大小腹软肉内痧,用食盐以手擦之。"该书不但奠定了痧症研究的理论基石,而且总结了痧症临证治疗的丰富经验,因而对后世有较大的影响。王凯于1688年编撰《痧症全书》,该书历年刊行次数仅次于《痧胀玉衡》,据统计也有20次之多,在清代为刮痧疗法的普及作出了贡献。

刮痧疗法具有很好的解除肌紧张、消除疲劳、改善局部循环的功效,在我国应用甚广,但机制研究较少,近年来杨金生等(Xu等,2012)对其机制开展了研究(图2-24)。

二、按摩疗法

按摩疗法是中国最古老的医疗方法,在西方也有一定的市场。春秋战国时期,就有民间医生扁鹊用按摩、针灸等方法成功抢救虢国太子的病例。《黄帝内经》中《素问》有9篇、《灵枢》有5篇论述按摩。如《素问·血气形志》云:"形数惊恐,经络不通,病生于不仁,治之以按摩醪药。"汉代《汉书·艺文志》记载存有《黄帝岐伯按摩十卷》(已佚)一书。三国时期,开始形成按摩与导引、外用药物配合应用的方法。名医华佗根据虎、鹿、熊、猿、鹤的动作,创造了最早的按摩导引术五禽戏。魏、晋、隋、唐时期,设有按摩科,又相应建立了按摩医政。《隋书·五官志》中有按摩博士2人的记载,这说明隋唐时期已设有按摩博士的官职,并开始有按摩专著问世,如《按摩导引经十卷》。隋代的《诸病源候论》,每卷之末均有导引按摩之法。

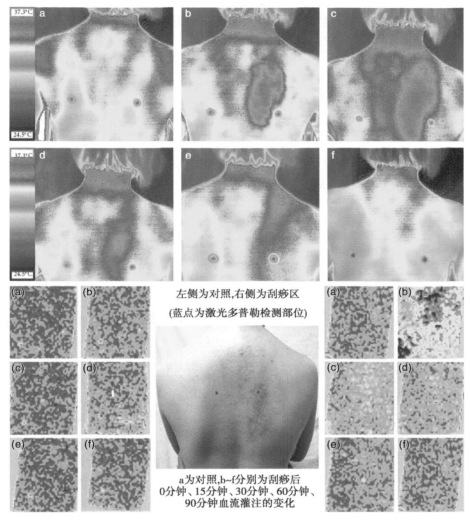

左侧为对照,右侧为刮痧区
(蓝点为激光多普勒检测部位)

a为对照,b~f分别为刮痧后
0分钟、15分钟、30分钟、60分钟、
90分钟血流灌注的变化

图2-24　在右侧膀胱经背端实施刮痧10分钟后局部皮肤出现潮红,红外热像仪显示刮痧后同侧背部皮肤温度明显升高,这种皮温的局部升高在刮痧15分钟时可向对侧和颈部扩散。局部升温现象可持续1小时左右(上);激光多普勒图像显示血液灌注量明显增加(下)(引自 Xu 等,2012)

明代太医院将按摩列为医政十三科之一。

在西方,按摩疗法有其独特的反映形式。反射疗法(reflex therapy)是被广泛接受的一种治疗手段,全球从事反射疗法的医生超过35 000人。所谓反射疗法主要是按压人体的某些部位,如足底、手掌及耳廓等,通过信息传入改善相关器官的活动,达到治疗作用。反射疗法重新在西方确立是20世纪初的事,1913年美国的耳鼻喉专家 William Fitzgerald 注意到,在手术前按压术者的双手、手掌和足底可使患者手术过程中的疼痛减轻。他以图表的形式来勾画足部各点与内脏器官的复杂联系,压迫这些点而对相应内脏器官产生反馈调节效应。如跚趾直接与脑相连,脚后跟和足背与直肠、肛门相连,足弓与太阳丛相连。

但真正建立起现代反射疗法的应该是按摩师 Eunice Ingham,她主张适当的压力刺激不仅可以缓解疼痛,还可以治疗其他的疾病。反射疗法师认为此法可以治疗上百种病症,如腹泻、便秘和其他消化系疾病,与应激有关的疾病(如周期性偏头痛、哮喘)、慢性疼痛(关节痛、坐骨神经痛)、过敏反应、皮肤病(痤疮、湿疹、牛皮癣)、精神紧张、神经系统病症(多发性硬化症)。在美国,反射疗法多局限于按摩足底代表区,治疗相关脏器的疾病。反射疗法师无行医资格,其工作场所多在非医疗部门。

　　运动疗法(kinesiology)实际上是按摩的一个分支,由美国按摩师 George Goodheart 于1964年提出。他认为,脊椎不在轴线上是大多数健康问题的原因,纠正脊椎是该疗法的关键。而与之相似的还有脊柱按摩牵拉疗法(vertebrotherapy)、脊柱手法疗法(vertebral manipulation)和颅骶疗法(craniosacral therapy),这些疗法的核心是靠手法复位、牵引和正位,都与西式按摩(chiropractice)有关。还有一些类似的放松疗法(relaxation)、生物反馈疗法(biofeedback)、神经疗法(neural therapy)、触摸疗法(bodywork)等。

三、电刺激疗法

　　早在公元前400年,人们已经了解河水中的电鳐鱼具有放电的功能(这种鱼可以释放出约100～150V的电压),

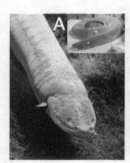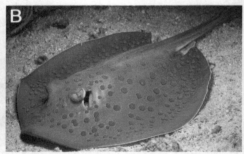

图 2-25　会放电的鱼:电鳗(A)和电鳐(B)

而将患病的疼痛肢体部分浸泡在电鳐出没的水中,利用其放电来达到治疗疾病和缓解疼痛的效果。古希腊医生已经懂得利用电鳗鱼放电来治疗疾病,如采用与电鳗足浴的方法缓解疼痛,促进血液循环;希波克拉底用电鳗放电治疗痛风等。公元46年的罗马医生 Scrihonius Largus 有大量采用电鱼放电来治疗循环系统疾病和神经痛、头痛、关节痛的记载(图2-25)。

　　18世纪中叶,欧洲人发明了原始的电池——莱顿瓶;这种采用静电发生器储存电流的方法,几乎首先就用在医疗上缓解疼痛、治疗外伤和循环系统疾病。1771年,意大利著名的物理学家伽尔伐尼(Luigi Galvani)首次观察到电流能够刺激肌肉收缩,从而创立了生物电学理论。美国著名的内科医生和政治家 Benjamin Franklin(1706—1790)是电疗的积极倡导者,他在使用莱顿瓶治疗疼痛和"肩冷"方面取得很大成功,由于他的名气使得该疗法以其命名的"Franklinism"迅速流传开来(图2-26)。

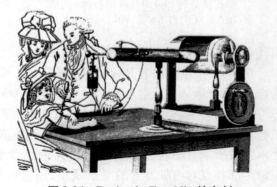

图 2-26　Benjamin Franklin 的电刺激疗法(1706—1790)

1802 年,由 Gale 博士撰写的《医用电学的理论与实践》专著出版,号称是"最好的家庭医生",可见电疗的流行之广(图 2-27)。1831 年法拉第(Michael Faraday)发明了感应电装置后,低频脉冲电流常用于治疗头痛、瘫痪、坐骨神经痛等。1840 年,英格兰人 Golding Bird 在 Guy 医院建立了第一个电疗部门,用 Galvani 动作电流来治疗疾病。到 20 世纪初,世界范围内都广泛采用 Galvani 动作电流、正弦波和感应电流用于临床治疗,50% 的美国内科医生都使用电疗,使电疗成为那个时代应用最广的体表刺激疗法。

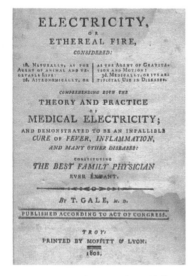

图 2-27　1802 年 Gale 撰写的《医用
电学的理论与实践》专著

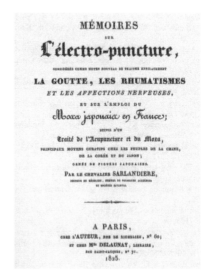

图 2-28　1825 年法国 Sarlandiere 出版的
电针著作,包括中国和日本的针灸技术

　　Louis Berlitz 是研究电学与针刺关系的第一人,他在 1816 年撰写的论文中就注意到采用不同质材的金属针在没有电池的情况下也能产生电流,并发现这种针刺方法能提高疗效。1825 年,法国人 Pelletan 在研究中观察到针刺过程中伴随有 Galvani 现象。同年,法国 Sarlandiere 出版了电针著作(主要用于治疗痛风、风湿和调节神经系统),从而使他成为电针疗法的创始人(图 2-28)。电刺激疗法与针灸疗法相结合形成了电针疗法,电针疗法是将针刺入腧穴得气后,在针灸针具上通以接近人体生物电的微量电流,利用针和电两种刺激相结合,以代替手捻针刺,提高针刺的治疗效果,达到止痛或防治疾病的一种方法。1930 年,日本在临床上开始使用电针。我国的电针疗法早见于《针灸杂志》1934 年第 1 期,即唐世丞最早将电子管产生的脉冲电针应用于临床;但真正在临床上推广使用是 1953 年西安的朱龙玉所兴起,1956 年《电针疗法》一文在《中华医学杂志》上发表,1957 年由他撰写的《电针疗法》专著由陕西人民出版社出版发行,从而极大地推动了电针疗法在我国的广泛应用。

　　1965 年 Melzack 和 Wall 提出了闸门控制假说:经皮神经电刺激是一种兴奋粗纤维的刺激,粗纤维的传入可以抑制细纤维的活动,从而关闭了疼痛信号传递的闸门,达到缓解疼痛的效应。电生理实验证明,频率 100Hz 左右的 100 微秒方波是兴奋粗纤维较适宜的刺激。电刺激疗法的治疗作用机制由此达成共识,从而进一步促进了神经电刺激疗法的应用。源于这个理论的经皮神经电刺激疗法(Transcutaneous Electrical Nerve Stimulation,TENS)在 20 世纪 70 年代得到美国食品药品管理局的许可,从而 TENS 疗法在全球得到广泛应用。

参 考 文 献

Abel AL. Blood letting. Barber-surgeons' shaving and bleeding bowls. JAMA. 1970,214(5):900-901.

Aétios d D'Amida. Les seize livres médicaux, livre Ⅶ, ch. 25, éd. Kostomiris GA. France, 1892:48.

Bhishagratna, KK. An English translation of the Sushruta Samhita, based on original Sanskrit text. Calcultta; Bose, 1907:88-89.

Brain P. Galen on Bloodletting: A Study of the Origins, Development, and Validity of his Opinions, With a Translation of the Three Works. Cambridge; Cambridge University Press, 1986.

Buchan W. "Domestic Medicine," London, printed for W. Strahan, T. Cahill in The strand, and J. Balfour and W. Creech, at Edinburgh, 1784:623.

Christopoulou-Aletra H, Papavramidou N. Cupping: an alternative surgical procedure used by Hippocratic physicians. J Alter Comp Med, 2008,14(8):899-902.

Christopoulou-Aletra H. Introduction to Hippocratic Medicine. Thessaloniki; Siokis, 2002:17-28.

Dorfer L, Moser M, Bahr F, et al. A medical report from the stone age? Lancet,1999,354(9183):1023-1025.

Dorfer L, Moser M, Spindler K, et al. 5200-year-old acupuncture in Central Europe? Science,1998,282(5387):242-243.

Drabkin IE. Tardaepassiones, V5, ch. 1-1. Chicago/Londres/Toronto, 1950:906-918.

Faulkner RO. The Papyrus Bremner-Rhind (British Museum no. 10188), Bibliotheca Aegyptiaca 3, Brussels. 1933:1-5.

Field H. Body-Marking in Southwestern Asia. Cambridge: [s. n.], 1958:cit. n. 432.

Flint A. Practice of medicine. Philadelphia; Henry C. Lea's Son and Company,1881:133.

Fouquet D. 《Le tatouage médical en Égypte》, Archives d'Anthropologiecriminelle, de Criminologie et de Psychologie normale et pathologique,13,1898:270-279.

Garcia H, Sierra A, Balam G. Wind in the Blood; Mayan Healing and Chinese Medicine. Berkeley; North Atlantic Books,1999.

Ghaliounqui P. The Ebers Papyrus: A New English Translation, Commentaries and Glossaries. Cairo: Egyptian Academy of Scientific Research and Technology,1987:863-865.

Halioua B, Ziskind B. Medicine in the Days of the Pharaohs. Trans. DeBevoise MB. Cambridge; Harvard Universtiy Press,2005:7-196.

Hippocrate. Deuxième livre des maladies, part 13, Oeuvres complètes

d'Hippocrate, éd. et trad. Émile Littré, vol. 7, Paris. 1839-1861:24.

Kouskoukis C, Leider M. Cupping, the art and the value. Am J Dermatopathol,1983,5(3):235-239.

Kuriyama S. Interpreting the history of bloodletting. J Hist Med Allied Sci,1995,50(1):11-46.

Malgaigne JF. "Esquisse historique sur la saignée considérèe au point de vue opératoire. Revue medico-chirurgicale de Paris. 1851,9:123-128.

Nunn JF. Ancient Egyptian Medicine. Norman; University of Oklahoma,1996:6-197.

Osler W, Mc Crae T. The principles and practice of medicine. New York and London; D. Appleton and Company,1920:102.

Bell B. A System of surgery. Edinburgh; printed for Charles Elliot, 1790:42.

Poon KWC, Quickenden TI. Review of tattooing in ancient Egypt. Bulletin of the Australian Centre for Egyptology,2006,17:123-136.

Randolph B. "The blood letting controversy in the nineteenth century". Ann M Hist,1935;7:177.

Renaut L. Marquagecorporel et signtion religieuse dans l'antiquité. Thèse de Doctorat. Paris; École Pratique des Hautes Études,2004:303-310.

Smith GE. The Papyrus Ebers. Trans. Cyril P. Bryan. London; The Garden City PLTD,1930:50-59.

Thornwald J. Science and secrets of early medicine. New York: Harcourt, Brace and World, Inc,1963:152.

Johnson T. The workes of that famous chirurgion Ambrose Parey (Pare). London; printed by T. Cotes and R. Young,1634:692.

Thurston E. Ethnographic Notes in Southern India. Madras; Government Press,1906:380.

Turk JL, Allen E. Bleeding and cupping. Ann R Coll Surg Engl,1983, 65(2):128-131.

Watson T, Condie D. Watson's Practice of Physic. Philadelphia; Blanchard and Lea,1858:167.

Xu QY, Yang JS, Zhu B, et al. The effects of scraping therapy on local temperature and blood perfusion volume in healthy subjects. Evid Based Complement Alternat Med,2012:490292. doi:10. 1155/2012/490292.

Yoo S, Tausk F. Cupping: east meets west. Int J Dermatol,2004,43(9):664-665.

希罗多德. 历史. 王以铸,译. 北京:商务印书馆,1997:338.

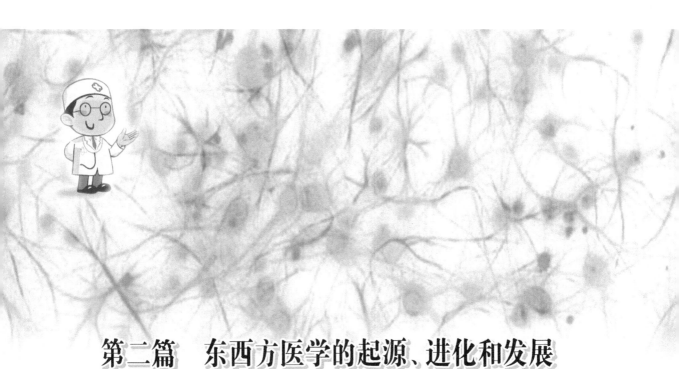

第二篇　东西方医学的起源、进化和发展

医学是一门专门的科学,也可以说是自然科学的一部分,但医学并不完全是自然的产物,特别是人类医学。人是社会的分子,医学和人与社会有着密不可分的姻缘,也就是说医学还有一定的社会科学属性,比如说精神医学、环境医学、流行病学、医学社会学等。因此,所谓医学,正如中世纪阿拉伯医学家阿维森纳(Avicenna,980—1037)在其传世佳作《医典》(*Canon of Medicine*)中所说的"医学是科学,我们可以从中学到在健康时和非健康时人体的各种状态。为什么健康容易丧失,并用什么方法使失去的健康得到恢复。换句话说,医学就是如何维护健康的技艺和健康丧失后恢复健康的技艺"。这个医学定义至今仍闪烁着巨大的光辉。而医学任务则正如16世纪英国科学家培根(Frances Bacon,1561—1626)所指出的"保持健康,治疗疾病和延长寿命"。

医学包括两个主要部分,其一是医学实践,其二是医学理论。有实践而无理论,不能成为科学;而不能指导实践的理论,那只能是推论。医学并不是一门完整的科学。人类存在和进化的整个历史过程中就一直孜孜不倦地与疾病抗争,但无论小到普通的感冒(特别是病毒性感冒),还是大到严重危害人类健康生存的心脑血管疾病和肿瘤,以及老年进行性退行性疾病,每个人都不可能拒绝与医学的互动。但人类在大多数疾病面前仍然显得束手无策,现代医学的发展还显得那么苍白无力。

中医学具有强大的生命力,并一直在中国和亚洲的一些国家长盛不衰。中医学的生命力是建立在稳固的临床疗效基础之上,一些在西医看来是束手无策的疾病,中医治疗起来却得心应手,因而也是目前世界范围内应用最广的传统医学之一,是世界传统医学中最辉煌的部分。

然而,自然科学发展到今天,中医与西医之间已经存在语言和理论上的巨大差距。中医现代化的前提就是要缩小这种差距。本篇力图从东西方医学史发展过程的比较中,来寻找这种差距的根源和连接纽带的空缺部分。

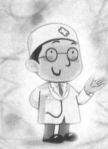

第三章　西方医学发展过程及模式

第一节　本能医学阶段

人和动物一样,对外伤和疾病有本能的修复损伤和医治疾病的能力。这种本能与医学的起源有密切关系,也就是说医学起源于本能,正如痛苦最初的表现也来自本能一样。无论是人还是动物,在受到损伤的威胁时,出于本能的反应,都会极力避开损伤的刺激。例如,人碰到尖锐物体或热的物体以及动物在寻食或行走时都会避免尖锐物体对嘴唇或身体的损伤作用。在受到外界物体的损伤后,人和动物都会采用一些本能的治疗用于缓解疼痛,医治创伤。如叫喊、咬紧牙关、抚摸伤口,这些都能起到缓解疼痛的效果。动物或动物之间也常常会采用舌舐疮面、身体摩擦的方法来减轻痛苦。在炎热的夏季或在发热的情况下,动物常常会浸泡在冷水中以达到降温和缓解发热的目的。动物还常通过甩尾等方法来驱赶蚊虫叮咬,并擅于驱逐寄生虫。当动物的一条腿受伤时则会采用三条腿行走,使断骨得到休息,以利在最短时间内获得愈合。此外猴能摘除体内异物以及动物帮助患病同伴等也是常见的现象。母爱,如保护婴儿的动作乃是保存种族的本能的最明显表现。

上述例证乃是所谓本能观念最早可以指认出的痕迹。对人类而言,此后不久便演进为经验医学的阶段。

第二节　经验医学阶段

人类从生物界分化而成为人经历了漫长的过程。在社会劳动的基础上,人的头脑开始发达而产生了思维,同时产生了人类特有的第二信号系统——语言。有了语言,人类就能彼此交流经验,并可靠口述而流传下来、积累起来,这就形成了人与动物本能医学的本质区别。

在人类还不懂得使用火的时代,人类主要靠采集、渔猎为生。有了用火的能力之后,人类又逐步掌握了对各种动植物乃至天然无机物的加工技能、知识。在这个长期演进过程中,人类根据自身的体验,逐渐熟悉了各类物质(尤其是最易于获得的植物)的营养、毒性和治疗作用,从而产生了"药"的概念。我国自古就称药物书为"本草",而欧洲自古就称药物为"drug"(即干燥的草本),这也说明药是从植物开始的。最先认识的药物可能是属茄科植物的止痛药和对消化系统有刺激的植物。

人类的狩猎和畜牧活动促进了人类对损伤救助知识的进步（如创伤、骨折、脱臼的治疗），同时认识了动物的营养价值和药用价值（如以动物的脂肪、血液和骨髓来治疗疾病，动物内脏入药）。

由于人类长期而多次在矿泉中洗浴，发现了矿泉的疗效。随着人类采矿和冶炼时代的到来，人类通过煮盐，发现盐水明目和芒硝泻下，从而逐渐产生了矿物药。

经验医学的一个重要体现是对病因学的理解。由外因所致的疾病会很容易被认识，有一大部分疾病如疮伤、表面损伤及皮肤寄生虫病等都容易找出原因并将其消除。但原始人对一些不可思议的生命现象如妊娠、分娩、生长变化、死亡等并不能通过感官来直接了解，于是他们便将其归之于至大至远的超自然的神。

随着人类对防病治病经验的不断积累，某些个体在这方面具有特殊的经验，从而在群体中成为崇拜的对象，而这些个体同样对一些不可抗拒的自然力量无法理解，从而导致巫医的产生。应当说巫医的产生和职业化是社会分工进化的一个重要表现，它使一个群体中最有经验的行医者成为职业医生，从而能够积累更多的医学经验。这无疑是一种人类的进步。

巫术对医学的发展至少有两个重要贡献：其一是巫医在他或她生活的那个群体中是最出色的贤哲，而医生的专职化又使得他们能够积累更多经验，从而推动了医学的发展；其二是巫医将不能医治的疾病归咎于超自然的力量，由此产生一种对自然的膜拜。由于巫医具有神与人之间传递信息的特权，从而促进了巫医对自然界、日月星辰的了解，也使其将自然与人类的关系结合起来，并用于阐述疾病的产生和治疗的关系，进一步导致了朴素医学理论的萌芽。因而可以认为，在经验医学的早期阶段，巫医起到了促进医学理论发展的作用。

宗教的问世使得巫师的消灾祛病职能更加专业化，也就是说，寺院医学也是从经验医学和巫术医学自然发展而成的。为了满足族群健康、繁殖的需要，宗教日益发展，施用巫术医学成为师传秘术，渐渐有了精通鬼神知识的特种阶层。因此可以认为，先于巫术医学和寺院医学的经验医学是依赖着巫师兴旺发展的，有时依赖具有天赋的人才，有时却生长于神秘的暗影之中。宗教史与医学史有着密切关系，因为宗教与医学的目的相似，全是防范邪恶灾祸。千百年来宗教场所成了医学的中心和学校，一大批高水平的医生在这里问世，而同时引导经验医学步入朴素理论医学阶段。

第三节　朴素理论医学阶段

西方理论医学与希腊哲学同时产生，此时是人类第一次在历史上看到企图在思辨的反思基础上建立一种可以解释自然现象，确立自然规律的哲学体系的时候。在此以前的医学处于本能医学、经验医学、巫术医学或宗教医学的统治之下，虽然在此期间的某些国家医学已经发展到具有实际知识和纯熟技术的高度（如印度的外科学），但它仍然表现为一种纯粹的直接实用医学，完全是应用于为患者解除现实的痛苦和延长生命的目的。

虽然一些东方国家（包括中国、印度、埃及等）经过数千年的辛勤研究和继承，积累了一个极其丰富的知识宝库，并且从中推出来一种实际生活的规则，但是希腊医学家则把一种基于观察和经验的批判思想应用到知识上。最古老哲学思想的原则间接来源于医学知识和东方所积累的智慧，从观察自然和人类生活的变化，以及生活过程中的各种现象产生了最初的哲学思辨。实际上最初的哲学家也是博物学家和生物学家。

恩培多克（Empedocles，公元前504—前443）认为世界由4种元素（火、水、空气、土）组成，并把这4种元素称为万物之源。这些物质是原始物质，是不可毁灭的，过去的、现在的和未来的万物都是从这4种元素中产生的。

希波克拉底（Hippocrates，公元前460—前377）的医学思想，把医学从宗教和巫医中解放出来。他的医学思想和观点对欧洲医学产生了深远的影响，在近代医学产生之前，一直把他的著作作为医学教学的基本教材而广泛传播，而希波克拉底本人也被称为"医学之父"。希波克拉底继承了自然界是4种元素组成的观点，并认为也是构成身体的基本要素。他还认为每一种元素都有自己的特质，即气为干、水为冷、火为热、地为湿。

希波克拉底还在他从事的医学范围内，将四元素论发展为"四体液病理学说"。他认为有机体的生命决定于4种体液——血、黏液（痰）、黄胆汁和黑胆汁。血从心来，代表热；黏液代表冷，从脑中来，散布至全身；黄胆汁由肝所分泌，代表干；黑胆汁由脾和胃来，代表温。这4种液体配合正常时，身体就处于健康状态，否则便生疾病（图3-1）。四体液病理学说决定了希波克拉底临床医学范畴无疑是补充不足的体液或去除过多的体液，也决定了其派生的治疗方法主要是导泻法和刺络放血法。

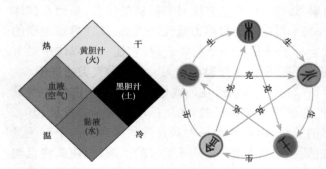

图3-1　四体液病理学说和中医五行学说

希波克拉底把医学的大厦建筑在经验的基础上，并根据当时的自然科学观和哲学观对医学理论进行了最为透彻的归纳和论述，从而使医学跳出了庙堂所约束的境界，而以开阔的目光去研究自然的奥秘。虽然在希波克拉底时代还缺乏太多的解剖学知识，他的医学原理还是建立在朴素自然观和朴素哲学观的基础之上，但他的医学思想无疑达到了希腊医学的顶峰。

第四节　实验医学阶段

在希波克拉底以后的时代，埃及都城亚力山大成了当时科学和医学的中心（公元前4—前1世纪），自然科学得到一定的发展并到了实证的阶段。

此时，医学也走入了实证的阶段，解剖学和生理学开始奠基。作为解剖学创始人的著名医生希洛菲利（Herophilus，公元前335？—前260？）在解剖学和生理学上有重要发现。他是第一位系统研究脑和脊髓解剖的人，并区分出神经和血管。他还发现了神经通路，观察了神经和大脑以及脊髓的联系，懂得神经传导感觉至中枢，并司管运动。他提出了脑是神经系统的中心器官和智慧所在。他还是脉学的创始人，利用水时计（滴漏）计算脉搏的次数，细致地观察搏动的速度和弛张状况。

与希洛菲利同时代的医生爱拉西斯拉特（Erasistratus，约公元前310—前250）被认为是生理学和病理学的创始人。他认为每种器官都有3种脉管：静脉、动脉和神经。他认为进入肺内的空气甚至也进入心脏，并在心脏内形成"生命灵气"（vital spirit），再经动脉输送至全身各部。

在公元前 2 世纪时，罗马人占领了原来的希腊地区，因而大批希腊医生来到罗马。如罗马最著名的医生盖伦（Galen，129—200）原籍就是希腊，他对希波克拉底的著作进行了认真的研究，批判地继承了希波克拉底的医学体系。

盖伦对解剖学和生理学都做了很多研究。他认为人体有 3 种灵气：动物灵在脑，是感觉和活动的中心；生命灵在心内和血液混合，是血液循环的中心；自然灵从肝出血，是营养和代谢的中心。他倡导了循环学说，但认为血液循环的起点不在心脏而在肝。血液在肝形成，然后分布到全身，并证明动脉内含有血液，改正了以前认为动脉中含有空气的谬见。他认为静脉血粗杂，是身体一般营养的根源。他对神经系统进行了详细的解剖，发现了 7 对脑神经，区分出感觉神经和运动神经，并发现交感神经。

第五节　现代医学科学

经过中世纪的沉闷，医学在文艺复兴时期得到极大发展。伟大的思想家培根提出必须以实验和数学作为科学真理的基础。培根要求"医生放弃牵强附会形而上学体系的观点，面向大自然"。对于过去的医学，培根批评道："科学讨论得多，而研究发展得少"。

维萨里（Vesalius，1514—1564）是解剖生理学现代研究的奠基人。他于 1543 年发表了《人体之构造》一书，奠定了维萨里作为人体解剖学鼻祖的地位（图 3-2）。此书指出盖伦的错误达 200 多处（如五叶肝、两块下颌骨等）。

1628 年，哈维（William Harvey，1578—1657）发表了《动物心脏和血液运动的解剖论》。他通过大量的实验观察证明：血液能从动脉透入静脉；心脏是一种肌肉，它的瓣膜阻止了血液的逆流；心跳是为了血液在循环时的一种不息的运动；血液是循环的，动脉与静脉的移行在四肢和身体的远隔部分有着直接的吻合（当时还未发现毛细血管）。动脉是心脏输出血液的血管，静脉是运回血液到心脏的血管，心脏的运动和鼓动是血流唯一的原因。

1761 年，莫尔干尼（Morgagni，1682—1771）根据 640 个解剖病例，发表了《论疾病的位置和原因》一书，从而标志着病理解剖学的建立。莫尔干尼仔细描述了疾病影响下的血管变化，并且根据他所描述的变化，发表了关于疾病原因的有严密科学根据的推测。1858 年，魏尔啸（Virchow，1821—1901）出版了《细胞病理学》一书，他的学说基本原理为：细胞是自主的生命单位，一切病理为细胞病理，疾病是由于细胞的局部变化引起的。

这些研究标志着实验医学和理论医学的建立和系统化，从而构成了现代医学科学的基础和核心部分。

从以上简短的医学史回顾中我们可以认为，医学的发展大致经历了以下几个阶段：

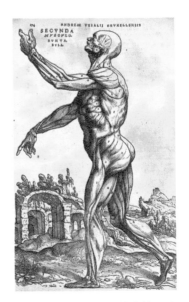

图 3-2　维萨里绘制的人体肌肉系统的解剖图

本能医学→经验医学→朴素理论医学→实验医学→医学科学→现代医学。

医学发展的这些阶段完全遵循自然科学发展、演变、进化的规律。

第六节 血液循环系统的形成和发展及完善

我们以血液循环系统为例,阐明医学在形成和发展过程中不断经历着自我否定、自我修正、自我发展的过程。

公元前1552年左右的古埃及Ebers纸草文就已经认识到心是全身血液的中枢,"由心脏发出,经由多数血管通连于身体各部"。纸草文还提到,不仅在心区发现心的运动,而且用手指触摸头、手、臂、腿等处也可觉出心动。公元前4世纪,希波克拉底曾经确认心脏并不是一种肌肉,而是精神所在,动脉和静脉是两个互相独立的系统,静脉输送血,动脉输送气;肝脏是产生血的器官,进入右心室,然后通过静脉输送到全身,而左心室及动脉乃是灵气所在,灵气是肺从空气中吸入体内的,但却将血管的运动归之于脉搏。亚里士多德(Aristotle,公元前384—前322)认为心脏不仅是脉管系统的中心,还是身体热和智慧的中心。胃将食物雾化成血液,再经血管送行到身体各部。亚力山大里亚的医生Erasistratus在公元前290年即描写过心脏的瓣膜,他也认为动脉中含有空气。

中医"心脉"的理论首见于《黄帝内经》时代。《素问·六节藏象论》曰:"心者,生之本,神之变也;其华在面,其充在血脉;为阳中之太阳,通于夏气。"心脏的功能在《黄帝内经》中有详述,心为君主之官,主神明。心是人体生命的主宰,一切精神思维意识统一归于心脏。心脏为五脏六腑之君主,能够统一领导脏腑分工合作,并加以协调,产生整体效应。心主血脉,其华在面,脉的作用是裹血,并使血液周流全身,循环不息。因为主司血液循环的主要器官是心脏,所以反映血脉的现象大都与心脏有关。由此可见,中医"心脉"理论晚于古埃及1000多年,但较之同时代的古希腊医学更具系统性。古埃及、古希腊的这些循环论只能出现在医学史著作中,但中医的心脉理论直到今日还有效指导临床实践。

盖伦的循环理论认为,心室间隔膜有看不见的小孔,这些小孔是从胎生时期遗留下来的,血液即由此自右心室直接透入左心室。他认为血液循环的起点不在心脏而在肝。血液在肝形成,然后分布全身,血出肝后不复回。他证明动脉内含有血液而不是空气(而以前他却认为动脉中含有空气)。他认为静脉血粗杂,是身体一般营养的根源。动脉血较静脉血稀,鲜明,温暖且多"灵气",这种血在心室中产生热,温暖全身。动脉和静脉系统仅仅靠位于两心室壁的小孔相交通,而小动脉、小静脉则吻合于末梢部分。他知道心脏的瓣膜能决定出入于心脏血液的方向。当空气从肺吸入到左心室的时候,"生命灵"便产生了(图3-3A)。

阿拉伯最杰出的医生阿维森纳在他的传世著作《医典》中继承和发展了盖伦的循环理论。他仍然相信心脏室间隔是可以渗透的,因此阿维森纳也就不可能对循环论有什么发展。13世纪,阿拉伯医生Annafis(1210—1288)可能是首先对盖伦循环论发起挑战的人。他对希波克拉底的著作和阿维森纳的《医典》一书进行了系统的评注。他在论述《医典》解剖部分时曾5次明确肯定心室中隔是不能渗透的。他认为心脏的功能之一是产生"精气"(spirit),这精气被认为是高度稀释的血液和一种气体样物质在心脏内相遇而彻底混合后形成的,血液是在心脏的右侧腔室内稀释。由于心脏的左右两腔室之间完全隔开而不能相通,因此血液稀释后只能先通过肺动脉,在肺组织中和空气相遇,然后通过肺静脉进入左侧心腔,在这

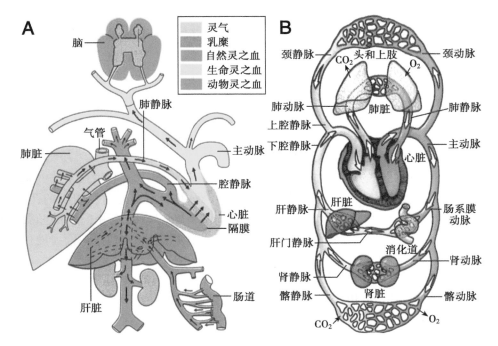

图 3-3　CharlesSinger 在 1922 年出版的 *The discovery of the circulation of the blood* 著作中解释的盖伦循环系统图（A）和哈维创立的现代循环系统图（B）

里形成"精气"。他的这些论述成为循环系统发展史上重要的一章。

维萨里特别抨击了盖伦的循环论，指出了有关心室隔膜有孔的错误，因为在他的解剖实验中并未发现有任何孔道存在于两室之间。几年之后，西班牙学者，也是维萨里同学的塞尔维（Servetus，1509—1553）从解剖学角度确认左右心室是不相通的。那么血液只能通过较长的途径，即从右心经过肺动脉而至肺静脉，然后到达左心。然而，就在他接近要确立血液循环的机制时，不幸在瑞士遭受火刑，连同他描述肺循环的著作《基督教的复兴》（*Christianismi Restitutio*）一起被烧毁了。

1559 年，维萨里的学生，意大利解剖学家 Columbus 明确指出血液是从动脉样的静脉流到肺，在这里血液变得稀薄，并和空气相结合，再经过静脉样的动脉回到左心室。他指出：肺静脉总是充满血液的（这一结果与前人所认为的只有空气被运到左心室的说法不同）；两侧心室之间是没有孔道可以让血液通过的；心房和心室之间以及主动脉和肺动脉与心室之间都存在瓣膜，只让血液单方面流动。关于肺循环和心瓣膜的发现，给哈维的心脏血液循环理论奠定了可靠的科学基础。

哈维的老师 Fabricius（1537—1619）在 1603 年发表了《静脉瓣膜》一书。他描述了静脉内壁上有小的薄膜，血液流过时它们朝心脏的方向打开，血流朝相反方向回流时瓣膜则关闭。

哈维是现代循环理论的倡导者。哈维从古代经典医学著作中了解到，他的前辈们的著作中有许多错误。当时横在哈维面前的有 3 个错误观念：①动脉中含有空气；②心室间隔是有孔的；③血液仅只沿着静脉流到身体周围。经过哈维的研究，他的初步结论是：血液能从动脉透入静脉；心脏是一种肌肉，他的瓣膜阻止了血液的逆流；心跳是为了"血液在循环时的一种不息的运动"。他又根据实验证明:心脏若每搏射血 15ml,每分钟跳 72 次,则每小时血流量为 15×72×60＝64.8L。因而他提出:①血液是循环的;②动脉与静脉的移行在四肢和身体的远端部分有着直接的吻合;③动脉是心脏输出血流的血管,静脉是运回血液到心脏的血管;④心脏的运动和鼓动是血流的唯一原因。1628 年,哈维出版了划时代的专著《动物心脏和血液运动的解剖论》。他的基本论点是:动脉的搏动乃是心脏收缩时使动脉管内血液充盈;由于动脉管壁本身的弹性而被动地扩张,这就形成了脉搏。哈维指出,左心室收缩时,把血液射到主动脉;而右心室收缩时则把血液射到肺动脉。肺组织虽然呈多孔状,但血液始终是经过肺而流到肺静脉的(图 3-3B)。

在哈维提出血液循环的理论之后,还有一些重要事实尚未明白,其中最主要的是动脉与静脉之间是怎样连接的? 这一问题在当时被认为肺动脉是分散地通过肺组织的孔隙,而后集合于肺静脉的。1666 年,意大利解剖学家 Malpighi(1628—1694)利用简单的显微镜直接观察到肺的毛细血管网,从而断定毛细血管网是连接动脉和静脉的血管,从而血液循环理论得以确立。

从以上论述可以看出,人类建立血液循环理论经过了漫长的岁月,并不断地自我否定、自我修正、自我完善,其发展模式经历了朴素循环理论(假说)→实验验证→修正理论→建立完整现代循环理论几个不可跨越的阶段。

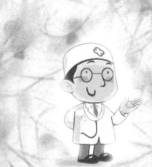

第四章　中医学的建立和发展

第一节　中医学实践和理论的创立

中医药学的起源和发展最初也是本能医学和经验医学,这个历史过程在世界不同地域几乎是同时和相同的。朴素理论医学阶段,中医药学与其他医学也有很大的相似性。但在本能医学和经验医学阶段,针灸疗法的发明比其他医学体系更具特色和进步。中国古代劳动人民采用砭石作为治疗工具,先是用来切割脓肿和排脓放血。故《灵枢·异法方宜论》载:"东方之域……其病皆为痈疡,其治宜砭石";而北方"天地所闭藏之域也,其地高陵居,风寒冰冽。其民乐野处而乳食,脏寒生满病,其治宜灸焫"。后来随着冶炼技术的提高,针具随之问世,针灸疗法得到普遍推广,成为中医学中的一枝奇葩。

成书于战国至西汉、东汉之间的《黄帝内经》,是我国现存最早的一部医书,为中医学发展奠定了理论基础,成为历代医家的经典,并一直是中医学研习的最权威著作。

《黄帝内经》认为,人体结构的各个部分都不是孤立的,而是彼此相属,互有联系。这种联系表现在生理和病理等各个方面。从脏腑本身的关系来看,五脏六腑各有所主,密切配合。《黄帝内经》还十分强调人和天地自然的密切关系,认为人必须和自然界统一。

《黄帝内经》运用了阴阳五行学说。这是一种古代的哲学思想,并非中医学所特有。从历代文献来看,"五行"指的是人们日常生活不可缺少的 5 种基本物质,即木、火、土、金、水。这是一种朴素唯物论的观点。这 5 种物质并非孤立存在,而是互相依存和彼此制约的。例如,水能使草木生长,称为水生木;木能燃烧,故曰木生火;草木燃烧的灰烬可以化为泥土,因而称火生土;土经日月风化可成矿,故称土生金;金属熔化可成液体,因而称金生水。事物之间这种彼此依存的关系就叫相生。既有相生就会有相克关系,如水能灭火,称水克火;火能熔化金属,故曰火克金;金石能制刀斧砍伐树木,所以叫金克木;树木在泥土里生长能消耗土中的营养成分,因而称木克土;土能筑堤堵水,故曰土克水。天上的金、木、水、火、土五星也是运行不休的,故五行又称为"五运"。《黄帝内经》将五行学说应用到人体生理病理过程,并与四季、精神情志状态相对应。如五气:风、热、湿、燥、寒;四季:春、夏、长夏、秋、冬;五色:青、赤、黄、白、黑;五味:酸、苦、甘、辛、咸;五脏:肝、心、脾、肺、肾;五志:怒、喜、思、忧、恐;还有五谷、五畜、五臭、五方、五音等。

五行学说比希波克拉底的四气学说更系统、更完善,是一种具有东方色彩的比较完整的普遍系统论的原始理论,因而比四气学说更具先进性。

《黄帝内经》包括《素问》和《灵枢》两部分,各 9 卷,共计 162 篇,14 万字,是从战国至东汉的这段历史时期,由众多医学家的论述汇集而成。《黄帝内经》所涉及的哲学思想可以认为起于商周时期,补充了我国古代医学家的学术观点,成书于西、东汉年间,唐代王冰对《素问》又详加评述,补充了一些章节。因此,《黄帝内经》的成书已经跨度两千余年,历经汉、唐、宋、金、元各代,在章节字句有所亡佚的同时,又有不断补充和完善。

《黄帝内经》的主要内容包括阴阳五行、脏腑、病机、病证、诊法、治则、五运六气、标本根结,涉及生理、病理、诊断、治疗、针灸等方面,为中医奠定了理法方药的基础。后世各代医学家在其基础上,不断加以补充丰富,但基本理论框架从未发生根本的变革。

秦越人在战国时代撰写的《难经》一书,主要发挥了《灵枢》和《素问》的经脉和脉诊理论,分别对脉法、经络流注、营卫三焦、气血盛衰、脏腑诸病、荥俞经穴、用针补泻等进行了比较深入的阐述和发展。《难经》主要是显《黄帝内经》之奥义,补《黄帝内经》之所未发,可谓《黄帝内经》补遗之作,也可谓之对《黄帝内经》有所发展和完善。东汉张仲景以《黄帝内经》中的《热论》等篇为基础,结合临床实践著成《伤寒杂病论》,开创了中医临床学先河,其功亦首推《黄帝内经》。晋代王叔和在《难经》《伤寒杂病论》基础上,著成《脉经》一书,是对《黄帝内经》所论脉法的整理和提高。晋代皇甫谧将《黄帝内经》中关于经脉、刺法的内容精心分类整理,著成《针灸甲乙经》。这些专著基本都未脱离《黄帝内经》的理论范畴,但都不断自我丰富、完善和发展了《黄帝内经》所确定的学术思想,从而显现出《黄帝内经》理论的权威性和终极性。

张维耀在其《中医的现在与未来》(1994)一书中认为,《黄帝内经》所确立的理论思维方式构成了中医学的最高理论,也就达到了最终理论,因而组成了经典中医学理论体系所特有的一种消极作用。它原封不动地引入了自然哲学的概念和原理,如阴阳五行学说,阴阳的内涵与哲学概念一样,没有特殊规定,因而在医学中阴阳的外延几乎大得没有边际。此外,自然哲学原理引入中医学后,对许多生理病理现象的解释不是完全以事实观察为基础进行归纳和分析,而是以自然哲学原理作为直接推理和解释的工具,因而出现脱离临床的理论推导。最后加之理论体系的完善,对疾病的辨证可以从各个角度加以演绎而显现出理法方药的灵活无边,在临床上难以用客观的方法作指导,导致中医临床在很大程度上停滞在"经验"的遗传和经验的沉积基础之上。

因此可以从总体上认为中国医学的起源和发展过程只经历了本能医学→经验医学→朴素理论医学 3 个主要阶段,而西医学的发展过程则还经历了从朴素理论医学→实验医学→现代理论医学→现代医学科学阶段。中医学必须要经历实验医学阶段,才能实现中医的现代化。中西医连接纽带的空缺部分是实验生物学和实验医学:

西医发展模式:本能医学→经验医学→朴素理论医学→实验医学→医学科学→现代医学

中医发展模式:本能医学→经验医学→朴素理论医学………

　　　　　　　　　　　　　　　　　　　　　(空缺部分)

第二节　中西医汇通促进针灸学发展

在 16 世纪,一批欧洲的传教士作为先驱来华传教和传授西医学知识,并建立了一批教会医院,开办医学教育,编译医学著作。西医在我国广泛传播和发展以后,对中医界产生了很大的影响。1890 年,洋务派首领李鸿章在为美国传教医士洪士提反(Hunter SA)翻译的《万国药方》作序时最早提出"中西医汇通"观点。近一个世纪来,中西医结合工作取得一系列重大进展,实验医学已经成为中医药研究最重要的手段;西方不但接受了中医药疗法,也开展了深入的中医药实验研究。但由于其理论明显地缺少与现代医学交流的共同语言而存在争议,在传统药物和针灸等方面的独特作用有可能在一定场合下为医学再创奇迹。用以自然科学为基础的实验医学介入中医药的研究,一定会为中医药现代化注入极大的活力,沟通中西医语言,创造出统一的医学体系。

按照自然科学的发展规律和认识论,对一自然事物认识的初级阶段是"经验",在"经验"的基础上建立的解释是假说;而在实验和实践的基础上对假说的证实与证伪才能构成一种科学理论,才接近于事物的本体。任何未经实验和实践检验过的假说都难以构成科学意义上的理论。

我们将从"脉·经脉·经络——细筋·系·神经"演化的角度阐述中西医汇通过程中经络概念的内涵与神经的联系(朱兵,2004)。

一、中医理论"脉"与"经"的演变

中医学源远流长,随着 20 世纪后 30 年湖南长沙马王堆 3 号汉墓帛书和湖北江陵县张家山汉墓竹简等医书的出土,使得人们对《黄帝内经》之前中医学的发展过程有了进一步的深入了解。从而能够明察中医学发展在更为早期、更为原始的面貌,特别是对经络学说的认识带来了新的、有价值的医籍注释。张家山汉墓墓葬年代约为西汉初吕后至文帝初年。马王堆汉墓因有随葬遗册木牍所记墓葬时间而知准确年代为公元前 168 年,因而这两部医籍的成书年代跨度不大,出土地理位置亦相距不远。

在这两个汉墓出土的 4 种中医有关"脉学"的古籍即《足臂十一脉灸经》《阴阳十一脉灸经》甲本和乙本以及《脉书》中,从未出现"经脉"一称,而只有"脉"字。可见"脉"的命名更为古老原始,也就更为实质。"脉"在古文字学中有两种写法,即"脈"和"衇"(《说文解字》),这两个字完全符合古人的造字原则。因此,"脉"是一种解剖学词汇,是医学名词;它是身体有具体特征的有形结构,是对身体结构的写实描述,不是理论上的推导。在以上 4 种医籍中没有"经"与"络"两字,说明此时的经络系统尚未建立,只能看到其建立过程中的雏形,只是对身体可见或不可见的脉管走向及脉诊标本脉间联系的简洁描述。

虽然十二脉都由其特定的标本脉口联结(线)而成,如《难经》所言:"十二经皆有动脉";但《医学入门》更进一步指出"经……界为十二,实出一脉",说明身体十二脉虽然都有不同的脉口和标本脉相连,但都来自一脉。所以说,在本脉口诊本脉病是难以自圆其说的;因而后世脉诊基本上限定在一个脉口,即寸口脉也。

在两地汉墓出土的 4 种脉书中,其"脉"的起止点的位置也完全是临床观察的写实结果。

从十一脉的起始部腕踝部来看,原来"深而不见"的脉(动、静脉)随着肌肉汇集成狭小的肌腱而离开深埋的肌肉间隙,与肌腱平行于腕踝部的皮下,在此不但容易触及脉管的搏动,有时还可以肉眼观察到附近皮肤及皮下组织的波动和脉的色泽。在腕踝部,脉管不但要分成数支进入每个指(趾)部,而且同时还要深入到该部肌肉层中,重新"深而不见",故这些脉书的脉起止大多位于这些部位。在脉书中,古人并没有对脉的功能作太多理论上的解释或向指(趾)末端延伸。这些资料比成书较晚的《灵枢》(《经脉》)的可信度更高。

到了《黄帝内经》时代,"脉"的解剖生理学描述发生了根本的变化,对临床实践中观察到的脉动进行了较为原始的理论演绎和推理。以脉行的路径为经脉,以脉行的分支横出的径路为络脉。而经、络两字,根据接近同时代的《说文解字》一书,"经"者,织也,从糸;"络"者,絮也。《医学入门》解:"经,径也,径直者为经,经之支脉旁出者为络。"将"彳"旁的"径"改为"糸"旁的"经"字,何故也?《说文解字》注糸为细丝也。而王筠在《说文释例》中认为"糸"更古体的形式为"𢆶"。值得注意的是"𢆶"即为"吕",《说文解字》指出吕即为脊椎的象形字。因此"经络"两字既保留了丝絮的形状之义,又超脱了单纯径路线的束缚而赋予了神经系统的功能。直至现代,"糸"以篆体字的形式仍部分保存着古义脊髓遗留的痕迹(当然其主义仍是丝线):𢆶;以脉行的体表透视线以经、络命名,从而逐渐形成了经脉和络脉的概念。因此可以说,经络虽然不完全是临床观察的记录,带有思辨的成分,但仍包含汉字的生物学意义。《经脉》篇是《黄帝内经》书中形成较晚的一部分,与汉墓脉书的成书年代相差几百年;《经脉》篇的诞生是汉墓脉书的进一步发展。因此,经络学说的价值在脉书上已经基本体现,理论化的完善是经络学说发展的重要里程碑,但它已超越了临床最有价值的"规律"总结部分。《经脉》篇的诞生已经标志着经络学说发展到它的历史顶峰,自成书之后长达两千年间从未发生过大的变化。

对经络学说提出的挑战来自于西方医学的传入,即人们在认识神经系统的结构与功能之后,来阐释经络的"行血气,濡阴阳,治百病"的功能。经络学说揭示的是沟通人体体表与体表上、下之间,体表与内脏内、外之间特异联络、调控和反应功能;而神经系统的作用完全是这种联络、调控及反应功能的另一种可反复检验的生物医学理论。

翻开《灵枢》,我们常可读到这样的句子对经络循行的解释:"心手少阴之脉,起于心中,出属心系,下膈,络小肠;其支者,从心系,上挟咽,系目系;其直者,复从心系,却上肺,下出腋下……"此处的"系"字,在《说文解字》中,作名词用,是细丝之束之义;作动词用,为"联络"之义;系字也从"经"(在晚清的第二次西学东渐的过程中,"系"字也曾作为"nerve"的汉译名词,见后)。在《灵枢》中,关于经脉与脏腑的联系,仅用属×、络×,缺乏其他文字说明,但基本上还是反映出经脉沟通了体表相关经脉与内脏的联络功能。从经穴的主治来看,也基本表现出了相关经脉所具有的沟通内外联系的作用和反应发动作用,具有了现代生物医学的神经系统功能。到了清代,也就是在《黄帝内经》成书千年后的王宏翰和王清任注意到视觉、听觉、嗅觉及其他感觉都与大脑相关。王宏翰撰写《医学原始》(1652)一书的感官生理学资料主要取材于西方传教士的著作。虽然王清任在其传世之作《医林改错》(1830)中从未提及他的这些解剖学实验和认识的来源,但从文字上可以看出,除了他亲自做了些粗略的解剖学实验和临床观察外,还受到西医学术传入的影响。因为在他的生活时代,西医解剖生理学知识传入中国已近200年,作为一代有创新思想而又久居京城的名医,西医学术传入的信息不可能不对他产生影响。

成书于明代1576年间的《经络全书》(后编·枢要·常经编第六·三·胃)中,在论及太阳经与阳明经与"目"的联系中有这样一段话:"太阳细筋,散于目上,故为目上网也;阳明细筋,散于目下,故为目下网也。"这里"细筋"二字也见于其他中医古籍之中。"筋"明显属中国医学典籍中的解剖学词汇。《说文解字》注:"筋",肉之力也,从肉(月)旁。应该是包括解剖学上的肌肉、肌腱和韧带部分(而在日语当用汉字中,"筋"与肌相通)。而"细",微也[从系囟声(《说文解字》),其细字的篆籀古文的右边田字即为囟],"细"的古义是脊髓的象形文"ꝰ"和脑的象形文"囟"字的组合,因而是脑髓功能的代表(范行准,1989);因而细字古义还含有心智"神"的意义。"细筋"即微小之筋,有可能特指包括神经干在内的小束状组织。"细筋"一词在西方医学传入中国过程中,最初成为了西医学的"nerve"汉译名词。

二、"神经"一词传入中国的演变过程

在医圣希波克拉底之后的时代,科学和医学的中心(公元前4—前1世纪)转移到埃及都城亚力山大里亚,自然科学得到一定的发展并到了实证的阶段,解剖学和生理学开始奠基。作为生理学和病理学创始人的埃及医生爱拉西斯拉特(Erasistratus,约公元前310—前250)是发现神经的第一人。而同时代的著名医生希洛菲利是第一位系统研究脑和脊髓解剖的医学家,描述并命名了神经,"神经"就是通过他采用的希腊文"νενρου"一词而确定下来。他还发现了神经通路,观察了神经和大脑以及脊髓的联系,懂得神经传导感觉至神经中枢,并司管运动。他提出了脑是神经系统的智慧所在(参见Rey,1993)。

1582年,当中国的明代统治已走到末期时,一位来自意大利的著名天主教传教士兼科学家利玛窦(Matteo Ricci,1552—1610)来到中国,于1595年在江西南昌著成最早向中国介绍西方生理学内容的《西国记法》一书(利玛窦诠著,朱鼎瀚忝定),专述记忆与脑的关系:"记含有所,在脑囊;盖颅囟后,枕骨下;为记含之室(原本篇第一)。"此说与中医"心主神明"的论点背道而驰。1623年,另一位意大利传教士艾儒略(JulioAleni,1582—1649,1613年来华)著《性学觕述》,对神经系统的解剖学论述较为详尽:"脊骨生二十四双之筋,十二双带动觉之德于左自背而下至腰、以至足,在右亦如之;盖脑髓所生动觉之细德,其从头至足者在各肢有本所俱动觉之德也。"在论及听觉原理时指出:"论闻之具,人脑有二筋,以通觉气至耳,耳内有一小孔,孔口有薄皮稍如鼓面,上有最小活动骨锤,音声感之,此骨即动,气息来则急动,缓来则缓动,如通报者然。""脑为五官之根源,由细细筋管传觉气于五官,又由此细管复纳五官所受物象而总知之,总知所处在脑中。"(范行准,1943)另一位杰出的德国天主教传教士汤若望(Johann Adam Schall von Bell,1592—1666,1620年来华)于1629年著《主制群征》,论述脑神经有六:"肇始诸筋,筋自脑出者六偶……一偶逾颈至胸下垂胃口",这其中至少包括了一对迷走神经;此处之"筋"应为神经。

来自意大利"灵采研究院"的德国传教士邓玉函(Jean Terrenz,1576—1630,1620年来华)精通医学,编译了《人身说》一书,并与传教士罗雅谷、龙华民一起共同翻译了《人身图说》。1643年,两书合编以《泰西人身说概》书名将之刊印。据认为,该书并未见到刊印本,北京国家图书馆收藏的仅是该书手抄本的缩微胶卷;中国中医科学院图书馆收藏的也是手抄本(转抄年代不详)。注明为:耶西会士邓玉函译述,东莱后学毕拱辰润定。在该书中,已将"细筋"特指为"神经"了,因为此书中已有专门论述肌肉的肉块筋部,肌腱的肉细筋部,韧

带的肯筋部。《人身说》书云:"细筋是纯分,其体合三者而成,乃皮与骨髓肉筋是也。其用为分布觉动之力,夫筋不觉不动,全赖灵魂之气,力以觉动之,凡有体有髓有皮之,有细筋";"细筋中无空处,只有气而无血,故为身体不能觉不能动者,因无气则无力也";"细筋都生于头上,或从脑从髓而生";"细筋为主知觉之司"。在解释视觉产生原理时写到:"由人脑从颈体生二细筋上合为一,分为二枝到双眼。"

因此可以说,"细筋"是西医传入中国初始对神经、特别是外周神经的转译专用名词。由于外国传教士将这些书翻译为中文时,都有中国学者作为助手,故不但与中医的解剖学名词作对应,在阐明生理功能上也尽量采用中医学术语,与中医的生理功能系统尽量相吻合地对译。"细筋"作为中医经络沟通体表经穴与脏腑联系的带有解剖学和生理学功能的词汇就这样顺理成章地出现在早期的西医传入中国的医学著作中了。

出版于1692年,由王宏翰撰写的《医学原始》中,试图将"格物致知"的儒家思想与西方医学相融合(参阅艾儒略的《性学觕述》),并结合比利时传教士南怀仁(1623—1688,1658年来华)的西方天文学理论,将中国的五行学说与西方的四气学说进行比较研究,采用西方科技知识和医学原理评述中医理论。在该书中,有关感官生理学内容,虽然有所发挥,但内容则基本抄录于《性学觕述》有关章节。其对"神经"一词的描述,也采用的是"细筋"、"细细筋管"或"细细脉络";对神经系统的感觉功能谓之"知觉之细德",神经系统的运动功能谓之"能动之细德",而"动觉之细德"即为神经系统之功能。

然而,1644年清军入主中原,明代解体。明末传入的仅有浅显解剖学知识的西方医学并未对中医学体系产生太大的影响,继而西学东传的浪潮很快又沉寂下来。随着雍正禁止传教,中国基本处于与世隔绝的状态。直到19世纪初,特别是鸦片战争以后,西学才伴随着洋枪洋炮和传教士的大批涌入而重新进入中国,即所谓第二次西学东渐。此时的西学已耳目一新,建立了完整的现代科学体系。西医学已发展成一门成熟的科学,医学领域的一流教科书已开始在中国翻译出版。英国传教士合信(Hobsen B,1816—1873)与中国人陈修堂合译,于1851年出版了解剖生理学著作《全体新论》。1866年,英国人艾约瑟(Edkins J,1823—1905)翻译Foster M. 的 *Primer Physiology* 为《身理启蒙》。1878年柯为良翻译出版《格氏解剖学》。1897年,美国传教士博恒理(Porter H.)用中文写成《省身指掌》。1904年,英国牧师高士兰(Gousland PB.)翻译 *Handbook of Physiology* 一书,命名为《体功学》,由上海博医会出版。在这些书里所使用的大多数汉译名词都不统一。其中多数名词都被稍晚传入的日本医学教科书已使用的当用汉字词汇代替。

三、"神经"一词在中日两国奠基与"经络"功能联系

由于明末传入的西方解剖生理学并未成为成熟的学科,翻译也存在大量的不妥之处,如将"nerve"译成"细筋",极易使人错误地联想为"细筋"与筋、肌是同一类组织。在晚清西学东传的过程中,该词还出现在合信于1851年出版的《全体新论》和艾约瑟1886年出版的《身理启蒙》中,"nerve"分别译成"脑气筋"和"脑筋丝",并进一步解释为"如绳如线如丝"与脑相通。但清末在汉译"nerve"一词时将主宰精神活动的"脑"和功能联系有关的"系"字与织成细绳的"丝"和"线"字组合成新词而略去易引起误解的"筋"字。在《省身指掌》一书中将

"nerve"译成"脑线","nerve fiber"被译成"脑丝"。清末留日学者丁福保在1901年和1903年连续的《卫生学问答》一书中都是采用"脑筋"一词。而在1904年出版的《体功学》中则分别译成"系"和"系丝"。1903年,留日学者汪荣宝和叶澜合编了一本阐释日中汉词的著作《新尔雅》(上海明权社出版),书中已出现"神经"一词,其意与现在含义无异。在丁福保于1904年翻译日本斋田功太郎撰写的《高等小学生理卫生教科书》中已经熟练地使用"神经"一词了(该书1905年由上海文明书店再版):连接于(脑脊髓)各部为细纽形者,曰神经。丁福保在1903年还著有《蒙学生理教科书》,3年之内连出10版,可见影响之广。但其初版已难觅得,不知是否已采用"神经"一词。可以认为,这两书是"神经"一词在我国医学书籍中出现的最早记录。在1909年张锡纯的《医学衷中参西录》著作中和1909—1910年鲁迅编撰的《人生象敩》书中也采用"神经"了,并确切注明脑气筋东人译为脑髓神经;鲁迅先生将神经纤维译作"𦂅",正如前述,"𦂅"已是古体代表脊髓脊椎的"𦜫"字的近代体了。

值得强调的是,无论是在明末传入的西方解剖生理学,或是在晚清西方医学科学的东传过程中,如前所述的"细筋"或"系"等转译"nerve"的名词,都曾出现在中医古籍论述经络学说带有结构、联络、调控和反应功能的章节中。

因此,中医经络理论的近代研究,似乎同西方医学的引进有关。江户时期的日本首先在东方打开国门而成为西方科学技术东传的首要登陆地,西方的现代科学技术不断被引进。1773年(日本安永二年,乾隆三十八年)日本著名医学家杉田玄白编译日耳曼帝国大学Johan Adam Kulmus(杉田采用的音译名为:鸠卢谟斯·玉函)于1733原著的 *Anatomische Tabellen*(人体解剖学)为《解体新书》(1774年出版);该书对西医传入日本产生划时代的影响,众多的解剖学名词由其首创和奠基;该书在1822年(日本文政五年,道光二年)重订出版。杉田玄白为汉医学家,该书引用了大量此前的中医文献资料。除经典著作外,作者还引用了西方来中国的传教士邓玉函出版的《泰西人身说概》和熊三拔(意大利传教士,1606年来华)撰写的《泰西水法》(约成书于1612年),点评了中国学者王宏翰所著的《医学原始》。而这些著作正是西学东渐初始传入中国的产物。因而可以认为,杉田在翻译西医著作中广泛吸取了当时汉医学的最新成果。由于该书由杉田玄白亲自用汉字定稿,而又是得到日本政府正式承认的科学语言,因而此书对日中两国都产生了重大影响。杉田玄白在翻译荷兰《解体新书》时首先创用了"神经"一词,从而将中医的"经"加之与神经活动有关的"神"同西方医学的"nerve"联系在一起。

杉田玄白在该书卷首篇中对解剖学名词翻译三原则(直译、义译和对译)作了举例说明。义译的举例为"神经"一词(此前日本有采用对译即音训译法将荷语神经"zenuw"译为"泄奴",或将英文nerve译为"湟卢虚";我国学者严复1898年在译《天演论》时将nerve音译为"湟伏"):"泄奴:即神液通流之经也,译曰神经,义译是也。"在《卷一·身体元质篇》第三项下专门对"神经"作了描述:"神经,白色劲质,形如线缕,出于脑髓及脊髓,分布于一身,蔓延于诸部,无所不至,无所不达矣。身体所以知觉活动以为百尔运营者,皆此经之官能之由焉。"对脑各部及外周神经名词的翻译大部分为现代所采用,部分也有所更改(如杉田译为的"走散神经"现中日两国都采用的是"迷走神经")。在该书卷一篇中所设"翻译新定名义解",对部分名词作了充分的注释。如对"神经"一词的注释竟达2页半约360余字:"神经是灵液通流之经隧也,白色,筋条,宛如紧撚麻丝。细管,其中空松,仅可通针线而已,而中充白髓,白髓即所谓灵液也,外包以膜。"在解释为何译作"神经"时,作者写道:"按此物汉人未说者,故无正名可以充者,虽然彼所谓神、若灵、若精、若元气等,皆谓此物之用也。"

可以认为,杉田玄白先生在翻译西文"nerve"一词时详考了中医学的相关内容,也从人类的智慧所依附的器官及智慧的化身"神"的崇拜确定了 nerve 与心智相关的含义。取之以智慧之"神",充之以流注之"经",合之乃神经也。汉学家高柏(Kuiper,1993)认为"zenuw"在荷语中有神灵(divine)的含义,联系中医学中常见的经络(meridian)所具有的无所不在的分布形式,符合"神液通流之经"之义,即 divine-meridian,译为神经。就"神"一字也与现代神经词意相关,《说文解字》注其偏傍"礻"义为"天垂象见吉凶所以示人也",指的是人无法控制的自然现象,相当于神灵;而右侧的"申"字古义也指脊椎(吕字中间加一竖)。19 世纪中叶,普林先生在《译键》一书中,提出"白脉(相对于血管的红脉)"一词较之"神经"一词更适宜,从而奠定了"经脉"与神经、血管功能相关的文字转换基础,并开创了用西医学理论解释研究经络学说的先河,并对此后的经络研究或多或少地产生了影响。

然而,"神经"一词在汉字词汇中早已存在,但据《后汉书》(方术传序)解多称道家密书。在明代 1537 年高武所撰《针灸聚英》书中的歌赋亦有"神经"一词(两处):"细按神经亦云可"、"细按神经亦可救",但此处用法与"nerve"没有关系。该歌赋取材于明代陈会的《神应经》(1425)一书,为了编写七字成一句的歌赋,每个病症要配对成双数的句子,改编撰写了内容为"仔细按照《神应经》的针灸处方和方法就可治疗该病或曰就可救命"的意思,按七个字断句缩写成以上两句,分别加在两处歌赋中。此处"神经"一词应该是《神应经》书名的缩写,乃突出其针灸疗效之佳,以神应之;"神经"即《神应经》之书名。1592 年由方有执编撰的《伤寒论条辨》(本草钞)书中亦有"神经"一词,也是《神农本(草)经》书名的略语。

附:《针灸聚英》书中"神经"一词考辨

①《神应经》(腹痛胀满部)原文:小腹急痛不可忍及小肠气,外吊肾,疝气,诸气痛,心痛:灸足大指次指下,中节横纹当中。灸五壮,男左女右极妙,二足皆灸亦可。《针灸聚英》(杂病歌·腹痛胀满部)改编文:小腹急痛不可忍,兼治小肠气吊肾,疝气心痛诸气痛,足之大指次指下,中节横纹灸五壮,男左女右无虚假,两足皆灸无所分,细按神经亦云可。

②《神应经》(杂病部)原文:溺水者,经宿可救:即解死人衣带,灸脐中。《针灸聚英》(杂病歌)改编文:溺水死者虽经宿,细按神经亦可救,即解死人衣带开,急速把他脐中灸。

联通上下文,不难看出:此处神经一词是《神应经》的歌赋简缩。

四、"经"和"脉"上古音的汉语和印欧语系考

根据汉语语言学界的音韵学研究,将其同印欧语系的古词源对比,揭示出两者在史前所存在的音义两方面的相似性(参考藤堂明保,1979;谈济民,2001)。这的确是件有趣的事!

汉语经脉的"经"字上推到先秦时代的上古音是构拟的 *kəŋ 音,成为语音最大公约数"kəŋ","茎"字的上古音是构拟的 *həŋ 音,再进行 h 到 k 的音转后也成为语音最大公约数"kəŋ",字义都是"管道(茎中是空的)"。而西语中的"cane",也包括"canal"和"channel"上推到闪语是构拟的"kanna",进行词根化便成语音最大公约数"kan",其义都是"管道"和"通道"。以上两个"语音最大公约数"(kəŋ 和 kan)显示了该汉英两词在语源上的相似性。

汉语"脉"字上推到先秦时代的上古音是构拟的 *mbək 音,进行 mb 到 b 和 g 到 ŋ 的音转进行简化后成为语音最大公约数"bəŋ";而英语中的"vein"上推到拉丁语是构拟的"venam",进行词根化便成"ven",再进行 v 到 b 的音转后语音最大公约数"bən",其义都是"叶脉"和"水脉"。以上两个"语音最大公约数"(bəŋ 和 ban)显示了该汉英两词在语源上的相似性。

从日本杉田玄白创译"神经"到中国医学界开始采用,竟在一水之隔间等待了 130 年,其主要原因是西方医学著作已经出版流行,可见认同之艰难。随着 20 世纪之初留日的改革家梁启超和康有为的大力倡导,并经清廷认可,大量翻译由 80% 汉字构成的日文书籍,使得文字同源的日本学术著作在很短的时间内风靡中国,使得从西文翻译的、有大量音译的学术名词马上沉寂下去。又 100 多年过去了,万众百姓对神经一词已不再陌生。对经络针灸的研究,也正沿着该词汇所固有的内涵在深入进行下去。

第三节　针灸研究在中西医结合方面迈出了历史性的一步

中国的针灸术在 6 世纪已传到朝鲜和日本,7 世纪时日本就派人来中国研习针灸技术,而后又通过丝绸之路传到中东(参见 Marti-Ibanez F,1965)。针灸传到欧洲则开始于 16 世纪。不过,真正详尽而广泛地向人们传播针刺疗法却是在 17 世纪的下半叶。欧洲人把最早发现使用针灸归功于丹麦人 Dane Jacob Bontit,而他则是在日本和爪哇(1642)学习到这种技术的。他在一本关于印度自然史和医学的书中介绍了中国针刺术,认为这一神奇的治疗方法值得研究(图 4-1A)。

1675 年,当时的海洋大国荷兰人布绍夫(Hermann Busschof)在日本撰写了采用灸法治疗痛风的著作并在阿姆斯特丹出版(次年在伦敦出版英文本)。他根据日文"もぐさ(草)"的发音"moxa"+"-bustion(燃烧)"而创用了"Moxibustion"一词(图 4-1B)。

另一个荷兰人瑞尼(Wilhem Ten Rhyne)系东印度公司的医生,作为医学博士被荷兰派往日本,在日本和爪哇工作了 10 年,期间他从当地学习和搜集到有关针灸方面的疗法,阅读了王惟一所著的《铜人腧穴针灸图经》。瑞尼于 1683 年在伦敦出版了《论针刺术:风湿病的治疗》一书,这是西方第一部系统介绍针刺术的专著(图 4-1C1 ~ C3)。针刺的词汇 Acupunctura 就是通过他的文章而在西方语言中固定下来。Acupuncture 是由拉丁文的"针"的词根"acu"+刺"puncture"而组成的。

同样在东印度公司工作的德国人 Kaempfer 于 1690 年在日本学习 2 年,搜集了不少医学方面的资料,撰写了包括有关针灸疗法的论文,后又经整理加工配图出版。而法国也是在欧洲传播针灸学术较早的国家,并对推动针灸学术在欧洲的传播有很大贡献。1681 年,法国传教士 Harviell 在法国首次撰文介绍针灸疗法。1774 年,Dujardin 把针灸术作为外科史的一部分出现在教科书上。1810 年,法国 Louis Berlioz 就撰写出了使用针灸治病的医学报告。1820 年,法国医生开始在一些医院讲授针灸学(参见 Richard)。1821 年,英国医生 Churchill 发表应用针刺治疗风湿性关节炎的报告。创始于 1823 年 10 月 5 日的著名医学期刊 *The Lancet* 杂志创刊号中详细介绍了英格兰诺福克郡的 John Tweedale 医生采用"acupuncturation"方法成功治疗一例全身水肿的病例,并在其 200 页发表了相关述评。1836 年,美国医生 Lee 在 *Boston Medicine and Surgery Journal*(15:85-88,1836)撰文介绍风湿病的针刺治疗(*Acupuncture as remedy for rheumatism*)。1909 年,美国医生 Osler 在 *The Principles*

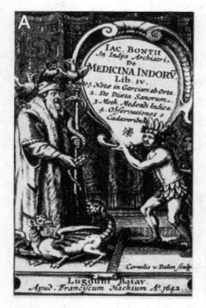

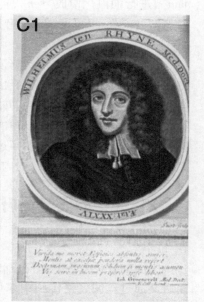

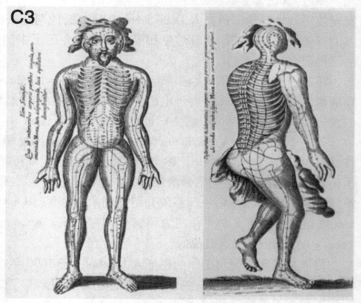

图 4-1　A：Dane Jacob Bondt 在 1642 年出版珠一本关于印度自然史和医学的书中介绍了中国针刺术；B：Hermann Busschof 在 1675 年出版的 *Het podagra mets gaders desselfs seker geneezinge* 一书中，介绍了灸法治疗痛风病；C：瑞尼（C1）于 1683 年在伦敦出版的第一部针刺学专著《论针刺术：风湿病的治疗》封面（C2）和书中已经欧化的中国针灸穴位图（C3）

and Practice of Medicine（8th Ed.，Appleton & Co.，New York，398-399，1909）专著中建议用针刺治疗腰背痛。1823 年 Churchill JM 在其著作 *A treatise on acupuncturation*（London）中附针灸针插图，针体长分别为 2.54cm 和 3.81cm（图 4-2）。

Soulié de Morant（1878—1955）是法国驻中国的外交官，他在华任职期间（1907—1927）目睹了针灸的良好疗效，并学习了针灸。1928 年，Soulié 回国任法国外交部亚洲司司长，将

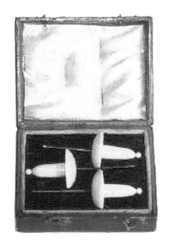

图 4-2 欧洲在 18—19 世纪
使用的针灸针

针灸医术带回法国,后专门从事针灸医疗工作。1933 年在巴黎病院医事研究会上发表了针灸治验。Soulié 在 1929 年撰写了《中国针灸术与近代反射疗法》,1930 年出版了《中国针灸》,1934 年撰著出版了《真正的中国针刺术》一书,在书中创用"meridian"一词对应于"经络";该书在法国和欧洲医学界具有相当影响(图 4-3)。

日本大久保适斋在 1892 年出版的《鍼治新書》中采用了用现代医学的理论阐述针灸治疗学(并在明治四十三至四十四年,也就是在 1914—1915 年出版修订第 2 版)(图 4-4)。1913 年,山本新梧根据现代医学知识撰改古典医学的《日本针灸学教科书》出版。此后不断有研究针灸作用的文章发表。

西医在我国传播和发展以后,对中医界也产生了很大的影响。一批学贯西中的人士开始了这方面的探索。他们以西医的解剖生理学来印证中医的理论,对中西医的特点进行比较,试图以西医药之长,补中医学之不足。

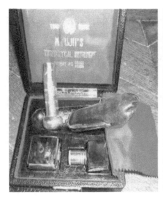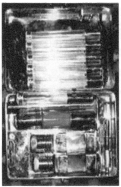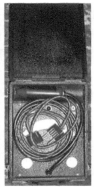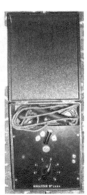

图 4-3 Soulié de Morant 当年使用过的针灸器械包和电针仪,其后人一直保持
至今,而且已落户到云南中医学院博物馆

根据木下晴都的评述(1976),日本在 20 世纪初开始了对针灸效应机制的研究。1906 年,日本现代医学先驱者的三浦谨之助首先采用现代医学的研究方法在家兔身上开展针灸的实验研究。他采用直径为 0.2mm 的针刺入组织,可伤及 4~20 根肌纤维和 10~20 根神经纤维。灸法的实验研究开创于 1912 年,日本樫田和原田首先观察了不同大小灸条燃烧温度。临床用的灸卷可使尸体皮下 4mm 处的温度上升不到 1℃。长门于 1932 年在雄性家兔的实验观察表明,用直径为 15mm、重 0.07g 的艾炷灸背臀部皮肤,可使局部皮下温度上升 6~19℃。但这种灸法足以使皮肤 1~3 度烧伤,皮肤呈现明显的坏死反应。

1906 年,三浦观察了针刺对青蛙血管收缩功能的影响。针刺坐骨神经时引起血管收缩和血流速度减慢,一段时间后血管继发性扩张。1929 年,藤井和竹内在人体和家兔实验中研究了小儿针对皮肤血管的作用,注射 atropine 可进一步增强这种收缩作用,而注射胆碱或切断交感神经节,针刺收缩血管的效应减弱或消失;推测针刺的这种效应与兴奋交感神经有

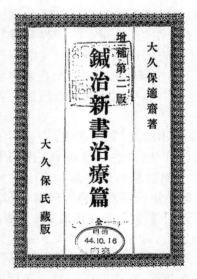

图4-4 大久保適斎出版的《鍼治新書治療篇》增補第2版

关。而灸对心血管系统的影响与针刺不同，根据樫田和原田的观察，施灸后在引起短暂的血管收缩之后，主要引起血管的明显扩张，血液流速加快，同时心率增加，血压升高。

1912年，樫田和原田研究了艾灸对家兔胃肠运动的影响。腹部施灸时主要引起胃肠运动减弱的效应。但与此同时，后藤则认为施灸可引起胃肠蠕动加强。驹井在慢性胃十二指肠溃疡患者的胃中插入一囊球，注入200ml的溶液，发现用0.05~0.1g的5壮艾炷灸腹部的幽门、通谷、不容穴时，胃的收缩波明显加快，而承满穴则不明显。在背部膈俞、肝俞和脾俞施灸时，以脾俞引起的收缩波增高明显，而曲池穴施灸反而引起收缩波减少。足三里穴也能使收缩波明显增高。这项研究首次报道了不同经穴（不同部位）对胃肠功能调节作用的差异性。藤井和竹内的实验证明针刺可以使肠道运动一过性增加，而后减弱，最后恢复正常。

1918年，越智采用针和灸两种方法刺激家兔的胃俞、三焦俞、肾俞、气海俞、大肠俞、小肠俞、膀胱俞等穴位，对肾脏功能和排尿作用有很大影响。

此间日本学者对针灸作用于胃、肝、胆、内分泌、血液、骨、肌肉神经组织也开展了一些有目的的研究，逐步将针灸医学建立在现代医学的基础之上，作出了具有开拓性的成绩。1934年，我国学者金萧雷开始从神经系统的角度探讨针灸的机制。1936年，宋国宾撰文研究针刺对内分泌的调节作用。

<h1 style="text-align:center">参 考 文 献</h1>

Kuiper K. Dutch loan-words and loan-translations in modern Chinese: An example of successful signification by way of Japan//Lloyd Haft (ed.). Words from the west: Western Texts in Chinese Literary Context, Essays to Honor Erik Zürcher on his Sixty-Fifth Birthday. Leiden: Centre of non-western studies, 1993:116-144.
Marti-Ibanez F. A Pictorial History of Medicine. London: Spring Books, 1965.
Rey R. History of Pain ed. Paris: La Découverte, 1993.
Richard AF. Historical overviews of acupuncture. http://www.rhema.com.
Foster M. 身理启蒙. 艾约瑟，译. 北京: 总税务司署，1886:18-19.
邓玉函，译. 毕拱辰，润定. 泰西人身说概（卷三）. 清抄本. 中国中医科学院图书馆藏.
丁福保. 卫生学问答. 石印本. 上海: 上海文明书局，1901（清光绪二十七年）.
丁福保. 卫生学问答（二编）. 铅印本. 上海: 上海文明书局，1903（清光绪二十九年）.
范行准. 明季传入之西洋医学（卷一）. 上海: 中华医史学会，1943:15-38.
高士兰. 体功学. 上海: 上海博医会，1904:65.
郭成纡. 医学史教程. 成都: 四川科学技术出版社，1987.
合信，陈修堂，译. 全体新论（卷三）. 上海: 墨海书馆，1851（清咸丰元年）.
金萧雷. 论神经系的组织与针灸的关系. 针灸杂志，1934,1(3):37-39.
利玛窦. 西国记法//利玛窦等述. 天主教东传文献. 影印本. 台北: 台湾学生书局，1982:9-16.
木下晴都. 鍼灸学原論. 横须贺: 医道的日本社，1976:27-40.
杉田玄白新譯，大槻玄澤重訂. 重訂解體新書（卷三）. 中国中医科学院图书馆藏. 1826（日本文政九年）.
宋国宾. 中国针术与内分泌. 诊疗医报，1936,9(1):7-9.
谈济民. 英汉词汇的近源探秘. 北京: 原子能出版社，2001.
汤若望. 主制群征/徐光启等撰. 天主教东传文献续编（一）. 影印本. 台北: 台湾学生书局，1966:43-58.
藤堂明保. 学研漢和大字典. 东京: 株式學習研究社，1979.
汪荣宝，叶澜. 新尔雅. 上海: 上海明权社出版，1903:148-151.
张维耀. 中医的现在与未来. 天津: 天津科学技术出版社，1994.
甄志亚，傅维康. 中国医学史. 北京: 人民卫生出版社，1991.
朱兵. 经络的内涵与神经的联系. 中华医史杂志，2004,34(3):153-157.

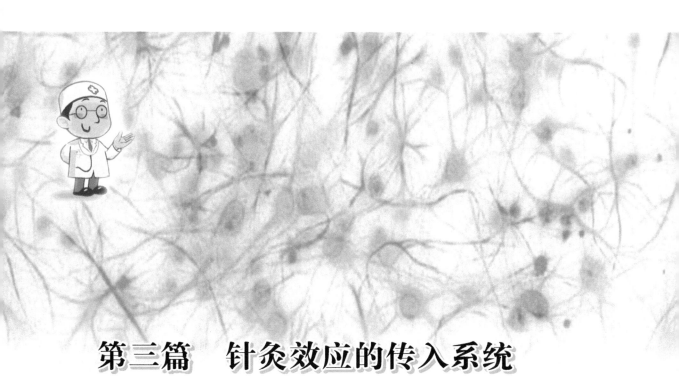

第三篇　针灸效应的传入系统

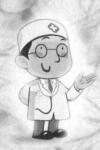

第五章　与针灸相关的外周感受系统

　　机体通过一些专门化了的神经、细胞或组织结构——感受器（receptor）或感受装置，来和外部世界相接触；这些感觉器官将作用于我们身体的各种自然刺激转化成相关的分子信息，通过神经纤维的转导作用，以神经冲动的方式传递到脑，才形成了我们对感觉的体验，并进一步上升为知觉和意识。其实，我们不仅仅通过感受器从外部世界接受信息，而且也从我们的身体内部，从血液和骨骼肌运动中接受信息。为了区别这些不同来源的信息传输系统，常将感觉系统分为三大类：外感受系统（exteroceptive system）、本体感受系统（proprioceptive system）和内感受系统（interoceptive system）。

　　外感受系统对来自外部环境的刺激敏感，包括视、听、触、痛、冷和热觉，以及对一些化学物质刺激产生的感觉如嗅、味觉等；本体感受系统提供有关身体各部分相对位置和空间位置的感觉；内感受系统感受体内发生的事件如血糖水平、血压等。

　　为了阐述针灸的作用机制，在这一章我们主要讨论可能与针感和针效有关的组织感受器，即分布在皮肤及皮下组织中的深、浅感受器的结构和功能。

第一节　皮肤细胞作为最前沿的感觉系统

　　近20年来，许多研究显示皮肤、免疫和神经系统之间存在交互作用。感觉神经元的周围突从皮下穿过表皮-真皮交界面支配表皮细胞。它们通过真皮和穿透基底膜以游离神经末梢的形式来支配表皮细胞。这些新的资料如此迷人，以至于人们不得不考虑表皮细胞在它们之间起的媒介作用：由于神经末梢-感受器分布以约数百微米的距离分割，中间填充着大量的表皮细胞，如角质细胞、黑素细胞、Langerhans 细胞和 Merkel 细胞，这些细胞也表达感受器蛋白。有研究提示：表皮细胞与神经末梢之间的交互作用参与了感受过程，角质细胞可能是构成皮肤感觉系统的关键部分（Denda 和 Tsutsumi，2011）。

　　外周神经系统的各种感受装置对组织的物理或化学刺激发生反应，这些反应在皮肤的表皮角质细胞也有表达。神经递质及其受体以及调节皮肤神经内分泌系统的受体也存在于角质细胞中。因此从广义上来讲，表皮角质细胞似乎配备有类似于外周和中枢神经系统的传感系统，具有辨识各种环境因素、整合并将这些相关信息传达给神经系统的功能（Denda

等,2007)。各种传感器蛋白存在于外周神经组织中,这些蛋白被认为是皮肤感知的独特传感器。在颜面部、指尖或生殖器区域神经纤维是密集的,而在躯干和肢体部分神经末梢较为稀疏,但并不减少触觉的敏感度(Johansson 等,1999)。表皮细胞被认为是信号转导的传送装置,因为它们能够表达许多在感觉神经元中被发现的传感器蛋白;这些蛋白质是主要的跨膜蛋白,其功能是将触觉、渗透压力、温度或化学的刺激转换为细胞内的生化信息(Denda 等,2007;Boulais 等,2007)。这些类似于神经元样的功能表明整个表皮有感觉功能。在这些传感器蛋白中,与痛温觉密切相关的瞬时受体电位(TRP)家族和与触压觉密切相关的酸离子敏感通道(ASCI)是感受针灸信息最重要的,其广泛存在于各种表皮细胞中。

目前,皮肤已被广泛认同于是一个通讯器官(Misery,2005);与神经、内分泌和免疫系统紧密相关(Peters 等,2006),而皮肤的 Langerhans 细胞和 Merkel 细胞是这种紧密联系的关键桥梁。表皮细胞被认为具有调整触觉和痛觉信息的功能。皮肤角质细胞由于配备有类似神经元的传感器蛋白而作为一个前沿的感官系统发挥重要的作用。已经发现 TRPV-1、TRPV-3 和 TRPV-4 受体可以在角质细胞表达(Dhaka 等,2006)。这些受体可以感受热、痛刺激或渗透压变化,继而促进神经肽释放(如 P 物质),这些活性物质作为神经递质作用于靶器官细胞和调节表皮细胞功能。角化细胞与神经细胞的相互作用已在体外培养的样本中得到证实(Ulmann 等,2007)。皮肤黑色素细胞与感觉末梢存在突触联系。黑色素细胞属于神经-免疫皮肤系统,可能与表皮的感觉功能有关,但到目前为止仍缺乏明确的证据(Hara 等,1996)。皮肤 Langerhans 细胞是抗原递呈细胞,它表达许多神经肽及其受体,但并不表达瞬态感受器电位阳离子通道(TRPV)或瞬态感受器阳离子电压通道(TRPM),对热刺激却敏感(Misery,1998)。皮肤 Merkel 细胞分布在基底表皮和毛囊外根鞘的表皮细胞层(Boulais 等,2007)。在细胞致密中心的神经内分泌颗粒合成多种神经肽;相应的受体也存在于 Merkel 细胞的表面,显示出自分泌和旁分泌的功能。Merkel 细胞属于神经-内分泌细胞的家族,具有神经-免疫功能。Merkel 感受器是由神经纤维与 Merkel 细胞相联组成,它与感觉传入神经形成突触联系,组成一个复合的感官装置(Merkel cell-neurite complex),它属 Aβ-慢适应机械感受器。不同的触觉性质由各自的触觉感受器编码,轻触觉的触觉辨识形状是由 Merkel 细胞介导的。然而最近的研究表明,C 和 Aδ-纤维也支配 Merkel 细胞(Reinisch 和 Tschachler,2005),因此 Merkel 细胞可能涉及触觉感知和其他功能。人类表皮 Merkel 细胞不表达 TRPV-1 和 SP,故可能不参与传导痛刺激(Maricich 等,2009)。

把表皮作为一个感觉和内分泌组织的研究资料正逐渐增加,一些作者已经将皮肤定义为弥散脑;然而,皮肤和脑之间的关系虽然吸引人,但目前仍然知之甚少。

第二节 感觉神经的轴突

一、感觉神经纤维的结构

感觉神经纤维的轴浆成分和运动神经基本相同,其主要成分是轴浆网、线粒体、微管和微丝。A 类纤维轴突微丝的数量相对要多一些,而 B 和 C 类纤维轴突的微管要多一些。在有髓神经纤维的郎飞结(Ranvier node)处轴浆膜呈现凹陷现象,可能与该处具有特殊的重吸收作用有关。由于有髓神经纤维的髓板呈环状包裹着轴浆膜,给沿结间膜的电传递设置了一个障碍(图 5-1A)。靠近感受器末端结间部分的髓板具有郎飞结处同样的结构特征,而无髓神经纤维则缺乏这样的构型(图 5-1B)。

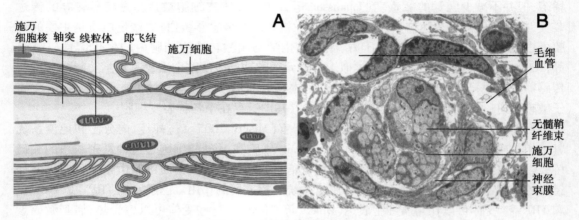

施万细胞核　轴突　线粒体　郎飞结　　施万细胞

A

毛细血管

无髓鞘纤维束

施万细胞

神经束膜

B

图 5-1　感觉神经纤维结构图
A:有髓鞘纤维由施万细胞呈板层状包裹着神经轴膜周围,中间为两个施万细胞裂口部形成的郎飞结;B:无髓鞘纤维束断面:每根纤维是由若干无髓鞘的轴突(淡紫色)包裹在一个施万细胞(蓝色)中。神经束膜环绕神经束。可在左上和中间偏右位置看到呈白色的两根毛细血管。无髓鞘神经纤维缺乏同心圆包裹的髓鞘

在周围神经和它的末梢部都有神经周围鞘环绕,间质细胞是神经周围鞘膜的主要来源,形成神经内结缔组织。在游离神经的末梢部分,轴突失去神经周围鞘,或在真皮内的结缔组织中由施万细胞(Schwann cell,又称神经鞘细胞)覆盖,或直接裸露于表皮的上皮细胞之间。在由被囊包裹的神经末梢,常由几个间质细胞构成的神经周围鞘形成一个囊状结构。

在感觉神经纤维的终末部,即所谓的感受器轴突(receptor axon)呈现特异的分化现象,其分化部分被感受器膜下的树状突起形成的微小网状管分隔开来,直径约 300×10^{-10} m 的小颗粒状囊泡和多囊体镶嵌在基质中,卷曲成环状的线粒体将中央轴浆与感受器的基质分隔开。这种特异分化的区域是感受器轴突的感受和传输部分,感受器轴突可形成一个与其长轴平行的部分和几个分支部分,由感受器的轴突分隔成若干感受点。

二、感觉神经轴突的感受位置

神经末梢在皮肤的分布与感受器类型有关,它包括分支的数量,末梢突起插入到其他组织的方式。感觉神经元的感受野作为其外周的分布区,能够被超过阈值的刺激所兴奋。在许多情况下,一个感觉神经元的感受野由几个相对独立的感受点组成,所以刺激其中任何一点都能兴奋这个神经元。最近一些形态生理学工作证明,一个感觉神经元具有长的分支现象,这种分支可分别分布于皮肤、肌肉或内脏。一些感受器包含非神经成分的结构(如包囊、毛囊等),而这些结构的变形能有效激活神经末梢。根据它们的机械特性和位置可以选择有效的刺激性质。值得特别提示的是:所谓的"感受器"细胞应该是一种特异化了的非神经组织,特异化了的一些表皮细胞(如 Merkel 细胞)和感觉神经末梢相联系。这种联系具有一些"突触"性质,也就是说这种表皮细胞是突触前的,这种类型的细胞在刺激的换能过程中的作用特别重要,所以说是真正的感受器。但由于人们对这种特异化了的感受位置与感受末梢

之间的换能过程缺乏太多的了解,而只有在神经末梢部分才能实现机械能与电能的转换,产生发生器电位,故仍把感觉神经末梢作为感受器来加以考虑。

三、感受器电位

感受器功能在于将自然刺激的机械能转变为神经冲动的电能。感受器的激活需要适宜的刺激强度和适宜的质量。感觉传输的第一步是引起动作电流发生的电位,称之为发生器电位(generator potential)。感受器电位是局部去极化电位,局限在感受器膜上,这是由于机械等刺激引起感受器末梢变形,牵动了神经膜中的细胞骨架(cytoskeleton),通过细胞骨架与通道的相互作用,使通道蛋白的分子结构型式发生变化,导致通道开放,出现 Na^+ 内流和 K^+ 外流,从而产生去极化的发生器电位,这种局部去极化电位相同于兴奋性突触后电位。

所有躯体感受器的一个重要特征是"适应",对维持不变强度和方向的连续刺激过程中的反应是感受器电位幅度的降低。环层小体(Pacinian 小体)是一种快适应感受器,其反应特征是施加刺激时出现一过性的放电(有时在连续刺激停止时也出现放电),但在刺激的持续过程中,却出现"适应"而停止发放。研究表明,其感受器电位适应率取决于环层小体环绕中心轴突的附属结构。环层小体是像洋葱皮一样的结缔组织层层包裹着感觉神经末梢。一个稳定的施加到最外层的刺激使其变形,牵拉使其内部的有髓轴索也发生变性,从而出现感受器电位,但在环层结构之间的横行滑行使之到达中心轴索的有效刺激量随着时间而减少,因而这类感受器只对快速的压力变化刺激敏感。如果将这些结缔组织板层剥离,环层小体就会变成慢适应感受器。其他躯体感受器的信号传递过程和这种机制完全类似。适宜刺激引起传入末梢的感受部位的分子、离子导电性的变化,出现分级的感受器电位,弱的刺激引起小的感受器电位,强的刺激引起大的感受器电位(图5-2)。当感受器电位到达触发带的阈值时,即出现动作电位。环层小体的触发带位于第一节的郎飞结处。更强的阈上刺激使感受器电位上升的坡度更陡,并逐渐引发高频的动作电位。

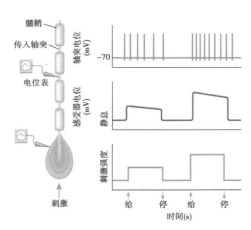

图 5-2　刺激强度与感受器电位、动作电位的关系

随着刺激强度的增加,引起更大的感受器电位和更高频率的动作电位。上线为轴突动作电位,中线为感受器电位,下线为刺激强度

四、感觉传入信息的编码

不同感受器传入冲动的频率是以刺激的不同特征进行编码的。感觉传入的编码型式有两种表达方式:

1. 刺激强度以频率编码应答和群组编码应答方式表达　Adrian 在 20 世纪 20 年代就注意到传入纤维的发放频率与刺激强度成正比,这在电生理学上称之为"频率编码"(frequency

code)响应。更强的刺激引起更大的感受器电位和高频的动作电位。

更强的刺激也能激活更多的感受器,这种效应称之为刺激强度的"群组编码"(population code)响应。因此,感受器通过两种方式来表达外界刺激的强度:①增加每一根传入纤维的动作电位数;②增加激活的传入纤维数。

2. 刺激的性质由专用线路编码方式表达　不同的传入纤维如何表达刺激性质?是否对刺激性质的感受取决于感受器的特异性?或者说感受性质是否取决于非特异感受器传入的时间-空间特殊编码型式?根据现代电生理学研究,单个感受器和单根传入纤维都对自然刺激(适宜刺激)和人工刺激(如电刺激)发生反应,这两种刺激都能引出同样的感觉。如电刺激视神经可如同光刺激一样只产生光感,这种特性首先由 Müller 于 1829 年提出。这种反应在生理学上称之为"专用线路编码"(labeled line code),它与"型式编码"(pattern code)相反。型式编码认为同样的通路能由不同的发放型式传递不同的感觉。型式编码在躯体感觉系统的传入纤维中以编码的方式表达刺激的性质。

在对刺激-反应特性的基础之上,人们将躯体感受器分为四大类:伤害感受器、温度感受器、化学感受器和机械感受器。任何形式的超强刺激都可以激活伤害感受器,温度感受器对温度的变化反应敏感,化学感受器对嗅、味的化学成分敏感,伤害感受器也能被一些化学物质激活。机械感受器主要对自然刺激发生反应,但所有的感受器都能被电刺激所激活。

五、初级感觉传入纤维

根据 Erlanger-Gasser 的工作,将皮肤初级传入神经元的外周纤维按直径分为 Aα、Aβ、Aγ、Aδ 和 C 类。Lloyd-Hunt 将肌肉传入纤维的直径分为 Ⅰ、Ⅱ、Ⅲ 和 Ⅳ 类。C 类和 Ⅳ 类属无髓神经纤维,其他属于有髓神经纤维,传入纤维的直径与动作电位的传导速度有关系。根据计算分析:

Aα 类、Aβ 类、Aγ 类传入纤维动作电位的传导速度(m)≈直径(μm)×6
Aδ 类传入纤维动作电位的传导速度(m)≈直径(μm)×4
C 类传入纤维动作电位的传导速度(m)≈直径(μm)×1.7

感受器的种类、传入纤维的直径与传导速度之间有一定的对应关系(表5-1)。

表 5-1　传入纤维与感受器种类

Erlanger-Gasser 分类	直径(μm)	传导速度(m/s)	感受器种类	Lloyd-Hunt 分类
Aα	20~10	120~60	肌梭初级末梢	Ⅰa
			高尔基腱器官	Ⅰb
Aβ	15~6.5	90~40	肌梭次级末梢	Ⅱ
			触觉环层小体	
Aγ	7.4~4	45~30	压觉小体	Ⅲ
Aδ	4.5~2.5	25~15	温觉、快痛	Ⅲ
C	1.5~0.5	2.5~0.5	慢痛,多型	Ⅳ

皮肤具有丰富的神经纤维,它们是周围神经纤维的终末部分,其中 90% 以上为直径小于 7μm 的小直径神经纤维,包括薄髓鞘的 Aγ 类纤维、Aδ 类纤维,但主要是无髓的 C 类纤维。

第三节　机械感受器

机械感受器(mechanoreceptors)为非伤害性感受装置,其多是 Aβ/Ⅱ类传入纤维支配。

一、机械感受器的形态学特征

根据形态学结构的不同,一般可将机械感受器分为两组。一组为感觉神经纤维的轴突末梢直接作为感受器或传感器;另一组轴突末梢与一种特异化了的细胞构成触觉细胞-轴突复合体(Merkel cell-neurite complex),一般认为这种触觉细胞具有传感器的功能(图5-3)。

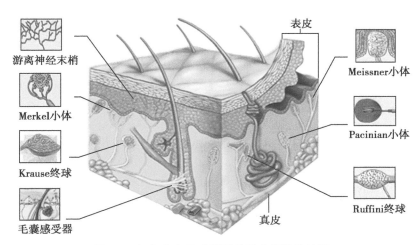

图 5-3　组织中各种感受器的形态学结构特征
除游离神经末梢外,所有这些机械感受器一般不参与针灸效应(除了通过节段性"闸门控制"发挥局部镇痛作用外);否则,无时不在的体表触觉刺激岂不时常扰乱机体的正常活动

1. **鲁菲尼小体(Ruffini corpuscle)**　这种感受器于 1894 年由 Ruffini 在真皮及关节中发现,并以他的名字命名。鲁菲尼小体周围有胶原纤维丛环绕,广泛分支的鲁菲尼小体轴突末梢与胶原纤维紧密相连,胶原纤维囊由皮下和皮肤从小体的两极进入成梭形的小体,在真皮和真皮下形成感受器复合体,构成一个功能单位。牵拉胶原纤维也就牵拉了鲁菲尼小体的核心,这些纤维构成了对刺激反应的机械联动装置。生理学研究表明,这类感受器是慢适应的,从小体的囊鞘到小体复合体中心有一个大的充满液体的空间,其功能可能是对非特异的刺激起绝缘作用。

有人认为鲁菲尼小体可能是温感受器,但公认度不大。

2. **毛囊(hair follicle)**　末梢分布在毛发的基部,感受毛发位置改变的信息,直接位于排列成行的皮脂腺下面,其末梢除两头外被膨大的 Schwann 细胞覆盖,像垫子一样保护着感受器末梢,这种结构和板层状感受器一样,因此其机械属性也类似于板层状感受器。在立毛和弯毛时感受器反应快速适应,由于这种感受器末梢伸出许多指状突起深入到结缔组织中,因此这类感受器的敏感性是多方位的。

3. Meissner 小体(Meissner corpuscle)　其结构特征是由薄的板状细胞以同心圆鞘的形式环绕轴突末梢(lamellated receptors)。在哺乳动物,神经内结缔组织的胶原纤维填充在板层之间,板层的数量多少、厚度在不同的小体有所改变,其板层越厚,硬度和弹性越大。这类感受器的快速适应现象可能与板层鞘的弹性有关。板层鞘缠绕着神经末梢起到一定的绝缘作用,它们对高频的机械振动敏感,人们对无毛皮肤快适应感受器触觉小体结构组织特性的了解已经很清楚,表皮细胞中的纤丝能伴行到上皮细胞间隔的连接部,这些纤丝深入Meissner 小体中(图 5-3),表皮细小变形通过这种纤丝-胶原系统可能影响到感受器。来自皮肤深层的机械变形不能直接作用于感受器复合体,因为在小体的基底部存在神经周围鞘。由于板层状感受器末梢完全被多层的板状细胞缠绕而同周围的结缔组织绝缘,因而对刺激的反应迅速适应,典型的例子是 Golgi-Mazzoni 触觉小体。

4. 帕西尼小体(Pacinian corpuscle)　帕西尼小体也是板层状感受器,由栅栏状细胞组成两个对称的帽状结构,在板层轴心存在桥粒状连接和指样轴浆突起,其功能可能与将机械刺激信息传递到感受器轴突膜有关。

5. 触觉细胞-神经复合体(Merkel cell-neurite complex)　这是第二类机械感受器,含有Merkel 细胞和突触末梢。在哺乳动物位于表皮的基底细胞层,其典型特征是具有硬的微绒毛状胞浆突起,含有沿长轴分布的微丝,指状突起平行于感受器的表面,可能是感觉细胞特殊的检测装置,轴突末梢分枝后成膨大状(~10μm),称为触盘(touch disk)。神经末梢的轴浆中含有微管、微丝和线粒体聚集,每一神经轴突供给多个触觉细胞-神经复合体。这种复合体被认为是慢适应 I 型机械感受器。

近年来,人们对 Merkel 细胞的结构和功能进行了深入的研究。虽然 Merkel(1880)发现并以他的名字命名的这种细胞作为"触细胞"(touch cell),当时并没有太多的证据。已经证实在 Merkel 细胞和与之相关的传入纤维末梢之间存在形态学上的突触,并在突触前的Merkel 细胞浆中发现有密集的颗粒状囊泡,而突触后的神经末梢则缺乏这种结构。因此他们认为 Merkel 细胞的功能在于感应表皮机械变形刺激,引发感受器电位,通过轴突释放存在于囊泡中的递质,兴奋神经末梢,并在施加刺激的整个过程中持续释放递质,从而表现出慢适应发放特征。

6. Krause 小体(Krause corpuscle)　Krause 小体由膜形鞘膜构成囊样结构,形态各异;主要分布在结膜、口腔黏膜、乳房黏膜和外生殖器黏膜。目前倾向认为可能是冷感受器(coldreceptor),但没有得到公认。

二、传递触压觉的机械感受器

有两种不同类型的感受器介导对机械刺激的反应:慢适应机械感受器(slowly adaptingmechanoreceptors),对持续的机械刺激发生持久的激活反应;快适应机械感受器(rapidly adapting mechanoreceptors),仅对施加刺激(有时也对持续刺激停止后)的开始时出现激活反

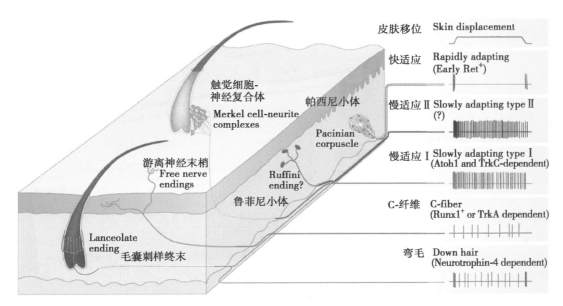

图 5-4　支配哺乳动物的皮肤对触感刺激呈现出形态和功能的多样性
快适应和慢适应机械感受器对稳定的皮肤刺激引起的不同反应（引自 Lumpkin 等,2010）

应（图 5-4）。这两种不同形式的皮肤机械感受器的纤维谱也有所差异。

快适应机械感受器的传入纤维在 Aβ 和 Aδ 范围,这种感受器的形态学特征是在有毛皮肤呈游离神经末梢状缠绕在毛囊的基底部,可能属 Aδ 类纤维,它们对单个的毛发快速弯曲发生反应（图 5-4）,但这种感受器并不直接与毛囊发生联系。毛发感受器也有属 Aβ 类的,对弯毛刺激敏感;另外还有一种分布在毛发基底部的"场"感受器（field receptor）,对毛囊周围的皮肤刺激敏感。在无毛皮肤（如手掌）,快适应机械感受器的传入纤维属 Aβ 类,其感受器的组织学结构是位于真皮乳头处的 Meissner 触觉小体。Meissner 触觉小体是重要的快适应 I 型感受器,对轻触皮肤的刺激敏感,仅在刺激开始和终止时有成簇发放,刺激其传入纤维也能产生触觉,外周感受野很小,边界较清楚。帕西尼环层小体也是一种快适应机械感受器（快适应 II 型感受器）,位于皮下组织中,对触皮、吹风,特别是对振动刺激敏感,刺激其传入纤维时引起弥散的定位较深的振动觉,其敏感范围在高频段,感受野较大,边界不清楚。

支配皮肤的慢适应机械感受器的传入纤维属于 Aβ 类,在有毛皮肤中存在两类这样的感受器,分别称为慢适应 I 型和 II 型感受器。I 型感受器的感受野呈点状分布,边界清楚,通常有 2~3 个点状感受野,每个感受野有直径为 $200 \sim 500 \mu m$ 的半球状隆起,突出于皮肤表面,主要由特异化了的表皮细胞（主要是 Merkel cell）缠绕感觉神经末梢组成,形成结构复合体,对持续的皮肤压陷刺激呈现不规律的放电形式,刺激施加时冲动频率较高,以后反应降低,但整个刺激期间都有发放。刺激其传入纤维时引起持续的压觉;刺激频率增加时,只感觉到压陷的幅度增加。慢适应 II 型机械感受器的形态学基础是鲁菲尼小体,这种小体与其传入纤维末梢位于结缔组织包囊中,与皮肤表面平行分布,对皮肤的持续压力刺激呈现规律的放电,从皮肤最大敏感点离开一段距离向侧面牵拉皮肤也能激活这种感受器,而在其相垂直的方向牵拉皮肤时常出现抑制反应,所以认为它有空间分辨力。这种感受器可能与稳定的皮肤压陷产生的触觉有关。在肌肉、肌腱、韧带的鲁菲尼小体的功能与此相似。

三、低阈值机械C-型感受器

哺乳动物皮肤的机械感受器不仅有Aβ纤维分布,还有大量低阈值、传导速度慢的小直径无髓C-纤维分布,后者对轻微的非伤害性皮肤变形反应敏感,而对快速的皮肤运动反应微弱。Vallbo等(1999)使用微神经图像技术从支配受试人前臂皮肤记录无髓传入纤维活动的方法,选择对皮肤非伤害变形刺激发生反应的单位为研究对象。在观察的38个C-传入纤维中有11个单位对非伤害性触觉刺激发生反应,属于是低阈值、传导速度慢的C-机械感受器。正如图5-5中记录的两个低-和高-阈值C-传入单位,它们对平缓的钝性刺激和锋尖的锐性刺激的反应存在明显差异。在低阈值C-传入单位,von Frey触觉刺激的阈值是2.5mN,而高阈值C-传入单位的von Frey触觉刺激的阈值是20mN。低阈值机械传入C-纤维投射至脊髓浅层,并与脊髓板层Ⅱ内

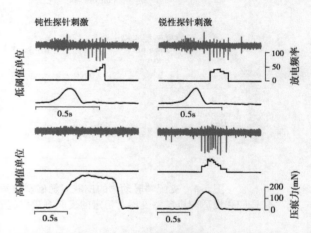

图5-5 低阈值C-传入纤维和高阈值C-传入纤维对平缓的钝性探针刺激和锋尖的锐性探针刺激反应的差异 低阈值C-传入纤维对钝性和锐性探针刺激都发生激活放电,注意在低阈值单位对两种刺激出现潜伏时间短、振幅低的有髓纤维反应。在高阈值C-传入纤维,钝性探针刺激即便加大机械强度也不能被激活,它只对锐性探针刺激发生激活放电(引自Vallbo等,1999)

的次级感觉神经元形成突触联系,再通过脊髓丘脑束投射至岛叶。C-触觉纤维的感受野性质、脊髓传导通路以及皮质投射等特征说明C-触觉作为Aβ-触觉的补充,主要与边缘系统的功能有关,编码触觉的情绪成分(Wessberg等,2003)。

Li等(2011)采用电生理学技术结合神经元分子标记法在小鼠观察到毛囊存在不同纤维的低阈值机械感受器(low-threshold mechanoreceptors,LTMRs),包括Aβ-、Aδ-和C-LTMRs;它们在脊髓背角形成窄的LTMRs柱;不同纤维的LTMRs在背角柱里发生整合,从而使得哺乳动物的触觉变得丰富多彩(图5-6)。

四、振 动 觉

快适应机械感受器对施加于皮肤正弦波的机械刺激特别敏感,低频正弦波机械刺激人的皮肤可引起轻微的振动觉,这种振动觉局限在皮肤表面,对高频正弦波的机械刺激引起弥散的、定位在深部组织的振动觉。引起镇痛正弦波的最佳机械刺激频率为200~300Hz,其范围在50~1000Hz。低频振动觉的感受器为毛囊和Meissner触觉小体,高频振动感受器为深部的帕西尼小体。

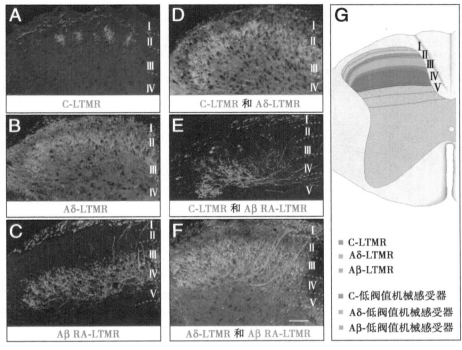

图 5-6 Aβ-、Aδ-和 C-LTMR 末梢的传入在脊髓背角不同板层有区分但部分重叠的分布，标记纤维的颜色与纤维所代表的字母颜色是相匹配的（A：C-LTMR 末梢位于背角较浅的板层Ⅱ；B：Aδ-LTMR 末梢位于板层Ⅲ；C：Aβ 快适应-LTMR 末梢主要位于板层Ⅳ；D：C-LTMR和 Aδ-LTMR 末梢，主要位于板层Ⅱ～Ⅲ；E：C-LTMR 和 Aβ 快适应-LTMR 末梢，分别位于板层Ⅱ和Ⅳ；F：Aδ-LTMR 和 Aβ 快适应-LTMR 末梢）；G：胸髓横断面，不同LTMR 传入在背角板层分布的模式图（引自 Li 等，2011）

五、机械感受器激活的分子机制

感官系统的分子机制仍最为神秘（图 5-7）。Stomatin（红细胞膜蛋白 7.2b）最先在遗传性口形红细胞增多症患者的红细胞膜上被发现缺失。之后的研究表明，stomatin 及其同源物在不同种属的各种组织中广泛表达，并在胆固醇丰富的微区——脂筏中发挥重要功能，如参与调节离子通道、调节细胞骨架等。大量实验结果证实，stomatin 同源物 MEC-2 在机械感觉传导中发挥重要作用。

DEG/ENaC 的 DEG 是 degenerin 的缩写，ENaC 是 epithelial sodium channel（上皮钠通道）的缩写。哺乳动物中，DEG/ENaC 家族的一个成员——酸敏感离子通道（ASICs），被证明能被 stomatin 所调控。ASIC1a、ASIC2a 和 ASIC3 在细胞膜上形成同源或异源的多聚体，是 H^+ 门控 Na^+ 通道。一些表达在感觉神经元上的 ASICs，在机械刺激感觉的产生过程中发挥作用（Kraichely 和 Farrugia，2007）。Stomatin 可大幅减少酸引发的 ASIC3 产生的电流，而不改变 ASIC3 的蛋白水平或细胞表面的表达量。这与秀丽隐杆线虫中 MEC-2 与 DEG/ENaC 通道之间相互作用的方式相同。同时，stomatin 改变ASIC2a 同源通道和 ASIC1a+ASIC3、ASIC2a+ASIC3 异源通道的不敏感率，但不改变

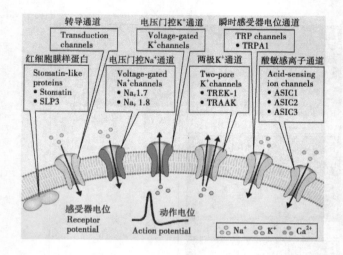

图5-7 转导通道（青绿色）产生感受器电流，通过开启钠离子激活电压和钾离子通道（蓝色）触发动作电位。触觉的敏感性也由信号传递和膜的兴奋性变化所致的离子通道调控（绿色）。钠离子通道激活电压、ASIC 亚单位、双孔钾离子通道，阿米洛利敏感阳离子通道基因和 TRP 通道编码的变异可引起触觉功能变化。Stomatin-序列蛋白（黄色）也能改变某些哺乳动物触觉敏感的神经元（引自 Lumpkin 等，2010）

ASIC1a+ASIC3、ASIC2a+ASIC3 异源通道的电流幅度。根据以上结果，Price 等（2004）提出，stomatin 与 ASICs 结合，调节机械感受。在 stomatin 基因缺失突变的小鼠观察到一种快适应的机械感受器的亚型 d2 毛发受体（d-hair receptor）在 stomatin 缺失时，对机械刺激的敏感性下降，而伤害性疼痛 C 纤维则不受影响。这些实验结果表明，在脊椎动物的一部分感觉神经元的正常机械感觉传导中，stomatin 发挥着不可或缺的作用（Maniotis 等，1997）。

六、触压觉的传递通路

背柱-内侧丘系是触觉信息传递的主要系统。其第一级神经元的轴突经背根进入脊髓后，长的上行支到达延髓的背柱核（薄束和楔束核），形成突触。第二级神经元即背柱核神经元的轴突在延髓水平交叉至对侧，在脑干中上行成为内侧丘系，到达丘脑腹基核再一次换元。第三级神经元即丘脑腹基核神经元，其轴突经内囊上行，到达皮质顶叶中央后回的躯体感觉Ⅰ区。

第四节 温度感受器和伤害感受器

一、温度感受器

Krause 小体主要分布于黏膜，倾向认为是冷感受器，但争议很大，其呈小柱形结构，位于皮肤浅层。电生理学研究已经确定冷点的存在。特异的冷感受器能被施与这个区域的冷却刺激所激活，并在单根传入纤维中记录到动作电位发放（图5-8）。在猫鼻无毛部位冷感受器的轴突是有髓的 Aδ 类纤维，其轴突特点是比机械感受器更早地失去髓鞘，施万细胞一直伴随到它表皮下基膜，感受器末梢渗透到距上皮几个微米处，膨大的末梢含有小泡囊的特异感受器基质，其中线粒体聚集。

一般认为，冷点是呈分隔状的，每个冷点直径为 1mm，其传入纤维与痛觉纤维谱是一致

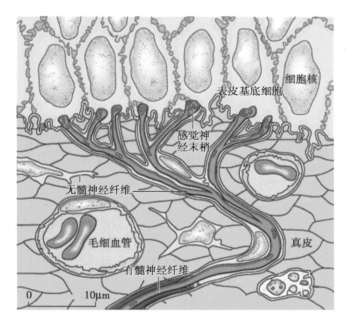

图 5-8　用电生理学方法确定的猫鼻有毛皮肤中的冷感受器
（其实仍然是游离神经末梢）（引自《大英百科全书》,1994）

的,即 Aδ 和 C 类纤维,传递冷觉纤维的发放强度与冷的强度有关。用 45℃ 的热刺激作用到大面积的皮肤,通常能产生痛觉,但作用到单个皮肤的冷点常常体验到的并不是热觉,而是冷觉,这种现象称之为反常的冷觉。神经生理学的实验已经解释了这种现象的神经学基础,即专用线路编码（labeled line code）。不管刺激的型式如何,冷纤维的激活就能引出冷的感觉。在冷觉极敏感的乳房部位,克劳泽小体特别丰富。若在皮肤上涂以可卡因时,温觉的麻痹比冷觉的麻痹出现的较迟。

有一种意见认为,人类 Ruffini 小体可能是温感受器（warm receptor）,其形大,呈树枝状分布着游离神经末梢,位于皮肤的较深部（~300μm）、皮肤与皮下组织之间。

二、伤害感受器

某些感受器选择性地对损伤刺激发生反应,这些感受器即为伤害感受器（nociceptor）。伤害感受器的传入纤维分为两大类:Aδ 类和 C 类。主要有 3 类感受器:①机械伤害感受器,仅对强的机械刺激发生反应,最有效的刺激物是尖锐物体;②热伤害感受器,对高于 45℃ 的热刺激发生反应;③多型伤害感受器,对多种形式的伤害性刺激都发生反应,这种感受器的传入为无髓的 C 类纤维。

从形态上说,伤害感受器是广泛分布于皮肤和其他组织的游离神经末梢。

第五节　关节感受器

Freeman 和 Wyke（1967）将关节感受器分为 4 类（图 5-9）,每一类都有一定的形态学结构特征和特殊的功能属性,但这些感受器的共同特性都属于张力感受器（tension receptors）,感受关节囊和韧带各部分的张力信息。

Ⅰ型感受器（Ruffini 样小体）在形态学上呈卵圆形,并由薄的结缔组织囊缠绕,小的有髓神经（5~8μm）在小体中呈树突状分枝,这类感受器几乎都分布在纤维性关节囊中（外韧带中有少量）,在功能上属慢适应机械感受器（牵张感受器）;对连续的刺激有稳定的发放反应。频率取决于关节的位置和运动的速度,每一个感受器在关节运动的某一个角度范围反

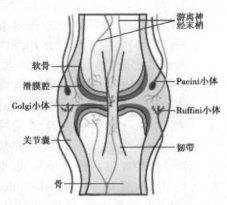

游离神经末梢

软骨
滑膜腔
Golgi小体
关节囊
骨

Pacini小体
Ruffini小体
韧带

图5-9　关节中的4种感受器类型

应最有效。这类感受器主要感受关节的方向、运动速度和关节位置的信号。

Ⅱ型感受器（Pacini样小体）比Ⅰ型感受器大，传入纤维的直径稍粗（8~12μm），末梢通常以单根终末包裹在较厚的板层状小体之中。这些感受器仅分布在纤维性关节囊中，属于快适应机械感受器，对任何位置的关节迅速运动开始时反应敏感，故这类感受器又称之为加速感受器（acceleration receptors）。

Ⅲ型感受器（Golgi样小体）为关节中的最大感受器，每一个感受器有丰富的分支，由粗的有髓纤维组成。这类感受器只分布在内、外韧带中，反应的阈值很高，适应很慢。Ⅲ型感受器的功能不很清楚。由于阈值很高，所以不能正确感受关节位置的信息，是否具有保护性的功能尚不清楚。

Ⅳ型感受器（游离神经末梢）的特征是无髓神经末梢呈丛状分布于纤维性关节囊和韧带、滑液下囊、髌后脂垫，可能与痛觉有关。

第六节　肌肉感受器

在骨骼肌的传入神经纤维中，存在4类不同直径、不同传导速度的纤维组，这4组肌肉传入纤维分别命名为Ⅰ、Ⅱ、Ⅲ和Ⅳ类纤维。Ⅰ类纤维是肌神经中有髓传入纤维中最粗的，平均直径为15μm，占肌神经传入纤维总数的25%。Ⅰ类纤维可进一步分为Ⅰa、Ⅰb两类，分别支配肌梭的初级感觉末梢和Golgi腱器官，传导有关肌肉的长度、张力及其变化的信息。Ⅱ类纤维的平均直径为8μm，大部分Ⅱ类纤维支配肌梭的次级感觉末梢，传导肌肉长度的信息；小部分支配Ruffini感受器、Pacini小体和游离末梢。这部分Ⅱ类纤维所传导的感觉可能为肢体位置觉和肌肉的触压觉。Ⅲ类纤维是肌神经最细的有髓纤维，平均直径为4μm，其中2/3的纤维形成游离末梢，传导深部痛觉，余下的1/3分布于肌肉中的血管。Ⅳ类纤维是肌神经中的无髓传入纤维，平均直径小于1μm，占肌纤维传入纤维总数的50%，对深部的痛和非痛刺激产生反应。

一、肌梭和腱器官的结构及反应特性

1. 肌梭　呈梭形，位于肌纤维之间，由多条细的梭内肌纤维（intrafusal fiber）集合而成。普通的骨骼肌纤维称为梭外肌纤维。梭内肌纤维按照其核在纤维内的分布可分成两类：一类称为核袋纤维（nuclear bag fiber），有许多细胞核集合在纤维的中央部；另一类较细而短的纤维称为核链纤维（nuclear chain fiber），它的许多细胞核呈链状排列。一个典型的肌梭内有2根核袋纤维，4~5根核链纤维。肌梭内有两种感觉器，即初级感觉末梢和次级感觉末梢，前者的传入纤维属肌肉Ⅰa类纤维，后者的传入纤维则属肌肉Ⅱ类纤维。初级感觉末梢同时支配核袋和核链纤维，而次级感觉末梢则往往只支配核链纤维。梭内肌纤维接受γ-运动神

经元的轴突支配(图 5-10)。

2. 高尔基腱器官(Golgi tendon organ)　高尔基腱器官的结构与 Ruffini 小体相似,胶原纤维与腱囊构成紧密的机械联动关系,其牵张的方向决定于腱囊与感受器的平行关系,几个间皮细胞层构成的神经纤维鞘和小的被膜空间起保护感受器作用,避免来自肌和肌囊周围的非特异刺激。Golgi 腱器官长约 0.5~1.0mm,直径约为 0.1mm,是一包囊状结构,多位于肌肉与肌腱交接部,由肌肉 Ib 类传入纤维支配。在包囊中,来自肌腱的胶原纤维分成许多细丝组成发辫状结构,Ib 类纤维进入腱器官囊后脱去髓鞘并分成许多末梢枝,缠绕在胶原纤维细丝所形成的辫状结构上(图 5-11),牵拉肌腱使胶原纤维变直从而压迫 Ib 纤维的末梢,引起末梢放电。

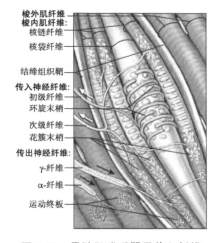

图 5-10　骨骼肌感受器及传入纤维

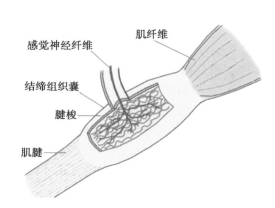

图 5-11　腱器官及传入纤维

3. 肌梭与腱器官的反应特性的区别　一个很小的被动牵拉即可使肌梭的放电明显增多,而引起腱器官放电则需要振幅较大的牵拉。当肌肉主动收缩时(图 5-12A),腱器官的放电增多,而肌梭的放电减少或停止,反应的不同是由于这两种感觉器和梭外肌纤维的相互关系不同所致。肌梭与梭外肌纤维"并联",所以,梭外肌纤维收缩时梭内肌纤维缩短,肌梭的

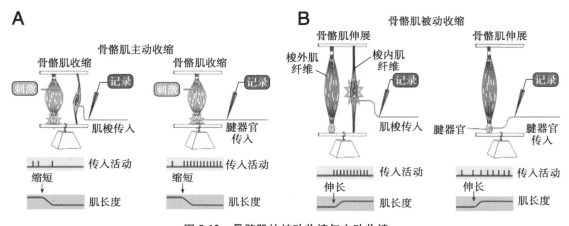

图 5-12　骨骼肌的被动收缩与主动收缩

传入放电减少,而腱器官与梭外肌"串联",肌肉主动收缩时腱器官受到牵拉而放电增加。肌梭与腱器官对肌肉被动牵拉和主动收缩所产生不同的放电反应,说明它们所传递的信息是不同的,肌梭是一个检测肌肉"长度"的器官,而腱器官则检测肌肉的"张力"(图5-12B)。

4. 肌梭传入活动的控制　肌梭的梭内肌由 γ-运动神经元支配,这些 γ-运动神经纤维终止于梭内肌的两极。梭内肌的赤道部分是缺少收缩成分的,而其两极则属收缩成分,当 γ-运动神经纤维兴奋时,两极收缩,赤道部分即受到牵拉,终止于赤道部分的初级及次级感觉末梢的放电就会增加,因此,γ-运动神经元对肌梭的传出支配可调节肌梭的传入放电。

二、肌肉 Ia 类传入纤维

进入脊髓背柱的 Ia 类传入纤维发出许多侧支进入脊髓灰质,它们的末梢主要终止于灰质的第 Ⅴ~Ⅵ层、Ⅶ和Ⅸ层,与这三个部位的神经元形成兴奋性的突触联系。

Eccles 等用细胞内微电极技术对 Ia 类传入纤维与脊髓运动神经元的突触联系进行了研究。他们首次观察到电刺激来自某一肌肉的 Ia 类传入纤维能在同名肌和协同肌的 α-运动神经元引起单突触的兴奋性突触后电位(excitatory postsynaptic potentials,EPSPs),从而直接证实了 Ia 类传入纤维与运动神经元存在单突触的联系。研究表明,单根 Ia 类传入纤维与运动神经元的单突触联系相当广泛,如来自猫内侧腓肠肌的单根 Ia 类纤维可与支配该肌肉所有的 300 个运动神经元发生直接联系。来自某一肌肉的单根 Ia 类纤维可与支配同名肌的 80%~100% 的运动神经元发生直接联系,与支配协同肌的运动神经元直接联系的比例较低,最高约为 60%。单根 Ia 类纤维的冲动在同名肌的运动神经元上引起的单突触 EPSP 的平均振幅为 100μV,协同肌运动神经元上引起的单突触 EPSP 的平均振幅为 70μV。

用辣根过氧化酶(HRP)细胞内和轴突内染色技术进一步研究了单根 Ia 类传入神经与运动神经元形成的突触联系的形态学特征。结果表明,单根 Ia 类纤维可与一个运动神经元形成 2~6 个突触,这些突触成群地终止在运动神经元的树突上和细胞体上,一般只有 10%~15% 的 Ia 类纤维终止在运动神经元的细胞体和靠近细胞体的树突上,其余的则终止于离细胞体较远的树突上,但与细胞体的距离不超过 600μm,这些结果为解释单根 Ia 类纤维的冲动在运动神经元上引起的 EPSP 时程的变化范围提供了解剖学基础。

Ia 类传入纤维除了投射至脊髓灰质的Ⅸ层,与运动神经元发生直接的突触联系外,还投射至灰质第Ⅶ层,与位于该层的中间神经元发生突触联系。Eccles 等观察到,刺激 Ia 类传入纤维,除在同名肌和协同肌运动神经元引起单突触的 EPSP 外,还同时在功能上与同名肌相对抗的拮抗肌的运动神经元上引起一个双突触的抑制性突触后电位(IPSP),这种 Ia 类传入的冲动在兴奋同名肌和协同肌的同时又抑制拮抗肌的现象,称为交互抑制。由于这种 IPSP 是双突触的,因此它是 Ia 类传入兴奋了某些抑制性中间神经元而引起的,其轴突投射至本节段或邻近节段Ⅸ层的运动神经元。

Ia 类纤维在脊髓灰质的第 3 个终止区域是灰质的 Ⅴ层和Ⅵ层。在这一区域,Ia 类传入纤维与不同类型的中间神经元发生联系,有的中间神经元也接受其他感觉传入的投射,有的接受来自高级中枢的下行投射,有些中间神经元在运动神经元和脊髓小脑束的细胞引起 IP-SPs,有些则在运动神经元上产生 EPSPs。

三、肌肉 Ib 类传入纤维

Ib 类传入纤维与 Ia 类纤维在脊髓灰质投射的最主要不同在于前者缺乏至第Ⅸ层的投射,这个解剖学的观察与生理学的发现是一致的,即所有的 Ib 类传入在运动神经元上引起的反应都是通过一个或几个中间神经元的兴奋而产生的。 Ib 类纤维在脊髓灰质的主要投射区为灰质的 Ⅴ～Ⅶ层。如上所述,位于 Ⅴ、Ⅵ层的某些中间神经元也接受 Ia 类纤维的传入,因此,在这些中间神经元上发生 Ia、Ib 类及其他传入的会聚。

Ib 类传入纤维在运动神经元上引起的反应具有交互支配特征:刺激来自伸肌的 Ib 类传入在伸肌运动神经元引起双突触或多突触的 IPSP,而在屈肌运动神经元上则引起一相同潜伏期的 EPSP;兴奋屈肌的 Ib 类传入在屈肌运动神经元引起 IPSP,在伸肌运动神经元产生 EPSP,但屈肌的 Ib 类传入引起的反应较小。

与 Ia 类传入运动神经元相比,Ib 类纤维与运动神经元的联系更为广泛,交互支配的形式也较为松散。例如,来自前肢某一块肌肉的 Ib 类传入纤维的冲动可以在支配整个前肢的运动神经元上引起反应,而且和许多伸肌或屈肌运动神经元的突触联系不遵循交互支配的原则。

四、肌肉 Ⅱ 类传入纤维

肌肉 Ⅱ 类传入纤维主要终止于脊髓灰质的第Ⅳ～Ⅵ层及Ⅸ层。肌肉 Ⅱ 类传入纤维投射至灰质Ⅸ层这一事实提示肌肉 Ⅱ 类传入纤维可与运动神经元发生单突触的联系。用锋电位触发平均技术,观察到单根肌肉 Ⅱ 类传入纤维可与 50% 左右的同名肌运动神经元发生单突触联系,但只能在 20% 的协同肌运动神经元产生单突触的 EPSP,单根 Ⅱ 类传入纤维在运动神经元上引起的单突触的 EPSP 振幅较小,平均为 $24\mu V$。

虽然肌肉 Ⅱ 类传入纤维可以与运动神经元发生单突触的联系,但大部分 Ⅱ 类传入纤维仍终止在灰质的Ⅳ～Ⅵ层,它们通过中间神经元与运动神经元发生联系。Ⅱ 类传入纤维在伸肌和屈肌运动神经元上引起的反应具有交互支配的特征,且因不同的实验动物制备而有不同。例如,刺激麻醉猫后肢肌肉 Ⅱ 类纤维,可在屈肌运动神经元引起双突触的 EPSP,在伸肌运动神经元引起多突触的 IPSP。在去大脑猫(在中脑上丘与下丘之间横断),通常不能观察到肌肉 Ⅱ 类传入纤维在屈肌运动神经元上引起的 EPSP,当在脑桥处再次横断后,肌肉 Ⅱ 类纤维在屈肌运动神经元上引起的反应又重新出现,但反应常常由 EPSP 转变成 IPSP。在脊髓猫,肌肉 Ⅱ 类传入纤维在屈肌运动神经元产生的反应是 IPSP,而在伸肌运动神经元则引起 EPSP。这些结果有力地说明,在脊髓平行地存在着从肌肉 Ⅱ 类传入纤维至运动神经元的不同的通路,肌肉 Ⅱ 类传入纤维的冲动可以兴奋不同的中间神经元群,从而在屈肌和伸肌运动神经元产生不同形式的反应。损毁脑的不同区域后在屈肌和伸肌运动神经元产生不同形式的反应,说明不同的肌肉 Ⅱ 类传入纤维反射通路接受来自高级中枢的下行控制。

五、骨骼肌中Ⅲ、Ⅳ类感觉神经的功能

骨骼肌中Ⅲ、Ⅳ类神经纤维的终末端和感受器与关节感受器的结构相同,都呈游离神经

末梢。Ⅲ类纤维在多数情况下其分支也呈无髓纤维状,Ⅳ类纤维的终末呈静脉曲张样分支。

Ⅲ类传入纤维反应的阈值比较高,这类纤维的大多数对肌肉的强压刺激发生反应。其阈值在肌表面 $2mm^2$ 达到 10g 的负荷。Ⅲ类纤维对肌肉的被动牵张、肌收缩一般不发生反应,对高阈值的机械刺激发生反应,其中一些感受器位于肌-腱联结处,另一些分布于肌和腱的表面。有研究观察到痛刺激可引起Ⅳ类纤维的高频放电,而单收缩时这类纤维不发生反应,肌肉伸张时有时出现反应。

肌内注射 6% 的高渗盐水能明显激活Ⅲ、Ⅳ类传入纤维。在动脉中注射 5-羟色胺(5-HT)、缓激肽和组胺后,在其肌内的Ⅲ、Ⅳ类感觉神经中可记录到高频放电信号。

骨骼肌中Ⅲ类传入纤维与中脑的呼吸和心血管反射活动有特定的联系。刺激Ⅲ类传入纤维能促进呼吸功能,增加心排出量,升高血压。刺激肌肉的Ⅳ类传入纤维也能加强心血管系统的功能。针刺对呼吸、循环系统的功能调节作用可能也与这种机制有关。在本书后面的许多章节,还会详细涉及骨骼肌传入活动对内脏功能的调节作用。

从总体上看,各种有形的机械感受器、粗大的关节和肌肉感受器并不是针灸效应相关的主要感受传入装置(可能仅与局部效应有些联系,如局部镇痛作用),而没有特异形态结构的感受器(目前认定的只能是 Aδ-和 C-纤维相关感受器——但并未发现有特殊的形态学结构特征)可能是与针灸效应相关的重要感受传入装置。

参 考 文 献

Andres KH, Düring MV. Morphology of cutaneous receptors//Iggo A. Handbook of Sensory Physiology. Vol Ⅱ. Somatosensory System. New York; Springer-Verlag Berlin Heidelberg, 1972;1-28.

Boulais N, Misery L. Merkel cells. J Am Acad Dermatol, 2007, 57(1): 147-165.

Boulais N, Pereira U, Lebonvallet N, et al. The whole epidermis as the forefront of the sensory system. Exp Dermatol, 2007, 16(8): 634-635.

Brodal A. Neurological Anatomy in Relation to Clinical Medicine. Third ed. New York; Oxford University Press, 1981; 46-147.

Denda M, Nakatani M, Ikeyama K, et al. Epidermal keratinocytes as the forefront of the sensory system. Exp Dermatol, 2007, 16(3): 157-161.

Denda M, Tsutsumi M. Roles of transient receptor potential proteins (TRPs) in epidermal keratinocytes. Adv Exp Med Biol, 2011, 704: 847-860.

Dhaka A, Viswanath V, Patapoutian A. Trp ion channels and temperature sensation. Annu Rev Neurosci, 2006, 29: 135-161.

Freeman MAR, Wyke B. The innervation of the knee joint. An anatomical and histological study in the cat. J Anat, 1967, 101(Pt3): 505-532.

Hara M, Toyoda M, Yaar M, et al. Innervation of melanocytes in human skin. J Exp Med, 1996, 184(4): 1385-1395.

Johansson O, Wang L, Hilliges M, et al. Intraepidermal nerves in human skin; PGP 9.5 immunohistochemistry with special reference to the nerve density in skin from different body regions. J Peripher Nerv Syst, 1999, 4(1): 43-52.

Kraichely RE, Farrugia G. Mechanosensitive ion channels in interstitial cells of Cajal and smooth muscle of the gastrointestinal tract. Neurogastroenterol Motil, 2007, 19(4): 245-252.

Li L, Rutlin M, Abraira VE, et al. The functional organization of cutaneous low-threshold mechanosensory neurons. Cell, 2011, 147(7): 1615-1627.

Lumpkin EA, Caterina MJ. Mechanisms of sensory transduction in the skin. Nature, 2007, 445(7130): 858-865.

Lumpkin EA, Marshall KL, Nelson AM. The cell biology of touch. J Cell Biol, 2010, 191(2): 237-248.

Maniotis AJ, Chen CS, Ingber DE. Demonstration of mechanical connections between integrins, cytoskeletal filaments, and nucleoplasm that stabilize nuclear structure. Proc Natl Acad Sci USA, 1997, 94(3): 849-854.

Maricich SM, Wellnitz SA, Nelson AM, et al. Merkel cells are essential for light-touch responses. Science, 2009, 324(5934): 1580-1582.

Misery L. Langerhans cells in the neuro-immuno-cutaneous system. J Neuroimmunol, 1998, 89(1-2): 83-87.

Misery L. The interactions between skin and nervous system. G Ital Dermatol Venerol, 2005, 140: 677-684.

Peters EM, Ericson ME, Hosoi J, et al. Neuropeptide control mechanisms in cutaneous biology; physiological and clinical significance. J Invest Dermatol, 2006, 126(9): 1937-1947.

Price MP, Thompson RJ, Eshcol JO, et al. Stomatin modulates gating of acid-sensing ion channels. J Biol Chem, 2004, 279(51): 53886-53891.

Reinisch CM, Tschachler E. The touch dome in human skin is supplied by different types of nerve fibers. Ann Neurol, 2005, 58(1): 88-95.

Ulmann L, Rodeau JL, Danoux L, et al. Trophic effects of keratinocytes on the axonal development of sensory neurons in a coculture model. Eur J Neurosci, 2007, 26(1): 113-125.

Zimmermann M. Neurophysiology of sensory system//Schmidt RF. Fundamental of Sensory Physiology. New York; Springer, 1978; 31-80.

Vallbo AB, Olausson H, Wessberg J. Unmyelinated afferents constitute a second system coding tactile stimuli of the human hairy skin. J Neurophysiol, 1999, 81(6): 2753-2763.

Wessberg J, Olausson H, Fernström KW, et al. Receptive field properties of unmyelinated tactile afferents in the human skin. J Neurophysiol, 2003, 89(3): 1567-1575.

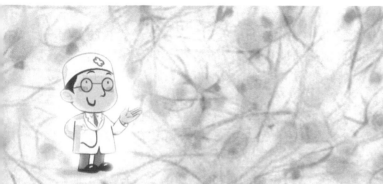

第六章　穴位的本态

第一节　关于穴位的起源与演化

我们祖先很早就发现人体有着许多特殊的感觉点"腧穴"。《黄帝内经》指出："气穴所发,各有处名。"穴位具有"按之快然"、"驱病迅速"的神奇功效。

关于穴位的起源,并无文字的确切记载,据推论是在用砭石割痈肿脓疡的经验基础上,逐渐扩展到"以痛为输",哪里出现病痛就在相应部位刺灸或放血。此后,人们又发现在内脏或深部组织有病痛时体表出现压痛点,在压痛点刺灸。在这种寻找压痛点的反复实践过程中,逐渐发现各体表压痛点同躯体或内脏病痛有特定联系,从而形成了穴位的基本概念。《灵枢》讲到的穴位,有些就是压痛点。除了体表压痛点之外,古人发现有效放血部位和其他有效刺激点也都是穴位的来源,而主治功能相同或相近的穴位连线,可能构成经脉的体表循经路线。

关于穴位的大小,历代针灸著述中都未确切提及,杨上善曾在《黄帝内经明堂》中提到"广狭与瞳子相当",但根据何在并不清楚,况且瞳孔的大小并不是恒定不变的。根据成书于5世纪中叶的《小品方》(《医心方》转引,984 年)所云:"灸不三分,是谓徒冤。"意指灸法应覆盖穴位达 3 分,否则即"不中经脉,火气不能远达"。这里指的孔穴至少应该有 3 分左右大小,以周尺(《小品方》的成书朝代)计,3 分约为 0.57cm;若按晋尺(《医心方》的成书朝代)计则相当于 0.72cm。针刺深度更不是固定不变。年龄和肥瘦都使针刺的深浅有所不同,即使在同一部著作中对同一穴深度的描述,在不同病症的使用也有所不同;就进针的角度来说就有直刺、斜刺或横刺,以及皮下平刺、皮内刺和梅花针法,还有透穴和芒针等,所涉及组织结构各不相同,因而穴位的三维空间延伸范围很大。按此理解,则身躯某些部分(特别是四肢)的经穴与各经脉的穴位有可能在不同的组织结构中融为一体,如此,也就无经穴与经脉的结构特异性可言。古代用针均为铁棒锻打而成,针有多粗可想而知。在《素问·刺禁论》中,我们常可以看到这样的句子:刺中×,×日死;如中大脉,血出不止,死。现代临床上做静脉穿刺用针外径达 2mm 时也是安全的,我们已经不难理解古人所用针具的粗细了;那么穴位的大小也就有了初步的轮廓了。而宋以前文献尚未见记载有穴位图的存在,除宋代王惟一铸有标明穴位的铜人外,古代针灸医生也只能从书中的写意图中大略确定腧穴所在的位置。

加之古人对穴位定位的粗略描述,后人对此定位的理解差异已经超越了厘米数量级的范围了。就是现在针灸医师的取穴定位,彼此间和前后间也有非常大的差异。实际上,在制订经穴定位国际标准时对穴位的"标准定位"仍有争议,不得不通过投票以少数服从多数的方法、而无法通过"科学"的方法加以解决。

就穴位的数量而言,《黄帝内经》认为人有 365 个腧穴,以应周天 365 日之数。如《素问·气穴论》曰:"气穴三百六十五,以应一岁";"孙络三百六十五穴会,亦以应一岁"。《灵枢·九针十二原》亦曰:"节之交,三百六十五会"。由此可见,《黄帝内经》各篇关于人身腧穴总数的记载是一致的。但由于年代久远,相传多失,经残简缺,传抄遗漏,经穴脱落;加之有些经文只言穴位部位,不言穴名,且穴位的多功能作用而重复论述,以致各注释家理解不一,难考其详。然而尽管如此,历代医家考据《黄帝内经》所述穴位总数均限在 365 个之内。

在《黄帝内经》时代,经书中明确标名的穴位名约有 160 个,这其中就已包括了位于人体中轴线上任督两脉的单穴 35 个和十二正经的双穴 125 个(由于理解不一,穴名还有 161 个与 163 个之别);因而穴位总数仅有 285 个左右。从初唐杨上善撰注《黄帝内经太素》到明末张介宾编著的《类经》,对《黄帝内经》所载穴位数考证的结果都在 360 个以内。直到清初,张志聪在其《素问集注·气府论》以及其弟子高士宗的《黄帝素问直解·气府论》中,将《黄帝内经》穴位数限定为 365 个。

从《黄帝内经》成书的春秋战国时期到《黄帝明堂经》成书的西汉末至东汉延平年代,其中时间差的上限约为 650 年,但穴位数的增加发生了很大的变化。正如黄龙祥在其《黄帝明堂经辑校》(1988)提出的《明堂》收载的穴名数较《黄帝内经》中的 163 个新增 186 个,达到349 个,而穴位数则达到 649 个(日本人丹波康赖在 984 年编撰的《医心方·孔穴主治法第一》中提到摘录一种《黄帝明堂经》,全篇共收穴位数 660 个)。此后,经历唐宋元明清历代,穴名总数逐渐向 365 个逼近。

就目前的文献考证,我们仍然无法知晓这些新增穴名是如何产生的? 它师出何门? 是将原有的奇穴变为正穴,还是将临床实践的经验穴补充之? 魏晋皇甫谧所著《针灸甲乙经》中照搬了《明堂》的 349 个穴名数,其中单穴 49 个,双穴 300 个,共计 649 个穴位。唐代孙思邈的《千金翼方》(682)照此原抄。宋代王惟一奉诏撰《新铸铜人腧穴针灸图经》(1026),厘正腧穴 354 个,其中单穴 51 个,双穴 303 个,合计总穴位数为 657 个。1226 年,王执中撰《针灸资生经》一书,双穴增加到 308 个,使穴名数达到 359 个,总穴位数达到 667 个。元明时期,穴名数和穴位数一直维持在该数目不变。清代吴谦于 1742 年在《医宗金鉴》书中增加单穴 1 个;最后李学川于 1817 年在其著作《针灸逢源》复补"眉冲"一穴,使穴名总数固定在361 个,穴位总数固定在 670 个。2006 年国家标准 GB/T 12346-2006《腧穴名称与定位》中,印堂穴由经外奇穴归至督脉。这个变动将经穴的数量增加至 362 个。与此相对,经外奇穴数则不断增加,若从天应穴、不定穴与"以痛为输"的"阿是穴",再加上耳穴、面针、眼针、唇针、鼻针、舌针、头针、手针、足针、腕踝针,以及第 2 掌骨全息疗法的骨节代表区,那么,全身上下到处都是穴位,处处都可取穴治病,并都能表现出一定的临床疗效。

身体不同部位的穴位具有相对不同的功能特性。穴位特性理论源于《黄帝内经》。如《灵枢·九针十二原》篇就有"五脏之有疾,当取十二原……五脏之有疾,应出十二原,而原各有所出,明知其原,睹其应,而知五脏之害矣"的描述。穴位特性的基本要点可以理解为不同的穴位对某一或某些内脏或躯体的功能或病痛具有有别于其他穴位的反应和调整功能。

穴位特性理论是千百年来指导针灸临床最基本也是最重要的基础理论。

众所周知,穴位的原始态基本上是"无定位穴",如"以痛为腧(输)"、"阿是穴"等;进而发展到"无定名穴",马王堆帛书多用人体部位定穴,如"中巅(头顶正中部)"、"足中指"等;在《黄帝内经》时代才大量出现"专门穴(如足三里、合谷等)"。穴位的理论源于《灵枢·经筋》"以痛为输"的记载。《灵枢·背腧》则谓之"欲得而验之,按其处,应在中而痛解,乃其腧也"。因此,古人在确定穴位时不是按图定位或按骨度定位,而是按"验之"定位。《灵枢·五邪》则有"邪在肺,则病皮肤痛……背三节五脏之傍,以手疾按之,快然,乃刺之"的描述。而明确提出阿是穴概念并详细阐述其临床应用者则是唐代杰出医家孙思邈。孙思邈在其《备急千金要方·灸例》中言:"有阿是之法,言人有病痛,即令捏其上,若里当其处,不问孔穴,即得便快或痛处,即云阿是,灸刺皆验,故曰阿是穴也。"可见,阿是穴的确定除了根据医者按压后患者有疼痛的感觉,即"以痛为输"外,还有就是按压后的快然舒服的感觉。这里"不问孔穴,即得便快或痛处"之意为,不管按压之处是不是穴位,只要有痛或快感,即为阿是穴。也就是说,阿是穴可能是经典的穴位,也可以不是经典的穴位。从腧穴发展演变的历史过程中也可得知,阿是穴应包括其他常用穴或经穴。我们知道,穴位理论发展经历了从无定名定位的阶段逐渐演变到有定名定位并有经脉归属与不归属的系统状态。从穴位理论的演变过程可知,实际上阿是穴的发现乃是处于穴位理论发展的早期阶段。有定名定位及归经的腧穴也是从无定名定位及归经的体表部位发展而来。我国早于《黄帝内经》的马王堆出土的帛书,包括《十一脉灸经》《脉法》和《五十二病方》中,均没有具体定名归经的穴位记载,只有灸治疾病的某些部位描述。如《脉法》云:"病甚,阳上于环二寸而益为一久(灸)之。"又《五十二病方》有"久(灸)左足中指"等记载。及至《黄帝内经》,虽然已经出现了有固定穴名的穴位100多个,但无穴名仅有灸刺部位者也有100多处。关于穴位从无定名定位到有定名定位及归经的过程,膏肓俞就是一典型例子。如孙思邈《千金方》描述膏肓俞的取穴方法,最初就属于阿是穴;是于"胛骨之里,肋间空处,按之自觉牵引胸户中",因而定作灸点,后因其收到"消除停痰宿疾"的效果,故给予定位定名,开始列作经外奇穴,后来演变成经穴。

第二节　穴位与皮肤的结构与功能

《素问·皮部论》云:"皮者脉之部也。邪客于皮则腠理开,开则邪入客于络脉,络脉满则注于经脉,经脉满则入舍于腑脏也。"皮部是经络之气散布的区域,属于人体的最外层,又与经络气血相通,为机体卫外的屏障,具有保卫机体、抗御外邪和反映病理变化的作用。任何刺灸法首先而且无一例外都要对皮肤施加刺激,特别是皮内针刺激法、梅花针刺激法和所有的热灸刺激法,以及其他外治法如按摩、推拿、拔火罐、刮痧疗法等。故皮肤的结构和功能构成了产生针灸效应最重要的组织。

一、皮肤的一般结构与功能

皮肤是人体最大的器官,总重量约占体重的15%,总面积为1.5~1.8m²,厚度因人或因部位而异,约为0.5~4mm。皮肤由表皮(epidermis)、真皮(dermis)和皮下(subcutis)组织组成,表皮与真皮之间由基底膜带连接(图6-1)。皮肤含有丰富的血管、淋巴管、神经、肌肉和

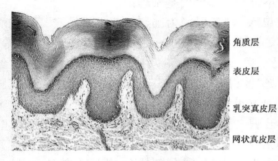

图 6-1　皮肤的结构

角质层
表皮层
乳突真皮层
网状真皮层

各种皮肤附属器官,包括毛发、毛囊、皮脂腺、小汗腺、顶泌汗腺、甲等。皮肤覆盖整个体表,在口、鼻、尿道口、阴道口、肛门等处与体内管腔黏膜相移行。

皮肤在演化的过程中,表皮的变化主要是角化程度不断地增加。皮肤覆盖全身,它使体内各种组织和器官免受物理性、机械性、化学性和病原微生物性的侵袭。皮肤具有两个方面的屏障作用:一方面防止体内水分、电解质和其他物质的丢失;另一方面阻止外界有害物质的侵入,保持着人体内环境的稳定,同时皮肤也参与人体的代谢过程。皮肤颜色的深浅主要取决于皮肤内黑色素和胡萝卜素含量的多少,也与真皮内血液供应的情况、表皮的厚薄以及生活环境中接触紫外线照射的多少有关。

1. 表皮　表皮是皮肤最外面的一层,平均厚度为 0.2mm。表皮由外胚层分化而来,属复层鳞状上皮,主要由角质形成细胞和树枝状细胞两大类组成。树枝状细胞包括黑素细胞(melanocyte)、朗格汉斯(Langerhans)细胞和 Merkel 细胞。

角质形成细胞是表皮的主要细胞,约占 80% 以上,在分化过程中产生角蛋白。表皮在光镜下由外向内分为角质层、透明层、颗粒层、棘层和基底层。角质层由 5～20 层已经死亡的扁平、无核的细胞组成,胞内细胞器结构消失;它能抵抗摩擦,防止体液外渗和化学物质内侵。透明层为 2～3 层扁平、境界不清、紧密相连的透明细胞,胞浆中有较多疏水的蛋白结合磷脂并与张力细丝融合在一起,有防止水及电解质通过的屏障作用;此层于掌、跖部位最明显。颗粒层一般为 2～4 层扁平梭形细胞,细胞核和细胞器在该层溶解;特征是细胞内可见形态不规则的嗜碱性的透明角质颗粒。棘层位于基底层上方,一般有 4～8 层多角形的棘细胞,核大呈圆形;离基底层越远,棘细胞分化越好,趋于扁平;胞浆内有许多张力细丝,聚集成束,并附着于桥粒上,棘层上部棘细胞胞浆中有一些 100～300nm 的长形有胞膜颗粒。基底层位于表皮的最下层,由一层排列呈栅状的圆柱细胞组成,长轴与基底膜带垂直;胞浆嗜碱性,胞核位置偏下,呈卵圆形、核仁明显,核分裂象较常见,胞浆内含有从黑素细胞获得的黑素颗粒,主要分布于细胞核上方,角质形成细胞每日大约有 10% 的细胞进行核分裂活动、上移,由基底层移行至颗粒层约需 14 日,再移至角质层表面而脱落又需 14 日。

皮肤的屏障主要是角质层,可有效防止机械性损伤。真皮内的胶原纤维、弹力纤维和网状纤维交织成网,使皮肤具有一定的弹性和伸展性,增强了抗拉力。皮下脂肪具有缓冲作用,能抵抗外界的冲击和挤压。皮肤对光线有反射和吸收作用,角质层细胞有反射光线和吸收短波紫外线(波长为 180～280nm)的作用,棘细胞和基底细胞可吸收长波紫外线(波长为 320～400nm)。皮肤的角质层也是防止外来化学物质进入体内的第一道防线。角质层细胞具有完整的脂质膜,胞浆富含角蛋白,细胞间有丰富的酸性糖胺聚糖,具有抗弱酸、弱碱的作用。致密的角质层和角质形成细胞间通过桥粒结构连接,能机械性地防止一些微生物的侵入。致密的角质层结构和表面的脂质膜可防止体液过度蒸发。但角质层深层含水量多,浅层含水分少,一些液体可通过浓度梯度的弥散而丢失。皮肤具有吸收外界物质的能力,主要通过透过角质层细胞和间隙、毛囊、皮脂腺和汗管吸收。

黑素细胞起源于外胚层神经嵴,在胚胎期 50 日左右移至基底层细胞间,约占基底层细胞的 10%。毛囊和黏膜等也有黑素细胞。黑素细胞位于基底层角质形成细胞之间,胞浆透明,胞核较小。银染色及多巴染色显示有较多的树枝状突起,伸向邻近的角质形成细胞。黑素细胞与其邻近一定数量的角质形成细胞紧密配合,向它们输送黑素颗粒,形成表皮黑素单元。黑素细胞对紫外线的吸收作用最强,受紫外线照射后可产生更多的黑素,并传递给角质形成细胞,增强皮肤对紫外线照射的防护能力。

朗格汉斯细胞来源于骨髓的免疫活性细胞,分布于表皮基底层以上部位,约占表皮细胞的 3%～5%。电镜下不含张力细丝及黑素小体,无桥粒结构。重要特点是胞浆中有特征性的 Birbeck 颗粒,它是吞噬外来抗原时胞膜内陷形成,是一种消化细胞外物质的吞噬体或抗原贮存形式。朗格汉斯细胞有吞噬处理抗原的能力,并迁移至局部引流淋巴结,分化为成熟的树枝状细胞,失去吞噬能力,但具有很强的抗原递呈能力(Stoitzner 等,2006)。

Merkel 细胞是具有短指状突的细胞,位于基底层之间。Merkel 细胞与角质形成细胞有桥粒相连,常贴附于基底膜。胞浆内含有许多神经内分泌颗粒。胞核呈圆形,常有深凹陷或分叶状,细胞顶部伸出几个较粗短的突起到角质形成细胞之间。Merkel 细胞多见于掌跖、指趾、生殖器部位及毛囊上皮中。Merkel 细胞的基底部与脱髓鞘的神经末梢之间有非桥粒连接,形成 Merkel 细胞-轴索复合体,是一种突触结构,能感受触觉。原来认为,该细胞的祖系是神经嵴细胞,但根据 Morrison 等(2009)采用基因技术证明,去除神经嵴细胞祖系 $Wnt1^{Cre}$ 成分并不影响 Merkel 细胞,而去除皮肤的 $Krt14^{Cre}$ 成分则发育的皮肤不再有 Merkel 细胞,故而这种细胞源自于皮肤本身。

皮肤基底膜带位于表皮与真皮之间,可分为 4 个不同结构区域:胞膜层、透明层、致密层和致密下层。除使真皮、表皮紧密连接外,还具有渗透和屏障作用。表皮无血管,营养物质通过基底膜带进入表皮,代谢产物又通过其进入真皮。基底膜带限制相对分子质量大于 4 万的大分子通过。当基底膜带损伤时,炎症细胞和肿瘤细胞以及大分子可通过其进入表皮。如果基底膜带结构异常,可导致真皮与表皮分离,形成水疱。

2. 真皮和其他附属组织　真皮由中胚层分化而来。真皮自上而下分为乳头层和网状层。乳头层为突向表皮底部的乳头状隆起,与表皮突犬牙交错样相接,内含丰富的毛细血管和毛细淋巴管,还有游离神经末梢和囊状神经小体。网状层较厚,位于乳头层下方,有较大的血管、淋巴管、神经、皮肤附属器及较粗纤维。

皮下组织位于真皮下方,其下与肌膜组织相连,由疏松结缔组织及脂肪小叶形成,又称皮下脂肪层。含有血管、淋巴管、神经、小汗腺、顶泌汗腺等。

有毛皮分长毛、短毛和毫毛 3 种。毛发由角化的角质细胞构成。每根毛发可分为露出皮肤以外的毛干和藏在皮肤之内的毛根两部分。毛根是毛发生长的基础,由于毛根不断生长,毛干才不断生长。毛根部含有色素细胞使毛发呈现颜色。毛囊是毛发根部的膨大部分,除了手掌、脚掌之外,毛囊分布全身。毛发的生长受内分泌控制,睾丸酮能促进须部、腋部和阴部毛发生长。毛发与皮肤间有一定的倾斜度,一侧有受交感神经支配的立毛肌,精神紧张和寒冷可引起立毛肌收缩。每平方厘米约 5 根汗毛。

皮脂腺属泡状腺体,由腺泡和短的导管构成。腺体呈泡状,无腺腔,外层为扁平或立方形细胞,周围有基底膜带和结缔组织包裹。腺体细胞由外向内逐渐增大,胞浆内脂滴增多,最终破裂而释出脂滴,经导管排出,故皮脂腺为全浆腺。导管由复层鳞状上皮构成,开口于毛囊上部,位于立毛肌和毛囊的夹角之间,立毛肌的收缩可促进皮脂的排泄。在颊黏膜、唇红部、妇女乳晕、大小阴唇、眼睑、包皮内侧等区域,皮脂腺不与毛囊相连,腺导管直接开口于皮肤表面。头、面及胸背上部等处皮脂腺较多,称为皮脂溢出部位。皮脂腺分布广泛,存在于掌跖和指趾屈侧以外的全身皮肤。每平方厘米约有 15 个皮脂腺,其分泌油性皮脂,盖在皮肤表面,防止水和水溶性物质透入而起保护作用。

小汗腺属单曲管状腺,分为分泌部和导管部。分泌部位于真皮深部和皮下组织,由单层分泌细胞排列成管状,盘绕成球形。分泌部的外方围绕一层肌上皮细胞,最外为基底膜带。小汗腺有两种分泌细胞,即明细胞和暗细胞。明细胞为分泌汗液的主要细胞。导管部也称汗管,由两层小立方形细胞组成。汗管与分泌部盘绕连接,向上穿行于真皮中,最后一段呈螺旋状穿过表皮,开口于汗孔。除唇红、包皮内侧、龟头、小阴唇及阴蒂外,小汗腺遍布全身,约为每平方厘米 100 个,以足跖、腋、额部较多,背部较少。小汗腺周围分布丰富的节后无髓交感神经,支配小汗腺分泌和排泄活动。神经末梢释放神经介质主要是乙酰胆碱,后者作用于腺体明细胞分泌出类似血浆的超滤液,再通过导管对 Na^+ 的重吸收变成低渗性。

顶泌汗腺(apocrine glands)主要位于腋窝、乳晕、脐窝、肛周和外生殖器等部位,一般要到青春期才充分发挥作用。

皮肤中有感觉神经和运动神经,通过它们与中枢神经系统联系,可产生各种感觉,支配运动及完成各种神经反射。皮肤的神经支配成节段状,但相邻节段间有重叠。皮肤中的神经纤维分布在真皮和皮下组织中。皮肤感觉神经分为两类:①分布在表皮的游离神经末梢或藤状终末器(Merkel 细胞);游离神经末梢也含有围神经细胞,包括 Schwann 细胞质和多样细胞器。②分布在真皮部分也有游离神经末梢、毛囊神经纤维网和囊状小体。囊状小体系末梢外面有结缔组织的被囊包裹,能感受压、触、热和冷觉,包括:Vater-Pacini 小体,分布于掌跖、乳头和生殖器的真皮和皮下组织;Meissner 小体,分布于掌跖真皮乳头内;Ruffini 小体,分布于掌皮肤真皮中;Krause 小体,分布于龟头、包皮、阴蒂、小阴唇和肛周等处的真皮乳头层内。人体每平方厘米皮肤约有 100～200 个痛点,25～50 个触点,13 个冷觉点和 2 个热觉点。皮肤的感觉可分两类:一类是单一感觉,皮肤内的多种感觉神经末梢将不同的刺激转换成具有一定时空的神经动作电位,沿相应的神经纤维传入中枢,产生不同性质的感觉,如触觉、压觉、痛觉、冷觉和温觉;另一类是复合觉,即皮肤中不同类型感觉神经末梢共同感受的刺激传入中枢后,由大脑综合分析形成的感觉,如干、湿、光、糙、硬、软等。另外有形体觉、两点辨别觉、定位觉、图形觉等。这些感觉经大脑分析判断,作出有益于机体的反应。皮肤运动神经来自交感神经的节后纤维。交感神经的肾上腺素能神经纤维支配立毛肌、血管、血管球、顶泌汗腺和小汗腺的肌上皮细胞。交感神经的胆碱能神经纤维支配小汗腺的分泌细胞。

皮肤的血管具有营养皮肤组织和调节体温的作用。皮肤的血管有两种类型:①营养血管:真皮中有由微动脉和微静脉构成的乳头下血管网和真皮下血管网,相邻血管网之间有垂直的交通支相连。皮肤的毛细血管大多为连续型,由连续的内皮构成管壁,相邻的内皮细胞间有细胞连接。②具有调节体温作用的血管结构:在指趾、耳廓、鼻尖和唇等处真皮内有较多的动静脉吻合,称为血管球。当外界温度变化明显时,在神经支配下,球体可以扩张和收缩,控制血流,从而调节体温。

皮肤淋巴管的盲端起始于真皮乳头层的毛细淋巴管。毛细淋巴管管壁很薄,只由一层内皮细胞及稀疏的网状纤维构成。毛细淋巴管汇合为管壁较厚的具有瓣膜的淋巴管,形成乳头下浅淋巴网和真皮淋巴网,经皮下组织通向淋巴结。毛细淋巴管内的压力低于毛细血管及周围组织间隙的渗透压,故皮肤中的组织液、游走细胞、细菌、病理产物、肿瘤细胞等均易进入淋巴管而到达淋巴结,最后被吞噬处理或引起免疫反应。

皮肤内最常见的肌肉是立毛肌,由纤细的平滑肌纤维束构成。其一端起自真皮乳头层,另一端插入毛囊中部的结缔组织鞘内。精神紧张及寒冷可引起立毛肌的收缩。此外,尚有阴囊的肌膜和乳晕的平滑肌。汗腺周围的肌上皮细胞也有平滑肌的功能。

二、皮肤是重要的神经-内分泌器官

近年来,皮肤及皮肤神经、神经内分泌轴、免疫系统之间的交互作用网络的生物学体系已经建立,Skin-Brain-Axis(皮-脑轴)的现代概念已经完备。

皮肤作为人体的最大器官,在生物学功能上是构成机体内外环境间的一道屏障。它永久地暴露在各种不同的应激环境之中,如太阳和热的辐射,以及机械的、化学的和生物学的侵袭。由于它的功能特性和结构上的多样性,皮肤必须在进化过程中形成特有的生物学结构来应对各种有害应激源的攻击(图6-2A)。

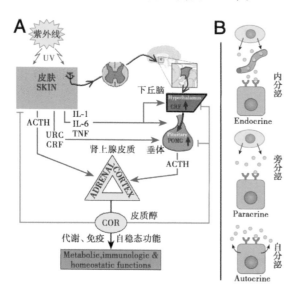

图6-2 皮肤应激(此处以紫外线损伤为例)时皮肤的内分泌-免疫功能启动,刺激皮肤和肾上腺皮质激素分泌(A);针刺、热灸、刮痧等刺激也可能启动皮肤的这种功能。皮肤的这种内分泌-免疫调节可通过系统内分泌途径发挥作用,更可能通过局部的旁分泌和自分泌途径发挥作用(B)(引自 Slominski 等,2008)

从发生学来看,皮肤与中枢神经系统均来源于神经外胚层,皮肤神经末梢分布复杂并表达多种激素和相关受体,这种特性意味着皮肤与神经内分泌可能存在某种内在联系。近年来,人们已经注意到一些非内分泌组织中存在具有分泌功能的细胞,通过神经递质、激素或肽类物质传递信息,作用于邻近细胞或自身细胞,产生生理效应(图6-2B)。这种功能分别称为旁分泌(paracrine;细胞能分泌一些生物活性物质或激素,此类信息物质不进入血液循环,而是通过扩散作用于其周围细胞的受体,发挥调控功能)、邻分泌(justacrine;作用于毗邻的细胞受体);另外,还有一种是自分泌(autocrine;作用于分泌该激素或活性物质细胞自身的膜受体,发挥调控自身的功能)和胞内分泌(intracrine;细胞合成的活性物质直接作用于该细胞自身)。皮肤的神经内分泌系统在结构上紧密连接,分为表皮内分泌和真皮内分泌单元,它们又相互影响,可以通过溶解并透过基底膜,也可以通过感觉神经末梢连接真皮和表皮的结构。感觉神经元通过轴突反射释放神经肽到真皮或表皮的神经末梢,传递顺行或逆行的冲动,再通过特定的联系来传递信息到达靶细胞。靶细胞的活性由神经肽介导,而神经肽的合成和释放主要由无髓 C-多觉感受器或有髓 A 感受纤维参与。皮肤具有独立的外周神经内分泌功能,角质形成细胞、黑色素细胞、成纤维细胞和免疫细胞被认为是神经内分泌单位,这些细胞通过旁分泌和自分泌的方式相互作用,形成一完整有序的神经内分泌网络。目前研究最为广泛和成熟的是皮肤存在与中枢相似的下丘脑-垂体-肾上腺(HPA)系统。

一系列研究表明,皮肤中表皮和真皮的角质形成细胞(特别是毛囊周围的角质细胞)、黑素细胞、成纤维细胞、肥大细胞都具有合成、分泌和表达 HPA 轴成分,发挥中枢样 HPA 轴的功能;特别是皮脂腺和毛囊被认为是一完整的微内分泌器官(图 6-3)。

1. 皮肤角质形成细胞具有复杂的系统内分泌功能 表皮由三维的神经网络支配,末梢为无髓的 C 类纤维,起于真皮和基底膜,分别进入表皮的角质细胞、黑素细胞、朗格汉斯细胞和 Merkel 细胞。这 4 类细胞都有各类神经激素及细胞因子的受体,或者可以合成分泌激素和合成释放神经递质,调节局部和全身的活动。皮肤中表皮和真皮的角质形成细胞(特别是毛囊周围的角质细胞)具有相关激素和活性物质的合成酶系统及相关受体(Chen 和 Zouboulis,2009;Langan 等,2010;Krahn-Bertil 等,2010;Nordlind 等,2008;Ohnemus 等,2006;Roosterman 等,Slominski 等,2000;2006)。已经明确的有:乙酰胆碱(Ach)、降钙素基因相关肽(CGRP)受体、阿黑皮素原(POMC)肽[促黑素细胞激素(MSH)、促肾上腺皮质激素(ACTH)、β-内啡肽]、促肾上腺皮质激素释放激素受体(CRH-R)、内源性大麻素(EC)、白介素-31(IL-31)、激肽释放酶(KLK,血管舒缓素)、蛋

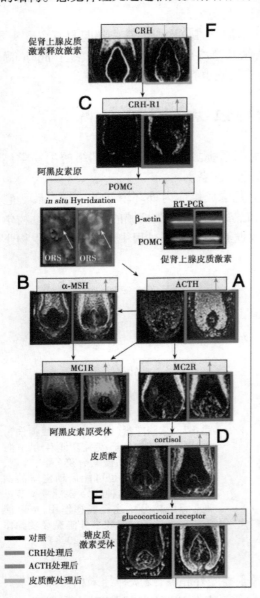

图6-3 体外培养的人头皮毛囊 HPA 轴免疫反应(IR)的关键调控环节

用 10^{-7}M CRH 处理 6 天后,毛囊根部鞘外周(ORS)的 ACTH-IR(A)、α-MSH-IR(B)和 CRH-R1/2-IR(C)与对照相比有显著增强。用 10^{-7}M ACTH 处理 6 天后,与对照相比皮质醇 cortisol-IR(D)在 ORS 也显著增强。用 10^{-7}M 皮质醇处理 6 天后,糖皮质激素 GR-IR(E)在 ORS 也比对照显著增强,而在 ORS 和基底膜的 CRH-IR(F)和对照相比是下调的(引自 Slominski 等,2007)

白酶、激酶（Kinins）、白三烯（Leukotriene B$_4$）、内源性香草酸（Endovanilloids，TRPV-1）受体、神经生长因子（NGF）、神经营养因子（NT）、神经肽 Y（NPY）、垂体腺苷酸环化酶激活肽（PACAP）、前列腺素（PG）、生长抑素（SST）、血管活性肠肽（VIP）、5-羟色胺（5-HT）、甲状腺素（TH）、雌激素和受体（图 6-4）。

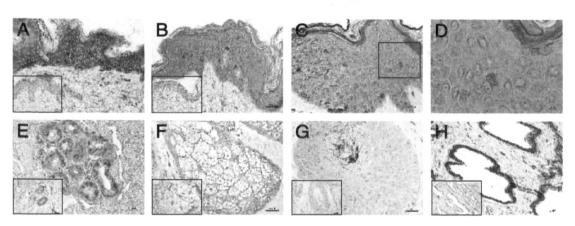

图 6-4　在正常人类皮肤的雌激素相关受体（ERRβ）抗人类 ERRβ 抗体免疫组化反应
A：女性整块皮肤；C、D 分别为×40 和×100 倍放大；E：汗腺；F：皮脂腺；G：毛囊；B：男性整块皮肤。阴性对照为插入的左下方方块，阳性对照示于图 H 的前列腺（引自 Krahn-Bertil 等，2010）

2. 皮肤具有自身的褪黑激素生成系统　研究表明，褪黑激素参与毛发生长周期、色素沉着、黑色素瘤等皮肤功能。几种皮肤细胞如正常及恶变的角质化细胞、黑素细胞和成纤维细胞能够表达褪黑激素受体。褪黑激素也能抑制紫外（UV）引起的皮肤细胞损害，显示出很强的抗氧化活性。皮肤细胞也具有将 L-色氨酸转化为 5-HT 和褪黑激素的酶系统。因此，局部合成的褪黑激素可以抵消或缓冲外部环境或内部应激对皮肤的损伤，以维持其体内的稳态系统（Slominski 等，2005）。

黑素细胞还可释放 Ach、内皮素、POMC 肽（MSH、ACTH、β-内啡肽）、5-HT、甲状腺素等。

3. 皮肤中 Merkel 细胞、Langerhans 细胞、成纤维细胞、皮脂腺细胞等具有内分泌功能　Merkel 胞浆含有丰富的颗粒状物质，其中包含 VIP、M-脑啡肽、5-HT、P 物质（SP）、胰抑制素、降钙素基因相关肽（CGRP）、垂体腺苷酸环化酶促多肽、生长抑素、食欲素原（Beiras-Fernández 等，2004）、谷氨酸和胃泌素等主要神经递质或神经调质及其相应受体（Tachibana 等，2005）。皮肤中 Langerhans 细胞具有分泌 POMC 肽（MSH、ACTH）、SST 和 TRPV-1 等受体的功能。皮肤成纤维细胞具有分泌内皮素（ET）、NGF、NT、POMC、SST、5-HT 的功能。皮脂腺细胞具有分泌 POMC 肽（MSH、ACTH、β-内啡肽）、雄性激素、雌激素的功能；具有雌激素受体和 TRPV-1 受体。

三、皮肤是重要的神经-免疫器官

人类对皮肤与免疫关系的认识经历了一个由浅入深的渐进过程。1970 年，Fichtelium 等提出皮肤是"初级淋巴器官"，前体淋巴细胞可在皮肤中分化成熟，成为免疫活性淋巴细胞；1978 年，Streilein 提出"皮肤相关淋巴样组织"，初步提出了皮肤内的角质形成细胞、淋巴细胞、朗格汉斯细胞和血管内皮细胞在皮肤免疫中可发挥不同的作用;1987年,Bos等提出皮肤免疫系统(SIS)学说,给免疫学的发展带来深远影响(图6-5)。皮肤的免疫系统包括定居的细胞群、募集的细胞群和再循环的细胞群。定居的细胞群为生理状况下构成皮肤的细胞,包括角质细胞、成纤维细胞、血管和淋巴内皮细胞、肥大细胞、组织巨噬细胞、T淋巴细胞和树突状细胞。募集的细胞群包括单核细胞、嗜酸性粒细胞、嗜碱性粒细胞和中性粒细胞,以及肥大细胞T和B淋巴细胞。再循环细胞群是通过循环到达皮肤的,包括树突细胞、自然杀伤细胞和T淋巴细胞。

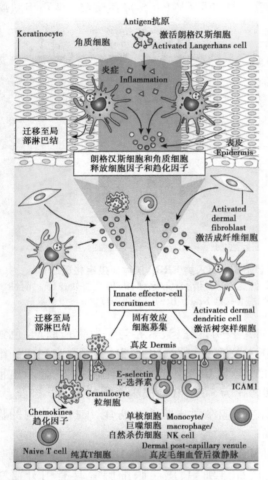

图6-5 角质形成细胞产生的细胞因子有利于朗格汉斯细胞摄取和递呈抗原,并能控制T细胞迁移

皮肤组织内含有免疫相关细胞,如角质形成细胞、朗格汉斯细胞、淋巴细胞、肥大细胞等,这些细胞分泌多种细胞因子组成网络系统,为免疫活性细胞的分化、成熟提供良好的微环境,并对免疫反应起调节作用,以达到免疫的自稳性(引自Kupper和Fuhlbrigge, Nat Rev Immunol. 2004, 4;211-222)

SIS由两部分组成,即细胞成分及分子成分:

1. SIS的细胞成分

(1) 角质形成细胞:在表皮中,角质形成细胞数量最多,它能表达主要组织相容性复合体(major histocompatibility complex, MHC)-Ⅱ类抗原,在T细胞介导的免疫反应中起辅助效应。角质形成细胞能产生许多细胞因子(如IL-1、IL-6、IL-8、IL-10、TNF-α等),均可参与局部免疫反应。此外,角质形成细胞有吞噬功能,能对抗原物质进行粗加工,有利于朗格汉斯细胞摄取和递呈抗原。最近还发现,角质形成细胞可产生IL-10和IL-12,在皮肤免疫应答中起很大作用,IL-12促进Th1细胞发育成熟,而IL-10通过干扰APC抑制Th1发育,角质形成细胞通过选择性分泌IL-10或IL-12,调节皮肤局部Th1和Th2细胞之间的平衡,若二者平衡失调,则会导致病理改变如特应性皮炎(Th2占优势)或银屑病(Th1占优势)的发生。

(2) 淋巴细胞:在皮肤内的淋巴细胞主要为CD4+T细胞,其次为CD8+T细胞,主要分布于真皮乳头内毛细血管后小静脉丛周围。T细胞具有亲表皮特性,且能再循环,可在血循环和皮肤器官间进行交换,传递不同的信息。T细胞在角质形成细胞产生的IL-1等作用下分化成熟,并介导免疫反应。

(3) 朗格汉斯细胞:朗格汉斯细胞在表皮内能摄取、处理和递呈抗原,为表皮内主要的抗原提呈细胞(antigen presenting cell, APC)。朗格汉斯细胞分泌许多T细胞反应过程中所需要的细胞因子(如 IL-1 等),并能控制 T 细胞迁移。此外,它还参与免疫调节、免疫监视、免疫耐受、皮肤移植物排斥反应和接触性变态反应等。

(4)内皮细胞:血管内大分子成分及血细胞与血管壁外进行物质交换及细胞外渗等均需内皮细胞积极参与。此外,血管内皮细胞还积极参与合成、分泌、炎症、修复和免疫等过程。内皮细胞形成的内皮转移通道在内吞、外排和物质交换中起重要作用。内皮细胞直接与血流接触,可受激素作用而改变功能;与循环抗体、抗原或免疫复合物接触,可调节这些物质进入血管外组织,因此内皮细胞涉及免疫反应的起始阶段。细胞因子可诱导内皮细胞活化,后者使白细胞的黏附增加,内皮细胞活化是积极和有益的现象,但少数情况下也可引起功能障碍导致疾病。内皮细胞还可合成很多生物活性物质(如纤维连接蛋白、凝血因子、内皮素等),其功能异常可引起许多物质活性和功能异常而导致疾病的发生。

(5)肥大细胞:肥大细胞(mast cell,MC)由 Ehrlich 在 1879 年首先观察到和命名。MC 起源于骨髓表达 CD34、c-kit 和 CD13 抗原的多能祖细胞,其在前体细胞(表达 Fc-εR Ⅰ 和 Fc-γR Ⅱ/Ⅲ)阶段便离开骨髓,经过血液循环游走到结缔组织或黏膜组织后,增殖并分化成 MC。肥大细胞在真皮乳头血管周围密度较高,其表面有 IgE Fc 受体,能与 IgE 结合,与 Ⅰ 型变态反应关系密切。免疫和非免疫机制均能活化 MC,使它产生和释放多种生物活性介质(如血管活性物质、趋化因子、活性酶和结构糖蛋白等),参与机体的生理或病理过程。MC 不仅参与 Ⅰ 型变态反应,也可参与迟发性超敏反应。在宿主对病原微生物的防御反应及在机体的免疫调节反应中也发挥着重要作用,而且它在维持机体生理功能恒定方面也有作用。MC 作为一种重要的免疫细胞,在人和动物体内分布广泛,其胞浆颗粒内含有多种生物活性物质,如生物胺(如 5-HT、组胺、多巴胺)、类胰蛋白酶、胃促胰酶、肿瘤坏死因子、白三烯、前列腺素、血小板活化因子等,MC 通过释放这些生物活性物质发挥其功能。MC 被认为是先天性免疫系统的"哨兵",是机体中最古老的免疫细胞。MC 数量巨大,位于皮肤上皮细胞表层之下,约 10 000 ~ 20 000 个/mm^3(Schmolke 等,1994)。MC 是通过其分泌的细胞因子或炎症介质实现其功能的。皮肤 MC 最重要的生物学功能是作为环境应激的"sensors(传感器)",也被认为是神经源性炎性反应的"switchboard(开关)",MC 能够合成分泌 50 多种活性细胞因子;它们是被促肾上腺皮质激素释放激素(CRH)和相关肽激活,也可被感觉神经纤维逆向激活而发挥其效应。MC 脱颗粒可以以多种方式被诱发,其中 IgE 依赖的免疫学机制是一种主要方式(Collington 等,2011)。

肽能神经末梢释放的 P 物质和神经肽 Y(neuropeptide tyrosine,NPY)可通过受体非依赖机制实现促进 MC 的脱颗粒,进而诱导肥大细胞释放生物活性物质,促进超敏反应的进行,以调节周围靶细胞或靶组织产生复杂效应。而血管活性肠肽(vasoactive intestinal peptide,VIP)则具有抑制肥大细胞脱颗粒并改变其胞内颗粒含量的作用。MC 激活后以脱颗粒的方式将类胰蛋白酶释放出来。它可以激活分布于含有神经肽类物质神经表面的蛋白酶激活受体,促进 P 物质等神经肽类物质的释放,表明 MC 和神经肽之间存在着功能上的密切联系(Harvima 和 Nilsson,2011)。

MC 还具有释放内源性大麻素、内皮素、血管舒缓素、TRPV-1、NGF、神经营养因子、POMC 的功能。

(6)巨噬细胞:巨噬细胞主要位于真皮浅层,参与免疫反应,处理、调节和递呈抗原,产生和分泌白介素-1(IL-1)、干扰素(IFN)、各种酶、补体、花生四烯酸及其他产物。巨噬细胞在外来微生物的非特异性和特异性免疫反应及在炎症创伤修复中具有核心作用。

(7)真皮成纤维细胞:真皮成纤维细胞在初级细胞因子刺激下可产生大量次级细胞因子,成纤维细胞还是角质形成细胞生长因子的主要产生细胞之一,后者在创伤修复及 IL-1 存在情况下产生明显增加。中波紫外线(UVB)照射后皮肤中大部分肿瘤坏死因子-α(TNF-α)由成纤维细胞产生,因此成纤维细胞与角质形成细胞分泌细胞因子间的相互作用对于维持SIS 的自稳状态来说非常重要。

2. SIS 的化学成分

(1)细胞因子:表皮内细胞因子主要由角质形成细胞产生,其次为朗格汉斯细胞、T 细胞等。细胞因子在细胞分化、增殖和活化等方面起很大作用。例如:①IL-1 在皮肤局部可促进角质形成细胞、成纤维细胞增殖,使内皮细胞和成纤维细胞产生 IL-1、IL-6、IL-8 等;②IL-6 具有刺激表皮增殖作用,与银屑病发病机制关系较密切;③IL-8 具有加强中性粒细胞趋化活性、促进 T 细胞亲表皮性等作用;④角质形成细胞释放 TNF-α 可维持朗格汉斯细胞的生长。

(2)免疫球蛋白:皮肤表面分泌型 IgA 在皮肤局部免疫中通过阻抑黏附、溶解、调理吞噬、中和等参与抗感染及抗过敏作用。

(3)补体:皮肤中的补体成分通过溶解细胞、免疫吸附、杀菌和过敏毒素及促进介质释放等发挥非特异性和特异性免疫作用。

(4)神经肽:皮肤神经末梢受外界有害刺激后释放感觉神经肽,在损伤局部产生风团和红斑反应。神经肽包括 CGRP、SP、神经激酶 A 等。CGRP 可使中性粒细胞聚集,SP 有趋化中性粒细胞和巨噬细胞作用,并黏附于内皮细胞,参与免疫反应。

综上所述,皮肤组织内含有免疫相关细胞,如角质形成细胞、朗格汉斯细胞、淋巴细胞、肥大细胞等,这些细胞分泌多种细胞因子组成网络系统,为免疫活性细胞的分化、成熟提供良好的微环境,并对免疫反应起调节作用,保持 Th1 与 Th2 的平衡,使机体对外界异物产生适度的免疫反应,也对内部突变细胞进行免疫监视,防止癌肿发生,以达到免疫的自稳性。

四、"皮-脑轴"与穴位的广谱效应

对下丘脑-垂体-肾上腺皮质轴(HPA)的调节是针灸广谱效应的核心。HPA 轴参与对消化、循环、免疫、心智、性行为,以及能量贮存和消耗的调节。针刺对于许多疾病的治疗可能是通过调节 HPA 轴,启动外周神经内分泌免疫功能而发挥作用的,因此针灸对中枢及外周HPA 轴的调节是针灸发挥广谱调节效应的核心所在。

景向红团队在最近开展的研究中观察到,针灸刺激可以触发穴位局部皮肤 HPA 轴的明显反应(图 6-6,图 6-7),表明以皮-脑轴为核心的多靶点、多环节、多系统的稳态调节是针灸发挥广谱效应和对数百种疾病产生一定治疗作用的关键因素。

已经观察到针灸可以引起穴位皮肤 5-HT、SP、组胺(HA)、缓激肽(BK)、CGRP、TRPV-1等多种生物活性物质和免疫分子的表达变化。

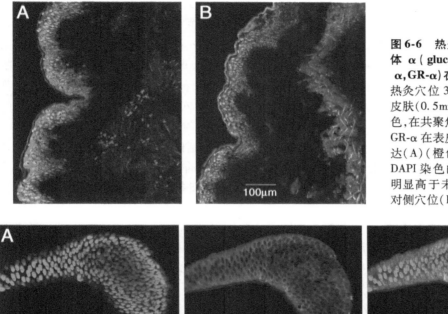

图6-6　热灸后糖皮质激素受体 α（glucocorticoidreceptor-α,GR-α）在人体皮肤的表达 热灸穴位 30 分钟后,取局部皮肤（0.5mmφ）做免疫组化染色,在共聚焦显微镜下观察到 GR-α 在表皮角质细胞阳性表达（A）（橙色标记的是 GR-α,DAPI 染色的细胞核呈绿色）明显高于未给予热灸刺激的对侧穴位（B）

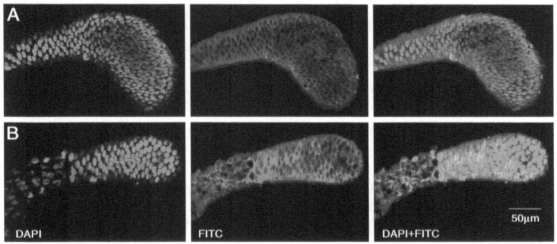

图6-7　热灸前后人体毛囊根部角质细胞糖皮质激素受体（GR-α）的表达
橙色为 GR-α 免疫阳性标记,绿色为 DAPI 标记的细胞核；右侧为共聚焦 DAPI+FITC 合成图。A 为热灸前对照；B 为灸后反应,可见热灸后呈橙色反应的 GR-α 阳性表达明显增强

第三节　经穴的组织学特征及神经的分布

一、经穴部位周围神经的分布

20 世纪初,一些学者就穴位的组织学结构及针刺对这些组织的作用进行了研究。1906年,日本三浦谨之助就研究了针刺穴位所依附的组织,并观察到针刺穴位可伤及 4～20 根骨骼肌纤维和 10～20 根神经纤维,针刺到神经（坐骨神经）,几天后取组织切片也观察到神经纤维有变性现象（木下晴都,1976）。

自 20 世纪 50 年代起,对经穴组织学结构进行了较为系统的研究,认为大多数穴位都靠近神经主干,或在穴位周围有较大神经干、神经支通过（陕西中医学院,1979）。姜凯采和李鼎（1960）观察到经穴与神经有非常密切的关系。在研究的十二经脉的 309 个穴位中,位于神经干者有 152 穴,占观察穴位的 50.81%。周沛华等(1979)对 324 个穴的穴位神经支配的形态学研究表明,与神经有关者达 323 个;与深部神经有关的占 52.8%,与浅深神经都有关的占 45.9%。锦州医学院胡佩儒和赵志远在 1980 年对经穴神经支配也按经作了大量的系统研究,也认为经穴与神经关系极为密切。在穴区,从表皮、真皮、皮下、筋膜、肌层及血管的组织中都存在有丰富而多样的神经末梢、神经束和神经丛。显微解剖表明,几乎所有穴位都有多种神经末梢的感受装置分布。这些感受装置与刺激穴位产生的功能有密不可分的联系。

如果从经脉——"线"的角度来看,与外周神经也有一定的联系,特别是在四肢部分,这种关系似乎更加密切。有的经脉循行线与一根或几根神经的主干及其主要分支的走向近乎一致,如手太阴肺经与臂外侧皮神经、前臂外侧皮神经、肌皮神经、桡神经的走行基本相同;手少阴心经与前臂内侧皮神经、尺神经的走行几乎相伴随。万福恩(1960)甚至认为可以把一条经脉从起到止逐段用神经联系起来。以手太阴肺经为例,原文是:①起于中焦,下络大肠;②还循胃口;③上膈;④属肺;⑤从肺横出腋下;⑥下循臑内,行手少阴心主之前;⑦下肘中;⑧循臂内上骨下廉;⑨入寸口;⑩上鱼;循鱼际;出大指之端;其支者从腕后直出次指内廉出其端。用神经解剖名词来叙述则为:①起于腹腔神经节,下联大肠系膜神经节;②还循胃口;③上膈;④至肺丛;⑤沿肺交感纤维横出腋下,继沿桡神经径路而行⑥下循上臂内侧,行尺神经及正中神经之前;⑦下肘中;⑧循前臂桡骨内侧边;⑨入腕;⑩上鱼;循鱼际,出拇指指端;其支者从腕后直出食指桡侧末端。台湾学者陈太羲(1983)也注意到经络"线"与外周神经血管的关系。

其实,经络"线"与外周神经之间的所谓联系太牵强附会。这是因为在肢体神经干的走行和经脉循行一样,都是与身体和肢体的长轴平行的,它也可以揭示一个问题即无论是经脉"线"、还是穴位"点"都与外周神经的分布有密切联系,但是从总的原则来看,迄今为止,人们并未发现经穴与神经组织的关系与周围组织有太大的不同,一般认为穴位的神经供应更丰富一些,仅此而已。谢益宽(刘克等,2009)进一步分析了穴位与神经末梢的支配特点。他们在大鼠通过外周单神经传入纤维的记录、鉴定和感受野测定以及激活 C 类纤维并诱发感受野的伊文蓝血浆外渗的形态学方法,比较穴位区与非穴位区的神经末梢支配密度的差异。结果观察到相当于穴位区 A-纤维末梢密度及刺激 C-纤维诱发的伊文蓝渗出显示的传入神经末梢的密度,均远比非穴位区高,其中,重点穴位神经末梢最为密集,神经末梢密集带沿着经脉的走向分布;穴位刺激能特异性地诱发同经性的反射性传出活动。他们认为,穴位实质上是神经支配密集的易兴奋的皮肤-肌肉-神经复合体。

刺激穴位引起的生理效应特别是对内脏的功能调节作用是形态学研究中特别关注的热点。在这个问题上,人们还给予重视的是神经节段的支配形式。杨枫和任世祯(1986)指出体节是脊椎动物和人体的原始功能性局部单位。在胚胎早期,胚体由 40 个体节沿胚体中轴连接而成。每一个体节均由体躯部、内脏部和神经节段三部分组成。随着机体的发展,神经中枢日趋脑性化,高位中枢成为超分节结构,仅在脊髓和脑干仍保持节段状或类节段的痕迹结构。一个原始体节内,由神经节段向体躯部和内脏部分别发出躯体神经和内脏神经,将二部联成一个整体。此后随着胚体的生长、分化,内脏器官无论变成什么形状,肢芽如何向外伸展,体躯部的皮节、肌节如何向远处变位、转移,其神经根怎样重新排列、组合,形态上尽管形成了复杂的神经丛,但功能上仍然保持着节段性的支配关系,即其原来所属的节段支配领域保持不变(图6-8)。

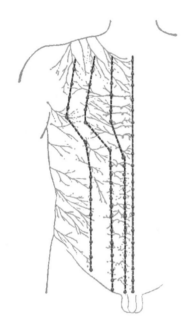

图6-8　躯干部穴位分布与皮节的关系
(引自杨枫和任世祯,1986)

经穴与这种胚胎期神经节段之间的关系对理解经脉-脏腑相关是很有意义的。从躯干腹、背侧来看,该处经脉有任脉、督脉、膀胱经、胃经、肝经和肾经等。其循行路线是沿人体纵向走行的,而躯干部的脊神经的分布都是横向的。但在皮神经分布领域与各经穴的详细对照观察中发现,各经穴全部或大部分位于不同节段脊神经的交界处。如任、督两脉的穴位全部位于腹、背面的中线上,此处恰好是两侧胸神经前后支末端的交界处。该处穴位距离均等,配布匀称,和神经排列的均等完全一致。在四肢部,这种节段性联系虽然比躯干部复杂得多,但其原支配组织在胚胎发育后的体节联系自然保持不变。因此,针刺四肢远侧部穴位能够影响胸、腹的内脏功能与原始体节的支配联系有关。如手少阴心经,从小指端内侧起,沿臂内侧上行到达胸部,该经的循行路线所经过的部位属原胸部的 T_{1-3} 节段,而支配心脏的传入神经也伴随着心脏的交感神经,通过上述胸髓节段后根进入脊髓。这两部分神经在脊髓发生联系,因此心脏的病变可在心经的循行位置出现牵涉痛,而刺激心经的有关穴位能治疗心脏病。

森秀太郎(1965)研究了100多个穴位,观察到在其组织中有神经束穿行。松本薰(1979)对人的一些重要穴位进行了组织学检查,结果认为合谷穴的神经纤维束主要分布在表皮下 $0.6\sim0.7mm$ 深的真皮及皮下组织的浅层,肌层相对较少。神经纤维的直径在 $30\sim100\mu m$。而手三里和足三里穴的神经纤维主要分布在皮下组织及肌层中,其直径为 $40\sim150\mu m$。不过松本薰认为穴位与非穴位组织的神经纤维分布没有明显的不同。渡仲三等(1982)采用电镜观察,认为穴位的神经纤维密度要比非穴位高40%左右。林文注等(1986)用蓝点法研究了足三里等35个穴位的组织结构,在蓝点为中心的 $1.5mm$ 范围内有神经束和血管分布。继而他们又用美蓝法标记针感点,结合在手术中直接刺激某些结构、记录患者感觉主诉等方法,研究了偏历等13个穴位的30个针感点。在这些针感组织中,一般可见到大小数量不等的小血管、小神经束、神经末梢和神经分支。根据手术中直接刺激各种不同组织时听取患者感觉主诉的频数分析,刺激到骨骼肌时多引起酸胀感;刺激神经干时产生酸麻感;刺激血管时多引起痛感;刺激肌腱、骨膜时多引起酸感;因此针刺产生的酸、胀、重、麻等,为多种组织感受刺激的结果。潘朝庞和赵霭峰(1986)观察到在14个穴位的44个针感点的 $1.8mm$ 范围内,神经终末支和血管壁神经组织分布率为100%,以游离神经末梢为主。

由于血管也分布于穴位组织中,因此交感神经的节后纤维也是构成穴位的组织结构之一。文琛等(1977,1981)用组织化学方法,观察了人及动物某些经穴部位的小血管壁,在这些小动脉树周围有肾上腺素能神经和胆碱能神经形成的动脉周丛和毛细血管前动脉旁丛,这两种末梢都是交感神经节的节后纤维。有控制外周循环总阻力和局部组织血流的作用。同时还观察到由脊神经无髓纤维构成的胆碱酯酶阳性的小神经束,它们沿细小动、静脉走行,直至毛细血管前动脉附近,才形成游离末梢,终止于结缔组织的基质中,并参加到毛细血管前动脉旁丛,形成了躯体神经和自主神经在末梢的汇合。她们据此认为,这是针刺传入、针刺镇痛及"通其经脉,调其气血"作用的形态学基础(文琛,1993)。

余安胜等(1996,1997)对人体三阴交穴的空间形态学的显微结构进行了专门的研究,发现皮肤及皮下组织的结构与非穴位并无明显不同。皮下组织中有小腿内侧皮神经分布,穴位深部为趾长屈肌和胫骨后肌、姆长屈肌,针刺还可能触及胫后动、静脉和胫神经。他们采用不同的组织染色法研究了该穴位的形态学特征,用 HE 染色组织切片显示血管及其分支分布,用 Cajal-Fauordky 染色组织切片显示神经分支分布;淋巴灌注组织切片观察毛细淋巴管及分布,切片范围包括三阴交穴及旁开 1.5cm 的组织,并与非经穴部进行对照比较观察,结果并未发现三阴交穴的神经、血管、淋巴管及其分支的数量同非穴处有明显不同。但穴位处存在较大的神经干,故认为穴位的针刺效应主要通过神经起作用。

二、涉及产生针感的感受器

"刺之要,气至而有效。"针刺所产生的得气感被认为是针刺产生疗效的必要条件。

侯宗濂(1986)领导的研究组自 20 世纪 70 年代以来对合谷穴的形态及生理特性进行了一系列的探讨。他们发现合谷穴针感主要分布于骨间肌和拇收肌范围,在这个部位肌梭分布数目较其他部位多,从背侧到掌侧有一条肌梭带,其方向与针刺方向一致。因此他们认为合谷穴的针感感受器以肌梭为主。由于肌梭中的Ⅰ、Ⅱ类纤维只参与牵张反应,其传入并不上升到意识领域,没有形成针感的可能。为此作者提出针感感受器的二重结构假说,认为肌梭中的两种结构共同构成针感感受器:针刺提插牵拉使梭内肌收缩,产生穴位肌电并维持针感;肌梭中的Ⅳ类纤维接受针刺刺激并传导针感。山东医学院(1978)也认为内关穴针刺得气感存在于深部组织中,其针刺插入的组织为旋前方肌及其表面的结缔组织;用组织学方法观察到该肌中段相当于内关穴区的肌梭分布密度最大。安徽中医学院(1979)观察了人前臂手厥阴心包经组织里的感受器分布,除常见有游离神经末梢外,还有相对集中的肌梭及毛囊感受器、Krause 终球、环层小体和血管旁包囊感受器等。上海生理研究所(1977)在猫的足三里、上巨虚、下巨虚穴位所在的胫骨前肌中观察到与穴位有关的感受器只有肌梭和游离神经末梢,而环层小体几乎找不到。Kelner(1966)为重复金凤汉的工作,对 11 个穴位的 1 万多张切片进行连续观察,除了常见的感受器如 Meissner 小体、Krause 终球和 Pacinian 小体相对集中外,并无特殊结构。他以长篇论文《皮肤的结构与功能》全面论述了他的观点。

因此,根据形态学的工作,肌梭可能是构成针感的主要感受器之一,生理学研究也初步证实了这一点。西安医学院(1975)在一系列实验中观察到,针刺肌肉丰厚处的穴位在产生得气感的同时可记录到穴位肌电,其特点是肌电发放持续时间长、振幅低,而且针感与肌电的大小、强弱有一定规律的对应关系,肌电是由梭内肌发放的,因为给动物注射三碘季铵酚后,梭外肌收缩曲线停止,呼吸运动不存在情况下,仍可以从穴位引导出活跃的肌电。注射箭毒后,原来对牵拉刺激敏感的单位不再出现肌电,表明它也不是肌梭传入末梢放电。但刘磊(1978)则认为,无论是针刺时刺激梭内肌,或是在完整的体内,梭内肌的兴奋均可反射性地引起梭外肌的发放,因而难以相信穴位肌电是单纯由梭内肌发放的。日本芹泽胜助(1979)也曾在出现肌肉硬结的穴位(肩胛部)运动负荷时记录到特殊的肌电信号。

上海生理研究所(1974)用剥离神经细束的方法还证明,针刺穴位时可兴奋位于肌肉和结缔组织等处的压力感受器和牵张感受器。Yamamoto 等（2011）在麻醉大鼠观察到手针和电针刺激足三里引起心动过缓（22 次/分钟 vs 10 次/分钟）和降压反应（30mmHg vs 18mmHg），在此基础上给予对牵拉刺激敏感的酸离子敏感通道阻滞剂氯化钆（Gadolinium chloride）可以减少手针和电针引起的血流动力学改变，说明电针和手针效应均与激活机械感受器相关。

由于游离神经纤维广泛分布于组织各处，肌梭在骨骼肌中的存在也并未发现明确仅聚集于穴位的分布特点，因此没有证据认为这些末梢神经装置就是穴位的"特异"结构。中国科学院动物研究所（1974）通过比较穴位的组织结构特点，发现除了游离神经末梢外，其余感受器（毛囊感受器、麦氏小体、环层小体、肌梭）并不普遍存在，但针刺穴位都能产生明确的镇痛效果，所以认为肌梭并不是针感共同必需的物质基础。在一些肌肉较薄，甚至没有明显肌肉分布的区域（如头皮、耳廓）以及皮内针、皮下针法，针刺效应仍然存在。最近，史学义和张清莲（1996）以单向捻针法针刺豚鼠"足三里"穴至手下产生针感，制备得气穴位的整体冰冻切片和扫描电镜标本，通过研究观察到穴位只存在已知的组织结构成分，是多种已知组织结构在穴位处特定组合普遍性的形态学基础，捻针力可刺激穴区多种针感组织结构，这可能是针感形成复杂的生物学原理。

张樟进等（Zhang 等，2012）进一步提出了"神经针刺单元"概念，认为穴位是多种末梢神经装置的复合结构。虽然这些神经感受装置在皮肤及穴位是普遍存在的，可能与复合针感的形成有关。但根据对穴位效应功能的研究来看，各种有形的感受器除了参与局部的镇痛效应外（参考第十三章），很少或基本上不参与针灸的调节功能（参考第十六章），针灸疗效的产生应该主要与薄髓鞘 Aδ-纤维和无髓鞘 C-纤维激活有关（这种结论是合理的。否则，来自日常大量的可以激活这些皮肤低阈值感受器的触压觉刺激岂不每时每刻都在无序地干扰着机体的正常功能活动）。

近年来，白万柱研究组采用神经示踪和免疫荧光组织化学技术从形态学角度来探索穴位发挥效应的薄髓鞘和无髓鞘神经末梢的生物学特性，观察到许多有价值的结果（图 6-9）。

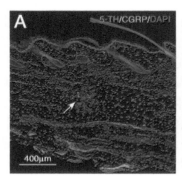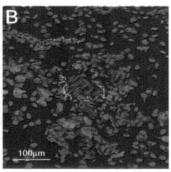

图 6-9　5-HT 阳性细胞和 CGRP 阳性神经纤维在大鼠足三里穴区局部皮肤组织中的分布
A:用共聚焦显微镜成像技术观察到的 5-HT 阳性细胞、CGRP 阳性神经纤维和 DAPI 标记的细胞核；B:为图 A 中箭头所指处的放大照片；分别显示 5-HT 阳性细胞（红色）、CGRP 阳性神经纤维（绿色）和 DAPI 标记的细胞核（蓝色）的详细特征

三、针灸信号的传入途径

江振裕等（1973）用压脉带充气阻断上肢血液循环后，针刺同侧手三里、合谷穴提高痛阈的效应不受影响，提示针刺效应的传入途径不是通过体液。吕国蔚等（1979）在针刺穴位产生镇痛效应的家兔上，用交叉灌流、血管架桥、神经切断等多种处理，证明足三里穴的传入通路主要是支配该穴的腓神经。席时元等（1982）形态学的工作证明足三里穴区的皮肤和肌肉

分别由腓浅、腓深神经支配,穴位的传入冲动是通过躯体神经和血管壁的神经丛两条途径上行。1961年,南京第一医学院以经典的马利鼓-气囊记录方法在具有肠瘘的狗身上观察到,电针足三里引起的肠运动增强效应在局部封闭后消失,分别切断坐骨神经或股神经,可使针刺效应减弱,同时切断上述两条神经后针刺效应则完全消失。刘瑞庭等(1986)结扎猫冠状动脉前降支,造成急性心肌缺血动物模型,针刺内关能促进急性缺血性心肌功能的恢复,这种效应在切断支配穴位的正中神经后明显减弱。

这些结果表明,无论是针刺镇痛效应,还是针刺对内脏功能的调节作用,都是通过传入神经发挥作用的,而且主要是躯体神经,但分布在穴位周围血管壁的交感神经纤维也可能参与针刺效应的传入。

哈尔滨医科大学在1961年观察了针刺足三里等穴对胃肠道运动功能有明显的调节作用,将局麻药普鲁卡因注射到穴位处的皮内或皮下等浅层组织对针刺的效应无明显影响,但注射到穴位的深部针刺效应随即消失。江振裕等(1973)在动物实验中也观察到,针刺有明确的抗伤害性反应的效应,这种效应不被皮神经的封闭所影响,但用局麻药注射封闭肌神经时针刺镇痛效应即不复存在。这些工作均表明,针刺所产生的效应与深部的神经功能正常有关,切断穴位传入的相关神经,针刺效应也将消失(北京医学院病理生理教研组,1960;遵义医学院生理教研组,1976)。

Bishop和Landou(1958)证实阻断血行后,粗纤维首先失去功能,然后细纤维依次失去功能,即触觉(Ⅱ类纤维)先消失,其次是快痛(Ⅲ类纤维)消失,最后是慢痛(Ⅳ类纤维)消失。利用这种方法,林文注等(1986)探讨了穴位针感与外周传入纤维类别的关系,针刺受试者内关穴时,在产生得气的酸、胀、重等针感后,再给予电针刺激,电压调至产生以麻为主的针感,然后在上肢用血压计充气加压,用超出肱动脉收缩压40mmHg以阻断上臂血液循环,此后随着阻断血行的时间延长,触压觉首先消失,然后是痛觉逐渐消失。结果观察到,触觉平均消失时间为(22.9±4.01)分钟;压觉平均消失时间为(26.36±4.16)分钟;刺痛平均消失时间为(35.71±4.81)分钟。电针感平均消失时间为(24.7±4.55)分钟;手针感平均消失时间为(37.3±6.78)分钟。这些观察表明,阻断上臂血行后,电针感往往与触压觉(Ⅱ类纤维)同时消失;手针感往往与痛觉特别是刺痛觉(Ⅲ类纤维)同时消失。吕国蔚等(1986)采用同样的方法也观察到电针针感的消失时间与皮肤触觉的消失时间几乎同步(分别为阻断血运后的24.5分钟和23.5分钟),而手针感的消失时间较分散,但离触觉和位置觉较近,离痛觉较远。而用局麻药穴位注射后,针感的程度减弱,性质也变得温和。同样采用硬膜外麻醉的方法,受试者的深、浅痛觉消失,在触觉和位置觉还保留的时间内,电针感消失的时间多在深、浅痛觉消失后,与触、位置觉消失前之间;虽然手针感消失时间较分散,但一般均晚于深、浅痛觉,早于或接近触觉和位置觉。采用蛛网膜下腔麻醉,针感的变化亦介于深、浅痛觉和触、位置觉之间。西安医学院(1975)也用阻断血行法检查了针刺合谷穴等产生的针感与快痛差不多同时消失。重庆医学院(1977)通过对神经系统功能障碍患者的针感反应研究认为,针感与深部痛关系密切,而与体表感觉系统的触压痛觉关系不大。

由于针刺手法及捻转提插的强度不同,可以激活与穴位有关的不同直径的传入纤维,更能通过不同的电针刺激强度计算出各类传入纤维的传导速度,并能确定哪类纤维能被电针激活。魏仁榆等(1973)在猫用剥离细束法发现,针刺可以兴奋深部组织中的压力感受器和牵张感受器,使之产生高频传入发放,这些感受器的传入纤维属Ⅰ、Ⅱ类。而他们(1976)进一步用分离神经细束的方法,记录经鉴定属 C 类纤维的电位活动(传递速度在 0.7 ~ 1.1m/s),发现按一般针刺的手法刺激 C 类纤维的外周感受野,能引起这类纤维的传入放电,最高可达 50 次/秒以上,留针期间放电还能持续,起针后仍有长时间不规则的低频放电。谭德培等(1986)电针猫的足三里穴,主要兴奋胫骨前肌神经的部分较粗纤维,但对无髓神经纤维的激活作用较少,而手针刺激感受野则可引起无髓神经纤维的传入发放。吕国蔚等(1986)用产生麻、胀、沉等感觉的电针刺激内关穴可在正中神经记录到传导速度在 73 ~ 77m/s 的 Ⅱ 类纤维的复合动作电位,而用"强烈针感"的电流刺激穴位,受试者除主诉有难以忍受的痛觉外,还可在正中神经记录到传导速度在 36.8 ~ 1.8m/s 的复合动作电位。

林文注等(1986)通过对某些神经系统疾病患者的观察探讨针感与神经系统的关系。他们发现,在多发性周围神经炎,或臂丛损伤患者,感觉障碍区针感的存在与否以及强弱与各种感觉障碍的程度密切相关,其中尤以痛温觉障碍的程度为主,痛温觉消失者不出现针感,而触觉障碍明显者,针刺该区经穴均有针感,但较慢而弱。脊髓肿瘤引起的 Brawn-Séquard 综合征,其临床表现为脊髓半侧损害,损害的同侧瘫痪与关节感觉丧失,以及对侧痛觉与温觉丧失。在这类患者针刺,对侧痛温觉减退区的穴位针感变得迟钝得多;而损害的同侧由于锥体束病损引起的轻瘫与深部感觉减退区穴位针感依然存在,并无太大改变。在病损部位涉及薄束为主的脊髓痨患者,两下肢深感觉近乎消失而浅感觉无明显障碍者,病损区的穴位针感也无异常改变。在病损部位为脊髓前联合的脊髓空洞症,针刺痛温觉完全消失区的经穴无针感,但只要存在轻微的痛觉就有轻的针感。

由此可见,采用不同的针刺手法可以激活穴位的各种神经感受装置和各类不同直径的传入纤维。但就针感而言,其冲动主要是经 Ⅱ 和 Ⅲ 类纤维,也有一部分是经 Ⅳ 类纤维传递的。

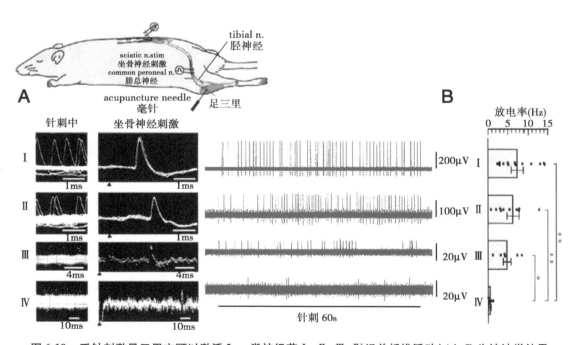

图 6-10　手针刺激足三里穴可以激活 $L_{4\sim5}$ 脊神经节 Ⅰ 、Ⅱ 、Ⅲ 、Ⅳ 组单纤维活动(A),B 为统计学结果

(引自 Kagitani 等,2010)

用记录周围神经的方法记录单纤维放电很难区分躯体神经与交感节后神经纤维,因而 Kagitani 等(2010)选用记录背根的方法区分感觉纤维种类。刺激麻醉大鼠足三里,记录 $L_{4~5}$ 背根神经,再用刺激坐骨神经的方法计算和鉴别纤维种类,得出结论 I、II、III 和 IV 类纤维的传导速度分别为 57.9m/s、42.9m/s、10.3m/s 和 1.2m/s,激活频率分别是 7.4Hz、6.2Hz、4.7Hz 和 0.4Hz。因而,手针刺激可以激活各类躯体传入神经(图6-10)。

四、针刺与热灸激活感受器的种类特点及传导通路差异

针灸疗法实际上是两种不同的体表刺激疗法,在早期中医文献中灸法使用多于针刺疗法。针法与灸法的适宜病种应该是不同的,正如张仲景所云:病在三阴宜灸,病在三阳宜针。但查询历代文献和现代针灸著作,这种观点已变得模糊不清。

正如我们在第五章已经论述过,皮肤的各种有明确形态结构的感受器都是机械感受器,它们的传入都是 Aβ 类纤维,针刺无疑是机械刺激,首先而且必须会激活这些不同阈值皮肤和深部组织的机械感受器。机械感受器多属酸敏感离子通道(acid-sensing ion channels, ASICs),是一类广泛存在于细胞膜上的通透阳离子的蛋白复合体。针刺可激活的还有在形态学上无法区分(属于游离神经末梢)、从生理学研究证实的 Aδ-和/或 C-高阈值机械感受器,以及机械伤害感受器(Aδ-神经末梢)和多型伤害感受器(C-神经末梢)(图6-11)。

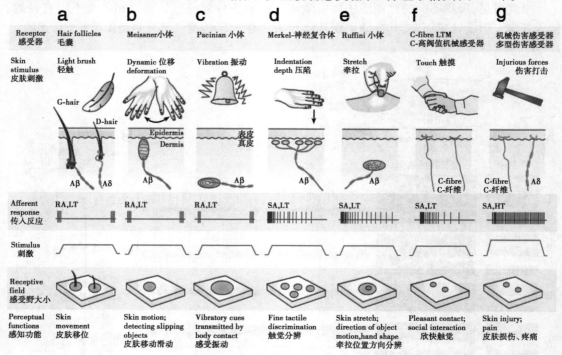

图6-11　各种与针刺激活相关的感受器
a:毛囊感受器;b:Meissner 小体;c:Pacinian 小体;d:Merkel-神经复合体;e:Ruffini 小体;f:C-高阈值机械感受器;g:机械伤害感受器和多型伤害感受器;RA:快适应;SA:慢适应;LTM:低阈值;HT:高阈值(引自 Delmas 等,2011)

热灸刺激对上述的所有机械感受器不会施加影响,但多型伤害感受器与高强度热灸有关。有资料认为,Ruffini 小体其轴突有的属于无髓鞘的 C 类纤维,其发放特征可以随着温度的升高而加强,但证据并不充分。热灸首先是激活其适宜感受器——温度感受器(其传入神经主要是 Aδ 类纤维);当热灸温度上升≥44℃由热变痛时又可激活伤害感受器——C-多型伤害感受器。

　　参与伤害感受器信息传导的辣椒素受体(transient receptor potential vanilloid,TRPV)是温度觉产生所必需的。TRPV 通道是 TRP 离子通道的 6 个亚家族之一,目前已经明确 TRPV 为非选择性阳离子通道,激活时主要引起 Ca^{2+} 内流,是兴奋性细胞的电压门控通道。哺乳动物 TRPV 亚家族包括 6 个成员,其中 TRPV-1、TRPV-2、TRPV-3、TRPV-4 介导热感觉。从图 6-12 中可以看到,如果施加"温灸"刺激时主要激活的是温感受器 TRPV-4 和 TRPV-3 受体(淡黄区域),它的激活温度是 33℃ 左右,但在 36℃ 以下都是无效刺激。"热灸"刺激主要激活的是 TRPV-1 受体,它应该是与常规灸疗相关的主要感受器。"化脓灸"可能还与

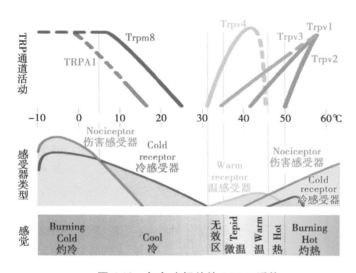

图 6-12　与灸疗相关的 TRPV 受体
(引自 Belmonte 和 Viana,Molecular Pain,2008;4:14)

激活 TRPV-2 受体有关。

　　温度刺激对 C-多型伤害感受器的激活强度直接取决于所施加在皮肤的温度,42℃ 以下的刺激基本无效,44~48℃ 时才能引起感受器的最大反应,这种温度也应该是灸疗激活多型感受器的最佳温度范围(图 6-13)。

　　在脊髓背角会聚神经元和延髓背侧网状亚核神经元(也属于多型神经元),我们观察到与 C-多型伤害感受器完全一致的结果。在皮肤感受野穴位给予 40~52℃ 的热灸刺激时,40~42℃ 的温度不能对这两个中枢的神经元产生有效的激活;44℃ 是个临界激活温度,神经元的激活骤然加强;在 44~48℃ 的热灸范围内,随着热灸温度的升高神经元的反应急速上升;但在 48~52℃ 时,这种反应形成一个上升相平台,反应的增加有限。这种现象表明 48℃ 的热灸接近饱和强度。临床研究中采用艾灸时测量皮温方法所确定的大于 50℃ 的热灸温度是不可信的,因为其测量的不是皮温而是燃烧时热辐射造成的伪象。其实,我们可以将不同温度的热水浸

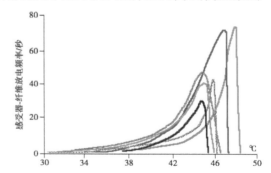

图 6-13　皮肤施热温度与激活 C-多型
伤害感受器的关系
(引自 Hensel 和 Kenshalo,J Physiol 204:99-112,1969)

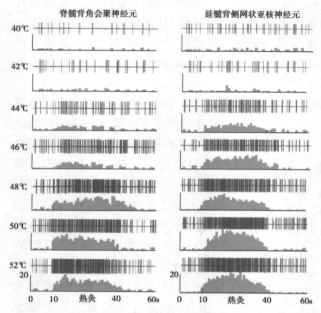

脊髓背角会聚神经元　　　　　延髓背侧网状亚核神经元

图6-14 不同热灸温度对脊髓背角会聚神经元和延髓背侧网状亚核神经元的激活反应

从图中可以看出44℃是神经元激活的临界温度，48℃时基本达到最大值

泡肢体，观察在临床艾灸时间持续的若干分钟内我们能够忍受的温度都达不到50℃的(图6-14)。

景向红研究组在 TRPV-1 受体基因敲除的小鼠观察到类似的反应，与同源野生型小鼠相比，TRPV-1$^{-/-}$小鼠对机械痛刺激的逃避反应基本没有改变，但对辐射热刺激引起逃避反应的潜伏期大大增加，表明 TRPV-1 受体介导了伤害性热痛反应，也推测该受体与热灸效应有关；而 ASIC$^{-/-}$小鼠机械痛阈明显升高，热痛阈基本没有变化(图6-15)。

因此，针刺和热灸各自能够激活不同的感受器；针刺主要兴奋各种机械感受器，热灸主要兴奋温度感受器，显示出针与灸具有各自的生物学特性。然而，针与灸又都能激活 Aδ-和 C-多型伤害感受器，特别是在相对高强度刺激条件下，表明两种刺激方法

又显现出感受器激活的共性。从生理学原理分析，由于针刺能够同时兴奋皮肤和皮下及肌腱等深部各种机械感受器和多型伤害感受器，融个性与共性为一体，因而容易显现对组织感受器的最佳立体组合刺激；热灸刺激仅能兴奋热感受器(其实单纯的温度感受器鲜有确认)和多型伤害感受器，因而对感受器的激活是个性大于共性，但由于施灸的面积大于针刺的面

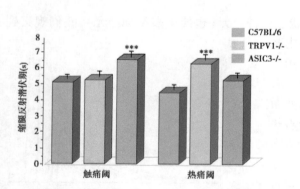

图6-15 与同源野生型 C57BL/6 小鼠相比，TRPV-1$^{-/-}$小鼠机械痛阈基本没有变化，但热痛阈明显升高；而 ASIC$^{-/-}$小鼠机械痛阈明显升高，热痛阈基本没有变化

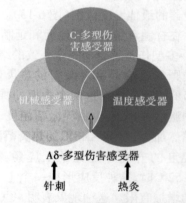

图6-16 刺灸法激活感受器的个性与共性，针刺主要激活各种机械感受器，热灸主要激活温度感受器；但它们都能激活 Aδ-和 C-多型伤害感受器(polymodal receptor)

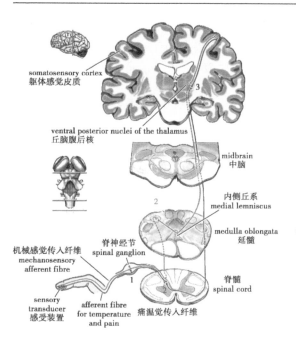

图6-17 针刺和热灸信息的传导通路,热灸信息只能沿绿色的脊髓-丘脑侧束上行;而针刺信息则可沿绿色的脊髓-丘脑侧束、脊髓-丘脑前束和红色的背柱-内侧丘系3条通路上行

积,故热灸具有作用皮肤平面的空间总和特性(虽然有些研究声称艾灸或某些仪器的热源可穿透到组织深部刺激,但这纯属猜想,因为深部组织缺乏温度感受器)(图6-16)。从形态学角度,针刺信息可以沿传递触压觉的背柱-内侧丘系、脊髓-丘脑前束和传递痛温觉的脊髓-丘脑侧束3条通路上行达脑,多途径的上行投射可能就会激活更多的整合中枢;而热灸激活的传导通路仅有传递痛温觉的脊髓-丘脑侧束单一通路上行达脑(图6-17)。电针刺激不是组织感受器的适宜刺激,但它能够依强度激活各种感受器-神经纤维。

五、穴位的某些形态学特征

穴位大多在皮下都附有筋膜组织和位于肌间隔结缔组织中,这些组织中有大量的胶原纤维。因此有人提出针灸刺激可能与结缔组织中具有传输信息和能量功能的胶原纤维有关。形态学研究表明,穴位在四肢多位于肌间隔疏松结缔组织聚集处,有多条感觉神经交汇。费伦等(1998)采用光学变焦手持式视频显微镜观察到足三里穴位有呈束状平行排列的胶原纤维。Langevin等(2001;2002)从针刺得气出发对穴位及其结缔组织的关系进行了一系列的观察研究,在对穴位处和相对应的旁开点的超声图像观测统计后认为,人体手臂上80%以上的穴位和50%以上的经线与肌肉间和肌间结缔组织平面相互交叉重合,进一步说明经络可能是以结缔组织为物质基础的;她还提出针下有沉紧的感觉是由于结缔组织缠绕在针上引起的,并且因此产生能量转换,将机械信号传递到结缔组织细胞;另外,通过测量针刺在不同深度下捻转和不捻转两种手法产生的拔力,她推测针灸的治疗机制可能就是因为在捻转过程中结缔组织产生的缠绕使针向组织传递机械信号(图6-18)。

Langevin(2006;2007)提出,机体存在遍布全身的非特异"疏松"结缔组织的解剖学网络,作为机械敏感的信息网,从而沟通组织间、甚至与内脏间的信息联系,是以往未被重视的机体信息联通系统。这些信息网包括3种:①由机械力产生的电信号可以通过细胞外基质传递(如已知胶原蛋白

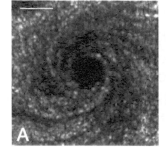
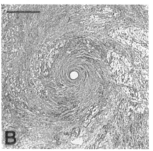

图6-18 在大鼠腹壁针刺沿单一方向捻转32圈后皮下组织超声扫描显微图像(A)和同一组织苏木精染色的组织图像(B)。标尺:1mm(引自Langevin等,2002)

具有半导电、压电和光电导性质），局部刺激所产生的电活动可在一定距离内传播；②在细胞水平，组织中的成纤维细胞和细胞网络间的密切联系与细胞接点的连接蛋白表达有关，虽然它们之间不存在缝隙联结；③对刺激可发生组织重构的反应，以传导信息，适应环境变化的需要。

肥大细胞（mast cell，MC）与机体过敏、炎症反应有关，参与损伤组织修复、免疫等反应，它的分化、成熟、激活和介质的释放都受到严格的调控。MC 的发育源于骨髓 CD34$^+$ 前体细胞，在血管外围成熟并生发出颗粒。MC 作为一种重要的免疫细胞，体内分布广泛，其胞浆颗粒内含有多种生物活性物质，如生物胺、肿瘤坏死因子、白三烯、前列腺素、血小板活化因子等，MC 通过释放这些生物活性物质发挥其功能。Botchkarev 等（1997）认为皮肤中存在 MC-神经联合点，且对神经纤维类型有高度的选择性。MC 与神经末梢之间的"突触样"连接，为 MC 与神经纤维之间的信息传递提供了结构基础。

张保真（1985）通过实验研究观察到，人皮肤内的神经末梢和 MC 之间存在"突触样"的连接并提出"轴索反射联动说"。一方面当针刺作用于神经末梢而非 MC 时，可以刺激神经末梢释放 P 物质，P 物质可作用于邻近的 MC，使其释放组胺、肝素、白三烯等物质；另一方面当针刺作用于 MC 而非神经末梢时，MC 可以释放组胺和 P 物质等，这些物质又可作用于局部的神经末梢和血管，使血管和神经末梢发生相应的变化。也就是说，不论刺激的是 MC 或是神经末梢，最终针刺的效应信息都会在 MC 与神经之间相互传递，并且根据轴索反射联动假说这种传递可以由神经的一支传导到相连的其他神经侧支。

许多研究表明，针刺通过促进 MC 脱颗粒发挥调节功能，穴位注射 MC 膜稳定剂色甘酸钠阻断 MC 脱颗粒则针刺效应受阻，针刺镇痛效应减弱，而采用穴位注射 Compound48/80 和组胺激活 MC 的方法则具有针刺样作用（吴景兰等，1980；刘里远等，2005；张迪等，2007；罗明富等，2007；石宏等，2010）。

六、穴位形态学研究的新进展及疑义

近些年来对穴位的解剖学研究进展有限，但在 4 个方面颇有成效：①以严振国为首的研究小组采用断面解剖学方法，以腧穴的体表定位、操作方法、进针层次、毗邻结构为主要研究对象，对腧穴断面解剖观察分析，辨明针刺角度、深度与解剖结构的关系，旨在提高针灸疗效，避免临床上因盲目针刺而发生意外。编写、出版了《应用解剖与穴位层次结构》《经穴断面解剖图解》等书，形成了系统的腧穴解剖操作规范，为熟悉腧穴的三维结构和毗邻结构、验证和掌握教材中不同刺法所涉及的解剖结构以及易损伤的重要器官提供了基础平台（2005）。②数字化可视人体研究是从几何角度定量描绘人体解剖结构，把实体变成切片数据，然后在计算机中重建成三维人体，以三维形式了解人体解剖结构的大小、形状、位置及器官间的相互空间关系。通过数字人系统在虚拟人体上研究穴位的多层次、多角度、立体结构，掌握穴位在针刺过程中与周围组织的空间关系（白娟等，2005）。③黄龙祥采用影像解剖学和人体测量学的研究手段，按照腧穴体表解剖学特征定位的中医取穴方法，建立了《实验针灸表面解剖学》，为穴位的取穴定位原则制订了表观形态学规范（2007）。④分子神经影像学的发展为穴位组织化学研究提供了新的方法，使我们能够了解穴位所存在的不同分子能的阳性神经组织。

但是即便如此,我们对自身穴位的了解仍然不很充分。很多从事针灸形态结构的研究人员根据自己的研究或从书本上获得的知识认为:穴位周围有较大的神经束支通过、穴位有更多的神经纤维分布,针灸就是通过激活穴位这些相对丰富的神经组织发挥相对特异性作用的。然而,这些观点基本缺乏必要的证据:①每一根神经纤维或神经干都包裹在绝缘的髓脂鞘膜中,按照神经生物学的一般原则,它并不对与自身无关的周围刺激发生激活反应(就像我们周围地上地下到处分布着的纵横交错的电缆,如果它不能进入我们使用的终端用户,又与我何关?);而针刺直接刺中神经干的概率非常低,除非施针者特异选择特定部位或穴位有意刺中神经的疗法。正常情况下,即便刺中神经也由于刺激的强烈冲击而反射性躲避(但电针可以通过机体的容积导体间接刺激到附近的神经)。②穴位有丰富的神经纤维分布证据仍然不充分。就目前的神经示踪水平,除了通过繁重的切片观察、叠加和模拟计算能够勉强大约了解穴位组织的有限机械感受器和粗大的有髓鞘神经纤维外,无限的游离神经末梢感受器和无髓鞘神经纤维仍然难以标记(何况对穴位神经纤维密度的研究结果大都是在几十年前缺乏分子神经影像技术情况下得出来的)、区分和观察计算。

然而问题还在于,几乎所有穴位的形态学研究无法得出结论:穴位存在特殊的解剖学结构。由于99.5%的穴位有神经束支分布(唯一一例外的是只有神经末梢分布的乳中穴),穴位与神经组织的关系得以明确;在肢体的末端处由于多种感受器分布相对密集,于是穴位的感受器理论提出来了;在肌肉丰满处,穴位与肌梭分布有关的观点诞生了;在靠近血管或淋巴管处,穴位与血管、淋巴管的关系也就成立了(由于在小血管周围肥大细胞常贴壁分布,穴位与它的关系也就顺理成章了);不成熟的仪器测量出穴位变异很大的声、光、电、热、磁特性的结果也不时可见,但多在发表几篇文章后悄然离去,几乎没有例外的意外确实令人惊诧!面对纷争的研究结果,于是有人提出了穴位是"神经血管以及多种组织参与的复合立体结构"这一无可奈何的观点!试问:没有"穴位"的区域难道不也是这些同样的组织结构特征吗?

需要特别强调的是,目前各种神经标记技术能标记上和在常规显微图像中可以看到的多数是"有髓神经纤维";正如我们已经在相关章节阐述过的针灸发挥效应的传入神经主要是"无髓 C-纤维和薄髓鞘 Aδ-纤维"。因此,"穴位具有与效应密切相关的、相对丰富的神经支配"关系仍然缺乏充分的证据!

皮肤神经检测是定量分析小直径神经纤维的成熟技术,通过明视野免疫组织化学染色和间接免疫荧光方法可计算表皮内神经纤维密度。但这项技术在穴位的神经纤维密度研究中开展甚少。例如,利用针对神经元细胞质抗原决定簇(如蛋白基因产物9.5)、细胞骨架(如微管、微丝)的特异性标记物及 TRPV-1 受体可显示无髓神经纤维。利用针对不同髓鞘成分的抗体(如髓鞘碱性蛋白、周围髓鞘蛋白22、髓鞘相关糖蛋白)可显示出不同的有髓神经纤维。也许,随着分子神经示踪技术的发展,可以在不久的将来采用多重分子造影分别或组合标记的方法研究穴位的分子神经化学解剖结构。目前,这些方法已经在一些研究室得以开展,期待有新的进展。

就我们的知识,穴位与神经组织的密切关系,可以从以下几点加以考虑:

(1) 关节处穴位分布较多,在关节附近的穴位皮下组织中主要是肌腱,而腱器官在单位体积中感受装置密度最大。

(2) 肢体各不同部位的皮肤神经感受装置也存在非常大的差异;肢体末端的皮肤如手指对触觉最为敏感,说明触觉感受器密度高,两点辨别阈值最小;躯干部最不敏感,故两点辨别阈值最大;而手足部的温度觉敏感程度最低,可耐受的温度最高,因而冷、热感受器的密度也就最少;故不同的穴位采用的刺激方法可能存在差异。

（3）穴位常常分布在运动点,而运动点是神经支的分布处;骨骼肌的神经分布密集区多位于两端,而两端处穴位的密度也较大。

（4）四肢末端处神经元的外周感受野区域明显小于躯干部,表明这些区域感受器在单位面积里密度大。支配四肢的感觉神经元在脊髓形成颈膨大和腰膨大,而且主要是神经元的灰质部分增大,说明支配四肢末端的神经元的数量明显增加。

（5）四肢末端关节众多,控制指端精细运动的细小骨骼肌多为肌腱,因而腱器官感受器丰富,与此相反躯干部多为大的扇形肌,缺乏或少有肌腱,因而感受器明显不同。而控制精细小关节骨骼肌的运动神经元仅支配数根或数十根肌纤维,而控制大的肌肉的运动神经元则支配数百至数千根肌纤维,差别巨大;反映出穴位效应的强弱会有所不同。

（6）支配四肢末端的脊髓膨大部分少有在脊髓间起联络作用的脊髓固有神经元,因而有精确的感觉定位和精确的运动功能,同时也说明刺激此处产生的效应也强而局限,表现出相对特异性;而在脊髓非膨大部存在有相当数量在脊髓间发生投射联络的固有神经元,故刺激躯干部产生的效应多弱而弥散。

（7）在丘脑和大脑皮质感觉运动定位域,手足部的功能域远大于躯干部,甚至手指的定位域都大于躯干的总和,这种定位域的大小说明支配该区域脑细胞数量的明显差异。

因而可以认为,单纯从某一穴位局部来比较,穴位区与附近的结构即使有差别也不会太大,而与之远隔的区域则可表现为结构与功能有较大的差异（排除与靶器官节段性神经支配与非节段性神经支配这一重大联系问题）。穴位的功能特征可能主要与上述差异有关。

第四节　经穴与体表反应点

一、经穴与运动点、触发点的关系

运动点（motor point）指的是神经分支进入骨骼肌的入口处,是用最弱电流刺激能引起肌肉最大收缩反应的刺激点。随后的研究认为,运动点不一定就是神经进入肌肉处,而在接近体表的神经末梢密集区弱刺激也能产生最大的收缩反应。临床上常用的经皮电刺激疗法多选择在运动点上。Liu 等（1975）采用严格的双盲法在 21 名志愿者对经穴图和运动点分布图作了比较分析,最后得出的结论是:所有的运动点都是穴位,但不是所有的穴位都在运动点上。这是因为穴位的数量远比运动点要多。Liu 等将志愿者分为两组,第一组是针灸医生先标明好穴位的位置,再由理疗医生用电刺激法确定运动点;第二组则首先确定运动点,尔后再标记穴位。最后计算穴位与运动点之间的距离均数和标准差。他们把距离差值小于 4mm者作为完全吻合,距离在 4～10mm 的作为基本吻合,在所检测的 16 个穴位中,有 10 个穴位与运动点完全吻合,6 个穴位为基本吻合。Gunn（1976）也将临床上常用的 70 个穴位与运动点作了比较,有 35 个穴位位于已知的运动点上。

异曲同工的是,在治疗肌筋膜疼痛方面,西方常采用触发点（trigger point）刺激疗法;而在触发点使用针刺疗法常常取得比传统针灸更好的临床疗效。由于它与中医阿是穴的生理病理特征和临床主治有一定的相似性,探讨触发点与穴位的关系对于阐述穴位的实质和针灸治疗的原理有一定的意义（彭增福,2008）。

肌筋膜触发点（myofascial trigger point）临床研究最为广泛,是指骨骼肌内可触及的压痛点。按压它时可激发特征性的整块肌肉痛,并扩散到周围或远隔部位的牵涉痛。根据其是否伴有自发性疼痛,可分为活性触发点（active trigger point）与隐性触发点（latent trigger point）,前者可自发地引起疼痛,而后者在受压下才会引起疼痛。肌筋膜触发点常常位于受累肌肉的中部或肌腹上,或肌肉与肌腱交界处、肌筋膜边缘易拉伤处、肌肉附着于骨突的部位等,其面积通常小于 $1cm^2$。Travell 和 Simons 出版的 *Myofascial Pain and Dysfunction：the Trigger Point Manual* 一书中列举了 255 个肌筋膜触发点,其中约 2/3 与经穴的位置相同或相近,这些穴位也常用于治疗肌筋膜关节疼痛等（Travell 和 Simons,1983）。1977 年,疼痛闸门控制学说的倡导者 Melzack 等比较了两者的疼痛主治症及牵涉痛形式,假定穴位面积的范围在直径 3cm 情况下,认为触发点与传统穴位具有高度的一致性,两者符合率达 71%。Dosher（2006）利用解剖软件比较了这 255 个肌筋膜触发点和 747 个经穴及经外奇穴的相关程度。她将触发点和穴位相距在 2cm 以内、而且位于同一块肌肉的称之为对应点（corresponding point）,并比较了这些对应点的临床疼痛主治,以及相对应的触发点的牵涉

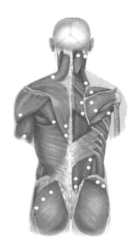

图 6-19　部分典型的肌筋膜触发点位置

痛形式与相应的穴位所在的经络分布。结果观察到 92% 的肌筋膜触发点与针灸穴位在解剖上相对应。针灸穴位中有 79% 的穴位所主治的局部疼痛与其对应的肌筋膜触发点相似（图 6-19）。

基于触发点理论的西方针刺疗法,由于在临床上对肌肉关节的疼痛性疾病具有很好的疗效,其相关疗法还被正式纳入到大学的正规教育。但由于严格的临床研究相对较少,有效性的确切证据有待提升。近年来,一些基于随机对照试验（RCT）的临床试验设计观察已陆续有报道,如采用经皮电刺激触发点治疗斜方肌隐性肌筋膜疼痛取得明确疗效（Cotchett 等,2010）。而且对触发点的生理病理特征和效应机制的研究也越来越多,这些新颖的资料可能有助于我们对穴位本质的理解,也无疑将促进传统针灸学的发展（Gemmell 和 Hilland,2011）。

二、经穴与皮肤活动点的关系

皮肤活动点是由 AK. Подшибякин 于 20 世纪 40 年代创导的。如果说运动点是神经进入肌肉的入口处,那么皮肤活动点是神经进入皮肤的入口处,在这个部位极易使皮肤兴奋并产生特有的反应：氧消耗量增强,温度升高。当内脏器官不发生紧张的生理或病理过程时,人与动物皮肤活动点上的静电位分布是比较稳定的。活动点部位比其 1 周围皮肤区的电位值大约高 3~5mV。当内脏器官发生紧张的生理或病理过程时,其相应皮肤活动点区域的电位值便出现增高现象,而其余的皮肤活动点的电位值出现降低,疾病痊愈时,相应的皮肤活动点的电位值亦随之恢复到正常状态。刺激皮肤活动点对相关内脏活动有应答性反应出现。因此可通过检测皮肤活动点来诊断内脏疾病,也可通过刺激皮肤活动点来治疗疾病（图 6-20）。

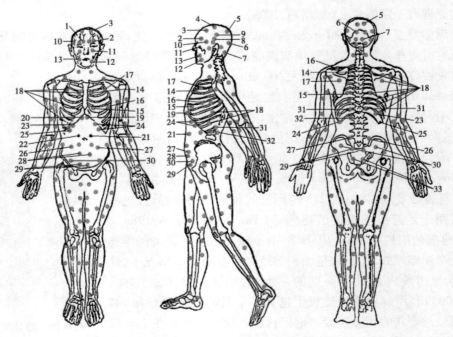

图 6-20　皮肤活动点的分布位置

1、2. 额；3. 额后；4. 前顶；5. 后顶；6. 枕上；7. 枕下；8～10. 颞；11. 眼下；12. 下额；13. 口角；14～17. 心脏点；18. 肺点；19～22、31. 胃点；23. 胆囊点；24. 脾点；25. 肝点；26. 阑尾点；27. 乙状结肠点；28. 膀胱点；29. 子宫点；30. 卵巢点；32. 肾点；33. 直肠点(参考王本显,1984)

　　通过与针灸穴位相比较,很多皮肤活动点与经穴位置有关。皮肤活动点与 Head 牵涉痛反应有关,但它是建立在营养性神经反射基础之上(参考王本显,1984)。

　　与此相应,石川根据内脏-皮肤血管反射也发现皮肤存在皮电点。皮电点的电位变化与内脏活动改变有关,它的生理过程与内脏-皮肤血管反射性变化过程有联系,当某内脏出现病理状态时便通过脊髓联系,反射性引起节段间皮肤小动脉的神经性血管运动障碍,出现皮下渗透物,造成低阻抗点。因此,可通过专门设计的电学仪器检测这种皮电点,其原理与皮肤活动点大同小异,都是建立在内脏-体壁反射性联系基础之上。一些研究表明,某些皮电点与经穴分布有对应关系,如芹泽胜助(1979)指出,肺结核患者皮电点在上肢的分布与肺经、大肠经穴位相一致。但根据石川(1960)本人提供的资料,内脏病理情况下出现的皮电点与 Head 牵涉痛区关系更为密切。

三、经穴与 Voll 电针的关系

　　20 世纪 40 年代末,德国医生兼工程师 Reinhard Voll(1975;1980)探索出一种快捷、非入侵的筛选法检测健康的失衡状态。1958 年,Voll 结合针灸原理提出由其姓氏命名的疗法:EAV(Electro-Acupuncture according to Voll, 也称 EDS,Electro-Dermal Screening)。该疗法至今在欧洲还有超过 25000 名医生使用;在美国使用的也不乏其人,并以"整合和生物医学"疗法的形式运作。已经确定的 500 多个 Voll 电针穴位中有 2/3 是中医的经穴。通过 Voll 电针疗法的研究已经证实,每个穴位都与体内的解剖和生理功能有直接的联系。因此,这种疗法不但对治疗而且对疾病的诊断也是有一定意义(图6-21)。

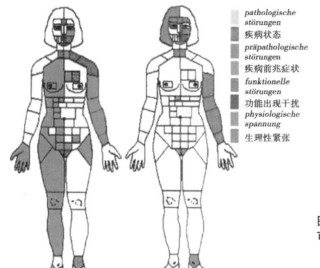

图6-21　通过 Voll 发明的检测设备可以探查机体的失衡状态并用经皮电刺激方法加以调整
不同颜色提示失衡的严重程度

四、经穴与良导络的关系

1950 年,中谷义雄发现在人体存在可测出与经脉循行路线大致相一致的 14 条线,在线上存在与经穴大致位置相同的良导点。这些点可用来诊断和治疗疾病(图6-22)。

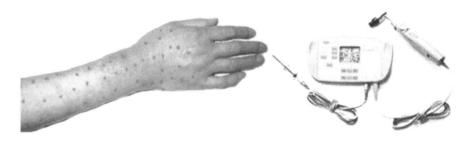

图6-22　采用良导络可以检测出呈线状排列的良导点

第五节　微针系统

根据不完全统计,自 20 世纪 50 年代以来在传统针灸疗法基础上又"创立"了十几种类针灸疗法,一般称之为微针系统,如头针、耳针、面针、眼针、鼻针、唇针、舌针、腹针、脐针、腕踝针、尺肤针、手针、第 2 掌骨全息疗法、足针等。

彭静山开创的眼针疗法广泛应用于临床。他把眼周按照八卦而谓之"乾、坎、艮、震、巽、离、坤、兑"8 个"经区"改用的八区 13 穴,总名为"眼周眶区穴"。其中,1 区为肺、大肠,2 区为肾、膀胱,3 区为上焦,4 区为肝、胆,5 区为中焦,6 区为心、小肠,7 区为脾、胃,8 区为下焦(图6-23A)。

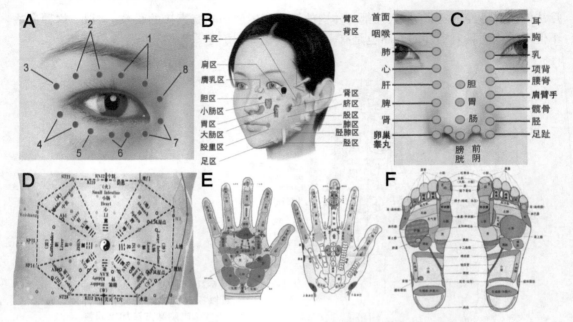

图 6-23　各种微针疗法穴位及反射区分布图

面针疗法指针刺面部特定穴位以治疗疾病的方法,于 1960 年始见报道。该法穴位以《灵枢·五色》中面部视诊部位为主要依据,并将之分为额区、鼻区、眼区、口区、耳区、颧区和颊区,每区均有面针专穴(或单或双)。面针穴位共计 17 对 34 穴。其适用范围较广,凡针刺疗法的适应证均可使用(图 6-23B)。

鼻针疗法是在鼻部范围内的一定穴位上进行针刺,借助脏腑、经络的联系以治疗多种病症的一种针刺方法。鼻的穴位分为 3 条线 23 个刺激区(图 6-23C)。

腹针疗法是由薄智云倡导的新针法。腹针疗法是通过针刺腹部特定穴位治疗全身疾病。该疗法以神阙穴为中心的腹部先天经络系统理论,寻找与全身部位相关的反应点,并对其进行相应的轻微刺激,从而达到治疗疾病的目的。临床主要适用于神经系统和运动系统疾病(图 6-23D)。

手针足针疗法是在西方反射疗法基础上建立起来的,针刺点十分条理而规律地分布,也是按照躯体部位的相对投影而确立手足部与整体间的关联(图 6-23E、F)。

耳针疗法是目前应用最广泛的微针疗法。《灵枢·口问》有关于"耳者,宗脉之聚也"的记载,但没有临床记录。法国 Nogier 于 20 世纪中叶提出了耳针疗法(参见第十七章),当时仅提出 42 个耳穴点。耳针疗法在 1958 年传入中国后得到充分发展,耳穴数不断增加。1992 年国标耳穴为 91 个。但耳穴从来就是不定数,目前已经超过 200 个(图 6-24),问题是医生能准确定位吗?

平田氏十二反应带指日本平田内脏吉于 1913 年用测定皮肤温度的方法进行心理学的实验,发现各种不同的疾病可以分别反应到身体的 12 条反应带(图 6-25A)。这 12 条反应带无论是在躯干、四肢或头面部均呈现轮状分布。在躯干部位的 12 条反应带的位置大体与海氏(Head)带相符,平田氏十二反应带疗法在日本仍有市场。

1973 年,张颖清提出了人的第 2 掌骨侧有一组有序的穴位群,并在此基础上建立了穴位

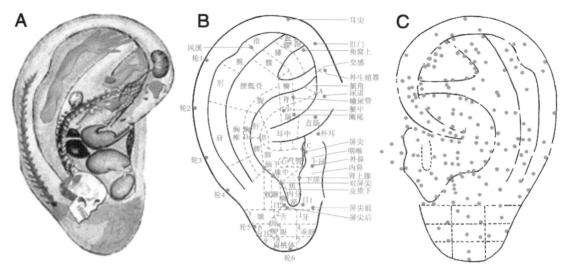

图 6-24 Nogier 创立耳针疗法仅从简单的倒置在母体子宫中的胎儿在耳廓上的投影定位穴位(A)，
国标耳穴为(B)91 个，但目前耳穴数已达 200 多个(图 C 中标记的穴位有 175 个)

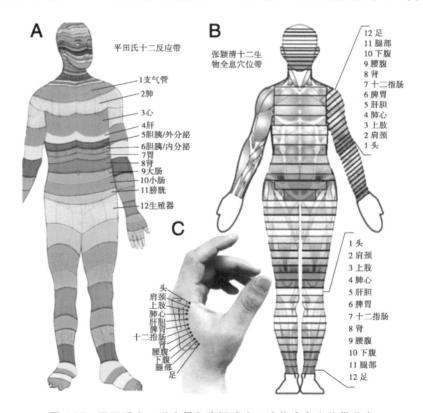

图 6-25 平田氏十二反应带和张颖清十二生物全息穴位带分布

全息律和生物全息律。不管他是有意还是无意，这个全息律都胎生于平田氏十二反应带的
理念，只不过平田的理念是以头部、躯干、四肢划分区带，张颖清是在此基础上细分为以长形
骨为区带。他提出人体任一长骨节肢或其他较大的相对独立的人体部分的穴位与人体的对

应点在头部、躯干和下肢是以向心端方向有序排列；为了迎合对立两极相连（即头与足两极相连）的构想，无可奈何在上肢部分只能改为向离心端方向排列了，给以第2掌骨侧为代表的穴位全息论留下了"理论"空想的硬伤（图6-25B）。从张颖清给出的穴位全息律图和第2掌骨侧全息穴位群详图，我们可以直观地看出人的第2掌骨节肢、桡尺骨节肢、肱骨节肢、股骨节肢等都像缩小了的人体，每个骨节顺序排列着一个完整个体。

张颖清认为，第2掌骨等节肢系统不但携带有整体形态学信息（图6-25C），还含有整体上器官或部位的病理学信息，即当整体上的部位或器官有病时，这些节肢系统上的对应穴位会发生病理反应。利用第2掌骨等节肢系统的全息穴来诊断和治疗整体上各器官或部位的疾病的方法就是生物全息诊疗法。据称，生物全息诊疗法用于200多种疾病的诊断准确率和治疗有效率都在90%以上。

细察各种微针疗法提供的报道（郭长青．中国微针疗法，2007；学苑出版社），对许多疾病的临床疗效都高得惊人，一些难治性疾病（如中风后遗症舌针的治愈率高达40%）都有80%以上的效果；大多有效率都在90%以上，甚至达100%。微针疗法如此简单又如此奇效，真使5年寒窗的莘莘学子和专家教授汗颜了，何不花上几天时间学会几项带有全息密码的微针疗法闯荡天下？

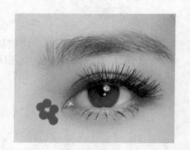

图6-26 睛明穴区不同系统的穴位分布发生重叠，效应会大相径庭吗

问题还在于，微针疗法之间有强烈的排他性，相互矛盾而不兼容。张颖清的头部全息穴位的排列与头针穴位、面针穴位、眼针穴位、鼻针穴位相矛盾。如在目内眦外的足太阳膀胱经睛明穴，主目视不明，故名睛明；在经外奇穴中尚有与治疗眼疾相关的几个穴位（如下睛明等）。但在彭静山的眼针疗法中，此穴区主要用于治疗脾胃病。在鼻针疗法中，此区用于治疗乳房疾病，同

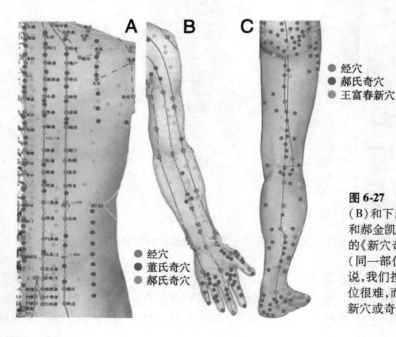

经穴
董氏奇穴
郝氏奇穴

经穴
郝氏奇穴
王富春新穴

图6-27 躯干背部（A）、上肢前侧（B）和下肢背侧（C）经穴、董氏奇穴和郝金凯经外奇穴以及王富春编著的《新穴奇穴图谱》诸穴位组合而成（同一部位穴位不重复标记）。可以说，我们按图定穴很容易，寻找非穴位很难，而且还有很多其他著作中的新穴或奇穴难以加画于其中

时又与心肺有关。在张颖清的全息疗法中,该部位与肝胆相连。在平田氏十二反应带疗法中,此区又与肾相关。在新穴范畴中,该部位是升麻穴(郝金凯),主要用于腹部手术麻醉(图6-26)——您针刺这些矛盾的穴位时究竟会产生哪种系统穴位的效应?这些穴位主治发生冲突时我们该如何祈祷?在不同版本的微针系统或经穴的主治狭路相逢时我们该请教哪位圣贤?

即便是经络理论指导下的穴位分布也有时难以自圆其说,董氏奇穴和郝金凯经外奇穴也是以经络学说为指导的但更偏重临床实践,有些奇穴或新穴与经穴位置很靠近但主治却可能大相径庭(图6-27)。

第六节 穴位在医疗实践中的位置

作为医学工作者,我们应该对疾病的转归有清醒的认识,人类进化到今天表明机体天生就具备了良好的自我修复能力。小到皮肤创伤不需要医疗的任何处理就可自愈(医学其实仅作了清创、缝合、消炎处理;医学不能使皮肤愈合,修复是机体的本能而医学仅能保障和促进修复的过程),大到中风后(未危及生命)生理功能的逐日改善,医学只能加快这种过程(核心仍然是自身的康复潜能)。另外,我们日常所患的多为自限性疾病(self-limited disease),这类疾病在发生发展到一定程度后能自动停止,并逐渐恢复乃至痊愈;治疗本身具有很大局限性。医生对患者其实是有意或无意间实施了4种治疗:①帮助了患者的自愈能力;②医生的心理治疗(信任的医生效果更好);③医疗方法的安慰剂效应;④医疗本身的治疗作用。患者总是感觉今天比昨天好,明天比今天好;这可能误导患者认为完全是医治的效果。这是疗效出奇高的主要原因(当然更有结局指标选择问题)。纽约Sloan-Kettering肿瘤中心的流行病学和生物统计学专家Vickers教授长期关注针灸的临床评价问题,对中国的临床研究高疗效问题持批评态度,他认为结局指标选择的不专业可能是重要原因。

论述至此,以上所有的穴位或体表刺激点系统强烈地给我们4点明示:①从总体上看,各种穴位系统都有一定的理论基础,但仔细思考后多数的理论来源都存在不少空穴来风和牵强附会的问题,唯独临床实践是积极的。②从文献的角度来看,361个经穴并不完全是临床的产物,因为自唐代始少数穴位没有临床记载;而所有的奇穴、新穴、微针疗法都是临床实践的产物,都具有相应的临床疗效;许多针灸大师都有自己钟爱的常用穴和自己创用的新穴;这表明所有的穴位刺激对疾病的康复都有积极的一面。③体表的刺激都可能激发机体的一种普适性的广谱调节效应,从整体提高机体对疾病的抗击能力,穴位刺激激发的这种非特异性效应使得针灸可以用于治疗或辅助治疗大多数的病症。④穴位如此之多、分布如此之广、效应如此之验,不但提示针灸效应的广谱性,也提示有效刺激比穴位本身更重要,并从另一个侧面表明穴位所在的躯体部位远比穴位的精准定位重要。

而诞生才40余年、建立在现代科学基础之上的经皮神经电刺激(TENS)疗法却在短时间内快速进入主流医学,扎根于大小西方医院,风靡五洲,深入家庭,入驻中国——它只给皮肤电刺激,不确定皮肤固定位置。而另一种深部电刺激技术问世更短,但它通过三维空间精确定位、深入或留置于体腔(如直结肠)、组织(如脊髓腔)、器官(如心脏)和脑内(如深部脑刺激),步入现代医学最前沿。虽然针灸已在140多个国家和地区作为替代和补充医学使用,但除了个体的practitioner和acupuncturist外,绝大多数连doctor的资格都没有!

我们在此提出一个思考的问题:穴位到底是什么? 穴位究竟在哪里? 它是解剖学的哪个点,还是哪个区? 它有多大? 它的位置会变吗? 健康和疾病情况下穴位的定位和穴位固有的生物学效应会发生改变吗? 虽然我们常常用教科书的解释来回答:腧穴是人体脏腑经络气血输注出入的特殊部位。但这一穴位概念所给出的定义,其内涵和外延都比较宽泛,而穴位的种种特征在这一定义中往往难以充分体现,造成穴位的功能不明确、临床取穴混乱等问题,严重制约了针灸学的发展。因此穴位的研究对于针灸学的发展具有重要的意义。

　　自1997年以来,欧美一批有分量的、建立在规范的现代临床研究方法基础之上的大样本针灸临床研究论文相继在国际一流学术期刊上发表;总体来说,肯定了针灸对骨关节等软组织病变及一些痛证(如偏头痛)有一定的治疗作用(与常规药物治疗组相比),但与此同时非穴位的 sham 针灸和 placebo 针灸也呈现大致相同或差别不大的治疗作用;因此他们认为穴位在治疗这些病痛中的作用是不重要的,或者得出针灸实际上是一种安慰作用。近几年,德国政府和保险公司一项耗资数千万欧元的大型针灸临床试验,首批结果表明,"中医针灸对头痛、花粉热以及背痛等病症有长久和明显的疗效"。但在初步结论中也指出,"在一部分试验中,专家分别在患者的有效穴位和非有效穴位上进行针灸,结果发现两种情况对部分疼痛症的效果相当。从这个研究结果来看,针刺的穴位不是很重要"。这些资料对针灸的生存与发展带来重大挑战,所谓非穴位的问题或穴位特异性问题凸显而出!

　　从生物结构来看,穴位局部结构的形态学特性与附近的组织没有太大差别。

　　邱茂良(1982)曾撰文叹指人体各种穴位数已超万个:在短短的人中沟中挤满了6个穴位(原本只有督脉水沟穴),在鼻梁尖部 $2cm^2$ 范围内分布有 20 余个主治明显不同的穴点,目眶眼周 30 余穴,环跳穴周围新生 20 余穴;连肛门周围也分布有 12 个穴位。而小小耳廓的穴位已经超过 200 个(图6-24),邱老惊呼耳穴定位要以毛孔计了。有些穴位已经突破体表进入体腔了(如口腔、舌下、鼻腔);可以预言,变异的类针刺疗法极有可能进入更深的体腔如肛门、阴道、前囟内。如果每个穴位面积以 $1cm^2$ 计算,那么穴位的布局将超过成年皮表面积的 50%(标准成人皮肤表面积约 $1.5\sim1.8m^2$);如果每个穴位以 1.5cm 直径计算,人体皮表面积则难以容纳这么多的穴位;寻找非穴位将是何等的艰难!

　　有意思的是,旅居美国、学贯中西的李永明博士(2013)对西方的随机对照针灸治疗试验中非穴位刺激也有效的问题进行了认真的思辨和探索,提出了"人体无处不是穴"的"泛穴"观点(pan-acupoint phenomenon),认为穴位可能是一种普遍的生理现象。也就是说,针刺人体皮肤表面的任何部位都有可能产生一定的生物学效应或起到治疗作用!

　　如果古人"发现"的穴位是具有特殊的功能而需要遵循的,如果古人"界定"的穴位的定位是精确而需要膜拜的;那么任何"篡改"古人(或古人的古人)的观点都是不可接受的。

　　我们以"三阴交"穴为例:现代针灸学教材都云:足三阴经之交,内踝上 3 寸。但三阴交穴首见于西汉《黄帝明堂经》:在内踝上八寸骨胻下陷者中。足太阴、厥阴之会。宋以前文献如《医心方》"卷二,卷二十八"、《备急千金要方》和《太平圣惠方·明堂》也是如此。但在《针灸甲乙经》卷三和《外台秘要》则为:在内踝上三寸骨下陷者中。不过已经清楚的是《针灸甲乙经》直接抄自《黄帝明堂经》,而《外台秘要》又直接抄自《针灸甲乙经》;而且《外台秘要》三阴交穴排在内踝上 6 寸的"漏谷"穴之后,故其"三阴交"部位也应为"内踝上 8 寸"。另外值得一提的是,《太平圣惠方·明堂》所载"三阴交"内容均抄自《外台秘要》而未出错,说明宋初本《外台秘要》的"三阴交"穴部位仍作"内踝上 8 寸"。而宋代至现在所定位的"三阴交"穴实际上在唐代文献中是足内踝上3寸"足太阴交"穴的位置,是对《灵枢·经脉》谓足厥阴经脉"上踝八寸,交出太阴之后"的误判(黄龙祥和黄幼民,2011)。"三阴交"不是三条阴经之交,而是与"太阴之交";因为少阴是"一阴"、厥阴是"二阴"、太阴是"三阴"(如此,现代经络学的足三阴经在三阴交穴交会就在理论上被异化了;而且,循经感传观察到在三阴交汇聚就是赤裸裸的臆想和杜撰了)。宋代王惟一所撰《铜人腧穴针灸图经》(1027)中三阴交穴已经明确定于"内踝上三寸",但卷下"腧穴都数"篇,三阴交仍然排在漏谷穴之上,留下了原定位于内踝上8寸的痕迹。由于该书以官修的名义布告天下,从此邪已压正,无力回天;使得"三阴交"由一个很普通的腧穴变为一个通治足三阴经病证的特定穴,其在针灸方中出现的频率由此大大增加(图6-28)。

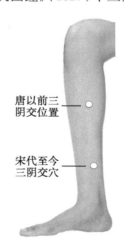

唐以前三阴交位置

宋代至今三阴交穴

源流可靠的真"三阴交"穴在宋初戛然而止,而从宋代开始至今高频度使用的却是被误解或异化了的非"三阴交"穴;耐人寻味的是当代针灸医生使用此穴得心应手。而反映的问题应该是:穴位的精确定位并不是很神圣的,穴位在一定空间的变异是不会明显影响穴位的效应的。其实,根据黄龙祥(2003)的考证,古代仅靠文字描述穴位大概的位置,唐宋开始出现写意的绘图加以标记穴位,因此自古以来穴位定位就是粗略的。唐宋时代所有的具有挂图形式的穴位明堂图、铜人图和针灸铜人,其腧穴定位和所属经脉几乎找不到完全相同的两种图或针灸铜人(图6-29)。有意思的是,现存最早的敦煌卷子穴位图残存的69个穴位中,与传世文献同名同位的穴位仅有11个,异名同位的19个;其他均为同名异位(14个)、异位异名(11个)和存疑待考的穴位!

图6-28　三阴交穴定位的变迁

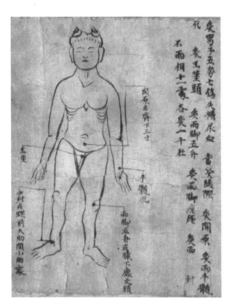 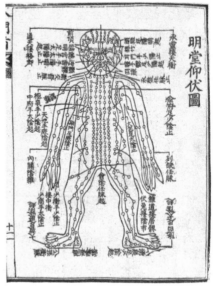

图6-29　唐初敦煌卷子灸方穴图(左图中的手髓、五舟穴并不出现在传世针灸文献中)和明代李梴《医学入门》经穴图

第七节 穴位的敏化现象:"静息态"和"激活态"

北京医学院基础医学系针麻原理研究形态组(1981)的一项研究观察到造成胃黏膜损伤的家兔可以在耳廓出现电阻敏感点,随着损伤的严重度增加,敏感点的数目和面积也随之增加。朱兵课题组(李宇清等,1999)以脊髓背角会聚神经元为指标,给予位于穴位的感受野长时间强刺激后可以使感受野面积扩大数倍,这可能是长时间强刺激造成神经损伤后炎性反应的结果(图6-30)。随着人们对穴位的认识和研究逐渐深入,近年来我们将穴位和功能状态联系起来进行研究,提出穴位是"活的"这一概念(喻晓春等,2007)。认为穴位是动态的,会因相应内脏功能状态的变化而改变"开/合"状态和功能强弱。穴位是反映和调整脏器功能变化的特定部位,对于内脏病变具有诊断和治疗两大作用。穴位由于其所属原始体节的功能单位不同,形成与脏器的相对特异性联系。研究表明,人体在疾病状态下,某些穴位或部位出现敏化现象。这种敏化可能是热敏(陈日新和康明飞,2006)、痛敏、压敏等感觉的变化,也可能是临床上通过医生的诊断观察到穴位处丘疹、凹陷及结节状或条索状物等形态特征表现。如胃下垂患者常在足三里穴出现条索状物,中脘处出现结节;十二指肠溃疡患者多在梁丘、不容、脾俞和胃仓出现压痛点和条索状物等(盖国才,1978;吴秀锦,1981)。现代医学也证明了内脏病变在体表反应的存在,如内脏痛伴有体表放射痛如牵涉痛,肠易激综合征患者伴有肌纤维痛(Chang等,2003),直结肠扩张会引起腓肠肌肌纤维痛等;反之,体表的病变也引起内脏的一些病变,电刺激穴位可以经背根反射引起内脏的神经源性炎性反应(曹东元等,2002);在腓肠肌注入酸性(pH 4.0)液体会导致直结肠扩张(Miranda等,2004),这些结果表明穴位(体表)和内脏存在功能和状态的特异性联系。这种体内病变导致的"反应点"和穴位的起源如出一辙。而穴位的定位是这种"反应点"出现规律的总结。而随着疾病的痊愈,这种敏化现象减弱乃至消失。说明穴位是从正常状态的"静息"(silent)态到疾病状态下的"激活"(active)态。腧穴的本质是一种敏化态,而不是部位。观察表明,热敏化部位和穴位的重合率达到了48.76%(陈日新和康明飞,2006),和触发点的重合率达到92%,与压痛点的重合率也可达到76%(Melzack等,1977)、40%(Birch等,2003)或95%(Dorsher等,2008)。

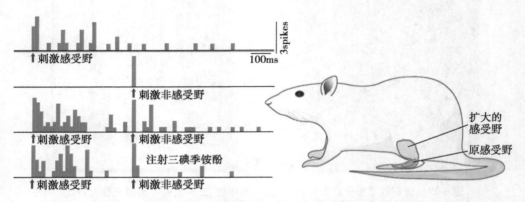

图6-30 反复的感受野刺激引起脊髓背角神经元感受野扩大(李宇清等,1999)

Latremoliere 和 Woolf（2009）观察到炎性刺激导致中枢敏化现象,他们采用细胞内记录背角神经元的方法,观察局部注射芥子油前后神经元敏感度和感受野大小的变化(图6-31)。可以看到,注射芥子油前神经元的感受野比较小(即激活区),感受野的伤害性夹皮刺激对神经元的激活程度也不明显(A-a1),感受野边缘(即低激活区)刺激无效(A-b1);非伤害性轻触/刷皮刺激感受野(B-a1)和感受野边缘(B-b1)对神经元的激活作用也有限。局部注射芥子油(绿色区)造成中枢敏化后该神经元的感受野面积扩大了好几倍(激活区),此时对原先的激活区刺激(A-a2)和扩大的激活区(A-b2)伤害性刺激均能明显激活该神经元(表现为痛觉过敏);原本对非伤害性刺激发生轻度激活的刺激(B-a2 和 B-b2)也明显增加了激活强度(表现为触引发痛)。中枢敏化后感受野扩大的可能机制是异位突触易化所致。

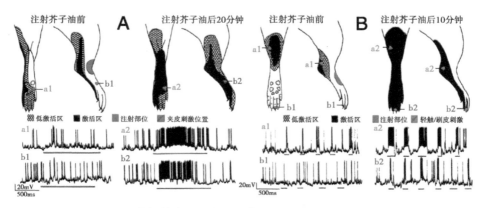

图6-31　中枢敏化引发神经元的反应增加和感受野面积扩大
红色字为感受野刺激,蓝色字为感受野边缘刺激(引自 Latremoliere
和 Woolf,2009)

近年来,我们采用临床观察、形态学和生理学方法对穴位的敏化现象进行了一系列研究,得到了一些新颖的资料,有助于深化我们对穴位本态的认识。

一、疾病状态下相应穴区和感觉敏感区分布范围的关系

临床研究证明:敏化点不仅是一种特殊的病理表现,还是针灸治疗的刺激点。在临床刺激这些部位,疗效也大大提高。不同的敏化点各有其不同的适宜刺激。如压敏点适宜于指压和针刺,热敏点则适宜艾灸等(陈日新,2006)。也就是说:穴位就是个体化、动态的、敏化态的疾病体表反应部位,同时也是调控人体功能达到防病治病目的的针灸刺激部位。因此,对穴位研究应在过去工作的基础上,加强对穴位、非穴区的感受器、神经支配、参与针感感受器活动的生物活性物质等分布差异的研究,加强对各种内脏疾病在体表反应点、压痛点、触发点、牵涉区或经脉现象出现规律及其特点的系统观察和分析,加大对疾病状态下针刺阳性反应点(阿是穴)所产生效应机制的系统研究(刘俊岭等,2010),由此明确穴位的动态活动过程,揭示穴位所携带的"健康信息密码",阐明穴位治疗作用的物质基础。不但是对穴位理论的贡献,更可以从根本上回答目前国际上对穴位与非穴位的质疑。

我们在 36 位患冠心病因心绞痛发作患者采用压诊法检查上肢和胸背部敏感点及与穴位的关系的观察表明,多数伴随左上肢内侧疼痛和不适感,在胸前区出现的牵涉痛多呈片状,而上肢出现的牵涉痛多呈带状、条索状和点状。大多数患者出现的牵涉痛区与主诉基本相符,但压痛点范围较大,常有多个敏感点出现。5 例无明显牵涉痛主诉的患者也有 2 例检测到敏感点。在较大的敏感点区,常出现压痛点中心区(图 6-32)。

在 43 位胃十二指肠溃疡患者采用压诊检查腹部和下肢敏感点及与穴位的关系。35 例患者主诉有脘部疼痛,下肢敏感点较少,其余 8 例无明显疼痛主诉。这些患者大多数主诉出现牵涉痛,但胸腹背部压痛点(或区)范围较弥散,常有多个敏感点出现(图 6-33)。8 例无明显牵涉痛主诉的患者也有 4 例检测到敏感点。

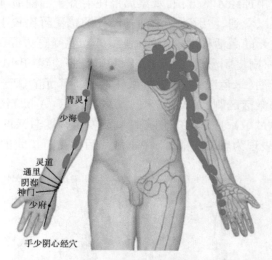

图 6-32　冠心病心绞痛患者出现的牵涉痛分布区与手少阴心经及相关背腧穴基本一致

荣培晶研究组(Ben 等,2012)在另一项对慢性浅表性胃炎患者和健康志愿者对照研究中采用电子 Von Frey 测定仪测定了相关的敏感穴位处的机械压痛阈值的变化,观察在病变情况下敏感点多出现在常用于治疗胃肠道疾病的穴区。但在穴区旁开 2cm 的非穴位处也出现敏化现象,虽然不如穴位处敏化明显。

在系统研究功能性肠病穴位敏化现象的基础上,参考陈日新的腧穴热敏化分布与疾病

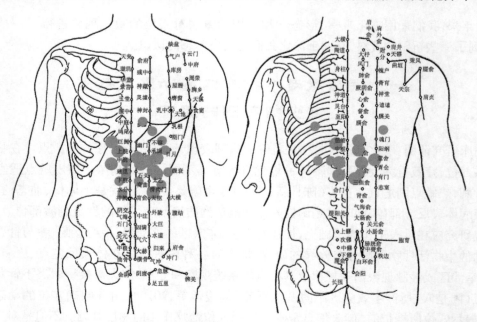

图 6-33　胃十二指肠溃疡患者出现的牵涉痛分布区与常用治疗该病的穴位基本一致

的关系,我们观察到穴位敏化现象多出现在病变内脏传入神经节段相对应的体表躯体传入相同或相邻节段的皮节区域,而分布在相应皮节的常用穴位出现敏化现象的概率更高(图6-34)。

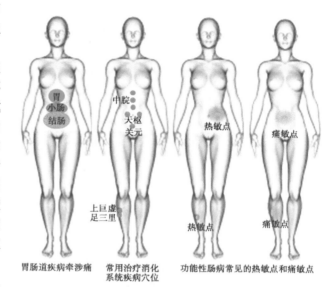

图 6-34 功能性肠病常见的痛敏点与胃肠道疾病牵涉痛区比较

我们在椎间盘突出症和胃肠道疾病的患者研究了人体穴位敏化区微环境生物活性物质的变化。通过在受试者机械疼痛敏感试验和热敏试验所确定的敏化穴位采用皮肤打孔取材(约直径1mm;非敏化部位取同一受试者的对侧穴位),用 10% 福尔马林后固定后组织脱水,冰冻切片,进行免疫荧光标记的同时用荧光素 DAPI 标记细胞核(图6-35),观察到在敏化部位这些活性物质的表达分布。

结果观察到,在敏化穴位 5-HT、HA、CGRP 和 SP 主要表达在血管或毛囊周围,TRPV-1 大多表达于表皮和毛囊周围角质细胞的胞膜,在毛囊周围也有分布。这些物质的表达在敏化穴位均较非敏化穴位的对照有所增强(图6-36~图6-39)。和我们在动物观察到的敏化点鲜明不同的是,由于人类的毛囊与动物相比已经明显退化,故表达不如动物明显。因此,人类皮肤的这些功能发生退化减少了皮肤的保护作用。

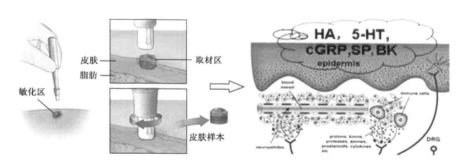

图 6-35 人体敏化穴位生物活性物质检测方法

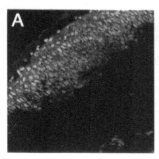
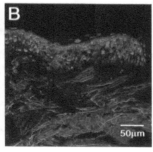

图 6-36 A 为穴位敏化状态下在皮肤角质细胞观察到 HA 阳性表达(橙色荧光反应);B 为对侧非敏化区穴位,仅见散在呈橙色荧光反应的标记(绿色为 DAPI 标记的细胞核)

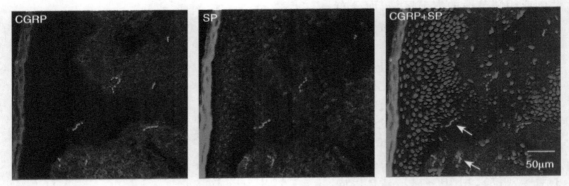

图6-37 CGRP(绿色)和P物质(红色)在人体皮肤敏化穴区神经纤维分别表达;而且还在同一神经纤维有共表达(箭头处,呈橙色反应)。蓝色为DAPI标记的细胞核

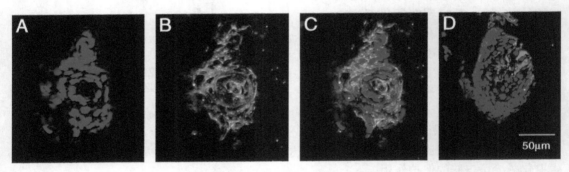

图6-38 穴位敏化状态下5-HT的分布

蓝色为DAPI标记的细胞核(A),绿色为5-HT免疫阳性标记(B),C为5-HT+DAPI的合成图(A~C为敏化穴区)。D为对侧非敏化区穴位的5-HT+DAPI阳性表达的合成图。可见敏化穴区皮肤5-HT阳性标记细胞的表达明显

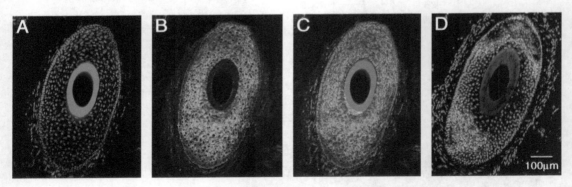

图6-39 TRPV-1阳性细胞和纤维在敏化穴区的表达

橙色为DAPI标记的胞核(A),绿色为TRPV-1免疫阳性标记毛囊周围的角质细胞膜(B),C为TRPV-1+DAPI的合成图(A~C为敏化穴区)。D为对侧非敏化区穴位的TRPV-1+DAPI免疫阳性表达的合成图。可见敏化穴区TRPV-1免疫阳性标记的角质细胞反应明显,而非敏化穴阳性表达要弱得多

二、穴位敏化现象的外周机制

研究表明:在内脏感觉敏感性增高状态下,机体对非伤害性刺激和伤害性刺激的处理,无论在中枢还是在外周水平都发生了改变。如果抑制外周或者中枢的敏化,则能有效地缓解内脏痛。这种内脏病变引起的外周感觉的敏化,和内脏病变时穴位处的痛觉异常不谋而合,是穴位反映疾病的生物学基础。内脏病变在体表反映说明疾病状态下穴位反映疾病的功能大大加强,也就是穴位从"静息"状态进入"激活"状态。

因此我们通过研究急性胃黏膜损伤后体表神经源性炎症反应点作为敏化点,研究这种敏化点和传统穴位分布的相关性以及这种敏化点的局部组织化学特征。

我们采用在直结肠注入不同剂量的芥子油的方法,观察了引起体表血浆渗出的反应。在注射芥子油后 2 ~ 3 小时会造成脏器的急性充血、水肿,继之出现炎症反应。低倍镜下可清楚看到直结肠黏膜充血、水肿,高倍镜下看到黏膜分布有散在的大量的多型核白细胞、组织破损和瘀血。伊文蓝(Evans blue,EB)在皮肤渗出点会随着芥子油剂量的增加而渗出点也随之增加,一般情况下芥子油 $20\mu l$ 时 EB 渗出点约 0 ~ 2 个,$50\mu l$ 时 1 ~ 3 个,$100\mu l$ 时 2 ~ 3 个,$150\mu l$ 时 2 ~ 5 个,而剂量达到 $200\mu l$ 时 EB 渗出点增加到 3 ~ 7 个,说明皮肤渗出点与器官的炎性反应程度成正比。皮肤渗出点多分布在下肢、胯部和鼠尾基底部(图 6-40)。

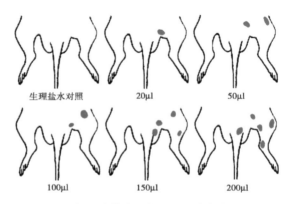

生理盐水对照　　20μl　　50μl

100μl　　150μl　　200μl

图 6-40　直肠黏膜注射芥子油后体表出现的 EB 分布区随着剂量的加大,渗出点随之增加

在大鼠,急性胃黏膜损伤造成体表一些部位的神经源性炎症反应点,这些反应点的分布呈一定的节段性,分布的节段从 $T_2 ~ L_4$,主要分布在 $T_6 ~ L_1$,这些敏化部位分布和穴位的相关性为:"膈俞"相关百分比为 47.5%,"脊中"相关百分比为 58.82%,"脾俞"相关百分比为 88.23%,"胃俞"相关百分比为 82.35%,"中脘"相关百分比为 17.64%,"上脘"相关百分比为 5.88%(程斌等,2010);造模后的 2 ~ 3 天渗出点最多,并随着损伤的逐渐自愈而消退。

在不同病理情况下模型动物的研究中都观察到体表敏化现象(图 6-41),这种敏化现象与治疗相关疾病的常用穴位关系密切,并随着病情的变化而发生相应变化。

皮肤广泛分布有辣椒素 1-受体(TRPV-1),该受体的表达提示其介导的信号转导不仅仅与伤害性刺激有关,而是一个复杂多向的信号级联放大的增强效应。而针刺恰恰是通过激活局部的 TRPV-1 受体,使其表达增高来始动信号转导。这就为针灸作用的机制提供了新的内容。针刺在激活 TRPV-1 受体的同时,可引起皮肤 C-纤维激活,导致局部释放 SP 和其他促炎速激肽,引起血管扩张,通透性增加,白细胞黏附。同时 SP 和巨噬细胞内的 NK-1 受体结合,促使巨噬细胞释放 SP 和细胞因子。

我们对大鼠敏化穴位的研究表明,这些反应点处呈现致痛物质增高现象,5-HT、P 物质

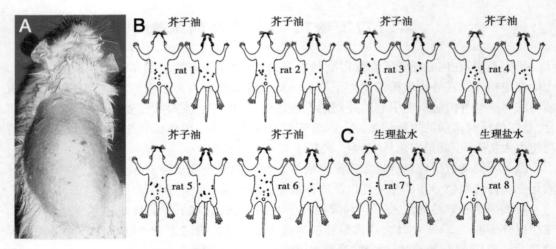

图 6-41 大鼠急性胃黏膜损伤后 EB 渗出点在体表的分布
A 为渗出反应的照片;B 为 6 只大鼠急性胃黏膜损伤后 EB 渗出点在体表分布的范围;C 为注射等量生理盐水的对照

(SP)、降钙素基因相关肽(CGRP)、辣椒素受体-1(TRPV-1)、组胺(HA)及缓激肽(BK)受体等具有高表达特征,其中 5-HT 分布于表皮下和真皮,CGRP 分布于表皮、真皮交界处及真皮深处血管周围和毛囊周围,SP 分布于皮下和真皮深处血管周围,少量分布于毛囊周围,缓激肽-1/2 受体也分布于毛囊周围,这可能是内脏病变导致体表痛敏的物质基础,也是导致穴位敏化的物质基础。在此基础上,我们进一步采用 Western Blot 定量测定了大鼠急性胃损伤引起的皮肤敏化点的 SP、BK-1 受体、HA 的含量,结果与组织化学的研究结果一致(图 6-42 ~ 图 6-48)。

穴位在内脏病理情况下"敏化"的微理化反应与生物活性物质的关系研究奠定了穴位"静息"到"激活"的物质基础。

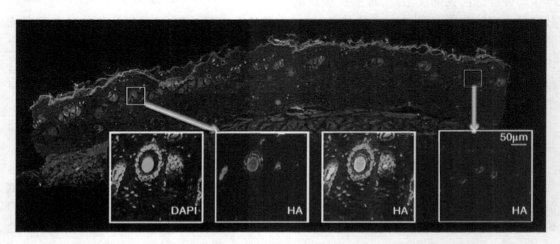

图 6-42 穴位敏化状态下主要在毛囊周围观察到 HA 的阳性表达(橙色荧光反应)
图的右侧为穴位外非敏化区,少见橙色荧光反应(绿色为 DAPI 标记的细胞核)

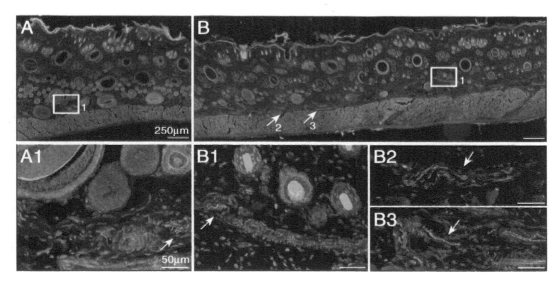

图 6-43 P 物质阳性标记在敏化穴区的表达

在敏化部位表皮,毛囊及血管周围观察到 SP 阳性标记的神经纤维,橙色为 SP 免疫阳性标记(白色箭头所指),绿色为 DAPI 标记的细胞核。A 为生理盐水对照动物,B 为敏化动物,B 中的 1 为敏化穴区外侧(B1 为 1 的局部放大),B2、B3 为敏化穴区(图 B 中的 2、3 白色箭头所指)。可见敏化穴区 P 物质阳性标记的神经纤维多于敏化区外和生理盐水对照区

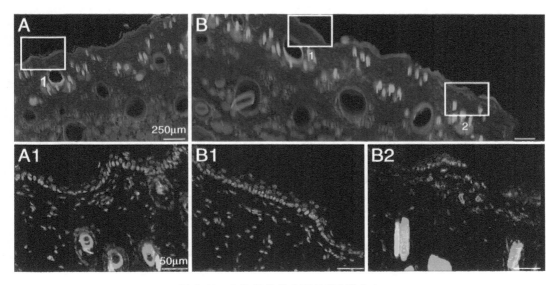

图 6-44 穴位敏化状态下 5-HT 的分布

橙色为 5-HT 免疫阳性标记细胞,绿色为 DAPI 标记的细胞核。A 为生理盐水对照动物(A1 为局部放大),B 为敏化动物,B1 为敏化穴外侧区,B2 为敏化穴区。可见敏化穴区表皮下 5-HT 阳性标记细胞的表达增加

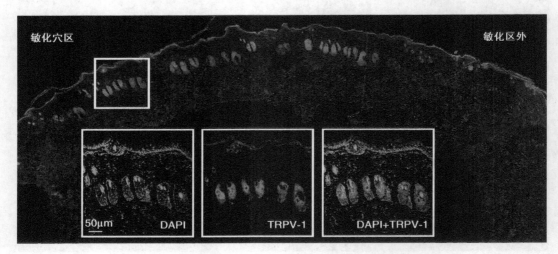

图6-45　TRPV-1阳性细胞和纤维在敏化穴区的表达

橙色为TRPV-1免疫阳性标记的皮脂腺细胞膜及角质细胞膜,绿色为DAPI标记的胞核,
方框为敏化穴区局部放大。敏化区TRPV-1免疫阳性标记的角质细胞和神经终末较旁开
非敏化区增多。TRPV-1表达增加表明该受体活动增强,因而可能对穴位的刺激引起的
反应更大,调控功能更强

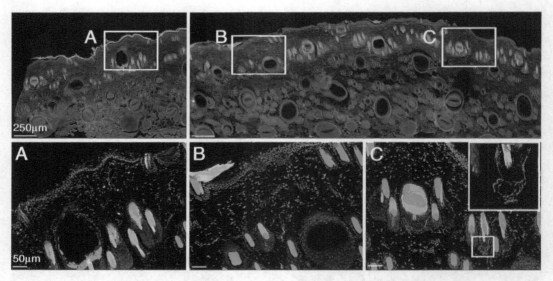

图6-46　在敏化穴位的表皮、表皮下及毛囊周围神经纤维有呈橙色的
CGRP免疫阳性表达,绿色为DAPI标记的胞核

A为生理盐水对照区,B为旁开非敏化穴区,C为敏化区。由图可见敏化区CGRP免疫阳性
表达明显增多,而且毛囊周围的神经纤维形成一个神经网包绕毛囊(C,右上角放大图)

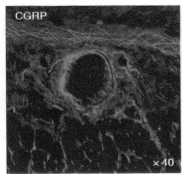 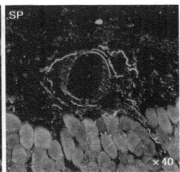 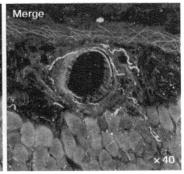

图 6-47 敏化穴区 CGRP 和 SP 存在共表达

通过运用免疫荧光及共聚焦成像技术,观察到在敏化穴区存在神经肽 SP 和 CGRP 的共表达。图中红色荧光标记的为 CGRP,绿色荧光标记的为 SP,Merge 图中黄色表示二者在神经纤维有共表达

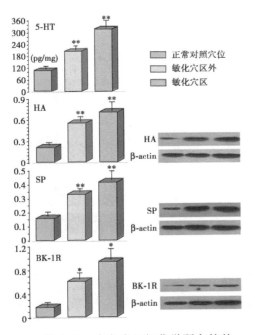

图 6-48 在免疫组织化学研究的基础上,采用 Western Blot 定量测定了急性胃黏膜损伤引起的皮肤敏化点、敏化点外及对照点同部位处的 5-HT、HA、SP 和 BK-1R 的含量,模型组敏化点这些物质呈现高表达。β-actin:肌动蛋白(为标准对照)

三、敏感穴区肥大细胞功能的变化

我们观察了大鼠敏感反应穴区组织中的结缔组织、血管周隙、肥大细胞聚集的分布与脱颗粒等特征,以此探讨穴位敏化与肥大细胞的关系。在敏化穴位处出现肥大细胞聚集和脱颗粒现象,而其周围的肥大细胞减少,说明由于敏化穴位处的神经源性炎症导致肥大细胞游走、聚集和脱颗粒现象,进一步导致生物活性物质的释放(图 6-49)。

在内脏病变时体表会出现以压痛为主的敏感点,这些敏感点与相关穴位及疾病之间存在明确的关系,穴位从生理状态的相对"静息"向病理状态的相对"激活"转化过程与相应组织局部微理化环境变化有关,特别是与感受器敏化相关的生物活性物质如缓激肽、P 物质、5-HT、HA、BK、CGRP、TRPV-1 等的变化,及其相关受体活性的改变、肥大细胞的聚集和活化有密切关联。这些微理化环境改变在穴位从生理状态下的相对静寂到病理情况下的唤醒激活(敏化)的过程中发挥关键作用。这些研究证明,在疾病状态下,穴位由正常的"静息"态激活为病理状态下的"敏化"激活态(石宏等,2010)是有其物质基础的。在敏化穴位旁开部位,这些活性物质也有一定量的存在(随着远离敏化中心逐渐减少);因此,选用穴位旁开部位作为非穴位对照点是存在问题的。

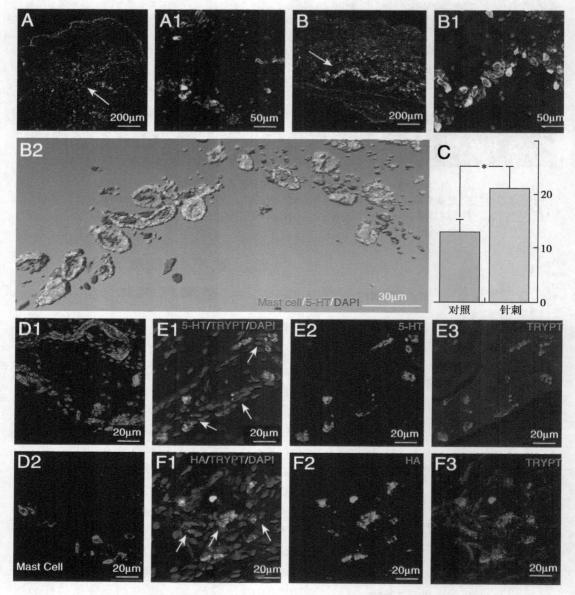

图 6-49 肥大细胞在穴位的分布和敏化穴区肥大细胞聚集和脱颗粒特征

A:穴位在未干预情况下肥大细胞分布弥散,A1 为局部放大,可见黄绿色含有 5-HT 颗粒的肥大细胞,用抗肥大细胞类胰蛋白酶(anti-mast cell tryptase)抗体标记肥大细胞,蓝色为 DAPI 标记的细胞核。B:针刺后穴位组织肥大细胞出现沿血管聚集现象,B1 可见肥大细胞数量明显增加(C 为统计学结果);B2 为 B1 局部的三维重建,可见呈绿色的肥大细胞含有红色的 5-HT,并兼有脱出细胞的 5-HT 颗粒。D1 为非敏化穴位皮肤肥大细胞分布状态的叠加图像,D2 是呈红色标记的肥大细胞分布。E 为敏化穴位肥大细胞与 5-HT 的分布,F 为肥大细胞与 HA 的分布;可见肥大细胞聚集比非敏化穴区高。E1 ~ E3 和 F1 ~ F3 可见敏化穴区存在肥大细胞的聚积且与 5-HT 或 HA 的存在共表达;而且在两图肥大细胞有脱颗粒现象(箭头)。敏化穴区的这种肥大细胞聚积和脱颗粒可能是通过释放 5-HT、HA 等活性物质参与敏化过程

四、穴位敏化现象的外周与中枢机制

目前关于穴位敏化的神经生物学机制还不明确,但是当内脏发生疾病时,体表相应穴位出现"按之疼痛"等痛觉异常的敏化现象与现代医学牵涉痛有相似之处。此疼痛常出现于远离病变器官的部位,此部位除疼痛外还表现出皮肤感觉过敏。牵涉痛的会聚易化学说认为,病变器官和出现牵涉痛的皮肤受相同的脊神经后根传入纤维支配,共同终止于灰质后角的相同区域。因此,当内脏发生病变时,来自该内脏的大量冲动进入后角,形成一个局部的兴奋灶,使该处刺激阈值下降,关于牵涉痛的电生理学研究已经初步揭示脊髓和脊髓上中枢的躯体-内脏会聚神经元可以被来自内脏的伤害性刺激敏化,使该会聚神经元对体表的传入产生更强烈的反应。这为解释穴位敏化现象也提供了可供参考的科学依据。

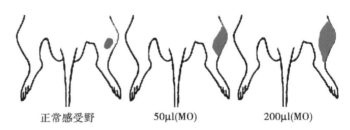

图 6-50 脊髓背角广动力型神经元外周感受野"足三里-上巨虚"穴区在直肠炎性刺激时变大

探索内脏疾病状态下穴位敏化的规律和机制可以指导临床选穴,提高针灸治疗内脏疾病疗效。在内脏发生疾病时,体表穴位处在"敏化"或"静寂"的不同状态,对相应内脏调整或治疗作用的"质"或"量"也将会发生相应变化。目前穴位敏化现象的机制研究还是空白,我们采用电生理学方法,阐述穴位功能从相对"静寂"到相对"激活"的动态变化规律,探讨敏化穴区的量-效关系及其相关的各级中枢机制。

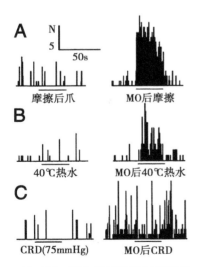

图 6-51 腹内侧丘脑神经元对皮肤和内脏的激活反应可因芥子油所致的炎性而敏化(引自 Monconduit 等,2003)

在大鼠脊髓背角的 $L_{1\sim3}$ 节段记录广动力型(或称会聚神经元)神经元(wide dynamic range neuron,WDR)单细胞活动,研究不同内脏伤害性刺激对神经元的激活作用。在 11 只大鼠的 L_2 节段记录了 11 个脊髓 WDR 神经元活动,正常情况下这类神经元的外周感受野相对较小,为 $(0.61\pm0.17)\ cm^2$,直肠导入 $50\mu l$ 芥子油(MO)后感受野增加到 $(0.85\pm0.43)\ cm^2$,在此基础上将芥子油注射量增加至 $200\mu l$,该神经元可探察的感受野面积进一步增加到 $(1.13\pm0.87)\ cm^2$,这意味着"穴位"已从正常状态下的面积相对较小进入病理状态下的穴位范围明显扩大现象(图 6-50)。

Monconduit 等(2003)在大鼠腹内侧丘脑神经元观察到来自皮肤、肌肉和内脏传入对该区神经元激活的敏化现象(图 6-51)。正常情况下,该核团神经元对体表和内脏的传入都发生的激活反应,在皮下注射芥子油后,局部皮肤非伤害性摩擦刺激(图 6-51A)和非伤害性热水浸泡皮肤(图 6-51B)能够使神经元反应的幅度因敏化而成倍增加,表现出明显的"触诱发痛(allodynia)";在结肠使用芥子油引起炎性反应后(图 6-51C),伤害性直结肠扩张(CRD)刺激同样引发该神经元更强烈的激活,表现出明显的"痛觉过敏(hyperalgesia)"现象。

给予大鼠持续 30 秒的 20～80mmHg 的 CRD 刺激,对脊髓背角 WDR 神经元有随着 CRD 量的增加逐渐出现非常明显的激活作用。在 CRD 刺激后给予电针刺激,WDR 神经元对电针的激活反应明显增强(图 6-52)。这项研究表明,伤害性内脏扩张刺激可以敏化脊髓背角的 WDR 神经元,使其对来自体表同节段穴位的电针传入产生更强烈的反应,脊髓背角 WDR 神经元在内脏伤害性损伤后功能易化导致了穴位敏化的动态变化;而且,随着内脏伤害性刺激的强度加大,对穴位的敏化作用进一步加强,呈现出明显的量-效敏化关系。

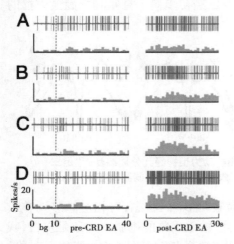

图 6-52　电针(EA)在 CRD 前后对 WDR 神经元的激活作用

A～D 分别为 20mmHg、40mmHg、60mmHg 和 80mmHg 的直结肠扩张的压力刺激。注:每一组图片的上部分为神经元的放电图,下部分为直方图;左侧为 CRD 前(pre-CRD)电针反应,右侧为 CRD 后(post-CRD)针刺引发同一个神经元的敏化反应

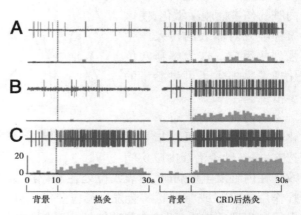

图 6-53　不同温度热灸在 CRD 前后对 WDR 神经元的激活作用(A～C 分别为 40℃、44℃、48℃热灸)

为了研究腧穴敏化前后热灸对 WDR 神经元激活强度的差异,阐明热敏化腧穴是否在病理情况下导致了致敏以及其致敏的强度,我们观察了 40℃、44℃、48℃的 3 种热灸(Φ2.0cm)对 WDR 神经元的激活效应。

如图 6-53 所示,我们观察到施灸温度为 40℃,WDR 神经元几乎没有反应,但在长时间 CRD 结束之后再给予大鼠热灸刺激可使得 WDR 神经元的反应有较明显增加;将热灸温度增加到 44℃时引起的 WDR 神经元的激活反应稍有增加,但在 CRD 后再施同样温度的热灸则能够比较大幅度激活脊髓 WDR 神经元;当热灸温度达到伤害性强度的 48℃时 WDR 神经元已经表现出明显激活,而在 CRD 后神经元的激活反应进一步增加。这项研究表明,内脏伤害性刺激后相应皮节的穴位感受野对热灸刺激出现敏感反应,在本对 WDR 神经元仅有少量激活反应的临界温度刺激发生较为明显的激活(温热致痛现象),而采用伤害性热灸,神经元反应可在原有激活反应的基础上进一步增强,表明为痛觉过敏现象。

在延髓的背柱核(DCN),也观察到 CRD 可以激活这个核团的神经元活动,而内脏的伤害性传入可以增加穴位针刺引发的 DCN 神经元反应强度,并随着内脏伤害强度的增加,针刺对 DCN 神经元的激活作用也随之增加(图 6-54)。这项研究表明,来自内脏的伤害性传入可以敏化刺激穴位的反应。

给予大鼠持续 30 秒的 CRD 刺激对延髓背侧网状亚核(subnucleus reticularis dorsalis,SRD)神经元也有随着 CRD 量的增加逐渐出现非常明显的激活作用。1.5mA 左右的电针刺激在 CRD 前对 SRD 神经元的放电活动没有明显影响,而在 CRD 后同样强度的电针"足三里"穴区能明显激活 SRD

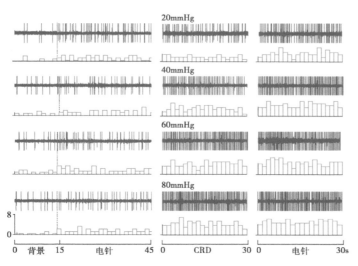

图 6-54 不同强度 CRD 前后电针对 DCN 神经元激活作用的比较(左侧为 CRD 前针刺反应,右侧为 CRD 后针刺激活效应);电针对 DCN 神经元激活作用在不同强度的 CRD 后均明显增加

神经元,神经元的活动从背景活动的(3.05±0.20)spikes/s 增加到(4.81±0.46)spikes/s,平均增加(1.75±1.29)spikes/s,其增加的百分比为 55.89%±6.19%。5~6mA 电针"足三里"穴区对 SRD 神经元均有明显的激活作用,但在 CRD 后,电针引起的神经元的放电活动和背景活动相比增加了(12.52±0.85)spikes/s,其增加的百分比为 381.04%±59.68%。这项研究表明,伤害性内脏扩张刺激可以敏化 SRD 神经元,使其对来自体表同节段穴位的电针传入产生更强烈的反应(图 6-55)。

为了研究腧穴敏化前后热灸对 SRD 神经元激活强度的差异,阐明热敏化腧穴是否在病理情况下致敏及致敏的强度,我们观察了 40℃、44℃、48℃的 3 种热灸(Φ2.0cm)对该核团神经元的激活效应。

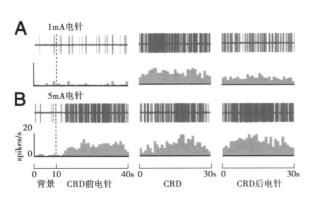

图 6-55 CRD 刺激前后不同强度电针刺激对 SRD 神经元的激活作用

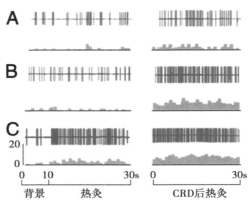

图 6-56 CRD 刺激前后不同强度热灸刺激对 SRD 神经元的激活作用(A~C 分别为 40℃、44℃、48℃热灸)

与在脊髓 WDR 神经元观察到的结果一样,SRD 神经元对 40℃ 的施灸温度几乎不发生反应,但在 CRD 后再给予大鼠热灸刺激可使得 SRD 神经元的反应有较明显增加;44℃ 时引起的 SRD 神经元反应在 CRD 后热灸出现更明显的激活;当热灸温度达到伤害性强度的 48℃ 时 SRD 神经元已经表现出明显激活,而在 CRD 后神经元的激活反应进一步增加,出现明确的敏化反应(图 6-56)。

在丘脑的腹后外侧核(VPL),也观察到 CRD 可以激活这个核团的神经元活动,而内脏的伤害性传入可以增加穴位针刺引发的 VPL 神经元反应强度,并随着内脏伤害强度的增加,针刺对 VPL 神经元的激活作用也随之增强(图 6-57)。

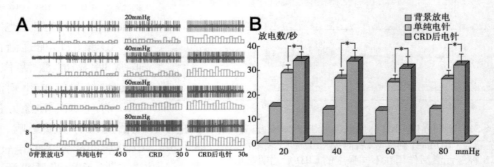

图 6-57 不同强度 CRD 前后电针对 VPL 神经元激活作用的比较(A 为 CRD 前后针刺激活反应的个例,B 为统计学结果);电针对 VPL 神经元激活作用在不同强度的 CRD 后都有明显的增加

可见,汇聚敏化机制是指同时支配体表和内脏的会聚神经元在内脏病变时,会导致反应阈值降低、背景放电增加、体表感受野扩大等现象(图 6-58)。说明穴位的大小和功能是随内脏功能活动的变化而变化的,内脏功能正常时,腧穴处于相对静寂的状态;而当内脏受损、功能发生变化时,相应的腧穴也就变得敏化而更加活跃,这种腧穴敏化现象的发现将对针灸治疗的选穴起到一定的指导作用;也为穴位从静寂到激活的敏化过程提供了科学依据(图 6-59)。

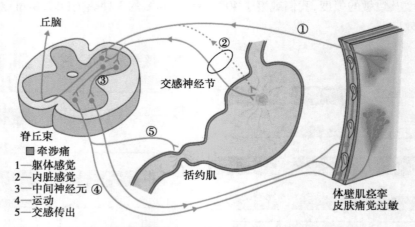

图 6-58　内脏和躯体伤害性传入会聚到同一个背角神经元
少量的躯体伤害性传入纤维具有分叉,可能对内脏和躯体双重支配,内脏病变除通过神经元的会聚引起牵涉痛外,还将反射性导致体壁肌痉挛(皮下条索带或肌肉硬结),反射性交感神经活动可以改变内脏运动功能,括约肌发生痉挛,内脏缺血,疼痛进一步加剧(引自 Hudspith 等,2006)

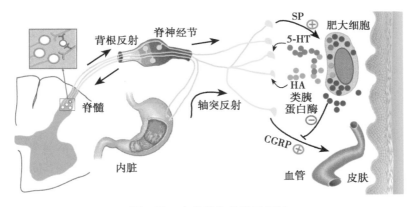

图 6-59　穴位敏化的外周机制

来自内脏的伤害性信息经背根神经节（或称为脊神经节）神经元顺向激活脊髓背角细胞和逆向传至外周末梢。顺向传入脊髓背角的冲动通过中间神经元（方框）联系激活另一个背根神经节细胞，以背根反射的形式逆向传出至外周；另外，背根神经节细胞存在分支现象，内脏传入冲动经分支处以轴突反射的形式逆向传至外周。这两种逆向传至外周的冲动促使末梢释放炎性物质如 SP 和 CGRP 等，引起血管扩张和血浆渗出；SP 进一步刺激肥大细胞聚集和脱颗粒，释放致痛物质如组胺（HA）和 5-HT 等，导致局部皮肤痛觉过敏的 Lewis 三联反应

　　穴位敏化和穴位扩大的机制与外周和中枢的敏化机制密切相关。Yarushkina 等（2006）用醋酸造模的方法造成动物胃溃疡，动物的躯体伤害感受敏感性增加（甩尾反应潜伏期减少）、血浆皮质酮水平持续升高、肾上腺肥大和胸腺萎缩等变化。随着溃疡的自然恢复，伴随着伤害感受敏感性的恢复以及慢性应激症状的改善。采用药物（吲哚美辛皮下注射，每日 2mg/kg）延迟溃疡的愈合，可以阻止伤害感受敏感性的恢复。这些观察表明，慢性胃溃疡可能触发体表的超敏反应。在初级感觉传入的脊神经节水平，脊神经节间的传出信息可能同时对体表和内脏靶器官施加影响，逆向的腰骶部的背根神经刺激可以同时引起足底皮肤和膀胱血浆外渗（Pinter 和 Szolcsanyi，1995）。Handwerker 和 Kobal（1993）观察到在局部使用芥末油 5 分钟和/或辣椒素 30 分钟后对 C-伤害感受器变得敏感，以致出现对先前不引起反应的刺激发生激活。另外，经过这种化学处理后，可使伤害感受野的领地扩大。据此作者认为，皮肤中的这种 C-伤害感受器末梢存在"静寂分支"（silent branches）或是沉默神经元变成响应神经元，化学物质处理后使这些静寂分支发生敏化，从而使其感受野扩大化（图 6-60）。

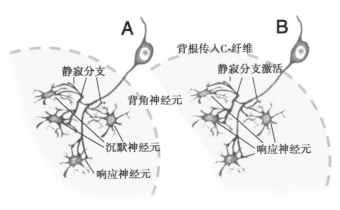

图 6-60　脊髓背角神经元在中枢敏化前后变化的模式图

正常情况下背根神经元 C-伤害感受器末梢存在有"静寂分支"，其所支配的背角神经元为沉默神经元，响应神经元数量较少（A），神经源性炎症造成中枢敏化后，静寂分支因敏化而激活，其支配的沉默神经元变成响应神经元（B），这些激活响应神经元的外周感受野也因此敏化——导致外周感受野扩大

各种病理因素引起外周或中枢敏化后,不同水平突触的活动依赖性的功能可塑性改变,降低离子通道激活阈值(如从生理状态下的42℃降为炎症情况下的37℃)。突触功能加强和沉默突触活化,从正常突触传递(中间突触)转变为突触前传递增强或突触后传递敏化。中枢敏化的结果表现为损伤后自发活动增加,对伤害性刺激反应增加和外周感受野的扩大。神经元激活呈现"wind-up"现象,募集更多的神经元共同对伤害性刺激同步发生暴发性反应,导致损伤后或炎症时向高位中枢"净"传递功能加强。脊髓背角C-纤维诱发电位长时程增强(LTP)可诱导阈值的降低,表明初级传入C-纤维与脊髓背角投射神经元间突触传递的LTP很可能是中枢敏化及神经源性疼痛的基础。LTP与两种突触敏化有关:同源性突触增强作用(homo-synaptic potentiation)和异源性突触增强作用(hetero-synaptic potentiation),同源性突触增强是突触自身一种功能依赖性的易化形式,在背角神经元主要表现为神经元活动的"wind-up"现象,对伤害性传入反应的逐渐加强;而异源性突触增强的效应则可能激活邻近的沉默神经元,从而造成这些神经元的外周感受野出现联动敏化反应,其结果是外周感受野的扩大。

脊髓背角(投射)神经元的敏化是对伤害与非伤害传入均增加激活反应,进一步增加反复的伤害性和非伤害性传入时间的wind-up反应。分子的活性依赖方式可能通过磷酸化改变其功能(如降低离子通道的激活阈值)或转输。在突触水平,可以从静息突触变化到低水平递质释放状态时在靶神经元中引发动作电位(活动状态)。这种突触效应的增强并不是神经递质释放的增加,而是在突触后膜由N-甲基-D-天冬氨酸(NMDA)受体启动的谷氨酸能氨甲基磷酸(AMPA)受体所致。相反,通过改变神经递质释放的多寡可能是引起神经元网兴奋性变化的关键机制,特别是对在生理条件下低释放递质的突触。反复的伤害性刺激(如反复>49℃的热刺激、10~20秒电刺激C纤维及伤害性化学刺激)激活伤害感受器,通过释放谷氨酸等兴奋性氨基酸,经TRPV-1通道诱发中枢敏化。脊髓敏化早期的快速激活作用主要由NMDA受体介导,而后期长时程敏化主要由NMDA受体和神经激肽(NK1)受体共同参与。外周神经损伤引起兴奋性氨基酸(EAAs)在脊髓背角释放增多,激活脊髓突触后和突触前的NMDA受体,使神经元的兴奋作用放大,导致该神经元自身敏化和周围神经元的敏化。

穴位的本态问题是关系到针灸学科发展的核心问题,而穴位的敏化现象指的是从生理状态下的"静息态"转变为病理状态下的"激活态"过程。简言之,机体疾病过程中体表出现一种以神经源性反应为主的病理生理学改变,这种反应具体发生的部位就是穴位。

所谓穴位敏化,指的是在病理情况下机体发生以神经源性炎性反应为特征、"穴区敏化池"中的炎性因子启动了内源性调控的生物学程序;它在向体表特定部位(如穴位)发出预警(牵涉性感觉异常)信号的同时,促发两种反应:①这种以酸胀痒痛等为特征的敏化信号非常奇妙,是一种促使和诱导我们主动寻求和喜爱接受摩擦、抓捏、热熨等局部刺激的感觉异变(这种现象在日常生活中比比皆是);②同步激活了本能稳态调节(如神经源性炎性调控和内分泌-免疫调节等)的级联反应(cascade),触发病变的自我愈合与修复过程。在体表医学体系中,机体状态、敏化现象和有效刺激三大因素中,机体状态(即病理过程)是唯一重要的始动因素;可以认为,缺乏人为医疗行为的干预,疾病的这种自我愈合是本能使能。当然,在针灸学中,(敏化)穴区实施有效的刺激也同样重要,针灸可以激发、促进、增强和加快这种本能自愈过程!在本书的大部分章节,所有针灸刺激引发的机体反应调控都涉及这种生物程序的级联反应(如图6-5就是皮肤炎性的级联反应)。

这种现象又一次印证了希波克拉底的一句名言：与生俱来的本能是患者自我救赎的良医，而医生的天职则仅是帮手！

因此，既然体表敏化本身已经启动了病变自愈过程的级联反应，针灸仅能增强这种效应；故而在一些疾病的某些阶段，有无针灸等医疗行为的干预对康复过程可能不会出现明显的差异。

第八节 电针与热灸的有效刺激强度

在针灸学发展过程中，手法的重要性是毋庸置疑的。但何种针法和何种灸法对哪类疾病能够发挥更好的治疗效果却争议很大，一些针法和灸法也过于被艺术化和玄化了。

手法的操作完全是因人而异，很难标准化和量化。电针是在针灸疗法基础上衍生出来的一种新型针灸技术，因其应用简便、容易标准化和量化，而且疗效明确，目前在临床上已被广泛推广。以电针作为研究针法的切入点，确定其最佳刺激强度对提高疗效具有广泛的临床意义。对灸法的研究更为滞后，人们不清楚施加多大的热灸面积、多高的施灸温度才能取得最佳治疗效果；直到现在，灸的面积应该有多大、温度多高仍然是未知数。

针灸效应取决于部位、时间和强度的有机组合。如果要开展针灸刺激量的基础和临床研究，必须首先选择适当的切入点和合适的研究方法。近年来，人们发现很多感觉神经元具有强度编码形式，是研究针刺和热灸参数的最佳模型。脊髓背角的广动力型（wide dynamic range，WDR）神经元是外周信息传递至脑的重要感觉神经元，这类神经元外周感受野明确，具有多觉感受器的特性，能接受感受野所有感觉信号的传入，并对不同强度的刺激具有明确的译码分级反应特点。由于这类神经元具有较小的感受野，比较适合研究不同强度的电针刺激引发 WDR 神经元的分级激活反应，从而可以计算出电针刺激的适宜强度。

余玲玲等采用电生理学方法记录大鼠外周感受野位于足三里穴区的脊髓背角 WDR 神经元的活动，观察来自穴位的电针传入对脊髓背角 WDR 神经元活动激活反应的量-效关系。在 1mA 电针时 WDR 神经元的活动增加了 14%，2mA 电针时增加了 40%，4mA 电针时增加了 99%，6mA 电针时增加了 156%，当电针刺激强度为 8mA 时，WDR 神经元的活动增加了 189%，呈现出明显递增的量-效关系。结合不同强度电针对伤害性传入的抑制作用，电针的最佳参数为 4～6mA 左右（图 6-61）。

延髓背侧网状亚核（SRD）神经元在加工处理外周感觉传入信息方面的作用

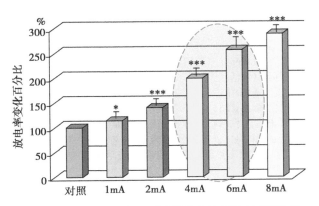

图 6-61 足三里穴区不同强度电针刺激对 WDR 神经元的激活作用，呈现明显的量-效关系，虚线区表示触发神经元反应的最佳电针强度

越来越受到重视：①所有的 SRD 神经元具有全身性的外周感受野,这种特性为研究不同的热灸面积提供了前提;②能特异地被较强的机械、热、化学和内脏刺激激活,而声、光和本体刺激则完全无效;③能准确地应答分级的刺激强度;④对自然刺激有明显的、持续时间较长的后效应。SRD 很可能是构成脊髓-网状结构-丘脑间的信息网络,是重要的传递温热痛觉信号的传导和调节通路。采用 SRD 全身异觉异位会聚神经元作为研究的模型,很适合探讨不同面积和不同强度热灸刺激对这类会聚神经元的量-效激活反应,可以得到规律的反应曲线,从而计算出最佳的热灸刺激参数,用于指导临床。

李亮等(2011)以 SRD 神经元活动为模型首次系统研究了穴位热灸刺激的基本要素,在 44℃ 以上的热灸刺激可以激活这些全身异觉异位会聚神经元,其传入纤维为 Aδ 和 C 类纤维;并随着热灸面积在一定范围内的加大,SRD 神经元的反应随之加大,在施灸面积恒定时 SRD 神经元反应在一定范围内随着热灸温度的升高而增加。这些结果提示,热灸刺激存在一定的面积-强度对应关系。在绝大多数情况下,当温度到达 50℃ 时,继续升高温度,热灸刺激的作用不再增加;当刺激面积到达 9.616cm²(直径 3.5cm)时,继续增加施灸面积,热灸的效应强度不再增加。SRD 神经元激活的最大值出现在 50℃-4.0cmø 时,半数激活量(EC50)约为 46℃-2.0cmø(3.14cm²),而最佳热灸的温度在 48℃ 左右,最佳的热灸面积在 2.5 ~ 3.0cmø(4.91 ~ 7.07cm²)左右(图 6-62)。

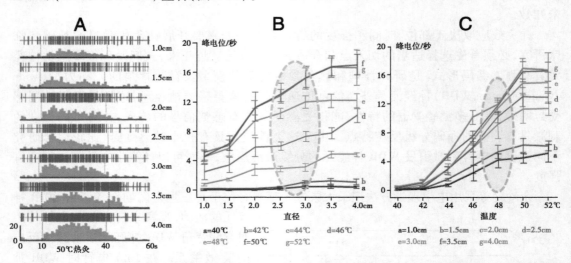

图 6-62 A:相同温度(50℃)在不同面积(直径 1.0 ~ 4.0cm)施灸引起 SRD 神经元激活反应的放电图和直方图,可见随着施灸面积的扩大,神经元的激活反应也同步增加,但超过 3.0cmø 时神经元放电的增加基本达到饱和;B:不同热灸温度对 SRD 神经元的激活作用的面积-放电折线图,表明随着热灸温度的升高,神经元的激活反应也随之增加,44 ~ 52℃ 的热灸均在施灸面积直径为 2.0cm 时 SRD 神经元的放电频率达到 EC50,虚线区表示触发神经元反应的最佳施灸面积;C:不同热灸面积下的温度-放电折线图,随着施灸面积的加大,神经元的激活反应也随之增加,所有的施灸面积均在温度为 46℃ 时 SRD 神经元的放电频率达到 EC50,虚线区表示触发神经元反应的最佳热灸温度

顾一煌等(2006)以运动性疲劳模型小鼠为研究对象,观察了不同艾灸量对小鼠运动疲劳后小鼠运动能力、血清肌酸激酶、乳酸的影响。发现艾灸在提高小鼠运动能力、降低血清肌酸激酶和乳酸产生时,艾灸治疗间隔时间、皮肤温度、持续时间 3 个因素中,

皮肤温度是主要影响因素,最佳热灸温度为皮肤温度在(47±2)℃;与本项研究结果基本相同。

第九节 古代针灸器械已经决定了穴位刺激的性质

《素问·刺禁论》曰:"刺中心,一日死……刺中肝,五日死……刺中肾,六日死……刺中肺,三日死……刺中脾,十日死……刺中胆,一日半死……刺跗上,中大脉,血出不止,死……刺头中脑户,入脑立死……刺阴股中大脉,血出不止,死……"

当今一枚常用的针灸针并不会引起如此严重的后果。

那么历史上的针具是怎样的呢?

针灸器械的发展是经历过粗糙的砭石、草木刺、骨针,到金属针具演变。一般把新石器时期的砭石作为针刺的起源。早在新石器时代,古人已经开始用锐利的小石片来刺激人体以治疗疾病,这即是针法萌芽阶段的砭石疗法。砭石最初是用来切开痈肿、放血,但随着工具的细化,也可用于按摩、热熨、浅刺等。植物的荆棘其实也曾经作过针刺工具。《尔雅·释草》郭璞注:"草,刺针也。"从文字上看,针字古体中有"箴",箴字部首为竹,以表示材料为竹草之义。我们的先人还使用过骨针、陶针。商周时期,随着冶炼技术的进步,发明了青铜砭针。

1985年在广西武鸣县马头乡西周末年至春秋古墓中,出土了2枚青铜浅刺针(其中1枚出土时已残断)。针体通长2.7cm,针柄长2.2cm,宽0.6cm,厚1mm,呈扁长方形;针身短小,长仅5mm,直径仅1mm,锋锐利,无圆锥状,经考证认为是2枚浅刺用的医疗用针,其锋微细,与古人对"微针"的描述是一致的(图6-63A)。1978年,内蒙古达拉特旗树林召公社出土了一枚战国时期的青铜砭针;其长4.6cm,刃宽0.15cm(陕西医史博物馆藏)。此针一端为针尖,腰呈三棱形;一端为半圆状刃。尖端用以刺病,刃端用以放血(图6-63B)。1960年,陕西省扶风县齐家村出土了一枚西汉时期的青铜针(陕西省宝鸡市周原博物馆藏),针体呈三棱形,末端尖锐,通长9.2cm(图6-63C)。1968年河北满城西汉刘胜墓(公元前113年)出土了4枚金针、6枚银针,长6.5~6.9cm,直径1.2~1.8mm,均比现在常用的针灸针粗。针柄略呈方形,约在其上中1/3交界处有一圆形孔,针体细长呈圆形(图6-63D),以针尖的形制来判断,可分为3种:三棱形的为锋针,用作放血;尖锐的为毫针,用作针刺;圆钝的为鍉针,用作点刺。银针残缺无法辨认(河北省博物馆藏)。1976年在广西贵港市罗泊湾一号汉墓的随葬品中发现了3枚银针,其外部造型相似,针柄均为绞索状,针身均为直径约2mm的圆锥状,锋锐利,3枚银针的针柄顶端均有一圆形小孔,长分别为9.3cm、9.0cm、8.6cm。从外形观察,3枚银针的造型与现代针灸用针极为相似,可以确认为医疗用针(图6-63E)。这是迄今为止我国范围内发现的年代最早的绞索状针柄的金属制针具。

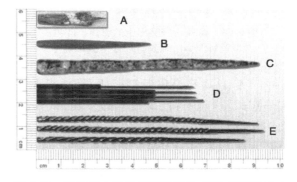

图6-63 我国出土的汉代以前针具,实物与照片尺寸相当;但严格地说很难确定就是专属医用针具

《中国国家地理》2003 年第 7 期60~61 页以"罕见的收藏——见证:远古针灸"为题发表张雅宗和王彤署名的文章,讲述 20 世纪 90 年代在内蒙古鄂尔多斯草原现身、张雅宗收藏的一枚"扁鹊针"。该针针体直径约 3mm,长约 13cm,针头粗钝,针尾铸成喜鹊形象,工艺精美(图 6-64B)。针灸史学家王雪苔曾表示,这是迄今为止发现最早、品相最完好的扁鹊针,并称其为"天下第一针"。据张雅宗介绍,这枚针的存在证明了"扁鹊"是医术高超者的代称,是一种图腾的象征。

"扁鹊针"真的是针灸用针具吗? 直径达 3mm 的针刺入人体会产生多么严重的后果! 它是否更可能像是古代无论男女都惯用的发笄或发簪呢? 笄在我国新石器时代就有,制作材料有骨笄、蚌笄、玉笄、铜笄等,其用途是用来固定发髻。1976 年河南省安阳市殷墟商代妇好墓出土了 499 件骨笄。按其不同笄头,可分为夔形头、鸟形头、圆盖形头、方牌形头、鸡形头、四阿屋顶形头 6 种。其中鸟形头笄 334 件(占总数的 2/3),分两种样式,一种张口长喙,圆眼外突,头上有锯齿形冠,短翅短尾,笄杆细长;另一种在鸟头上刻羽毛状,有的在鸟头周缘刻曲线纹,通长 12.5~14cm。如果见到扁平的鸟形物就是"扁鹊",那么妇好墓中出土的 300 多件带鸟头型物的发笄足以表明这位商朝国王武丁的妻子应该是扁鹊再世,而不是巾帼英雄! (图 6-64A)

其实在我国众多博物馆中都展出有大量历朝历代的各种发笄(近现代多称发簪),其形制和大小与"扁鹊针"无异。各地各具特色的女性用品市场琳琅满目的发簪也比比皆是(图 6-65)。

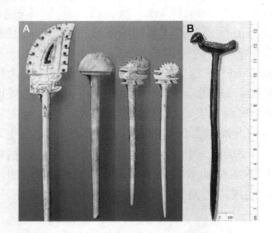

图 6-64 商代妇好墓出土的骨笄(A)和
"扁鹊针"(B),扁鹊针尺寸比例正确

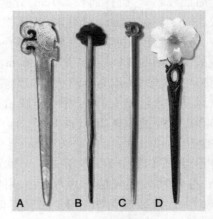

图 6-65 历代发簪
A:商代;B:宋代;C:明代;D:现代

古代针具均为金属锻打而成,针体粗大而粗糙;汉以前的金属针直径都超过 1mm,故有一定风险。随着冶炼技术的发展,针具越来越细;20 世纪初以前,国内外使用的针具仍然是锻打的(图 6-66)。有了钢丝拉制技术后才形成了今天细而光滑的针灸毫针。但毋庸置疑的是,1~2 个世纪前针刺是明显伤害性刺激的,唐宋以前的针刺是强伤害性刺激的。

灸法是常用的治疗技术;但古代的灸疗常常与"疼痛"相伴,携"灸疮"同行。汉代许慎《说文解字》曰:"灸,灼也。"灸疗法主要是以艾炷在皮肤上进行灼烧,数量动辄几十上百壮,

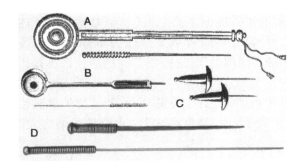

图6-66　A:瑞尼于1683年在伦敦出版的《论针刺术:风湿病的治疗》一书中的针灸针插图。该针是煅打而成,针柄有螺丝状纹;针体较粗,靠近针尖部逐渐变细,呈锋状。外佩一华丽针套。针套可作神经科检查叩击锤使用。B:1727年日本使用的煅打针灸针,瑞尼的针具与日本的很相似。C:1823年Churchill在其著作 *A treatise on acupuncturation* 中的针灸针插图,针体长分别为2.54cm和3.81cm。D:晚清-民国时期我国使用的针灸针(中国中医博物馆藏)

且医家每每强调灸必成疮才能奏效。《外台秘要》卷十九:"常使灸疮不差为佳。"如此看来,灸疗法一定会造成肉体的痛苦。将艾炷直接置于肌肤上施灸称为直接灸。直接灸分为非化脓灸和化脓灸两种,化脓灸又称为瘢痕灸。王执中在《针灸资生经》记载的"天灸"就是利用某些刺激性药物,如毛茛叶、芥子泥、斑蝥、墨旱莲等贴敷在某些穴位上,使之发疱的治疗方法。古代医家认为,灸疮化脓方可治愈疾病。《小品方》云:"灸得脓坏,风寒乃出,不坏则病不除也。"虽然直接灸、化脓灸具有很好的疗效,备受古人推崇,但因其直接灼伤皮肉,疼痛剧烈,使患者难以接受。因此,宋代窦材的《扁鹊心书》提出:"先服睡圣散,然后灸之……醒后再服,再灸。"明代龚信在《古今医鉴·挑筋灸癖法》中指出:"用药制过的纸擦之,使皮肉麻木,用艾灸一灶……制纸法:用花椒树上的马蜂窝为末,用黄蜡蘸末并香油频擦纸,将此纸擦患处皮上,即麻木不知痛。"明代李时珍《本草纲目·草部》中也记载采用服用曼陀罗花以解灸火疼痛的方法。

　　北宋李唐绘《灸艾图》中可见受治者痛苦之极。《灸艾图》为我国最早以医事为题材的绘画之一,又称《村医图》。画中描绘乡村郎中为壮汉治病的情况。郎中坐在小板凳上,用艾条熏灼患者的背部。患者痛苦之状跃然纸上(图6-67),需要他人将其束缚而不能动弹,孩童不敢观其形而躲避于大人身后。

　　"温和灸"为今人采用的常规灸法,《旧唐书》提及的"气海常温耳"不是指温和灸。"温"是温度的泛称,至少应区分为温、热、烫3种。"温热"灸法除局部微循环有改善外,其功效有限(理应如此,不然的话洗个热水澡,器官活动都会发生不必要的变化),而"烫"灸(使皮肤灸温达到44～48℃<50℃)才是取得疗效的关键;当然,瘢痕灸温度更高,但已经不是常规使用的灸法了。

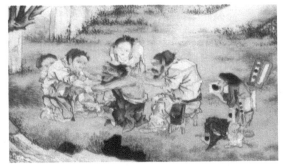

图6-67　至少在唐宋以前灸疗是明显强伤害性刺激,以致灸疗之前要使用局部麻醉剂

　　艾蒿作为灸材从历史和当代都不是唯一的选择(其实在《神农本草经》中并没有收录艾蒿);虽有利弊,"八木之火"也是古代常用的灸材。由于艾绒是古代官方认定的作为保留火种的材料,医疗使用取之方便;加之来源广泛,燃烧匀润,气味幽香而成为通行天下的主要灸材。艾绒化学物质和"艾燃烧生成物"的皮肤和呼吸道吸收的药理作用研究都是碎枝末节之

事——其他燃烧物不也有类似之物吗？植物的根、枝、茎、叶、绒具有不同的燃烧动力学参数（如燃烧速率、燃烧温度），热能也不同，这是影响辐射能的主要原因（燃烧时物质分子内电子能级跃迁是发出不同波长光谱的关键）。无烟艾不如有烟艾的热力学原理其实很简单——木材燃烧产生高温烈焰，而无烟木炭燃烧却温绵柔润，这些细节问题应该都不是影响灸疗效应的主要因素。

作为宠物，也许还有拟人的艾灸治疗。但在明代《元亨疗马集》中大型动物的兽医治疗就基本不用艾灸，而惯用麸烫灸、燃酒灸和烧烙灸了，为"烧铁烙之"、"火烧铁器烙之大效"的用法在该书中比比皆是；以泥筑圈，灌之烧酒而燃之是治疗牛马风湿病的常用疗法（图6-68）。这些无艾灸法同样有效。

概言之，灸疗的关键因素是施灸温度、面积和时间，再多的附加研究永远改变不了这个基本常识。过于强调艾绒的特殊理化作用，与灸法起源也背道而驰。

针灸是非常讲究手法操作的艺术，流派纷呈，各具千秋。娴熟得体的手法是取得较好临床疗效的基本要素，针灸

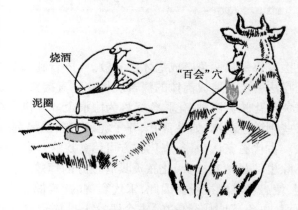

图6-68　大型动物惯用的"酒烫灸"法

名家都有其独特的、得心应手的手法技巧。但从神经科学的角度，就是如何采用与针灸效应相关的各种感受器的适宜刺激方法，使之引发其组合激活的最大或最佳形式，发挥更充分的脑整合和调控效应，以感觉生理学的观点，探索各种感受器激活的适宜刺激方法和参数，才是刺灸法研究的出发点和立足点。与细纤维传递相关的感受装置和针灸效应密切相关，是我们应该关注和探讨的重点。一些标新立异、带神秘色彩的手法操作仅是故弄玄虚的自娱自乐方式，事实上也不会引起人们太多的重视和仿效。

针灸刺激的信息是以一组组在时间和空间序列组合神经信息的编码形式发挥着对机体功能活动的整合与调控，了解针灸手法的传入信息编码可以量化针灸作用及机制和对神经信息的处理过程。为了研究针灸与神经信息编码形式的关系，朱兵等（Gao等，2012）在一项针灸手法的研究中，将针灸名家各具特色的针刺手下工夫克隆到广泛吸纳各种传入信息的脊髓广动力型神经元上，并对不同手法的编码进行分析，得到了很有价值的手法数据。他们进一步将这种手法的编码信息固化到计算机芯片里，形成了各种手法对传入神经特异刺激作用的译码波形（图6-69）。这些携带针刺手法的电信号不是外加电流，而是生物体自身的神经传入信息编码脉冲，遵循生物反馈治疗原则。在此基础上，他们研发了新型"生物信息针疗仪"。生物信息群组编码不是电脉冲发生器发出的单一脉冲，感受器不易发生适应，从而保持连续的、多变的刺激状态。在临床使用确实可以部分模拟手法针刺的效应。通过对每种针刺手法神经编码信号分析，延迟时间和嵌入维数的计算表明，不同手法对应波形的吸引子都是特异的，并且不同手法表现出不同的混沌形状。

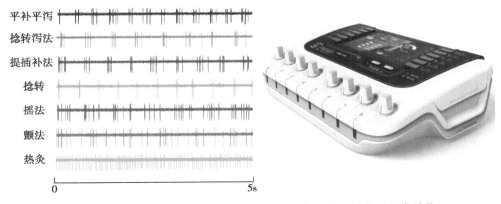

图 6-69　不同针灸手法的信息编码（左）和根据这些手法编码研发并获
国家发明专利的"生物信息针疗仪"

第十节　穴位应该是什么

中医理论认为,穴位是人体脏腑经络之气输注于体表的特殊部位,是疾病的反应点和治疗时的刺激点。而由此派生的西方针灸(western acupuncture)学派与中国针灸理论有重要的不同,它是以现代医学原理为基础;其主要差别是在理论上不言经络气血,应用方面是淡化穴位,强化刺激点(如 trigger point)。

人体穴位,按传统历来分为 3 类:经穴、奇穴和阿是穴。经穴是固定穴,奇穴是近固定穴,而阿是穴则是不固定穴。无可置疑,经穴仍然在临床上应用最为广泛。从理论上说,临床疗效应该是经穴>奇穴>阿是穴;但通过对半个世纪来 3728 篇针灸临床采用奇穴和/或阿是穴作对照研究的报道分析,令人匪夷所思的是结果完全相反,其疗效是阿是穴>奇穴>经穴。因而可以认为,经穴是普适性的经典和基础穴位,奇穴是提高临床疗效的发展穴位(奇效之穴),而阿是穴是开拓创新的穴位(个体化因病因人而择)!虽然这种比较存在片面性,但如果我们详析董景昌的"董氏奇穴"、郭效宗的"有效点"、陈日新的"热敏点"、Nogier 的"耳针疗法"、王文远提出的平衡针"离穴不离经"(但实质是按神经干分布走向施针)观点及几十种微针系统的昌盛兴旺就不难理解这种观点。其核心价值体现在:活动着的、变化着的总比被限定和被约束的具有生命力!

依据生命科学的观点,我们认为穴位具有六重基本属性:

1. 穴位不是一个固定孤立的点状分布(经穴图仅是一个示意图),而是大小位置在一定条件下可发生变化的区域;在这个问题上古今文献没有太大争议。(引起争议的问题是穴位精确定位的必要性? 反思的是穴位旁是否可以作为非穴"对照点"的安慰作用(placebo)? 由此产生的悖论是比较两点间效应的差异,问题的焦点在于它们是否处在同一个穴区?)

2. 所有穴位均具有刺激神经-内分泌(包括多种活性物质)-免疫调节的非特异广谱作用,这反映出穴位"共性""基础效应的"本态特征,它涉及的是针灸具有广泛调控和维护人体功能稳态的效应,表现的是对许多疾病都有一定的或辅助性治疗作用。

3. 穴位具有局部效应　它表现在两个方面:局部疼痛的变化和局部感觉敏感性及微循环的改变。前者涉及针灸产生的局部镇痛效应,其机制是针灸刺激激活粗的传入纤维通过脊髓的"闸门"控制系统发挥抑制疼痛的作用(参见第十三章);后者发生在刺激穴位点方圆约3cm²范围内,通过轴突反射和背根反射机制,局部释放某些化学物质引起感觉致敏和微循环的改善,与启动局部组织的损伤修复有关(参见第十六章第二节)。(早期的针灸学描述的应该主要是局部治疗效应,而器具的性质决定了穴位难以精确定位)

4. 每个穴位具有固有的生物学属性　它取决于体表-体表、体表-内脏之间的共同节段性神经支配关系,即"单元"穴位(homotopic-acupoint)属性(由于穴位—靶器官联系局限在少数神经节段,故穴位以"单元"命名之,它只能与靶器官联系才存在;参见第十六章)。这种联系构成了穴位"个性"的"特异性"效应基本要素,是临床选穴的重要依据。临床上经脉某一段范围内的"宁失其穴,勿失其经"可能也是对这种节段性规律的背书。

穴位的固有生物学属性与功能状态密切相关,是病理生理学过程在体表的一种反射性反应和改变。穴位所处区域比其固定的位置更重要,也就是说穴位与内脏或深部组织神经支配节段相同的体表区域相关,这也构成了"单元"穴位与组织、器官生物学联系的形态学基础和功能上的效应优势原则;它具有反映相应靶器官疾病的诊断作用和施加刺激对靶器官的调节和治疗作用。这种功能性联系表现为穴位的动态过程,即会因相应组织器官功能状态的不同而发生大小位置的变化,使其处于相对的"静息态"或"激活态(敏化)",从而改变穴位的"开/合"性质。

穴位的有效性不是特异性,但目前多数"穴位特异性研究"均是选择几个穴位(组)或非穴位作对照研究,其获得的结论只是效应强弱"量"的差异,而不是效应有无或"质"的不同,与特异性并无关联(体表形态结构并不均衡,某些区域神经分布存在疏密度的差异,也就造成穴位间效应有"量"的不同)。"特异性"具有排他性,是指穴位间固有效应"质"的不同(如效应的有无,效应的增强或减弱、促进或抑制),而不是效应"量"的差异。针刺手法或刺激强弱的不同改变不了这种特异性作用的"质"。忽略了穴位固有属性的"特异性"研究达不到阐述效应特征和规律的目的!而且,过于强调穴位的特异性作用也有悖于针灸优势病种贫乏的现实。

"经脉所过,主治所及"指的是经脉所有穴位的效应总和,强调的是经脉理论对临床选穴的总的指导意义,而不是其中单个穴位具有如此繁杂的功能,是"腧穴归经"后所致认识上的泛化和异化。其实并不存在这种可能性:假如在膀胱经取穴,各自相应脏腑的背俞穴会产生怎样的反应?果真如此的话,每一经脉只需要一个穴位足矣——因为它具有循经共性效应!根据我们的知识,在跨越神经节段不多、且与靶器官神经节段相同的经脉,如肺经、心经和心包经(这些经脉循行线基本仅跨越2~3个神经节段)上的穴位对其相关联的靶器官可能具有相对一致性的效应(古今文献认识一致);而起始于足、沿下肢循行经过躯干上达头部、需要跨越十几个乃至所有皮节的经脉穴位(如膀胱经、胃经、肝经等),从来就没有人观察到过会出现近似一致的效应(或仅在某一经脉皮节与靶器官神经节段相同的一段可能出现一致的效应;在这一点古今文献也完全认同);当然,除了镇痛作用(参考第十三章)!

另外,一个与此相关的问题是穴位分布的疏密度。大多数经穴在肢体部分跨越的皮节少,穴位分布较为稀疏;在躯干部跨越的神经节段多并且皮节排列匀称等分,故经穴分布密集而均匀——一个皮节基本分布一个穴位(少数分布有两个穴位)。在肢体部分还出现按神经干走向而密布奇穴和新穴的现象。

5. 穴位-脑-靶器官联系是某些穴位特异性联系的另一个形式　它是以各自传入到丘脑和大脑皮质等中枢相互接壤的毗邻脑位域为基础,沟通两者之间(潜在)联系的一种生物学现象。在靶器官病变情况下,以脑功能重组的形式发挥特异性调控作用;"面口合谷收"就是以这种脑可塑性联系为基础的(参见第二十三章)。

6. 穴位的另一个生物学属性为穴位的"集元"(heterotopic-acupoint)属性 它与穴位的节段性神经支配关系完全相悖,是广泛分布的一种作用形式(由于"非节段"神经联系远多于"穴位-靶器官"的节段性神经支配关系,穴位也因此众多,故以"集元"概念命名之;参见第十六章)。"集元"穴在功能上与"单元"穴的效应明显不同或相反——但它仍然是穴位本态的一种重要属性和基本特征!

"集元"穴位具有广谱的"共性"效应,"单元"穴位具有固有的特异"个性"和广谱的非特异"共性"双重效应。当然,不联系到具体的靶器官,就没有"单元"穴位的存在。

简言之,"穴位"就是机体在病理状态下能与相应靶器官(如深部组织或内脏)通过"单元"或"集元"的结构联系发生交互对话(cross-talk),发挥"个性"和/或"共性"效应的体表位域(图6-70)!

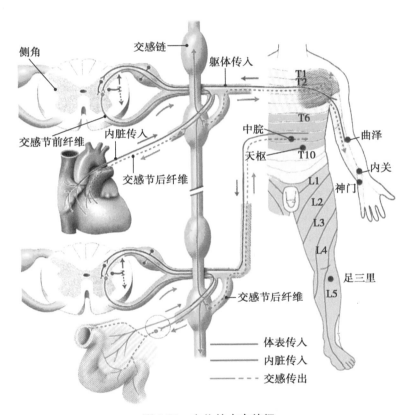

图6-70 穴位的本态特征

我们以心血管和胃肠系统调节作为靶器官,以心包经的内关、曲泽,心经的神门,任脉的中脘,胃经的天枢、足三里为例,阐述穴位的效应规律和穴位的本态。心脏的神经支配为 $T_{1\sim5}$ 节段,心经、心包经穴位基本都位于 $T_{1\sim3}$ 皮节,故神门、内关、曲泽等都是心脏的"单元"穴位,心源性牵涉痛也常出现在这些穴区(穴位的诊断功能和敏化现象),古今文献认为这些穴位具有改善心功能的功效;而没有节段性联系的中脘、天枢、足三里等"集元"穴不具有特异调节心功能的作用,但具有施加非特异调节的广谱效应。胃肠道的神经支配为 $T_{6\sim9}$(胃)和 $T_{9\sim12}$(小肠)节段,胃经天枢、任脉中脘等都是胃肠的"单元"穴位,所以这些穴位也是"胃脘痛"牵涉性疼痛的好发部位,古今文献认为这些穴位具有抑制胃肠运动和分泌的作用,是治疗腹泻的常用穴位;其他穴位,包括胃经的足三里,以及心包经的内关、曲泽,心经的神门等"集元"穴没有节段性支配关系,故没有这种作用。相反,这些穴位全都有促进胃肠运动的作用,这种作用为节段以外的非特异调节的广谱效应。就胃肠道而言,即便是胃经的天枢和足三里,由于支配靶器官的神经节段不同,单元穴位天枢和集元穴位足三里对胃肠运动的调节分别是抑制和促进作用;这种作用是"质"的不同,而不是"量"的差异实验研究必须有严格的条件控制。就针灸和穴位的研究而言,其最重要的是掌控刺激强度(特别是控制电针的电流强度和施灸于皮肤刺激的热力学温标强度,使其保持在一个能够接受和可忍受的适宜刺激范围),而不是一味单纯追求穴位的选择和组合。然而不幸的是,很多发表的论文却对明显影响针灸效应和机制的刺激强度习焉不察,甚至心无定数。正如我们在第十三章中论述的针刺强弱产生的针刺镇痛的区域分布会有明显的不同,而涉及的机制也明显不同——节段性机制及全身性机制。另外最重要的是,脱离临床的过强刺激会引起整个机体的"拟交感"应激反应,这种亢奋的反应足以颠覆或掩盖本应产生的生物学调控作用。这也是众多针灸研究结果自相矛盾、无法自圆其说的根本原因(参考本书第九章),而在针灸临床应用当中又普遍存在刺激量和强度不足的情况。

参 考 文 献

Beiras-Fernández A, Gallego R, Blanco M, et al. Merkel cells, a new localization of prepro-orexin and orexin receptors. J Anat, 2004, 204 (2):117-122.

Birch S. Trigger point--acupuncture point correlations revisited. J Altern Complement Med, 2003, 9(1):91-103.

Bishop GH, Landau W. Evidence for a double peripheral pathway for pain. Science, 1958, 128(3326):712-715.

Bos JD, Zonneveld I, Das PK, et al. The skin immune system(SIS): distribution and immunophenotype of lymphocyte subpopulations in normal human skin. J Invest Dermatol, 1987, 88(5):569-573.

Bos JD. The skin as an organ of immunity. Clin Exp Immunol, 1997, 107(Suppl 1):3-5.

Botchkarev VA, Eichmüller S, Peters EM, et al. A simple immunofluorescence technique for simultaneous visualization of mast cells and nerve fibers reveals selectivity and hair cycle-dependent changes in mast cell- nerve fiber contacts in murine skin. Arch Dermatol Res, 1997, 289(5):292-302.

Chan WW, Weissensteiner H, Rausch WD, et al. Comparison of substance P concentration in acupuncture points in different tissues in dogs. American J Chin Med, 1998, 26(1):13-18.

Chang L, Berman S, Mayer EA, et al. Brain responses to visceral and somatic stimuli in patients with irritable bowel syndrome with and without fibromyalgia. Am J Gastroenterol, 2003, 98(6):1354-1361.

Chen WC, Zouboulis CC. Hormones and the pilosebaceous unit. Dermatoendocrinol, 2009, 1(2):81-86.

Collington SJ, Williams TJ, Weller CL. Mechanisms underlying the localisation of mast cells in tissues. Trends Immunol, 2011, 32(10):478-485.

Cotchett MP, Landorf KB, Munteanu SE. Effectiveness of dry needling and injections of myofascial trigger points associated with plantar heel pain: a systematic review. J Foot Ankle Res, 2010, 3:18.

Delmas P, Hao J, Rodat-Despoix L. Molecular mechanisms of mechanotransduction in mammalian sensory neurons. Nat Rev Neurosci, 2011, 12(3):139-153.

Dorsher PT. Can classical acupuncture points and trigger points be compared in the treatment of pain disorders? Birch's analysis revisited. J Altern Complement Med, 2008, 14(4):343-345.

Dorsher PT. Trigger points and acupuncture points: anatomic and clinical correlations. Med Acupunct, 2006, 17(3):20-23.

Fichtelius KE, Groth O, Lidén S. The skin, a first level lymphoid organ? Int Arch Allergy Appl Immunol, 1970, 37:607-620.

Gao X, Rong P, Li L, et al. An innovative High-Tech Acupuncture Product: SXDZ-100 nerve muscle stimulator, its theoretical basis, design, and application. Evid Based Complement Alternat Med, 2012, 2012:626395.

Gemmell H, Hilland A. Immediate effect of electric point stimulation (TENS) in treating latent upper trapezius trigger points: a double blind randomised placebo-controlled trial. J Bodyw Mov Ther, 2011, 15(3):348-354.

Gunn CC, Milbrandt WE. Neurological mechanisms of needle grasp in acupuncture. Am J Acupuncture, 1977, 5:115-120.

Handwerker HO, Kobal G. Psychophysiology of experimentally induced pain. Physiol Rev, 1993, 73(3):639-671.

Harvima IT, Nilsson G. Mast cells as regulators of skin inflammation and immunity. Acta Derm Venereol, 2011, 91(6):644-650.

Hudspith MJ, Siddall PJ, Munglani R. Physiology of pain//Hugh C Hemmings, Philip M Hopkins. Foundations of Anesthesia. Second edition. Elsevier Mosby, 2006:267-285.

Kagitani F, Uchida S, Hotta H. Afferent nerve fibers and acupuncture. Auton Neurosci, 2010, 157(1-2):2-8.

Kellner VG. Bau und funktion der haut. Deutsche Zeitschrift für Akupunctur, 1966, 15:1-57.

Krahn-Bertil E, Dos Santos M, Damour O, et al. Expression of estrogen-related receptor beta(ERRβ) in human skin. Eur J Dermatol, 2010, 20(6):719-723.

Kuner R. Central mechanisms of pathological pain. Nat Med, 2010, 16(11):1258-1266.

Langan EA, Ramot Y, Hanning A, et al. Thyrotropin-releasing hormone and oestrogen differentially regulate prolactin and prolactin receptor expression in female human skin and hair follicles in vitro. Br J Dermatol, 2010, 162(5):1127-1131.

Langevin HM, Bouffard NA, Badger GJ, et al. Subcutaneous tissue fibroblast cytoskeletal remodeling induced by acupuncture: evidence for a mechanotransduction-based mechanism. J Cellular Physiol, 2006, 207(3):767-774.

Langevin HM, Bouffard NA, Churchill DL, et al. Connective tissue fibroblast response to acupuncture: dose-dependent effect of bi-directional needle rotation. J Altern Comp Med, 2007, 13(3):355-360.

Langevin HM, Churchill DL, Cipolla MJ. Mechanical signaling through connective tissue: a mechanism for the therapeutic effect of acupuncture. FASEB J, 2001, 15(12):2275-2282.

Langevin HM, Churchill DL, Wu J, et al. Evidence of connective tissue involvement in acupuncture. FASEB J, 2002, 16(8):872-874.

Langevin HM, Yandow JA. Relationship of acupuncture points and meridians to connective tissue planes. Anat Rec, 2002, 269(6):257-265.

Latremoliere A, Woolf CJ. Central sensitization: a generator of pain hypersensitivity by central neural plasticity. J Pain, 2009, 10(9):895-926.

Melzack R, Stillwell DM, Fox EJ. Trigger points and acupuncture points for pain: correlations and implications. Pain, 1977, 3(1):3-23.

Monconduit L, Bourgeais L, Bernard JF, et al. Convergence of cutaneous, muscular and visceral noxious inputs onto ventromedial thalamic neurons in the rat. Pain, 2003, 103(1-2):83-91.

Morrison KM, Miesegaes GR, Lumpkin EA, et al. Mammalian Merkel cells are descended from the epidermal lineage. Dev Biol, 2009, 336(1):76-83.

Nordlind K, Azmitia EC, Slominski A. The skin as a mirror of the soul: exploring the possible roles of serotonin. Exp Dermatol, 2008, 17(4):301-311.

Ohnemus U, Uenalan M, Inzunza J, et al. The hair follicle as an estrogen target and source. Endocr Rev, 2006, 27(6):677-706.

Pinter E, Szolcsanyi J. Plasma extravasation in the skin and pelvic organs evoked by antidromic stimulation of the lumbosacral dorsal roots of the rat. Neuroscience, 1995, 68(2):603-614.

Roosterman D, Goerge T, Schneider SW, et al. Neuronal control of skin function: the skin as a neuroimmunoendocrine organ. Physiol Rev, 2006, 86(4): 1309-1379.

Schmolke B, Amon U, Zemcke N, et al. Immunohistochemical studies with skin mast cells. Agents Actions, 1994, 41(Spec No): C49-50.

Slominski A, Fischer TW, Zmijewski MA, et al. On the role of melatonin in skin physiology and pathology. Endocrine, 2005, 27(2): 137-148.

Slominski A, Wortsman J, Kohn L, et al. Expression of hypothalamic-pituitary-thyroid axis related genes in the human skin. J Invest Dermatol, 2002, 119(6): 1449-1455.

Slominski A, Wortsman J, Luger T, et al. Corticotropin releasing hormone and proopiomelanocortin involvement in the cutaneous response to stress. Physiol Rev, 2000, 80(3): 979-1020.

Slominski A, Zbytek B, Zmijewski M, et al. Corticotropin releasing hormone and the skin. Front Biosci, 2006, 11: 2230-2248.

Slominski A, Zbytek B, Pisarchik A, et al. CRH functions as a growth factor/cytokine in the skin. J Cell Physiol, 2006, 206(3): 780-791.

Stoitzner P, Tripp CH, Eberhart A, et al. Langerhans cells cross-present antigen derived from skin. Proc Natl Acad Sci USA, 2006, 103(207): 7783-7788.

Streilein JW. Lymphocyte traffic, T-cell malignancies and the skin. J Invest Dermatol, 1978, 71(3): 167-171.

Tachibana T, Endoh M, Fujiwara N, et al. Receptors and transporter for serotonin in Merkel cell-nerve endings in the rat sinus hair follicle. An immunohistochemical study. Arch Histol Cytol, 2005, 68(1): 19-28.

Tachibana T, Nawa T. Immunohistochemical reactions of receptors to met-enkephalin, VIP, substance P, and CGRP located on Merkel cells in the rat sinus hair follicle. Arch Histol Cytol, 2005, 68(5): 383-391.

Travell JG, Simons DG. Myofascial pain and dysfunction: the trigger point manual. Baltimore: Lippincott Williams & Wilkins, 1983.

Voll R. The phenomenon of meridian testing in electroacupuncture according to Voll. Am J Acupuncture, 1980, 8: 97-104.

Voll R. Twenty years of electroacupuncture diagnosis in Germany. Am J Acupuncture, 1975, 3(19): 7-17.

Yamamoto H, Kawada T, Kamiya A, et al. Involvement of the mechanoreceptors in the sensory mechanisms of manual and electrical acupuncture. Auton Neurosci, 2011, 160(1-2): 27-31.

Yarushkina N, Bogdanov A, Filaretova L. Somatic pain sensitivity during formation and healing of acetic acid-induced gastric ulcers in conscious rats. Auton Neurosci, 2006, 126-127: 100-105.

Zhang ZJ, Wang XM, McAlonan GM. Neural acupuncture unit: a new concept for interpreting effects and mechanisms of acupuncture. Evid Based Complement Alternat Med, 2012, 2012: 429412.

安徽中医学院针麻经络研究室. 人前臂手厥阴心包经组织里感受器的初步观察//人民卫生出版社. 经络敏感人. 北京: 人民卫生出版社, 1979: 280-283.

白娟, 刘红菊, 郑雷, 等. 针灸穴位数字化可视人体建模研究. 中国中医药信息杂志, 2005, 12(2): 108-110.

北京医学院生理教研组. 针刺"人中"穴挽救家兔休克的研究. 北京医学院学报, 1960(3): 221-226.

北京医学院基础医学系针麻原理研究形态组. 家兔耳廓皮肤电阻变化与内脏疾病的关系针灸研究进展. 北京: 中医研究院, 1981: 79-92.

曹东元, 牛汉章, 杜剑青, 等. 穴位电刺激经大鼠初级传入反射引起内脏的神经源性炎症反应. 针刺研究, 2002, 27(1): 45-49.

陈大羲. 上下肢经脉实质图谱. 新加坡中医学报, 1983(总7): 34-35.

陈日新, 康明飞. 腧穴热敏化艾灸新疗法. 北京: 人民卫生出版社, 2006.

程斌, 石宏, 吉长福, 等. 与急性胃黏膜损伤相关体表敏化穴位的动态分布观察. 针刺研究, 2010, 35(3): 193-197.

渡仲三, 黑野保三, 石神龍代, など. 経穴の実在の有無証明のための実験的, 形態学的研究. 全日本鍼灸学会誌, 1982, 31: 310-314.

费伦, 承焕生, 蔡德亨, 等. 经络物质基础及其功能性特征的实验探索和研究发展. 科学通报, 1998, 43(6): 658-672.

盖国才. 穴位压痛诊断法. 北京: 科学技术文献出版社, 1978.

顾一煌, 金宏柱, 吴云川, 等. 不同艾灸量对运动后血清肌酸激酶影响的实验研究. 南京中医药大学学报, 2006, 22(6): 373-375.

哈尔滨医科大学经络针灸研究小组. 经络本质及针灸机制的研究//全国中西医结合研究工作经验交流会议秘书处. 全国中西医结合研究工作经验交流会议资料选编. 北京: 人民卫生出版社,

侯宗濂. 关于体针穴位针感感受器的研究//张香桐, 季钟朴, 黄家驷. 针灸针麻研究. 北京: 科学出版社, 1986: 313-318.

胡佩儒, 赵志远. 手少阳三焦经主要穴位的局部解剖学研究. 锦州医学院学报, 1980(3): 1-10.

黄龙祥. 中国针灸史图鉴. 青岛: 青岛出版社, 2003: 62-262.

黄龙祥, 黄幼民. 实验针灸表面解剖学. 北京: 人民卫生出版社, 2007.

黄龙祥, 黄幼民. 针灸腧穴通考·三阴交. 北京: 人民卫生出版社, 2011.

姜凯采, 李鼎. 十二经循行部位及其与人体结构关系的解剖观察. 上海中医学院学报, 1960(4): 57-59.

江振裕, 张清才, 朱秀莲, 等. 针刺镇痛效应外周传入途径的分析. 中国科学, 1973, 16(2): 157-161.

李亮, 杨金生, 荣培晶, 等. 不同表面积和不同温度的热灸样刺激对大鼠延髓背侧网状亚核神经元的激活作用. 针刺研究, 2011, 36(5): 313-320.

李永明. 针刺研究的困惑与假说. 中国中西医结合杂志, 2013, 33(11): 1445-1448.

林文注, 徐明海, 王志煜, 等. 人体穴位针感的感受装置和传入径路的观察//张香桐, 季钟朴, 黄家驷. 针灸针麻研究. 北京: 科学出版社, 1986: 323-330.

刘克, 李爱辉, 王薇, 等. 穴位的外周神经密集支配及其易反射激活特性. 针刺研究, 2009, 34(1): 36-42.

刘磊. 评针感发生的"二重结构假说"兼谈肌电做为人体针感指标的评价问题. 针刺麻醉, 1978, 3(2): 74-77.

刘里远, 彭安, 刑秀宇. 肥大细胞与针刺信息传递机制研究. 北京师范大学学报(自然版), 2005, 41(5): 522-525.

刘瑞庭, 郎明. 电针猫"内关"对促进急性心肌缺血恢复作用时传入途径的分析. 针刺研究, 1986, 11(3): 229-233.

罗明富, 何俊娜, 郭莹, 等. 电针和悬灸对"大椎"穴区肥大细胞脱颗粒不同影响的观察. 针刺研究, 2007, 32(5): 327-329.

吕国蔚, 梁荣照, 王永宁, 等. 穴位针感冲动外周传入纤维的分析//张香桐, 季钟朴, 黄家驷. 针灸针麻研究. 北京: 科学出版社, 1986: 340-347.

吕国蔚, 梁照荣, 谢竟强, 等. "足三里"针刺镇痛效应外周传入神经纤维的分析. 中国科学, 1972, 2(5): 495-503.

木下晴都. 鍼灸学原諭. 横須賀: 医道の日本社, 1976: 27-40.

南京第一医学院. 针刺"足三里"对肠运动反应机制的研究//全国中西医结合研究工作经验交流会议秘书处. 全国中西医结合研究工作经验交流会议资料选编. 北京: 人民卫生出版社, 1961: 52-58.

潘朝宠, 赵霭峰. 人体穴位针感的形态学研究//张香桐, 季钟朴, 黄家驷. 针灸针麻研究. 北京: 科学出版社, 1986: 433-440.

彭增福. 西方针刺疗法之激痛点与传统针灸腧穴的比较. 中国针灸, 2008, 28(5): 349-352.

邱茂良. 关于新穴问题. 上海针灸杂志, 1982(1): 6-9.

森秀太郎. 経穴の神経機構について. 日本针灸治療学會志, 1965, 14: 163-165.

陕西中医学院. 现代经络研究文献综述. 北京: 人民卫生出版社, 1979: 51-81.

上海生理研究所二室针麻组. 猫胫骨前肌内的感受器的组织学观察//上海市医学科学研究领导小组针麻办公室, 中华医学会上海分会. 针刺麻醉临床和原理研究资料选编. 上海: 上海人民出版社, 1977: 225-229.

上海生理研究所二室针麻组. 针刺猫后肢时某些深部感受器传入放电的观察//全国针刺麻醉学习班选编组. 针刺麻醉原理的探讨(全国针刺麻醉学习班资料选编之二). 北京: 人民卫生出版社, 1974: 166-175.

石宏, 程斌, 李江慧. 肥大细胞和P物质参与急性胃黏膜损伤大鼠体表穴位的敏化过程. 针刺研究, 2010, 35(5): 323-330.

史学义, 张清莲. 得气穴位组织结构的动力学研究. 针刺研究, 1996, 21(3): 60-62.

松本薫. ヒトの經穴(合谷, 手三裡, 足三裡)の組織所見//池園悦太郎. 針麻酔の臨床と基礎. 東京: 克誠堂出版株式会社, 1979: 155-167.

谭德培, 张淑洁, 毛建萍. 电针"足三里"穴对猫肌肉机械感受器及传入神经活动的作用//张香桐, 季钟朴, 黄家驷. 针灸针麻研究. 北京: 科学出版社, 1986: 319-322.

万福恩. 我对神经系统与经络系统关系的看法//天津市公共卫生局. 经络研究资料汇集. 天津: 天津市公共卫生局, 1960: 95-109.

王本显. 国外对经络问题的研究. 北京: 人民卫生出版社, 1984: 170-175.

魏仁榆, 冯嘉真, 朱德行, 等. 针刺猫后肢时某些深部感受器传入放电的观察. 科学通报, 1973, 8(4): 186-187.

魏仁榆, 张淑洁, 冯嘉真. 针刺或压迫引起的肌肉神经无髓鞘纤维传入放电的观察. 科学通报, 1976, 21(Z1): 505-506.

文琛, 刘金兰, 刘志云, 等. 以大白鼠针刺镇痛模型探讨针感传入的形态学基础. 针刺研究, 1981, 6(2): 141-150.

文琛. 对经络实质问题的讨论. 中国针灸, 1993, 13(2): 75-79.

吴景兰, 柴信美, 蔡德华, 等. 大白鼠穴位皮下结缔组织内肥大细胞的观察. 解剖学报, 1980, 11(3): 309-312.

吴秀锦. 穴位的病理性反应//中医研究院. 针灸研究进展. 北京: 人民卫生出版社, 1981: 220-224.

西安医学院针麻原理基础理论组及西安江会医院针麻组. 用阻断血行法检验针感感受器传入纤维类别. 西安医学院学报, 1975(1): 51-55.

席时元, 陶之理. "足三里"穴传入途径的探讨. 针刺研究, 1982, 7(1): 66-69.

严振国. 中医应用腧穴解剖学. 上海: 上海科学技术出版社, 2005.

杨枫, 任世祯. 经络穴位和神经支配的相关规律性//张香桐, 季钟朴, 黄家驷. 针灸针麻研究. 北京: 科学出版社, 1986: 441-445.

余安胜, 赵英侠, 严振国, 等. 三阴交穴大体空间形态学观察. 中国针灸, 1997, 7(1): 42-44.

余安胜, 赵英侠, 严振国. 三阴交穴显微结构的观察. 针刺研究, 1996, 21(2): 36-38.

喻晓春, 高俊虹, 付卫星. 论阿是穴与穴位特异性. 针刺研究, 2005, 30(3): 183-187.

喻晓春, 朱兵, 高俊虹, 等. 穴位动态过程的科学基础. 中医杂志, 2007, 48(11): 971-973.

张保真, 王俊明. 人皮肤内神经-肥大细胞联接在经络线上的发现——Ⅰ. 传出性神经-肥大细胞联接. 神经解剖学杂志, 1985, 1(1): 47-52.

张迪, 丁光宏, 沈雪勇, 等. 肥大细胞功能对针刺大鼠"足三里"镇痛效应的影响. 针刺研究, 2007, 32(3): 147-152.

中国科学院动物研究所针麻组. 猫耳廓的神经分布//全国针刺麻醉学习班选编组. 针刺麻醉原理的探讨(全国针刺麻醉学习班资料选编之二). 北京: 人民卫生出版社, 1974: 37-40.

中医研究院针灸经络研究所形态组化组. 以连续显示方法探讨肾上腺素能和胆碱能神经的关系. 针刺麻醉, 1977, 3(2-3): 96.

重庆医学院生理教研室针麻原理研究组. 针感与神经系统关系的初步分析//全国针麻研究工作会议秘书处. 全国针刺麻醉研究资料选编. 上海: 上海人民出版社, 1977: 324-329.

周沛华, 钱佩德, 黄登凯, 等. 经络腧穴与周围神经的关系//全国针灸针麻学术讨论会论文摘要. 北京: 会议学术处, 1979: 233.

遵义医学院生理教研组. 针刺动物"人中"的加压效应及其神经途径的探讨. 中华医学杂志, 1976, 53: 757-762.

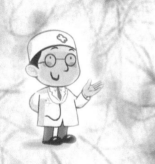

第四篇　针灸触发的广谱反应系统

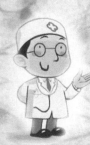

第七章　针灸对神经内分泌系统的调节作用

　　内分泌学是生物学和医学中的一门重要学科。内分泌系统、神经系统、免疫系统构成了一个调控生物整体功能的系统,形成神经-内分泌-免疫网络的概念。这一总的调控系统保持机体代谢稳定及其对环境变化的适应、脏器功能协调,既维护着生物自身的生存,又维系了种族的延续。内分泌指的是:由身体的特定器官或组织分泌的化学物质,通过血液循环或直接到达特定的组织或器官,调节体内的代谢过程、脏器功能、生长发育、生殖衰老等活动。它是无管腔结构、不直接分泌到体外腔;这也是内分泌与外分泌腺体的区别。

　　1902年,Starling首先观察到胰腺内分泌现象,并创用了激素(hormone)一词,它源于希腊文 hormoa,意思是“激活”,以后的学者将激素定义为由内分泌器官产生,释放入血液循环,转运到靶器官或组织发挥效应的微量化学物质(但该定义已有所改变)。现已发现除了经典激素外,细胞因子、生长因子、神经递质、神经肽都是重要的化学信使。这些化学信使较之经典激素虽有一些不同,但都有如下共同的特征:①都作为细胞-细胞间通讯的化学信使;②其功能虽各有侧重,但在总体上是调节机体的代谢,协调机体各器官、系统的活动以维持内环境稳定,并参与细胞生长、分化、发育和死亡的调控;③都具有相同的作用模式:与靶细胞特定的受体结合方可发挥作用,都可以共用相同的信号传递途径;④在生物学效应上相互交叉。基于这些共性,细胞因子、生长因子、神经递质、神经肽都可归入广义的激素范畴。实际上,广义激素相当于化学信使的总称。在内分泌概念提出后的20多年中,人们一直认为内分泌系统和神经系统分别作为独立的系统调节着机体各功能系统的活动。直到 Scharrer(1928)发现硬骨鱼下丘脑的神经细胞具有内分泌细胞的特征,并最先提出神经内分泌(neuroendocrine)的概念后,从此启发了有关领域研究的新思路。众多的研究工作逐步证实了神经系统与内分泌系统活动之间的紧密联系。随着分子生物学技术及免疫学的迅速发展,人们发现内分泌、神经和免疫系统能够共享某些信息分子和受体,而且都通过类似的细胞信号转导途径发挥作用。Besedovsky(1977)又提出了神经-内分泌-免疫网络(neuro-endocrine-immune network)的概念。这三个系统各具独自的功能,但又相互交联,优势互补,形成完整而精密的调节环路。这个网络通过感受内外环境的各种变化,加工、处理、储存和整合信息,共同维持内环境的稳态,保证机体生命活动的运行。

近年来,分子生物学、细胞生物学、免疫学、遗传学等学科的突飞猛进,促进了内分泌学的迅速发展,新的激素、新的概念不断出现,使许多传统的经典内分泌概念受到冲击,得到更新。内分泌疾病的病因学研究深入到分子水平,许多与基因突变有关疾病的发病机制得到阐明。内分泌疾病的功能与形态学诊断由于激素测定技术与影像学检查方法的更新换代而得到大幅度提高。新药物、新技术不断涌现,使内分泌疾病的治疗提高到新的水平。传统的经典内分泌学在不断的扩展、丰富、提高,一个崭新的现代内分泌学已经形成。

在激素概念演化的同时,对其内分泌方式的认识也在不断深化。经典的内分泌概念是指激素释放入血液循环这种方式,它是与外分泌(将分泌物释放至体外或体腔中)相对而言的。现知广义的激素既能够以传统的内分泌方式起作用,也发生了很大的外延(图7-1):

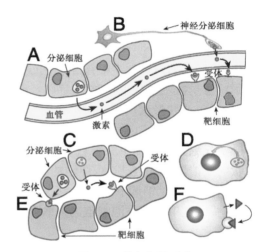

图 7-1　激素作用形式
A:经典内分泌模式;B:神经分泌;C:旁分泌;
D:胞分泌;E:近分泌;F:自分泌

(1) 旁分泌(paracrine):又称邻分泌。一般不进入血液,仅(或主要)在局部发挥作用。

(2) 近分泌(juxtacrine):又称并列分泌,是两个毗邻细胞间与膜受体的直接作用。

(3) 自分泌(autocrine):自分泌激素反馈作用于自身细胞,是细胞调节的重要方式。

(4) 腔分泌(solinocrine):激素进入腺腔、腺导管或消化管道的一种分泌现象。

(5) 胞分泌(intracrine):由胞浆合成的激素直接转运至胞核,影响靶基因的表达。

(6) 神经分泌(neurocrine):由神经细胞分泌,借轴浆流沿轴突运送至所支配(或贮存)的组织(如神经垂体),或经垂体门脉系统到达腺垂体,调节靶细胞的激素合成和分泌。

大量而系统的研究证明,下丘脑是内分泌系统的启动因素,在下丘脑-垂体-靶腺内分泌轴中起关键作用。从整体上看,下丘脑既是神经中枢,又是内分泌器官,为神经系统控制内分泌器官和内分泌器官与内外感受器之间相互联系的枢纽。下丘脑区域虽小,但大脑皮质、边缘系统及间脑都有到下丘脑的传入。下丘脑主要接受来自内脏和躯体感觉系统的传入,其传入纤维多在脑干网状结构换元后发出侧支纤维汇集于中脑中央灰质、被盖核、中脑中缝核、蓝斑和外侧臂旁核,再进入下丘脑。

机体各器官的活动在神经系统和神经-内分泌系统的调节和控制之下,针灸效应的发挥也与这些机体调节系统的参与有关。内分泌系统分泌的激素通过血液循环运输到身体的各个部分,作用于它们的靶细胞和靶器官,以实现其调节功能。但内分泌腺本身的活动也受神经或神经-体液的控制。我们这里主要涉及针刺对垂体-甲状腺轴、迷走-胰岛系统、垂体-性腺功能、垂体-肾上腺皮质功能系统的调节作用。

第一节　针灸对下丘脑-垂体-甲状腺轴的调节

甲状腺是人体最大的内分泌器官,甲状腺分泌的激素有两种:甲状腺素(T4)和三碘甲腺原氨酸(T3),T4 的血清浓度比 T3 高 50~80 倍,但 T3 的生理作用比 T4 高 3~5 倍。甲状腺合成激素的主要原料为甲状腺球蛋白和碘,甲状腺球蛋白在滤泡细胞内合成,然后运送到滤泡腔内贮存。碘则主要是通过滤泡细胞基底膜上的一种膜蛋白-钠-钾同向转运体(NIS 或 SLC5A)的浓聚碘作用完成。甲状腺激素(T3、T4)释放入血后,绝大部分与血浆蛋白结合,主要为甲状腺结合球蛋白(TBG)、血浆蛋白(ALB)、甲状腺结合前白蛋白(TBPA)。游离的甲状腺激素在血中含量甚微,正是这些微量的游离激素才能进入靶细胞,通过结合特异性细胞核甲状腺激素受体调节基因表达,生成效应蛋白,发挥各种生理作用。甲状腺激素的主要作用是促进物质与能量代谢,可使组织的氧耗量和产热量增加;促进蛋白质的合成代谢,消化道对糖的吸收、肝糖原分解和组织对糖的利用,以及脂肪的动员、利用和消耗;促进生长发育和组织分化,尤其对骨和中枢神经系统更为重要。

甲状腺功能主要受下丘脑-腺垂体及血浆中甲状腺激素水平的调节。垂体前叶(也称腺垂体)的促甲状腺激素(TSH)对甲状腺的调节是通过血浆到达甲状腺,与腺泡细胞膜上相应的受体结合,通过细胞内 cAMP-蛋白激酶系统,促使甲状腺激素的合成与释放。垂体 TSH 的分泌受下丘脑分泌的促甲状腺激素释放激素(TRH)控制,而垂体 TSH 和下丘脑 TRH 又受靶腺激素的反馈调节,下丘脑-垂体轴的调定点由大脑中的甲状腺激素水平确定。下丘脑 TRH 还受垂体 TSH 的反馈调节。这就是下丘脑-垂体-甲状腺轴系统(图 7-2)。甲状腺还可自身调节,主要通过甲状腺腺泡细胞内碘的含量来调节腺泡细胞对碘的摄取和对 TSH 的敏感性。

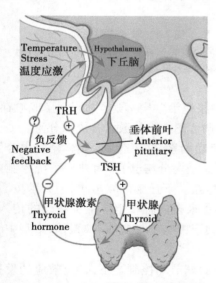

图 7-2　下丘脑-垂体-甲状腺轴激素分泌的调节作用
(引自 http://www.uptomed.ir)

甲状腺分泌异常可引起全身各组织器官代谢障碍,感染、自身免疫、应激、遗传、放射、碘和药物及肿瘤等各种因素均可导致甲状腺功能障碍,从而引起甲状腺激素分泌过多或过少。甲状腺毒症是以甲状腺激素分泌过多为生理学特征的一种病理状态,其中以 Graves 病最为常见。Graves 病以弥漫性甲状腺肿和甲状腺毒症为特征,可伴浸润性突眼,偶伴浸润性皮肤病变。甲状腺功能减退症是多种原因引起的甲状腺激素合成、分泌或生物效应不足所致的一种全身代谢减低综合征。其病理特征是黏多糖等在组织和皮肤中堆积,严重者表现为黏液性水肿。甲状腺组织在自身免疫破坏或放射线损伤等情况下的永久丢失或者破坏,称为原发性甲状腺功能减退症。原发性甲状腺功能减退症大约占甲状腺功能减退症的 99%。

甲状腺功能亢进症的患者血清中的 TSH 水平偏低。吴泽森等(1986)及何金森等(1996)采用针刺疗法治疗甲亢患者,治疗前 TSH 含量在正常范围的下限,而血清 T3、T4 含量升高明显异常,表明甲状腺激素异常升高,对垂体的 TSH 有反馈性抑制作用,符合甲亢的病理过程。针刺后血清中 T3、T4 含量有非常明显的下降,而 TSH 含量也明显升高。袁民等(2000)用五十营针刺治疗甲状腺功能亢进症患者 30 例,连续治疗 6~7 个疗程后,患者血清超敏促甲状腺素(STSH)明显升高,血清总 T3、T4,以及血清游离三碘甲状腺原氨酸(FT3)、游离甲状腺素

（FT4）含量均显著下降；刘晶岩等（2012）运用补泻手法针刺治疗甲状腺功能亢进症，连续治疗4～5个疗程后，34例患者的症状明显好转，血清STSH明显升高，血清T3、T4，以及血清FT3、FT4含量均显著下降。王晓燕（2002）对针刺和口服甲巯咪唑（他巴唑）治疗突眼性甲状腺肿的疗效进行对比观察，发现两种疗法均能有效地调节患者甲状腺功能，能使甲状腺球蛋白抗体（TGAb）含量下降，从而缓解症状；两者疗效相当，因此针刺疗法具有一定的优越性。

针刺对甲状腺功能减退亦有很好的疗效。Luzina等（2011）应用体针和耳针，再结合刮痧对27例TSH水平增高的亚临床型甲状腺功能减退患者进行治疗，2个疗程后，患者TSH水平降到生理值范围，临床症状减轻，生活质量与健康者无异。血清甲状腺素与促甲状腺素的含量不足可能与智力低下的发病有关，马小平（2001）运用耳穴埋针治疗弱智儿童后，发现其低于正常健康儿童的血清T3、T4和TSH水平明显升高。

艾灸对甲状腺功能异常亦有很好的调节作用。胡国胜等（1987）艾灸大椎等穴可使甲状腺功能减退者血清总T4、T3含量明显升高，TSH含量明显降低。但艾灸对甲状腺功能正常患者血清T4、T3、TSH含量影响不大。夏勇等（2012；2011）通过对桥本甲状腺炎患者的治疗发现：隔附子饼灸为主结合口服优甲乐可有效改善桥本甲状腺炎患者临床症状和甲状腺功能，其疗效优于单纯口服优甲乐，且艾灸组血清甲状腺过氧化物酶抗体（TPOAb）和TGAb下降率均明显高于西药组。赵粹英等（2000）对老年人进行隔药饼灸，经灸治后下降的TSH、T3明显提高，升高的T4则下降，提示艾灸对老年人垂体甲状腺功能有明显调整作用，能增强甲状腺分泌功能，促进老年机体的代谢，在一定程度上可延缓衰老。

宫星等（1999）应用甲状腺素大剂量注射制备成甲状腺功能低下（甲低）大鼠模型，将正常和甲低大鼠又分为电针与非电针组，电针双侧"足三里"穴30分钟，用放射免疫方法测定各组大鼠下丘脑和垂体β-内啡肽（β-EP）、血浆环磷酸腺苷（cAMP）、环磷酸鸟苷（cGMP）、TSH、T4、3,5,3'-T3、3,5,5'-三碘甲腺原氨酸（rT3）、皮质醇和睾酮含量。结果表明：甲低大鼠血清T3、T4、TSH、睾酮、下丘脑和垂体β-EP含量明显降低，血浆cAMP含量和cAMP/cGMP比值显著升高，体重增长减慢，垂体及肾上腺与体重比值明显增高。电针使正常大鼠血清T3、T4含量明显升高，血浆cAMP、cGMP含量显著降低；使甲低大鼠T3、睾酮、下丘脑-βEP和cGMP含量明显升高，cAMP和cAMP/cGMP比值显著下降。郝重耀等（2009；2010）采用丙硫氧嘧啶灌胃法制备甲状腺功能减退大鼠模型，观察用细火针点刺大椎、脾俞、肾俞、关元、足三里穴的疗效，4周后血清FT4、FT3含量明显升高，TSH含量明显降低；甲状腺病理检测显示甲状腺形态明显改善并接近正常；与0.08%甲状腺片混悬液灌胃的疗效无显著差异。绝经后妇女的骨质疏松与垂体-甲状腺分泌功能改变有关，罗小光等（2001）观察到耳针不仅能使去卵巢大鼠的雌二醇含量上升，还能改善垂体-甲状腺的分泌功能。

第二节　针灸对迷走-胰岛系统功能的调节

胰腺既是重要的外分泌器官，又是重要的内分泌器官，可合成几种激素。胰岛素是胰岛B细胞（亦称胰岛β细胞）产生和分泌的激素。胰岛素的主要作用是全面地调节糖类代谢，同时也相应地调节脂肪和蛋白质代谢。胰岛素一方面促进肝糖原和肌糖原的合成；另一方面又促进许多组织（除脑、肾和肠黏膜外）对葡萄糖的摄取、氧化和利用；同时还可抑制肝糖原异生及肝糖原分解为葡萄糖,因而使血糖浓度降低。胰岛素的分泌受几方面调节因素的作用,首先是体内各类营养物质的作用,其中最主要的是血中葡萄糖浓度的直接调节,在体内葡萄糖缺乏情况下,多种氨基酸和脂肪酸及其代谢产物也可刺激胰岛素分泌,但脂肪酸及其代谢产物的刺激作用很小;其次是各种激素的作用;此外,神经系统对胰岛素也有一定的调节作用。迷走神经活动促进胰岛素分泌,交感神经兴奋则抑制其分泌。B 细胞的抑制可能通过 α-肾上腺素能受体起作用。胆碱能传出纤维末梢的递质与 M 受体结合可促使胰岛素分泌(图 7-3)。

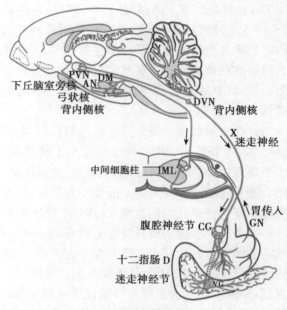

图 7-3　胰岛素调节
蓝色为胃的感觉传入,绿色为迷走神经(促进),红色为交感神经(抑制)(引自 http://www.uptomed.ir)

胰岛素分泌障碍或利用不足可导致糖尿病。1 型糖尿病主要为一种自身免疫性疾病,主要表现为胰岛素分泌绝对不足,易并发酮症酸中毒。2 型糖尿病主要是由于遗传和环境因素的共同作用使相关单基因或多基因突变所致,主要表现为胰岛素分泌障碍和/或胰岛素抵抗。糖尿病中的 90% 以上为 2 型糖尿病。

针刺可用于糖尿病的治疗,疗效也比较确定。湛剑飞和魏稼(1984)报道选用膈俞、脾俞、足三里等穴治疗 19 例 2 型糖尿病患者,能使空腹血糖、餐后血糖及糖耐量值都大幅度下降,疗效高达 92.9%,而对轻、中度患者的疗效更高;但重度糖尿病患者的疗效很低,有效率仅为 37.5%。针刺对胰岛素依赖型糖尿病患者基本无效。廖辉等(2007)分别观察针、灸以及针加灸胃脘下俞穴治疗 2 型糖尿病的疗效,结果发现 3 种疗法均能有效地改善糖尿病的症状,使空腹血糖、24 小时尿糖、糖化血红蛋白,以及胆固醇、甘油三酯、低密度脂蛋白的含量均不同程度下降,而高密度脂蛋白的含量则升高。且在 3 种疗法中,针加灸的疗效最好。Chen 等(2001)观察单纯常规药物治疗与针药复合治疗对并发于糖尿病的急性脑梗死的疗效,发现复合治疗组能更有效地减少胰岛素和血糖水平,改善高凝状态。说明针刺有很好的协助治疗作用。2 型糖尿病和肥胖之间关系密切,大量流行病学研究显示,糖尿病的风险(主要是胰岛素抵抗)是随着体脂含量从非常低到非常高而增加的,表明体脂的绝对数量在广泛的范围内对胰岛素敏感性是有影响的,尤其是中心(腹部的)脂肪与胰岛素抵抗的联系更密切。高秀领等(2007)比较针刺结合耳穴与口服西布曲明对单纯性肥胖的减肥疗效,针刺结合耳穴与口服西布曲明对单纯性肥胖有相同的减肥疗效,但是针刺结合耳穴比口服西布曲明治疗有更好的改善血清胰岛素水平的作用。蔡辉等(2009)在观察针灸对肥胖 2 型糖尿病患者机体"脂肪-胰岛"轴的影响时发现,在针灸治疗 3 个疗程后,患者的空腹血糖、空腹胰岛素、空腹瘦素水平和胰岛素抵抗指数显著下降,胰岛素敏感性指数明显上升,说明针灸可以调节肥胖 2 型糖尿病机体紊乱的"脂肪-胰岛"轴功能。

实验研究表明,针灸对各种病理状态下的糖尿病或高血糖症都有很好的调节作用。早年的工作观察到电针"承扶"、"足三里"等穴可使实验兔高血糖时血中的胰岛素分泌增加。从时相上分析,发现在血糖下降之前,胰岛素的分泌已增加,但切断迷走神经,针刺不能再促进胰岛素的分泌,动物在进食后高血糖现象可长达几个小时。Ishizaki 等(2009)研究电针是否可以改善 2 型糖尿病的遗传模型 Goto-Kakizaki(GK)大鼠的葡萄糖耐量时,发现电针可使 GK 大鼠的空腹血糖、葡萄糖负荷后血糖水平显著降低,血浆胰岛素水平显著升高。电针可以通过提高胰岛素敏感性使葡萄糖耐量降低得以恢复,进而改善高血糖症。迷走神经兴奋可刺激胰岛素分泌。Fukuta 等(2009)在研究针刺对遗传性高血糖大鼠的平滑肌动力学反应时,观察到针刺在减少血糖水平的同时,可提高胆碱能神经的反应性;他们认为这种反应性的提高可能是因为胆碱能神经纤维激活的增多,而不是由于改变了突触后乙酰胆碱的毒蕈碱受体的敏感性所致。

另外,当机体外源性胰岛素增加时,血糖浓度开始下降,此时针刺家兔"足三里"穴,不但可以促使内源性胰岛素的分泌减少,而且还可以引起血中胰岛素水平的降低,提高肾上腺素和肾上腺皮质激素等的水平,从而使血糖升高(严玉微,1987)。

目前,在研究针刺调节糖尿病的机制时,很多研究者将目光投注在了胰岛素信号传导通路和葡萄糖代谢过程中的信号传导通路中。Tominaga 等(2011)认为,低频电针对高果糖饮食诱发的大鼠胰岛素抵抗的改善,可能是由于电针激活了骨骼肌内葡萄糖对脂肪酸代谢的 AMP 激活性蛋白激酶信号通路,从而增加了胰岛素敏感性所致。Lee 等(2011)在探讨电针足三里对链脲霉素诱发的 1 型糖尿病模型大鼠的降糖作用以及电针的作用途径时,发现电针可使 1 型糖尿病模型大鼠的胰岛素信号蛋白 IRS1 和 AKT2 的表达增加,血糖水平下降。而这些效应证明是通过电针兴奋胆碱能神经实现的。在 Liang 等(2011)探讨低频电针对遗传性肥胖 2 型糖尿病 db/db 小鼠代谢作用的研究中,发现电针可增加骨骼肌中去乙酰化酶 1(SIRT1)蛋白的表达,诱发过氧化物酶增殖物激活受体 γ-辅激活蛋白 1α(PGC-1α)、核呼吸因子 1(NRF1)以及酰基-COA 氧化酶(ACOX)的基因表达,从而增强胰岛素信号传导,促进线粒体对葡萄糖的利用和脂肪酸的代谢;使肥胖糖尿病 db/db 小鼠的胰岛素敏感性改善,有效缓解胰岛素抵抗,减少血中游离脂肪酸水平。多囊卵巢综合征与雄激素增多症和胰岛素抵抗相关,胰岛素抵抗可能与骨骼肌和脂肪细胞的胰岛素信号反应缺陷有关。Johansson 等(2010)观察低频电针对双氢睾酮诱发的多囊卵巢综合征的胰岛素敏感度的作用时,发现电针可使大鼠的胰岛素敏感度正常化,降低总的高密度脂蛋白、低密度脂蛋白和胆固醇水平,增加骨骼肌葡萄糖载体 4(GLUT4)蛋白的表达。因此,认为低频电针对胰岛素敏感度有明显的改善作用,可能与电针对全身或局部肌肉细胞内信号转导通路的调节有关。

针刺对血糖升高和糖尿病具有很好的防治作用。李荣昌和余运初(1984)首先观察了针刺对雄性家兔空腹血糖和血浆胰岛素水平的影响,结果表明针刺双侧的"足三里"、"脾俞"和"膈俞"15 分钟后,其血糖和血浆胰岛素含量没有明显改变,提示正常情况下,电针不会影响其血糖和胰岛素分泌。静脉注射葡萄糖后,未电针组血糖显著升高(超过注糖前 115%),60 分钟基本恢复。其间血浆胰岛素由注糖前的 12μU/ml 升高到 43μU/ml,90 分钟后恢复到 9μU/ml。然而,针刺家兔上述穴位 15 分钟后再注射葡萄糖,15 分钟后其血浆胰岛素就迅速增高(从 18μU/ml 增至 48μU/ml),30 分钟内恢复到 21μU/ml;而且血糖仅升高 63%,并亦在 30 分钟内恢复。这些结果表明,针刺能使葡萄糖引起的胰岛素分泌反应提前,因而血糖迅速恢复,改善了耐糖功能。Amao 等(2009)观察到有遗传背景的 FVB/N 品系小鼠的四氧嘧啶致糖尿病作用能够被腹针刺激抑制,与同窝出生的非 Tg FVB/N 品系小鼠比较,腹针对 Tg 小鼠的预防作用更明显(图 7-4)。在糖耐量异常时,进行针刺治疗可有效控制疾病的发展,比治疗糖尿病的效果更好(Jiang,2011)。

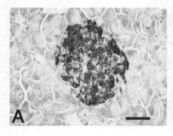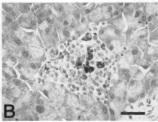

图7-4　应用四氧嘧啶后 8 天 hSOD-1 Tg 小鼠胰腺内胰岛素的免疫染色,腹膜内注射盐水组和针刺组大鼠胰腺内出现大量胰岛素阳性细胞(棕色;A);而对照组大鼠的胰岛素阳性细胞则很少(B)。标尺=50μm(引自 Amao 等,2009)

在应用电针治疗糖尿病时,低频电针优于高频电针。Figueiredo(2011)观察到 10Hz 电针足三里和中脘穴可明显降低麻醉后血糖过高大鼠血中葡萄糖和乳酸盐的水平,减少肝和肾组织中的乳酸盐含量。而 100Hz 电针无此效应。Samosiuk 等(2010)用低强度电磁微波重复照射足三里(每天 10 分钟,共 14 天)可使实验性糖尿病小鼠的血糖水平降低。另外,针刺不仅对糖尿病本身有很好的调整作用,还可增强降糖药(Pai,2009)和外源性胰岛素(Lee,2011)的降血糖作用。

朱兵研究团队对耳甲-迷走神经刺激干预糖尿病的基础和临床开展了一系列研究,认为耳甲刺激能够促进胰岛素分泌,降低血糖浓度,可用于治疗 2 型糖尿病(参见本书第十七章第四节)。

第三节　针灸对下丘脑-垂体-性腺轴功能的影响

整个生殖活动的不同阶段,如性分化、性成熟、生殖及性行为等均受下丘脑-垂体-性腺轴的调节。人类的促性腺激素释放激素(gonadotropin releasing hormone,GnRH)神经元主要位于下丘脑内侧基底部的弓状核和视交叉前区域。它们在接受到中枢神经系统分析与整合的各种信息后合成 GnRH。GnRH 神经元的轴突投射到正中隆起,将 GnRH 直接释放入垂体门脉系统,作用于腺垂体的内分泌细胞,使其分泌促性腺激素[女性为促卵泡激素(FSH)和黄体生成素(LH),男性为 LH]。促性腺激素经血液循环到达性腺(女性为卵巢,男性为睾丸),调节性腺分泌性激素(女性为雌激素和孕激素,男性为雄激素)。性激素作用于靶器官,促进和维持各种生殖功能的完成。

下丘脑 GnRH 是以一定的频率和振荡脉冲式释放的。GnRH 的脉冲式释放对于生殖功能至关重要。高频率的 GnRH 分泌偏向于促进 LH 分泌,而低频率的 GnRH 分泌则偏向于促进 FSH 分泌。LH 的分泌与 GnRH 的水平几乎保持 1∶1 的比例波动。GnRH 分泌频率的差异对 FSH 和 LH 分泌的绝对值和比例都有一定的影响。

在下丘脑-垂体-性腺轴的反馈调节中,下丘脑 GnRH 受到垂体分泌 FSH 和 LH 与性腺激素的负反馈调节。其中,雌激素信号对于 GnRH 神经元有重要的调节作用,用免疫组化和原位杂交的方法证实雌激素受体在下丘脑和与下丘脑关联较强的大脑区域浓度最高。通过雌激素 β 受体的直接作用和雌二醇(E2)敏感传入神经元的间接作用,雌激素可抑制 GnRH 的分泌。雌激素在下丘脑和垂体水平还有正反馈调节作用,可引起垂体释放大量 LH 和 FSH,从而引发排卵。脑内产生的多巴胺、去甲肾上腺素、血清素和阿片类物质也可以通过卵巢激素或其他刺激调节下丘脑 GnRH 的分泌。雌激素可直接作用于垂体,降低 FSH 和 LH 的合成和释放,降低垂体促性腺细胞对 GnRH 的敏感性。在对生殖轴的调节中,卵巢来源的肽类激素(抑素)以及卵巢和垂体来源的激活素和卵泡抑素都可以调节垂体的分泌,抑素与雌激素共同作用抑制 FSH 的分泌;激活素可直接刺激 FSH 的合成和释放,而卵泡抑素则抑制激活素的这一作用(图 7-5)。

从青春期发育到绝经期后,生殖功能的正常与否均取决于下丘脑、垂体、性腺及靶器官功能的协调,它们之间形成了一个极其精密的调制环路。一旦此调制环路发生异常,可引发各种生殖系统疾病。针灸

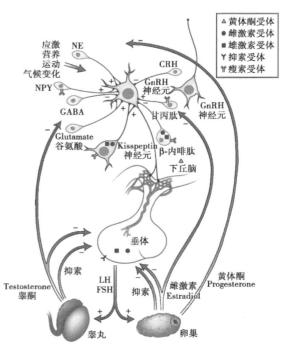

图 7-5 下丘脑-垂体-性腺轴激素的分泌和反馈调节
(引自 http://www.uptomed.ir)

对生殖内分泌功能的调节作用历来为医家所重视,无论是对性功能障碍、不孕症还是对由于内分泌失调引起的其他妇科疾病,针灸都有良好的治疗作用。

任晓暄等(Ren 等,2012)采用电生理结合免疫组化等研究方法观察了针刺对健康生殖龄 SD 雌性大鼠动情周期和"性唤起"的影响及穴位效应的特性,探讨针刺对生殖内分泌功能的调节机制。在 49 只 SD 雌性成年大鼠的下丘脑中,共记录到 928 个细胞,其中鉴定为生殖内分泌功能相关神经元(GnRH 样神经元)185 个(图 7-6)。"性唤起"刺激后细胞放电增多的神经元(兴奋性细胞)为 120 个,约占细胞总数的 13%;"性唤起"刺激后细胞放电减少的神经元(抑制性细胞)为 65 个,约占细胞总数的 7%。其余均为"性唤起"刺激后细胞放电无变化的神经元为 743 个,约占细胞总数的 80%。下丘脑 GnRH 样神经元对选择的 3 种模拟性刺激方式都发生反应,但它们反应的敏感度不一样。对于兴奋性神经元,电刺激阴蒂背神经时,神经元放电从背景活动的(2.14±0.52)个峰电位/秒增加到(4.18±0.65)个峰电位/秒;棉球摩擦外阴部刺激时,神经元放电从背景活动的(1.80±0.36)个峰电位/秒增加到(7.84±1.19)个峰电位/秒;阴道振动器(12Hz)刺激阴道-宫颈时,神经元放电从背景活动的(1.97±0.31)个峰电位/秒增加到(4.85±0.71)个峰电位/秒。对于抑制性神经元,电刺激时神经元放电从背景活动的(2.87±0.77)个峰电位/秒减少到(1.33±0.68)个峰电位/秒;摩擦刺激时,神经元放电从背景活动的(3.29±0.69)个峰电位/秒减少到(0.95±0.21)个峰电位/秒;振动刺激时,神经元放电从背景活动的(3.12±0.73)个峰电位/秒减少到(1.79±0.58)个峰电位/秒。从以上结果可以看出,无论是兴奋性神经元还是抑制性神经元都对摩擦刺激的敏感性最强,其次为振动刺激,对电刺激的反应远不如前两者。说明自然刺激是最有效的模拟性刺激方式,是引起性兴奋的适宜性刺激。

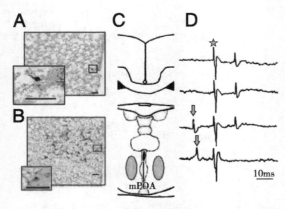

图7-6 辣根过氧化物酶（HRP）标记和GnRH免疫组化阳性的下丘脑电生理记录点的生殖神经元
A：标记的下丘脑内与生殖相关的HRP-阳性神经元。细胞体内显示强烈的分布均匀的HRP的下丘脑神经元水平切片的显微照片。B：相同部位另外一张GnRH免疫组化染色的显微照片。在下丘脑神经元内有大量的GnRH免疫反应产物。A和B插图中HRP-和GnRH-阳性细胞放大倍数的标尺为50μm。C：冠状缝切面示意图的阴影区域为符合判断标准的mPOA神经元的大致定位。D：正中隆起逆向刺激引发的mPOA神经元自发放电的细胞外电生理记录，在自发放电前有一个连续的9毫秒的起始潜伏期（前两个轨迹图）。一个mPOA神经元的自发性动作电位（箭头）可触发一个受刺激后的波峰（刺激伪迹），逆向波峰发生在细胞的不应期之后则可诱发出一个连续的逆向动作电位（第三轨迹图）。逆向波峰发生在细胞的不应期之内则抵消这个细胞的逆行电位（第四轨迹图）

处于非动情期雌鼠的兴奋性神经元和抑制性神经元所占的比例非常相近；而雌鼠在动情期时，它的兴奋性神经元所占的比例接近4/5，说明雌鼠之所以处于动情期，是因为下丘脑GnRH样神经元发生功能的可塑性改变，兴奋性神经元增多，GnRH分泌增加所致（表7-1）。

处于不同动情周期的雌鼠，下丘脑GnRH样神经元的自发放电和神经元对刺激的反应性不同。对于兴奋性神经元，在动情期时，神经元放电从背景活动的（1.75±0.25）个峰电位/秒增加到（6.54±0.80）个峰电位/秒；而非动情期时，神经元放电从背景活动的（1.02±0.14）个峰电位/秒仅增加到（2.91±0.30）个峰电位/秒。对于抑制性神经元，在动情期时，神经元放电从背景活动的（1.64±0.35）个峰电位/秒减少到（0.55±0.20）个峰电位/秒；而非动情期时，神经元放电从背景活动的（4.22±0.95）个峰电位/秒减少到（1.14±0.34）个峰电位/秒；从以上结果可以看出，雌鼠动情期时兴奋性神经元的背景自发放电和对刺激的反应性明显高于非动情期的，尤其是刺激后的反应性；而抑制性神经元的背景自发放电，却是非

表7-1 不同动情周期不同神经元所占比例

动情周期	总神经元数（n）	细胞类型	神经元数（n）	（%）
动情前期/动情期（$n=18$）	93	兴奋	72	77.42
		抑制	21	22.58
动情后期/动情间期（$n=31$）	92	兴奋	48	52.17
		抑制	44	47.83

动情期的高于动情期雌鼠的下丘脑神经元，但它们对刺激的反应性却相差不大。兴奋性神经元在注射E2后背景自发放电由注射前的（2.05±0.36）个峰电位/秒减少到注射后的（0.97±0.22）个峰电位/秒，减少率是背景自发放电的45.81%，但睾酮和氢化可的松则基本无效。表明这些兴奋性细胞对外源性E2发生了负反馈调节（图7-7）。

在确定所记录到的神经元为GnRH样神经元后，观察针刺对这类神经元放电的影响，结

果发现针刺穴位可很好地调节下丘脑中这类神经元的活性。神阙、子宫、关元、水道、三阴交等（任晓暄等，2010）激活下丘脑中 GnRH 神经元的作用相对较强。这些穴位多数亦为针灸治疗妇科疾病中最常用的穴位（图7-8）。穴位的有效性与它们的神经节段分布密切相关，它们受相同脊髓节段发出的神经所支配。雌鼠生殖器官的神经节段支配为 $T_{11} \sim L_4$ 和 $L_6 \sim S_2$；密度最大的为 $T_{13} \sim L_2$ 和 L_6。最有效的下腹-低背部及后肢的神经支配也基本位于这些脊髓节段。所以，就下丘脑-垂体-性腺轴的调节而言，最有效的穴位往往是与生殖系统的神经支配节段基本一致的体表穴位。

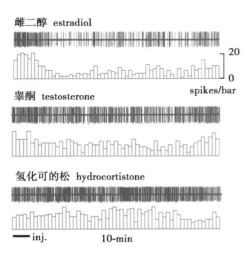

图 7-7　下丘脑 GnRH 样神经元对外源性激素的反应

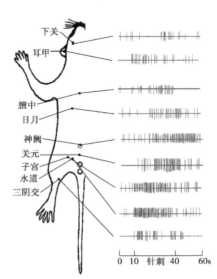

图 7-8　针刺不同穴位对 GnRH 样神经元的激活差异

人体观察表明，电针刺激可以促进排卵，可以治疗排卵功能障碍性月经失调和不孕症，而且电针对交感神经系统功能受抑制患者的排卵效果更好（俞瑾等，1986）。人类在进入老年前期以后，其血浆睾酮、E2 水平分别有增龄性变化，即男性睾酮和女性 E2 量呈下降趋势。吴中朝等（1996）艾灸老年受试者的神阙、足三里穴，2 个月后男性受试者血浆中睾酮含量稍有上升，但不明显；女性受试者的睾酮含量则降低。但不管性别，男女两组血中 E2 的含量都大大增加。一般认为，男性 E2 含量的增加是由于雄酮转变为雌酮的转变率在老年为成年人的 2～4 倍，也从一个侧面反映出针灸能促进老年人性激素的分泌，对延缓衰老是有利的。Wyon 等（2004）比较针刺和口服 E2 对绝经后妇女的热潮红等血管收缩综合征的疗效时，发现二者疗效无明显差异，针刺可作为替代口服雌激素的有效方法。Sunay 等（2011）将针刺与假针刺对绝经后症状的疗效进行随机对照研究，发现针刺不仅使围绝经期等级评定量表（MRS）和躯体与心理评分量表分数下降更明显，热潮红的严重性可以得到更好的缓解；还能使血中 LH 水平下降，E2 水平显著增高。因此，针刺可以作为治疗围绝经期症状的替代疗法。

在恶性肿瘤放化疗引起内分泌功能紊乱的患者，针灸足三里、三阴交等穴则能纠正患者内分泌功能的紊乱，能使 E2、E3 及皮质醇的含量恢复到正常水平（杨金洪等，1995）。刘志诚等（2004）在探讨针刺治疗肥胖伴发围绝经期综合征的作用机制时，采用耳体针结合施治，发现针刺不仅取得良好的减肥效果，还使患者 Kupperman 指数、自主神经平衡指数（Y 值）、LH、FSH、GnRH、瘦素、胰岛素的水平均显著下降，而 E2、一氧化氮、一氧化氮合酶和胰岛素敏感性指数水平均显著回升。认为针灸可能是通过改善下丘脑-垂体-性腺轴、自主神经和血管舒缩功能紊乱及纠正瘦素抵抗和胰岛素抵抗而发挥作用。

多囊卵巢综合征（PCOS）是一种育龄妇女内分泌和新陈代谢紊乱的常见病，伴有不排卵、高雄激素、肥胖和胰岛素抵抗等症状，血清雄激素和 LH 浓度升高，而性激素结合球蛋白（SHBG）降低。Stener-Victorin E 等（2000；2011）的临床研究发现，持续的电针治疗可以诱导 1/3PCOS 患者出现规律性排卵，体质量指数和腰臀围比率明显减少；血清睾酮、血清睾酮与 SHBG 比率、血清基础胰岛素浓度显著降低；血清 SHBG 明显升高，且周期排卵率和妊娠率都显著提高。他们在比较电针和体育锻炼对多囊卵巢综合征患者的雌激素分泌过多和少/无月经的影响时，发现电针和锻炼均能改善月经频率和减少各性激素（雄激素、雌激素、雄激素前体、葡糖甘酸化的雄激素代谢产物）水平，但低频电针比体育锻炼的作用更佳。因此，认为电针可以作为药物诱导排卵的一种替代疗法。施茵等（2010）观察了针灸治疗肥胖型多囊卵巢综合征的临床疗效，对 40 例符合肥胖型多囊卵巢综合征的患者采用针刺加隔药灸治疗后，其体重、体重指数、腰臀比值、空腹血糖、空腹胰岛素、胰岛素敏感指数和相关性激素睾酮、E2 及 LH/FSH 比值都明显改善；表明针灸治疗肥胖型多囊卵巢综合征具有较好的疗效。在其另一项研究中（施茵等，2012），作者认为单纯针灸治疗肥胖型多囊卵巢综合征的效果仍然有限，结合补肾中药可能疗效更好。

目前，研究者对针刺辅助体外受精（in vitro fertilization，IVF）和胚胎移植（embryo transfer，ET）做了大量研究。Magarelli 等（2009）在观察针刺是否可以改变 IVF 患者的血清皮质醇（CORT）和催乳素（PRL）时，发现针刺组与对照（未针刺）组相比，在 IVF 药物处理的 7～13 天 CORT 水平明显升高；在 IVF 药物处理的 5～8 天 PRL 水平显著增高。显示在 IVF 期间，随着正常生殖周期的形成，针刺对 CORT 和 PRL 有良好的调节作用。陈军等（2009）也发现针刺组的血清 E2 水平、受精率、卵母细胞成熟率、优质胚胎率和植入率均优于对照组。尽管针刺组的受孕率升高与流产率降低与对照组相比无显著差异，但电针仍有利于改善卵母细胞质量和妊娠结果。Madaschi 等（2010）的临床试验也证明针刺有利于受孕，有增加胚胎植入率的趋势。Balk 等（2010）认为针刺提高胚胎移植手术患者的受孕率是与其可以缓解压力有关。但也有研究者的临床试验显示，与假针刺或无针刺对照组相比，针刺对妊娠率和胎儿活产率没有显著提高（Andersen 等，2010；Moy 等，2011；Smith 等，2012），或仅可以减轻体外受精妇女的焦虑和缓解压力（Isoyam 等，2012；Smith 等，2012）。韩济生领导的研究小组（Zhang 等，2011）在一项严格的 RCT 试验的 309 例观察中，分为模拟经皮穴位电刺激（TEAS）组（99 例，Ⅰ组）、胚胎植入后 30 分钟一次 TEAS 组（110 例，Ⅱ组）和胚胎植入前 24 小时及植入后 30 分钟两次 TEAS 组（100 例，Ⅲ组）。胚胎植入后的针刺双侧足三里、太溪、肾俞和关元穴；Ⅲ组在胚胎植入前 24 小时增加地机、归来、子宫和血海穴。观察指标为临床怀孕率（3 组分别是 29.3%、42.7% 和 50.0%）、移植率（3 组分别是 15.0%、25.7% 和 25.9%）和婴儿安全出生率（3 组分别是 21.2%、37.3% 和 42.0%），结果提示 TEAS 能有效改善试管受精的临床结局。

针刺对男性患者的寡精无力症有很好的疗效。Dieterle 等（2009）对针刺治疗严重的寡精无力症患者的疗效进行了随机对照研究，发现针刺与安慰针刺相比，虽然精子浓度没有明显变化,但活动精子比例明显增多。王志强等(2008)的临床研究发现,电针可使男性不育症患者的精子密度、活力、顶体酶活性均提高。陈栋等(2009)用针挑疗法治疗功能性不射精症,总有效率为82.3%,比药物治疗(口服 L-多巴和麻黄碱)组显著增多;且针挑疗法组的 LH、FSH、E2 水平较药物组均显著改善。Harding 等(2009)用耳针治疗接受 LHRH 促效剂治疗的前列腺癌男性患者的血管舒缩综合征,其中95%患者症状减轻,与药物治疗比较,症状改善明显,个人关怀和幸福量表评分从 5 下降到 2.1;表明电针是一个有效的替代治疗方法。

针刺可对机体生长发育过程中的下丘脑-垂体-性腺轴功能进行调节。Zhaohui 等(2007)观察了针刺对大鼠和家兔青春期不同发育阶段的影响。实验结果显示:持续电针可使青春期早期和成年大鼠的 GnRH mRNA 表达显著减少,对青春期大鼠的性激素产生负面影响,精子数也显著减少,但不影响发育过程中大鼠的体重和生殖腺组织结构。持续电针也可使青春期雄性兔的下丘脑弓状核放电、睾酮含量和精子数明显减少,而体重无改变。表明持续电针可下调青春期下丘脑-垂体-性腺轴功能。神经肽 Y(NPY)是生殖轴的一个重要调节因子,主要调节下丘脑 GnRH 的分泌。Zhaohui 等(2012)发现,持续电针后,青春期早期大鼠下丘脑 NPY 表达显著下降,而幼年期、青春晚期和成年期则无明显变化。且电针后 NPY 表达的变化与 GnRH 表达的波动相似,大鼠体重的变化与 NPY 表达无关。表明在大鼠青春期早期,持续电针可通过下丘脑内的 NPY 调节生殖轴的功能。孔天翰等(1991)研究了针刺对幼鼠血浆中睾酮和双氢睾酮含量的影响。电针"足三里"穴能使雄性大鼠血浆睾酮含量明显增加,从针前的 372ng/ml 激增到针后的 608ng/ml,双氢睾酮含量也从针前的 9.23ng/ml 增加到针后的 14.37ng/ml。在切除双侧睾丸的动物,3 日后血浆睾酮含量降低到 161ng/ml,而在切除双侧睾丸和双侧肾上腺的动物血浆睾酮含量更是降低到 50ng/ml,说明肾上腺有一定的分泌睾酮的功能,此时电针刺激对血浆睾酮的影响不大,仅稍有升高,但血浆双氢睾酮的含量仍能明显升高,推测可能是电针促进了睾酮向双氢睾酮的转化,或是抑制了双氢睾酮的降解。针刺的这种效应有一定的意义,因为双氢睾酮的生理活性比睾酮为强。

李沛(1996)也观察了针刺耳穴"垂体"、"石门"、"三阴交"穴对雌性猕猴生殖内分泌的调节作用。将动物的前一个月经周期逐日血浆中的 E2、孕酮含量作为同体对照,下一个月经周期开始时给予针刺,并同时取血检查 E2 及孕酮含量的变化。结果提示,月经周期中 E2 的含量明显低于针刺前的水平,尤以月经周期前半期下降更为明显,但针刺前后血浆中的孕酮含量未见明显变化。盛培琳和谢启文(1988)观察到电针"膻中"穴可刺激授乳期和非授乳期大鼠的催乳素分泌增加。

实验研究中观察针刺对低雌激素水平影响所用的动物模型一般为去卵巢大鼠模型,在 Zhao 等(2003;2005)对去卵巢模型大鼠的一系列研究中发现,持续电针可进一步促进去卵巢大鼠的 CRH 的合成和分泌,显著增加去卵巢大鼠血中 E2 水平。有趣的是,仅在电针去卵巢组中发现 CRH-免疫反应物和 GnRH-免疫反应物共同存在于下丘脑室旁核的同一个细胞中。提示 CRH 可能是电针调节下丘脑-垂体-卵巢轴功能的一个重要因素。虽然,未经电针治疗的去卵巢大鼠血清 E2 和下丘脑中 CRH 浓度会随时间的推移逐渐升高,但显然电针刺激可以加速这一过程。芳香化酶是一种复合酶,可加速雄激素转化成雌激素,可在胎盘、性腺、脂肪、大脑(包括下丘脑、海马和杏仁核)等许多器官组织中表达。Zhao 等(2004;2005)发现,电针不仅可使去卵巢大鼠的腹部皮下脂肪和肝脏组织中芳香化酶蛋白和 mRNA 的表达水平明显增加,促使血清雌激素和肾上腺皮质激素水平显著升高。而且可显著升高去卵巢大鼠下丘脑中芳香化酶活性及其蛋白和 mRNA 的表达,提示电针可增强脑内芳香化作用,从而影响 GnRH 神经元的功能,提升去卵巢大鼠低下的 HPOA 轴的功能。电针还可促进去卵巢大鼠肾上腺内侧区细胞的合成代谢,增加肾上腺源性雄性激素的分泌,雄激素可在体内某些组织中转化为雌激素,因而电针对切除卵巢所致的体内雌激素的不足起一定的代偿作用(陈伯英等,1994)。这些观察表明,针刺对垂体-肾上腺-性腺轴的功能有良好的促进作用,为临床针刺治疗性腺激素低下所致的某些疾病提供了实验依据。Ma 等(2011)发现电针可影响去卵巢大鼠下丘脑内 GnRH 释放、GnRH mRNA 以及雌激素受体-α(ERα)和-β(ERβ)mRNA 的表达。随着电针治疗,去卵巢大鼠下丘脑内升高的雌激素受体-α(ERα)和-β(ERβ)mRNA 及蛋白表达被抑制,同时 GnRH 释放和 GnRH mRNA 的表达也被抑制。这些结果表明,电针在一定程度上调整了去卵巢大鼠下丘脑-垂体-卵巢轴的负反馈调节功能。

Stener-Victorin 等(2009)对激素诱发的多囊卵巢综合征模型大鼠的内分泌功能紊乱进行了大量实验研究。双氢睾酮诱发的多囊卵巢综合征大鼠下丘脑内侧视前区的肾上腺受体(AR)蛋白表达以及 AR-和 GnRH-免疫反应细胞数增加,而在垂体和下丘脑的 GnRH 受体表达却减少,CRH 分泌无明显变化,而且大鼠无动情周期。低频电针治疗后,使动情周期在 1 周内恢复,降低了增高的下丘脑 GnRH 和 AR 表达,电针未影响 GnRH 受体和 CRH 的表达。有趣的是,下丘脑内核 AR 与 GnRH 相互聚集。可以认为,多囊卵巢综合征大鼠下丘脑内表达 GnRH 的细胞增多很可能是被 AR 激活所介导,而电针可使 GnRH 和 AR 蛋白表达恢复,并使动情周期正常。低频电针可使多囊卵巢综合征大鼠升高的 α-和 β-肾上腺素受体和 p75 神经营养素受体含量降低(Manni,2005);下调 NGF、NPY 和 β_3-肾上腺素受体 mRNA 的表达;可使卵巢内健康的囊状卵泡和更薄的内膜细胞层的比例更大。因此,交感神经活性增加可影响多囊卵巢综合征的症状持续和发展,电针的作用可能也是通过对交感神经活性的调节而产生的(Mannerås,2009)。Stener-Victorin 等(2004)观察频率为 2Hz 和 80Hz,强度为 1.5mA、3mA、6mA 的电针分别对激素诱发的多囊卵巢综合征麻醉大鼠卵巢血流量的影响,结果显示:3mA 和 6mA 的低频电针可使正常大鼠的卵巢血流量明显增加;仅 6mA 的低频电针可使多囊卵巢综合征大鼠的卵巢血流量明显增加,6mA 的高频电针可使正常大鼠的卵巢血流量和平均动脉血压明显降低;而对于多囊卵巢综合征大鼠,6mA 的高频电针仅使平均动脉血压明显降低,对卵巢血流量无反应。说明低频电针可使大鼠的卵巢血流量增加。当切断卵巢交感神经时,则取消了卵巢血流量的增加。表明卵巢血流量对电针的反应是通过卵巢交感神经介导的。研究还发现,手针和低频电针都可恢复多囊卵巢综合征模型大鼠紊乱的动情周期,且两者间无明显差异;低频电针的作用可能是通过中枢阿片肽受体介导的,而手针可能是通过类固醇激素受体介导的(Feng,2012)。

Huang 等(2010)发现,针刺能改善大鼠的胚胞植入,增加妊娠率,并且这种作用可能与缝隙连接蛋白-43 有关。杨继军等(2012)用环绕针刺加电针治疗大鼠的乳腺增生,可改善增生乳头和乳腺组织的病理变化,并降低血清 E2、泌乳素、睾酮含量和乳房 ER 蛋白表达,增加血清孕酮水平。电针还有利于吗啡撤退大鼠的雄性性行为的恢复,并使睾酮含量增加至正常(Cui 等,2004)。

第四节　针灸对下丘脑-垂体-肾上腺皮质功能的调节

下丘脑-垂体-肾上腺皮质(HPA)轴是保证机体内环境稳定的重要内分泌调节系统。下丘脑室旁核是 HPA 轴的最高中枢,室旁核神经元可分泌促肾上腺皮质激素释放激素(CRH),CRH 分泌后进入垂体门脉血中,与腺垂体促皮质激素细胞上的特异 1 型 CRH 受体结合,刺激促肾上腺皮质激素(ACTH)的分泌,CRH 对 ACTH 分泌的刺激必须在加压素(AVP)的共同作用下才能完成。ACTH 有昼夜节律,呈脉冲式分泌,早晨水平达到最高,然后逐渐下降,夜间达到最低点。肾上腺皮质的细胞可分为 3 层,由外向内依次称为球状带、束状带和网状带。各带所分泌的激素不同,球状带主要分泌盐皮质激素(醛固酮、去氧皮质酮),束状带和网状带主要分泌糖皮质激素(皮质醇、皮质酮);网状带还分泌性激素(主要是雄激素)。ACTH 是刺激肾上腺糖皮质激素合成和分泌的主要激素;醛固酮的分泌受到 3 种主要的促分泌物控制:血管紧张素Ⅱ、钾和少量的 ACTH;ACTH 可刺激肾上腺雄激素的分泌。糖皮质激素可抑制下丘脑促肾上腺皮质激素释放因子(CRF)和 AVP mRNA 的合成及分泌,也可抑制垂体 ACTH 的分泌及其前体 POMC mRNA 的合成,形成负反馈调节。

在对 HPA 轴的调节中,前炎症细胞因子,特别是白细胞介素 1(IL-1)、IL-6 和 TNF-α 也直接或通过增加 CRF 效应刺激 ACTH 分泌。这就解释了 HPA 轴对炎症刺激物的反应和重要的免疫-内分泌相互作用。在发热、手术、烧伤、低血糖、低血压和运动等生理应激情况下,可通过由 CRF 和 AVP 介导的中枢作用刺激 ACTH 和皮质醇的分泌。急性心理应激和抑郁症也能使皮质醇水平升高(图 7-9)。

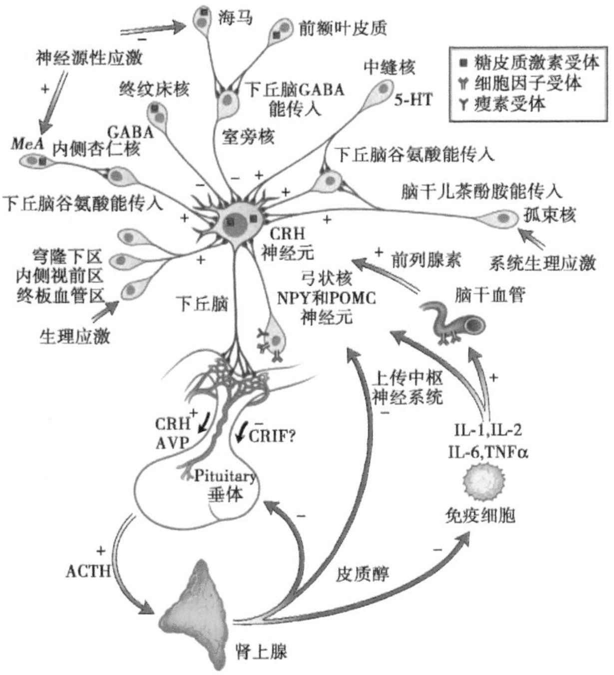

肾上腺皮质是人类和高等动物维持生命所必需的。动物双侧肾上腺被切除后,如不给予适当治疗,则在一两周内死亡。如仅切除肾上腺髓质,动物可存活很长时间。说明皮质激素是维持生命活动所必需的。糖皮质激素的生理作用很广泛,可大致分为 3 类:促进物质代谢;对器官、组织功能的作用及在应激中起作用。对物质代谢的主要作用是促进肝糖原异生;糖皮质激素可增加水的排泄。糖皮质激素分泌不足时,心肌的收缩力减弱,心排出量减少,血管平滑肌对肾上腺素和去甲肾上腺素的反应性降低,以致外周阻力下降,血压不能保持正常。糖皮质激素的主要作用为应激效应,在这一效应中,交感-肾上腺髓质系统也参与,所以血中儿茶酚胺量相应增加。盐皮质激素的主要生理作用是促进肾

图 7-9　下丘脑-垂体-肾上腺皮质轴激素分泌的调节
(引自 http://www.uptomed.ir)

小管重吸收钠而保留水,并排泄钾离子。它与下丘脑分泌的抗利尿激素相互协调,共同维持体内水、电解质的平衡。盐皮质激素的保钠排钾作用也表现在唾液腺、汗腺及胃肠道。

HPA 轴的异常主要由机体内外各种急性或慢性应激刺激引起,主要表现为 HPA 轴中 CRH、ACTH、CORT 3 种主要物质的浓度增高或降低及分泌节律的改变,从而导致机体神经、免疫、内分泌等各个系统发生异变,影响机体的内环境稳定。大量研究发现,针灸可从下丘脑、垂体、肾上腺等不同水平调整 HPA 轴的异常,使其恢复正常水平。

王少军等(张娇娇等,2013)在大鼠下丘脑记录到与 HPA 轴相关的神经元,针刺与肾上腺同节段神经支配的肾俞、期门等穴位能明显激活这类神经元的活动,同时升高外周血皮质酮的含量;而非同节段的穴位如膻中、内关、三阴交等的激活效应不明显。

各种急性或慢性应激及遗传因素均可导致下丘脑 CRF 过度表达,进而使 HPA 轴功能紊乱,出现抑郁、焦虑、学习障碍等精神心理疾病(Susan,2010;Swaab,2005;Flandreau,2012;Faravelli,2012)。针灸对精神心理疾病有很好的疗效。Han 等(2004)观察电针对 30 例精神抑郁患者的临床疗效时,发现电针治疗精神抑郁与马普替林治疗有相同的疗效,均可使皮质醇和内皮缩血管肽-1 的含量基本恢复正常,但电针却比马普替林治疗的副作用少。Yuan 等(2007)观察针刺治疗广泛性焦虑症(GAD)的临床疗效时,将符合纳入标准的 86 例焦虑症患者随机分为药物组、针刺组和针药组。药物组服用选择性 5-HT 再摄取抑制剂氟西汀或帕罗西汀,根据患者的病情还可加用阿普唑仑;针刺组主穴取四神针、定神针、内关、神门、三阴交;针药组则是在药物治疗的基础上加用针刺治疗。治疗 6 周后发现,尽管 3 组中临床疗效总评量表中的严重性指数和一般性指数评分没有显著差异,但针刺组和针药组的疗效指数显著高于药物组,而且针刺与药物治疗结合后,可以有效防止药物产生的副作用;3 组治疗后,血浆 ACTH 水平和血小板 5-HT 含量均明显降低,认为针刺对血小板 5-HT 含量和血浆 ACTH 水平的调节功能可能是治疗 GAD 的作用途径之一。Berman 等(2002)在观察耳针对治疗监狱精神病患者是否有效时,发现有暴力行为的精神病患者的血浆皮质醇水平明显增高;在至少接受 25 次治疗的患者中,精神抑制药的用药量显著减少,感觉自律性明显增加;治疗超过 8 周者,则内心更和谐平静,能更好地接受进一步的治疗。针灸可以很好地缓解精神压力和解除疲劳,Akimoto 等(2003)在调查针灸对比赛中的优秀女足球运动员身体健康的影响时,发现针灸可抑制运动引发的唾液 SIgA 的减少和唾液皮质醇的增加,使受试者的肌肉紧张和疲劳评分及心情类型评分改善。Yuemei 等(2006)也发现电针加耳穴抗疲劳的疗效比口服氢化可的松好。在每日觉醒后第 1 个 45~60 分钟期间,皮质醇分泌有一个皮质醇分泌觉醒上升期;但在出现心理压力后,皮质醇分泌觉醒上升期的皮质醇含量下降(O'Connor,2009)。Huang 等(2012)研究发现,针刺能够缓解自我报告压力水平高的成年志愿者的压力及增加他们每日早晨的皮质醇含量,但也发现针刺疗效与仅接受关怀治疗的患者相比没有显著差异,因此认为还需要进一步的大样本研究来证实针灸的治疗作用。

针灸对各种手术引起的不良应激反应都有良好的调节作用。Kvorning 和 Akeson(2010)发现手术前电针可以减少麻醉剂七氟烷对脑和脊髓运动反应的抑制,而不影响手术的麻醉水平。给予电针的患者,在手术 30 分钟后,血浆肾上腺素水平仍接近麻醉前水平,而对照组则明显下降,这与电针组对皮肤切口可产生更强的临床运动反应一致;两组中的血浆去甲肾上腺素、ACTH 和皮质醇没有改变或不同,他们认为针刺后麻醉患者脑和脊髓对手术运动反应的临床易化与血浆肾上腺素水平增高相关,可能与交感神经激活反射有关。Kotani 等

(2001)采用双盲对照的研究方法,观察术前皮内针刺对减少术后疼痛、恶心和呕吐、止痛要求及交感肾上腺反应的疗效;与空白对照组相比,针刺有很好的镇痛作用,静脉注射吗啡的用量减少了50%;上腹部和下腹部手术后,患者的恶心呕吐发生率减少了20%～30%;血浆皮质醇和内啡肽含量在恢复期间和术后第1天明显减少。

针灸对各种急慢性炎症性疾病都有很好的抗炎作用,可调节机体不同状态下肾上腺皮质激素的含量。Milojević和Kuruc(2003)应用激光刺激穴位治疗胸膜炎,与保守治疗相比,激光刺激穴位治疗可使患者的胸腔积液吸收更快,胸膜粘连更少,临床症状减少更明显;皮质醇和IgA明显增加,而循环免疫复合物、白细胞及其沉降率明显减少。激光刺激穴位使粘连减少可能与提高皮质醇含量从而减轻炎症反应有关。Ahsin S等(2009)在观察电针治疗膝骨关节炎患者的临床疗效和内分泌改变时发现,电针治疗对WOMAC骨关节炎指数和视觉模拟评分有显著改善;血浆β-内啡肽显著增加,而皮质醇显著降低;与假针刺相比,电针可改善疼痛、僵硬和残疾等症状。

肠易激综合征的发病主要与内脏感觉高敏感性有关。Schneider等(2007)观察电针对肠易激综合征患者的神经内分泌的影响时,发现针刺和假针刺均可增加患者的生活质量,且两者间无显著差异;均可使唾液皮质醇含量减少,但是针刺后减少更明显;在直立应激时,针刺后可使心率减少,而假针刺后则增加;针刺还可改善疼痛。作者认为,这与电针增加副交感神经活性有关,而假针刺则无此作用。

随着围绝经期综合征患者下丘脑-垂体-性腺轴功能的紊乱,其他内分泌系统的功能也会受到不同程度的影响。Painovich等(2012)在应用随机、单盲、安慰剂对照试验研究针灸治疗围绝经期血管舒缩综合征及其机制通路时观察到,针刺(TA)和假针刺(SA)均减少围绝经期血管舒缩综合征(VMS)的发作频率和严重性,以及改善VMS相关的生活质量;仅有TA可以影响下丘脑-垂体-肾上腺轴功能,与SA和等待治疗组相比,TA组的24小时总皮质醇代谢产物最低。

袁德霞等(1987)用形态学方法观察了电针大鼠的穴位后,用电镜观察肾上腺皮质的超微结构的变化,发现肾上腺皮质血窦扩张,内皮细胞胀大,吞饮小泡增多,结缔组织区增宽,特别是束状带和网状带变化显著;此带内的细胞体及核的体积增大,核仁肿胀,细胞表面微绒毛增生、加大,细胞间隙加宽,形成管状并与血窦下间隙相通。细胞内线粒体胀大,嵴间管状多变成泡状,多聚核蛋白体增多,高尔基体发达,初级溶酶体及多泡体增多。这些形态学的观察表明,针刺引起肾上腺皮质细胞功能活性增强,激素合成及排出增多,有利于机体抵抗外环境变化所造成的不良后果。

在针灸调节免疫功能的研究中,Li等(2008;2007)发现,电针可激活下丘脑室旁核促肾上腺皮质激素神经元,显著增加血浆ACTH和皮质酮水平,并通过与CRH和ACTH受体结合抑制炎症模型大鼠的水肿。切除肾上腺后电针抗水肿作用消失,但却未阻断抗痛觉增敏作用;糖皮质激素受体拮抗剂(RU486)也可抵抗电针的抗水肿作用,表明电针可激活下丘脑-垂体-肾上腺轴功能,抑制炎性水肿。da Silva等(2011)观察手针三阴交对角叉菜胶诱发的腹膜炎小鼠的抗炎效应及其机制时,发现针刺和地塞米松一样可抑制腹膜炎模型小鼠的炎症细胞浸润、血管通透性及过氧化物酶;另外,针刺治疗可增加IL-10的水平。相反,当切除肾上腺后,针刺治疗不能减少总白细胞数和血浆渗出物,表明针刺三阴交可通过肾上腺和增加IL-10水平产生抗炎作用。实验性自身免疫性脑炎(EAE)是一个被自体反应性T细胞介导的炎症性疾病。Liu 等(2010)的研究显示:持续电针刺激 EAE 大鼠的足三里穴,可以缓解疾病的严重性,抑制特殊 T 细胞增殖,重建 CD4$^+$T 细胞亚群平衡;并且与未电针的 EAE 大鼠相比,电针可明显增高 ACTH 的含量。表明电针可通过刺激下丘脑而增加 ACTH 的分泌,使 Th1/Th2/Th17/Treg 辅助性 T 细胞亚群反应的平衡恢复,从而缓解 EAE 的症状。An 等(2007)发现电针可明显减少八肽缩胆囊素诱发的急性胰腺炎大鼠的胰腺重量/体重的比例,增加胰腺热休克蛋白 HSP60 和 HSP72 的水平,减少 β-淀粉酶和脂肪酶水平,而且电针可使血清中的 ACTH 释放增加。Zhang 等(2000)给小鼠注射吗啡后,可使小鼠胸腺细胞显著凋亡。而电针足三里和阑尾穴可减少凋亡细胞的比例,调节由吗啡引起的 CPP32 表达的增加和 Bcl-2 表达的减少;同时,电针可显著拮抗由吗啡引起的下丘脑 CRF 和血浆 ACTH 水平的增高。Huang 等(2002)发现电针同褪黑激素一样可以改善由外伤引起的大鼠的免疫抑制作用,对抗由外伤引起的脾淋巴细胞和血浆中的 β-内啡肽和 ACTH 含量的增高。

在研究电针频率对炎症的作用时,Kim 等(2008)比较了低频电针(1Hz,LFEA)与高频电针(120Hz,HFEA)对交感神经系统(SNS)激活和对角叉菜胶诱发的炎症的效应。电针双侧足三里后,LFEA 和 HFEA 均显著抑制了角叉菜胶诱发的小鼠足爪水肿和过氧化物酶的激活;而且,热痛敏反应被明显减弱。肾上腺切除显著减少了 HFEA 的抗炎作用,而没有影响 LFEA 的抗炎作用。由皮质醇受体拮抗剂 RU-486 预处理,对 LFEA 和 HFEA 的抗炎作用都没有影响。另外,应用 6-羟基多巴胺(外周交感神经末梢的神经毒素)选择性阻断了 LFEA 的抗炎作用。普萘洛尔(β-肾上腺素受体拮抗剂)完全取消了 LFEA 和 HFEA 的抗炎作用,表明 LFEA 对足爪炎症的抑制作用是通过交感节后神经元介导的。而 HFEA 的抑制作用是通过交感肾上腺髓质轴介导的。Zhang 等(2005)在观察电针减弱模型大鼠的炎症时,发现 10Hz 电针显著减轻 CFA 诱导的后爪水肿,而在切除肾上腺后,此效应被部分阻滞;且电针能显著增加血浆皮质醇水平,而 100Hz 电针则无此作用。

Wu 等(2009)发现电针可显著降低肠易激综合征(IBS)大鼠直结肠扩张的内脏敏感性,减少 IBS 大鼠黏膜肥大细胞数,降低下丘脑 CRH 水平,下调下丘脑 CRH 的表达及结肠 P 物质(SP)和 P 物质受体(SPR)的表达,从而介导电针对 IBS 大鼠的调节效应。悬灸亦可明显降低慢性内脏痛模型大鼠直结肠膨胀的内脏敏感性,也可使相关的下丘脑 CRH mRNA 表达下降到正常大鼠水平。Zhou 等(2011)认为下丘脑 CRH 水平的下降是悬灸调节大鼠肠易激综合征的可能机制。Sun 等(2005)在研究针刺足三里对大鼠冷应激性溃疡的保护作用时,发现针刺可通过调节下丘脑和肾上腺内的一氧化氮合酶的表达,抑制血浆可的松含量的上升,而达到对黏膜的保护作用。

在针灸调节精神心理疾病的实验研究中,Park 等(2011)发现针刺可减少母子分离诱发的幼鼠的与焦虑相关的行为,并且减少了血浆 CORT 和 ACTH 水平,以及下丘脑室旁核内的精氨酸加压素-免疫反应物。表明针刺可通过调节下丘脑-垂体-肾上腺系统而缓解母子分离诱发的早期生活应激导致的焦虑。Lee 等(2009)在观察针灸对皮质酮诱发的大鼠慢性类抑郁行为和神经肽 Y 表达的影响时,发现在 CORT 注射前 5 分钟针刺内关,可明显减轻类抑郁-焦虑行为,并且增加 NPY 在下丘脑的表达。表明刺激内关穴可抑制慢性抑郁模型大鼠 HPA 轴活性的降低。

下丘脑内各内分泌轴之间的功能可相互影响。Liu 等(2010)通过绑缚右侧坐骨神经制备慢性疼痛模型和卵巢切除制备记忆缺陷模型,观察电针镇痛及对 ACTH、β-内啡肽(β-EP)

和皮质醇(COR)水平的影响。结果显示：电针的镇痛效应与其可以调节垂体和下丘脑内的β-EP 和 ACTH 水平密切相关,针刺镇痛的累加效应与血浆 β-EP 和 COR 水平升高有关,卵巢切除后制备的记忆缺陷模型影响了下丘脑-垂体轴的活性,在一定程度上减弱了电针的镇痛效应(刘俊岭,2007)。陈孟勤等(1986)在针刺镇痛动物实验中也观察到针刺能使肾上腺皮质激素、皮质醇含量升高。赵湘杰等(1986)观察到针刺大鼠双侧"肾俞"穴可以促进萎缩肾上腺的修复,增加肾上腺的湿重,升高糖皮质激素的含量。在肾上腺皮质分泌受外源性糖皮质激素地塞米松抑制时,动物血浆皮质酮含量显著降低,肾上腺皮质分泌活动处于反馈性抑制状态;在该情况下,电针又促使血浆皮质酮升高,表明针刺可显著对抗外源性激素对肾上腺皮质系统的反馈性抑制。电针也能促使去卵巢大鼠的肾上腺增大、重量增加,血皮质酮含量明显升高,表明电针有促进去卵巢动物肾上腺皮质细胞的功能活动,因为肾上腺皮质也能分泌性激素(高慧等,1995)。Stener-Victorin 等(2001)观察到实验性多囊卵巢大鼠正中隆起的 CRF 含量与正常大鼠相比显著增加,表明下丘脑-垂体轴的活性增加。电针治疗后,虽未使实验性多囊卵巢大鼠正中隆起内的 CRF 含量减少,却使卵巢内的 CRF 含量显著减少。表明电针治疗可改变卵巢的神经内分泌状态,可能对治疗生殖功能下降起重要作用。

谢启文(1987)在工作中观察到针刺大鼠"足三里"可使肾上腺抗坏血酸含量减少(垂体-肾上腺激活的指标),其幅度及持续时间与针刺刺激量相关。运针 10 次,降低约 10% ,3小时后恢复正常;运针 30 次,降低约 24% ,3 小时后恢复;运针 50 次,降低约 30% ,4 小时后仍未恢复到针前水平。去肾上腺大鼠在针刺"足三里"时,其外周血浆中的 ACTH 活性显著升高。如果切断双下肢神经,则针刺"足三里"的这一效应不再出现。Mori 等(2000)发现,电针刺激后爪和后腿可引起麻醉大鼠的交感肾上腺髓质功能的反射性反应。电针刺激后爪冲阳穴兴奋Ⅲ和Ⅳ类传入神经纤维,可使肾上腺交感传出神经活性和儿茶酚胺类分泌率反射性增加。而电针刺激后腿足三里穴兴奋Ⅲ和Ⅳ类传入神经纤维,可使肾上腺交感髓质功能反射性增加或减少。所有的肾上腺交感传出神经活性可在切断刺激区域的神经后消失,表明这个反应是由后肢躯体传入神经引起的反射。

第五节　针刺抗衰老的效应

衰老是一个自发的必然过程,成年以后,身体功能即开始逐渐衰退;主要表现在细胞合成蛋白质的能力下降、免疫功能衰退、脂肪含量增加、肌力丧失、骨矿含量丢失,从而出现结构退行性改变、功能衰退及适应性和抵抗力减退。影响衰老进程的主要因素是遗传和环境。关于衰老的机制,虽然学说繁多,但迄今为止没有一种能完全阐释其机制。

与衰老有关的两个最主要的内分泌器官是胰腺和甲状腺。40% 的 65 ~ 74 岁和 50% 的80 岁以上老年人患有糖耐量下降。5% ~ 10% 的老年女性的甲状腺激素分泌异常。女性绝经多年以来被认为是卵泡耗竭所致,目前有研究认为与衰老相关的中枢神经系统和下丘脑-垂体轴改变才是绝经的真正原因。衰老也可使 GH-和 IGF-I 轴功能下降(图7-10)。

针灸有抗衰老的作用,对衰老引发的机体各环节功能减退均有良好的调整作用。针灸对老年人的甲状腺功能减退、围绝经期综合征、肾上腺功能减退及糖尿病的调节作用。

Bcl-2(即 B 细胞淋巴瘤/白血病-2 基因)是一种原癌基因,多位于线粒体、内质网和核膜等部位,与细胞的抗氧化自我保护作用密切相关。Bcl-2 对各种刺激诱导的细胞凋亡有阻抑效

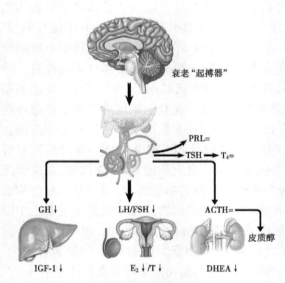

图 7-10　衰老中多个激素系统活性下降
（引自《威廉姆斯内分泌学》）

假说认为下丘脑和/或更高级的神经系统是衰老的中枢"起搏器"，同时伴有外周器官（卵巢、睾丸、肾上腺皮质）对这些内分泌轴衰老过程的调节。垂体分泌生长激素（GH）减少导致肝脏及其他器官中胰岛素样生长因子（IGF-1）的产生下降（躯体生长停滞）；促性腺激素黄体生成素（LH）和促卵泡激素（FSH）释放减少，以及性腺激素分泌减少（E2/T）分别导致绝经和男性更年期。产生脱氢表雄酮（DHEA）的肾上腺皮质细胞活性下降，但促肾上腺皮质激素（ATCH）的水平及糖皮质激素的分泌并不发生明显变化。PRL：催乳素；TSH：促甲状腺素；T4：甲状腺素；= 表示变化不明显

应，又称为长寿基因，通常用做衰老检测的指标（Knigsberg，2004；Rong，2008）。在细胞衰老过程中，Bcl-2 表达降低（Gallogly，2010；Mak，2006；Crescenzi，2003）。PKC（蛋白激酶 C）是一种 Ca^{2+} 磷脂依赖性蛋白激酶，是重要的细胞周期调控蛋白和信号转导分子，参与许多细胞的增殖、分化、存活与凋亡的调控。在生理和病理性衰老细胞内，PKC 的表达均失调（Battaini，2005；Brennan，2009）。Shi 等（2012）在探讨温和灸对老年人外周血 Bcl-2 和 PKC 表达及抗衰老效应时，发现老年人外周血 Bcl-2 和 PKC 表达率明显低于正常中年人，但在温和灸后，外周血 Bcl-2 和 PKC 的表达率则明显增高。且温和灸后抗衰老的总有效率明显高于未经温和灸的老年人。实验结果提示，温和灸的抗衰老效应可能与之可增加老年人外周血 Bcl-2 和 PKC 的表达有关。抽烟可使血管老化。食指的数字体积脉冲二级导数（the second derivative of digital volume pulse，SDDVP）波形已经作为描述血管老化和动脉硬化的指标。Rivas-Vilchis 等（2008）在研究手针内关穴对慢性抽烟和不抽烟受试者的食指 SDDVP 的即刻影响时，发现抽烟者和不抽烟者的食指数字体积脉搏波的基线水平明显不同。

对于不抽烟者针刺前后波形没有显著的不同，但是抽烟者针刺后波形明显改善，且抽烟者和不抽烟者针刺前后的老化指数亦均明显改善。研究显示，手针内关穴能够部分逆转由于慢性抽烟导致的血管功能损坏。Fabbrocini 等（2011）发现皮内针可改善颈部的老化。他们对 8 名颈部老化的患者进行研究，在治疗 2 个疗程后。通过观察面部整体美容程度改善评分、皱纹严重度改善评分、摄像和超声影像、硅橡胶微起伏感的变化评价治疗效果，发现几乎 90% 的患者的损伤严重程度明显减轻。

黑野保三等（1992）选 CRS/ICR 系雄性小鼠 50 只，分成 2 组，每组 25 只。小鼠的饲养环境为有空调设备的动物室，并能自由摄取水和食饵。饲养时间为 2 年。第 1 组为对照组，第 2 组为针刺治疗组，每周日、周四各针刺 1 次，在调整全身的 13 个穴位中选用中脘、天枢、气海、肝俞、脾俞、肾俞及大肠俞，轻轻施以针刺，针刺深度为 1～2mm。分别于实验开始后 6 个月、1 年、1.5 年及 2 年断头处死小鼠，取胰脏、肝脏，分别用光学和电子显微镜进行组织学观察。小鼠死亡率在实验开始后的 6 个月～1 年，对照组为 20%，治疗组为 15%；1～1.5 年，对照组为 30%，治疗组为 21%；1.5～2 年，对照组为 33%，治疗组为 25%。2 年后，对照

组小鼠胰外分泌细胞一般因老化而呈细胞核变形,异染色质增多,核小体中央呈炸面圈样空泡,或核小体略膨胀呈通常看不到的异常形态,颗粒增加,细胞质普遍浓缩,酶原粒数减少,形态也大小不一。细胞器也发生变化,高尔基体普遍萎缩变小,线粒体多变为细长,粗面内质网普遍呈层板状。细胞质内的结晶纤维化。小鼠胰高血糖素分泌细胞及胰岛素分泌细胞常出现核浓缩,在异染色质增加的同时,核内出现纤维结构。有的细胞因细胞质的一部分被损害,出现溶酶体。而在针刺组,可见胰腺组织老化现象受到阻止,机体防御系统增强。在对照组出现的由于老化引起的胰外分泌细胞功能低下,如细胞核的异染色质增加,高尔基体萎缩,粗面内质网空泡扩张,以及细胞损害,如出现自噬体等现象,在针刺治疗组则呈减少或消失倾向。另外,还可见到针刺治疗组的细胞质内的结晶因老化而纤维化的部分,重新变为结晶结构。针刺2年后,老化引起的胰岛细胞功能低下及细胞损害基本消失,但细胞核内残留有纤维结构。另外,巨噬细胞因针刺治疗而激活,大量吞噬异物而变肥大;可见到巨噬细胞与储脂细胞的接触;有时,还可见到巨噬细胞与淋巴细胞的接触。

小鼠的寿命为2~3年,随月龄的变化,其组织、器官老化。对照组小鼠的肝脏格利森鞘周围有淋巴细胞或其他间质细胞浸润,肝细胞索中度紊乱,肝细胞部分坏死。细胞核大小不一,大核较多,核边缘不整,凹凸不平,可见有假核内包涵体。另外,细胞分裂相少,储藏维生素A或处理毒物中的伊尔细胞增加,其中还有巨大脂肪滴。针刺治疗组未见上述的组织老化,间质细胞浸润不多,肝细胞索变化不大,核边缘光滑,核多呈圆形,未见假核内包涵体。在电子显微镜下的肝脏超微形态学变化,对照组可见炎症性的淋巴细胞浸润及浆细胞的出现,肝细胞核边缘凹凸不平,核仁中央空陷而呈环状,细胞质内可见数量较多的脂肪滴和线粒体嵴的紊乱。针刺组肝细胞核呈圆形,核仁大而整齐。本实验证明,针刺治疗可降低小鼠的死亡率,防止其胰脏和肝脏的老化。黑野保三等认为针刺治疗的机制为:针刺→中枢神经→神经胶质细胞→脑内细胞素、干扰素、神经激素、免疫系统→自主神经失调的调节、免疫力的增强→机体防御机制的增强、机体稳定性维持机制的调节。研究中所看到的储脂细胞的出现和巨噬细胞的激活,以及这两种细胞的接触等,在增强广义的机体防御力方面颇有意义。根据本实验的结果,认为长期接受针刺治疗的患者,其机体的防御机制增强。可以说,本次实验为针刺治疗增加机体的防御机制提供了有力证据。

在针灸抗衰老的实验研究中,快速老化小鼠(senescence accelerated mouse,SAM)被用作主要的研究对象。快速老化小鼠分为快速老化亚系(senescence accelerated mouse/prone,SAMP)及抗快速老化亚系(senescence accelerated mouse/resistance,SAMR),SAM(SAMP和SAMR)为研究及治疗衰老提供了良好的动物模型(Takeda,1997)。

韩景献及其同事(付于等,2006;2006)利用快速老化小鼠对针刺抗衰老进行了一系列研究。在衰老过程中,大脑的衰老起了关键作用,与认知损害、记忆缺失和神经性障碍危险的增加有关。在检测的588个基因中,有48个基因随着衰老显示出在基因表达上的2倍或更大的改变,这些基因表达有的增加、有的减少,提示可能与快速衰老有关。然而针刺穴位后,可使快速老化小鼠大脑内的基因表达水平发生变化,均向着年轻小鼠基因表达的水平发展。针刺可上调SAMP10小鼠前脑、皮质和海马内表达下降的红细胞系特异性转录因子、Y-Box结合蛋白-1和干扰素诱生蛋白的表达,从而加强红细胞系的功能,增加细胞增殖和提高抗菌性细胞的免疫功能。针刺可显著逆转SAMP8小鼠齿状回细胞增殖的减少,使新增殖的细胞像溪流一样沿着海马白质的背部,从侧脑室扩展到胼胝体;并使SAMP8小鼠的认知缺陷明显改善。针刺可以改变 SAMP10 小鼠脑内金属硫蛋白(MT)3 mRNA 的过度表达和 MT3/MT1 比值的增加,维持 MT1 和 MT3 mRNA 表达水平的平衡,改善锌离子的生物利用度。

针灸可调节衰老机体的代谢水平。Qiao-feng 等(2011)通过基于磁共振的代谢产物学方法研究快速老化(SAMP8)小鼠在电针前后血浆内代谢的变化。结果发现与 SAMR1 小鼠相比,SAMP8 小鼠血浆中乳酸盐含量减少,二甲胺(DMA)、胆碱和 α-葡萄糖的水平更高,而亮氨酸/异亮氨酸、HDL、LDL/VLDL、3-羟基丁酸盐(3-HB)和三甲胺 N-氧化物(TMAO)的水平更低。电针治疗后,SAMP8 小鼠血浆中的乳酸盐、DMA、胆碱和 TMAO 的水平均被改善;SAMP8 小鼠的逃避和探孔行为也明显改善。Zhang 等(2009)发现,针刺 SAMP6 小鼠肾俞穴可使下降的血清睾酮水平明显升高,而增加的骨钙素含量显著降低。与 SAMP6 小鼠和针刺非穴点相比,针刺后 SAMP6 小鼠的骨小梁厚度值、小梁骨体积、类骨质体积、矿物质吸收率和成骨速度分别增加 20.4%、18.1%、14.1%、9.9% 和 14.7%;骨的极限力、输出力、弹性压力、极限压力和输出力能量的评分也均显著增高。因此,针刺 SAMP6 小鼠可通过提高睾酮分泌和减少骨更新而促进骨形成、恢复骨体积数、改善骨结构和逆转骨质疏松。

慢性炎症与衰老过程密切相关。与炎症性免疫应答相关的抑郁可严重影响老年人的生活质量。活化的促炎细胞因子通过刺激吲哚胺-2,3-双加氧酶(催化色氨酸向犬尿氨酸转化的酶)的表达和减少脑内血清素和多巴胺的突触活性可诱发抑郁样的行为。Kwon 等(2012)通过给小鼠接种卡介苗诱发小鼠出现慢性的与炎症相关的像抑郁一样的行为。当给予针刺后,可明显降低犬尿氨酸/色氨酸的比例和升高犬尿喹啉酸/3-羟基犬尿氨酸的比例,提高海马内多巴胺的水平;并显著减轻了小鼠的抑郁样行为。Xie 等(2008)用 D-半乳糖制备老年小鼠模型,发现老年小鼠模型的血清 IL-2 和脾淋巴细胞转化率显著降低,IL-6 水平显著增加。耳针后可使血清 IL-2 和脾淋巴细胞转化率显著增加,IL-6 水平显著减少。表明针灸可一定程度改善衰老组织免疫功能的下降和紊乱。

参 考 文 献

Ahsin S, Saleem S, Bhatti AM, et al. Clinical and endocrinological changes after electro-acupuncture treatment in patients with osteoarthritis of the knee. Pain, 2009, 147(1-3):60-66.

Akimoto T, Nakahori C, Aizawa K, et al. Acupuncture and responses of immunologic and endocrine markers during competition. Med Sci Sports Exerc, 2003, 35(8):1296-1302.

Amao H, Iwamoto R, Komukai Y, et al. Effect of intraperitoneal needling on pancreatic beta-cell cytotoxicity mediated via alloxan in mice with an FVB/N genetic background. Exp Anim, 2009, 58(2):151-158.

An HJ, Lee JH, Lee HJ, et al. Electroacupuncture protects against CCK-induced acute pancreatitis in rats. Neuroimmunomodulation, 2007, 14(2):112-118.

Andersen D, Løssl K, Nyboe Andersen A, et al. Acupuncture on the day of embryo transfer: a randomized controlled trial of 635 patients. Reprod Biomed Online, 2010, 21(3):366-372.

Balk J, Catov J, Horn B, et al. The relationship between perceived stress, acupuncture, and pregnancy rates among IVF patients: a pilot study. Complement Ther Clin Pract, 2010, 16(3):154-157.

Battaini F, Pascale A. Protein kinase C signal transduction regulation in physiological and pathological aging. Ann N Y Acad Sci, 2005, 1057:177-192.

Berman AH, Lundberg U. Auricular acupuncture in prison psychiatric units: a pilot study. Acta Psychiatr Scand Suppl, 2002(412):152-157.

Brennan AR, Yuan P, Dickstein DL, et al. Protein kinase C activity is associated with prefrontal cortical decline in aging. Neurobiol Aging, 2009, 30(5):782-792.

Chen J, Li C, Ding P, et al. Effect of acupuncture on plasmic levels of insulin, glucagon and hypercoagulability in NIDDM complicated by acute cerebral infarction. J Tradit Chin Med, 2001, 21(4):267-269.

Cheng H, Yu J, Jiang Z, et al. Acupuncture improves cognitive deficits and regulates the brain cell proliferation of SAMP8 mice. Neurosci Lett, 2008, 432(2):111-116.

Crescenzi E, Palumbo G, Brady HJ. Bcl-2 activates a programme of premature senescence in human carcinoma cells. Biochem J, 2003, 375(Pt 2):263-274.

Cui GH, Ren XW, Wu LZ, et al. Electroacupuncture facilitates recovery of male sexual behavior in morphine withdrawal rats. Neurochem Res, 2004, 29(2):397-401.

da Silva MD, Guginski G, Werner MF, et al. Involvement of interleukin-10 in the anti-inflammatory effect of Sanyinjiao(SP6) acupuncture in a mouse model of peritonitis. Evid Based Complement Alternat Med, 2011:217946.

Dieterle S, Li C, Greb R, et al. A prospective randomized placebo-controlled study of the effect of acupuncture in infertile patients with severe oligoasthenozoospermia. Fertil Steril, 2009, 92(4):1340-1343.

Ding X, Yu J, Yu T, et al. Acupuncture regulates the aging-related changes in gene profile expression of the hippocampus in senescence-accelerated mouse(SAMP10). Neurosci Lett, 2006, 399:11-16.

Fabbrocini G, De Vita V, Di Costanzo L, et al. Skin needling in the treatment of the aging neck. Skinmed, 2011, 9(6):347-351.

Faravelli C, Lo Sauro C, Lelli L, et al. The role of life events and HPA axis in anxiety disorders: a review. Curr Pharm Des, 2012, 18(35):5663-5674.

Feng Y, Johansson J, Shao R, et al. Hypothalamic neuroendocrine functions in rats with dihydrotestosterone-induced polycystic ovary syndrome：effects of low-frequency electro-acupuncture. PLoS One，2009，4(8)：e6638.

Feng Y，Johansson J，Shao R，et al. Electrical and manual acupuncture stimulation affect oestrous cyclicity and neuroendocrine function in an 5α-dihydrotestosterone-induced rat polycystic ovary syndrome model. Exp Physiol，2012，97(5)：651-662.

Figueiredo LM，Silva AH，Prado Neto AX，et al. Electroacupuncture stimulation using different frequencies (10 and 100 Hz) changes the energy metabolism in induced hyperglycemic rats. Acta Cir Bras，2011，26(Suppl 1)：47-52.

Flandreau EI，Ressler KJ，Owens MJ，et al. Chronic overexpression of corticotropin-releasing factor from the central amygdala produces HPA axis hyperactivity and behavioral anxiety associated with gene-expression changes in the hippocampus and paraventricular nucleus of the hypothalamus. Psychoneuroendocrinology，2012，37(1)：27-38.

Fu Y，Yu JC，Ding XR，et al. Effects of acupuncture on expressions of the transcription factors NF-E2，YB-1，LRG47 in the SAMP10 mice. J Tradit Chin Med，2009，29(1)：54-59.

Fukuta H，Koshita M，Nakamura E，et al. Acupuncture modulates mechanical responses of smooth muscle produced by transmural nerve stimulation in gastric antrum of genetically hyperglycemic rats. J Smooth Muscle Res，2009，45(4)：167-185.

Gallogly MM，Shelton MD，Qanungo S，et al. Glutaredoxin regulates apoptosis in cardiomyocytes via NFkappaB targets Bcl-2 and Bcl-xL：implications for cardiac aging. Antioxid Redox Signal，2010，12(12)：1339-1353.

Han C，Li X，Luo H，et al. Clinical study on electro-acupuncture treatment for 30 cases of mental depression. J Tradit Chin Med，2004，24(3)：172-176.

Harding C，Harris A，Chadwick D. Auricular acupuncture：a novel treatment for vasomotor symptoms associated with luteinizing-hormone releasing-hormone agonist treatment for prostate cancer. BJU Int，2009，103(2)：186-190.

Huang GY，Zheng CH，Wu YX，et al. Involvement of connexin 43 in the acupuncture effect of improving rat blastocyst implantation. Fertil Steril，2010，93(5)：1715-1717.

Huang W，Taylor A，Howie J，et al. Is the diurnal profile of salivary cortisol concentration a useful marker for measuring reported stress in acupuncture research? A randomized controlled pilot study. J Altern Complement Med，2012，18(3)：242-250.

Huang YS，Jiang JW，Wu GC，et al. Effect of melatonin and electroacupuncture (EA) on NK cell activity，interleukin-2 production and POMC-derived peptides in traumatic rats. Acupunct Electrother Res，2002，27(2)：95-105.

Ishizaki N，Okushi N，Yano T，et al. Improvement in glucose tolerance as a result of enhanced insulin sensitivity during electroacupuncture in spontaneously diabetic Goto-Kakizaki rats. Metabolism，2009，58(10)：1372-1378.

Isoyama D，Cordts EB，de Souza van Niewegen AM，et al. Effect of acupuncture on symptoms of anxiety in women undergoing in vitro fertilisation：a prospective randomised controlled study. Acupunct Med，2012，30(2)：85-88.

Jedel E，Labrie F，Odén A，et al. Impact of electro-acupuncture and physical exercise on hyperandrogenism and oligo/amenorrhea in women with polycystic ovary syndrome：a randomized controlled trial. Am J Physiol Endocrinol Metab，2011，300(1)：E37-45.

Jiang YL，Ning Y，Liu YY，et al. Effects of preventive acupuncture on streptozotocin-induced hyperglycemia in rats. J Endocrinol Invest，2011，34(10)：e355-361.

Johansson J，Feng Y，Shao R，et al. Intense electroacupuncture normalizes insulin sensitivity，increases muscle GLUT4 content，and improves lipid profile in a rat model of polycystic ovary syndrome. Am J Physiol Endocrinol Metab，2010，299(4)：E551-559.

Kim HW，Uh DK，Yoon SY，et al. Low-frequency electroacupuncture suppresses carrageenan-induced paw inflammation in mice via sympathetic post-ganglionic neurons，while high-frequency EA suppression is mediated by the sympathoadrenal medullary axis. Brain Res Bull，2008，75(5)：335-342.

Königsberg M，López-Diazguerrero NE，Aguilar MC，et al. Senescent phenotype achieved in vitro is indistinguishable，with the exception of Bcl-2 content，from that attained during the in vivo aging process. Cell Biol Int，2004，28(8-9)：641-651.

Kotani N，Hashimoto H，Sato Y，et al. Preoperative intradermal acupuncture reduces postoperative pain，nausea and vomiting，analgesic requirement，and sympathoadrenal responses. Anesthesiology，2001，95(2)：349-356.

Kvorning N，Akeson J. Plasma adrenaline increases in anesthetized patients given electro-acupuncture before surgery. Pain Med，2010，11(7)：1126-1131.

Kwon S，Lee B，Yeom M，et al. Modulatory effects of acupuncture on murine depression-like behavior following chronic systemic inflammation. Brain Res，2012，1472：149-160.

Lee B，Shim I，Lee HJ，et al. Effects of acupuncture on chronic corticosterone-induced depression-like behavior and expression of neuropeptide Y in the rats. Neurosci Lett，2009，453(3)：151-156.

Lee YC，Li TM，Tzeng CY，et al. Electroacupuncture at the Zusanli (ST-36) acupoint induces a hypoglycemic effect by stimulating the cholinergic nerve in a rat model of streptozotocin-induced insulin-dependent diabetes mellitus. Evid Based Complement Alternat Med，2011，2011：650263.

Lee YC，Li TM，Tzeng CY，et al. Electroacupuncture-induced cholinergic nerve activation enhances the hypoglycemic effect of exogenous insulin in a rat model of streptozotocin-induced diabetes. Exp Diabetes Res，2011，2011：947138.

Li A，Lao L，Wang Y，et al. Electroacupuncture activates corticotrophin-releasing hormone-containing neurons in the paraventricular nucleus of the hypothalammus to alleviate edema in a rat model of inflammation. BMC Complement Altern Med，2008，8：20.

Li A，Zhang RX，Wang Y，et al. Corticosterone mediates electroacupuncture-produced anti-edema in a rat model of inflammation. BMC Complement Altern Med，2007，7：27.

Liang F，Chen R，Nakagawa A，et al. Low-Frequency Electroacupuncture improves Insulin sensitivity in obese diabetic mice through activation of SIRT1/PGC-1α in skeletal muscle. Evid Based Complement Alternat Med，2011，2011：735297.

Liu JL，Chen SP，Gao YH，et al. Effects of repeated electroacupuncture on beta-endorphin and adrencorticotropic hormone levels in the hypothalamus and pituitary in rats with chronic pain and ovariectomy. Chin J Integr Med，2010，16(4)：315-323.

Liu YM，Liu XJ，Bai SS，et al. The effect of electroacupuncture on T cell responses in rats with experimental autoimmune encephalitis. J Neuroimmunol，2010，220(1-2)：25-33.

Luzina KÉ，Luzina LL，Vasilenko AM. The influence of acupuncture on the quality of life and the level of thyroid-stimulating hormone in patients presenting with subclinical hypothyroidism. Vopr Kurortol Fizioter Lech Fiz Kult，2011(5)：29-33.

Ma S，Wu J，Feng Y，et al. Elevated estrogen receptor expression in hypothalamic preoptic area decreased by electroacupuncture in ovariectomized rats. Neurosci Lett，2011，494(2)：109-113.

Ma XP，Tan LY，Yang Y，et al. Effect of electro-acupuncture on substance P，its receptor and corticotropin-releasing hormone in rats with irritable bowel syndrome. World J Gastroenterol，2009，15(41)：5211-5217.

Madaschi C，Braga DP，FigueiraRde C，et al. Effect of acupuncture on assisted reproduction treatment outcomes. Acupunct Med，2010，28(4)：180-184.

Magarelli PC，Cridennda DK，Cohen M. Changes in serum cortisol and prolactin associated with acupuncture during controlled ovarian hyperstimulation in women undergoing in vitro fertilization-embryo transfer treatment. Fertil Steril，2009，92(6)：1870-1879.

Mak YT，Chan WY，Lam WP，et al. Immunohistological evidences of Ginkgo biloba extract altering Bax to Bcl-2 expression ratio in the hippocampus and motor cortex of senescence accelerated mice. Microsc Res Tech，2006，69(8)：601-605.

Mannerås L，Cajander S，Lönn M，et al. Acupuncture and exercise restore adipose tissue expression of sympathetic markers and improve ovarian morphology in rats with dihydrotestosterone-induced PCOS. Am J Physiol Regul Integr Comp Physiol，2009，296(4)：R1124-1131.

Manni L，Lundeberg T，Holmäng A，et al. Effect of electro-acupuncture on ovarian expression of alpha (1)- and beta (2)-adrenoceptors，and p75 neurotrophin receptors in rats with steroid-induced polycystic ovaries. Reprod Biol Endocrinol，2005，3：21.

Milojević M，Kuruc V. Laser biostimulation in the treatment of pleurisy. Med Pregl，2003，56(11-12)：516-520.

Mori H，Uchida S，Ohsawa H，et al. Electro-acupuncture stimulation to a hindpaw and a hind leg produces different reflex responses in sympathoadrenal medullary function in anesthetized rats. J Auton Nerv Syst, 2000,79(2-3):93-98.

Moy I, Milad MP, Barnes R, et al. Randomized controlled trial: effects of acupuncture on pregnancy rates in women undergoing in vitro fertilization. Fertil Steril,2011,95(2):583-587.

O'Connor DB, Hendrickx H, Dadd T, et al. Cortisol awakening rise in middle-aged women in relation to psychological stress. Psychoneuroendocrinology,2009,34(10):1486-1494.

Pai HC, Tzeng CY, Lee YC, et al. Increase in plasma glucose lowering action of rosiglitazone by electroacupuncture at bilateral Zusanli acupoints(ST. 36) in rats. J Acupunct Meridian Stud,2009,2(2):147-151.

Painovich JM, Shufelt CL, Azziz R, et al. A pilot randomized, single-blind, placebo-controlled trial of traditional acupuncture for vasomotor symptoms and mechanistic pathways of menopause. Menopause,2012, 19(1):54-61.

Park HJ, Park HJ, Chae Y, et al. Effect of acupuncture on hypothalamic-pituitary-adrenal system in maternal separation rats. Cell Mol Neurobiol,2011,31(8):1123-1127.

Qiao-feng W, Ling-ling G, Shu-guang Y, et al. A(1)H NMR-based metabonomic study on the SAMP8 and SAMR1 mice and the effect of electro-acupuncture. Exp Gerontol,2011,46(10):787-793.

Ren XX, Wang SJ, Rong PJ, et al. Activation of hypothalamic gono-like neurons in female rats during estrus. Neural Regen Res,2012,7(31): 2413-2423.

Rivas-Vilchis JF, Escorcia-Gaona R, Cervantes-Reyes JA, et al. Vascular responses to manual PC6 acupuncture in nonsmokers and smokers assessed by the second derivative of the finger photoplethysmogram waveform. J Acupunct Meridian Stud,2008,1(1):58-62.

Rong Y, Distelhorst CW. Bcl-2 protein family members: versatile regulators of calcium signaling in cell survival and apoptosis. Annu Rev Physiol,2008,70:73-91.

Samosiuk IZ, Chukhraeva EN, Sushko BS. Application of low-intensity electromagnetic millimeter waves to the treatment of diabetes mellitus. VoprKurortolFizioter Lech Fiz Kult,2010(5):3-6.

Schneider A, Weiland C, Enck P, et al. Neuroendocrinological effects of acupuncture treatment in patients with irritable bowel syndrome. Complement Ther Med,2007,15(4):255-263.

Shi Y, Cui YH, Wu HG, et al. Effects of mild-warming moxibustion on Bcl-2 and PKC expressions of peripheral blood in elderly people. J Tradit Chin Med,2012,32(1):45-51.

Smith CA, de Lacey S, Chapman M, et al. Acupuncture to improve live birth rates for women undergoing in vitro fertilization: a protocol for a randomized controlled trial. Trials,2012,13:60.

Smith CA, Ussher JM, Perz J, et al. The effect of acupuncture on psychosocial outcomes for women experiencing infertility: a pilot randomized controlled trial. J Altern Complement Med,2011,17(10):923-930.

Stener-Victorin E, Kobayashi R, Watanabe O, et al. Effect of electro-acupuncture stimulation of different frequencies and intensities on ovarian blood flow in anaesthetized rats with steroid-induced polycystic ovaries. Reprod Biol Endocrinol,2004,2:16.

Stener-Victorin E, Lundeberg T, Waldenström U, et al. Effects of electro-acupuncture on corticotropin-releasing factor in rats with experimentally-induced polycystic ovaries. Neuropeptides,2001,35(5-6): 227-231.

Stener-Victorin E, Waldenström U, Tägnfors U, et al. Effects of electro-acupuncture on anovulation in women with polycystic ovary syndrome. Acta ObstetGynecol Scand,2000,79(3):180-188.

Sun JP, Pei HT, Jin XL, et al. Effects of acupuncturing Tsusanli (ST36) on expression of nitric oxide synthase in hypothalamus and adrenal gland in rats with cold stress ulcer. World J Gastroenterol,2005, 11(32):4962-4966.

Sunay D, Ozdiken M, Arslan H, et al. The effect of acupuncture on postmenopausal symptoms and reproductive hormones: a sham controlled clinical trial. Acupunct Med,2011,29(1):27-31.

Susan K. Wood, Hayley E. Walker, Rita J. Valentino, et al. Individual differences in reactivity to social stress predict susceptibility and resilience to a depressive phenotype: role of corticotropin-releasing factor. Endocrinology,2010,151(4):1795-1805.

Swaab DF, Bao AM, Lucassen PJ. The stress system in the human brain in depression and neurodegeneration. Ageing Res Rev,2005,4 (2):141-194.

Takeda T, Hosokawa M, Higuchi K. Senescence-accelerated mouse (SAM): a novel murine model of senescence. Exp Gerontol,1997,32 (1-2):105-109.

Tominaga A, Ishizaki N, Naruse Y, et al. Repeated application of low-frequency electroacupuncture improves high-fructose diet-induced insulin resistance in rats. Acupunct Med,2011,29(4):276-283.

Wang SJ, Zhu B, Ren XX, et al. Experimental study on acupuncture activating the gonadotropinreleasing hormone neurons in hypothalamus. J Tradit Chin Med,2010,30(1):30-39.

Wen T, Fan X, Li M, et al. Changes of metallothionein 1 and 3 mRNA levels with age in brain of senescence-accelerated mice and the effects of acupuncture. Am J Chin Med,2006,34(3):435-447.

Wu HG, Liu HR, Zhang ZA, et al. Electro-acupuncture relieves visceral sensitivity and decreases hypothalamic corticotropin-releasing hormone levels in a rat model of irritable bowel syndrome. Neurosci Lett, 2009,465(3):235-237.

Wyon Y, Wijma K, Nedstrand E, et al. A comparison of acupuncture and oral estradiol treatment of vasomotor symptoms in postmenopausal women. Climacteric,2004,7(2):153-164.

Xie S, Ling X. Regulative effects of auricular acupuncture, moxibustion and Chinese herbs on immunologic function in the D-galactose-induced aging mouse. J Tradit Chin Med,2008,28(2):129-133.

Yu J, Lu M, Yu T, et al. Differential expression of age-related genes in the cerebrum of senescence-accelerated mouse(SAMP10) and analysis of acupuncture interference using DD-PCR technique. Acupunct Electrother Res,2002,27(3-4):183-189.

Yu J, Yu T, Han J. Aging-related changes in the transcriptional profile of cerebrum in senescence-accelerated mouse(SAMP10) is remarkably retarded by acupuncture. Acupunct Electrother Res,2005,30(1-2): 27-42.

Yuan Q, Li JN, Liu B, et al. Effect of Jin-3-needling therapy on plasma corticosteroid, adrenocorticotrophic hormone and platelet 5-HT levels in patients with generalized anxiety disorder. Chin J Integr Med,2007,13 (4):264-268.

Yuemei L, Hongping L, Shulan F, et al. The therapeutic effects of electrical acupuncture and auricular-plaster in 32 cases of chronic fatigue syndrome. J Tradit Chin Med,2006,26(3):163-164.

Zhang R, Feng XJ, Guan Q, et al. Increase of success rate for women undergoing embryo transfer by transcutaneous electrical acupoint stimulation: a prospective randomized placebo-controlled study. Fertil Steril,2011,96(4):912-916.

Zhang RX, Lao L, Wang X, et al. Electroacupuncture attenuates inflammation in a rat model. J Altern Complement Med,2005,11(1): 135-142.

Zhang X, Peng Y, Yu J, et al. Changes in histomorphometric and mechanical properties of femurs induced by acupuncture at the Shenshu point in the SAMP6 mouse model of senile osteoporosis. Gerontology, 2009,55(3):322-332.

Zhang Y, Wu GC, He QZ, et al. Effect of morphine and electro-acupuncture(EA) on apoptosis of thymocytes. Acupunct Electrother Res, 2000,25(1):17-26.

Zhao H, Tian Z, Cheng L, et al. Electroacupuncture enhances extragonadal aromatization in ovariectomized rats. Reprod Biol Endocrinol, 2004,2:18.

Zhao H, Tian Z, Feng Y, et al. Circulating estradiol and hypothalamic corticotrophin releasing hormone enhances along with time after ovariectomy in rats: effects of electroacupuncture. Neuropeptides,2005,39 (4):433-438.

Zhao H, Tian ZZ, Chen BY. An important role of corticotropin-releasing hormone in electroacupuncture normalizing the subnormal function of hypothalamus-pituitary-ovary axis in ovariectomized rats. Neurosci Lett,2003,349(1):25-28.

Zhao H, Tian ZZ, Chen BY. Electroacupuncture stimulates hypothalamic aromatization. Brain Res,2005,1037(1-2):164-170.

Zhao H, Tian ZZ, Chen BY. Increased corticotropin-releasing hormone release in ovariectomized rats' paraventricular nucleus: effects of electroacupuncture. Neurosci Lett,2003,353(1):37-40.

Zhaohui Z, Jingzhu Z, Guipeng D, et al. Role of neuropeptide Y in regulating hypothalamus-pituitary- gonad axis in the rats treated with electro-acupuncture. Neuropeptides,2012,46(3):133-139.

Zhaohui Z, Yugui C, Yuanming Z, et al. Effect of acupuncture on pubertal development of rats and rabbits at different developmental stages. Neuropeptides,2007,41(4):249-261.

Zhou EH, Wang XM, Ding GH, et al. Suspended moxibustion relieves chronic visceral hyperalgesia and decreases hypothalamic corticotropin-releasing hormone levels. World J Gastroenterol, 2011, 17(5): 662-665.

蔡辉, 袁爱红, 魏群利. 针灸对肥胖 2 型糖尿病 "脂肪-胰岛" 轴的调节作用. 中国中医急症, 2009, 18(7): 1043-1044.

陈伯英, 季士珠, 高慧, 等. 电针对去卵巢大鼠肾上腺核仁组成区蛋白的影响. 针刺研究, 1994, 19(1): 46-50.

陈栎, 钟键, 陈恕仁, 等. 针挑治疗功能性不射精症疗效及其对性激素水平的影响. 中国中西医结合杂志, 2009, 29(11): 1026-1028.

陈军, 刘莉莉, 崔薇, 等. 电针干预对卵巢低反应患者体外受精胚胎移植的影响. 中国针灸, 2009, 29(10): 775-779.

陈孟勤, 郑永芳, 薛祚纮, 等. 体液因素参与针刺镇痛的中枢作用的研究//张香桐, 季种朴, 黄家驷. 针灸针麻研究. 北京: 科学出版社, 1986: 263-271.

付于, 于建春, 丁晓蓉, 等. 快速老化小鼠 SAMP10 的 NF-E2YB-1LRG47 基因表达与脑衰老的相关性. 中华老年医学杂志, 2006, 25: 380-383.

付于, 于建春, 丁晓蓉, 等. 针刺对快速老化小鼠 SAMP10 转录调节因子 NF-E2、YB-1、LRG47 的影响. 中国针灸, 2006, 26(5): 651-654.

高慧, 季士珠, 陈伯英. 电针促进去卵巢大鼠肾上腺增大、血皮质酮含量升高. 针刺研究, 1995, 20(2): 56-58.

高秀领, 何立, 张雪娟, 等. 针刺对单纯性肥胖患者血清胰岛素的影响. 中国针灸, 2007, 27(10): 738-740.

宫星, 董晓彤, 王双昆, 等. 电针对甲状腺功能低下大鼠神经内分泌的调节作用. 中国针灸, 1999, 19(1): 40-42.

郝重耀, 马毅, 李新华, 等. 火针温补法对甲状腺功能减退症大鼠的影响. 中华中医药学刊, 2010, 28(6): 1228-1229.

郝重耀, 王彩霞, 李新华, 等. 火针温补法对甲状腺功能减退大鼠甲状腺病理形态学的影响. 山西中医学院学报, 2009, 10(5): 10-11.

何金森, 金舒白, 陈汉平, 等. 针刺对甲亢患者血清甲状腺激素代谢活动的影响. 上海针灸杂志, 1996, 15(S1): 393-394.

黑野保三, 石神龍代, 堀茂, など. 生体の防御機構と针灸医学. 全日鍼誌, 1992, 42: 234-244.

胡国胜, 陈汉平, 恒健生, 等. 艾灸治疗桥本氏甲状腺炎的临床研究//针灸论文摘要选编. 北京: 中国针灸学会, 1987: 92.

孔天翰, 范天生, 楚宪襄, 等. 针刺镇痛与睾酮、双氢睾酮的关系. 针刺研究, 1991, 16(2): 138-141.

李沛. 针刺对雌猕猴生殖内分泌的影响. 中国针灸, 1996, 16(7): 49-50.

李荣昌, 余运初. 针刺治疗糖尿病机制的初步观察//第二届全国针灸麻醉学术讨论会论文摘要. 北京: 中国针灸学会, 1984: 23.

廖辉, 席萍, 陈强, 等. 针刺、艾灸、针加灸胃脘下俞穴治疗糖尿病临床疗效观察. 中国针灸, 2007, 27(7): 482-484.

刘晶岩, 薛晓风. 针刺治疗甲状腺功能亢进症 34 例疗效观察. 中国地方病防治杂志, 2012, 27(1): 75-76.

刘俊岭, 陈淑萍, 高永辉, 等. 重复电针镇痛效应的观察及其对血浆 β-EP、ACTH 及 COR 变化的影响. 针刺研究, 2007, 32(5): 306-312.

刘志诚, 孙凤岷, 闫润虎, 等. 针刺治疗女性肥胖伴发更年期综合征的临床研究. 中国中西医结合杂志, 2004, 24(6): 491-495.

罗小光, 林雪梅, 吕名庄, 等. 耳针与补肾食疗对去势后骨质疏松症雌鼠骨密度和甲状腺功能变化的影响. 中国康复医学杂志, 2001, 16(6): 350-352.

马小平. 耳穴埋针对弱智儿童血清甲状腺素的调整作用. 中国中医药信息杂志, 2001, 8(8): 71.

任晓暄, 朱兵, 高昕妍, 等. 针刺不同穴位对雌性大鼠下丘脑 GnRH 相关神经元活动的影响. 北京中医药大学学报, 2010, 33(3): 191-195.

盛培琳, 谢启文. 电针对大鼠催乳素分泌的影响及穴位相对特异性的研究. 针刺研究, 1988, 13(4): 322-328

施茵, 廖晏君, 虞莉青, 等. 针药结合治疗肥胖型多囊卵巢综合征患者 33 例临床观察. 中医杂志, 2012, 53(22): 1930-1933.

施茵, 虞莉青, 尹小君. 针灸治疗肥胖型多囊卵巢综合征的临床疗效观察. 中华中医药学刊, 2010, 28(4): 805-807.

王晓燕. 针刺治疗甲状腺突眼性甲状腺肿临床疗效观察. 中国针灸, 2002, 22(1): 13-16.

王志强, 黄耀全, 梁兵. 电针与中药治疗男性不育少、弱精子症临床观察. 中国针灸, 2008, 28(11): 805-807.

吴泽森, 吴大卫, 何海屏, 等. 针刺对内分泌性突眼症的垂体-甲状腺-性腺轴的调整作用. 上海针灸杂志, 1986, 5(4): 3-5.

吴中朝, 王玲玲, 徐兰凤. 艾灸对老年人血浆睾酮、雌二醇的影响. 中国针灸, 1996, 16(8): 27-28.

夏勇, 夏鸣鼎, 李艺. 针刺并用对桥本氏甲状腺炎患者 TPOAb 和 TGAb 的调节. 上海针灸杂志, 2011, 30(12): 807-809.

夏勇, 夏鸣鼎, 李艺, 等. 隔附子饼灸关元、命门为主对桥本甲状腺炎患者甲状腺功能的影响. 中国针灸, 2012, 32(2): 123-126.

谢启文. 针刺对大鼠垂体-肾上腺皮质系统影响的实验研究//针灸论文摘要选编. 北京: 中国针灸学会, 1987: 397-398.

严玉微. 针刺家兔 "足三里" 对胰岛素所致低血糖初步观察//针灸论文摘要选编. 北京: 中国针灸学会, 1987: 397.

杨继军, 王丽娜, 肖红玲, 等. 围刺配合电针对乳腺增生大鼠乳头大小、乳腺病理变化、血清性激素含量和雌激素受体表达的影响. 针刺研究, 2012, 37(3): 173-178.

杨金洪, 郁美娟, 赵蓉, 等. 放化疗对恶性肿瘤患者内分泌功能的影响及针刺调节作用. 针灸研究, 1995, 20(1): 1-4.

俞瑾, 郑怀美, 陈伯英. 电针促进排卵和血 β-EPIS、手部皮肤温度变化的关系. 针刺研究, 1986, 11(2): 86-90.

袁德霞, 傅志良, 应国华, 等. 针刺镇痛对肾上腺皮质束状带作用的电镜观察. 解剖学报, 1984, 15(3): 312-317.

袁民, 王瑞华, 傅莉萍. 五十营针刺疗法治疗甲状腺机能亢进症. 中国针灸, 2000, 20(12): 719-721.

湛剑飞, 魏稼. 针灸治疗糖尿病的初步研究. 中国针灸, 1983, 3(1): 1-3.

张娇娇, 王少军, 谭连红, 等. 针刺激活下丘脑室旁核促肾上腺皮质激素释放激素相关神经元特异性研究. 中国中医药信息杂志, 2013, 20(4): 34-37.

赵粹英, 洪娟, 张英英, 等. 隔药饼灸对老年人垂体-甲状腺、性腺功能的影响. 上海针灸杂志, 2000, 19(S1): 9-11.

赵湘杰, 方慧荣, 石体仁, 等. 针刺对大鼠肾上腺素能的影响. 针刺研究, 1986, 11(4): 308-311.

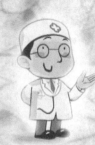

第八章　针灸触发的神经-免疫系统功能反应

针灸对免疫功能的调节和治疗一些免疫疾病都显示出一定的优越性和较好的疗效。免疫(immunity)一词源于拉丁文 *immunitas*,其原意指免除赋税或徭役,为免疫学借用引申为免除瘟疫,即抵御传染病的能力。执行免疫功能的组织、器官、细胞和分子构成了免疫系统(immune system)。免疫细胞和分子针对外源生物性物质所产生的反应称之为免疫应答(immune response)。免疫是机体的一种保护反应,当抗原性物质进入机体后,机体本能识别"是我"或"非我",并发生特异性的免疫应答反应,排除抗原性异物,或被诱导而处于对这种抗原性异物的活化状态以维护机体的生理平衡。对抗原异物发出攻击、杀灭或限制在一定范围,通过识别引起的反应即免疫效应。免疫不仅能控制引起疾病的病原微生物,而且能在动物实验中杀灭癌瘤细胞,保护机体对抗某些肿瘤细胞。

第一节　免疫学概述

一、固有免疫和适应性免疫应答

根据种系和个体免疫系统的进化、发育和免疫效应机制及作用特征,通常把免疫分为固有免疫(innate immunity,或先天性免疫)和适应性免疫(adaptive immunity)两种类型。免疫应答一般指适应性免疫。免疫应答包括一个连续过程的两个重要阶段,即对外源物质的识别和清除作用。固有免疫和适应性免疫的主要区别在于固有免疫应答可非特异性地防御各种入侵病原微生物,而适应性免疫应答则高度特异性地针对某一特定病原微生物。此外,特定病原微生物反复入侵体内并不改变固有免疫的应答模式。随着与相同病原微生物的反复相遇,适应性免疫应答不断改善与增强,其能力在适应的经历中"获得",可产生针对特定病原微生物的"记忆"效应,并且有效预防该病原微生物所致疾病的发生。

二、免疫组织与器官

免疫组织(immune tissue)又称为淋巴组织(lymphoid tissue),广泛分布在机体各个部位。在消化道、呼吸道、泌尿生殖道等黏膜下有大量非包膜化弥散性的淋巴组织和淋巴小结,构成了黏膜相关淋巴组织(mucosal-associated lymphoid tissues,MALTs),在抵御微生物经黏膜侵袭机体方面发挥重要的作用。此外,皮肤免疫系统在抵御微生物经皮肤入侵、产生局部免疫方面也起到重要的作用(图 8-1)。淋巴组织构成了胸腺、脾脏、淋巴结等包膜化淋巴器官(lymphoid organ)的主要成分,该器官又称为免疫器官(immune organ)。

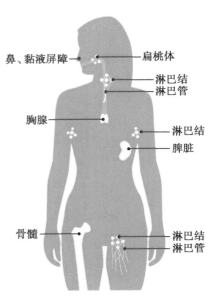

图 8-1　免疫系统器官
(引自 http://www.nia.nih.gov)

依据其功能,通常将免疫器官分为中枢免疫器官(central immune organ)和外周免疫器官(peripheral immune organ),前者又称为初级淋巴器官(primary lymphoid organ),后者又称为次级淋巴器官(secondary lymphoid organ)。人类和哺乳动物的中枢免疫器官由骨髓和胸腺组成,其发生较早;外周免疫器官由脾脏和淋巴结组成,其发生较晚。外周免疫组织包括包膜化淋巴器官(脾脏和淋巴结)和非包膜化弥散性的淋巴组织(黏膜相关淋巴组织和皮肤免疫系统)。在中枢免疫器官内,淋巴细胞首先表达抗原受体,获得相应表型(phenotype)和功能性成熟(functional maturity)。在中枢免疫器官内发育成熟的淋巴细胞迁移到外周免疫组织内,产生针对外源性抗原的免疫应答。血液和淋巴循环一方面使中枢免疫器官与外周免疫器官发生联系,将发育成熟的淋巴细胞输送到外周免疫器官内,另一方面,使外周免疫器官间的免疫细胞得以循环,为免疫细胞动员、抗原接触部位的免疫细胞募集、抗原提呈细胞携带抗原至淋巴组织等特异性免疫应答的产生与发展提供必要条件。

三、免疫细胞和分子

免疫细胞是免疫系统的功能单元。绝大多数免疫细胞由造血干细胞分化而来。不同免疫细胞谱系的发育与分化取决于细胞间的相互作用和细胞因子。每种细胞类型表达特定的生物标志分子,形成其独特的表型。根据功能,免疫细胞可分为固有免疫细胞和特异性免疫细胞(图 8-2)。固有免疫细胞包括中性粒细胞、单核巨噬细胞、嗜酸性粒细胞、嗜碱性粒细胞、肥大细胞、树突状细胞、自然杀伤细胞、NKT 细胞、γδT 细胞、B1 细胞。特异性免疫细胞包括 T 淋巴细胞和 B 淋巴细胞。事实上,某些固有免疫细胞是抗原提呈细胞,在免疫应答中发挥重要的抗原提呈作用;而某些表达抗原受体的 T 细胞,在免疫防御中则发挥固有免疫的作用(如 γδT 细胞)。吞噬细胞(phagocytic cell)是一类具有吞噬杀伤功能的细胞,主要由中

161

性粒细胞和单核吞噬细胞组成。根据细胞形态与染色,可将血液中的粒细胞(granulocyte)分为中性粒细胞、嗜酸性粒细胞和嗜碱性粒细胞 3 类。中性粒细胞为外周血白细胞(leu-cocyte)的主要成分。

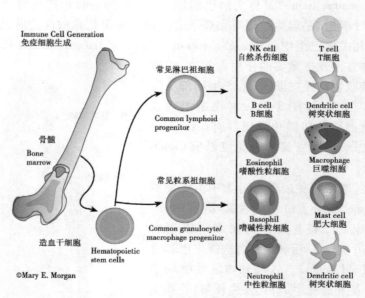

图 8-2　免疫系统细胞
(引自 http://theibdimmunologist. com/learning/basic-immunology)

四、免疫应答与免疫病理

　　适应性免疫应答(adaptive immune response)又称为特异性免疫应答(specific immune response),是由抗原诱导的具有抗原特异性的免疫功能性反应。所有免疫应答均由抗原特异性的识别所启动。该种识别导致特异性识别抗原的淋巴细胞的活化。活化实质代表了抗原特异性的淋巴细胞发生细胞增殖和功能性分化。活化的结果是产生了免疫效应,清除抗原。其后,免疫系统又恢复到自身稳定的基础状态。因此,免疫学家将免疫应答分为抗原识别、免疫细胞活化和效应 3 个阶段。根据效应成分和功能将免疫应答分为体液免疫应答(humoral immune response)和细胞免疫应答(cellular immune response)两类。

第二节　针灸的免疫调节作用

　　针灸引起的免疫调节作用主要表现为:①针灸对免疫细胞的调节作用;②针灸对免疫分子的调节作用;③针刺参与神经-免疫反应。

一、针灸调节免疫细胞

1. 针灸调节淋巴细胞　淋巴细胞负责病原微生物的特异性应答。所有淋巴细胞起源于骨髓造血干细胞，T细胞在胸腺内发育成熟，而哺乳动物的B细胞在骨髓内发育成熟。B淋巴细胞（B lymphocyte）又称为B细胞（B cell），其表面表达抗原受体，称为B细胞受体（B cell receptor，BCR），可特异性地直接识别抗原分子表面的表位（epitope）。T淋巴细胞（T lymphocyte），又称为T细胞（T cell），其表面表达抗原受体，称为T细胞受体（T cell receptor，TCR）。自然杀伤细胞（natural killer cell，NK cell）是既不表达TCR，也不表达BCR的淋巴细胞，来源于骨髓，属于固有免疫细胞。

（1）针灸调节T细胞和B细胞：吴景兰等（1986）以活性和非活性E-玫瑰花试验和淋巴细胞转化实验作为细胞免疫体外检测的方法，观察到电针具有显著提高机体细胞免疫功能的作用。电针能增加E-玫瑰花形成细胞的量，并明显降低ANAE阳性点样型淋巴细胞（辅助性T细胞）的绝对值与百分率，提示电针对免疫反应的影响主要源于ANAE阳性细胞总数变化及其亚型间比率的变动。黄坤厚等（1986）也观察到电针能使正常人外周血中T淋巴细胞在正常范围内明显增加，T细胞内酯酶活性加强，因此认为针刺能增强正常机体免疫活性细胞的功能。Cao等（1987）针刺家兔"足三里"穴后，其血中淋巴细胞转化率和玫瑰花结形成率均有提高。日本黑野保三等（1980，1983，1984，1986）和松本美富士等（1980）在实验中对针刺提高细胞免疫功能进行了一系列探讨，针刺可使人的末梢血中淋巴细胞数明显增加，T淋巴细胞对植物血凝素和刀豆素A的反应亦有所升高（但无统计学差异），同时NK细胞活动也明显上升。电针也能增加B淋巴细胞和其刺激物PWM（美洲商陆丝分裂原）的量，与此相反，抑制淋巴细胞和杀伤细胞的比率均明显下降，可见针刺能提高两种淋巴细胞的计数，减少不能发挥正常免疫功能的淋巴细胞的计数。黑野保三等（1986）的另一项结果表明，用2V、5Hz的低频电针刺激穴位5分钟，用激光流动血细胞计数法以OKT、Leu系列单克隆抗体分析人体T淋巴细胞亚群的变化情况，发现OKT3$^+$细胞（外周T细胞）和OKT4$^+$细胞（辅助/诱发T细胞）无明显变化，OKT11$^+$细胞（E玫瑰花形成阳性T细胞）、OKT8$^+$细胞（抑制/细胞毒T细胞）和Leu7$^+$细胞（自然杀伤细胞）增多，另一组自然杀伤细胞（Leu11$^+$细胞）减少，提示电针对人体T淋巴细胞亚群的影响具有特异性。

松本美富士等（1992）对健康成人施以针刺，观察具有IgG的Fc段受体的Tγ细胞、有细胞毒作用的K细胞和有NK细胞活性的NK细胞的比例变化。结果显示，Tγ细胞、K细胞比例降低，而NK细胞中CD57阳性细胞比例增加，CD16阳性细胞减少。末梢血T细胞中，CD8阳性细胞比例于针刺后上升。由此可见，对健康成人进行穴位针刺，其末梢血中的各种淋巴细胞比例出现了明显的变化，这提示针刺可直接对机体免疫系统发生影响。末梢血淋巴细胞不仅通过特异抗原，而且还很容易通过各种淋巴细胞刺激物质产生反应。在针刺作用下，对末梢血T细胞的植物血凝素（PHA）的反应性亢进，并且，这种反应性亢进对穴位刺激有特异性，而非穴位刺激下未见反应性亢进。末梢淋巴细胞的反应性改变并非物理性疼痛刺激所致，而是由于针刺穴位所产生，这点很重要。同样，用不同的淋巴细胞刺激物试验时看到，与PHA不同，可刺激T细胞并使之激活的刀豆素A反应性未因针刺而有所改变。T细胞依赖性的B细胞刺激物PWM反应性则于针刺后亢进。通过针刺可使淋巴细胞的反应性改变持续 4 小时。这表明针刺能在相应的时间内对免疫系统显示其作用。免疫功能是由各种免疫调节物质细胞因子调控的。在细胞因子中,特别是由 T 细胞分泌的白细胞介素-2 对免疫反应起重要作用。健康成人在针刺作用下末梢血 T 细胞对外源性白细胞介素-2 的反应性增强。因此,针刺可使淋巴细胞的激活和增殖信号发生改变,这一过程可能是通过免疫调节物质细胞因子进行的。为探讨针刺是否能对机体免疫功能产生影响,采用了能反映机体 T 细胞功能的最简便的试验,即用 PPD(纯蛋白衍化物)测试皮内反应的变化。结果,针刺使健康成人的 PPD 皮内反应增强。由此推测,针刺对机体也能产生增强免疫反应的作用。

成柏华等(1989)用针刺后提取血浆亮脑啡肽与兔 NK 细胞孵育,观察到能提高该细胞的杀伤力,显示了针刺调整免疫监视作用,而这种作用是通过促进脑啡肽系统活动介导的。

金安德等(1986)观察到菌痢患者的淋巴细胞转换率、E 玫瑰花结合率和淋巴细胞脆酯酶染色实验显著低于正常人,而针刺可以大大提高其转换率,甚至比正常人对照组的值还要高,他在实验性菌痢家犬得到同样的结果。谭会兵等(1997)将绵羊红细胞注射到大、小鼠的"后海穴",发现对淋巴细胞转化率和 NK 细胞杀伤活性都有明显提高。艾灸免疫功能低下鼠的"关元"穴可使 T 细胞的百分率明显增多,作者因此推论,"关元"穴的强壮作用可能表现在提高免疫功能。王凤玲等(1996)用灸神阙穴的方法观察到能提高老年人 CD4$^+$/CD8$^+$ 比值,提示灸疗可提高细胞免疫功能。元建国等(1993)采用单克隆抗体技术,对 51 例恶性肿瘤患者外周血 T 淋巴细胞及其亚群进行了针刺前后的比较观察,结果表明针刺治疗能提高恶性肿瘤患者 T 淋巴细胞及其亚群的百分率,尤以 OKT$_4$$^+$受针刺影响最明显。

以上这些工作表明,针刺干预无论是对实验动物(正常或病理)还是人类(包括健康人、老年人、患者)都能提高淋巴细胞的免疫功能,说明针刺对细胞免疫有明显的调节作用。

(2) 针灸调节 T 细胞亚群:根据 T 细胞的分化状态,表达的细胞表面分子及功能的不同,可以区分为初始 T 细胞、效应 T 细胞和记忆 T 细胞。效应 T 细胞(effector T cell)是执行机体免疫功能的细胞。主要有 CD4$^+$T 细胞和 CD8$^+$T 细胞。CD8$^+$T 细胞通过细胞毒作用主要特异性杀伤病毒等胞内感染病原体所感染的靶细胞和体内突变的细胞,故称为细胞毒 T 淋巴细胞。CD4$^+$T 细胞主要合成和分泌细胞因子,对免疫应答起辅助和调节作用,在功能上将其称为 T 辅助细胞(T helper cell,Th)。Th 又根据不同功能分为 Th1 和 Th2 两型。Th1 细胞辅助单核巨噬细胞杀灭细胞内病原体;Th2 细胞辅助 B 细胞增殖、分化和产生抗体。

Kung 等(2006)对 12 名患有系统性红斑狼疮的患者及 12 名健康志愿者进行艾灸治疗,在足三里穴和三阴交穴上施灸,经过 1 周的治疗,观察到艾灸能够提高正常受试者的 CD3$^+$和 CD4$^+$T 淋巴细胞水平,同时降低系统性红斑狼疮患者 CD8$^+$T 淋巴细胞的相对比例。Petti 等(1998)测试了针刺对各种疼痛患者的 β-内啡肽及淋巴细胞亚群的影响。选用足三里和合谷穴,在经过针刺治疗后,观察到患者的 β-内啡肽水平显著升高,同时 CD3、CD4、CD8 水平显著升高。Yang 等(2013)观察到针刺大椎、风门及肺俞能够显著增加过敏性哮喘患者外周血中 CD3$^+$、CD4$^+$、CD8$^+$ T 淋巴细胞的数量。Jong 等(2006)以 24 名健康志愿者为研究对象,观察电针手三里及曲池穴的免疫调节作用。结果表明:电针曲池穴后,CD4 和 CD8 阳性细胞百分比与基线相比显著减少;针刺手三里穴,CD4 和 CD8 水平也显著减少。这说明电针可以调节免疫系统中外周血淋巴细胞亚群及血清细胞因子水平。叶芳等(2001)采用电针足三里、三阴交、中脘及内关穴的方法对化疗期的癌症(包括肺癌、胃癌及乳腺癌)患者进行治疗,通过检测 CD3、CD4,CD8 及 CD4/CD8,观察到电针对以上指标具有良好的调节作用,

提示电针能增加化疗患者的免疫功能。

幼稚 CD4$^+$Th 细胞通过接触 3 种信号,活化并分化成熟为有功能的效应性辅助性 Th 细胞。这 3 种信号分别为:①TCR 信号;②共刺激信号;③细胞因子。

IL-12 与 IFN-γ 能促进幼稚 Th 细胞分化为 Th1 亚群,分泌大量的 IFN-γ,在清除细胞内病原体中发挥重要的作用。相反,IL-4 能促进幼稚 Th 细胞分化为 Th2 亚群,分泌大量的 IL-4,Th2 细胞对清除细胞外病原体、辅助 B 细胞产生抗体及在机体产生过敏性反应中起到关键的作用。Th1 和 Th2 细胞在这些细胞因子的作用下分化成熟,所产生的效应分子 IFN-γ、IL-4 又能反过来作用于自身,起到自反馈的作用,进一步加强分化进程。而且,Th1 和 Th2 的效应分子能相互拮抗,最终使病理情况下体内的 Th1 与 Th2 细胞分化产生偏向性。

Naive CD4$^+$细胞根据细胞因子产生的形式,分为 Th1 细胞和 Th2 细胞。一般来说,Th1 细胞产生 IL-2、IFN-γ 及 TNF-β,这些主要参与细胞介导的免疫或缓发型超敏反应(DTH),而 Th2 细胞产生 IL-4、IL-5、IL-10 及 IL-13,主要参与体液免疫。Th1-和 Th2 特异性细胞因子扩大了相同子集的发展,并且抑制了其他子集的增殖和活性。Th1/Th2 细胞反应的不平衡是传染性疾病、过敏性疾病及自体免疫性疾病的主要诱因(Abbas 等,1996;Maggie 等,1998;Woodfolk 等,2006)。因此,调节 Th1/Th2 平衡是治疗多种免疫疾病的关键环节。

一些临床研究表明:针刺治疗或电针治疗对变态反应性疾病起着有益的作用,如哮喘、慢性荨麻疹及过敏性鼻炎(Biernacki 等,1998;Chen 等,1998;Che,2006;Ng 等,2004;Shiue 等,2008)。一般来说,IgE 的大量产生促进了这些变态反应性疾病的发展,其中,IL-4,Th2 特异性细胞因子主要参与其中(Maggie 等,1998;Woodfolk 等,2006)。研究人员首次观察到连续电针足三里穴显著减少了在 DNP-KLH 免疫小鼠抗原特异性 IgE 的血清水平,这是通过抑制 Th2 细胞因子,特别是 IL-4 的增加,而不是改变脾脏中 IFN-γ 水平而实现的(Park 等,2004)。此外,去甲肾上腺素信号的激活是实现电针免疫调节作用的关键环节(Lee 等,2007)。一些临床报道表明,针刺对风湿性关节炎具有显著疗效,这个疾病是 Th1 相关疾病(Lee 等,2008;Wang 等,2007)。尽管基础研究提供的证据有限,针刺或电针很有可能抑制 Th1 细胞反应。一些研究表明,针刺或电针抑制 TNF-α 表达,而这种细胞因子能诱导 Th1 反应(Aoki 等,2005;Tian 等,2003;Wang 等,2009)。连续电针足三里穴减少了胶原引起的关节炎发生率,缓解了关节组织学损坏,并且下调了关节炎小鼠血清 IFN-γ 和 TNF-α 水平(Yim 等,2007)。因此,针刺干预对 Th1-或 Th2-诱导的免疫失调具有双向调节作用。

Yim 等(2010)采用穴位注射苏果提取物的方法干预小鼠哮喘。实验结果显示,这种穴位注射的疗法显著减少了肺脏重量,降低了肺脏和支气管肺泡液内炎性细胞数量,降低了支气管肺泡液和血清 IgE 和 Th2 细胞因子水平,降低了肺脏细胞因子 Th2 的 mRNA 表达,缓解了肺组织病理学改变。此方法的免疫调节作用是通过在免疫系统中重建 Th1/Th2 平衡及在气道中抑制嗜酸性炎症而实现的。此外,实验结果表明,电针足三里穴对胶原引起的小鼠关节炎具有抗炎、抗关节炎和免疫调节作用。电针刺激足三里显著降低了胶原性关节炎的发生率,降低了胶原性关节炎小鼠血清中 IL-6、TNF-α、INF-δ、collagen Ⅱ 抗体、IgG 及 IgM 水平,防止了膝关节破坏。电针足三里减少了胶原性关节炎小鼠淋巴结中的 CD69$^+$/CD3e$^+$ 细胞及 CD11a$^+$/CD19$^+$细胞,以及小鼠膝关节 CD11b$^+$/Gr1$^+$细胞。Wang 等(2009)采用手术创伤模型大鼠,其脾脏 toll 样受体 2 的 mRNA 和 toll 样受体 2、4 的蛋白表达增加,同时,脾脏和血浆中致炎性细胞因子 mRNA 和蛋白表达增加。电针足三里显著抑制了手术创伤所导致的脾脏中 TLR2 mRNA 和 TLR2/4 蛋白表达,抑制了脾脏和血浆中致炎性细胞因子表达,而肾上腺切除术不能够阻断电针的作用。这些结果表明,术后创伤增强了 TLR2 表达并且增加了致炎性细胞因子的产生。电针抑制这些效应,从而在术后创伤模型中产生了抗炎作用。Liu 等(2010)用电针持续刺激实验性自体免疫性脑炎模型大鼠足三里穴,能够抑制特异性 T 细胞增殖,重建了 $CD4^+T$ 细胞子集的平衡,并且显著增高了 ACTH 浓度。这些结果表明,电针刺激能够减缓实验性自体免疫性脑炎的严重程度,这个作用是通过重建 Th1、Th2、Th17、TregTh 等细胞子集反应实现的。这种重建能够刺激下丘脑释放 ACTH。Wang 等(2009)以创伤模型大鼠为实验对象,研究电针刺激对大鼠脾脏 Th1/Th2 及 mRNA 表达的影响。结果表明,电针显著地增加了 Th1 细胞因子蛋白及 mRNA 表达,抑制了 Th2 细胞因子蛋白及 mRNA 表达。这提示电针能够调节创伤模型大鼠脾脏 Th1 和 Th2 细胞因子的平衡。

(3) 针灸加强自然杀伤细胞活性:自然杀伤细胞(nature killer cell,NK 细胞)是淋巴细胞的一个亚群,占外周血淋巴细胞总数的 10% ~ 15%。常用的人类 NK 细胞的表型标志是 $CD56^+$、$CD16^+$、$CD19^-$、$CD3^-$。NK 细胞的胞质内含有嗜天青颗粒,因此也称其为大颗粒淋巴细胞。骨髓、肝脏、淋巴结、脾脏和肺脏等器官含有较多的 NK 细胞。NK 细胞组成第三大淋巴细胞群落,识别和杀死肿瘤细胞和感染病毒的细胞。这些细胞在固有免疫应答中发挥着重要作用,这种作用是通过建立针对病理微生物的初级防御而实现的。因此,上调 NK 细胞活性有益于免疫系统的协调平衡。

Hisamitsu 等(2002)的研究表明,连续电针足三里穴增强了正常大鼠和小鼠的脾脏 NK 细胞活性。他认为电针通过提高 IFN-γ 水平强化 NK 细胞活性,电针引起的 β-内啡肽分泌可能在这个过程中发挥重要作用。临床研究也支持这些结果:经过电针干预的健康志愿者外周血中 $CD16^+$ 和 $CD56^+$ 细胞的数量(这些细胞与 NK 细胞活性密切相关)及 IFN-γ 水平明显增加。Kim 等(2010)的研究证实了电针正常动物能够使其 NK 细胞活性上调。下丘脑外侧区域损伤破坏了电针对 NK 细胞毒性的干预作用,这提示下丘脑外侧区可能是电针调节神经-免疫相互作用的主要位点。此外,研究人员在转录水平研究了电针影响脾脏 NK 细胞活性的机制,表明电针干预增加了蛋白酪氨酸激酶(PTK)的表达,并通过诱导 CD94/NKG2C 复合物,增加了 NK 细胞活性,同时电针减少了蛋白酪氨酸磷酸酶 1(SHP-1)的 mRNA 表达,抑制了 NK 细胞活性。这个研究还表明,电针增加了血管细胞黏附分子-1(VCAM-1)的基因表达,这可能在 NK 细胞锚定到靶位细胞的过程中起到重要作用,这是通过提高 IFN-γ 水平实现的。Takayama 等(2010)采用单纯性疱疹 1 型病毒在 BALB/c 小鼠制造疱疹模型。通过艾灸预处理足三里穴,小鼠在造模后生存率显著提高。半定量 RT-PCR 实验表明,艾灸干预增加了皮肤组织和脾脏组织中 IL-1α、IFN-α、MIF-1α 的 mRNA 表达,并且增大了自然杀伤细胞的活性。这提示艾灸激活了针对单纯性疱疹 1 型病毒的保护性反应,这是通过包括 IFN、NK 细胞在内的细胞因子的活化实现的。Choi 等(2004)研究表明,艾灸大鼠足三里穴能通过调节交感神经系统显著增加 NK 细胞活性。Hahm 等(2004)采用直流电同心电极对大鼠下丘脑前部区域造成损伤,经免疫荧光法测定,观察到下丘脑损伤大鼠脾脏 NK 细胞活性显著降低。在对丘脑损伤大鼠进行电针足三里后,被抑制的 NK 细胞活性明显升高。这些结果提示电针刺激对 NK 细胞的调节作用。Arranz 等(2007)的临床研究表明,针灸治疗能够调节焦虑症女性患者的 NK 细胞活性,从而在一定程度上缓解情绪焦虑症状。

2. 针灸调节巨噬细胞　巨噬细胞(macrophage)在机体中分布广泛,并具有十分活跃的生物学功能。巨噬细胞表达数十种受体、产生数十种酶，并能分泌近百种生物活性产物，因此,巨噬细胞在机体防御和免疫应答中发挥着重要作用(图8-3)。

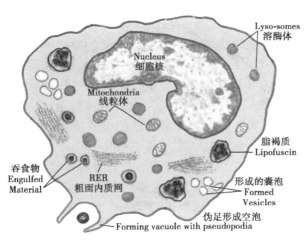

图 8-3　巨噬细胞
引自 http://drpinna.com/amyloid-protein-a-cause-of-diabetes-9103/macrophage-with-label-96-dpi

Liu 等（2004）的研究表明,100Hz的电针刺激能够保护受损轴突多巴胺能神经元并防止其退化。在此基础上他们研究了电针刺激切断的中脑内侧束轴索（MFB）引起的小胶质细胞效应；补体受体3（CR3）免疫组化染色显示电针显著抑制了由 MFB 切断引起的黑质致密部小胶质细胞的激活。此外,电针刺激显著抑制了 MFB 切断大鼠腹侧中脑 TNF-α 和 IL-1β 的 mRNA 水平的上调。在 MFB 切断后的第 14 天,黑质中出现了大量的巨噬细胞。经过电针干预,巨噬细胞的数量减少了47%。这些数据表明,100Hz 电针刺激对 MFB 切断大鼠的多巴胺能神经元的神经保护性作用是通过抑制因切断轴索而引起的炎性反应而介导。他们认为,电针刺激对多巴胺能神经元的神经保护性作用源于其抗炎效应和神经营养作用。

3. 针灸调节粒细胞　血液中的粒细胞（granulocyte）分为中性粒细胞、嗜酸性粒细胞和嗜碱性粒细胞 3 类。中性粒细胞是外周血白细胞（leucocyte）的主要组分。

Liu 等（2011）采用静脉注射内毒素（LPS）的方法,刺激巨噬细胞释放致炎性细胞因子和一氧化氮。这导致了大鼠的低血压、血管低反应及多器官衰竭。对内毒素休克大鼠进行电针内关穴干预,能够恢复血压并且能降低血浆中一氧化氮浓度。他们认为,电针显著缓解了 LPS 引起的中性粒细胞渗透。

内源性大麻素和外周性大麻素 CB2 受体（CB2Rs）参与电针调节炎性疼痛的镇痛效应。关于电针调节炎性皮肤组织外周型 CB2Rs 的表达和分布的机制还不清楚。为了研究其机制,Zhang 等（2010）向大鼠后爪局部注射弗氏佐剂以引起炎性疼痛。分别用 RT-PCR 和免疫印记技术定量检测 CB2Rs 的 mRNA 和蛋白水平。炎性皮肤组织周围聚集的角质细胞和免疫细胞上分布的 CB2Rs 用免疫荧光双标记法检测。组织炎症显著增加了皮肤组织中 CB2Rs 的 mRNA 和蛋白水平。作用于环跳和阳陵泉穴的 2Hz 和 100Hz 电针显著增加了 CB2Rs 在炎性组织中的 mRNA 和蛋白水平。CB2R 免疫反应主要分布在角质细胞、巨噬细胞及 T 淋巴细胞,在炎性皮肤组织的表皮和真皮中。炎症显著增加了 CB2R-免疫反应性角质细胞、巨噬细胞及 T-淋巴细胞数量。此外,与假针刺组相比,2Hz 或 100Hz 电针显著增加了炎性皮肤组织中 CB2R 免疫反应性角质细胞、巨噬细胞及 T-淋巴细胞数量。他们的研究结果提示,电针与上调炎性皮肤组织中局部 CB2Rs 有关,电针主要增强了炎性位点上角质细胞和浸润性炎性细胞中 CB2Rs 的表达。

Arranz 等（2007）在临床研究中观察到情绪失常能够引起免疫系统损伤,针灸治疗能够缓解焦虑引起的情绪症状,对焦虑女性的白细胞（中性粒细胞和淋巴细胞）的黏附作用、趋药性、吞噬作用等产生影响。患有焦虑症的女性患者的受损免疫功能(白血病的趋药性、吞噬作用,淋巴组织增生及自然杀伤细胞活性)通过针灸治疗得到明显缓解,而增大的免疫参数(超氧阴离子水平及淋巴组织增生程度)则被明显消除。

Kho 等(1991)检测了外周血中 IgA、IgM、IgG 水平及总类白细胞计数和分类白细胞计数的改变。对 29 名采用两种不同的麻醉行上腹部手术的男性患者在术后 6 天的时间内,刺激耳穴和夹脊穴。对第 1 组小剂量补充芬太尼,对第 2 组予以正常剂量的芬太尼。手术后,可以观察到两组的免疫球蛋白水平、淋巴细胞计数、嗜酸性粒细胞计数分别减少,同时白细胞计数和中性粒细胞计数分别增加。术后第 6 天观察到两组 IgA、IgG、白细胞计数、中性粒细胞计数及淋巴细胞计数的恢复,而在术后第 4 天观察到 IgM 和嗜酸性粒细胞计数的恢复。针刺在大型腹部手术中和手术后未能影响机体免疫系统的功能。

4. 针灸调节肥大细胞　肥大细胞(图 8-4)仅在组织中存在,其形态与嗜碱性粒细胞相似,但属于不同的细胞谱系。肥大细胞分为两种类型:一为黏膜肥大细胞(mucosal mast cell,MMC),二为结缔组织肥大细胞(connective tissue mast cell,CTMC)。MMC 的增殖有赖于 T 细胞,而 CTMC 的增殖则与 T 细胞无关。

施茵等(Shi 等,2011)通过动物实验研究了艾灸天枢穴对 TNBS 引起的结肠炎大鼠肥大细胞形态和功能的影响。艾灸方法为在双侧天枢穴进行悬浮灸,连续干预 7 天。结果显示,艾灸组大鼠结肠损伤明显好转,天枢穴区域周围肥大细胞脱颗粒率明显高于模型组。他们认为,艾灸能够通过增加局部肥大细胞脱颗粒率来治疗受损的结肠黏膜。Zhang 等(2008)以穴位组织切片中肥大细胞密度及在刺激前后肥大细胞的脱颗粒程度为指标,观察针刺足三里穴对其的影响。结果表明,足三里穴的肥大细胞密度显著高于附近的假穴位,同时针刺导致了肥大细胞脱颗粒水平的显著增加。Yu 等(2009)研究针刺镇痛过程中穴位区域胶原纤维的作用。当注射胶原酶-I 时,足三里穴的胶原纤维结构被破坏,针刺的压力下降,提插捻转操作的镇痛效应降低,肥大细胞脱颗粒率被抑制。他们认为,在针刺引起的镇痛效应中,胶原纤维起着重要作用,它们参与信号的传输和转导过程。

5. 针灸调节树突状细胞　树突状细胞(dendritic cell,DC)分布在上皮和许多器官内,可及时捕获抗原,并将其转运到外周淋巴器官内。DC 是启动 T 细胞免疫应答的主要抗原提呈细胞(图 8-5)。Lee 等(2008)研究了蜂针对 c57BL6 小鼠骨髓细胞的作用。他们在实验中观察到蜂针抑制了成熟 DC 的上调。在 LPS 刺激的 DC 中,蜂针降低了致炎性细胞因子水平。

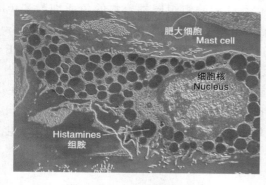

图 8-4　组织中的肥大细胞
(引自 http://www.sciencephoto.com)

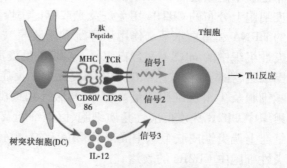

图 8-5　DC 和 T 细胞相互作用涉及 3 条信号通路
MHC:主要组织相容性复合体;TCR:T 细胞抗原受体

他们认为,蜂针能够通过作用于 DC 调节异常激活的免疫状态。

二、针刺调节免疫分子

临床和实验数据表明,针灸能够增强癌症患者的免疫功能。在癌症患者中,健康的免疫功能指数往往被抑制,如细胞因子 IL-2、自然杀伤细胞细胞毒性、T 淋巴细胞转换率及辅助 T 细胞/抑制 T 细胞比率。临床试验和动物实验都表明,针灸能够改善这些指标(Wu 等,1994;Bensoussan 等,1996;Zhang 等,1996)。研究者认为,免疫细胞上的阿片肽类受体对免疫反应具有调节作用,包括增强效应和抑制效应。这提示,这些肽类物质可能是针灸调节免疫功能的通路。与上述假说直接相关的证据是,针灸增加了人和动物脑脊液和血液中内源性阿片肽类物质(Stefano 等,1996;Car 等,1996;Peterson 等,1998)。之前的研究表明,不同种类的白细胞(如巨噬细胞)能够从阿片前体中产生阿片肽。这种能力可能起源于无脊椎动物,它们也能从免疫细胞中释放阿片肽类。因此,对人类来说,这些阿片肽类的另一来源可能是皮肤本身,可能由位于真皮的巨噬细胞释放。就这点而言,针刺可以激活这种反应,释放肽类物质。这不仅可以影响疼痛感知,而且能够激活免疫功能。Gollub 等(1999)认为,针刺或点按皮肤能启动免疫细胞释放肽类物质。阿片肽类激活更多免疫细胞的趋药性和吞噬作用,并且释放细胞因子,这些抗菌肽类对细菌进行即刻攻击。他认为,针刺皮肤激活了免疫细胞,通过阿片肽类信号进行免疫调节。

电针或针灸激活下丘脑分泌等量的 β-内啡肽和 ACTH,内啡肽在垂体腺穿过血-脑屏障,作用于外周的细胞和组织,它们也传向脑脊液中的阿片类受体。在免疫系统的细胞中,内源性阿片样肽受体的存在已经被确定(Han 等,1999)。人们证实了针灸能够提高血浆和脑组织内源性阿片样物质的浓度,影响着血清免疫球蛋白水平(Jin 等,1996)。电针双侧耳部的内分泌穴及合谷和下关,唾液 IgA 水平发生显著变化。对于之前 IgA 水平较低的受试者,针刺后 IgA 水平增高;对于之前 IgA 水平较高的受试者,针刺后 IgA 水平降低。电针大鼠足三里穴显著增加了 IL-2、干扰素 γ、脾脏 NK 细胞活性及血清 β-内啡肽水平,并促进了脾脏 β-内啡肽的分泌(Yu 等,1997;1998)。

Kho 和他的同事(1990)曾经做过以下研究,在甲状腺手术后的 6 天时间内检测患者外周血中肾上腺素、去甲肾上腺素、促肾上腺皮质素、β-内啡肽、皮质醇、免疫球蛋白(IgA、IgG、IgM)等的含量,以及白细胞总类及分类计数。选取与甲状腺结节同侧的耳穴神门、交感、颈、内分泌进行针刺。在手术中,可观察到肾上腺素、去甲肾上腺素、促肾上腺皮质素、皮质醇水平增加,同时免疫球蛋白水平减少。在白细胞中,嗜酸性粒细胞比例减少,中性粒细胞比例显著降低。在术后阶段,去甲肾上腺素和 β-内啡肽水平继续升高,肾上腺素、促肾上腺皮质素、皮质醇逐渐恢复至正常水平,免疫球蛋白水平和嗜酸性粒细胞计数恢复到最初 24 小时之内的水平,中性粒细胞和淋巴细胞恢复到最初 2 天内的水平。电针刺激促进 IF-γ、IL-2、IL-4、IL-6 分泌,通过 B 细胞增殖影响免疫球蛋白和抗体的合成。电针的免疫调节作用可能来源于增加的内源性阿片类物质(Jankovic 等,1994;Millar 等,1990)。电针增强或恢复了 NK 细胞活性,这种作用能够被下丘脑前部区域的损伤而破坏。此外,电针小鼠足三里穴增加了脾脏 IF-γ、BE 及 NK 细胞活性(Hisamitsu 等,2002)。对于免疫抑制损伤的大鼠,电针有益于脾脏淋巴细胞中 IL-2 的产生(Cheng 等,1997)。电针抑制了手术创伤导致的细胞凋亡及在脾脏淋巴细胞中 Fas 蛋白的表达,从而阻止了术后阶段有害的免疫变化(Wang 等,

2005)。针灸对免疫系统的调节作用涉及免疫系统中β-内啡肽、蛋氨酸、亮氨酸。白细胞具有阿黑皮素原 mRNA,能够合成促肾上腺皮质素和β-内啡肽。此外,人们在 B 淋巴细胞、T 淋巴细胞、NK 细胞、粒细胞、单核细胞、血小板及补体终末复合物中找到了内源性阿片类受体。神经内分泌系统中的阿片类受体和免疫系统中的阿片类受体具有化学和物理相似性(Khansari 等,1990)。总之,针灸的免疫调节作用与内源性阿片类物质水平的增加有关;针灸通过调节内啡肽和脑髓苷,增加了 NK 细胞活性及单核细胞的趋药性,促进了细胞毒性 T 淋巴细胞、IF-γ、IL-1、IL-2、IL-4、IL-6 的产生,刺激了 B 淋巴细胞增殖。IF-γ 刺激了 IgG 亚类的产生,激活了补体通路,并且促进了调理素作用。

三、针刺激活神经-免疫相互作用

针刺或电针促进中枢神经系统特定神经递质的释放,特别是阿片类物质,并且激活了交感神经系统或副交感神经系统,这引起了深度的精神-身心反应,包括强效镇痛作用、调节内脏功能,以及免疫调节(Han 等,1987;2003;Filshie 等,1998)。有趣的是,许多动物和人的脑成像研究表明,电针可以激活下丘脑。下丘脑是神经内分泌-免疫调节的初级中枢,同时调节着自主神经系统的活动(Chiu 等,2001;2003;Hsieh 等,2001;Napadow 等,2007)。电针能够调节正常大鼠 NK 细胞活性,这种作用随着下丘脑侧面区域被破坏而消失(Choi 等,2002)。此外,Hisamitsu 研究组(2002)工作表明,在电针作用下下丘脑释放的β-内啡肽总量在脾脏和脑中都显著增加,同时,IFN-γ 水平及 NK 细胞活性也有所增加。纳洛酮(一种阿片类拮抗剂)预处理减弱了电针对 IFN-γ 和 NK 细胞的调节作用。表达在免疫细胞上的阿片受体和阿片肽能够直接调节这些细胞的免疫反应。总之,针刺引起的神经-免疫相互作用的机制主要是激活下丘脑及释放内源性阿片肽。

有证据表明,非阿片类机制,如儿茶酚胺系统和 5-羟色胺系统,在针刺的免疫调节作用中发挥重要作用。Kasahara 等(1993)认为,中枢阿片类系统和非阿片类系统可能参与电针命门对延迟型超敏反应的抑制性作用。Kim 等(2005)报道,在 DNP-KLH 免疫小鼠中,电针对脾脏中 IL-4 mRNA 水平有显著的抑制效应,这种效应不会被纳洛酮阻止。相同小鼠模型的早期研究也有相似的结论,并且证明了经过酚妥拉明(α-肾上腺素受体拮抗剂)预处理完全阻断了电针对血清特异性 IgE 的抑制作用(Lee 等,2007)。血清素激活系统的药理学阻断作用显著缓解了电针对 DNP-KLH 小鼠的这种作用(Kim 等,2010)。有研究表明,电针能够显著增加下丘脑 5-羟色胺受体3α 的基因表达,同时提高脾脏 NK 细胞活性(Rho 等,2008)。

四、针刺激活迷走神经调控炎症反应

1. 针灸与胆碱能抗炎通路　胆碱能抗炎通路(the cholinergic anti-inflammatory pathway,CAP)是近些年来发现的以传出性迷走神经为基础的抑制炎症反应的神经免疫通路。直接刺激迷走神经可以激活此通路,使传出性迷走神经冲动增加,释放乙酰胆碱,进而抑制巨噬细胞等免疫细胞释放炎症相关因子,最终达到控制炎症的目的(Borovikova 等,2000;Tracey 等,2002)。中枢神经系统通过神经环路协调生理反射,并且通过神经冲动控制有害的细胞因子反应。经典生理学认为,自主神经系统通过感觉性投射向中枢神经系统传输机体功能状态信号,中枢神经系统通过神经输出调节心率、血压、消化、体温、器官灌流及血糖水平,从而维持机体内稳态。近年来的研究（Tracey 等，2007）表明，机体神经系统存在一个能快速控制细胞因子释放的反射性抗炎通路，即胆碱能抗炎通路（图8-6）。

　　针刺某些穴位可辅助治疗某些免疫性疾病，如哮喘、过敏性鼻炎、炎症性肠病、风湿性关节炎等（Zijlstra 等，2003）。近来，人们发现针刺与胆碱能通路的激活存在某种联系。袁翔等（2007）在进行电针"足三里"干预大鼠感染性休克的研究中发现，电针"足三里"通过激活胆碱能抗炎通路拮抗全身性炎症反应来实现对感染性休克动物的保护作用。李建国等（2006）观察到电针"足三里"对失血性休克大鼠有保护作用，认为这种保护作用是通过激活胆碱能抗炎通

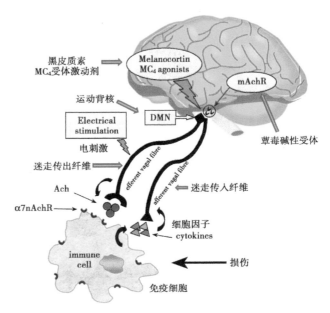

图 8-6　胆碱能抗炎通路
（引自 Giuliani 等，2010）

路而实现的。王景杰等（2001）报道，电针刺激"足三里"可激活原癌基因 c-fos 基因（神经活动标志）在中枢迷走神经相关核团中的表达，影响迷走神经传出纤维活动，明显降低急性炎症性内脏痛大鼠的疼痛积分，推迟疼痛高峰时间。王述菊等（2007）采用神经电生理学方法观察针刺足三里对孤束核神经元放电的影响，结果显示针刺"足三里"有效激活了孤束核神经元放电。孟卓等（1990,1992）应用孤束核及腰髓背角Ⅲ～Ⅷ板层微电极细胞内记录技术，观察到对足三里穴和孤束核电刺激均有反应的脊髓神经元，其中大部分可被孤束核逆向激动。他认为同一个脊髓背角神经元可接受来自足三里的躯体传入信息，并将其传递给内脏感觉核团孤束核；脊髓背角神经元也可接受孤束核的下行神经支配；躯体传入与内脏传入两种信息可在脊髓背角神经元或孤束核内汇聚和整合。他们用 HRP 法证实了脊髓（颈、胸、腰、骶）各节段的Ⅲ～Ⅷ板层向孤束核内部的直接投射。

　　赵玉雪等（2011；Zhao 等，2012）分别观察了在内毒素造模1.5小时后通过电针"足三里"干预，2 小时、4 小时、6 小时大鼠血清细胞因子含量变化、肺脏组织 NF-κB p65 表达的变化及肝脏组织中致炎性细胞因子 TNF-α 和抗炎性细胞因子 IL-10mRNA 表达的变化。结果表明，与相应时间点的模型组比较，造模2小时和6小时后，电针组的大鼠血清 TNF-α 含量显著降低；造模4小时和6小时后，电针组的大鼠血清 IL-1β 含量显著降低；造模4小时和6小时后，电针组的大鼠肺脏组织 NF-κB p65 阳性细胞表达显著减少，同时，造模4小时和6小时，电针组的大鼠肝脏组织 TNF-α mRNA 表达明显减少，而 IL-10 mRNA 表达明显增加。这些结果表明，电针"足三里"对血清致炎性细胞因子具有一定的抑制作用，同时抑制了 NF-κB p65 的激活，影响肝脏致炎因子的转录表达，提高了肝脏抗炎因子的转录水平，电针"足三里"的这些抗炎效应多在造模4小时以后出现。切断迷走神经或应用 N 型胆碱能受体阻断剂后，"足三里"抑制 TNF-α 的效应消失，这说明"足三里"的抗炎作用与迷走神经通路密切相关（图8-7～图8-9）。

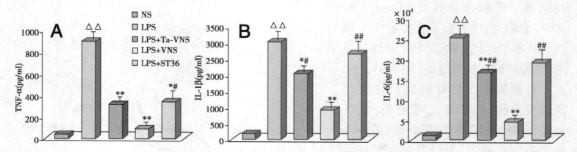

图 8-7　迷走神经刺激或电针耳甲区缓解了 LPS 引起的血清细胞因子 TNF-α（A）、IL-1β（B）、IL-6（C）反应；电针足三里显著抑制了 TNF-α 水平（A）。NS：正常动物；LPS：脂多糖；LPS+Ta-VNS：脂多糖+经耳迷走神经刺激；LPS+VNS：脂多糖+迷走神经刺激；LPS+ST36：脂多糖+足三里刺激

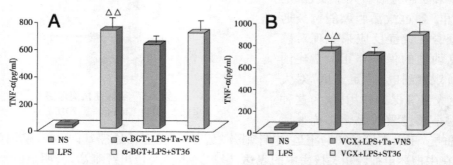

图 8-8　A：经 α-银环蛇毒素阻断乙酰胆碱 α7 受体亚单位后，耳针或电针"足三里"不能抑制 LPS 引起的血清肿瘤坏死因子（TNF）反应。B：经双侧颈迷走神经切断后，电针耳甲区或电针"足三里"不能抑制 LPS 引起的血清 TNF 反应。α-BGT：α-银环蛇毒素；VGX：迷走神经切断

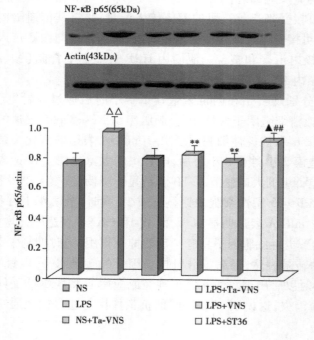

图 8-9　迷走神经刺激或电针耳甲区均可抑制内毒素血症大鼠 LPS 引起的 NF-κB 表达；电针"足三里"的作用不明显。电针耳甲区不影响正常大鼠的 NF-κB 表达

基于有关"足三里"与迷走神经中枢联系的相关报道及本实验研究的客观结果,我们认为,针刺"足三里"穴引起感受器兴奋,产生的冲动主要由传入神经向中枢传递,到达脊髓背角,针刺信息由此通过上行投射纤维到达孤束核等中枢核团,经中枢整合后,通过迷走神经背核向下发出神经冲动,使得迷走神经传出冲动增加,由此激活了胆碱能抗炎通路。由于针刺信号在脊髓水平要通过脊髓背角神经元进行换元,然后才经由脊髓发出的上行纤维到达孤束核,再通过迷走神经背核启动传出性迷走神经的激活,这相当于对胆碱能抗炎通路的间接激活,因此电针"足三里"抑制细胞因子及 NF-κB 通路的作用时间较直接刺激迷走神经或电针耳甲区所启动的抗炎效应略为延迟;而在针对一些抗炎指标的评估上,电针"足三里"与直接刺激迷走神经或电针耳甲区的抑制炎症效果有显著差异。

　　迷走神经耳支主要分布于耳廓的耳甲艇和耳甲腔,我们经过十几年的研究(Gao 等,2008;2011;He 等,2012),证实了耳甲区有直接投射到孤束核的一般内脏传入纤维,并且首次系统论证了迷走神经耳支与迷走神经感觉核-孤束核和迷走神经运动核-迷走神经背核有直接的纤维投射,同时通过电生理实验观察到刺激耳甲区可以增加孤束核的放电频率,并且对迷走神经背核有明显的激活作用。据此,我们认为刺激耳甲区可以通过迷走神经耳支-孤束核-迷走神经背核的激活来发挥相应的作用。在本实验研究中,我们分别观察了内毒素造模 1.5 小时在耳甲区给予电针刺激后,造模 2 小时、4 小时、6 小时大鼠血清细胞因子含量变化、肺脏组织 NF-κB p65 表达的变化及肝脏组织 TNF-α、IL-10mRNA 表达的变化,结果表明,与相应时间点的模型组比较,耳甲电针组在造模 2 小时和 4 小时后大鼠血清 TNF-α 含量分别显著降低,3 个时间点的大鼠血清 IL-6 和 IL-1β 含量显著降低;造模 6 小时耳甲电针组的大鼠血清 IL-10 含量显著升高。此外,电针对造模 2 小时、4 小时和 6 小时大鼠肺脏组织 NF-κB p65 蛋白表达、阳性细胞表达及大鼠肝脏组织 TNF-α mRNA 和 IL-10 mRNA 表达均有显著的调节作用。同时,电针耳甲区对肺脏组织的病理反应有明显抑制作用。当切断迷走神经或应用 N 型乙酰胆碱受体阻断剂后,耳甲刺激的干预无法抑制血清致炎因子,同时也无法影响 NF-κB 通路的活化作用,这说明耳针干预机体免疫调节的作用与迷走神经通路密切相关(图 8-6 ~ 图 8-8)。根据前期工作基础及以上实验研究,我们认为耳针参与调节机体免疫系统功能的基本机制是:电针耳甲区激活了迷走神经耳支,针刺信号通过传入性迷走神经投射到迷走神经中枢孤束核,再经由迷走神经背核发出传出冲动激活传出性迷走神经,进而激活胆碱能抗炎通路,通过此通路的调控作用最终发挥其干预免疫系统反应的作用(图 8-10)。

　　2. 针刺与其他迷走神经相关抗炎通路　　Kavoussi 和 Ross(2007)系统整理了相关研究,归纳总结了针刺抗炎的神经免疫学机制。他们认为,自主神经系统和先天免疫系统之间存在负反馈环路,针刺通过激活传出性迷走神经并灭活炎症巨噬细胞,直接或间接抑制系统性炎症反应。Song 等(2012)以内毒素血症模型大鼠为研究对象,观察电针"合谷"穴对模型动物生存率以及炎症反应的影响。结果表明,电针"合谷"穴显著缓解了模型动物的系统性炎症反应,并且明显提高了模型动物的生存率。电针的这种抗炎作用有赖于中枢神经系统毒蕈碱型受体的激活,与交感神经的活动无关;在外周神经系统中,电针的抗炎作用是交感神经和副交感神经(迷走神经)共同作用的结果。

　　Ulloa 领导的研究组(Torres-Rosas 等,2014)以内毒素血症模型小鼠和多细菌性腹膜炎(polymicrobial peritonitis)模型小鼠为研究对象,观察电针的抗炎效应;并通过采用特定基因敲除小鼠、特定器官组织切除动物、特异性选择性激动剂与拮抗剂等干预措施,系统

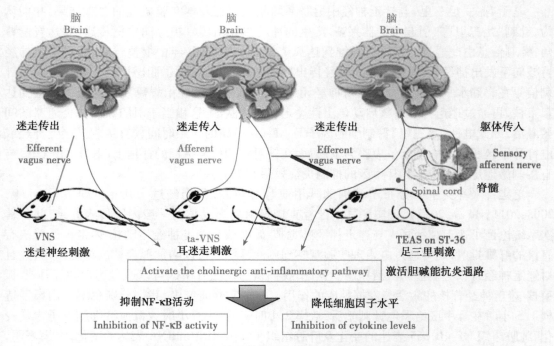

图 8-10　耳迷走神经刺激和足三里刺激的效应途径

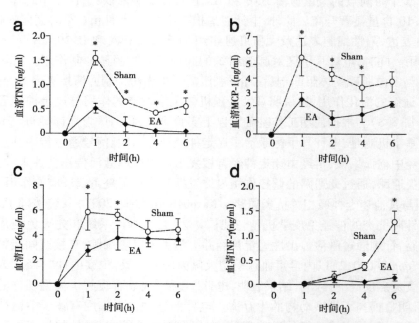

图 8-11　与假针刺(Sham)相比,电针"足三里"可以抑制内毒素
血症小鼠 LPS 引起的血清细胞因子表达
a:血清肿瘤坏死因子(TNF);b:单核细胞趋化蛋白 1(MCP1);c:白介素-6
(IL-6);d:干扰素-γ(INF-γ)(引自 Rafael Torres-Rosas 等,2014)

探讨了电针抑制炎症反应、调控炎症进程的作用机制。他们观察到，电针"足三里"可降低内毒素血症模型小鼠血清中包括 TNF、单核细胞趋化蛋白 1、IL-6 及干扰素（INF）在内的多种细胞因子水平（图 8-11）。手术切断坐骨神经或迷走神经及切除肾上腺可以阻断电针"足三里"的抗炎效应。通过采用选择性激动剂或拮抗剂的方法确定了儿茶酚胺类物质多巴胺及多巴胺 1 型受体（D1）在电针调控炎症中的重要作用。综上所述，他们描绘出一条有别于胆碱能抗炎通路的电针激活迷走神经进而调控炎症的抗炎通路，即电针"足三里"穴激活坐骨神经，传入信号经中枢神经系统整合，进而激活传出性迷走神经，促使肾上腺释放多巴胺，多巴胺作用于 D1 受体，抑制炎症因子，从而调控炎症反应。

Vida 等（2011）以 β_2 肾上腺素受体敲除小鼠或淋巴细胞缺失的小鼠为研究对象，观察到在敲除 β_2 肾上腺素受体或缺失淋巴细胞的情况下，迷走神经刺激抑制细胞因子的作用被破坏。他们认为，在迷走神经介导的抗炎作用中，调节性淋巴细胞上的 β_2 肾上腺素受体是不可或缺的重要环节，即迷走神经作用于脾脏调节性淋巴细胞，进而激活 β_2 肾上腺素受体调控炎症反应，这为探讨"针刺-迷走神经-调控炎症"的作用机制提供了新的研究靶点和潜在的干预环节。

参 考 文 献

Chin P, Fung W. Probing the mustery of Chinese medicine merdian channels with special emphasis on the connective tissue interstitial fluid system, mechanotransduction, cells durotaxis and mast cell degranulation. Chinese Medicine, 2009, 4:10.

Abbas AK, Murphy KM, Sher A. Functional diversity of helper T lymphocytes. Nature, 1996, 383(6603):787-793.

Aoki E, Kasahara T, Hagiwara H, et al. Electroacupuncture and moxibustion influence the lipopolysaccharide-induced TNF-alpha production by macrophages. In Vivo, 2005, 19(3):495-500.

Arranz L, Guayerbas N, Siboni L, et al. Effect of acupuncture treatment on the immune function impairment found in anxious women. Am J Chin Med, 2007, 35(1):35-51.

Bensoussan A, Meyers SP. Towards a safer choice. The practice of traditional Chinese medicine in Australia. Sydney: University of Western Sydney Press, 1996.

Biernacki W, Peake MD. Acupuncture in treatment of stable asthma. Respir Med, 1998, 92(9):1143-1145.

Borovikova LV, Ivanova S, Nardi D, et al. Role of vagus nerve signaling in CNI-1493-mediated suppression of acute inflammation. Auton Neurosci, 2000, 85(1-3):141-147.

Cao WK, Loh JWP. The immunological response of acupuncture stimulation. Acupunct Electrother Res, 1987, 12:282-283.

Carr DJ, Rogers TJ, Weber RJ. The relevance of opioids and opioid receptors on immunocompetence and immune homeostasis. Proc Soc Exp Biol Med, 1996, 213(3):248-257.

Che JL. The effect of acupuncture on serum IgE level in patients with chronic urticaria. J Tradit Chin Med, 2006, 26(3):189-190.

Chen CJ, Yu HS. Acupuncture treatment of urticaria. Arch Dermatol, 1998, 134(11):1397-1399.

Cheng XD, Wu GC, He QZ, et al. Effect of continued electroacupuncture on induction of Interleukin-2 production of spleen lymphocytes from the injured rats. Acupunct Electrother Res, 1997, 22(1):1-8.

Chiu JH, Cheng HC, Tai CH, et al. Electroacupuncture-induced neural activation detected by use of manganese-enhanced functional magnetic resonance imaging in rabbits. Am J Vet Res, 2001, 62(2):178-182.

Chiu JH, Chung MS, Cheng HC, et al. Different central manifestations in response to electroacupuncture at analgesic and nonanalgesic acupoints in rats: a manganese-enhanced functional magnetic resonance imaging study. Can J Vet Res, 2003, 67(2):94-101.

Choi GS, Han JB, Park JH, et al. Effects of moxibustion to zusanli (ST36) on alteration of natural killer cell activity in rats. Am J Chin Med, 2004, 32(2):303-312.

Choi GS, Oha SD, Han JB, et al. Modulation of natural killer cell activ-

ity affected by electroacupuncture through lateral hypothalamic area in rats. Neurosci Lett, 2002, 329(1):1-4.

Eu-Teum Hahm, Jong-Ju Lee, Won-Kyu Lee, et al. Electroacupuncture enhancement of natural killer cell activity suppressed by anterior hypothalamic lesions in rats. Neuro Immuno Modulation, 2004, 11(4):268-272.

Filshie J, White A. Medical Acupuncture: A Western Scientific Approach. Edinberg: Churchill Livingstone, 1998.

Gao XY, Li YH, Liu K, et al. Acupuncture-like stimulation at auricular point Heart evokes cardiovascular inhibition via activating the cardiac-related neurons in the nucleus tractus solitarius. Brain Res, 2011, 1397:19-27.

Gao XY, Zhang SP, Zhu B, et al. Investigation of specificity of auricular acupuncture points in regulation of autonomic function in anesthetized rats. Auton Neurosci, 2008, 138(1-2):50-56.

Gollub RL, Hui KK, Stefano GB. Acupuncture: pain management coupled to immune stimulation. Zhongguo Yao Li Xue Bao, 1999, 20(9):769-777.

Han JS. Acupuncture: neuropeptide release produced by electrical stimulation of different frequencies. Trends Neurosci, 2003(1), 26:17-22.

Han JS. The Neurochemical Basis of Pain Relief by Acupuncture. Beijing: Chinese Medical Science and Technology Press, 1987.

Han Z, Jiang YH, Wan Y, et al. Endomorphin-1 mediates 2 Hz but not 100 Hz electroacupuncture analgesia in the rat. Neurosci Lett, 1999, 274(2):75-78.

He W, Rong PJ, Li L, et al. Auricular acupuncture may suppress epileptic seizures via activating the parasympathetic nervous system: A hypothesis based on innovative methods. Evid Based Complement Alternat Med, 2012, 2012:615476.

Hisamitsu T, Kasahara T, Umezawa T, et al. The effect of acupuncture on natural killer cell activity. Int Cong Ser, 2002, 1238:125-131.

Hsieh JC, Tu CH, Chen FP, et al. Activation of the hypothalamus characterizes the acupuncture stimulation at the analgesic point in human: a positron emission tomography study. Neurosci Lett, 2001, 307(2):105-108.

Jankovic B. Neuroimmunomodulation: The State of the Art. New York: The New York Academy of Sciences, 1994.

Jin HO, Zhou L, Lee KY, et al. Inhibition of acid secretion by electrical acupuncture is mediated via beta-endorphin and somatostatin. Am J Physiol, 1996, 271(3 Pt 1):524-530.

Jong MS, Hwang SJ, Chen FP. Effects of electro-acupuncture on serum cytokine level and peripheral blood lymphocyte subpopulation at immune-related and non-immune-related points. Acupunct Electrother Res,2006,31(1-2):45-59.

Kasahara T,Amemiya M,Wu Y,et al. Involvement of central opioidergic and nonopioidergic neuroendocrine systems in the suppressive effect of acupuncture on delayed type hypersensitivity in mice. Int J Immunopharmacol,1993,15(4):501-508.

Kavoussi B,Ross BE. The neuroimmune basis of anti-inflammatory acupuncture. Integr Cancer Ther,2007,6(3):251-257.

Khansari DN,Murgo AJ,Faith RE. Effects of stress on the immune system. Immunol Today,1990,11(5):170-175.

Kho HG,van Egmond J,Zhuang CF,et al. The patterns of stress response inpatients' under-going thyroid surgery under acupuncture anesthesia in China. Acta Anaesthesiol Scand,1990,34(7):563-571.

Kho HG,Van Egmond J,Eijk RJ,et al. Lack of influence of acupuncture and transcutaneous stimulation on the immunoglobulin levels and leukocyte counts following upperabdominal surgery. Eur J Anesthesiol,1991,8(1):39-45.

Kim CK,Choi GS,Oh SD,et al. Electroacupuncture up-regulates natural killer cell activity:identification of genes altering their expressions in electroacupuncture induced up-regulation of natural killer cell activity. J Neuroimmunol,2005,168(1-2):144-153.

Kim J,Kim Y,Nam S. The mechanism of immunomodulatory effects by electro-acupuncture in 2,4-dinitrophenylated keyhole limpet protein immunized mice. J Kor Acupunct Moxibustion Soc,2005,22:23-35.

Kim SK,Bae H. Acupuncture and immune modulation. Auton Neurosci,2010,157(1-2):38-41.

Kim SK,Lee Y,Cho H,et al. A parametric study on the immunomodulatory effects of electroacupuncture in DNP-KLH immunized mice. Evid Based Complement Alternat Med,2011,2011:389063.

Kung YY,Chen FP,Hwang SJ. The different immunomodulation of indirect moxibustion on normal subjects and patients with systemic lupus erythematosus. Am J Chin Med,2006,34(1):47-56.

Lee H,Lee JY,Kim YJ,et al. Acupuncture for symptom management of rheumatoid arthritis:a pilot study. Clin Rheumatol,2008,27(5):641-645.

Lee HS,Chung SH,Song MY,et al. Effects of bee venom on the maturation of murine dendritic cells stimulated by LPS. Journal of Ethnopharmacology,2008,120(2):215-219.

Lee Y,Kim SK,Kim Y,et al. The α-adrenoceptor mediation of the immunomodulatory effects of electroacupuncture in DNP-KLH immunized mice. Neurosci Lett,2007,423(2):149-152.

Liu HW,Liu MC,Tsao CM,et al. Electro-acupuncture at 'Neiguan' (PC6) attenuates liver injury in endotoxaemic rats. Acupunct Med,2011,29(4):284-288.

Liu YM,Liu XJ,Bai SS,et al. The effect of electroacupuncture on T cell responses in rats with experimental autoimmune encephalitis. J Neuroimmunol,2010,220(1-2):25-33.

Liu XY,Zhou HF,Pan YL,et al. Electro-acupuncture stimulation protects dopaminergic neurons from inflammation-mediated damage in medial forebrain bundle-transected rats. Exp Neurol,2004,189(1):189-196.

Maggie E. The Th1/Th2 paradigm in allergy. Immunotechnology,1998,3(4):233-244.

Millar DB,Hough CJ,Mazorow DL,et al. Beta-endorphin's modulation of lymphocyte proliferation is dose,donor and time dependent. Brain Behav Immun,1990,4(3):232-242.

Napadow V,Kettner N,Liu J,et al. Hypothalamus and amygdala response to acupuncture stimuli in Carpal Tunnel Syndrome. Pain,2007,130(3):254-266.

Ng DK,Chow PY,Ming SP,et al. A double-blind,randomized,placebo-controlled trial of acupuncture for the treatment of childhood persistent allergic rhinitis. Pediatrics,2004,114(5):1242-1247.

Park MB,Ko E,Ahn C,et al. Suppression of IgE production and modulation of Th1/Th2 cell response by electroacupuncture in DNP-KLH immunized mice. J Neuroimmunol,2004,151(1-2):40-44.

Peterson PK,Molitor TW,Chao CC. The opioid-cytokine connection. J Neuroimmunol,1998,83(1-2):63-69.

Petti F,Bangrazi A,Liguori A. Effects of acupuncture on immune response related to opioid-like peptides. J Tradit Chin Med,1998,18(1):55-63.

Rho SW,Choi GS,Ko EJ,et al. Molecular changes in remote tissues induced byelectro-acupuncture stimulation at acupoint ST36. Mol Cells,2008,25(2):178-183.

Shi Y,Qi L,Wang J,et al. Moxibustion activates mast cell degranulation at the ST25 in rats with colitis. World J Gastroenterol,2011,17(32):3733-3738.

Shiue HS,Lee YS,Tsai CN,et al. DNA microarray analysis of the effect on inflammation in patients treated with acupuncture for allergic rhinitis. J Altern Complement Med,2008,14(6):689-698.

Song JG,Li HH,Cao YF,et al. Electroacupuncture improves survival in rats with lethal endotoxemia via the autonomic nervous system. Anesthesiology,2012,116(2):406-414.

Stefano GB,Scharrer B,Smith EM,et al. Opioid and opiate immunoregulatory processes. Crit Rev Immunol,1996,16(2):109-144.

Takayama Y,Itoi M,Hamahashi T,et al. Moxibustion activates host defense against herpes simplex virus type I through augmentation of cytokine production. Microbiol Immunol,2010,54(9):551-557.

Tian L,Huang YX,Tian M,et al. Downregulation of electroacupuncture at ST36 on TNF-alpha in rats with ulcerative colitis. World J Gastroenterol,2003,9(5):1028-1033.

Torres-Rosas R,Yehia G,Peña G,et al. Dopamine mediates vagal modulation of the immune system by electroacupuncture. Nature Medicine,2014,20(3):291-295.

Tracey KJ. Physiology and immunology of the cholinergic anti-inflammatory pathway. J ClinInves,2007,117:289-296.

Tracey KJ. The inflammatory reflex. Nature,2002,420(6917):853-859.

Vida G,Peña G,Kanashiro A,et al. β2-Adrenoreceptors of regulatory lymphocytes are essential for vagal neuromodulation of the innate immune system. FASEB J,2011,25(12):4476-4485.

Wang J,Wang YQ,Yu J,et al. Electroacupuncture suppresses surgical trauma stress-induced lymphocyte apoptosis in rats. Neurosci Lett,2005,383(1-2):68-72.

Wang J,Zhao H,Mao-Ying QL,et al. Electroacupuncture downregulates TLR2/4 and pro-inflammatory cytokine expression after surgical trauma stress without adrenal glands involvement. Brain Res Bull,2009,80(1-2):89-94.

Wang K,Wu HX,Wang GN,et al. The effects of electroacupuncture on Th1/Th2 cytokine mRNA expression and mitogen-activated protein kinase signaling pathways in the splenic T cells of traumatized rats. Anesth Analg,2009,109(5):1666-1673.

Wang R,Jiang C,Lei Z,et al. The role of different therapeutic courses in treating 47 cases of rheumatoid arthritis with acupuncture. J Tradit Chin Med,2007,27(2):103-105.

Woodfolk JA. Cytokines as a therapeutic target for allergic diseases:a complex picture. Curr Pharm Des,2006,12(19):2349-2363.

Wu B,Zhou RX,Zhou MS. Effect of acupuncture on interleukin-2 level and NK cell immunoactivity of peripheral blood of malignant tumor patients. Zhong guo Zhong Xi Yi Jie He Za Zhi,1994,14(9):537-539.

Yang YQ,Chen HP,Wang Y,et al. Consideration for use of acupuncture as supplemental therapy for patients with allergic asthma. Clin Rev Allergy Immunol,2013,44(3):254-261.

Yim YK,Lee H,Hong KE,et al. Anti-inflammatory and Immune-regulatory effects of subcutaneous perillae fructus extract injections on OVA-induced asthma in mice. Evid Based Complement Alternat Med,2010,7(1):79-86.

Yim YK,Lee H,Hong KE,et al. Electro-acupuncture at acupoint ST36 reduces inflammation and regulates immune activity in collagen-Induced arthritic mice. Evid Based Complement Alternat Med,2007,4(1):51-57.

Yu XJ,Ding GH,Huang H,et al. Role of collagen fibers in acupuncture analgesia therapy on rats. Connective Tissue Research,2009,50(2):110-120.

Yu Y,Kasahara T,Sato T,et al. Enhancement of splenic interferon-gamma,interleukin-2,NK cytotoxicity by ST36 acupoint acupuncture in F344 rats. Jpn J Physiol,1997,47(2):173-178.

Yu Y,Kasahara T,Sato T,et al. Role of endogenous interferon-gama on the enhancement of splenic NK cell activity by electro-acupuncture stimulation in mice. J Neuroimmunol,1998,90(2):176-186.

Zhang D,Ding GH,Shen XY,et al. Role of mast cells in acupuncture effect:a pilot study. Explore,2008,4(3):170-177.

Zhang J,Chen L,Su T,et al. Electroacupuncture increases CB2 receptor expression on keratinocytes and infiltrating inflammatory cells in inflamed skin tissues of rats. The Journal of J Pain,2010,11(12):1250-1258.

Zhang Y,Du L,Wu G,et al. Electro-acupuncture(EA) induced attenuation of immunosuppression appearing after epidural or intrathecal injection of morphine in patients and rats. Acupunct Electrother Res, 1996,21(3-4):177-186.

Zhao YX,He W,Jing XH,et al. Transcutaneous auricular vagus nerve stimulation protects endotoxemic rat from lipopolysaccharide-induced inflammation. Evid Based Complement Alternat Med,2012,2012: 627023.

Zijlstra FJ,van den Berg-de Lange I,Huygen FJ,et al. Anti-inflammatory actions of acupuncture. Mediators Inflamm,2003,12(2):59-69.

成柏华,王如瑶,张开齐.针刺对 NK 细胞免疫活性影响的机理研究.上海针灸杂志,1989,8(2):25-27.

黑野保三,渡仲三,松本美富士,など.针刺激の人体免疫系に及ほす影响(Ⅰ).日本治疗会誌,1980,29:22-27.

黑野保三,平松由江,松本美富士,など.针刺激のヒト免疫反应系に与える影响针刺激(Ⅲ).全日鍼灸会誌,1983,33:12-17.

黑野保三,石神龍代,堀茂,など.针刺激の人体免疫系に及ほす影响(Ⅴ).全日鍼誌,1986,36:95-101.

黑野保三,松本美富士,渡仲三,など.针刺激のヒト免疫反应系に与える影响.医道の日本,1984,43:26-32.

黄坤厚,戎象棣,蔡红.电针穴位对正常人外周血 T 淋巴细胞影响的观察.针刺研究,1986,11(4):290-292.

金安德.针灸对家兔免疫功能的调整作用.针刺研究,1986,11:315-318.

李建国,彭周全,杜朝晖.电针足三里激活胆碱能抗炎通路抗大鼠失血性休克的研究.中国中西医结合急救杂志,2006,13(1):27-31.

孟卓,吕国蔚.大鼠脊髓背角神经元与孤束核的联系的电生理学研究.科学通报,1990,35(4):292-295.

孟卓,吕国蔚.足三里-脊髓背角-孤束核的机能联系.中国科学 B 辑,1992,27(4):393-399.

松本美富士,山本正彦,渡仲三,など.针刺激の人体免疫系に及ほす影响(Ⅱ).自律神經雜誌,1980,27:235-238.

松本美富士.生体の防御机构と针灸医学.全日鍼誌,1992,42:228-233.

谭会兵,李勇波,高阳,等.抗原后海穴注射对细胞免疫增强作用的实验观察.上海针灸杂志,1997,16(1):30-32.

王凤玲,李蕙,魏正岫,等.灸神阙穴对中老年人免疫功能及其全身状态的影响.中国针灸,1996,16(7):389-390.

王景杰,黄裕新.C-fos 在电针调控大鼠胃运动中的表达及其意义.针刺研究,2001,26(4):274-278.

王述菊,孙国杰,杜艳军.孤束核在针刺"足三里"调节胃运动中的作用机制.中国中医药信息杂志,2007,14(9):28-30.

吴景兰,宗安民,柴信美,等.电针对人体细胞免疫的作用//张香桐,季钟朴,黄家驷.针灸针麻研究.北京:科学出版社,1986:412-416.

叶芳,陈少宗,刘伟明.电针疗法对 28 例化疗患者免疫功能的影响.山东中医杂志,2001,20(4):221-222.

元建国,周荣光,周鸣生,等.针刺对恶性肿瘤患者外周血 T 细胞及其亚群的影响.针刺研究,1993,18(3):174-177.

袁翔,李建国,黄越.电针足三里激活胆碱能抗炎通路抗大鼠感染性休克.武汉大学学报(医学版),2007,28(2):203-206.

赵玉雪,何伟,高昕妍,等.电针耳甲区对内毒素血症模型大鼠的抗炎保护作用.针刺研究,2011,36(3):187-192.

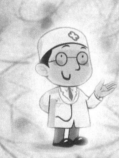

第九章　针灸效应与应激反应

应激（stress）是机体对非常规刺激和内外环境处于剧烈变化情况下为了生存及适应新的环境而产生的一系列保护性功能状态随之改变的反应，是哺乳动物与生俱有的本能。应激效应常常是难以简单用几个词句可以解释的一种复杂的心理生理现象。故应激理论的奠基人，奥地利出生的加拿大内分泌学家 Hans Selye（1907—1982，图 9-1）曾把应激定义为"应激，就像相对论一样，是一个广为人知，但却很少有人彻底了解的科学概念"。许多因素都可以引起应激反应，任何应激源所引起的应激，其生理反应和变化都几乎相同，这是应激反应的重要特征。但在心因性应激和急、慢性痛引起的应激生理功能活动的改变可能既有共性又有个性，如竞争中的取胜者和失败者所引起的应激有不同的心理生理反应。

在文献中，应激概念至少有 3 个层次的含义：①能够感受到的紧张事件或环境刺激，应激源是外因；②应激是紧张或唤醒的一种内部心理的防御性应对过程；③应激是人体对需要或伤害的一种生理反应。

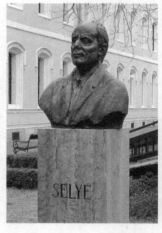
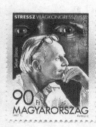

图 9-1　在 Selye 成长的斯洛伐克科马尔诺（Komárno）城，2004 年将匈牙利语言大学改名为 Selye János 大学，这是位于校园的 Selye 纪念铜像，右下角是匈牙利 1997 年发行的 Selye 诞辰 90 周年纪念邮票

Selye 在 *The stress of life* 一书中，把应激源（stressor）刺激导致的反应称为"general adaptation syndrome"。人们可以根据这种适应综合征的定义来衡量是否处于一种紧张状态。该综合征可以分为若干阶段：第一阶段是警觉性反应，其标志是个体通过进入惊觉状态而对信号作出反应。在应激初期，它表现为一般的交感神经兴奋，如心率上升，体温、肌肉紧张度降低，血糖和胃酸暂时性增加等。短暂的刺激消失后，惊觉状态也随之消失。第二阶段是抵抗性反应，其标志是个体试图去制止应激源的影响。这一阶段为机体在抵制或逃避应激源而做准备。如果引起应激的情境持续存在，机

体可动员其他保护机制以抵消持续的紧张,如下丘脑-垂体-肾上腺系统活动加强。这一阶段若持续过久会导致糖贮存过度消耗,内分泌腺的过度活动会给某些器官带来物理性损伤,如溃疡、胸腺和淋巴结退化等。第三阶段是枯竭性反应,其标志是在连续的紧张状态下机体可能表现出危险,具体表现是血压升高、肾上腺素分泌增加、心跳增快、红细胞增多、消化过程减缓等。有些个体因紧张状态总不消除,适应性贮存将全部耗尽,就进入"枯竭状态"。组织遭到破坏,甚至死亡(图9-2)。

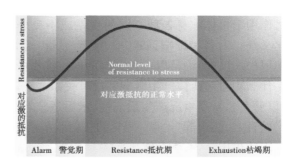

图 9-2　一般适应综合征(general adaptation syndrome)

横坐标为时间,纵坐标为应激抗力(引自 http://members.shaw.ca/renaissanceservices/health/stress/stress.htm)

近年来对应激的研究又扩展到急性期反应蛋白和热休克蛋白两个领域。

第一节　应激效应和应激刺激

机体应激可以引起各种心理和生理功能方面的改变,包括心血管系统功能活动增强、血压升高、心率加快、血管张力变化、血液容积增加、血液各种有效成分含量改变、呼吸加深加快、瞳孔直径变大、下丘脑-垂体-肾上腺轴功能活动增强、肾素-血管紧张素-醛固酮功能活跃、交感神经系统兴奋性增加、抗痛的神经递质(如脑啡肽、内啡肽、去甲肾上腺素、肾上腺素、5-羟色胺)分泌增加、痛阈升高、痛反应抑制、免疫功能加强等变化,同时也出现情绪波动等行为改变。

引起应激效应的刺激,包括来自外界环境的变化刺激(如天气骤变、陌生环境、突发性自然灾害、出头露面的亮相和引人注目公共场合的出台等)、心理因素刺激(兴奋、恐惧、伤害威胁等)、机体内部功能剧烈改变(如创伤、大失血等)和感官系统的刺激都可引起机体的应激反应,而引起机体产生应激反应的应激源包括许多方面,如在实验中常采用的电刺激(足部电击)、离心旋转、高渗性生理盐水腹腔注射、冷加压刺激(浸泡在 4～10℃左右的冷水中)、热水浸烫(44～50℃的热水)、皮肤伤害性机械刺激、三叉神经刺激、攻击威胁、活动限制性束缚、经皮电刺激、剧烈活动,甚至阴道壁按压或振动刺激等都可引起一定程度的应激反应。应激刺激在多数情况下对机体的心理、生理过程属不良刺激,有时甚至是有害刺激。但有些刺激却无法用有害或有利来简单加以限定,如中等程度体育锻炼的运动刺激(不是极限运动),进入考场时或处于高度精神集中的工作状态(属心因刺激),都不能将这类刺激限定为不良刺激范畴。而有些引起应激效应的刺激显然属于良性刺激范围,甚至有些还带有情欲快慰的色彩(如阴道按压刺激)。Selye 在系统总结机体产生应激反应的各种有效刺激的基础上,认为 stress(应激)包括"distress(劣性应激)"(dis+stress,dis-前缀来源于拉丁语,含有不好、不良、坏、有害等意思,distress 原意就是特指身体或精神的痛苦或苦恼)和"eustress(良性应激)"(eu+stress,eu-源自希腊语的词根,含有好的、良性的、有益的、快活的等意思,eustress 原意包含激动、兴奋、鼓舞等),因而 Selye 给"应激"定义为"…the body undergoes virtually the same nonspecific responses to the various positive or negative stimuli acting upon it"（机体对作用于机体本身各种不同的良性或不良刺激所产生的一些实质性的非特异性反应）。其含义是："对各种影响，如寒冷、疲劳、快跑、恐怖、失血、屈辱、疼痛及其他刺激，机体不仅会作出保护性反应，而且以一种共同的同一类型的生理过程对该影响作出回答，而这与当时究竟是什么刺激对机体产生影响并没有关系。机体借助这一作用来动员全身力量进行自我保护，以使自己对新情况产生适应性，最后适应新情况。"

简言之，能引起"心跳"感觉的任何刺激都是应激源，和"爱情"一样都能引起应激！

因此可以认为，引起机体应激反应的 stressor（应激源）是非日常存在的、比较剧烈的刺激，而 stress（应激）则是 stressor 引起的对机体具有保护性防御功能以适应变化了的内外环境所需要的非特异性反应。正如 Selye 指出："没有应激，生命就是一潭死水。"换言之：Stress without distress（应激不是灾难）！

第二节　应　激　激　素

对于环境等某些威胁性影响而导致的生理学反应首先为美国生理学家 Cannon（1915）所注意，他在实验中观察到许多超常的生理或心理刺激能促使肾上腺释放内分泌物质，他将这一物质命名为与情绪反应相关的"sympathin（交感素）"：可以引起血压升高，心率加快，心排出量增加等反应。这些物质后来被证明是肾上腺素和去甲肾上腺素。Cannon 对这种环境的威胁影响所致的结果用"搏击-或-逃逸"（fight-or-flight）反应来形象地加以描述。这种带文学气息的概念对人类了解应激引起的生理反应具有经典和精确的指导意义，并一直保留至今。Selye（1950）将实验动物暴露在多种不良刺激的环境中能使肾上腺皮质体积增大，从而提出了"应激综合征"的概念，其中就包括肾上腺皮质释放激素的环节。Selye 强调这是对各种内外环境刺激发生的非特异性反应，也是应激所出现的一个共性反应。但 Mason（1967）通过研究认为，非特异肾上腺皮质功能亢进的反应并不一定在所有应激条件下都存在。他在清醒状态猴的行为学实验中观察到应激的一个重要特征是使之处于一种危难和新异的环境中，如果实验对象并未经历过这种新异环境、并未感觉到处于危难之中，环境刺激就不一定会引起肾上腺皮质激素的分泌增加。这种根据个体实验确定的反应特异性对我们了解环境变化如何引发生理反应的改变是很重要的。Rose（1980）认为，对一些特殊的职业需求（如飞机驾驶员）是值得采用的一个职业素质适应指标：如果一个人处于负荷的紧张工作中，肾上腺皮质激素却达不到一定的分泌量，很难适应这种紧张性工作环境。

正如 Gunnar 和 Quevedo（2007）指出的，应激激素包括：①由脑垂体前叶分泌的促肾上腺皮质激素（ATCH）；②肾上腺皮质分泌的糖皮质激素；③肾上腺髓质分泌的肾上腺素；④交感神经分泌的去甲肾上腺素。因此，机体应激反应涉及下丘脑-垂体-肾上腺皮质系统和交感神经-肾上腺髓质分泌，这是应激状态下生理反应的基础。

一、神经内分泌系统反应

1. 下丘脑-垂体-肾上腺轴反应　促肾上腺皮质激素释放激素（corticotropin-releasing hormone，CRH）在应激激活的下丘脑-垂体-肾上腺轴（hypothalamic-pituitary-adrenal axis；HPA）

中起关键作用(图9-3)。当机体受到躯体、精神等应激源刺激后,神经冲动经过外周神经传入中枢神经系统内,引起下丘脑室旁核(PVN)的 CRH 神经元兴奋,使 CRH 的合成和释放增加。PVN 分泌的 CRH 通过垂体门脉进入垂体前叶,刺激促肾上腺皮质激素(ACTH)的释放。ACTH 经血液循环到达肾上腺,刺激肾上腺皮质,促进皮质醇的分泌(Bonfiglio 等,

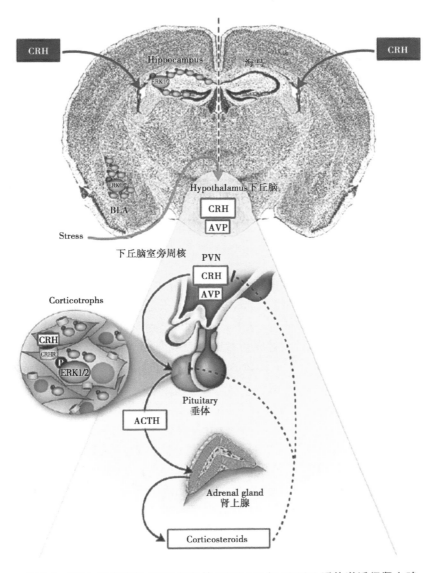

图9-3　HPA 轴调节和 CRH 诱导的 ERK 1/2 经 CRH-1 受体激活促肾上腺皮质激素细胞和特定脑区

HPA 轴及调节示例在黄色区域。下丘脑室旁周核(PVN)释放 CRH 和加压素(AVP),它们协同刺激垂体前叶促肾上腺皮质激素细胞(corticotrophs)合成与释放 ACTH,继而刺激肾上腺分泌皮质类固醇(corticosteroids)。类固醇在垂体和下丘脑的负反馈通路用虚线表示。经 CRH 诱导、通过 CRHR1 的细胞外信号调节激酶(ERK1/2)激活(磷酸化作用)、导致 ACTH 释放的图示在灰色圈内。ERK1/2 在特定脑区激活显示在图上方。海马 CA1-CA3 区、杏仁核复合体(BLA)与应激(stress)的行为和感觉有关(引自 Bonfiglio 等,2011)

2011）。皮质醇是人体重要的应激激素,是检测应激所诱发的 HPA 轴反应的稳定指标。在一般应激情境下,皮质醇在刺激后 10 分钟发生反应,刺激结束后 10～30 分钟达到峰值。皮质醇既可以在血浆中检测到,也可以在唾液中检测到,但是由于在应激情境下血浆中的皮质类固醇结合球蛋白的缓冲作用,它的变化不如唾液皮质醇那么明显（Foley 和 Kirschbaum,2010）。应激时另一些物质,如精氨酸加压素、血管紧张素 Ⅱ、肿瘤坏死因子（TNF）-α、白细胞介素（IL）-1β、IL-6 等和脂类递质（类花生酸物质、血小板激活因子等）分泌增加也可分别直接作用于下丘脑、垂体、肾上腺等部位,从而导致皮质醇分泌增加。这些细胞因子还可通过激活中枢儿茶酚胺神经元而间接激活 HPA 轴。而在外周,它们作用于躯体和内脏感受器,经由脊神经上传激活中枢的儿茶酚胺和 CRH 神经元,导致 HPA 轴激活。

Meyerhoff 等（1988）研究了心理应激（口头竞技比赛）的神经内分泌反应,在口头竞技比赛过程中受试者连续记录心率的变化,同时通过血浆抽取泵定期连续收取血液的样本。在实验的 30 分钟内受试者不间断地回答主持人提出的各种有关问题,在实验全过程中,受试者心率增加 27%,血浆中 ACTH 水平、β-内啡肽、β-促脂素、催乳素含量都升高,其升高幅度比开始比赛前的对照状态高出 40%～80%。血样本中皮质醇含量的变化在反应方向上与 ACTH 类似,但出现变化的时间要比 ACTH 晚,约在 15 分钟以后才出现增加。这项研究结果提示,心理应激情况下出现迅速的垂体-肾上腺系统反应。Buske-Kirschbaum 和同事在 2007 年研究了少儿社会应激 TSST-C（Trier Social Stress Test for Children）试验对 HPA 轴的反应,以"怀疑"一名学生有偷盗其他同学钱财的行为而受到老师的调查。被试验调查的学生要用 4 分钟的时间尽可能证明自己是清白的,之后进行 5 分钟的连续口算。结果观察到 TSST-C 诱发了唾液皮质醇水平显著升高现象。Yim 等（2010）分别以 9～12 岁和 18～25 岁的个体为研究对象,以 TSST-M（Trier Social Stress Test Modified protocol）作为应激情境,即"假设"要求受试者到一有 20 名新同学的班级并在讲台上作自我介绍式演讲 6 分钟,尔后作 4 分钟的算术运算。结果也同样成功地诱发了受试者的 HPA 轴的反应——唾液皮质醇水平显著升高,但不同年龄阶段组之间无显著差异。

尽管急性应激可活化 HPA 轴,但在长期的慢性应激状态下皮质醇含量是下降的。Yehuda 等（2000）研究表明:创伤后应激障碍（PTSD）患者与其他应激个体不同,表现为持续低水平的皮质醇（24 小时尿液和血浆中可的松水平降低）,糖皮质激素受体敏感性增加,地塞米松抑制试验显示患者 HPA 轴负反馈增强。Yehuda 和 Seckl（2011）再次评述,患有 PTSD 的退伍老兵与健康对照及患其他疾病的人群比较,其血、尿中的皮质醇含量是下降的;在对大屠杀幸存者和被虐待的 PTSD 患者的研究中得到相似结果。小剂量地塞米松抑制试验和甲吡酮试验（这 2 种药物的特性都是通过改变应激激素的有效性来反馈性调节 HPA 轴的功能）提示,PTSD 患者的 HPA 轴对糖皮质激素负反馈的敏感性提高。PTSD 特定的神经内分泌变化可以反映 HPA 轴对刺激反应的敏感性。前瞻性研究显示,暴露于精神创伤的同时合并低皮质醇水平预示可能发生 PTSD,说明低皮质醇水平是适应不良的应激反应。在人类直接暴露于精神创伤后给予氢化可的松可预防发展至 PTSD（de Quervain 和 Margraf,2008）。

2. 交感神经-肾上腺髓质轴反应 应激时内分泌系统的活动与神经系统密不可分,除下丘脑-垂体-肾上腺皮质轴外,蓝斑-交感神经-肾上腺髓质轴（sympathetic adrenal medulla axis）也强烈兴奋。交感神经起源于下丘脑后部并支配着肾上腺髓质。交感神经的活动刺激了肾上腺髓质,进而释放肾上腺素。两个轴系统中释放的皮质醇和肾上腺素通过血液循环作用于躯体组织,如刺激白细胞释放细胞因子。血中肾上腺素水平反应肾上腺髓质的分泌功能状态,虽然许多应激刺激能引起交感神经末梢去甲肾上腺素的释放,但一般很少监测到从肾上腺髓质释放的肾上腺素有明显变化。Dimsdale 和 Moss(1980a,b)采用便携式血浆抽取泵技术检查了运动应激和心理应激情况下受试者前臂静脉血中儿茶酚胺水平的变化。在体育运动时,血浆中去甲肾上腺素水平增加了300%,而此时血中的肾上腺素仅有少量增加,但在公众集会中发表演讲的受试者,血浆中的肾上腺素水平增加了200%,而去甲肾上腺素含量仅增加了50%。这项结果提示,肾上腺素对心理性应激刺激所引起的反应比中等程度的体育运动反应要大。

Glass 等(1980)研究了不同心理气质人群血浆中肾上腺素水平的变化,在属于 A 行为型易患冠心病(这类人群事业性强,富于竞争性和挑战性,时间安排紧张,患冠心病的概率是 B 行为型的2倍)的人群中,肾上腺素浓度比 B 行为型(除去 A 行为型的普通人)的人群抬高更明显。因此,肾上腺素对心理应激的反应不仅取决于心理反应的状态,而且还取决于不同的行为类型的个体。

3. 交感神经分泌的去甲肾上腺素反应 在应激情况下,全身总量和特异性局部器官的去甲肾上腺素分泌动力学改变受到广泛注意。Esler 和同事(1988)发现循环血中的去甲肾上腺素含量与血压升高和心率加快的出现呈同步变化,从量上看也是呈同等程度的改变;此外,交感神经活动水平也与去甲肾上腺素的含量成正比,在交感神经活动高的情况下,去甲肾上腺素分泌量也同步升高。去甲肾上腺素升高可以出现在大多数的器官中,但肝脏除外。一般认为,血浆中22%左右的去甲肾上腺素是由交感神经系统产生并进入血液循环。Wallin(1984)发现,人血浆中去甲肾上腺素浓度与交感缩血管神经活动之间呈线性关系。

二、脑肽类物质和神经调节物质的变化

Reid 和 Rubin(1987)认为,中枢神经调节肽如血管紧张素Ⅱ、阿片肽、加压素、P 物质等与心血管系统活动如血压、心率和行为反应之间有密切联系。Bouloux 等(1985)通过研究确定了阿片-交感-肾上腺相互作用的联系,他们发现纳洛酮对冷加压应激实验所引起的血压增高和肾上腺素分泌的反应有影响。注射纳洛酮本身并不引起血中肾上腺素和去甲肾上腺素水平的明显变化;冷加压应激在没有给予纳洛酮的情况下可以引起前臂血中肾上腺素和去甲肾上腺素水平的升高;而给予纳洛酮后再给予冷加压刺激则可引起血中肾上腺素含量更明显地升高。冷加压应激刺激引起收缩压升高 23mmHg。这些实验结果表明,体内阿片肽系统对应激情况下的神经内分泌和心血管反应起抑制作用。

Lam 等(1986)通过实验研究也得到同样的结果,不过他们所采用的应激刺激是持续的手用力紧握(sustained handgrip),这种做功能使血压升高,静脉血中的肾上腺素和去甲肾上腺素水平及醛固酮含量都有显著增加。而注射纳洛酮对基础条件下的神经内分泌功能活动没有明显的直接影响,但却能显著增加同时持续手用力紧握实验应激情况下的血中肾上腺素的释放反应,也能增加静脉血中肾素系统的活动和醛固酮的含量。这些结果进一步提示,内源性阿片物质参与调节交感-肾上腺和肾素-醛固酮系统对机体应激的应答反应。

2002 年 John Wingfield 发表在 *Nature* 上的论文报告了对鸟类群体中不同个体行为策略

的研究,提出了"鹰派(Hawks)-鸽派(Doves)"策略理论。对应激的不同行为策略,攻击性个体("鹰派")在面对危险时通常采取"搏击-或-逃逸"(fight-flight)反应策略;而非攻击性个体("鸽派")则采取"僵凝-或-隐逸"(freeze-or-hide)行为策略。在不适宜参与"搏击"行为的雌性动物(包括女性),应激源常常会导致产生一种"照管-或-扶助"(tend-or-befriend)反应。不同行为策略需要通过不同的生理基础来实现,"鹰派"和"鸽派"在生理基础上的不同主要表现在神经内分泌系统、心血管和代谢系统、免疫系统等方面。行为策略和生理基础的差异使得一定环境条件下引发的应激反应对不同个体产生了不同的非稳态获益和代价(非稳态负荷)。非稳态的获益和代价影响了健康和疾病间的平衡:"鹰派"由于非稳态调质失调,更可能出现暴力行为,发展成冲动控制障碍、高血压、慢性疲劳状态等;反之,"鸽派"由于非稳调质过度释放,更易发生焦虑障碍、抑郁症、代谢综合征等(Korte 等,2005)。

"鹰派"的行为反应以交感-肾上腺髓质系统的高度兴奋为特征。肾上腺髓质激活造成血液中肾上腺素水平升高,同时交感神经末梢向突触间隙释放大量的去甲肾上腺素,并最终进入血流。在争斗状态,下丘脑-垂体-性腺轴被兴奋,导致血清睾酮升高。

"鸽派"表现出的僵凝或隐逸反应以下丘脑-垂体-肾上腺皮质轴的兴奋为特征。下丘脑产生 CRH,刺激腺垂体分泌 ACTH 进入血液,ACTH 刺激肾上腺皮质释放糖皮质激素(鸟类和啮齿类动物为皮质酮;其他哺乳动物为皮质醇)。皮质酮水平的增高可诱发大鼠对恐惧的僵凝行为。"鸽派"具有副交感神经高反应性的特点。

第三节　应激状态下的心血管系统功能反应

各种应激刺激引起的神经-内分泌功能的改变可直接影响到许多内脏器官,使之发生功能性应激代偿的变化,而这些功能改变的最直接反应就是心血管系统功能活动的进一步增强。在多种应激源刺激下,机体通过促肾上腺皮质激素释放因子(CRF)作用于心血管系统,诱发心率加快、升高血压、增加冠状动脉血流和心排出量。侧脑室注射 CRF 也可引发类似的效应;如在脑室注射 CRF1/CRF2 拮抗剂 a-螺旋 CRF 能减少脑室注射 IL-1b 引起的心动过速和高血压(Stengel 和 Taché,2010)。

一、心因性应激引起的心血管系统功能变化反应

Brod 等(1959)首先系统研究了心因性应激对心血管功能活动的影响。他采用的实验方法是进行性加速的心算,在此情况下精神处于高度紧张状态,实验过程中心排出量和血压都明显升高,全身血管阻力降低,而肾血管阻力增加,肾脏对 P-氨基马尿酸盐(测定肾小管排泄功能的指标)的清除率减少,流经前臂肌肉的血流量明显增加,由于皮肤的血管收缩而引起皮温下降。停止心算实验后几分钟内,以上各项指标恢复正常。

Hjemdahl 等(1984)进一步研究了心因性应激(隐藏在色彩中的字母分辨实验)情况下心血管系统反应与神经内分泌之间的关系。心理应激过程中,动脉血压显著升高,全身血管阻力明显下降,引起血压升高的因素 73% 来源于心排出量的增加,而血压阻力降低 30%,心率增加 47%,这种心血管系统反应完全类似于其他应激实验中观察到的现象。与此同时,神经内分泌反应也呈现变化,动脉血中肾上腺素的含量比应激前增加了 100%,前臂静脉血中

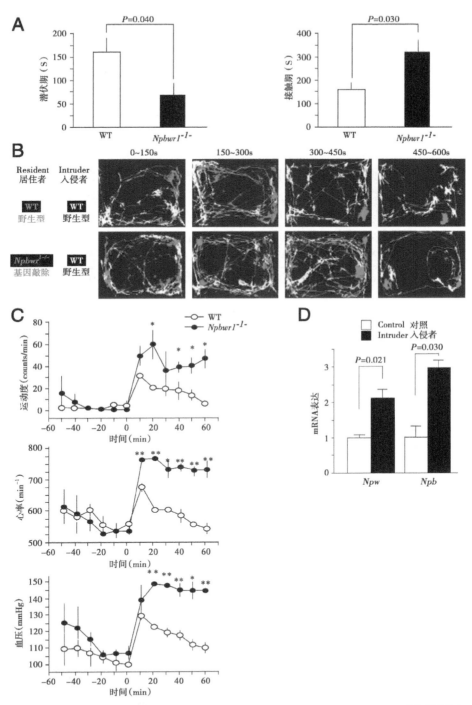

图 9-4 在居住-入侵实验中,神经肽 B/W 受体 1 基因敲除(*Npbwr1*−/−;WT 为同源野生型小鼠)的躯体应激小鼠伴随相关的自发反应增加及攻击行为和接触对方时间增加(不同鼠的活动轨迹用不同颜色标示)(引自 Nagata-Kuroiwa 等,2011)

的肾上腺素含量也有所增加,但增加的幅度少于动脉血。动脉血和静脉血的去甲肾上腺素的含量在应激过程中也有所升高,但上升的幅度小于动脉血中的肾上腺素含量。这些系统研究表明,在心理应激情况下,心血管系统功能加强与神经内分泌功能增加呈对应关系。

神经肽 B/W 受体 1(NPBWR1)是 G-蛋白耦联受体,主要分布在边缘系统,包括海马,与应激及情绪反应有关。*Npbwr1* mRNA 位于啮齿类动物的散在脑区,包括下丘脑背内侧部和视交叉上核、海马、腹侧背盖区、泛杏仁核结构(CeA 和终纹床核)。*Npbwr1* 在 CeA 有强表达,NPW-阳性反应纤维投射到 EcA 区。在 *Npbwr1* 基因敲除的小鼠主要表现为社会活动异常、环境恐惧等心因性应激。Nagata-Kuroiwa 及其同事(2011)在居住-入侵(resident-intruder)实验中观察到,与同窝野生型鼠相比,不管是作为居住者还是入侵者,*Npbwr1* 基因敲除的公鼠明显缩短与入侵者接触的潜伏期,延长接触期(图 9-4A),并在实验期间固执地追踪和攻击,时刻准备逃窜(图 9-4B)。在该实验中,两组鼠的运动速度、心率和平均动脉压均增加,但野生型鼠在 60 分钟内可恢复到基础水平,而 *Npbwr1* 基因敲除鼠持续保持在高水平(图 9-4C)。在居住-入侵应激实验中杏仁核的 *Npb* 和 *Npw* mRNAs 表达都是增加的(图 9-4D)。能够反映动物应激状态下的体温指标(Zhang 等,2010),在应激状态下的 *Npbwr1* 基因敲除鼠与野生型鼠相比也是升高的(图 9-5A);同样,下丘脑促肾上腺皮质激素释放激素,在应激状态下 *Npbwr1* 基因敲除鼠也比野生型鼠高(图 9-5B)。而且,基础血清皮质酮在两种鼠之间没有差别,但在束缚性应激情况下,*Npbwr1* 基因敲除鼠比野生型鼠要高(图 9-5B)。

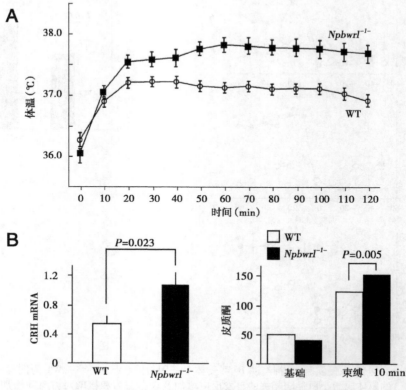

图 9-5　*Npbwr1 -/-* 小鼠躯体应激诱发的神经内分泌和体温变化(**WT** 为同源野生型小鼠)(Nagata-Kuroiwa 等,2011)

二、冷加压应激实验

将肢体手臂或足部浸泡在 4～5℃的冷水中也能引起心血管系统和神经内分泌变化的应激反应。LeBlanc 等(1977)将实验分为 3 组:①手浸泡在冷水中 2 分钟;②快速心算应激实验;③冷水浸泡加心算。结果发现,在每一组应激过程中的收缩血压上升 15mmHg 左右,舒张压也随之升高,心率亦加快,但冷加压应激组心率上升的幅度较小。心理应激可引起静脉血中肾上腺素含量明显增加,而冷加压应激组肾上腺素含量增加很小。这些结果说明,心理因素对肾上腺髓质的刺激作用比冷加压应激效应要大。但这 3 组应激引起静脉血中去甲肾上腺素水平的增加幅度几乎是同等的。Ward 等(1983)在实验中也观察到冷加压应激所引起血中肾上腺素含量增加的幅度比心理应激要小,而去甲肾上腺素含量的增加要比心理应激高。从这些分析可以认为,心理应激主要是影响肾上腺髓质的功能,而冷加压应激是一种生理学的过程,主要影响交感神经系统的功能。

如事先给予 β-肾上腺素能神经阻断剂,应激所引起的血压升高、心率加快等心血管系统反应将明显减少(Sherwood 等,1986;Schmieder 等,1987)。

第四节 应激状态下的消化系统功能反应

促皮质素释放因子(CRF)与应激密切相关,多种应激源引起的应激反应与 CRF 注射引起的应激有类似的机体反应,特别是与胃肠道的应激反应基本相同。CRF 及其家族相关肽尿皮质激素(urocortin,Ucn),包括 Ucn1、Ucn2 和 Ucn3,通过 CRF-R2 和 CRF-R1 发挥其生物学效应。CRF 与 CRF-R1 有高亲和力,Ucn1 对 CRF-R1 和 CRF-R2 具有同等的亲和力。Ucn2 和 Ucn3 对 CRF-R2 有高亲和力,与 CRF-R1 亲和力则很低。CRF 在应激相关刺激引起的 HPA 轴反应中通过垂体 CRF-R1 起着至关重要的作用;CRF 与 Ucns 共同作为神经调节物质协调参与应激引起的行为、自主神经活动和内脏传出反应(Taché 等,2009)。胃肠道对应激特别敏感,特别是结肠主要受脑和外周的 CRF 信号调控(Larauche 等,2009)。CRF-R1 的分布和 CRF 的分布一致,主要位于胃肠道;CRF-R2β 则分布于心肌、骨骼肌、胃肠道及脑血管和脉络丛的上皮细胞。因此,CRF 及其受体在胃肠道的分布提示它们与肠易激综合征(IBS)的密切关系。应激与许多胃肠道疾病如功能性肠病(主要是腹泻型 IBS)、炎症性肠病、消化性溃疡及反流性食管炎的发生发展有密切联系。CRF 及CRF 相关肽都能引起与应激状态下相似的胃肠蠕动改变。下丘脑室旁核(PVN)及蓝斑是其胃肠道激动的主要位点。

应激在动物和人类能引起胃运动抑制,在脑室内注入 CRF 和 Ucn1 或 Ucn2 将延迟胃排空,抑制胃动力;这种效应不受迷走神经切断的影响,而破坏交感神经和肾上腺素受体则效应消失(Czimmer 等,2006)。预先在脑室注射 CRF 受体拮抗剂可以阻断应激刺激诱发的胃运动抑制;这种效应是通过 CRF-R2 发挥作用的(Martinez 等,2004)。在敲除 CRF-R1 小鼠模拟盲肠手术的研究中,术后胃排空延迟现象并未出现,说明 CRF-R2 在胃运动调节中发挥主要作用,进一步的研究表明 CRF 对胃排空的抑制不是通过 HPA 轴传递,因为切除垂体或肾上腺不影响该效应,而切除迷走神经后这种作用才消失(Stengel 和

Taché,2010）。

急性应激及中枢注射 CRF 或 Ucn1 也可抑制十二指肠和小肠的传输和运动,但效果不如对胃的抑制明显（Kihara 等,2001）。

一些应激源刺激虽然会延迟胃排空和小肠传输功能,但却能促进结肠运动（Taché 等,2001）。对结肠传输和排便的刺激性作用还可用中枢注射 CRF 和 Ucn1 的方法模拟（Taché 和 Bonaz,2007）。与对胃运动功能的作用一样,CRF 和应激引起的对结肠运动的促进作用与 HPA 轴关系不大,而是增加了支配近端结肠的迷走神经腹腔丛和支配末端结肠和直肠的骶副交感神经的传出活动引起的。

CRF 受体和配体在胃肠道的表达表明其有局部 CRF 信号传递系统（Porcher 等,2006）。外周注射 CRF 或 Ucn1 也可抑制大鼠胃排空和延迟小肠传输、刺激结肠传输和增加排便（Martinez 等,2002）。CRF-R2 和 CRF-R1 对胃和结肠效应是有区别的,外周注射 Ucn2 选择性抑制胃排空,对结肠运动没有影响。而选择性 CRF-R1 拮抗剂 stressin1-A 和 cortagine 具有促进排便作用,但对胃排空没有影响（Stengel 和 Taché,2010）。

此外,捆绑束缚应激引起的胃排空延迟可被外周注射肽类非选择性 CRF-R1/CRF-R2 拮抗剂（Nozu 等,1999）和选择性 CRF-R2 拮抗剂（Million 等,2002）阻断;而且,束缚和逃避水淹应激试验引起的结肠传输刺激和促排丸粒粪便试验可被外周给予拮抗剂 α-螺旋 CRF（Taché 和 Brunnhuber,2008）或不能透过血-脑屏障的肽类物质 astressin 去除（Porcher 等,2006）。

Ucn2 能导致由急性应激引起的相似的结肠改变,如结肠蠕动加快,传输时间缩短,黏液、前列腺素、离子和水分泌增加,结肠黏膜对离子、大分子物质的渗透性增高,肥大细胞脱颗粒及腹泻发生的频率增加等。当 CRF 微注射于实验大鼠 PVN 和蓝斑时,结肠运动时间缩短,粪便排出量明显增加。P 物质（SP）是胃肠道重要的神经肽类激素之一。SP 在肠道的生

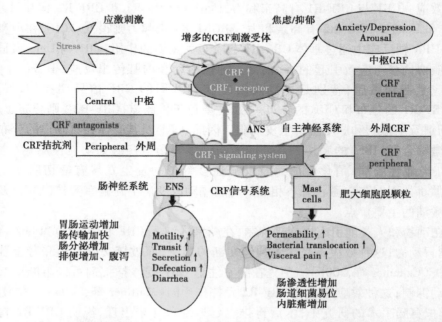

图 9-6　CRF-R1 激活的信号通路与 IBS 样胃肠功能异常,这种异常可被 CRF-R1 拮抗剂阻断
（引自 Stengel 和 Taché,2010）

理作用是促进肠道平滑肌收缩,增加肠上皮细胞对水、电解质的通透性,引起肠蠕动加速和水样腹泻。研究表明,CRF 通过与分泌 SP 神经元上的 CRF 受体结合促进 SP 的分泌,最终导致胃肠道动力和分泌功能的改变。SP 在应激相关的肠道功能改变中亦起着重要的作用(参考 Stengel 和 Taché,2010)。

与应激相关的胃肠反应调节机制参考图 9-6。

第五节　应激状态下的生殖系统功能反应

在多数哺乳动物(不管是周期性排卵还是交配后排卵),下丘脑-垂体-肾上腺轴(HPA)和下丘脑-垂体-性腺轴(HPG)都有正向的耦合关系,特别是在排卵期前黄体生成素(LH)潮涌时间。女性 LH 潮涌时间主要发生在凌晨 4 点(20%)和早上 8 点(80%)。慢性应激可以阻断、抑制或延迟排卵期前 LH 潮涌发生,扰乱女性的月经周期和动物的动情周期(参考 Kalantaridou 等,2004)。与此相反,若将人或动物暴露在急性应激条件下则引起经肾上腺-黄体酮介导的 LH 潮涌(参考 Mahesh 和 Brann,1998)。应激可引起月经失调的现象在近年来受到较大关注。应激可扰乱人类及动物的神经内分泌系统平衡,其中最主要的是 HPA 轴的激活。短期应激对 HPA 轴的激活引起机体产生保护性反应,长期应激则可导致机体神经内分泌代谢失常,包括对生殖功能的抑制。在雌激素引发的停经或卵巢切除的妇女,通过给予外源性 ACTH 可以产生肾上腺素-黄体酮引起的排卵样黄体生成素的潮涌;妇女在排卵期的间隔时间也可出现几个卵泡从原始卵泡发育到成熟卵泡的潮涌状的一系列连续发育过程,很可能也会发生在妊娠期和哺乳期。如此,急性应激引起血清雌二醇适当升高时,一个或数个卵泡发育到足以对非月经中期 LH 潮涌发生排卵(Tarín 等,2010)。已有许多研究表明,血清黄体酮水平的升高主要是肾上腺分泌早于 LH 潮涌时间。实际上,雌二醇能诱导垂体前叶、下丘脑黄体酮受体的表达,这种受体发挥转录调节因子功能,促进 GnRH 脉冲式潮涌和排卵期间促性腺激素分泌(Levine 等,2001)。因此,黄体酮、天然的盐皮质激素(如去氧皮质酮)、合成的糖皮质激素(如曲安奈德)都具有"黄体酮样"作用,能够促进 LH 和促卵泡激素(FSH)释放(Brann 等,1990)。Putnam 等(1991)观察到,单纯注射 ACTH 在完整的和卵巢切除的未成年大鼠都可引发雌激素诱导的血清 LH 和 FSH 的升高。

以上这些资料均可说明,当机体处于急性应激情况下,通过 HPA 轴调节 HPG 轴活动,从而影响生殖功能。另有一些残酷案例可以进一步说明急性应激有促进女性的排卵功能。Gottschall 夫妇在 2003 年分析了 405 名遭受强奸的女性怀孕率和没有生育障碍又计划怀孕的 221 位女性的怀孕率;令人惊讶的是前者达到 8.0%,后者仅为 3.1%,有显著统计学差异。已经明确,虽然最易受孕时机是月经周期的中期,但周期中的任何一天都有排卵和受孕的可能(Wilcox 等,2001)。这份资料进一步佐证了在急性应激情况下可能通过 HPA 通路刺激 PHG 轴,促使排卵和受孕。

第六节　应激状态下交感神经活动的变化

下丘脑室旁核(PVN)被描述为"自主神经主控器"。它通过 HPA 轴协调中枢交感和副交感神经系统的关键活动。PVN 向延髓和脊髓发出交感前自主神经元(spinally-projecting sympathetic pre-autonomic neurons,SPANs),SPANs 受谷氨酸、γ-氨基丁酸、一氧化氮和神经肽(包括 P 物质、血管紧张素、CRF)调节。在应激情况下,SPANs 能刺激交感神经,增加血压和心率(Nunn 等,2011)。

目前常采用微神经电图方法直接记录人的交感神经节后纤维活动,以研究交感神经系统的功能状态(Anderson 等,1987;Victor 等,1987;Ward 等,1983)。Anderson 等(1987)用微电极经皮插入到腿的腓神经和臂的桡神经中,直接记录交感神经纤维的活动,同时记录受试者的心率、血压等指标,观察心理应激(采用尽可能快速、准确地做数学运算,心算时间为 4 分钟)情况下上述各项指标的变化。整个实验过程中,受试者全神贯注地努力完成数学运算(计算题根据受试者的能力选择难易有所不同,但对任何受试者都不能过于简单)。这种心理应激实验可以明显增加心率,升高收缩压、舒张压和平均动脉血压。腿肌肉交感神经活动在整个实验过程中都明显加强,停止应激状态这种加强还可持续一段时间;但手臂肌肉的交感神经活动在实验时并未显示任何变化,而在停止心理应激时的恢复时间内,手臂交感神经活动却明显加强(图 9-7)。

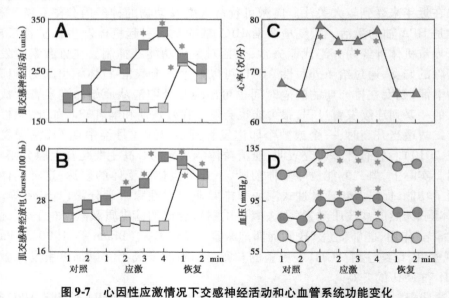

图 9-7　心因性应激情况下交感神经活动和心血管系统功能变化
A 为手臂(绿色方框)和腿部(黄色方框)肌交感神经活动变化;B 为每 100 次心率时手臂(绿色方框)和腿部(黄色方框)交感神经放电数;C 为每分钟心率数变化;D 分别为收缩压(橘红色圈)、舒张压(黄色圈)和平均动脉血压(绿色圈)的变化。前 2 分钟为应激实验前的对照,中间 4 分钟为心理应激实验期间,后 2 分钟为停止应激刺激后的恢复(引自 Anderson 等,1987)

Kamiya 等(2009)经腘窝部皮肤插入钨丝电极至胫神经肌支中,观察直立-斜立应激情况下交感神经活动的变化,直立时交感神经活动是不活跃的,以 1°/s 的速度在 30 秒内快速倾斜 30°时,交感神经活动暴发式增加(图 9-8 上);而在分别以 5 分钟(图 9-8 中)和 30 分钟(图 9-8 下)的匀速缓慢倾斜至 30°时,交感神经活动仅少量增加。这项研究表明,急性应激情况下交感神经活动增加明显。

Victor 等(1987)在 21 例受试者观察了冷加压应激实验对血压、心率、腿肌肉交感神经

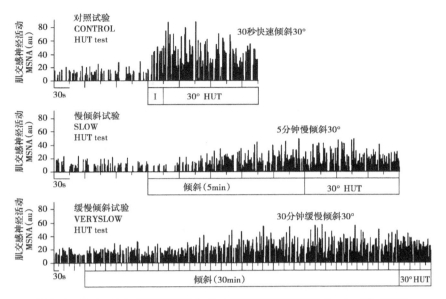

图 9-8　直立-斜立应激诱发的交感神经激活反应（引自 Kamiya 等,2009）

活动和前臂静脉血中去甲肾上腺素含量的变化,观察结果与 Anderson 的结论完全一致,但 Victor 没有观察手臂交感神经活动。Victor 等的实验结果显示,平均交感神经活动和平均动脉血压的升高存在线性的相互关系,并指出肌肉血管收缩以增加总的外周血管阻力与血压的升高有直接关系。在交感神经活动增加的同时,血中去甲肾上腺素的含量也随之增加,两者之间存在对应关系。

从这些实验结果可以判断,不管是心理因素引起的应激还是冷加压刺激引起的应激反应,都可以使心血管系统功能活动得到加强,交感神经活动增加,血中儿茶酚胺含量升高,这些功能活动的改变存在一系列互为因果的关系。

第七节　应激引起的镇痛效应

应激引起的镇痛(stress-induced analgesia,SIA)是哺乳动物与生俱来的面对应激源和恐惧刺激过程之中和之后引发的一种痛抑制反应。许多研究表明,能引起应激反应的超常刺激大都能引起机体的镇痛效应。神经科学和心理学实验都证实了这种现象,并在各自的学科领域发表了大量研究文献,对 SIA 机制进行了广泛的研究。

实验证明,能引起应激状态的各种刺激(如皮肤伤害性机械刺激、经皮电刺激、三叉神经刺激、离心旋转、腹腔注射高渗透压生理盐水、冷水浴(4~10℃)及热水(44~50℃)浸烫、攻击威胁、活动限制性束缚、剧烈运动及阴道前壁按压刺激等)除引起神经-内分泌功能改变和心血管系统功能加强外,还能产生镇痛效应(Kelly,1986)。由于以上涉及的一些应激产生的镇痛效应与对抗刺激产生的镇痛机制有关,我们将在本书第十三章中详细论述。在本节仅讨论运动应激、心理应激和阴道按压等产生的镇痛效应。

一、剧烈运动应激引起的镇痛

Janal 等(1984)对每周坚持长跑 64km 的运动员剧烈运动时痛的知觉、情绪及血浆内分泌水平的变化进行了系统研究。实验设计为将开始长跑之前的各项指标作为对照,长跑 10km 后开始进行实验。结果发现,此时对热伤害性刺激的痛觉分辨能力明显下降,亦即说明剧烈运动已经产生了明显的镇痛效应,这种效应与静脉注射 10mg 的吗啡剂量引起的镇痛作用相当。这种运动产生的镇痛效应可持续 20 分钟,而注射纳洛酮(0.8mg 静脉注射)对痛觉分辨能力的下降没有影响。所有受试者在长跑 10km 后血中催乳素、β-内啡肽和 ACTH 都比运动前对照值增加了 2 倍,而生长激素增加了 4 倍。

二、冷加压应激引起的镇痛

大多数人都能体验到在寒冷的情况下感觉(包括痛觉)的分辨能力是明显下降的,将肢体浸泡在 4~10℃ 的冷水中也能产生这种效果。Galine 和 Amit(1986)用热板测痛法观察到冷水浸泡肢体可以使耐痛时间大大提高,从而表明产生了明显的镇痛作用。

三、心理紧张性应激引起的镇痛效应

战场上处于高度紧张状态的士兵很难感觉到受伤的部位存在疼痛,处于恶劣环境中的人类和动物此时对疼痛的感觉反应也迟钝,而一旦对这种环境熟悉起来,心理恐惧感消失的同时,耐痛阈又可恢复正常。受束缚限制活动的动物对多种指标的痛反应阈值也大为提高。这些日常的生活体验说明精神紧张能提高痛阈。

四、阴道刺激产生的镇痛效应

以往认为,产生应激的刺激对机体来说都是不良的和有害的,但 Komisaruk 和他的同事在一系列研究中发现,对女性来说带有愉快情欲成分的阴道按压刺激也能产生镇痛效应,从而从根本上对应激刺激的概念提出了挑战。

从 1970 年代初以来,Komisaruk 实验室(Komisaruk 和 Whipple,1986)发表了一系列论文,报告了他们在多种雌性动物(如大鼠和猫等)及女性志愿者身上所观察到的现象,即阴道按压应激刺激也能产生镇痛效应。1971 年,这个实验组首先观察到刺激雌性大鼠阴道壁可阻断皮肤伤害性刺激引起的缩腿反射,动物对施加到全身各处的伤害性刺激不发生反应,如压抑钳夹耳朵引起的触须抽缩反应、抑制辐射热引起的甩尾反应等。在进一步的实验中,他们发现在 T_2 横断脊髓时,阴道刺激同样能明显抬高甩尾反射的潜伏期,虽然这种抑制强度比正常完整或去脑动物要低;但对脑神经参与的伤害性刺激引起的反射活动抑制效应不再出现。这项实验一方面可以排除阴道刺激产生的镇痛效应可能是通过血源性运输的化学物质(如内源性阿片样物质)起作用;另一方面揭示在脊髓动物,阴道刺激对近节段的镇痛效应仍然存在,表明有脊髓机制参与。但阴道刺激产生的镇痛效应可被纳洛酮所拮抗,提示内源性阿片样物质参与了这种镇痛作用。

Komisaruk 等(1986)研究了女性自愿受试者自我操纵下对阴道前壁施加按压刺激引起的镇痛效应。结果发现,受试者对痛觉检测阈值比刺激前增加了 41.7%;而根据受试者的描述,这种形式和强度的刺激感觉是愉快的,若进一步加大按压力,可使痛检测阈值上升至 53.7%。与此同时,受试者的痛耐受阈也升高,但上升的幅度不大。进一步的分析表明,阴道前壁刺激产生镇痛效应的"度"与受试者自我感觉有很大关系,在一些受试者主诉既不感到舒服也不感到难受时,痛检测阈值升高不明显(仅升高 14.2%),而达到情欲高潮的受试者,痛检测阈值升高 146.8%,痛耐受阈值升高 114.3%。刺激阴道后壁和阴蒂对痛觉的检测阈值变化不很显著。

以上结果说明,无论是带有不良成分的应激刺激,还是能引起快慰感的某些应激刺激都能产生较为明显的镇痛效应。

五、应激产生镇痛效应的机制

Parikh 等(2011)采用完全回交育种配对法获得了 β-内啡肽原、脑啡肽原和强啡肽原缺失的小鼠,并利用该模式动物研究了温水强迫游泳应激对其镇痛作用的改变。在各自的同窝野生鼠 3 分钟短时间和 15 分钟长时间强迫游泳应激能够出现热板检测的抗伤害反应效应;但在 β-内啡肽原缺失的动物,3 分钟的短时间游泳不能引起抗伤害感受效应,而 15 分钟长时间强迫游泳引起的抗伤害感受效应仍然出现,仅轻微减少(图 9-9)。而在脑啡肽原缺失和强啡肽原缺失的小鼠,3 分钟短时间和 15 分钟长时间强迫游泳应激能够出现热板检测的抗伤害反应效应,与同窝野生鼠效应无异。用纳洛酮处理后,强迫游泳应激引起的近交系 C57BL/6J 小鼠抗伤害反应效应降低。这些结果提示,应激镇痛与内阿片肽和非阿片肽都有关。应激刺激引起杏仁核、导水管周围灰质(PAG)和延髓头端腹内侧区(RVM)内源性阿片肽从突触前神经元释放和内源性大麻素肽从突触后神经元释放。γ-氨基丁酸(GABA)能中间神经元 CB_1 或 μ-、κ-、δ-阿片受体的激活通过抑制 GABA 的释

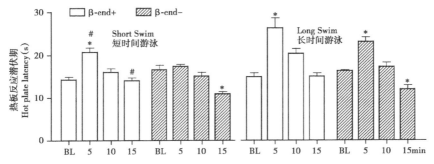

图9-9　在3分钟短时间(short swim)和15分钟长时间强迫游泳(long swim)应激引起的热板潜伏期变化

β-end+:为内啡肽正常的同窝野生型鼠,β-end-:为内啡肽缺失鼠;BL:热板潜伏期反应基线,观察时间为强迫游泳后 5 分钟、10 分钟、15 分钟(引自 Parikh 等,2011)

放和促进谷氨酸能突触的传递两种作用激活下行性痛抑制通路。SIA 效应的神经生物学基础参考图 9-10。

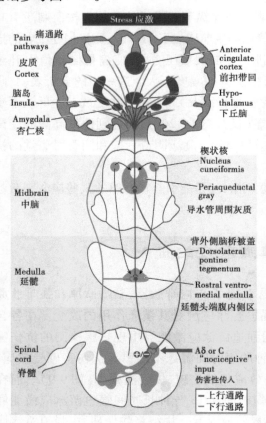

图 9-10　由应激激活的下行性痛抑制通路（红色）起源于皮质、下丘脑，特别是杏仁核神经元；这些神经元直接与 PAG 和 RVM 联系，由此发出的下行性痛抑制信息作用于脊髓背角而阻断疼痛信号的传递（绿色）（引自：Bingel 和 Tracey，2008）

六、应激引起的致痛效应

应激可产生镇痛作用。然而，近年来也有一些研究表明，应激并不总是引起镇痛；相反也可引起疼痛增加，称为"应激痛敏"（stress-induced hyperalgesia）。例如，强迫游泳、身体束缚、水平旋转、社会挫败等应激刺激均可引起痛觉超敏。但是，"应激痛敏"的神经生物学机制不甚清楚（图 9-11）。以往研究发现，下丘脑背内侧核（DMH）是介导应激引起神经内分泌、心血管和体温反应的关键核团。延髓头端腹内侧区（RVM）是下行痛觉调制系统的重要核团，即参与痛觉的下行抑制系统也参与下行易化系统。因此，Martenson 等（2009）提出 DMH 通过作用于下行痛觉调制系统的 RVM 核团，从而介导"应激痛敏"。在 DMH 内微量注射 GABAA 受体阻断剂 bicuculline 可以引起心律增加和体温升高等应激反应，同时引起痛觉超敏。热辐射缩足潜伏期和机械缩足阈值降低，非伤害性机械刺激也可以引起缩足反应的"应激痛敏"现象。电生理学研究也观察到 RVM 区与增强伤害性信息传递的 ON-cells 在缩足反射发生前骤然出现放电或放电骤然增加；而阻抑伤害性信息传递的 OFF-cells 一般在

缩足反射发生前自发放电骤然减少或完全停止；与伤害性信息传递无关的 Neutral-cells 在缩足反射发生时放电活动没有明显变化。进一步研究表明，RVM 内给予兴奋性氨基酸拮抗剂 kynurenate 可以选择性减少 ON-cells 活动，但是不影响 OFF-cell 和 Neutral-cells 活动。单独 RVM 内给予 kynurenate，对心率、体温和痛反应均无影响。因此 kynurenate 是研究 ON-cells 参与"应激致痛"的理想药物。预先 RVM 内给予 kynurenate 阻断 ON-cells 活动，刺激 DMH 不能引起痛觉超敏，但是可以引起心率增加和体温升高。该实验证明，RVM 内 ON-cells 参与刺激 DMH 引起"应激痛敏"。该结果也提示，RVM 调节自主神经反应和痛反应的神经机制可能不同。长期以来的观点认为，应激和恐惧可产生镇痛作用，即"应激镇痛"。在紧急的应激状态下，由于痛觉系统被抑制，其他的神经功能系统可更快地使动物对威胁和危险产生反应，有利于生存。然而，应激致痛也可提高生物的警觉性，避免潜在伤害。生物体和环境复杂多变，共同决定是"应激镇痛"还是"应激痛敏"？关于"应激镇痛"的机制已经有大量报

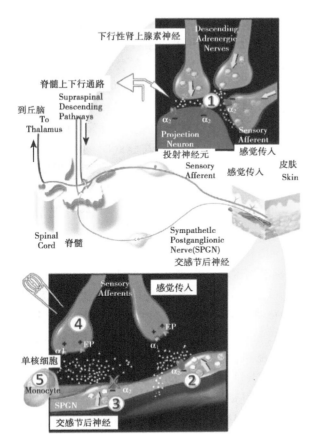

下行性肾上腺素神经　Descending Adrenergic Nerves

脊髓上下行通路　Supraspinal Descending Pathways

到丘脑　To Thalamus

投射神经元　Projection Neuron

感觉传入　Sensory Afferent

皮肤　Skin

Spinal Cord　脊髓

Sympathetic Postganglionic Nerve(SPGN)　交感节后神经

感觉传入　Sensory Afferents

单核细胞　Monocyte

交感节后神经　SPGN

图 9-11　应激引起的致痛作用模式

①感觉传入纤维的中枢端和背角投射神经元的脊髓 α_2-肾上腺素能受体介导下行性肾上腺素能通路的抑制,引起应激产生的镇痛效应。②外周交感神经节后纤维中的 α_2-受体介导对应激引起的去甲肾上腺素释放的反馈抑制。③在 $\alpha_2 A$ 基因敲除小鼠或 α_2 拮抗剂注射(腹腔或足底)引起的 α_2 反馈抑制降低,可导致去甲肾上腺素释放增加,引起感觉传入纤维发生敏化。④这种状况在下行性肾上腺素能通路的抑制减少情况下导致应激痛觉过敏。α_1-肾上腺素能受体在应激致痛和反复经皮电刺激引起的感觉传入纤维阈值降低中的作用可以用 α_1-肾上腺素能受体阻断剂哌唑嗪阻断来证实。交感神经节后纤维在应激致痛和前列腺素 E_2 受体激活导致感觉传入纤维敏感性增加的作用也可用胍乙啶耗竭去甲肾上腺素和切断交感神经的方法加以证明。简言之,α_1-肾上腺素能受体是作用在感觉传入纤维上,但也可以通过另外的细胞类型,如单核细胞间接致敏。⑤在下行性抑制减少情况下,交感神经传出紊乱可以在感觉传入和交感神经通过脊髓和脊髓上通路之间形成一个正反馈环路(引自 Donello 等,2011)

道,而"应激痛敏"的神经生物学通路是应激增加了 RVM 内 ON-cells 的活动,引起下行易化系统的激活,从而引起痛觉超敏。

第八节　针灸作用涉及应激效应

　　国内外对针刺效应与应激效应之间关系的研究多集中在针刺镇痛与应激镇痛关系的分析基础之上。

　　正如我们在本章开始就提出的问题那样,机体"应激"是一个难以表述的名词,而对应激刺激更难下一个确切的定义。Mayer 和 Watkins(1981)认为,所有能引起镇痛效应的环境刺激都是应激刺激。而针灸能引起明确的镇痛效应,从这点上说,针刺也就属于应激刺激。如果从 Pomeranz(1986)的观点来看,凡是非痛的刺激就是非应激性的,那么针灸刺激就难以简单地和应激刺激相提并论。因为针刺涉及不同的针刺手法,刺激量也就存在明显的不同。大幅度的捻转提插就包含伤害性刺激的成分。而电针刺激,根据所使用的频率和电流大小也存在伤害与非伤害之分。一般认为,能产生身体广泛区域的镇痛效应的针灸刺激能够激活传入神经的较细纤维,因而有疼痛的成分加入;而仅产生节段性镇痛效应的针灸刺激在激活传入神经中的 A 类纤维就会有效,因而可以没有疼痛成分的加入。

　　Watkins 和 Mayer(1982)把针刺刺激作为应激刺激作用的一部分,他们通过实验和文献分析认为针刺刺激与长时间足爪部电击、活动限制性束缚(都属应激刺激)所引起的镇痛效应机制相似,属激素-阿片类物质介导的一种镇痛类型。纳洛酮可以翻转这种镇痛,脑垂体切除也能降低针刺镇痛效应。它和对抗刺激引起的镇痛效应一样,可以激活体内的阿片和非阿片镇痛系统。许绍芬等(1984)采用"强电针"刺激实验家兔的"合谷"和"外关"穴,可使动物发生挣扎、激动不安,经过一段时间的电针诱导,可使这种反应逐渐安静下来。强电针刺激可使动物的耐痛阈(用钾离子透入法测痛)比针前提高 150%,与此同时,血浆中皮质醇含量、去甲肾上腺素和环磷酸腺苷浓度升高,而小剂量纳洛酮难以完全拮抗这种效应。强电针引起的镇痛作用与应激镇痛效应有关,内啡肽不是强电针镇痛效应的主要原因。Melzalck 和 Wall 及 Le Bars 等都赞同这种观点,他们在各自的研究中都认为针刺在某些情况下以较强刺激激活内源性镇痛系统,通过弥漫性伤害抑制性控制系统发挥作用,产生较强的升高全身痛阈、降低痛反应的效果。

　　根据我们的知识至少可以认为在强(电)刺激情况下针刺效应与应激效应之间存在许多类似的生理学基础:①某些公认的应激刺激形式如经皮电刺激、足底电击、三叉神经刺激等与针刺(包括电针)所涉及的传入途径、激活中枢神经系统的部位、发放的下行性作用途径大致相同。②针刺和应激刺激都能促进心血管系统的功能、升高血压、增加心排出量、改善循环状态、促进心功能的代偿性变化。③针刺和应激刺激都能促进下丘脑-垂体前叶-肾上腺皮质轴的功能,促进 ACTH 分泌,增加肾上腺皮质的重量,升高血中皮质醇含量;加强肾上腺髓质-交感神经系统的兴奋状态,释放肾上腺素和去甲肾上腺素(杨友泌等,1988;李晓泓等,2002)。④针刺和应激刺激都能促进内源性吗啡样物质(如内啡肽等)的释放,而其拮抗剂纳洛酮都能部分对抗针刺和应激产生的效应,提示神经-内分泌系统参与了这两类刺激产生的效应。⑤针刺和应激刺激都能产生明确的镇痛效应,降低对痛觉的分辨能力,升高全身各区域的痛阈,提高抗痛能力。

　　但是在一些情况下,特别是针刺(包括电针)强度比较柔和的情况下,刺激效应与其他应激刺激产生的效应还有所不同。Pomeranz(1986)根据一系列实验和分析认为,针刺镇痛和应激引起的镇痛可能存在不同的生理学过程。首先,这两者之间缺乏共同的机制,虽然他们之间可能存在某些相似性;其次,作者在动物实验及人体观察中都尽量采用了避免产生应激效应的针刺,使之不混淆这两种现象。作者提供的证据是:①假针刺组(应该是非穴位针刺组)不能产生镇痛效应,在清醒的动物和人类,针刺穴位能产生镇痛效应,这两组实验处于同等量的应激状态。②给予清醒动物不同频率的电针产生不同的效应,而这些动物也处于同等量的应激背景下,用仅激活 Aβ 类纤维的低强度电针,在 0.2Hz 时不产生任何可检测出的镇痛效应;4Hz 的电针出现镇痛效应,这种效应可被纳洛酮翻转,提示有内啡肽参与这种镇痛过程;200Hz 的电针镇痛效应主要由 5-HT 介导。在人类也观察到同样的结果。③在清醒状态下马的实验中,针刺可引起血中皮质醇含量升高,而假电针组缺乏这种效应;而这两组实验中的动物应激状态也是同等的。④针刺镇痛效应在麻醉动物中也存在,由于动物处于无意识状态,所涉及的应激反应很小。⑤针刺镇痛效应在兴奋 Aβ 类传入纤维情况下就可产生,因此是非痛的和非应激性的。⑥针刺镇痛区的分布是有节段性的(作者在动物和人的实验观察所选用的穴位是合谷,测痛部位在颈部和面部),远节段的部位(下肢)观察不到镇痛效应;而应激产生的镇痛区域遍布全身。可以认为,Pomeranz采用的针刺镇痛的手法是轻柔的、少伤害的,产生的镇痛区域也是局限性的,因而涉及的应激因素不是主要的。类似的结果许绍芬等(1984)也曾观察到,他们选用一种弱电流(约7.5~8.0mA)电针刺激家兔"合谷"及"外关"穴,这种刺激强度,兔前肢轻微抖动,动物基本保持安静。结果发现,这种强度的电针20分钟能使痛阈提高140%,弱电针的这种镇痛效应可被静脉注射纳洛酮(0.4mg/Kg)对抗。弱电针情况下血浆皮质醇、去甲肾上腺素和环磷酸腺苷含量有所下降,因此他们认为这种强度的电针效应不属于或很少涉及应激产生的效应。

针灸可改善创伤应激所导致的免疫功能抑制(杜茋娜和姜建伟,1998),使大鼠脾淋巴细胞增殖率增强及脾淋巴细胞诱生IL-2活性水平提高,使NK细胞活性抑制的状况得以改善。对手术应激引起的免疫抑制具有提高其免疫力的作用。此外,研究表明针灸也有提高运动训练小鼠补体C3、C4含量的效应(程晓东等,1997)。

综上所述,针刺效应与应激效应之间的关系主要取决于针刺手法和电针强度。在低强度的针灸条件下,针刺产生的效应并不主要涉及机体应激效应;而在高强度(受试者可以耐受的最大刺激)针刺条件下,其效应的发挥与应激效应有一定的联系,或两者之间有某些类似的生理学基础。

需要强调的是,在针灸研究中特别是在清醒条件下通过捆绑束缚给予针灸的实验动物是处于应激状态的,外科手术也可引起动物的创伤性应激反应,强针灸刺激也包含疼痛性应激成分。实验过程中任何引起动物应激的反应都可能出现"类针灸样"效应,这将直接导致对针灸效应的误判;而采用适当的麻醉方法是避免动物应激反应的最简单、最有效的方法,因为在麻醉情况下是不会发生应激的。

参 考 文 献

Anderson EA, Aallni BG, Mark AL. Dissociation of sympathetic nerve activity in arm and leg muscle during mental stress. Hypertension Dallas,1987,9(6Pt2):III114-119.

Bingel U, Tracey I. Imaging CNS modulation of pain in humans. Physiology,2008,23:371-380.

Bonfiglio JJ, Inda C, Refojo D, et al. The corticotropin-releasing hormone network and the hypothalamic-pituitary-adrenal axis: molecular and cellular mechanisms involved. Neuroendocrinology,2011,94(1):12-20.

Bouloux PM, Grossman A, Al-damluji S, et al. Enhancement of the sympathoadrenal response to the cold-pressor test by naloxone in man. Clin Sci,1985,69(3):365-368.

Brandenberger G., Follenius M, Wittersheim G, et al. Plasma catecholamines and pituitary adrenal hormones related to mental task demand under quiet and noise condition Biol. Biol Psychol,1980,10(4):239-252.

Brann DW, Putnam CD, Mahesh VB. Corticosteroid regulation of gonadotropin and prolactin secretion in the rat. Endocrinology,1990,126(1):159-166.

Brod J, Fencl V, Hejl Z, et al. Circulatory changes underlying blood pressure elevation druing acute emotional stress(mental arithmetic)in normotensive and hypertensive subjects. Clin Sci,1959,18:269-279.

Buske-Kirschbaum A, Krieger S, Wilkes C, et al. Hypothalamicpituitary-adrenal axis function and the cellular immune response in former preterm children. J Clin Endocrinol Metab,2007,92(9):3429-3435.

Butler RK, Finn DP. Stress-induced analgesia. Prog Neurobiol,2009,88(3):184-202.

Cannon WB. Organization for physiological homeostasis. Physiol Rev,1929,9:399-431.

Clark WC, Hall W, Yang JC. Changes in thermal discriminability and pain report criterion after acupuncture or transcutaneous electrical stimulation. Adv Pain Res Ther,1976,1:769-173.

Czimmer J, Million M, TachéY. Urocortin 2 acts centrally to delay gastric emptying through sympathetic pathways while CRF and urocortin 1 inhibitory actions are vagal dependent in rats. Am J Physiol Gastrointest Liver Physiol,2006,290(3):G511-518.

de Quervain DJ, Margraf J. Glucocorticoids for the treatment of post-traumatic stress disorder and phobias: a novel therapeutic approach. Eur J Pharmacol,2008,583(2-3):365-371.

Dimsdale JE, MossJ. Short-term catecholamines response to psychological stress. Psychosom Med,1980,42(5):493-497.

Donello JE, Guan Y, Tian M, et al. A peripheral adrenoceptor-mediated sympathetic mechanism can transform stress-induced analgesia into hyperalgesia. Anesthesiology,2011,114(6):1403-1416.

Esler M, Jennings G, Korner P, et al. Assessment of human sympathetic nervous system activity from measurements of norepinephrine turnover. Hypertension,1988,11(1):3-20.

Foley P, Kirschbaum C. Human hypothalamuspituitary-adrenal axis responses to acute psychosocial stress in laboratory settings. Neuroscience and Biobehavioral Reviews,2010,35(1):91-96.

Galina ZH, Ami Z. Cold-water swim-induced analgssia measured on the hot plate: interaction with learning or performance. Stress-Induced Analgesia ed. Kelly DD. Ann NY Acad Sci, 1986, 467: 428-429.

Glass DC, Krakoff LR, Contranda R, et al. Effect of harassment and competition upon cardiovascular and plasma catecholamine responses in Type A and Type B individuals. Psychophysiology, 1980, 17 (5): 453-463

Gottschall JA, Gottschall TA. Are per-incident rape-pregnancy rates higher than per-incident consensual pregnancy rates? Human Nature, 2003, 14 (1): 1-20.

Gunnar M, Quevedo K. The neurobiology of stress and development. Annu Rev Psychol, 2007, 58: 145-173.

Hjemdahl P, Freyschoss U, Juhlin-Dannfelt A, et al. Differentiated sympathetic activation during mental stress evoked by the Stroop test Acta Phsiol. Scand, 1984, 527: 25-29.

Janal MN, Colt EWD, Clark WC, et al. Pain sensitivity, mood and plasma endocrine levels in man following long-distance running: effects of naloxone. Pain, 1984, 19 (1): 13-25.

Kalantaridou SN, Makrigiannakis A, Zoumakis E, et al. Stress and the female reproductive system. J Reprod Immunol, 2004, 62 (1-2): 61-68.

Kamiya A, Kawada T, Shimizu S, et al. Slow head-up tilt causes lower activation of muscle sympathetic nerve activity: loading speed dependence of orthostatic sympathetic activation in humans. Am J Physiol Heart Circ Physiol, 2009, 297 (1): H53-58.

Kihara N, Fujimura M, Yamamoto I, et al. Effects of central and peripheral urocortin on fed and fasted gastroduodenal motor activity in conscious rats. Am J Physiol Gastrointest Liver Physiol, 2001, 280 (3): G406-419.

Komisaruk BR, Whipple B. Vaginal stimulation-produced ananlgesia in rats and women. Stress-Induced Analgesia ed. Kellr DD. Ann N Y Acad Sci, 1986, 467: 30-39.

Korte SM, Koolhaas JM, Wingfield JC, et al. The Darwinian concept of stress: benefits of allostasis and costs of allostatic load and the trade-offs in health and disease. Neurosci Biobehav Rev, 2005, 29 (1): 3-38.

Lam K, Grossaman SA, Bouloux P, et al. Effect of an opiate antagonist on the responses of circulating catecholamines and the renin-aldosterone system to acute sympathetic stimulation by hand-grip in man. Acta Endocrinol, 1986, 111 (2): 252-257.

Larauche M, Gourcerol G, Wang L, et al. Cortagine, a CRF1 agonist, induces stresslike alterations of colonic function and visceral hypersensitivity in rodents primarily through peripheral pathways. Am J Physiol Gastrointest Liver Physiol, 2009, 297 (1): G215-227.

LeBlanc J, Cote J, Jobin M, et al. Plasma catecholamines and cardiovascular responses to cold and mental activity. J Appl Physiol, 1979, 47 (6): 1207-1211.

Levine JE, Chappell PE, Schneider JS, et al. Progesterone receptors as neuroendocrine integrators. Front Neuroendocrinol, 2001, 22 (2): 69-106.

Mahesh VB, Brann DW. Regulation of the preovulatory gonadotropin surge by endogenous steroids. Steroids 1998, 63 (12): 616-629.

Martenson ME, Cetas JS, Heinricher MM. A possible neural basis for stress-induced hyperalgesia. Pain 2009, 142 (3): 236-244.

Martinez V, Wang L, Rivier JE, et al. Differential actions of peripheral corticotropin-releasing factor (CRF), urocortin Ⅲ, and urocortin Ⅲ on gastric emptying and colonic transit in mice: role of CRF receptor subtypes 1 and 2. J Pharmacol Exp Ther, 2002, 301 (2): 611-617.

Martínez V, Wang L, Rivier J, et al. Central CRF, urocortins and stress increase colonic transit via CRF1 receptors while activation of CRF2 receptors delays gastric transit in mice. J Physiol, 2004, 556 (Pt 1): 221-234.

Mayer DJ, Watkins LR. The role of endorphins in neuropsychiatry// Emrich HE. Modern Problem of Pharmacopsychiatry. Basel: Karger, 1981: 68-96.

Meyerhoff JL, Oleshansky MA, Mougey EH. Psychologic stress increases plasma levels of prolactin, cortisol and POMC-derived peptides in man. Psychosom Med, 1988, 50 (3): 195-203.

Million M, Maillot C, Saunders P, et al. Human urocortin II, a new CRF-related peptide, displays selective CRF (2)-mediated action on gastric transit in rats. Am J Physiol Gastrointest Liver Physiol, 2002,

282 (1): G34-40.

Nagata-Kuroiwa R, Furutani N, Hara J, et al. Critical role of neuropeptides B/W receptor 1 signaling in social behavior and fear memory. PLoS One, 2011, 6 (2): e16972.

Nozu T, Martinez V, Rivier J, et al. Peripheral urocortin delays gastric emptying: role of CRF receptor 2. Am J Physiol, 1999, 276 (4Pt1): G867-874.

Nunn N, Womack M, Dart C, et al. Function and pharmacology of spinally-projecting sympathetic pre-autonomic neurones in the paraventricular nucleus of the hypothalamus. Curr Neuropharmacol, 2011, 9 (2): 262-277.

Parikh D, Hamid A, Friedman TC, et al. Stress-induced analgesia and endogenous opioid peptides: the importance of stress duration. Eur J Pharmacol, 2011, 650 (2-3): 563-567.

Pomeranz B. Relation of stress-induced ananlgesia to acupuncture analgesia Stress-Induced Analgesia ed: Kelly DD. Ann N Y Acad Sci, 1986, 467: 444-447.

Porcher C, Peinnequin A, Pellissier S, et al. Endogenous expression and in vitro study of CRF-related peptides and CRF receptors in the rat gastric antrum. Peptides, 2006, 27 (6): 1464-1475.

Putnam CD, Brann DW, Mahesh VB. Acute activation of the adrenocorticotropin-adrenal axis effect on gonadotropin and prolactin secretion in the female rat. Endocrinology, 1991, 128 (5): 2558-2566.

Reid JL, Rubin PC. Peptides and central neural regulation of the circulation. Physiol Rev, 1987, 67 (3): 725-749.

Schmieder RE, Ruddel H, Neus H, et al. Disparate hemodynamic responses to mental challenge after antihypertensive therapy with beta blocders and calcium entry blockers. Am J Med, 1987, 82 (1): 11-16.

Sherwood A, Allen MT, Obrist PA, et al. Evaluation of beta-adrenergic influences on cardiovascular and metabolic adjustments to physical and psychological stress. Psychophysiology, 1986, 23 (1): 89-104.

Stengel A, Taché Y. Corticotropin-releasing factor signaling and visceral response to stress. Exp Biol Med, 2010, 235 (10): 1168-1178.

Taché Y, Bonaz B. Corticotropin-releasing factor receptors and stress-related alterations of gut motor function. J Clin Invest, 2007, 117 (1): 33-40.

Taché Y, Brunnhuber S. From Hans Selye's discovery of biological stress to the identification of corticotropin-releasing factor signaling pathways: implication in stress-related functional bowel diseases. Ann NY Acad Sci, 2008, 1148: 29-41.

Taché Y, Kiank C, Stengel A. A role for corticotropinreleasing factor in functional gastrointestinal disorders. Cur Gastroenterol Rep, 2009, 11 (4): 270-277.

Taché Y, Martinez V, Million M, et al. Stress and the gastrointestinal tract Ⅲ. Stress-related alterations of gut motor function: role of brain corticotropin-releasing factor receptors. Am J Physiol Gastrointest Liver Physiol, 2001, 280 (2): G173-177.

Tarín JJ, Hamatani T, Cano A. Acute stress may induce ovulation in women. Reprod Biol Endocrinol, 2010, 8: 53.

Victor RG, Leimbach WN Jr, Seals DR, et al. Effects of the cold press test on muscle sympathetic nerve activity in humans. Hypertension, 1987, 9: 429-436.

Wallin BG. Muscle sympathetic activity and plasma concentrations of noradrenaline. Acta Physiol Scand, 1989, 527: 21-24.

Ward MM, Mefford IN, Parker SD, et al. Epinephrine and norepinephrine responses in continuously collected human plasma to a series of stressors. Psychosom Med, 1983, 45 (6): 471-486.

Watkins LR, Mayer DJ. Organization of endogenous opiate and nonopiate pain control systems. Scince, 1982, 216 (4551): 1185-1192.

Whitfield J. Nosy neighbours. Nature, 2002, 419 (6904): 242-243.

Wilcox AJ, Dunson DB, Weinberg CR, et al. Likelihood of conception with a single act of intercourse providing benchmark rates for assessment of post-coital contraceptives. Contraception, 2001, 63 (4): 211-215.

Yehuda R, Bierer LM, Schmeidler J, et al. Low cortisol and risk for PTSD in adult offspring of Holocaust survivors. The American Journal of Psychiatry, 2000, 157 (8): 1252-1259.

Yehuda R, Seckl J. Minireview: Stress-related psychiatric disorders with low cortisol levels: a metabolic hypothesis. Endocrinology, 2011, 152 (12): 4496-4503.

Yim IS,Quas JA,Cahill L,et al. Children's and adults' salivary cortisol responses to an identical psychosocial laboratory stressor. Psychoneuroendocrinology,2010,35(2):241-248.

Zhang W,Sunanaga J,Takahashi Y,et al. Orexin neurons are indispensable for stress-induced thermogenesis in mice. J Physiol,2010,588(Pt21):4117-4129.

李晓泓,韩毳,张露芬,等. 艾灸"大椎"穴抗应激作用的实验研究. 中国行为医学科学,2002,11(5):495-497.

杜莅娜,姜建伟. 纳洛酮和电针改善创伤应激大鼠的免疫功能. 生理学报,1998,50(6):636-642.

杨友泌,陆卓珊,裴玉珍,等. 针刺对肾上腺髓质去甲肾上腺素细胞的作用及其作用途径的组化定量分析. 针刺研究,1988,13(3):247-250.

程晓东,吴根诚,姜建伟,等. 持续电针刺激调节创伤大鼠脾淋巴细胞体外增殖反应的动态观察. 中国免疫学杂志,1997,13(2):68-70.

赵德禄,张玲妹,吕燕燕,等. 不同强度电针对血浆皮质醇和环腺苷酸的影响. 上海第一医学院学报,1980,7(6):412-417.

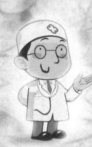

第十章　系统生物学与针灸研究

第一节　系统生物学概述

　　系统生物学（systems biology）是随着人类基因组计划的结束与"转录组学"、"蛋白质组学"、"代谢组学"等"组学"技术与计算生物学的发展而在近些年产生的生命科学领域的一门新兴学科。对于系统生物学的定义，目前并没有一个普遍公认的统一概念，根据人类基因组计划的发起人之一，美国科学家 Hood（2004）的描述：系统生物学是研究一个生物体中所有组成成分（基因、mRNA、蛋白质等）的构成，以及在特定条件下这些组分间的相互关系，并通过计算生物学建立数学模型来定量描述和预测一个生物系统的功能、表型与行为的学科。它与以往还原论指导下的强调研究个别基因与蛋白质功能的传统分子生物学有着明显的区别，系统生物学是以系统论为指导，注重生物系统的行为是其组分之间广泛相互作用的结果，强调从整体层次去研究和量化生物系统的行为。它要研究一个生物系统内所有的基因、蛋白质等组分以及它们之间的相互作用关系，是以整体性研究为特征的一种大科学。

　　系统生物学的产生绝非偶然，它是科学、思想、技术共同发展的产物。Hood 与其同事（Weston 和 Hood，2004）总结了推动系统生物学在近期产生的 5 个重要因素：①人类基因组计划提供了人类基因的遗传图谱与顺式调控元件，同时也有力推动了其他高通量组学研究的快速发展。②多学科交叉的生物学研究模式的出现，使得生物学家、计算机科学家、数学家及物理学家等不同学科的专业人员可以有机会共同协作，开发出许多新的综合性的技术、整合性的计算机软件与数学运算方法，并将它们应用于生物学研究。③互联网为人们提供了传播与获取基因组、RNA、蛋白质、相互作用及表型的大量综合性数据集的途径与相关功能。④生物学是一门信息科学的观念对系统生物学的产生起到关键性的作用。生物体的信息包括基因组与基因行为调控网络信息，而且这些信息是有等级次序的，并沿着从基因到mRNA、蛋白质、功能模块或网络、细胞、器官、个体、群体不同的层次依次传递。⑤基因组学、蛋白质组学及代谢组学等高通量技术平台的发展使获取大量的综合性的数据集成为可能，这是促使系统生物学产生的重要因素。

　　从系统的水平来理解一个生物体是系统生物学研究的指导思想。根据 Konopka（2007）的定义，系统是由一组相互作用、相互联系或相互依赖的组分所形成的一个复杂统一体，但其整体的性质并不是每个组分特性的简单加和。虽然对于系统的构成元素尚无精确的界定，但在系统生物学中，从系统的水平理解一个生物体是直接建立于分子水平（如基因、蛋白质、代谢物等）之上的。生物系统是极其复杂的，并且在结构上具有一定的层次性（图 10-1），不同生物体的构成虽然有所不同，而它们形成的网络系统却都有相似的特性，具体表现为：①涌现性（emergence）：系统作为一个整体可以产生各个组分所没有的新功能，即"整体大于部分之和"；②稳健性（robustness）：生物系统是一个动态的系统，拥有一种能够抵抗内外部干扰并维持其功能相对稳定的特性，因此多数单个的干涉并不能对系统产生很大的影响（Kitano，2002）；③无尺度性（scale-free）：生物系统网络存在有少数关键节点和多数小的链接，扰动这些关键节点会对系统产生较大的影响，这为理解与处理系统提供了有力的靶点（Ideker 等，2001）。正是由于生物系统本质上是有层次的复杂网络，并具有涌现性、稳健性及无尺度性等这些独特的系统特性，所以以往传统的基于局部的还原法的研究模式是无法胜任对一个生物系统进行整体研究的。而诞生于后基因组时代的系统生物学以生物学是信息科学为理念和研究基础，以整合为灵魂，其整合了生物系统各层次的信息、整合了还原法与整体法两种研究思路、整合了多个学科的多种技术方法，并以系统的高通量的干涉手段为钥匙，同时采用数学建模的方法从系统的水平对生物体进行整体、动态的研究，最终实现对一个生物系统行为与功能的全面阐释。因此，只有系统生物学才有可能全面科学地理解与揭示复杂生物系统与复杂生命现象的本质与特性。

系统生物学的研究主要可以分为两个方面的内容：其一，通过众多组学如基因组学、转

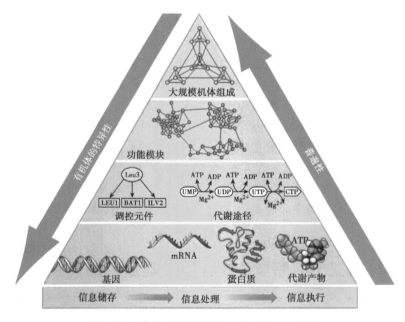

图 10-1 生物系统的复杂性体现于 4 个层次
位于金字塔底部的是细胞的基本功能组，如基因组、转录组、蛋白质组及代谢组（层次 1）；基因、蛋白质及代谢物等可以形成一些功能性的连接，如基因调控网络、信号通路和代谢途径等（层次 2）；各种网络、通路和途径又能进一步组合形成功能性模块，来完成细胞内一定的功能（层次 3）；不同的功能模块可以形成一个复杂的系统，行使细胞内及细胞间的各种功能与联系，最后形成组织、器官和个体（层次 4）（引自 Oltvai 和 Barabasi，2002）

录组学、蛋白质组学、代谢组学、相互作用组学、糖组学及表型组学等高通量的实验技术,在整体和动态水平上检测系统内的各种组分及其相互作用关系,以此积累数据,并在挖掘数据时发现新知识、新规律,提出新概念。这些实验室内的研究被科学家们称为"湿(wet)"的实验研究。其二,利用计算生物学建立生物模型。由于一个真实的生物系统很复杂,将系统的内在联系和它与外界的关系抽象为数学模型是当今使用最广泛的系统描述方法。因此,系统生物学的另一项研究内容就是根据被研究的真实系统的模型,利用计算机进行实验研究。这是一种建立在系统科学、系统识别、控制理论和计算机等属于控制工程基础上的综合性实验科学技术。科学家把计算机模拟和理论分析称为"干(dry)"的实验研究。只有紧密结合好"干"与"湿"两种实验研究内容才能成为真正的系统生物学(张自立和王振英,2009)。系统生物学的这两个内容具体又可分为:系统结构的确定、系统行为的分析、系统的控制方法和系统的设计4个方面(Kitano,2002)。目前,系统生物学的发展还处于初始阶段,其研究主要集中在前两个方面。

系统生物学研究从本质上说是对生物系统进行多种信息与数据的整合和系统模型的构建,对生物系统各个层次进行整体的研究,对生物体这种非线性、非对称的开放复杂系统进行定量的、动态的、全面的了解。为达此目标,系统生物学研究的基本工作流程可分为4个阶段:首先,对某一特定生物系统的所有组分进行测量,描绘出该系统的组成和结构,包括基因、蛋白质、代谢物等及其相互作用网络,并以此构建出一个初步的系统模型;第二步,系统地改变研究对象的内部组成成分(如基因突变)或外部生长条件(即干涉,perturbation),然后观测在这些情况下系统组分或结构所发生的相应变化,包括基因转录、蛋白质表达和相互作用、代谢途径等的变化,并把得到的相关信息进行整合;第三步,把通过实验得到的数据与根据模型预测的情况进行比较,并对初始模型进行调整与修订;最后,根据优化后模型的预测或假设,设定和实施新的改变系统状态的实验,然后重复第二步和第三步,不断地通过实验数据对模型进行优化。系统生物学的目标就是要得到一个理想的模型,使其理论预测能够反映出生物系统的真实性(Ideker等,2001;吴家睿,2002)。

系统生物学作为后基因组时代的产物,虽然目前还处于发展的初级阶段,有些方法与技术还不够成熟,但是系统生物学研究把生命科学研究中的还原法与整体法进行了有机整合,成为分子生物学与生理学之间联系的重要纽带,将为解决人类所面临的生物与医学难题提供强有力的工具与手段,为更好地促进人类健康事业的发展带来新的希望,正受到越来越多人的重视,可以预见系统生物学必将会成为21世纪医学和生物学发展的核心驱动力(Hood,2002;陈竺,2005)。

第二节 系统生物学与针灸研究的关系

一、系统生物学为当代医学的发展提供了新的契机

医学是生命科学的一个重要部分,以还原论为基础的现代西方医学的理论特点是将人体视为一部可以拆分和还原的精密的机器,当一个部分产生故障(即发生某种疾病)时,医生需要寻找并修复这个损坏的部件以达到治愈疾病的目的。现代西方医学对生物体的物质基础采用从人体器官到细胞再到分子的不断深化的还原式研究,使人们对生命体的物质构成

及其功能的认识达到了前所未有的深度、广度和清晰度,为人类的健康事业作出了巨大的贡献。但与此同时,在物质和文明高度发展的今天,人类在大幅度降低某些急性疾病的致死率后,越来越多地面临着包括心脑血管疾病、癌症、糖尿病等慢性高致死性或"终身性"疾病的困扰,虽对其投入大量的研究却收效甚微,这不能不说明现代西方医学这种还原式的研究模式自身存在着某些重大缺陷。而且较为遗憾的是,由于还原论的影响,近现代医学的分工越来越细,间隔越来越多,甚至出现所谓的"破碎诊治化(fragmentization)"现象。当代医学的发展面临着严峻的考验,整个生命科学体系正在探索疾病研究与治疗的新思路。

越来越多的研究显示,许多复杂疾病是由多基因控制,而且受环境、心理等因素综合影响。作为后基因组时代的发展产物,系统生物学是整合了还原论与整体论两种研究思路与方法,从系统的层面整体研究生物体行为与功能的多学科交叉的大学科,它为研究复杂性医学问题提供了新的理念、方法与技术上的支持。随着系统生物学方法在人类健康与疾病研究中的逐渐运用,就出现了系统医学(systems medicine)与系统生物医学(systems biomedicine)的术语。系统医学的定义是:运用系统生物学的方法去预防、认识和调整、治疗人类健康中的发育失调与疾病(Clermont等,2009)。系统医学更多的是强调要把运用系统生物学方法对医学研究的结果转化到实际临床的诊断、预测与治疗中去。Hood(2012)给出了系统医学的5个主要任务与目标:①为认识疾病机制提供更有深度的视野;②使血液成为个体健康或疾病诊断的窗口;③把复杂疾病层级分类为众多子类型以更好地合理用药及治疗;④提供更多的发现药物靶点的方法;⑤产生形成评价健康的度量指标。预测系统医学将会带来新的疾病诊断与治疗模式,促进临床医学进入预测性医疗(predictive medicine)、预防性医疗(preventive medicine)、个性化医疗(personalized medicine)与公众参与性的医疗(participatory medicine)(4P医疗)的新时代。4P医疗有可能会使临床医学从过去治疗已发生疾病的被动反应模式转向提前主动介入与干预式的医疗与保健模式,这样可以使人类每个个体获得最大程度上的健康保证(Hood等,2004;2012)。

从系统与整体的角度认识生命与疾病的过程并不是系统生物学所特有的,对于擅长捕捉整体信息并以经验来治疗个体复杂疾病的中医学,整体为其最基本的特色。我国的传统医学很早就认识到部分与整体的关系,中医理论认为人体是以五脏为中心,通过经络和精、气、血、津液把全身组织器官联系在一起,形成统一的整体来维持生命的活动(沈自尹,2005)。这与系统生物学认为人体是由分子、细胞、组织器官不同层次网络构成的一个整体的生物系统的观念是高度一致的(图10-2)。中医的整体观还体现在认为人与自然界是一个统一的整体,即所谓"天人合一"、"天人相应",强调人与环境的和谐关系。这与系统生物学中认为人体系统的健康和疾病与环境因素相关的观念是一致的。中医认为,疾病是人体整体的"阴阳平衡"的动态平衡状态遭到破坏,这与系统生物学认为疾病是人体系统正常的基因与蛋白质等调控网络受到扰动(perturbed)的观念十分相似。中医在治病过程中强调要调节与恢复人体整体的阴阳平衡,而不局限于某个部位或器官的问题,同时在中药或针灸的使用上重视配伍,讲究不同的用药或针灸方法,其所提出的"君臣佐使"与"腧穴配伍"等概念则是一个完整的系统论的思想。另外,中医以人为本的辨证施治,注重个体差异,强调治未病与重视个人日常养生的医疗保健理念,与系统生物学想要推动西方医学达到的预测性、预防性、个性化与公众参与性的4P医疗目标是一致的(图10-3)。总之,我国传统中医药学与系统生物学有高度一致的整体观、系统论与动态观念,对人体健康的认识与疾病的治疗有着

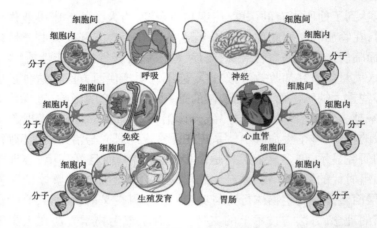

图 10-2 系统生物学认为人体是一个由基因组、各种分子、细胞与组织
器官等不同层次网络构成的生物系统

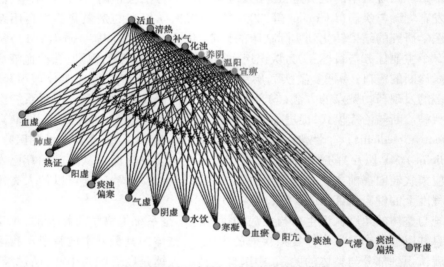

图 10-3 冠心病证候-治法复杂网络节点
（引自高铸烨等，2010）

十分相似的目标和理念。以整体性研究为特征的系统生物学将给传统中医学原理与疗效的科学揭示带来希望的曙光。

陈竺以中医理论为指导，以临床面临的重大复杂疾病为切入点，在系统理论指导下，将系统生物学与中国传统医学相结合，提出了"系统生物医学（systems biomedicine）"的新理念，其核心是以现代生物学研究手段为基础，用系统生物学的理论与方法，结合我国传统中医药朴素的整体观与系统论等哲学思想和经验，研究临床医学实践中产生的重大科学问题，为实现预测性、预防性、公众参与性和个性化医疗作出实质性贡献。根据陈竺的系统生物医学观念，未来研究医学领域复杂性问题将可能逐步分化出两种指导思想，一种是系统生物学思想，另一种则是系统生物医学思想。系统生物学思想强调的是将"清晰"的单元进行自下而上的研究和整合进而演绎复杂的生命，是对人体系统进行在还原基础上的整体研究；而系统生物医学思想则主张完全是从"模糊"的生命整体出发，在明确人体的系统运行功能和状态的基础上逐步向局部直至单元进行科学的还原分析,使之自上而下地逐层清晰化,是对人体系统进行在整体基础上的还原研究。系统生物医学注重对生物系统的网络结构解析和动力学特性研究的思想方式更符合复杂疾病的整体性、多因素、多表型和动态变化的特性,符合中医把握和治疗疾病的整体性和动态性的原则。因此,它将为复杂性疾病的系统研究提供完全创新的研究路线和思维方式(贾伟等,2007)。

二、系统生物学与针灸研究的相似之处与不同点

针灸学是中医学的重要组成部分,它是以中医理论为指导,以阴阳、五行学说为哲学基础和思维方法,以脏腑、经络、腧穴、气血为生理病理学基础,以刺法、灸法等技术为治疗手段,以辨证论治为诊治特点的独特的医学理论体系(梁繁荣,2005)。它与系统生物学有相似的地方,但也有不同之处。

首先,从某种意义上说,针灸学对人体的看法及对其复杂性的认识与系统生物学相似。针灸学视人体为以脏腑为核心、经络为联系通路、穴位为信息交换场所的整体(马婷婷等,2008),并强调内外环境的统一和谐,追求"天人合一"的整体观,认为经气循行是"终而复始"、"如环无端"的动态观念,以及其"辨经络、脏腑、局部反应"等的整合思想均与系统生物学的研究思路不谋而合。

其次,针灸学对疾病的看法和对疾病的防治方式与系统生物学在有些方面类似。中医及针灸学认为,疾病是人体受到内外环境的影响发生了相对于正常状态的一种偏离,即所谓的"阴阳失衡"。系统生物学认为疾病是对人体系统正常的基因与蛋白质网络等功能网络的扰动。因此,针灸学与系统生物学两者都是从整体与系统的观点看待疾病的发生与发展。另外,在系统生物学研究中,为了研究系统的功能与行为要有目的地系统改变研究对象的内部组成成分或外部生长条件,即对系统进行所谓的"干涉(perturbation)",然后观测在干涉情况下系统发生的所有表型上的变化,并把得到的相关信息进行整合。同样,针灸是通过对体表经穴有目的的物理性刺激,对人体系统进行定向"干扰",使机体产生内源性的生物效应,从而整体调节人体的失衡状态,起到防治疾病的目的。针灸这种通过测定和改变系统的输入和输出、"知外揣内"地调节机体状态的方式,与系统生物学研究中的"干涉"手段非常类似,而且同样具有系统性与高通量性的系统研究特征。另外,针灸治疗时强调"三因制宜"、辨证论治的个性化治疗方式与系统生物学认为疾病是由遗传、环境、心理等多种因素共同造成的观念也同样有着异曲同工之处。

最后,针灸效应也具有系统生物学中系统的特征。针灸效应的特点表现为多层次(涉及多个组织器官、多种细胞类型)、多水平(基因、RNA、蛋白质、代谢物等物质水平)、多途径(多条信号通路或代谢途径)、多靶点(一个或多个信号通路或代谢途径中的多个分子),类似于人体系统是受多基因控制的复杂性状表型的整体表现。针灸效应还具有"非线性",表现为穴位的组合效应并非单个穴位效应的累加,以及针刺最佳效应并非为无序的治疗次数的简单加和。整体之所以不等于部分之和,就在于部分之间存在相互作用。在针灸信号和疾病信息的传递过程中,通过组合与相互作用产生了更为广泛、宏大的效应或新的效应,即整体效应,类似于系统的部分之和大于整体的"涌现性"。所以针灸效应具有典型的整体性与涌现性的系统特性,适合运用系统生物学的方法对其进行研究。

针灸学与系统生物学的区别主要表现在：首先，系统生物学先是对生物系统的组成成分及其相互作用关系进行分析研究，然后在此基础上再进行从基因到细胞、组织、个体等各个层次的关联信息的整合。也就是说，系统生物学是在明确了生物系统各要素及其相互关系的基础上对系统整体的特性给予描述。但是从现代生理和生物学的角度看，针灸研究中的生物体系是建立在中医研究理论基础之上的以经络为联系通路、脏腑为中心的"虚幻"体系，它勾勒出一个人的"模糊的整体"而缺乏对局部构成的准确性和清晰化的认识。其次，系统生物学主要的工作任务之一是要研究人体系统受到扰动（如疾病）后系统内部所有的物质组分、相互作用关系的变化，以及这些变化的动力学特征，以更好地认识、预防和治疗疾病。虽然传统针灸学的研究重点也是要明确人体在受到针灸刺激后的反应及其规律，但由于经络和腧穴缺乏当代生命科学所认可的物质结构基础，所以传统针灸学不仅对针灸作用的生理途径缺乏科学的了解，而且对针灸调节的人体内源性的物质变化、生理过程及它们的动力学特征更不可能有具体清晰的认识，针灸的治疗实际上属于一种"黑箱操作"，针灸学本身并不能科学解释针灸效应的生物学机制。

　　系统生物学与针灸研究的相似之处是两者结合研究的前提基础与必要条件，同时系统生物学与针灸研究的不同点也正是两者结合研究、科学阐释针灸作用原理的意义所在。

三、系统生物学在针灸研究中的应用及展望

　　杨永清是较早提出要用系统生物学的方法研究针灸的学者之一。他强调针灸学也是生命科学的一部分，针灸学不仅需要用中医学理论进行指导，对其研究更需要应用生命科学的观念、思路与方法（杨永清等，2007a）。针对针灸的作用原理研究，他提出了具有一定系统生物学整体观的"针灸效应物质基础"新理念，将其定义为"针灸效应物质基础研究是将针灸效应作为一种生命活动现象，研究这一生命活动过程从基因表达、蛋白质功能表现到蛋白质相互作用的信息反应序列及其规律的科学"（杨永清等，2007b）。杨永清指出，针灸效应的整体性调节特征必将提出对其研究方法的整体性要求，针灸效应物质基础研究应在中医药整体观念指导下，借助系统生物学的理念、高通量技术策略和生物信息学分析方法，实现揭示针灸效应整体调节规律的目标（杨永清等，2008）。同时他还指出，针灸效应的整体性调节特征是系统生物学中"干涉"的一种表现方式，具备"干涉"的系统性、高通量性等基本特征，因此将针灸效应机制研究与系统生物学相结合，不仅是针灸学研究新的切入点，也是系统生物学研究新的出发点（杨永清等，2009）。他提出，系统生物学在针灸学研究中的应用包括4个方面：①针灸在靶器官及相关器官产生效应的构成成分及其相互关系研究；②针灸穴-效、时-效、量-效关系的研究；③针灸效应生物模式分析；④基于针灸研究的科学发现。虽然这些观点与概念不一定十分完善，但却加速了用系统生物学方法研究针灸学理念的传播。

　　综合来说，作为一种以整体性研究为特色的综合性学科，系统生物学在针灸研究的可能应用主要有以下几个方面：

　　1. 有助于阐明针灸调节的整体性与双向性效应的物质基础与分子机制　针灸的作用总体上是对机体的一种整体调节效应。但是调节过程涉及多个组织器官及多个分子靶点，机制十分复杂。以往那种用西医还原式的方法零敲碎打地对一个或少数几个分子靶点的研究是不可能全面揭示针灸效应的物质基础及分子机制的。利用系统生物学中高通量的组学

技术研究针灸作用的靶器官及相关组织器官中与针灸效应可能相关的所有基因、RNA、蛋白质与代谢物等分子以及它们之间的相互作用关系,以探寻与针灸效应可能相关的所有物质基础,明确与针灸效应相关的重要调控分子、主要信号通路与代谢途径,以及相关的功能网络变化等分子机制,最终说明针灸效应的多层次(涉及多个组织器官、多种细胞类型)、多水平(在基因、RNA、蛋白质、代谢物等多种物质水平)、多途径(多条信号通路与代谢途径)、多靶点(可能涉及一条或多条信号通路或代谢途径中的多个分子)的整体性调节特点。在系统生物学研究中,疾病可以看做是对人体正常基因或蛋白质网络等功能网络的一种扰动,针灸恰恰可以通过体表刺激整体调节人体内源性的物质变化,对系统"网络性"损伤进行整体性修复,恢复该受损功能网络的正常功能,从而达到治疗疾病的效果,完成对机体的整体性调节,或者在此基础上的双向调节,事实上,针灸的双向调节效应也是其整体性调节效应的一种反应形式。

2. 有助于揭示针灸调节效应的量-效关系规律与分子机制 针灸效应的量-效关系是指在对特定经穴不同的刺激时间、不同的刺激强度、不同的刺激手法或不同的刺激次数及不同的刺激时间间隔等情况下针灸的效应有所不同。利用系统生物学研究中高通量的组学技术,可以通过在上述不同针灸刺激情况下,对针灸效应靶器官内基因、蛋白质等物质含量及它们之间相互作用关系的变化进行比较分析,去揭示针灸效应量-效关系的物质基础与分子机制,特别是对于多次针灸刺激,通过对不同时间点所对应的不同刺激次数(即不同的累积刺激量)状态下机体内整体的物质含量及相互作用关系的变化分析,可以分辨出多次针灸的效应是单次效应的简单重复、线性或非线性叠加还是涌现出新的不同的效应。这有助于对针灸效应量-效关系规律与其相应分子机制的理解,同时也有助于指导临床上针灸手法或是治疗方案的优化,提高针灸的疗效。

3. 有助于对针灸的穴位效应特性规律及其机制研究 针灸的穴位效应特性是针灸经络与腧穴的理论基础与临床运用的主要依据之一,但国内外的研究对穴位与非穴位效应是否存在差异有着很大的争议(梁繁荣等,2008)。运用系统生物学研究中高通量的组学技术,通过观测生理或病理状态下针灸经穴与非经穴、针灸同一经脉不同穴位或针灸不同经脉不同穴位时引起相关靶器官或组织中 mRNA、蛋白质、小分子代谢物等物质含量与它们之间相互作用关系的变化,筛选出与穴位效应特性相关的物质或相互作用,总结其规律,并阐明其与机体生理病理功能调节相关的穴位效应分子机制。

4. 有助于说明针灸效应个体化差异的科学基础 个体化诊疗是针灸辨证论治的精髓。针灸诊疗特别强调"三因制宜",也就是说要根据诊治对象的体质、病因、病机不同及环境的不同采取个体化的治疗方案,因此同病异治、异病同治是针灸诊治中经常出现的情况。近年来系统生物学对于疾病的研究进展表明,很多疾病特别是多基因复杂疾病的发生往往是遗传因素和环境因素相互作用的结果,而且可能存在多种致病因素与机制,从这一点看针灸个体化诊疗原理是完全有可能从系统生物学研究方面找到其内在依据的。利用基因组的复杂性、多态性,转录组、蛋白质组、代谢组及相互作用组等的差异研究可能会解释为什么不同体质、不同遗传背景或不同环境所得相同疾病的人对相同的针灸治疗会有不同的响应,而对不同的针灸治疗方案又可能产生相似的治疗效果;利用系统生物学研究也许能从整体的基因、蛋白质、代谢物及其相互作用网络调控层次阐释针灸存在个体差异的物质基础与分子机制。

5. 系统生物学方法有助于对针灸疗效的评价 系统生物学中的代谢组、表型组等数据能在一定程度上反映机体整体的表型表现。针灸对机体的调节作用,有时很难用明确的生理指征或少数几个具体的分子指标给予准确的疗效评价,而利用代谢组学方法对针灸治疗前后机体血液、尿液等体液中代谢物谱的整体变化进行分析,或通过表型组学研究中的细胞芯片或组织芯片等技术对针灸治疗前后机体相关组织器官进行生理病理状态的综合辨别,其结果可以辅助用于对基础研究或临床应用中的针灸疗效给予整体或综合评价。

6. 通过对上述系统生物学方法研究得来的整体的能够反映针灸穴位效应特性和量-效关系等规律的针灸效应相关的基因组、转录组、蛋白质组、代谢组及相互作用组等数据进行整合,建立综合的针灸效应物质基础数据库,并与生命科学与医学研究中人体生理病理功能或状态相关的系统生物学数据库进行衔接与整合。然后充分利用这些数据库,借鉴系统生物学中理论计算与数学建模的方法,结合传统针灸学的临床诊治理论,建立虚拟的各种生理与病理状态下针灸对人体调节的效应模型,在计算机上进行数字化试验,对其结果进行预测,并以此指导实际中的针灸效应机制与作用原理研究,做到系统生物学在针灸研究中方法学上的"干"、"湿"实验研究技术相结合,加快针灸研究的进程。

7. 最后,系统生物学也是一个需要不断丰富和发展的新兴学科,针灸研究将为系统生物学提供一个独特的研究体系与良好的研究平台,补充发展系统生物学。虽然系统生物学采用系统整体的观念和方法刻画人体复杂系统的生理、病理状态及动态规律,具有无可比拟的科学性,但是现有系统生物学还局限于对生物体内部系统(应答系统)信息的刻画,而对外部扰动信息缺乏表征(Weston 和 Hood,2004)。而针灸作用原理研究的重点就是要明确针灸刺激这种外部扰动(相当于对人体系统的干涉)在人体中引起的内源性生物学效应,用系统生物学的方法研究人体系统在针灸刺激下整体的内源性生物学过程与生物学反应有望开辟系统生物学研究的一个新兴领域,为系统生物学提供绝好的研究与评价模式。

第三节　系统生物学在针灸研究中的应用现状及前景

针灸学虽然与系统生物学一样是把人体看做一个整体的生物系统,注重从整体上对病症进行诊治与评价,但是由于缺乏整体的、深入的生物学效应机制研究,至今其作用原理还很不清楚,从而阻碍了其进一步发展和被世界主流医学界所认可。虽然在过去几十年中用现代生命科学还原式的研究方法在生理与分子水平对针灸效应的机制进行了广泛的研究,也取得了一些进展,但是由于针灸调节方式与过程的复杂性,针灸效应的机制还远未被揭示。随着系统生物学的兴起与发展,和其中的转录组学、蛋白质组学及代谢组学等高通量组学技术的日臻成熟,其基于整体的在多个层次、多种水平上研究生物系统的特性与针灸作用的诸多特点均相吻合,引起了世界上多个国家科研工作者的广泛关注,并已开始尝试运用到针灸研究中来,为科学揭示针灸的作用原理进行了有意义的探索。

一、系统生物学与针灸效应的物质
基础及分子机制研究

现在已经基本明确针灸的效应是对机体一种整体的调节作用。针灸通过体表的经穴刺激可以对机体正常或病理状态下的生理功能产生一定的调节作用,从而起到防治疾病的效应。但是这种调节效应具体的生理过程及其物质基础与分子机制目前还很不清楚。针灸对机体的整体调节作用可能是在多个层次、多种水平上涉及多条通路及途径与多个分子靶点。系统生物学中高通量的组学研究技术可以为针灸效应的物质基础与分子机制研究提供良好的技术平台，所以利用它们进行针灸治疗与调节效应的物质基础与分子机制研究的报道相对较多。下面就根据各种组学技术平台的不同，分别加以陈述。

1. 转录组学与针灸效应的物质基础及分子机制研究　　转录组（transcriptome）是指一个细胞、组织或生物体的基因组中被转录出来的全部 mRNA。转录组学（transcriptomics）是对生物体基因转录水平上发生的事件及其相互关系和意义进行整体研究的一门科学。迄今，利用转录组学技术对针灸效应物质基础与分子机制进行研究的报道国内外均有，主要涉及的疾病有：神经系统疾病，如帕金森症、抑郁、神经损伤等；免疫调节相关疾病，如关节炎、变应性鼻炎、溃疡性结肠炎等；还有其他病症如疼痛、衰老、脑缺血再灌注损伤、高胆固醇血症及哮喘等。几乎所有的文献都对差异转录的基因功能进行了分析与讨论，大部分文献对其中可能与针灸的治疗效应功能相关的重点分子进行了诸如实时定量 PCR 等方法学上的验证，以排除技术因素造成的假阳性结果。

以前诸多研究证实，针灸防治疾病的效应可能部分是通过对机体神经-内分泌-免疫系统的调节来实现的。已有一些研究应用转录组学的方法探讨了针灸的免疫调节与治疗炎症效应的物质基础与分子机制：在一项用隔药灸治疗大鼠溃疡性结肠炎的研究中，研究者利用大鼠基因表达谱芯片筛选出在溃疡性结肠炎大鼠结肠中异常表达、隔药灸治疗后得到调节的转录量存在差异的已知基因共 49 条，并认为其中的 IL-1β 基因与隔药灸的抗炎功能可能有较为重要的关系（吴焕淦等，2005）。另有报道称，电针大鼠足三里可以提高脾脏中与固有免疫相关的自然杀伤细胞的活性，通过采用 cDNA 微阵列芯片对针刺组与对照组动物脾脏进行差异转录组分析，结果发现针刺后转录量发生改变的基因有 154 条，其中 PTK、SHP-1、VCAM、PTP 基因的功能与自然杀伤细胞的活性提高相关（Kim 等，2005）。还有人用转录组学方法研究了电针足三里抑制 DNP-KLH 蛋白免疫的小鼠变应性反应的分子机制，结果用寡核苷酸微阵列芯片在动物的脾脏中筛选到与针刺效应相关的差异转录基因共 1075 条，并认为其中转录量上调的 Th1 与 Th17 细胞因子、阿片肽、抗凋亡相关基因，转录量下调的 Th2 细胞因子、MAPK 信号通路及凋亡相关的基因可能与电针抑制变应性反应的功能相关（Sohn 等，2010）。在另一项电针结合手针治疗人变应性鼻炎的研究中，采用 cDNA 微阵列芯片分析了治疗前与治疗后 2 小时、24 小时、4 周后患者外周血细胞中差异转录的基因，结果在治疗后 3 个时间点共筛选到与治疗前差异转录的基因共 81 条，证实与对照组相比，针刺治疗后几个时间点均有不同基因的转录量发生了改变，只有 IL1R1 基因的转录量在针刺治疗后 3 个时间点均显著下调，根据功能分析，这些针刺治疗前后差异转录的基因中与 Th1 细胞和 Th2 细胞分泌的促炎类与抗炎类细胞因子的平衡状态相关的功能应该可以部分解释针刺治疗变应性鼻炎的分子机制（Shiue 等，2008）。另外，在一项用温针治疗人膝骨关节炎的研究中，运用 cDNA 微阵列芯片对外周血细胞中与针灸效应相关的差异转录基因进行筛选，结果经分析发现这些差异基因的功能与细胞中的物质代谢相关（Tan 等，2010）。

神经系统疾病一直都是针灸治疗的有效病种。在一项采用针刺阳陵泉治疗四氢吡啶（MPTP）诱导的帕金森症模型小鼠的研究中，运用 cDNA 微阵列芯片杂交的方法在针刺组与模型对照组动物脑黑质中检测到差异转录的基因共 799 条，功能上涉及多个信号通路与代谢途径（Hong 等,2010）。随后,另外几项研究也采用同样的动物模型,选用阳陵泉与太冲穴进行针刺治疗帕金森症,分别分析了纹状体、丘脑、颈段脊髓中与针刺效应相关的差异转录的基因情况,结果在纹状体中筛选出具有穴位效应特性的差异转录基因 30 条,功能上可能和针刺阻止纹状体退化有关;在丘脑中筛选出有具有穴位效应特性的差异转录基因 32 条（已知功能基因 8 条）,功能上可能与针刺抑制帕金森症引起的丘脑损伤有关;在颈段脊髓中筛选出具有穴位效应特性的转录量发生显著变化的基因 16 条（已知功能基因 9 条）,推测功能上和针刺对 MPTP 毒性造成的动物颈段脊髓损伤的保护效应有一定的关系（Choi 等,2011a,2011b;Yeo 等,2013）。在一项对电针治疗抑郁症模型大鼠的海马保护机制的研究中,采用全基因组 cDNA 微阵列芯片在针刺治疗组与非治疗组的海马组织中进行差异转录基因的筛选,结果发现针刺调节后转录量发生变化的基因有 200 余条,这些基因涉及能量与物质代谢、蛋白质合成、凝血、免疫调节、炎症反应及细胞凋亡等多种功能（江励华等,2010）。另外,在对电针治疗部分背根节移除所造成的脊髓损伤模型小鼠的效应机制研究中,利用 cDNA 微阵列芯片杂交的方法在动物的脊髓中筛选到与动物神经可塑性功能相关的多条基因的转录量发生了变化（Wang 等,2009）。

转录组学技术还在其他一些研究中被用于揭示针灸防治疾病的物质基础与分子生物学机制:比如针灸抗衰老效应与抗氧化应激等基因有关（Ding 等,2006;Yu 等,2005）,抗神经痛效应与阿片肽受体、MAPK 信号通路等基因有关（Ko 等,2002）,抗哮喘效应与免疫反应及类固醇激素调节等基因有关（Yin 等,2009）,治疗高胆固醇血症效应与胆固醇调节等基因有关（Li 等,2007）,以及治疗脑缺血再灌注损伤效应与神经保护等功能基因相关（Guo 等,2004;陈泽斌等,2005）等。

值得一提的是,有研究者随机选用大椎、风门、肺俞 3 个治疗肺部疾病的穴位对正常大鼠进行针刺刺激,然后利用基因表达系列分析的方法测定了针刺前后大鼠肺组织中的基因转录变化,结果显示针刺改变了正常大鼠肺组织中 144 个标签（基因）的转录量,这些基因的功能主要涉及细胞内生物大分子合成、物质转运及代谢等方面的调节。并且通过与以往的实验结果相比较,发现相对于非针刺的对照组,针刺正常与病理状态下的动物引起的一些细胞内生物合成及脂类代谢功能相关的基因转录量的变化是一致的,推测它们可能与针刺的广谱效应有关（Yin 等,2012）。

2. 蛋白质组学与针灸效应的物质基础及分子机制研究　蛋白质是基因表达的最终产物,是生物体执行各种复杂生理功能的主要生物大分子,所以蛋白质组的研究具有重要意义。蛋白质组（proteome）是指一个基因组、一个细胞或生物体中的全部蛋白质。蛋白质组学（proteomics）是在整体水平上研究细胞内蛋白质组成及其活动规律的学科,在针灸效应机制的研究中有着十分重要的作用。针灸治疗疼痛的效应机制一直是针灸作用原理研究的重点。在一项电针足三里治疗大鼠脊髓损伤性神经痛的研究中,研究者采用双向电泳与质谱结合的方法对实验组与对照组动物的下丘脑中差异表达的蛋白质进行了检测,结果发现两组动物下丘脑中差异表达的 36 个蛋白质在针刺治疗后表达恢复至正常水平。其中 21 个蛋白经过质谱鉴定,功能主要涉及炎症反应、酶代谢、信号转导等,可能与针刺镇痛的效应机制有关（Sung 等,2004）。在另外一项电针足三里与阳陵泉治疗大鼠慢性压迫性（CCI）神经痛的研究中,同样采用双向电泳结合质谱的蛋白质组学技术在大鼠海马中检测到与针刺效应相关的差异表达蛋白质 19 个,推测其中氨基酸代谢及 MAPK 信号通路相关的蛋白质与针刺治疗慢性神经痛的功能相关（Gao 等，2012）。值得一提的是，蛋白质的磷酸化修饰是影响蛋白质功能的重要方式之一，研究细胞中所有蛋白质的修饰情况是功能蛋白质组工作的一部分。在一项用电针足三里和三阴交治疗大鼠足底注射完全弗氏佐剂造成的慢性炎性痛的研究中，研究者应用磷酸化蛋白质组学技术发现在针刺治疗前后动物腰段脊髓中 ALDOC、NACA、STI1、Hsp90 蛋白的磷酸化含量增加，GDI1、THTPA、PGK1、YWHAG 蛋白的磷酸化程度降低，推测这些蛋白磷酸化程度的变化在功能上可能与电针缓解大鼠慢性炎性痛的效应机制有关（Lee 等，2012）。

蛋白质组学技术同样也较多地被运用于针灸治疗神经系统疾病的研究。有人以腹腔注射四氢吡啶造成的帕金森症模型小鼠为研究对象，采用双向电泳结合质谱的蛋白质组学技术，分析了电针治疗前后实验组与对照组动物脑黑质中蛋白质的表达变化情况，结果发现两组动物脑黑质中差异表达的蛋白质有 22 个，其中 9 个蛋白质的表达量在针刺治疗后恢复到正常水平，这些蛋白质功能上涉及细胞凋亡的调节、炎症及损伤修复，而且还发现针刺可以特异地引起与神经保护功能相关的蛋白质 CypA 表达量的显著变化，推测这些差异表达蛋白质的功能可能与电针治疗帕金森症时对脑黑质损伤的保护效应相关（Jeon 等，2008）。随后有研究者采用同样的动物模型，分析了针刺治疗前后帕金森症小鼠纹状体中差异表达的蛋白质，结果发现疾病组动物的纹状体中有 13 个蛋白质的表达量发生了变化，针刺后蛋白质 COX5b、cMDH、Munc18-1、HAGH 的表达量趋于正常，推测这些蛋白质的调节氧化应激等功能与针刺对帕金森症动物的纹状体损伤保护有关（Kim 等，2010）。还有人利用双向电泳结合质谱技术在脊髓损伤模型（SCI）大鼠电针督脉治疗前后动物的脊髓中筛选到 15 个差异表达的蛋白质，并对其中的 ANXA5 和 CRMP2 蛋白与针刺效应的关系进行了功能验证，结果表明这两个蛋白质在功能上可以促进神经元存活与轴突的再生，推测它们可能是促进神经损伤恢复的针刺效应特异蛋白（Li 等，2010）。

蛋白质组学技术还被用于研究针灸治疗其他疾病的分子机制。比如有人利用单向凝胶电泳结合 iTRAQ 定量的蛋白质组学研究技术，检测了干眼症兔子针刺治疗前后泪液中蛋白质表达的差异，结果发现了 11 个蛋白质的表达量发生了变化，其中多数蛋白质的功能与炎症反应相关，推测这些蛋白质的功能与针刺治疗干眼症的效应机制有一定的关系（Qiu 等，2011）。另一项研究利用蛋白质组学技术筛选了环境应激损伤大鼠下丘脑中与针刺治疗效应相关的蛋白质表达量的变化，结果发现受针刺调节的 14 个表达量发生变化的蛋白中，Dpysl2、Drp2、Tuba1a、Stx1b 这几个与神经的发育调节相关的蛋白质可能与针刺调节神经发育紊乱的效应机制有关（Kim 等，2010）。在最近一项对针刺治疗哮喘模型大鼠的差异蛋白质组学研究中，在针刺治疗前后动物的肺组织中检测到差异表达的蛋白质共 28 个，推测其中几个与炎症反应功能相关的蛋白质可能与针刺治疗哮喘的效应机制相关（Xu 等，2012）。还有研究应用双向电泳结合质谱技术对针刺太冲治疗的自发性高血压模型大鼠的延髓进行了差异蛋白质组学分析，结果筛选出能够反映穴位效应特征的表达量发生显著变化的蛋白质有 13 个，推测其中针刺后表达量下调的 SOD、ALDH2、GSTM5、DJ-1、GLUD1 这几个与抗氧化应激功能相关的蛋白质可以部分说明针刺太冲治疗自发性高血压效应的分子机制（Lai 等，2012）。

此外，有人采用双向电泳结合质谱的蛋白质组学研究技术，分析了正常生理状态下电针刺激大鼠足少阴肾经的原穴——太溪穴前后动物肾脏中蛋白质表达的变化，结果发现有 9

个蛋白质在针刺后表达量显著提高,其中 NAD-依赖的异柠檬酸脱氢酶、醌还原酶可以提高肾脏的功能,如增强物质代谢、抵抗炎症反应及提高细胞抗氧化损伤的能力等,此分子层面的证据支持太溪穴与肾脏相关的理论(Li 等,2011)。此类研究可以在分子水平为阐明穴位对其相关脏腑的调节功能提供一定的理论依据。

3. 代谢组学与针灸效应的物质基础及分子机制研究　代谢组(metabonome)是指一个生物体内源性代谢物质的动态整体,理论上代谢物包括核酸、蛋白质、脂类及其他小分子代谢物质。但为了有别于基因组、转录组和蛋白质组,代谢组目前只涉及相对分子质量约小于1000 的小分子代谢物质。代谢组学(metabonomics,metabolomics)是定量描述生物体内源性小分子代谢物质的整体及其对内因和外因变化应答规律的科学。代谢组是一个生物体整体的表型表现。代谢组学是研究生物表型的一种重要手段,是系统生物学的重要组成部分。针灸对疾病的治疗效应类似于对机体表型的一种整体的调节,所以可以利用代谢组学来研究针灸调节的效应机制及对针灸的疗效进行评价。

磁共振仪是代谢组学分析的重要工具。有研究者利用磁共振技术分别对针刺治疗的功能性消化不良(FD)患者与病理模型大鼠的外周血中的代谢物进行了检测,结果发现与正常对照组相比,FD 患者血液中的葡萄糖、醋酸、高密度脂蛋白(HDL)、磷脂酰胆碱含量较高,而乳酸、亮氨酸/异亮氨酸、N-乙酰糖蛋白(NAC)与低密度脂蛋白/极低密度脂蛋白(LDL/VLDL)含量较低,针刺治疗后 FD 患者血液中的亮氨酸/异亮氨酸、葡萄糖、乳酸及血脂的含量均有趋向正常生理状态的变化(Wu 等,2010)。同时用磁共振仪对电针治疗的 FD 大鼠的血清代谢物进行检测的研究结果表明,与正常对照组相比,模型组大鼠血清中 N-乙酰糖蛋白(NAc)和高密度脂蛋白(HDL)含量明显降低,极低密度脂蛋白/低密度脂蛋白(VLDL/LDL)含量明显升高,针刺俞、募穴治疗后能提高 NAc 与 HDL 的含量,降低 VLDL/LDL 的含量,推测对这些代谢物的调节应是针刺治疗 FD 效应机制的可能部分(吴巧凤等,2010a)。另外,在对针刺治疗衰老模型大鼠的血清代谢物运用磁共振仪进行分析时,发现针刺治疗前后大鼠血清中的小分子代谢物如乳酸、胆碱、二甲胺、氧化三甲氨的含量发生了明显变化,推测它们在功能上可能与电针治疗神经退化效应有一定关系(Wu 等,2011)。

色谱与质谱联用技术也是代谢组学研究中常用的分析技术。在一项对针刺足三里与三阴交治疗急性痛风性关节炎大鼠的研究中,运用超高效液相色谱-质谱联用技术对动物针刺治疗前后血清与尿液中的代谢物进行了检测,结果发现针刺调节有利于急性痛风性关节炎血清与尿液中紊乱的代谢物网络的修复(Wen 等,2011)。

二、系统生物学与穴位效应特性及量-效关系研究

穴位具有固有的生物学效应,系统生物学研究中的转录组学、蛋白质组学与代谢组学技术均在针灸效应特性研究中有所应用。有研究者运用转录组学的方法分析了针刺心经与肺经穴位干预急性心肌缺血大鼠心脏基因表达谱的差异,结果发现相对于对照组来说,针刺心经组动物与针刺肺经组动物的心脏中差异转录的基因数目与类型均有一定的差异,提示针刺心经穴位对心脏缺血的干预作用较肺经穴位有所不同(周美启等,2006)。在另外一项对急性心肌缺血模型大鼠的研究中,电针分别干预心经、小肠经与肺经穴位治疗前后心脏中差异转录的基因各不相同,很少有重复,说明不同经络上的穴位对同一脏腑均有一定的调节功

能,但在效应上可能存在一定的不同(周逸平等,2007)。用同样的动物模型,研究者通过对针刺干预心经与肺经穴位前后的心肌缺血大鼠的下丘脑中差异转录的基因进行分析,发现与针刺肺经穴位相比,针刺心经穴位后动物下丘脑中转录量发生上调与下调的基因分别为147条与28条,电针心经穴位与肺经穴位对下丘脑的调节效应有所差异(李梦等,2008)。还有人对针刺不同穴位前后健康成人血液中代谢物的变化进行了检测,发现与非针刺组比较,针刺足阳明经不同穴位对血液中代谢物含量的影响区别不明显,且有一定的共性,而与针刺非足阳明经的阳陵泉、委中比较,血液中代谢物的变化区别明显,提示针刺足阳明经穴较其他经穴在效应上有所不同(吴巧凤等,2010b)。以上这些结果表明,针灸不同经穴的效应可能有所差别,这在一定程度上反映了针灸的穴位效应特性。

除此之外,还有一些研究是在实验中同时对针灸穴位与非穴位的效应进行了对比,借此来说明穴位效应的特性,比如在上文所述的针灸效应的物质基础与分子机制研究当中,当用转录组学的方法对针刺调节衰老的机制进行分析时,与针刺非穴位组相比,针刺穴位组可以引起一些抗衰老相关的基因转录量的变化(Ding 等,2006)。在对针刺治疗帕金森症模型小鼠的丘脑、脊髓及纹状体中转录组变化的研究中,与针刺非穴位相比,穴位的效应体现在一些基因的转录量的变化(Choi 等,2011a;Choi 等,2011b;Yeo 等,2013)。在对针刺太冲治疗自发性高血压大鼠延髓的蛋白质组学研究中,与针刺非穴位相比,穴位针刺可以特异引起抗氧化应激蛋白表达量的变化(Lai 等,2012)。在一项针刺治疗大鼠消化性胃溃疡的磷酸化蛋白质组学研究中,与针刺非穴位组相比,针刺穴位组动物胃黏膜中受针刺调节的磷酸化水平发生变化的蛋白质中参与细胞增殖的蛋白质种类更多,而且具有抑制细胞凋亡功能的蛋白质的变化只在针刺穴位组中出现(田浩梅等,2009)。

针灸效应与刺激量及手法关系密切。在一项关于针刺治疗大鼠慢性脊髓损伤(SCI)的研究中,研究者分别对接受针刺治疗1天、7天与14天的大鼠脊髓中与神经可塑性功能相关基因的转录量进行了检测,结果发现,与对照组相比,这3组接受了不同治疗次数的动物脊髓中,转录量发生变化的基因有所不同,治疗1天后 CNTF 基因的转录量上升,治疗7天后 FGF-13、GF-1R、FGF-1、NPY 基因的转录量上升,而 CNTF、FGF-4、TGF-β2、IGF-1、P75 基因的转录量下降,治疗14天后 CNTF、CGRP-α 基因的转录量有所升高,说明不同的累积针刺量所产生的效应有所不同,并不是单次治疗效应的简单重复或叠加(Wang 等,2009)。在另外一项关于针刺治疗大鼠急性痛风性关节炎的研究中,超高效液相色谱联合质谱被用来检测针刺治疗前后几个不同时段大鼠血液与尿液中代谢物的变化,结果显示,与未针刺组相比,接受了不同治疗次数的不同时间段的动物血液与尿液中代谢物谱有所不同(Wen 等,2011)。还有研究者分别用2Hz与100Hz两种不同频率的电针刺激正常大鼠的足三里与三阴交,然后采用 cDNA 微阵列芯片对动物下丘脑弓状核中的转录组进行分析,发现与未电针的对照组相比,2Hz与100Hz电针刺激后弓状核中转录量发生显著改变的基因分别为154条和66条,特别是与神经发生相关的基因在2Hz电针组动物转录量变化得更为明显(Wang 等,2012),可见不同频率的电针刺激其调节效应有所不同。

三、系统生物学与针灸效应的个体化差异研究

针灸治疗讲究三因制宜,辨证施治,强调个性化医疗,这是有一定的科学依据的。系统

生物学的研究有助于阐明针灸防治疾病效应个体化差异的规律与分子机制。

众所周知,针刺镇痛的效应存在着较大的个体差异,根据对针刺镇痛反应的敏感性,可以将接受针刺人群分为非应答者或低应答者(non-responders)与高应答者(high-responders)等几类。虽然已知阿片类物质和抗阿片物质在体内的平衡状态与针刺镇痛的效应有一定的关系,但是针刺镇痛效应个体差异的分子机制总体上还不是很清楚。在一项观测针刺足三里对大鼠的镇痛效应研究中,研究者通过对甩尾潜伏期的测定确定动物对针刺镇痛的敏感性,并对针刺镇痛应答与非应答动物下丘脑中的基因转录组进行了差异分析,结果发现针刺镇痛应答与非应答动物下丘脑中差异转录的基因共有 66 条,这些基因涉及多项生物学功能,同时推测在针刺镇痛应答动物中转录量上调的谷氨酸能受体(Grm6)、胃饥饿素前体(Ghrl)、黑皮质素受体 4(Mc4r)、神经连接蛋白 1(Nlgn1)基因可能是新的疼痛靶标分子(Gao 等,2007)。在另外一项通过缩手潜伏期来测定人针刺镇痛效应敏感性的研究中,通过对受试者外周血液细胞中基因转录组进行差异分析,结果发现与针刺镇痛低应答者相比,针刺镇痛高应答者外周血细胞中转录量发生上调与下调的基因分别为 353 条与 22 条,说明针刺镇痛效应的个体差异者的确是有内部的基因或遗传因素存在,而不单是心理因素的影响(Chae 等,2006)。最近的一项研究比较了针刺镇痛高应答与非应答大鼠脊神经节中基因转录组的差异,结果显示,较针刺镇痛低应答动物相比,针刺镇痛高应答动物脊神经节中神经递质系统相关基因的转录量显著提高,而促炎细胞因子相关基因在针刺镇痛非应答动物中的转录量却是显著提高的,说明对神经-免疫相关基因转录量的不同调节也许可以部分解释针刺镇痛效应个体差异的分子机制(Wang 等,2012)。

针灸可以用来调节过敏性鼻炎,过敏性鼻炎的患者又分为过敏原筛查阳性和过敏原筛查阴性两类,但是由于症状没有区别,所以针灸治疗的方法完全相同。有研究分析了针刺对过敏原筛查阳性与阴性两类过敏性鼻炎患者的治疗效应,并对过敏原筛查阳性与阴性患者外周血细胞的转录组进行了差异分析,结果显示针刺对两类过敏性鼻炎患者的治疗效果有所不同,且发现针刺治疗后过敏原筛查结果不同的两类患者外周血细胞中关于主动免疫反应、调节 T 细胞的分化与细胞凋亡相关的基因转录量有所差异,提示针灸治疗过敏性鼻炎效应有个体化差异且有一定的分子机制基础(Shiue 等,2010)。

四、讨论与前景展望

目前系统生物学在针灸研究中的应用还处于比较初始的阶段,现有的研究主要是采用系统生物学中转录组学、蛋白质组学与代谢组学等高通量的组学研究方法与技术针对针灸效应的物质基础与分子机制、针灸效应特性与量-效关系,以及针灸效应的个体化差异等方面进行的一些探索性工作。已报道的文献中,高通量的组学技术在针灸研究中的应用涉及多个疾病种类,其中以复杂的疾病与症状(如神经系统疾病、疼痛等)或针灸调节的优势病症(如免疫与炎症调节等)居多,另外还涉及其他一些针灸调节适应病症如衰老、脑缺血损伤、哮喘、高胆固醇血症、功能性消化不良、环境应激损伤、自发性高血压及消化性溃疡与干眼症等。

从文献数量上看,针灸研究中应用转录组学技术的相对较多,应用蛋白质组学技术的次之,应用代谢组学技术的文献数量最少。从各种组学技术在针灸研究中应用所得的结果来看,利用转录组学技术较运用蛋白质组学与代谢组学技术筛选得到的丰度发生变化的分子数量与种类也是更多,这是由这几门组学研究本身不同的发展状况与技术特点所造成的。转录组学是伴随着基因组学较早发展起来的一门组学技术,方法与技术相对成熟,所以在针灸研究中的应用相对较多。另外,因为有质量稳定、高通量、可以覆盖整个基因组的微阵列芯片技术与新兴的高通量的 RNA 测序等技术作为支撑,因而一次最多可以检测出人或动物全部几万个基因的相对转录量,所以研究中能得到的转录量有差异的基因数目就相对较多。蛋白质组学技术是后基因组时代的产物,是在基因组学与转录组学技术兴起之后随着双向电泳与质谱等技术的成熟而发展起来的一门组学技术。但是现在常用的蛋白质组学技术能检测到的蛋白质数量还不能达到像转录组学那么高的通量,一般情况下一次定性定量分析能鉴定与区分的蛋白质数量还常常只是数以千计,由于分辨率与灵敏度等技术上的限制,细胞中许多低丰度的蛋白质还往往不能被检测到,而哺乳动物的蛋白质估计至少有 10 万种以上,所以蛋白质组学技术还是一项正在发展中的系统生物学技术。至于代谢组学技术更是继基因组学、转录组学与蛋白质组学之后兴起的系统生物学的一个新分支。它是用来检测生物体在某个特定的基因变异或环境变化后代谢产物图谱及其动态变化的一种技术,研究对象主要是相对分子质量 1000 以下的内源性小分子。但与基因组学和蛋白质组学已有较完善的数据库供搜索使用的情况不同,目前代谢组学研究尚无类似的功能完备的数据库,现有的代谢组学技术能检测的代谢物种类与数量更为有限,从总体来看,它仍然处于发展的初级阶段,在方法学和应用两方面均面临着极大的挑战,需要与其他学科的配合和交叉,所以在针灸研究的应用也相对较少。

对于利用系统生物学的各种组学技术对针灸防治疾病效应的物质基础与分子机制的研究方面,后续深入的功能研究还不够充分,当然这也和系统生物学注重整体研究的特点有关,另外也与针灸整体性调节作用的分子机制过于复杂,针灸研究无法进行合适的离体实验和利用细胞模型等一些学科特性有一定的关系。毕竟精细的还原式的功能研究应该是在先筛选针灸效应相关的物质基础与初步的分子机制分析探讨之后进一步深入的工作,系统生物学在针灸研究中的应用同样需要整合还原法与整体法两种思路,这也是系统生物学的重要特征。

值得一提的是,在运用系统生物学中高通量的组学方法与技术对针灸治疗某些疾病效应的物质基础与分子机制进行研究时,不能忽视其中可能涉及的针灸对表观遗传学的调节效应因素。表观遗传学是指 DNA 序列没有发生改变的情况下,基因功能发生了可遗传的变化,并最终导致了表型变化(Wolffe 和 Matzke,1999),这种除 DNA 遗传信息以外的其他可遗传物质发生的改变在机体发育及细胞增殖过程中能够相对稳定地传递且具有可逆潜能(Rakyan 和 Whitelaw,2003)。表观遗传学的研究内容主要包括 DNA 甲基化、组蛋白修饰、染色质重塑、X 染色体失活、基因组印记、非编码 RNA 调控等表观修饰(Henikoff 和 Matzke,1997),其中任何一方面的异常都将影响染色质结构和基因表达,导致复杂综合征、多因素疾病及癌症等(Egger 等,2004)。与 DNA 的改变有所不同的是,许多表观遗传的改变是可逆的,这就为治疗(包括针灸治疗)疾病提供了潜在靶点。由此可见,表观遗传主要是通过调控基因的转录和转录后过程,影响基因的转录及蛋白质的表达,从而引起机体的表型变化甚至引发疾病。因此,当运用差异转录组学或差异蛋白质组学的方法与技术去研究针灸治疗诸如神经系统疾病、心血管病及自身免疫性疾病等目前已知的表观遗传学相关疾病效应的物质基础与分子机制时,对于那些筛选到的与针灸调节效应相关的众多转录量发生变化的基因或是表达量有所差异的蛋白质,其中一些可能会涉及针灸对它们表观遗传变异的可逆调节。朱冰梅等(Fu 等,2014)在用差异转录组学的技术方法去筛选针刺调节大鼠心肌缺血效应相关的转录量发生改变的基因时,从中发现了血管内皮生长因子(VEGF)-血管新生通路相关基因在针刺条件下激活,并发现属于表观遗传的组蛋白修饰 H3K9ace 参与了此信号通路的调控,进一步的分析发现针刺治疗可以明显增加 VEGF 启动子上 H3K9ace 的结合,从而证实针刺可通过调控组蛋白 H3K9 乙酰化水平,促进 VEGF 的转录表达,介导缺血心肌血管新生,实现心肌保护效应。

最后,对系统生物学的方法与技术在针灸研究中的应用前景有以下几点期许与展望:

1. 还有更多的针灸适应病症可以利用系统生物学中高通量的组学技术来分析其针灸调节效应的物质基础与分子机制。特别是那些涉及多个组织器官的受多基因、多因素控制的复杂疾病,更适合于用系统生物学的方法对其针灸治疗效应机制进行全面的整体研究。

2. 也还有更多的针灸学研究相关领域适合运用系统生物学的方法去进行探索研究,譬如说用系统生物学中高通量的组学研究方法与技术对机体在不同生理与病理状态下,穴位从相对的"静息态"到"激活态(敏化)"变化的物质基础与分子机制研究,或是可以用于对穴位敏化标志物的广泛筛选等。

3. 同时还有更多的系统生物学方法与技术可以应用到针灸研究中去。不仅是目前的转录组学、蛋白质组学与代谢组学,另外还有如基因组学、相互作用组学、表型组学等其他系统生物学研究中高通量的组学方法与技术也应该在针灸作用原理研究中加以应用,特别是针灸效应的个体化差异可能是在针灸效应的不同应答人群中还存有在基因组水平上的多态性变化等遗传变异机制,但这方面的工作鲜有报道。

4. 系统生物学中多种组学方法与技术应该在针灸的效应机制研究中加以综合应用,以在多个水平全面揭示针灸在基因、mRNA、蛋白质、代谢物、相互作用网络等方面不同的调控功能和对机体与疾病的整体调节效应机制。

5. 在应用系统生物学进行针灸研究时要重视疾病动物模型选用、治疗方案实施及疗效评价的科学性,注意穴位及其他对照设置的合理性,注重传统中医针灸理论和现代生命科学与医学理论相结合。

6. 随着系统生物学在针灸研究中运用的越来越广泛与深入,用各种高通量组学技术得到的与针灸效应物质基础相关的各种组学数据也会越来越多,这就要求应重视发展与针灸系统生物学研究相关的生物信息学,应适时考虑建立综合的针灸效应物质基础数据库,并与人类或其他动物的系统生物学数据库相联系,这样就可以利用这些数据库在计算机上建立各种虚拟的电子的针灸效应研究模型,并预测其可能的结果,提高针灸效应机制研究的效率。另外,随着系统生物学中数学建模及仿真技术的发展,或许在不久的将来,虚拟的人体系统与疾病模型均可能会出现,那么结合完善的针灸效应物质基础数据库,电子模拟的针灸基础与临床研究实验甚至有可能完全在计算机上完成,这将有助于深入探讨针灸的作用机制。

7. 由于系统生物学本身是一门新兴的学科,目前还处于发展的初级阶段,其一些方法与技术还需不断发展与完善,所以真正意义的全面运用系统生物学的方法与技术对针灸进行研究的道路还很漫长。但是我们应该看到,用系统生物学的理念与方法技术去研究针灸却是最符合针灸效应的整体调节作用特征的,系统生物学很有希望成为能给针灸研究带来重大突破的一把利器,我们应抓住目前系统生物学与系统生物医学蓬勃发展的良好契机,为科学揭示针灸作用原理及其效应机制,提高针灸临床疗效,使其早日进入世界主流医学殿堂、更好地造福于人类的健康而努力。

参 考 文 献

Chae Y,Park HJ,Hahm DH,et al. Individual differences of acupuncture analgesia in humans using cDNA microarray. J Physiol Sci,2006,56(6):425-431.

Choi YG,Yeo S,Hong YM,et al. Changes of gene expression profiles in the cervical spinal cord by acupuncture in an MPTP-intoxicated mouse model:microarray analysis. Gene,2011a,481(1):7-16.

Choi YG,Yeo S,Hong YM,et al. Neuroprotective changes of striatal degeneration-related gene expression by acupuncture in an MPTP mouse model of Parkinsonism:microarray analysis. Cell Mol Neurobiol,2011b,31(3):377-391.

Clermont G,Auffray C,Moreau Y,et al. Bridging the gap between systems biology and medicine. Genome Med,2009,1(9):88.

Ding X,Yu J,Yu T,et al. Acupuncture regulates the aging-related changes in gene profile expression of the hippocampus in senescence-accelerated mouse(SAMP10). Neurosci Lett,2006,399(1-2):11-16.

Egger G,Liang G,Aparicio A,et al. Epigenetics in human disease and prospects for epigenetic therapy. Nature,2004,429(6990):457-463.

Fu SP,He SY,Xu B,et al. Acupuncture promotes angiogenesis after myocardial ischemia through H3K9 acteylation regulation at VEGF gene. PLoS One,2014,9(4):e94604.

Gao YH,Chen SP,Wang JY,et al. Differential proteomics analysis of the analgesic effect of electroacupuncture intervention in the hippocampus following neuropathic pain in rats. BMC Complement Altern Med,2012,12:241.

Gao YZ,Guo SY,Yin QZ,et al. An individual variation study of electroacupuncture analgesia in rats using microarray. Am J Chin Med,2007,35(5):767-778.

Guo JC,Gao HM,Chen J,et al. Modulation of the gene expression in the protective effects of electroacupuncture against cerebral ischemia:a cDNA microarray study. Acupunct Electrother Res,2004,29(3-4):173-186.

Henikoff S,Matzke MA. Exploring and explaining epigenetic effects. Ttends Genet,1997,13(8):293-295.

Hong MS,Park HK,Yang JS,et al. Gene expression profile of acupuncture treatment in 1-methyl-4-phenyl-1,2,3,6-tetrahydropyridine-induced Parkinson's disease model. Neurol Res,2010,32 Suppl 1:74-78.

Hood L,Flores M. A personal view on systems medicine and the emergence of proactive P4 medicine:predictive,preventive,personalized and participatory. N Biotechnol,2012,29(6):613-624.

Hood L,Heath JR,Phelps ME,et al. Systems biology and new technologies enable predictive and preventative medicine. Science,2004,306(5696):640-643.

Hood L. A personal view of molecular technology and how it has changed biology. J Proteome Res,2002,1(5):399-409.

Ideker T,Galitski T,Hood L. A new approach to decoding life:systems biology. Annu Rev Genomics Hum Genet,2001,2:343-372.

Jeon S,Kim YJ,Kim ST,et al. Proteomic analysis of the neuroprotective mechanisms of acupuncture treatment in a Parkinson's disease mouse model. Proteomics,2008,8(22):4822-4832.

Kim CK,Choi GS,Oh SD,et al. Electroacupunctureup-regulates natural killer cell activity identification of genes altering their expressions in electroacupuncture induced up-regulation of natural killer cell activity. J Neuroimmunol,2005,168(1-2):144-153.

Kim HJ,Park HJ,Hong MS,et al. Effect by acupuncture on hypothalamic expression of maternally separated rats:proteomic approach. Neurol Res,2010,32 Suppl 1:69-73.

Kim ST,Moon W,Chae Y,et al. The effect of electroaucpuncture for 1-methyl-4-phenyl-1,2,3,6-tetrahydropyridine-induced proteomic changes in the mouse striatum. J Physiol Sci,2010,60(1):27-34.

Kitano H. Systems Biology:a Brief Overview. Science,2002,295(5560):1662-1664.

Ko J,Na DS,Lee YH,et al. cDNA microarray analysis of the differential gene expression in the neuropathic pain and electroacupuncture treatment models. J Biochem Mol Biol,2002,35(4):420-427.

Konopka AK. Systems Biology:Principles,Methods,and Concepts. Boca Raton:CRC press,2007.

Lai X,Wang J,Nabar NR,et al. Proteomic response to acupuncture treatment in spontaneously hypertensive rats. PLoS One,2012,7(9):e44216.

Lee SH,Kim SY,Kim JH,et al. Phosphoproteomic analysis of electroacupuncture analgesia in an inflammatory pain rat model. Mol Med Rep,2012,6(1):157-162.

Li CR,Cheng ZD,Zhang ZX,et al. Effects of acupuncture at Taixi acupoint(KI3)on kidney proteome. Am J Chin Med,2011,39(4):687-692.

Li M,Zhang Y. Modulation of gene expression in cholesterol-lowering effect of electroacupuncture at Fenglong acupoint(ST40):a cDNA microarray study. Int J Mol Med,2007,19(4):617-629.

Li WJ,Pan SQ,Zeng YS,et al. Identification of acupuncture-specific proteins in the process of electro-acupuncture after spinal cord injury. Neurosci Res,2010,67(4):307-316.

Oltvai ZN,Barabasi AL. Systems biology. Life's complexity pyramid. Science,2002,298(5594):763-764.

Qiu X,Gong L,Sun X,et al. Efficacy of acupuncture and identification of tear protein expression changes using iTRAQ quantitative proteomics in rabbits. Curr Eye Res,2011,36(10):886-894.

Rakyan V,Whitelaw E. Transgenerational epigenetic inheritance. Curr Biol,2003,13(1):R6.

Shiue HS,Lee YS,Tsai CN,et al. DNA microarray analysis of the effect on inflammation in patients treated with acupuncture for allergic rhinitis. J Altern Complement Med,2008,14(6):689-698.

Sohn SH,Kim SK,Ko E,et al. The genome-wide expression profile of electroacupuncture in DNP-KLH immunized mice. Cell Mol Neurobiol,2010,30(4):631-640.

Sung HJ,Kim YS,Kim IS,et al. Proteomic analysis of differential protein expression in neuropathic pain and electroacupuncture treatment models. Proteomics,2004,4(9):2805-2813.

Tan C,Wang J,Feng W,et al. Preliminary correlation between warm needling treatment for knee osteoarthritis of deficiency-cold syndrome and metabolic functional genes and pathways. J Acupunct Meridian Stud,2010,3(3):173-180.

Wang K,Zhang R,Xiang X,et al. Differences in neural-immune gene expression response in rat spinal dorsal horn correlates with variations in electroacupuncture analgesia. PLoS One,2012,7(8):e42331.

Wang XY,Li XL,Hong SQ,et al. Electroacupuncture induced spinal plasticity is linked to multiple gene expressions in dorsal root deafferented rats. J Mol Neurosci,2009,37(2):97-110.

Wen SL,Liu YJ,Yin HL,et al. Effect of acupuncture on rats with acute gouty arthritis inflammation:a metabonomic method for profiling of both urine and plasma metabolic perturbation. Am J Chin Med,2011,39(2):287-300.

Weston AD,Hood L. Systems biology,proteomics,and the future of health care:toward predictive,preventative,and personalized medicine. J Proteome Res,2004,3(2):179-196.

Wolffe AP,Matzke MA. Epigenetics:regulation through repression. Science,1999,286(5439):491-486.

Wu Q,Zhang Q,Sun B,et al. 1H NMR-based metabonomic study on the metabolic changes in the plasma of patients with functional dyspepsia and the effect of acupuncture. J Pharm Biomed Anal,2010,51(3):698-704.

Wu QF,Guo LL,Yu SG,et al. A(1)H NMR-based metabonomic study on the SAMP8 and SAMR1 mice and the effect of electroacupuncture. Exp Gerontol,2011,46(10):787-793.

Xu YD,Cui JM,Wang Y,et al. Proteomic analysis reveals the deregulation of inflammation-related proteins in acupuncture-treated rats with asthma onset. Evid Based Complement Alternat Med,2012,2012:850512.

Yeo S,Choi YG,Hong YM,et al. Neuroprotective changes of thalamic degeneration-related gene expression by acupuncture in an MPTP mouse model of parkinsonism:microarray analysis. Gene,2013,515(2):329-338.

Yin LM,Jiang GH,Wang Y,et al. Use of serial analysis of gene expression to reveal the specific regulation of gene expression profile in asthmatic rats treated by acupuncture. J Biomed Sci,2009,16:46.

Yin LM,Wang Y,Wang Y,et al. Effects of acupuncture on the gene expression profile of lung tissue from normal rats. Mol Med Rep,2012,6(2):345-360.

Yu J,Yu T,Han J. Aging-related changes in the transcriptional profile of cerebrum in senescence-accelerated mouse(SAMP10)is remarkably retarded by acupuncture. Acupunct Electrother Res,2005,30(1-2):27-42.

陈泽斌,王华. 针刺对大鼠脑组织神经生物学基因表达的研究. 中国针灸,2005,25(8):573-576.

陈竺. 系统生物学——21世纪医学和生物学发展的核心驱动力. 世界科学,2005(3):2-6.

高铸烨,张京春,徐浩,等.用复杂网络挖掘分析冠心病证候-治法-中药关系. 中西医结合学报,2010,8(3):238-243.

贾伟,赵立平,陈竺. 系统生物医学:中西医学研究的汇聚. 世界科学技术-中医药现代化,2007,9(2):1-5.

江励华,王玲玲. 电针治疗抑郁症的全基因组表达谱芯片数据分析. 针刺研究,2010,35(2):83-89.

李梦,龙迪和,何璐,等. 心经经脉与下丘脑相关的差异表达基因的研究. 针刺研究,2008,33(4):219-222.

梁繁荣. 针灸学. 北京:中国中医药出版社,2005.

梁繁荣,唐勇,曾芳. 经穴效应特异性国内外研究现状与展望. 上海针灸杂志,2008,27(12):43-45.

马婷婷,刘迈兰,梁繁荣. 系统生物学与针灸现代化. 针刺研究,2008,33(6):413-415.

沈自尹. 系统生物学和中医证的研究. 中西医结合杂志,2005,25(3):255-258.

田浩梅,严洁,易受乡,等. 电针胃经经穴促进大鼠胃黏膜修复过程中相关蛋白磷酸化的研究. 针刺研究,2009,34(3):147-151.

吴焕淦,刘慧荣,赵琛,等. 隔药灸治疗大鼠溃疡性结肠炎差异表达基因研究. 中国针灸,2005,25(5):359-365.

吴家睿. 系统生物学面面观. 科学(上海),2002,54(6):22-24.

吴巧凤,毛森,蔡玮,等. 针刺俞、募穴对功能性消化不良大鼠血清大分子代谢产物的影响. 针刺研究,2010a,35(4):287-292.

吴巧凤,徐世珍,颜贤忠,等. 足阳明经穴特异性的代谢组学模式识别研究. 上海针灸杂志,2010b,29(9):552-555.

杨永清. 针灸作用原理研究的观念、思路与方法. 上海中医药杂志,2007a,41(6):3-7.

杨永清,陈汉平,王宇,等. 针灸效应物质基础研究. 针刺研究,2007b,32(6):399-401.

杨永清,王宇,刘艳艳,等. 针灸效应物质基础研究与针灸作用原理研究. 上海针灸杂志,2008,27(9):39-41.

杨永清,尹磊淼,徐玉东,等. 系统生物学与针灸学. 上海针灸杂志,2009,28(10):616-619.

张自立,王振英. 系统生物学. 北京:科学出版社,2009.

周美启,周逸平,汪克明,等. 针刺心经干预急性心肌缺血大鼠心脏基因表达谱研究. 中国针灸,2006,26(8):587-594.

周逸平,汪克明,胡玲,等. 心经经脉与心脏相关的差异表达基因的研究. 针刺研究,2007,32(1):3-8.

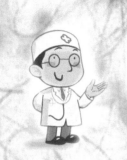

第五篇　针灸镇痛的神经科学基础

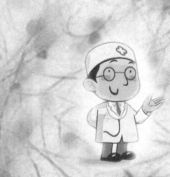

第十一章　疼痛生理学

国际疼痛学会(International Association for the Study of Pain, IASP)指出,疼痛是"与组织损伤或潜在的组织损伤相关的不愉快的主观感觉和情感体验"(Merskey 和 Bogduk, 1994)。可能 Terman 和 Bonica(2003)的定义更精确:疼痛是由实际的和意识到的组织损伤激起的不愉快的、带有情绪和认知的复杂惊惶体验,伴随某些自主的、心理的和行为反应。

一般来说,疼痛与损伤之间有明确的关系,所以说人们普遍相信疼痛常常是身体损伤所引起的,疼痛的强度与损伤的严重程度成正比。人们对疼痛的普遍体验包括两种不同的生理学过程。第一种疼痛是快痛,它是锐器穿刺皮肤随即又迅速离开或快速接触热源时产生的一种刺痛,常引起快速的逃避反射;第二种类型的疼痛是慢痛,具有纯痛性质,这种疼痛的特征为逐渐加剧并持续,有时是难以忍受的,常伴随有紧张性肌肉收缩。快痛是由传导速度较快的 Aδ 类纤维的激活所致,而慢痛则与传导速度较慢的 C 类纤维兴奋有关。

几乎所有疾病最主要的临床表现或主诉就是疼痛,但疼痛的定义是很难界定的。因为疼痛不但具有生物学意义的背景,还与文化社会背景有一定的关系。不同的社会文化背景会表现出对疼痛认识的较大变异性和可调制性,因此疼痛因人而异,因文化不同而异。对某些人足以引起难以忍受的痛刺激,而另一部分人则可不叫喊地承受。某些原始文化的祭礼及宗教仪式中,常常包括与疼痛相联系的程序。即使是某些体验生命极限的运动都无疑带有一定的伤害性刺激作用的成分。虽然各人种间的痛阈差别不大,但所具有的只是人们对痛阈的耐受水平的差异。许多例子可以说明,疼痛的耐受和体验是可以学习和锻炼的。在隔离猴的研究中有人发现,幼猴被饲养在单独的笼中,使它们缺乏与伤害性物体接触的经历,也不能受到老猴拍打或追咬,当这种幼猴处于正常的外界环境中生活时,往往无法承受来自外界带伤害性刺激的攻击,常常以自杀性行为来对抗老的及强壮猴子的攻击。

在古希腊荷马史诗《伊利亚特》(Iliad)中,作者使用了丰富的 6 组词汇来形容和描述不同的疼痛症状,常使用的有 3 个即 odune、algos、pema。odune 意味着尖锐物体穿刺或切割皮肤引起的剧痛;algos 泛指涉及全身总体出现的疼痛形式,并伴随有心理活动的改变;pema 主要指疼痛形成的后果,其意义包括在 algos 之中。古希腊医学之父希波克拉底广泛使用了这些词汇,但将 pema 的词根 ma(引起的后果)与 algos 一词结合组成了 algema。在希波克拉底著作 Hippocratic Collection 中,odune 出现了 772 次,algos 只出现了 14 次,但 algema 出现了

194 次。algos 的动词形式 algeo 出现了 185 次,这些词或其词根部分仍是现在常用的描述疼痛的单词或词根(Rey,1993)。

第一节　疼痛概念的起源和发展

在远古文化中,人们认为疼痛是由于身体中的神灵激惹引起的。这种概念也存在于古埃及和亚述-巴比伦的文化中,根据古埃及文化的认识,神灵可由尿液、鼻孔、呕吐和汗排出。

关于感觉的中枢定位问题,古埃及医生认为,身体存在有分布于全身的管道系统,将感觉传导到心脏,由心脏产生所有类型的感觉和意识,心脏是感觉和灵魂的中心。这种观点延续了十几个世纪,几乎所有的印-欧语系都采用这种观点。而中医学也独立地存在着同样的认识,并一直延续至今。

虽然古希腊学者对疼痛的认识也深受古埃及和亚述-巴比伦医学的影响,然而毕达哥拉斯的学生 Alcmeon de Crotone(公元前 500 年)则认为嗅觉、味觉和内脏感觉的中枢在脑而不在心。Anaxagore 认为所有的感觉包括痛觉和痛的感觉中枢都在脑,但这种观点在当时是很孤立的。

希波克拉底的医学观点理解起来是不容易的。他遗留下来的医学著作均由不同的作者在不同的年代撰写。他的医学理论体系中最重要的是"四体液病理学说",认为有机体的生命取决于 4 种体液即血、黏液、黄胆汁和黑胆汁。他认为疼痛的原因是"体液不调",也就是说可能是某种体液的缺乏或过剩所致。

柏拉图(Plato,公元前 427—前 347 年)和他的学生亚里士多德(Aristotle,公元前 384—前 322 年)的理论对医学的发展产生了很大的影响,他们的著作和理论一直作为经典教科书持续到文艺复兴时期。柏拉图对感觉的理解主要保留在其著作 *Timée* 中。他认为心脏和肝脏是感受各种感觉的中枢部位,而脑在感觉过程中的功能作用没有清楚表述,只认为与感觉的产生有关。柏拉图特别考虑到痛苦(疼痛)与愉快之间的联系。他观察到,愉快的结果常常可以缓解疼痛。苏格拉底(Socrate)观察到在解除人的镣铐后出现疼痛解除的同时引起愉快感,他认为疼痛和愉快是相互依存的。亚里士多德发展了柏拉图的疼痛理论。在他的著作 *De anima* 和 *I' Ethica Nicomache* 中,亚里士多德区分出 5 种感觉——视、听、味、嗅和触觉,但他认为脑并不参与感觉过程,感受的中枢仍在心脏,和古埃及的文化一样。亚里士多德也认为心脏是身体中最重要的器官,也就是说心脏是所有生命功能的中心部位,是灵魂之所在。亚里士多德认为脑是分泌冷的地方,反应空气温觉和血液温度的变化并传达到心脏;而疼痛的产生是由于所有感觉强度的增加,特别是触觉的增加所致。

罗马医学时代,Celse 认为疼痛与感染的典型症状(红、肿、热)有关。感觉的生理机制研究在盖伦时代有了较大的发展,在他出版的著作中有足够精确的外周神经系统和中枢神经系统的叙述,主要包括脑神经、脊神经和交感干。他在对猪的许多实验研究中提出了感觉的复合理论。根据该理论,神经可以分为"硬"的和"软"的两部分。硬神经(les nerfsdurs)是管理运动的,软神经(les nerfsmous)是司控感觉的。外在物体可以对软神经施加一个压力,这种压力使感觉诞生。软神经含有不可见的腔,精气(pneuma psychique)可穿过这个腔。比较大的神经影响特殊感觉传递,比较小的神经影响较低敏感的感觉形式传递,也就是特指痛觉。感觉的中枢在脑,它比神经更软,接受所有的感觉传入。应该指出,盖伦的学术思想比亚里士多德有重要的进展。

在公元 3—4 世纪,Nemesius 首先认为脑室是接受感觉的中枢。这种理论在中世纪和文艺复兴时期被许多学者所接受。

虽然整个中世纪医学受亚里士多德哲学理论体系的影响较大,但仍有不少学者不赞成心是感觉中枢的概念。著名的阿拉伯医师和东方哲学家阿维森纳认为人体存在 5 种外部感觉和 5 种内部感觉,内部感觉定位在脑室中。阿维森纳对疼痛概念有很大发展,他描述了 15 种不同类型的疼痛并指出是由不同类型的体液病理改变所引起。

第二节 痛觉学说的创立

一、特异学说

17 世纪,感觉生理学得到特殊的发展。神经生理学的鼻祖、法国著名自然哲学家笛卡尔(Rene Descartes,1596—1650)首先论述了疼痛与神经系统的联系。他指出,神经和脑髓是由神经细丝构成的。神经细丝一端分布在体表,另一端在脑髓内,在这管状的脑髓中有动物元气流动。强力牵动这些体表的神经细丝,引起元气向脑髓运动,从而产生疼痛的意识,感知现象由松果体产生。在他的一幅著名的绘画中清楚地描绘了痛觉和热觉的神经传导通路(图 11-1)。他设想出一条从皮肤到脑的直达通路,从而初步涉及感觉的特异学说。在此后的 300 多年里,关于痛觉与神经系统的关系一直受到人们的关注。

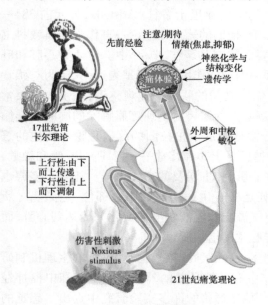

图 11-1 疼痛理论的进化

19 世纪,当生理学作为实验科学出现时,特异学说得到很大发展。首先对疼痛进行实验研究的是德国著名生理学家 Johannes Müller(1801—1885),他首次将疼痛的研究建立在以实验为基础的稳固的理论背景之上,不再把它归咎为神灵而作为一种生理现象为人们所注意。而孕育特异学说诞生的竟是一场民事诉讼案。1820 年,在德国一个法庭的这件诉讼案对感觉生理学的发展有重要影响,一位社会名流在一个夜晚遭到政敌的袭击,随后他对这起伤害事件提出法律诉讼。但法官提出质疑,认为那是个黑得伸手不见五指的夜晚,原告如何能确定被告。但原告坦然地回答说,在被告击打我眼睛时出现的光感使我看清了他那罪恶的面孔。这件诉讼案引起报界激烈争议:难道猫的眼睛会发出亮光?当时还是一名比较解剖学专业学生的 Müller 参与了这场辩论,并对眼睛和耳朵进行了一系列实验,于 1826 年创立了他的学说。Müller 所陈述的理论称为特殊神经能量学说(theory of specific nerve energies):虽然一个感官可以接受适宜刺激以外的刺激,但主观反应却永远是一样的,因而不受刺激种类的影响。例如,用压力和电刺激眼球,或者因病理过程而产生的眼部刺激使视觉系统发生兴奋，都能引起视觉。Müller 的原理是：一种刺激所产生的感觉，它的性质取决于哪些纤维受到刺激，而不取决于它们是怎样感受刺激的。感觉性质不但决定于神经所属脑区的特殊区域（感觉中枢定位），也决定于每根感觉神经本身所固有的某些特殊能量（图 11-2）。

Müller 的学生 Von Frey（1852—1932）进一步发展了特异学说，并把特异的传入纤维和特异的感受器结合起来，在 1895 年提出了特异的感受器学说（special receptors theory）。指出人的表皮有 4 种基本的感觉形式，各由一种特异的感受器来接受，即触、温、冷、痛分别是由触觉小体（Meissner corpuscles）、鲁菲尼终末器（Ruffini end-organ）、克劳泽球状体（Krause bulbs）和游离神经末梢（free nerve ending）来感受。在这以前，Blix 于 1890 年

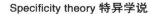
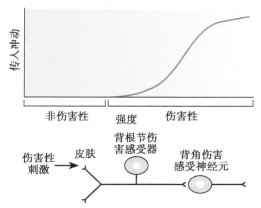

图 11-2　特异学说的原理是：特异化的感觉器官（伤害感受器）有或接近伤害性水平的阈值，可以对强的伤害性刺激增加其激活度。这些特异性外周传入神经元可以有选择性地与特殊的脊髓和脑干投射神经元发生联系（引自 Perl，2007）

在人体试验中观察到用细小物体刺激皮肤，观察到有的点仅对刺激发生冷觉（冷点），而其他处只产生温觉（温点）、触觉（触点）和痛觉（痛点）。故认为皮肤的敏感性是呈点状分布的，从而提出了感觉的点状分布学说。但这些形态学与生理学的联系完全是建立在假设的基础之上，没有得到事实的支持，此后一系列的实验也否认了特异化的感受器与对应的感觉有直接联系。Sherrington（1857—1952）对游离神经末梢进行了一系列研究，指出对痛觉末梢的所有适宜刺激的共同性质是使组织发生损伤威胁，因此他在 1906 年建议将感受伤害性刺激的游离神经末梢称为伤害感受器（nociceptor）。

二、强　度　学　说

Goldscheider（1858—1935）是 Von Frey 同时代的追随者。他本人试图寻找出相应于热、冷、压和痛等特殊感觉存在的皮肤镶嵌分布点，然而，实验得不出这些证据。他确认，在皮肤上只存在压点、温点和冷点，而不存在痛点。组织中没有痛觉感受器，即便在温点下的皮肤组织中也仅观察到游离神经末梢，而不是鲁菲尼终末器。所以他认为，疼痛并不是一种独立的感觉，在所有皮肤的感觉中，刺激过强就会产生疼痛，从而提出了感觉的强度总和学说（图 11-3）。他的基本观点是刺激强度和中枢总和是能否引起疼痛的关键因素。他观察到脊髓痨患者通常以脊髓背部和背根变性为特征，其主要特征是引起疼痛的躯体传入活动存在时间和空间总和现象。他用热刺激患者皮肤，患者首先出现热感，以后热感逐渐加剧以致出现夸张性的疼痛，而这种热刺激在正常人不会产生痛觉。这不能用痛觉过敏来加以解释，因为实验是在感受器水平进行的。他认为这是一种位于脊髓或脑中枢的募集现象。在皮肤的某些区域用针头压迫刺激最初只引起压的感觉，经过一段时间之后再出现痛觉。他也认为不能用在同一区域存在两种不同的感受器来解释，仍然是通过中枢神经系统出现的一种总和

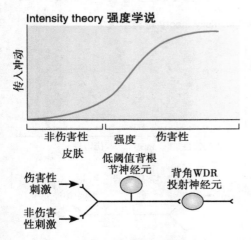

图 11-3　强度学说认为：外周感觉器官并不分化成低和高阈值型。传入纤维以某种水平激活方式传递非伤害信号，而以更高水平的放电形式传递伤害性信号；这种强度-编码的传入活动激活 WDR 投射神经元。WDR弱激活传递非伤害信息，而强激活则传递伤害性信息（引自 Perl，2007）

现象。

　　根据这些观察结果，Goldscheider 认为痛觉的强度和持续时间与刺激不成比例，而且疼痛的发生时间也常延迟，这使他认为在脊髓背角内可能存在中枢的总和机制。

　　Goldscheider 的总和理论认为，皮肤感觉传入在背角细胞的总和，可诱发或募集出疼痛的特殊神经冲动形式。他认为感受"触觉"的神经纤维可以产生 3 种不同形式的感觉——痒觉、触觉和痛觉。痒觉是对最弱刺激产生的一种正常机械反应，随着刺激强度的增加再产生出触压觉，然后是产生痛觉。

　　总和理论比特异学说更合理地解释了一些生理和病理的痛觉现象，同时也为型式学说的诞生创造了必要条件。由于特异学说存在太多的推理部分，因此 20 世纪 50 年代 Weddell 和 Lele 的工作对该学说进行了严厉的抨击。

三、型式学说

　　进化论倡导者达尔文的祖父、著名医学家 Erasmus Darwin 于 1794 年提出痛觉的强度理论（intensive theory）。他认为疼痛可以由所有类型的强刺激引起，这些刺激不管是作用于触觉、温觉，还是视觉或听觉器官都可以引起疼痛。这种观点已经构成了总和理论的雏形。

　　20 世纪 50 年代，牛津大学的 Weddell、Lele、Sinclair 等连续发表文章，阐述他们对感觉的认识。他们观察到：①有毛皮肤虽能引起各种形式的感觉，但没有发现任何特殊的末梢结构，只有裸露的神经末梢分布在皮肤和毛发根的周围；②人的角膜、鼓膜和牙髓只存在游离神经末梢，却能产生几乎所有的感觉；③光滑的皮肤，如口唇和手指端只有囊状末梢器官和卷曲缠绕的无髓神经末梢，但其敏感性与有毛皮肤并无两样；④人的耳廓只分布有游离神经末梢，可人耳皮肤却能感受到冷、热、触、痛觉；⑤人皮肤的组织学研究表明，每平方毫米内含有上百个神经末梢，它们各自来源于许多纤维，即使极细的点状刺激也避免不了同时刺激到许多末梢。这些在感受器水平上的资料显然与特异学说相矛盾。因此 Weddell 等提出了非特异性的空间-时间构型学说（spatio-temporal pattern theory），他们认为，既不存在特异的末梢，也不存在特异的纤维。皮肤感受刺激的结果，产生一组组在空间和时间序列上构型复杂的脉冲，正是这类脉冲型式到达脑内，才产生各类感觉，而痛觉是非特异性感受器的强烈刺激引起的（图 11-4）。

　　但是生理学证据表明，感受器-纤维具有高度的特异性。Bishop 在 1959 年提出感觉型式的传递和传入纤维的大小之间有明显关系。当用阻断血行法使粗纤维丧失传导功能后，并不影响快痛和慢痛；一旦阻遏 Aδ 类纤维后则刺痛消失，仅留下灼痛。而在局部麻醉条件下先阻断 C 类纤维的传导功能，而不影响 A 类纤维，与此相应，深部灼痛消失，其他感觉保留。因此，他认为痛觉与细纤维传递有关。Collins 在 1960 年用不同强度和频率的电脉冲刺激人

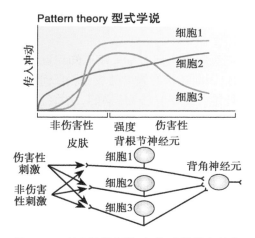

图 11-4　型式学说假设：躯体感觉器官具有广泛范围的反应性。单个神经元对刺激的反应有强度的差异，刺激区域和传入纤维的"群"组活动可以募集刺激的性质和位置。中枢投射神经元以编码的方式传递各种感觉的性质（引自 Perl，2007）

的神经干，发现当仅兴奋 Aβ 类纤维时，任何刺激方式均不产生疼痛；只有刺激强度达到兴奋 Aδ 和 C 类纤维时，才产生明确的刺痛。

所以说，Weddell 和 Sinclair 阐述的外周型式系统排斥了感受器和传入纤维的特异性的事实，也没有提出与疼痛相关的神经活动形式的种类，所以并不能为疼痛机制提供合理的解释。因此，Melzack 和 Wall 对痛觉机制提供了划时代的新系统——闸门控制理论，从而极大地推动了痛觉生理学的发展。

四、闸门控制学说

Noordenbos（1959）在总结前人工作的基础上，对痛觉在中枢神经系统中的相互作用进行了系统研究。在此前，人们已经确认细纤维是引起疼痛作用的传入纤维。细纤维传入活动的总和可引起能传递到脑产生疼痛的神经冲动型式。他认为粗纤维能控制来自细纤维的冲动传递，避免发生总和现象。粗纤维选择性地破坏可去除对细纤维的控制，同时加大了粗细纤维的比例，使细纤维的传入信号加强，并引起过度的总和以致容易产生病理性疼痛。这些工作为闸门控制学说的诞生提供了基础。英国内科医生 Wall 和加拿大心理学家 Melzack 在一系列研究的基础上系统评价了特异学说和型式学说，认为各有其缺陷和有其可取之处，可以相互补充，吸收其长处，从而创立了一个综合的痛觉学说。他们指出，在脊髓背角内存在一种类似闸门的神经机制，这个闸门控制着从外周向中枢神经系统发放的神经冲动强度。也就是说，躯体传入信号在进入中枢之前就可受到闸门控制的调节作用（图 11-5）。感觉传入信号的增强和减弱程度受粗纤维（Aβ）和细纤维（Aδ 和 C）的相对活动及脑的下行性影响。当通过闸门的信息量超过某一临界水平，便可激活产生痛觉体验和痛反应的神经结构。这就是疼痛成因的第三理论：闸门控制学说（gate control theory）。他们认为，机体感受疼痛不是直接激活痛觉感受器引起（其实当时人们对伤害感受器的认识甚少），而是由传递伤害性信息和传递非伤害性信息的不同神

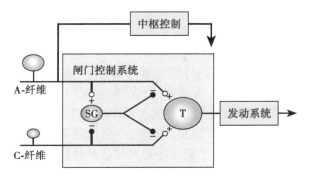

图 11-5　根据闸门控制理论，初级传入神经元有相应的阈值能谱，并不存在专门的伤害感受器和中枢传导通路；A-类初级传入纤维维系着正常的闸门活动。在初级传入和投射神经元之间的脊髓背角胶状质（SG）的突触前闸门受外周 A-纤维和 C-纤维传入活动的平衡状态所控制。在 C 纤维传入比重超过 A 类纤维时，闸门开放，传入活动可以激活投射神经元（T）。中枢的下行性活动可以调制闸门活动（引自 Perl，2007）

经元之间交互作用的结果。该理论认为，激活非痛传递的神经可以阻滞传递疼痛纤维的信息，从而减少对疼痛的感知。

闸门控制学说建立在许多已有的科学基础之上，它反映出人们对有关疼痛知识逐渐积累的复杂过程。当然，其中还有许多缺乏明确证据的地方，因此还带有假设的成分。任何学说都必须起始于众所周知的事实，即损伤引起的信号由细纤维(Aδ 和 C 类)传递的，这些纤维进入脊髓背角，激活向高位脑中枢传递伤害性信息的投射细胞。

根据闸门控制理论，投射神经元(T 细胞)的活动状态决定疼痛的存在与否，位于胶状质的抑制性中间神经元可以减少投射神经元的发放频率。C-纤维(应包括 Aδ-纤维)的传入通过侧支能抑制抑制性中间神经元的活动，从而增加投射神经元的活动程度，进一步易化投射神经元的激活反应，表现为加剧疼痛。Aβ-纤维的传入活动能激活抑制性中间神经元，继而对投射神经元施加突触前抑制，减少投射神经元活动，从而降低疼痛的发生或减轻疼痛的程度。

另外，来到脑干(如导水管周围灰质和中缝大核等)的下行投射对脊髓投射神经元的传递具有强有力的下行抑制作用，而且主要是抑制组织损伤和伤害性刺激诱发的传入活动，这种下行性抑制可能也是由胶状质中的抑制性神经元作为中介；这些因素构成了闸门控制系统的神经学基础(Melzack 和 Wall,1983)。

闸门控制学说认为，刺激皮肤发生的传入神经活动传到 3 个脊髓系统：①背角中的胶质区(SG)的抑制性中间神经元；②背索纤维转而投射到脑；③背角中的第二级感觉传递细胞(T 细胞)。SG 作为"闸门控制"系统的关键，能以突触前抑制的方式来调节 T 细胞的放电水平；它本身可被粗纤维的传入活动所兴奋，又可被细纤维传入冲动所抑制。粗纤维传入的冲动除可以兴奋 SG 和 T 细胞外，还可通过背索上传到高位的中枢神经系统，再反过来控制"闸门控制"系统。T 细胞则将各种伤害性信号投射到与伤害感受有关的各高级中枢，产生痛觉和痛反应等。这一学说认为，痛的产生由这 3 个脊髓系统活动相互作用来决定。当粗纤维传入一排冲动时，引致 T 细胞发生一串快速冲动发放，但由于 SG 细胞同时被激活，随即抑制 T 细胞的冲动发放，使 T 细胞放电迅速停止，这与人们在背角会聚神经元上观察到的非伤害性触压刺激引起放电的同时立即"适应"——继而停止放电相符合。当细纤维传入一排冲动时，可引致 T 细胞持续发放冲动，因为这时 SG 细胞被抑制；如果细纤维持续发放冲动，则 T 细胞的放电会一再增加，出现"加速效应(wind-up)"，原因是 SG 细胞不断受到抑制，也就是人们通常认为的痛信号的冲动不会产生"适应"现象。因此，粗纤维传入能关闭闸门，而细纤维传入则使闸门开放。此外，中枢控制系统下传的冲动也能以突触前抑制的方式来控制闸门的开关，当 T 细胞的冲动发放达到并超过一临界水平时，就能触发作用系统活动。作用系统是指接受 T 细胞发出冲动的较高级中枢结构，包括两个成分：感觉分辨系统和反应发动系统。前者产生痛的感觉，后者产生痛的反应。闸门控制学说得到下列实验事实的支持：①脊髓背角中确实存在相当于 T 细胞的神经元，它接受粗、细纤维的聚合投射，对多种感觉刺激都发生反应。②刺激粗纤维可产生负的背根电位，反映传入纤维末梢出现去极化，其结果则引起突触前抑制；而刺激细纤维则产生正的背根电位，可能起到相反的效应。③在人体中刺激粗纤维能缓解相应区域的皮肤疼痛；用埋藏电极刺激恶痛病员的背索也可以缓解疼痛。

但过去的几十年闸门控制理论也受到不少质疑。Mendell 和 Whitehorn 等观察到细纤维和粗纤维传入引起的背根电位差别不大，都可能出现正的和负的背根电位。Franz 和 Iggo 以及 Zimmermann 在阻断 A 类纤维后发现刺激 C 类纤维所得出的结果与 Wall 相反,不出现正的背根电位而出现负的背根电位。Zimmermann(1968)认为,C 类纤维和其他有髓纤维一样,也产生负的背根电位。基于这些新的资料及其他的新证据,Wall 在 1973 年提议将"闸门控制学说"改为"闸门控制假说"(gate control hypothesis)。1976 年 Nathan 以许多新的资料对该学说进行了述评,提出有必要修改闸门控制理论。Wall 接受了这个建议,在 1978 年撰文重新评价闸门学说,肯定了那些经过时间考验证明是正确的成分,明确指出其中的错误和不足之处。并重新提出 3 个要点:①伤害性信息可由仅对伤害性刺激起反应的 Aδ 和 C 类纤维传递,也可由粗纤维以高频发放的形式来传递;②脊髓和三叉神经核中痛敏神经元可受传递非伤害性信息的神经纤维的活动所影响,使其易化或抑制;③脑的下行抑制系统调制着传递伤害性信息细胞的兴奋水平。所以闸门系统受伤害性信号、其他传入信号和下行控制的影响。应该扬弃的是不能把细纤维称为"痛"纤维,细纤维的传入冲动不一定伴随出现疼痛。另外,粗纤维受损伤时可致痛的论点应该完全否定。

由于胶状质(SG)在闸门控制和节段性控制机制中占有很重要的位置,激起了人们对 SG 细胞的广泛兴趣,但 SG 在痛机制中的角色至今还不很清楚。有两点可以说明 SG 细胞涉及对外周传入信息的调制:①对 SG 细胞形态学的研究表明,这些细胞位于密集的细的初级传入纤维和树突包围之中;②Lissauer 束含有 SG 细胞的轴突(Cervero 和 Iggo,1980)。用细胞内注射 HRP 的方法观察到两种类型的细胞(Dubner 和 Bennett,1983;Perl,1984),茎状细胞(stalked cell)位于 Ⅰ/Ⅱ 板层的边缘,它们的树突向腹侧穿过 SG,有时到达板层Ⅲ,其轴突投射到板层Ⅰ;岛细胞(islet cell)位于整个板层Ⅱ,树突和轴突分支在 SG 内。由于 SG 神经元并不向脊髓上结构发出投射,因此很可能作为中间神经元对伤害性信息进行传递和调节,它们的树突可从初级传入纤维中接受突触联系。茎状细胞主要接受来自板层Ⅰ深部的初级传入,并将这些传入信息传递到板层Ⅰ的神经元,而岛细胞被假设为抑制性中间神经元(Dubner 和 Bennett,1983)。在 Wall(1978)修正后的闸门学说中就将 SG 细胞分为了两种中间神经元,即抑制型的和兴奋型的。

Melzack 和 Wall 结合新的事实和观点对闸门控制学说作出的三点修改,强调了 SG 功能的多样性,既包含兴奋性也包含抑制性环节,但仍没有确凿的证据。SG 细胞对 T 细胞的影响(即控制闸门)可能包含突触前或/和突触后机制参与。在修正后的图中强调了脑干下行抑制系统对 SG 细胞的控制作用,也突出了认知系统对它的控制作用。

随着对慢性痛机制研究的深入和分子疼痛学的发展,闸门学说暴露的问题也日益增多,需要修正和完善;但其核心观点仍具生命力。伦敦大学院的 Dickenson 教授在 2002 年撰文评论:疼痛的闸门控制理论经得起时间的考验(Gate control theory of pain stands the test of time)。

最近,谢益宽(Zhu 等,2012)采用蛇毒选择性使 A 类纤维脱髓鞘以阻断其传导,此时可以增加非伤害性刺激引起的 C-多型感受器反应的敏感性,同时触发 C-纤维感受器外周和中枢端的自发活动。这些结果表明,外周 A 类纤维的正常活动可以对 C-纤维多型感受器产生抑制性影响,失去 A-纤维对 C-纤维感受器的抑制作用导致局部疼痛和神经源性炎性反应。吕岩等(Lv 等,2013)应用双膜片钳技术观察到,Aβ-传入和痛觉传入在脊髓内形成直接的兴奋性突触连接,这种连接在生理状态下受甘氨酸能抑制性神经元构成的前馈式抑制环路的控制处于"沉默"状态,即正常情况下触觉信息不会传递到痛觉通路。在神经损伤引起的神经病理性疼痛状态下,由于抑制性环路功能降低从而形成"闸门"开放效应,使触觉信息传递到痛觉通路产生痛觉超敏现象——非伤害刺激引起的疼痛。这项研究部分证实了"闸门控制学说"核心网络的组成及其在病理状态的可塑性变化,为完善"闸门控制学说"提供了形态和功能证据。

第三节　伤害感受器

伤害感受(nociception)一词来源于拉丁文 *nocere*,意思是"受伤"。国际疼痛研究协会(IASP)将"伤害感受器"定义为:优先感受伤害刺激或延长刺激可能成为伤害性的。鉴定是否为伤害感受神经元必须满足以下几个条件:①是否对伤害性刺激和非伤害性刺激均有反应;②是否对刺激强弱有识别编码能力;③是否随着伤害性刺激强度的变化而改变其放电频率。而判定伤害感受神经元是否为与疼痛传递相关的痛觉神经元,则必须满足以下几个条件:①该神经元是否存在于痛觉传递有关的神经解剖通路中;②其兴奋性是否与痛觉强度的增减相平行;③刺激与其相同性质的神经元群是否可以引起疼痛或与疼痛相关的行为。

Gasser 和 Erlanger(1927)用电生理学方法将外周神经纤维分为 A、B、C 3 类,而 A 类再分为 α、β、γ、δ 4 类。1931 年,Adrian 等首先确认来自伤害感受器的信息是由神经纤维传递的。Bishop(1935)清楚地证实无髓神经纤维(C-纤维)传递痛觉。但多年来是否存在特异性伤害感受器一直争论不休,因为不少学者认为皮肤的机械或温度感受器的超强刺激可以传递伤害信号。疑问最终在 20 世纪 60 年代后期由 Perl 及其同事解决。

Collins 等(1960)给予人体皮神经不同强度的电刺激,同时记录刺激所引起的神经活动及受试者的感觉体验。当刺激强度仅限于兴奋 Aα/β 纤维时,不论刺激方式如何改变都只能引起触、敲击或振动等感觉;当刺激强度达到 Aδ 类纤维的兴奋阈值时,单个刺激可引起一个明确的、尖锐的、不愉快的感觉,连续电刺激则引起一种明确的刺痛;如果进一步将刺激强度增加到足以激活 C 类纤维时,则可引起不可忍受的痛觉。由此可见,Aα/β 类纤维与感受非伤害性机械刺激有关,Aδ 和 C 类纤维与感受伤害性刺激有关。

激活 Aδ 类纤维引起的疼痛称为快痛,或第一痛;其感觉清晰、尖锐、定位明确,迅速发生、迅速消失,情绪变化不明显。激活 C 类纤维引起的疼痛称为慢痛,第二痛;感觉相对缓慢形成,持续时间较长,定位较差,呈烧灼感,不易忍受,常伴自主神经反应(图 11-6)。

但 Aδ 和 C 类纤维不总是仅感受伤害性刺激。在人类,这些神经元的激活有时出现的是愉快的触觉而不是痛觉(Löken 等, 2009)。

Burgess 和 Perl(1967)成功地记录了猫的单根来自特异伤害感受器的细的外周神经纤维。Aδ 类纤维对快痛刺激发生激活反应(图 11-7),来自组织损伤刺激引起的感觉信号则主要是由无髓的 C 类纤维传递(Bessou 和 Perl,1969)。人类经皮也记录到 Aδ 类(Adriaensen 等,1983)和 C 类(Van

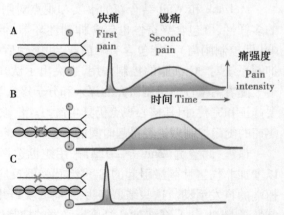

图 11-6　A:强电刺激神经干引起 Aδ 和 C 类纤维激活,引起快痛和慢痛;快痛与 Aδ 类纤维的传入有关,慢痛与 C 类纤维的传入有关。B:阻断 A 类纤维可见快痛消失,慢痛强度增加。C:阻断 C 类纤维快痛保留,慢痛消失

Hees 和 Gybels,1972)传入纤维的活动。人们普遍认为,机体存在 3 种类型的特异伤害感受器:机械伤害感受器对高阈值的机械刺激发生反应;冷伤害感受器仅对低温(10℃)刺激发生激活反应;多型伤害感受器对多种型式的伤害性刺激都发生反应。图 11-8 为感受野伤害性热刺激引起的 C 类感受器反应,温度升高时可出现暴发式放电,并有较长时间的后效应。

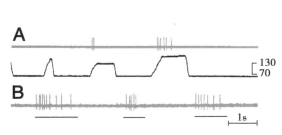

图 11-7　两根猫 Aδ 有髓神经纤维对感受野刺激的反应

A:用大头针帽压迫感受野引起的反应,底线表示施加的压力(g);B:齿钳夹皮引起的激活反应,底线表示施加刺激的时间(引自 Burgess 和 Perl,1967)

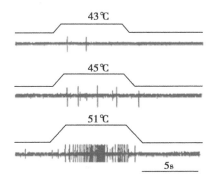

图 11-8　热刺激对单个 C-伤害感受器的激活反应

43℃为反应的阈值,在 45℃ 和 51℃ 时,该感受器随着温度的升高激活反应增强(引自 Cain 等,2001)

伤害感受神经元的电生理学有一鲜明的特征:即在动作电位复极化的下降相有一"驼峰"现象。它是 Ca^{2+} 缓慢内流所致,也是判断是否为伤害性神经元的重要依据(图 11-9)。

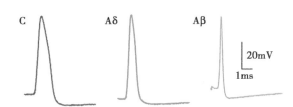

图 11-9　在脊神经节细胞内记录到的 3 类神经元动作电位,注意 C-纤维复极化相有 Ca^{2+} 缓慢内流形成的驼峰样斜坡,Aδ-纤维也稍有存在,而 Aβ-纤维的复极化相则是垂直下降。根据这 3 类神经元的动作电位特征可以区分伤害感受神经元(仿 Koga 等,2005)

一、机械伤害感受器

机械伤害感受器主要分布于有毛皮肤,对强的机械刺激发生反应,但在未受损的皮肤,这类感受器不对热、冷和化学刺激发生反应,也缺乏自发或背景活动(Burgess 和 Perl,1967)。这类神经纤维的传导速度为 5～40m/s,属 Aδ 类传入纤维范围。高阈值机械感受器的外周感受野呈点状分布。但每根纤维又分为许多相互隔离的感受野点,每个感受野随后又组成一些小的敏感区,其直径约为 50～150μm。在躯体的不同部位,每根神经末梢的感受器的数目是不同的。在肢体的近侧端,每根神经的感受野可以延伸为几个平方厘米,包括多种感受器;而在肢体的远端,每根神经纤维的感受野可以仅由 1 个感受点组成。

用光镜和电镜对猫有毛皮肤的机械伤害感受器的形态学观察表明,这种感受器常常是神经末梢在表皮内与 Schwann 细胞构成的一个复合体,轴突进入表皮时含有清晰的圆状、高密度的核囊,由 Schwann 细胞环绕。Aδ-机械伤害感受器占 Aδ 类纤维总数的 20%。

人类经记录单个 Aδ 纤维所获得结果与动物类似,Aδ 类纤维激活的同时,受试者有痛觉主诉。Perl 及其同事(Burgess 和 Perl,1967)观察到人类高阈值机械感受器的感受野和动物一样,具有多个点状的分布特性。用大头针帽或齿钳夹压可激活这类感受器,但这些感受器也对热刺激发生反应。用低强度电流刺激这类纤维可以引起类似"轻叩"的感觉,增加刺激强度才引起刺痛感。

二、C-多型伤害感受器

C-多型伤害感受器在所有研究过的动物中都广泛存在,其特征首先由 Bessou 和 Perl(1969)描述,对伤害性热、压和化学物质刺激有稳定的激活反应。这类感受器的外周感受野较小,一般不足 $1mm^2$。在非灵长类动物,其感受野呈点状分布,和高阈值 Aδ 机械感受器不同,C-多型感受器没有多个感受野。在灵长类包括人类,这种感受器的感受野要稍微大一些(约 $2mm^2$),其感受野常由几个相互分隔的点组成,和 Aδ 高阈值机械感受器的性质有些相似(Van Hees 和 Gybels,1972)。C-多型伤害感受器在有毛和无毛皮肤都存在,但无毛皮肤中分布更密集。在大鼠,这类感受器的密度为 3~10 个/mm^2,大多为游离神经末梢。

皮肤未受损时,C-多型伤害感受器没有自发或背景活动。这类感受器对高阈值的机械刺激(5~20mN)具有慢适应的激活反应,平均每秒大约有 30~40 次的放电,对 40℃以上的热刺激引起的放电频率为 10~25 次/秒,常对稳定的高热刺激产生适应,但有时也呈现出暴发性活动。温度的快速变化更能引起这种反应。此外,这类感受器还对多种化学物质(如钾离子、组胺、缓激肽、辣椒素、芥末油、乙酰胆碱、稀酸、二氯甲苯)刺激皮肤发生激活反应,这些物质对人类来说都能产生灼痛觉。

人类有毛皮肤有丰富的 C-纤维多型伤害感受器分布,它们的特性与动物的同类感受器相似(Van Hees 和 Gybels,1972)。而人类与猴的 C-型伤害感受器的生理功能更为相似(LaMotte 等,1982,1984)。人类热痛的阈值在 41~49℃(La Motte 等,1982),而人类伤害感受器的热阈值从 40℃到 47℃(Torebjork,1985),压迫和缺血法阻断 A 类纤维后不能改变这类感受器的阈值。

在灵长类动物,特别是人类,还存在有 Aδ-多型伤害感受器,并不是所有的 Aδ-多型感受器都对化学和热刺激发生反应,但它们都对机械刺激敏感(Adriaensen 等,1983)。

人类 C-多型伤害感受器-纤维的传导速度为 0.5~1.4m/s(Van Hees 和 Gybels,1981)。

三、冷伤害感受器

虽然我们可以感觉到过冷刺激能产生疼痛,但人们对这类感受器的了解甚少。La Motte 和 Thalhammer(1982)曾记录到对低于 26℃ 的冷水刺激发生反应的纤维,这类纤维的传导速度在 Aδ 类的范围,但也有在 C 类纤维传导范围的。这种高阈值的冷伤害感受器最明显的生理特性是反应迅速适应,因此它们对温度的变化最为敏感。

四、肌肉和关节伤害感受器

骨骼肌中存在能被强烈的机械刺激激活的Ⅲ类(细的有髓纤维)和Ⅳ类(无髓神经纤维)传入纤维。肌内注射高渗生理盐水和热刺激也能激活这些传入纤维。根据这些传入纤维对机械刺激反应的阈值可将其分为两大类：一类是仅被强刺激激活(64%的Ⅳ类纤维和56%的Ⅲ类纤维)；另一类是对轻的机械刺激如压迫肌肉、中度牵张肌肉等发生反应(Mense和Meyer,1985)。但这些纤维都对注射一些化学物质如缓激肽、5-HT、组胺和钾离子等发生反应。有一半的Ⅲ和Ⅳ类纤维既对伤害性机械刺激也对动脉内注射缓激肽发生激活反应(Franz和Mense,1975)。Ⅲ和Ⅳ类肌肉传入纤维的性质类似于皮肤内的多型伤害感受器，局部缺血时肌肉收缩可兴奋其中的无髓传入纤维。所以，可以认为肌肉疼痛与这类C-多型伤害感受器有关(Mense和Stahnke,1983)。

关节中的伤害感受器常与炎性关节痛有关。Burgess和Clark(1969)在猫的关节后神经中观察到Aδ传入纤维可被强的关节刺激所兴奋。新近的一些研究表明，关节中的Ⅲ和Ⅳ类传入纤维涉及传递非伤害运动和关节位置的信息；但有一些细的纤维可能属于特异伤害感受器，因为它们仅被关节过度扭曲(属伤害性的)所兴奋；这些传入纤维也可被缓激肽激活(Kanaka等,1985)，急性关节炎的炎性刺激也能激活这些神经纤维。

五、内脏伤害感受器

从总体上看，在正常情况下内脏感受器的兴奋一般并不引起感觉。人们也不清楚内脏痛所导致的特异伤害感受器的兴奋或普通感受器的过度激活是否涉及内脏功能的反射性调节(Mei,1983)。心脏细的传入纤维在心肌缺血情况下发放增加(Brown,1967)，心肌内注射氯化钾、乳酸也能激活这些传入纤维(Uchida和Murao,1975)。来自心脏、肺和大血管的大多数Aδ和C类传入纤维可同时对局部使用缓激肽和轻的机械刺激发生反应，但只有少量心脏的传入纤维既对缓激肽也对强压或钳夹刺激发生激活反应，这部分感受器无疑是伤害性的(Barker等,1980)。呼吸系统存在两种伤害感受器，一类位于浅表的支气管树，另一类位于肺泡腔中，后者对肺梗死起反应。

腹腔脏器的疼痛可由扩张中空内脏引起，因此这类感受器应该属于机械性的，其传入纤维属Aδ类或C类(Mei,1983)；但这些感受器往往对扩张或中度的内脏收缩发生反应，并随着刺激强度的增加而增加它们的放电频率，故认为这些属于非特异伤害感受器。近些年来观察到分级扩张直肠、造成局部缺血和注射缓激肽也引起内脏神经的传入反应(Blumberg等,1983)。直肠黏膜存在的感受器对强机械刺激、有时也对热和化学刺激发生反应，这些感受器可能属于伤害性的，它们的特性类似于皮肤的Aδ和C类多型伤害感受器，但感受器的分布稀疏，这与体表和内脏不同的功能活动有关。

六、伤害感受器激活的分子机制

伤害性刺激引起初级传入末梢去极化使感受器兴奋，涉及换能过程。目前对感受器水平的换能过程并不很清楚,特别是 Aδ 机械伤害感受器,其末梢并无特化的感受装置,仅为 Schwann 细胞所环绕;而 C-多型伤害感受器对机械刺激及热刺激反应阈值之间又无可比性。Aδ-机械感受器对热和化学刺激相对不敏感(其表现为阈值高,如对热刺激的兴奋临界水平为大于 53℃,远高于 C-多型伤害感受器)。

目前对感受器换能机制的研究多集中在对化学敏感性方面,机体在遭受到伤害性刺激时(无论是机械的还是热的),局部受损的细胞可释放出多种致痛的化学物质,这些物质可使感受器去极化。一般认为化学物质有 3 个来源:①从损伤细胞中溢出的,如钾离子、组胺、乙酰胆碱和 5-HT 等;这些物质在正常情况下就是致痛剂,外源性施加这些物质可使伤害感受器放电增加,注射到人体可以致痛。②损伤细胞释放的酶可在局部合成一些致痛物质如缓激肽,它是机体一种很强的致痛物质,能激发伤害感受器放电,注射到体内可产生剧痛。③伤害感受器本身可以释放一些致痛物质如 P 物质。这些物质作用于感受器,影响离子的运动,从而改变跨膜的电荷分布,导致膜电位的变化即感受器电位。这种电位沿神经纤维传导,以电紧张形式扩布到神经系统的其他部位。

在哺乳动物中,伤害感受器在形态学上是初级感觉神经元的神经末梢,其中 80% 为可感受多种刺激的多型伤害感受器。因此,通过研究伤害感受器信息传导的细胞及分子机制将可以更好地理解疼痛的产生及维持过程中所出现的一系列的行为变化。辣椒素受体广泛分布于这类伤害感受器上,并参与急性炎症痛敏的形成,且用基因敲除的方法也证明其是热痛觉产生所必需的。瞬时受体电位通道(transient receptor potential,TRP)是位于细胞膜上的一类重要的阳离子通道超家族。TRPV(transient receptor potential vanilloid)通道是 TRP 离子通道的 6 个亚家族之一,目前已经明确 TRPV 为非选择性阳离子通道,激活时主要引起 Ca^{2+} 内流,是兴奋性细胞的电压门控通道。TRPV 通道具有 6 次跨膜 A 螺旋结构域,N 端和 C 端均在胞内,由第 5 和第 6 跨膜结构域共同构成通道孔区。TRPV 通道可形成功能性的同聚四聚体或异聚四聚体,从而在信号转导中发挥作用。哺乳动物 TRPV 亚家族包括 6 个成员:TRPV-1、TRPV-2、TRPV-3、TRPV-4 介导热感觉和 TRPM-8 与 TRPA-1 介导冷感觉。辣椒素能选择性地激活一类特殊亚型的初级传入神经元,这类神经元可以传递伤害信息至中枢神经系统。局部应用低剂量辣椒素可刺激化学敏感和热敏感的伤害感受器并引起疼痛。而较高剂量或长期应用辣椒素可以引起神经元脱敏,导致疼痛传递缺陷(图 11-10)。

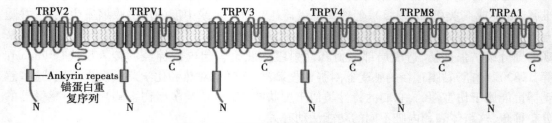

图 11-10　TRP 各亚单位的拓扑结构

1. TRPV-1　辣椒素作用的靶受体是 TRPV-1。TRPV-1 的 N 端有 3 个锚定蛋白结合位点,靠近 C 端具有 TRP 结构域。脊神经节(DRG)和三叉神经节的小型神经元约有 40% 的细胞表达 TRPV-1。在大鼠和人类 TRPV-1 能被伤害性热刺激(>43℃)激活。TRPV-1 基因敲除小鼠分离的 DRG 细胞对辣椒素、温度>45℃ 的热刺激和 H^+(pH 5.0)均缺乏反应电流。TRPV-1 属于瞬时感受器电位家族，是一种配体门控的非选择性阳离子通道，对 Ca^{2+} 有很大的通透性。TRPV-1 是一种多型信号探测器，能够探测多种有害的化学和热刺激，可以被香草醛化合物（如辣椒素）、热刺激（>43℃）和 H^+(pH<6)等激活。在炎性刺激物质如神经生长因子、前列腺素、缓激肽和脂类代谢产物存在的情况下，TRPV-1 的活性可被敏化。研究证明，TRPV-1 参与了热传导过程和痛觉的产生，尤其在炎症诱发的热痛觉过敏产生过程中发挥极其重要的作用。TRPV-1 基因敲除小鼠对热的反应明显降低甚至缺失，TRPV-1 阻断剂可以使动物和人的体温出现升高反应，说明 TRPV-1 是热痛觉感受和参与体温调节所必需的生物分子（图 11-11）。

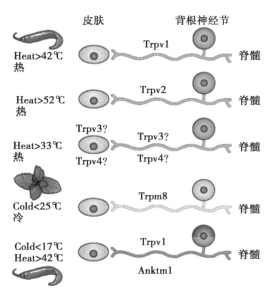

图 11-11 TRP 通道活动与感受器类型和感觉的关系

2. TRPV-2 TRPV-2 又称香草酸受体相关蛋白，是一种非选择性钙通道，主要分布在感受热伤害性和机械刺激的 A 类纤维。TRPV-2 通道在 DRG 的中等大小细胞和较大细胞中有较高表达；大鼠 TRPV-2 通道与其 TRPV-1 通道具有 66% 的同源性。但它对辣椒素、质子等 TRPV-1 的激动剂不敏感；对 50℃ 以下的热刺激不起反应，在达到 53℃ 时 Ca^{2+} 通道开放，也可以被生长因子激活。TRPV-2 感受极度的热伤害性刺激表明其可能起着调节高阈值、伤害性热痛刺激的作用；但反复热刺激可导致 TRPV-2 温度阈值下降到约 40℃。

3. TRPV-3 TRPV-3 与 TRPV-1 和 TRPV-2 分别有 38% 和 32% 的同源性。在人类它主要表达在 CNS 和感觉神经元，在 DRG 分布于所有大小细胞，但是主要分布于直径 >50μm 的细胞。而当温度从 33℃ 升高到 40℃，TRPV-3 可被激活，并在一定范围内随温度升高增大反应。当反复给予热刺激后，TRPV-3 对热激活呈现敏化。TRPV-3 基因剔除小鼠对非伤害性和伤害性热反应明显缺失，而对其他感觉功能没有明显影响。可以认为 TRPV-3 是由温和热刺激激活的非选择性阳离子通道。

4. TRPV-4 TRPV-4 不被辣椒素激活，可被内源性激动剂如花生四烯酸激活。TRPV-4 基因敲除小鼠对高阈值机械刺激不敏感，说明该通道是潜在的皮肤机械性感受器。此外，TRPV-4 基因缺失小鼠对压尾试验和酸伤害性疼痛的敏感性显著降低，也表明 TRPV-4 有可能是一个重要的伤害性刺激感受器。

5. TRPM-8 TRPM-8 又称为 CMR1（冷和薄荷醇受体 1）；分布于 DRG 和三叉神经的感觉神经元。TRPM-8 通道能够被冷刺激和薄荷醇、桉叶脑等冷却剂激活。TRPM-8 最主要的功能是作为躯体感觉系统的冷觉感受器。在哺乳动物中，冷感觉被认为通过传入感觉神经纤维 A 和 C 亚型来介导。克隆的 TRPM-8 通道也可被冷（8～28℃）刺激激活，使非选择性阳离子通道开放，主要引起 Ca^{2+} 内流。

6. TRPA-1　TRPA-1 存在于脊神经节,与 TRPM-8 同源性较低;但 97% 的 TRPA-1 和 TRPV-1 共表达,提示这种通道可能介导了伤害性冷刺激。这种通道在温度低于 17℃ 时被激活;也可被辣椒素、肉桂油等天然的辛辣成分激活。在 TRPA-1 缺乏小鼠的行为学研究中证实其在对如芥子油、丙烯醛和大蒜的伤害感受中的作用。

七、伤害感受器的动力学改变——外周敏化

人们已经知道,在一些病理如关节炎、皮肤损伤情况下,伤害感受器对刺激反应的阈值降低,在猴的皮肤中发现一种阈值很高或不敏感的伤害感受器,它们仅对化学刺激敏感。这种不敏感的伤害感受器也存在于鼠的皮肤、关节及膀胱。Schmidt 等(1995)根据该实验室的一系列研究结果可将人类的 C-多型伤害感受器分为几个亚型,除对伤害性机械和热刺激都发生反应的伤害感受器(CMH)外,还有仅对伤害性机械刺激发生反应的 C-伤害感受器(CM),和仅对伤害性热刺激发生反应的 C-伤害感受器(CH),还有一些对很强的机械刺激(>750mN)和热(>50℃)刺激均不发生反应的神经元,这种神经元被 Handwerker 和 Kobal(1993)命名为 C-型机械热不敏感伤害感受神经元,简称 CMiHi。在局部使用芥末油 5 分钟和/或辣椒素 30 分钟后对以上各亚型 C-伤害感受器有一定的激活作用。而经过这种处理后,使得一些 CM、CH 和 CMiHi 伤害感受器变得敏感,使先前不出现反应的伤害性刺激种类发生激活反应。另外,经过这种化学处理后,可使伤害感受野的领地扩大。据此作者认为,皮肤中的这种 C-伤害感受器末梢存在"静寂分支"(silent branches),化学物质处理后使这些静寂分支发生敏化,从而使其感受野扩大化。

有趣的是,伤害感受器的属性并非是固定的,而是具有可塑性改变,称为敏化。这种现象表现形式或是沉默神经元变成响应神经元,或是神经元反应的阈值降低和/或过度反应,另外一种敏化的表现就是该神经元的外周感受野扩大;这将导致伤害性信息传递更广泛、更强烈。这样的敏感可被重复刺激而诱发(图 11-12)。然而,敏化最容易发生在炎症反应中,这是一种机体的保护措施,即增加痛感受器的敏感性使受伤的部位得到呵护,以防止进一步损害(Woolf 和 Ma,2007)。在炎症反应时,肥大细胞脱颗粒,促进炎性细胞释放质子、前列腺素类、生长因子、一氧化氮、花生四烯酸、激肽、细胞因子和 ATP,导致伤害感受器沉浸在一个称之为"炎性汤"的分子池中;这些物质调节涉及伤害性信息检测、引发和传递动作电位的离子通道,继而激活细胞内信号级联反应,反过来又可调节离子通道(Woolf 和 Salter,2000;Lechner 和 Lewin,2009)。例如,TRPV-1 可被热、酸和辣椒素等致敏而磷酸化,形成新的跨膜离子通道(Huang 等,2006)。

伤害感受器的原发性可塑性变化称为

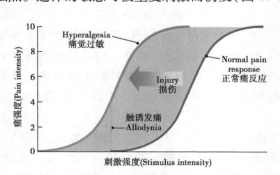

图 11-12　痛觉过敏与触诱发痛
伤害性刺激可以敏化神经系统对随后刺激的反应。正常疼痛反应的刺激-强度曲线位于右侧,即使刺激增强,所体验到的疼痛加重有限。然而创伤可使曲线左移,导致伤害性刺激可以引起过强的疼痛(hyperalgesia),而此时的非痛刺激则可导致触诱发痛(allodynia)(引自 http://spinewave.co.nz/wp-content/uploads/allodynia.gif)

"初级敏化(primary sensitization)"。而脊髓背角伤害感受神经元对外周伤害性信息传入诱发的可塑性反应则称为"次级敏化(secondary hyperalgesia)"。痛觉敏感化是神经元发生可塑性变化的表现之一,与痛觉外周敏感化有关的神经元的可塑性变化有 3 种形式:激活、调制和修饰(图 11-13)。

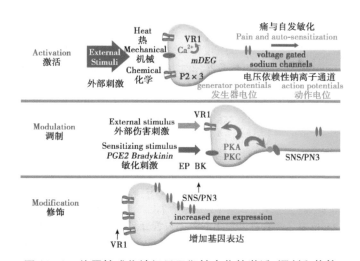

图 11-13　外周敏感化神经元可塑性变化的激活、调制和修饰

1. **伤害感受器的激活(activation)**　激活依赖性敏感化是指感受器上特异的受体和离子通道被激活以后自身特性发生改变,开放阈值降低,使伤害感受器对后续刺激的敏感性升高,是伤害感受器在受到伤害性刺激以后发生的一种快速而可逆的病理变化(Stucky 等,2001)。电生理研究发现,VR1 在受到热或辣椒素刺激以后通道的开放阈值降低,相同程度的刺激引起受体放电幅度增加,但放电频率未发生明显变化,VR1 的这种变化同伤害感受器对热刺激过敏的变化时相一致(Caterina 和 Marker,1997)。

2. **伤害感受器的调制(modulation)**　调制是指受损的组织细胞及浸润到损伤组织的炎细胞等释放的炎症介质(如前列腺素、缓激肽、组胺、5-HT、ATP、神经生长因子等)通过细胞内信号转导的级联机制使伤害感受器的受体/离子通道磷酸化,进一步使伤害感受器的感受阈值降低,细胞膜的兴奋性增强(图 11-14)。

前列腺素是一种重要的炎症因子,在某些情况下可以直接激活伤害感受器而引起疼痛,但在大多数情况下主要是通过提高细胞内 cAMP 水平从而激活 PKA 途径磷酸化 TTr-Na 通道(tetrodotoxin-resistant voltage-dependent sodium channels)和 VR1,降低通道的激活电压,从而提高初级传入神经元末梢细胞膜的兴奋性,降低伤害感受器的感受阈值,增加感觉神经末梢对缓激肽和其他炎症介质的敏感性(England 等,1996)。

缓激肽作为一种重要的炎症介质,可以引起疼痛和痛觉过敏,其途径可能是通过 12-脂氧合酶途径引起痛觉传入纤维敏感化(Shin 等,2002)。

在受到伤害性刺激的感觉神经传入纤维、交感和副交感神经末梢及受损的组织细胞均可释放 ATP;它通过感觉神经末梢的 P2X 受体引起伤害性信号的产生导致疼痛,还可通过代谢型 P2Y1 受体激活 PKC 信号转导途径磷酸化 VR1,使受体通道的开放阈值降低(从42℃降低到37℃),同时增强 VR1 激活时的除极化电流。这种现象说明,组织损伤后大量释放的 ATP 可以通过 VR1 的作用引起痛觉外周敏感化(Tominaga 等,2001)。

神经生长因子(NGF)在维持神经元的特异表型上发挥着重要作用,并参与炎性疼痛和痛觉敏感化的形成;炎症情况下直接作用于伤害感受器上的特异受体和离子通道,使其感受阈值降低(Shu 和 Mendell,1999)。

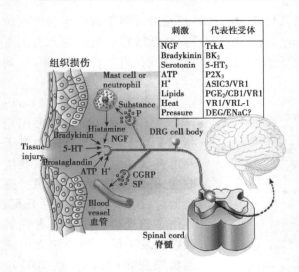

刺激	代表性受体
NGF	TrkA
Bradykinin	BK$_2$
Serotonin	5-HT$_3$
ATP	P2X$_3$
H$^+$	ASIC3/VR1
Lipids	PGE$_2$/CB1/VR1
Heat	VR1/VRL-1
Pressure	DEG/ENaC?

图 11-14　伤害感受器外周敏化过程

损伤引起的各种刺激(如创伤、热等)促进组织,或通过肥大细胞(mast cell)和嗜中性粒细胞(neutrophil)释放组胺(histamine)、缓激肽(bradykinin)、5-HT(serotonin)、前列腺素(prostaglandin)、神经生长因子(NGF)、ATP、H$^+$;也可通过神经源性炎性反应从末梢释放 P 物质(SP)、降钙素基因相关肽(CGRP)等直接或间接作用于伤害感受器,通过相应的受体激发过度的 C-纤维反应。这些引起外周感受器敏化的物质称为"炎性汤"。外周敏化过程为:组织损伤引起炎性介质和疼痛介质释放而导致外周敏化。痛反应介质:ATP、乙酰胆碱(Ach)、5-HT 从损伤的内皮细胞和血小板释放;前列腺素 E$_2$ 在损伤细胞经环氧酶 I 和 II 合成;缓激肽从损伤的血管血浆中释放。炎性反应介质:肥大细胞受从初级感觉传入纤维释放的 P 物质和 CGRP 刺激而释放组胺;另外,血细胞还释放一些活性物质如细胞因子、辅助因子 C3a 和 C5a、5-HT、血小板活化因子、中性粒细胞趋化因子、血纤维蛋白肽和白细胞三烯。缓激肽和前列腺素这类炎性介质引起外周血管舒张,增加血管通透性,血浆外渗,白细胞迁移至损伤部位。缓激肽促进前列腺素合成与释放,二者共同敏化初级感觉传入纤维对 ATP、Ach、5-HT 及对机械、温度刺激的反应。P 物质和 CGRP 从初级感觉传入纤维释放有助于通过肥大细胞释放组胺引起的痛反应,继而进一步激活初级感觉传入纤维。初级感觉传入纤维因痛反应介质而致的敏化引起比正常痛反应更大、更多频率的动作电位传递到伤害感受神经元。在突触水平,敏化的初级感觉传入纤维激活伤害感受神经元的阈值降低,引起神经元过度兴奋,向脑传递更多的动作电位。中枢敏化导致痛知觉更大、持续时间更长。组织损伤所致的疼痛有时引起持续性疼痛,这是外周神经末梢直接由损伤组织释放的痛反应介质引起的。伤害感受痛:组织损伤引起 P 物质、CGRP、谷氨酸从外周感觉传入纤维释放,这些物质作用于突触后膜肽能和谷氨酸能受体导致伤害感受神经元过度兴奋,引起中枢敏化,在高位中枢也被敏化。伤害感受痛可能涉及外周和中枢超敏所致的触诱发痛和痛觉过敏(引自 Julius 和 Basbaum,2001)

谷氨酸作为一种兴奋性神经递质,在组织损伤后,由受损的组织细胞、肥大细胞及初级传入神经末梢释放到组织间隙,然后作用于感觉神经末梢细胞膜上的代谢型谷氨酸受体 5,通过 PLC 途径分解磷脂酰肌醇二磷酸(PIP2)为三磷酸肌醇(IP3)和二酰甘油(DAG)。DAG 脂酶分解 DAG 为花生四烯酸,后者在环氧化物酶的作用下生成前列腺素(PGI$_2$、PGE$_2$)。前列腺素作用于 G 蛋白耦联的前列腺素受体,通过 cAMP 的途径激活 PKA。PKA 活化后可以磷酸化细胞膜上的 VR1、TTr-Na 通道,降低伤害感受器的感受阈值,促进外周敏感化的形成(Hu 等,2002)。

3. 伤害感受器的修饰(Modification)　炎症情况下,感觉神经末梢上 ASICs、VR1 及 TTr-Na 通道的表达上调,增加感觉神经末梢对炎症介质和伤害性刺激的敏感性(Michael 和 Priestley,1999)。促使本不传递伤害性信号的 Aβ-纤维表达 P 物质和脑源性神经生长因子(BDNF),从而使非痛刺激诱发疼痛(allodynia)。

外周敏化的形成说明传入神经纤维末梢对伤害性刺激并非是简单的换能作用,而是在换能过程中发生主动性变化。

第四节 痛觉传入脊髓的通路及位置

一、痛觉纤维进入脊髓的路径

根据传统的观点,痛觉(包括温度觉)第一级传入神经元的胞体位于脊神经节内,是中、小型假单极细胞,其纤维较细,具有薄髓鞘或无髓鞘。其周围突终于所分布区的末梢感受器,中枢突经背根外侧部进入脊髓背侧束,分为升支和降支。升支较长,上行 1～2 个脊髓节段;降支较短,升、降支沿路均发出侧支。升、降支的终末支和侧支最后进入背角灰质。C-纤维伤害感受器主要投射到板层Ⅱ(胶状质),Aδ-伤害性传入则主要投射到板层Ⅰ和Ⅴ。来自关节的伤害性传入投射到板层Ⅵ和Ⅶ。来自这些板层的神经元发出的二级纤维经白质前联合,至对侧腹外侧索,组成脊髓丘脑侧束(图 11-15)。

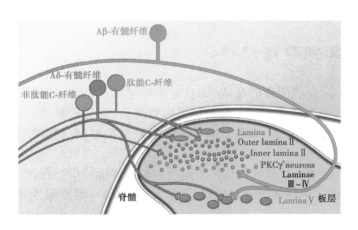

图 11-15 初级传入投射和脊髓背角神经元(neuron)的联系

脊髓背角分层精确,初级传入末梢投射到不同板层。传递伤害性信息的无髓肽能 C-纤维(红色)和 Aδ-有髓纤维(紫色)主要终止在最浅层,与板层Ⅰ(lamina Ⅰ)的大型投射神经元(红色)形成突触联系;无髓非肽能 C-纤维(蓝色)与板层Ⅱ内侧的小型中间神经元(蓝色)发生联系。与此相对,传递非伤害性信息的 Aβ-有髓纤维投射到位于板层Ⅱ腹内侧蛋白激酶 γ(PKCγ)表达的中间神经元(黄色)区;而位于板层Ⅴ的投射神经元(紫色)则接受 Aδ-和 Aβ-纤维的会聚投射

非伤害性机械传入的 Aβ-纤维主要投射到板层Ⅲ和Ⅳ,或沿脊髓背柱上行,终于延髓背柱核。但一些实验室也观察到在腹根中存在少量传递痛觉的纤维(Coggeshall,1980),这在大多数的实验动物都能观察到。从总体上看,有一定数量无髓纤维存在于腹根之中,其细胞体位于脊神经节,这些来自脊神经节的传入纤维从腹根进入脊髓后部分穿过灰质进入背角(Risling 等,1984)。这些通过腹根进入脊髓的外周纤维分别来源于分布于皮肤、肌肉和内脏的感受器,一些仅对伤害性刺激发生激活反应。这些现象的发现有助于解释背根切除术为什么不能完全解除某些患者的疼痛,而脊神经节切除却能获得满意的疗效。

二、痛觉初级传入的神经递质

外周的伤害性信息由背根节初级感觉神经元细的 Aδ 类纤维和 C 类纤维传入到脊髓背角,通过释放神经递质激活背角的伤害感受神经元,这种作用可能是单突触的,也可能是多突触的。随着神经化学解剖学的进展,已发现在这些初级感觉神经元中存在十几种生物活性物质,就目前的研究结果来看,只有 P 物质(SP)和谷氨酸基本符合作为伤害性信息传递信使的条件。

形态学、神经化学和电生理学的工作已经证明 SP 在伤害传入过程中起重要作用,它主要作用于 NK$_1$ 受体,SP 可能介导初级感觉传入的神经递质。SP 末梢主要存在于脊髓第 I 板层和第 Ⅱ 板层的外部和脊神经节内的小细胞,切除背根后脊髓背角的 SP 水平明显降低,说明这种物质是来源于外周。但脊髓神经元和起源于脑干的下行纤维也存在。天生无痛的患者尸检表明,不仅在背角中的 C 类传入纤维终末阙如,而且在背角第 Ⅱ 板层亦缺少 SP。这些结果明确提示,SP 在痛觉信息的传递过程中起重要作用。刺激背根,传入纤维的中枢突末梢有 SP 释放,而总是要激活 Aδ 和 C 类纤维时 SP 释放才明显。微电泳 SP 到突触后背角神经元能激活仅对伤害性刺激发生反应的神经元。在清醒动物的实验中,将 SP 注入脊髓蛛网膜下腔,可引起动物疼痛样反应,而注射 SP 拮抗剂则提高动物的痛反应阈值,产生镇痛作用。

谷氨酸是广泛存在于中枢神经系统的一种兴奋性递质,也存在于脊髓初级传入 C 类纤维末梢,被认为是痛觉初级传入中的主要神经递质。谷氨酸主要作用于背角神经元的 AMPA 受体和 NMDA 受体。

三、背角神经元特性

背角神经元可用 3 种方法分类:①对自然刺激的反应;②在背角的定位;③传入纤维投射地。从总体上看,来自肢体末梢部的传入纤维多位于脊髓的更内侧部分,感受野较小;肢体近侧端投射到脊髓的外侧区,感受野相对较大。大部分的外周传入纤维投射到脊髓的同侧,但也有一部分侧支纤维投射到脊髓对侧。

大量的实验已经证明,伤害性刺激能激活脊髓背角几种不同类型的神经元。根据定位、有效刺激性质和强度范围,可将脊髓背角(包括延髓背角)神经元分为两类:第一类是非特异伤害感受神经元,这类神经元又被不同的作者称为广动力型神经元(wide dynamic range neuron)和会聚神经元(convergent neuron),或多觉感受神经元(multireceptive neuron);第二类神经元是特异伤害感受神经元,又称高阈值神经元。

1. 非特异伤害感受神经元(图 11-16)　这类神经元多称为会聚神经元,位于板层 Ⅳ ~ Ⅵ,但主要在 Ⅴ 层,虽然也有一些报道在背角浅层和腹角 Ⅶ、Ⅷ 层记录到一些散在的非特异伤害感受神经元。

非特异伤害感受神经元的外周感受野对机械刺激表现出不同的敏感性,在感受野中央对伤害和非伤害性刺激均发生反应,而其边缘区一般对伤害性刺激不发生反应,常在其感受野的周围有一抑制性反应区;对伤害性热刺激也有类似的反应。

这类神经元虽然可对不同类型的刺激发生反应,但它们的反应强度取决于刺激强度,随刺激强度的增加,反应的幅度一般也随之增加,这种强度-反应曲线呈指数关系。

非特异伤害感受神经元也对内脏刺激(如心脏、胆囊、睾丸等)发生反应,这意味着在这类神经元有躯体内脏会聚功能。

从单纤维的研究来看,这类神经元对几乎所有的传入纤维冲动(Aα、Aβ、Aδ 和 C 类)都可发生激活反应,所以有人将这类神经元又称为广动力型神经元;又因为各种感觉的传入都可达到同一个神经元,故有人称之为会聚神经元。

2. 特异伤害感受神经元　Christensen 和 Perl(1970)首先系统研究了位于猫脊髓板层 I

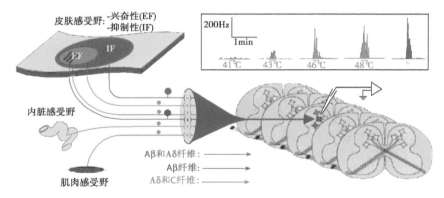

图11-16　脊髓背角的 WDR 神经元属于多感受野神经元（multireceptive neuron），它是投射神经元或多突触反射的中间神经元。多感受野神经元的体表皮肤感受野呈现由中间向外周的递减敏感性，对机械刺激包括毛发运动、轻触觉，到感受野边缘部只对伤害性刺激反应。这些神经元同时接受内脏、肌肉和关节的传入。这种传入的会聚说明多感受野神经元持续获取外界皮肤、内在脏器和肌肉的传入信息（引自 Le Bars，2002）

的这类神经元的特性。它们只对皮肤的伤害性机械和热刺激发生反应。这类神经元的感受野呈离散状，面积一到几个平方厘米不等，其感受野中央对刺激最敏感。这些神经元只对外周的 Aδ 和/或 C 类纤维传入发生激活反应。特异伤害感受神经元主要位于脊髓浅板层，包括腹角在内的其他板层也有少量分布。

3. 两类伤害感受神经元的功能意义　这两类伤害感受神经元对痛的感受和痛的反应有什么生理意义，它们在感觉的分辨方面又有什么不同，是疼痛研究最为关注的问题。另外，在伤害性强度的刺激条件下也必然会影响到低阈值感受器的活动，这些活动对痛觉会产生什么影响？Price 和 Duhner（1977）对两类神经元在痛觉过程中的功能作用进行了系统的研究。

（1）这两类神经元都对躯体或内脏的伤害性强度范围的机械、电、热和化学刺激发生反应，特别是非特异伤害感受神经元对这类刺激的反应随着刺激强度的增加而加强。换句话说，这类神经元对伤害性强度的刺激具有特殊的分辨能力。此外，在对刺激的空间分辨能力来看，特异伤害感受器比非特异伤害感受器具有更精确的定位能力，它们的感受野更小，躯体脊髓定位组织化更精确。

（2）选择性刺激特异类型的神经元能引起疼痛，这项研究在猴和人（Mayer 等，1975）的一系列实验得到证实，选择性激活某类伤害感受器-纤维的电刺激参数可在猴的颈髓前外侧象限的逆行刺激所复制。非特异伤害感受神经元被认为有逆行激活的阈值和不应期，这两种参数比特异伤害感受神经元要小。可以假设，猴的神经元与人的伤害感受神经元相似。在脊髓前侧柱切断以治疗顽固性疼痛的受试者，用这种对非特异伤害感受神经元的特殊刺激参数刺激切断脊髓前外象限的上端，这种刺激可以认为是有选择性的，受试者可以诉说产生痛感，他们常描述有烧灼痛、刺痛、夹痛或可变强度的内脏痛，痛觉的覆盖面积往往较大。这项研究明确证实，非特异伤害感受神经元参与了痛的感受和痛的知觉。当然这项工作不能排除特异性伤害感受神经元也参与了这种痛觉症状。

（3）脊髓伤害感受神经元的轴突可投射到脊髓上中枢，这两类神经元是上行传导束的主要起源，特别是脊丘束。

（4）这些神经元对伤害性刺激反应的减少都伴随有痛觉的减弱。实际上，这些脊髓神经元向高位脑中枢传递伤害性信息时都处于节段性控制和脊髓上中枢的调节之下，这种控制的活动增强可以缓解疼痛，如注射吗啡或电刺激。人们已经明确了解到吗啡能明显控制脊髓神经元的伤害性放电。这些神经元的活动也可被针刺和经皮神经刺激所抑制，脑干许多核团刺激也能控制这些神经元痛放电。

非特异和特异伤害感受神经元的形态和功能比较见表11-1。

表 11-1　两种伤害感受神经元的形态及功能比较

	特异伤害感受神经元	非特异伤害感受神经元
感受器种类	高阈值机械感受器	高、低阈值感受器
外周感受野	相对较小[鼠(0.06±0.01)cm^2]	较大[鼠(0.57±0.12)cm^2]
主要传入纤维	C类为主，Aδ类弱	各类传入
脊髓定位	大部分位于浅层（Ⅰ层）	大部分位于深层（Ⅳ～Ⅵ）
内脏-体表会聚	有	更多
单个刺激反应	少	多
刺激反应性质	伤害性强度	伤害及非伤害
应答刺激强度	存在于伤害性范围，但不明显	应答反应明确，呈指数关系
停止刺激后发放	短	长
加速效应	不明显	明显
突触联系	单突触联系常见	多突触联系
定位能力	精确	弱
感觉分辨力	弱	强
上行通路	脊丘束为主	脊丘束和脊网束
下行控制影响	有	更明显
DNIC效应	无效	明显
针刺效应	有抑制效应	抑制明显

第五节　伤害性信息传递的上行通路

临床观察表明，人类传递伤害性信息的上行投射系统在脊髓水平交叉，这个结果是在脊髓半切患者身上观察到的。在损伤的对侧身体两个脊髓节段平面以下的躯体痛感消失，而损伤侧则保留。这些在脊髓对侧的上行投射行走在脊髓前外侧的脊丘束。切断脊髓的这部分可缓解晚期癌症的剧烈疼痛。然而，传递伤害性信息的上行通路并不限于对侧前外侧索，因为切断这一通路只能永久缓解50%患者的疼痛；在一些病例中，镇痛作用仅持续几个月。临床检查发现切断脊髓前外侧索后在其"镇痛区"强刺激仍可存在刺痛觉，因此可以认为还有其他向高位中枢传递伤害性信息的通路。

根据大量动物实验的结果，传递伤害性信息的上行通路有脊丘束、脊网束、脊-颈-丘脑束和突触后背柱纤维（Almeida 等，2004）。

一、脊 丘 束

脊丘束位于脊髓前外侧索,但在这个索内除脊丘束外,还有脊网束和脊髓顶盖束,另外还包括几条下行传导束。局限于切断前外侧索,手术后患者可以确凿地证明对侧痛温觉(也包括部分触压觉)消失。在许多种类的动物如兔、负鼠、大鼠、猫、猪、猴也得到类似的结果。

脊髓有3组神经元的轴突构成上行的脊丘束,其中包括脊髓背角边缘层的细胞、背角板层Ⅳ～Ⅵ的细胞和腹角Ⅶ～Ⅷ的细胞,但位于脊髓背角胶质层的细胞似乎不加入脊丘束。脊丘束轴突传导速度平均为40m/s左右,属有髓纤维。脊丘束的纤维最终到达丘脑腹后外侧核、中央外侧核及板内核群。

二、脊 网 束

许多生理学和行为学的研究已经证实,脑干网状结构涉及伤害感受现象。脊网束的上行投射纤维分布区较广,主要投射到延髓和中脑,其上行纤维行走于脊髓前索和外侧索,与脊丘束和脊髓小脑束的纤维混合在一起。形态学和电生理学的研究表明,脊丘束的轴突能向延髓和中脑网状结构发出大量侧支。

1. 脊髓-延髓-脑桥网状束 在猫、鼠和猴,构成延髓-脑桥网状结构的上行纤维主要来自较深的板层。

电生理学研究工作表明,组成猫脊髓-延髓-脑桥网状结构的纤维以Ⅶ～Ⅷ板层为主。这些纤维的传导速度为31～91m/s。这些上行投射主要终止在巨细胞网状核等网状结构。脊髓背角边缘层和Ⅴ～Ⅵ板层细胞发出的上行纤维也加入该束,占总数的18%左右。

组成大鼠脊髓-延髓-脑桥网状结构的纤维主要起源于脊髓背角,而以非特异伤害感受神经元发出的轴突最为丰富,其他更深板层也有加入。脊髓背角细胞还向延髓背侧网状亚核发出大量投射纤维,这些细胞大部分位于Ⅴ～Ⅷ层。

用电生理和组织化学的方法也证明,猴的脊网束上行轴突主要由Ⅶ板层的神经元发出,但也有一些背角神经元。

2. 脊髓-中脑网状束 在不同的动物种类,脊髓背角(包括边缘层)的细胞都有发出向中脑网状结构投射的纤维,这些上行纤维除了到达中脑网状结构以外,尤其引人注目的是有不少纤维投射到中脑导水管周围灰质(PAG)、上丘深层和楔状核。这些结构是脑内镇痛系统的重要部位,参与对痛觉的下行抑制性控制。

三、脊-颈-丘脑束

构成脊-颈-丘脑束的起始细胞位于脊髓背角,主要位于Ⅳ板层,其轴突沿同侧的背外侧索上行,终止在外侧颈核。从这个核发出的纤维在脊髓延髓联合部越过中线,加入内侧丘系,终止在丘脑,主要终止于丘脑腹后外侧核和后核群的内侧部分。

脊-颈-丘脑束存在于几种动物,包括灵长类动物,但人类是否存在还有争议。

四、突触后背柱纤维

Uddenberg(1968)首先用电生理学的方法观察到突触后背柱传导束的存在。此后许多学者结合形态学的方法先后在猫、兔和猴对这一传导束进行了广泛的研究,结果显示,猴的突触后背柱纤维起始细胞主要位于Ⅲ和Ⅳ板层,而猫主要分布在Ⅳ～Ⅴ板层。

大多数突触后背根纤维可被伤害性刺激激活,其中2/3是非特异伤害感受型的,故许多学者认为这一传导束与伤害感受有关。在切断该传导束的实验中观察到猴对伤害性刺激引起的反应减少。

五、各传导系统的功能意义

从以上内容可以看到,从脊髓到丘脑腹侧基底部存在3条快传导(轴突联系相对较少)、高度躯体定位投射结构化的系统,这就是脊丘束、脊-颈-丘脑束和突触后背柱上行纤维。这3条传导束的共同之处是都传递伤害性的和非伤害性的信息:传导速度较快,突触较少,其外周感受器相对较少。但是这些系统在脑内的投射有所不同。背柱突触后系统终止于背柱核,脊丘束和脊-颈-丘脑束都投射到丘脑,但各自相对集中的终止部位有所差异。

而脊网束上行投射系统大都由短的、多突触的纤维链组成,从延髓开始,靠内侧进入脑干网状结构。绝大多数终止于同侧的网状结构细胞,只有少数交叉至对侧。一般来说,网状结构的细胞外周感受野相对较大,呈现出一种粗略的躯体定位投射结构。

第六节　痛　中　枢

由脊髓背角第二级神经元发出的上行纤维构成脊丘束,终于丘脑;由丘脑第三级神经元发出的纤维投射到大脑皮质体感区,从而产生感觉,最后形成知觉。虽然感觉的最高中枢是大脑皮质,但到目前,都无法确定任何一个中枢与痛觉关系的精确位置。著名的神经外科医生 Penfield 在无数次脑暴露的外科手术中电刺激皮质,罕见能听到有出现疼痛的主诉(仅在462 次有感觉反应中出现过 11 次的痛觉主诉)。不过在研究猴中央后回神经元对刺激皮肤的反应特征时发现,某些神经元能够被钳压皮肤这样的模仿性刺激所兴奋。这种兴奋可被同一个感受野内轻度的机械刺激所抑制。不过,这类对伤害性刺激有反应的细胞仅是所观察细胞总数的2%。一般认为,大脑皮质体感Ⅱ区与疼痛的关系比体感Ⅰ区更为密切。刺激体感Ⅱ区可引起刺痛,切除体感Ⅱ区下方的丘脑-皮质投射通路则可缓解疼痛。联合摘除体感Ⅰ、Ⅱ区可缓解顽固性疼痛,但也有相反的报道,切除的结果可使痛觉增强。而切除幻肢痛定位于皮质躯体感觉区的外科手术也屡遭失败。因此大脑皮质能否作为痛觉的最高中枢还缺乏太多的证据。

那么作为感觉重要中转站的丘脑是否能作为"痛中枢"呢？Head(1920)就指出这里应该是痛中枢所在,它也接受大脑皮质的下行抑制控制。破坏了丘脑-皮质纤维,使得到达丘脑的各种信号不能被皮质抑制,从而在丘脑综合征的患者常诉有剧烈的疼痛。但损毁丘脑核团甚至广泛损毁丘脑也不能消除疼痛。有实验表明,电刺激丘脑躯体感觉区及其发出的、经内囊投射到皮质的纤维,有时能减轻慢性疼痛。这些观察表明,丘脑参与疼痛过程,但不是"痛中枢"。

边缘系统在疼痛过程中起重要作用。电刺激海马、杏仁核及其他边缘系统结构可诱发逃避刺激的行为反应。网状结构与边缘系统之间有往返纤维联系。实际上几乎脑的各部分在痛觉中都起作用,甚至看起来与痛觉无关的脑活动可能都参与或调制痛觉的过程。

根据目前所掌握的知识,脑系统是一个特异化的、相互作用的神经结构,司控着疼痛的三大心理过程:感觉-分辨、动机-情绪和认识-评价。所有这些相互作用的基本要求是下行抑制性控制系统(Melzack 和 Wall,1983)。

如上所述,包括大脑皮质、丘脑和边缘系统在痛觉过程中都起一定作用,但用"痛中枢"的指标来衡量都是不够的,那么脑干网状结构与痛觉的关系又如何呢?猫的网状巨细胞核的许多神经元能对叩击皮肤或中度压迫皮肤发生反应,而且这种细胞的反应型式是随刺激强度改变而变化,而伤害性刺激(如夹捏皮肤、针刺等)能使细胞的反应强度增大,发放时间延长。Casey(1980)提出,网状结构神经元特别适合于完成对疼痛的整合功能。相当数量的网状神经元具有分叉的轴突,一支纤维向尾侧投射到脊髓,另一支纤维向吻侧投射到丘脑和下丘脑,网状结构除了是痛信号和其他感觉系统传入的主要接受站之外,几乎对所有的感觉都有控制作用。由于伤害性刺激能如此有效地影响其中一些神经元的发放,所以他认为网状结构似乎在痛体验和痛行为中主要起整合作用。

但就目前的研究来看,无论是网状巨细胞核或其他网状结构的核团(如中脑中央灰质、丘脑内侧和附近的髓板内核群)都不存在单一的对感觉刺激发生单一反应的神经元,甚至在同一核团中的神经元对感觉的传入有兴奋的、有抑制的,也有不发生任何反应的。因此,作为一个重要核团的系统功能来看,这些网状结构的核团很难完成对一种感觉,特别是对痛觉发挥一种占主导作用的调控功能。

然而在 20 世纪 80 年代后期以来,Le Bars 研究小组对位于延髓下部的背侧网状亚核的一系列生理和形态工作表明,这个核团的许多电生理特性是其他任何非特异核团所不具备的,因而是最具希望的"痛中枢"。

第七节 延髓背侧网状亚核

很久以来,人们普遍认为脑干网状结构在接受和处理伤害性信息过程中起重要作用。许多动物种类包括人类的大多数外周传入纤维在脊髓前外侧索上行,投射到脑干网状结构。生理学工作证明,脑干网状结构的广泛区域都存在有对外周伤害性刺激发生反应的神经元。例如,网状巨细胞核的神经元可被其外周感受野的伤害性电、机械、热和化学刺激所激活;相反,这个区域的电刺激能引起动物行为的逃避反应。相似的结果是,一些作者观察到在网状结构的尾侧部分有些神经元特异地对伤害性强度的机械、热和电的刺激发生反应;另一些作者则观察到这个区域的神经元对高阈值的内脏刺激和伤害性心脏刺激发生反应。然而网状结构在伤害感受过程中的作用仍不很清楚,因为这个区域的大多数神经元具有异觉会聚功能。此外,这些区域的一些神经元可被伤害性刺激激活,而同一区域的另一些神经元却可被同样的刺激所抑制。

近年来,一些实验室注意到在大鼠和猴的延髓尾侧网状结构中的核团,也就是延髓背侧网状亚核(subnucleus reticularis dorsalis,SRD;也有学者把该核命名为 dorsal reticular nucleus,DRt)在伤害感受过程中具有鲜明的特性。这些神经元能特异地被全身伤害性刺激激活,它们的反应特性与痛觉的精神躯体活动过程紧密相关。

一、延髓背侧网状亚核及其周围核团神经元的一般特性

在体重为 220~300g 的大白鼠,从闩部(obex)后 1.0~2.0mm,旁开 1.5~2.5mm,将微电极垂直下插时可碰到仅对颜面部刺激发生反应的神经元,它们是典型的延髓背角神经元。其中包括位于三叉神经尾侧核边缘层、仅接受同侧脸部 C 类纤维传入的特异感受伤害性刺激的神经元。在该核团的大细胞区可记录到感受野大小不一的专一感受非伤害性刺激的神经元,和与关节姿势、运动或压迫深部组织有关的感受本体刺激的神经元,以及在三叉神经尾侧核的大细胞区和深层记录到的对伤害性和非伤害性刺激发生反应的会聚神经元。

当电极从中线旁开 0.5~1.5mm 位置下插时,首先可碰到位于楔束核内的背柱核神经元,这些细胞仅对同侧前爪的非伤害性机械刺激发生反应。当电极深度超过 500μm(在 500~2000μm)时即可记录到 SRD 神经元,这些神经元对全身的伤害性刺激均发生激活反应。正如其后将详细描述的,SRD 神经元可被分为两大类:全伤害性会聚神经元(neurons with total nociceptive convergence,TNC)和部分伤害性会聚神经元(neurons with partial nociceptive convergence,PNC)。TNC 就是电刺激躯体任何部位都能引起 Aδ 和 C 类纤维激活反应的神经元;PNC 就是电刺激躯体任何部位能引起 Aδ 类纤维的反应和至少在躯体某些部位(主要是身体的对侧部位)诱发 C 类纤维传入反应的神经元。在这个区域不能碰到其他类型的神经元。从形态学分布来看,TNC 神经元主要位于 SRD 的背内侧部分,PNC 神经元主要位于 SRD 的腹外侧部分。在 SRD 腹侧面的腹侧网状亚核内可碰到一些具有不同水平自发活动、不受非伤害性刺激影响或对伤害性刺激发生抑制反应的神经元,也可碰到一些有规则自发活动、与呼吸节律有关的神经元。

本节的重点是讨论位于 SRD 内与伤害感受有关的神经元,即 TNC 和 PNC 神经元。

二、异位伤害性信息在延髓背侧网状亚核神经元上的会聚

绝大多数 SRD 神经元没有自发活动,但在不同区域给予较为强烈的伤害性刺激以后可诱发进行性发展,并可持续较长时间的残留自发放电。根据对外周自然伤害性刺激和阈上电刺激全身各部位反应的差异,SRD 神经元可分为 TNC 和 PNC(Villanueva 等,1988;1990)。

1. 激活 TNC 神经元的刺激性质

(1) TNC 神经元对经皮电刺激的反应:在全身各部位给予阈上电刺激可引起 TNC 神经元 2 个激活峰反应。如图 11-17 显示的刺激后直方图所见,在反复使用最大阈上强度刺激躯体同侧和对侧的面颊部、前爪、后爪和尾巴上间隔 10cm 的两个部位时,都可引出 2 个不同潜伏期的激活峰反应。两侧面颊部早期和晚期激活反应的潜伏期分别为 4~20 毫秒和 40~120 毫秒,前爪分别为 6~30 毫秒和 80~250 毫秒,后爪分别为 10~50 毫秒和 150~250 毫

秒,尾巴基底部分别为 12 ~ 40 毫秒和 200 ~ 250 毫秒,尾尖部分别为 23 ~ 60 毫秒和 550 ~ 650 毫秒。根据计算结果表明,在尾巴上间隔10cm 的 2 处分别给予刺激时,两部分早期激活反应的时间差为(9.6±0.5)毫秒,经计算其外周纤维传导速度为(10.8±0.5)m/s,符合 Aδ 类纤维的传导速度范围;两区域晚期激活反应的时间差为(144.5±10.1)毫秒,经计算其外周纤维传导速度为(0.74±0.05)m/s,符合 C 类纤维传导速度范围。因此可以推论早期激活反应为 Aδ 类纤维兴奋、晚期激活反应为 C 类纤维兴奋所致。

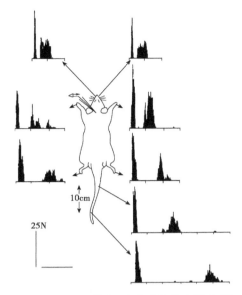

图 11-17　TNC 神经元对反复单个最大阈上电刺激(0.66Hz,50 次)全身不同部位引起的 Aδ 和 C 类纤维的反应。注意 2 个激活峰在尾巴上两个不同部位反应潜伏期的不同(引自 Villanueva 等,1989)

　　绝大多数 TNC 神经元对反复阈上电刺激都可引起 C 类纤维反应的“加速效应”(wind-up),即在施加刺激的最初并不出现明显的激活反应,而随着刺激次数的增加,C 类纤维传入反应的频率也随之逐渐增加,这种反应属神经元的时间总和效应。引起 Aδ 类纤维反应的阈值为 0.4 ~ 0.7mA,C 类纤维反应的阈值在躯体部较低,为 3 ~ 4.5mA,颜面部较高,为 6 ~ 7.5mA。用 3 倍的阈电流刺激颜面部引起较少的 C 类纤维发放(2 ~ 6 个峰电位/每次刺激),而同样的刺激在四肢部则引起较多的发放(6 ~ 10 个峰电位/每次刺激)。

　　另外一个值得注意的问题是,TNC 神经元对电刺激同侧和对侧肢体反应的潜伏期有所不同,如对侧前爪和后爪 Aδ 类纤维反应的潜伏期分别早于同侧(2.7±0.4)毫秒和(3.0±0.2)毫秒,这种差异具有统计学意义。这意味着到达 SRD 的传入纤维在身体对侧上行更为直接。

　　(2)TNC 神经元对自然刺激的反应:TNC 神经元不对任何形式的非伤害性刺激发生反应,而对全身伤害性范围内的机械刺激(如夹皮)、高于 44℃ 的热水浸烫和伤害性内脏机械和化学刺激均发生明显的激活反应。但对声、光或本体刺激(如关节运动)均不发生反应。

　　(3)TNC 神经元对伤害性机械刺激的反应:所有的 TNC 神经元都对全身各部位的伤害性机械刺激发生反应。在给予持续 30 秒的刺激中,这种激活反应能一直持续并在停止刺激后有较长的后效应(表 11-2)。

　　(4)TNC 神经元对伤害性热刺激反应:所有的神经元都对 48℃ 的热水浸烫四肢和尾巴发生激活反应,其特征类似于机械伤害性刺激;在施加热水浸烫的初期表现为长串的暴发性发放,随后稳定在一定的发放水平并持续于整个条件刺激的期间(30 秒),停止浸烫后仍有明显的后效应,尤以身体的对侧肢体为甚(表 11-2)。

　　(5)TNC 神经元对内脏伤害性刺激的反应:腹腔内注射内脏腹膜化学致痛剂缓激肽(10μg),经过约 10 秒的潜伏期,引起所有 TNC 神经元明显而长持续性的激活反应,平均发放可达(39.4±3.0)个峰电位/秒,平均激活时间为(83±17)秒。与此相应,通过插入大鼠肛门的膨胀囊腔注入空气以增加腔内压而产生的内脏伤害性刺激也可触发 TNC 神经元的发放,在压力达到 100mmHg 时,这种发放可达(14.0±2.1)个峰电位/秒。

表 11-2　TNC 和 PNC 神经元对伤害性机械和热刺激引起的反应

| | 对夹皮刺激的反应 | | | | 48℃热水浸烫引起的反应 | | | |
| | TNC | | PNC | | TNC | | PNC | |
	峰电位/秒	细胞%	峰电位/秒	细胞%	峰电位/秒	细胞%	峰电位/秒	细胞%
同侧面部	29.6±4.4	100	15.7±8.8	86				
对侧面部	20.9±4.6	100	18.6±2.7	86				
同侧前肢	17.4±5.3	100	5.2±1.8	62	21.3±3.5	100	2.2±1.2	50
对侧前肢	19.6±6.3	100	7.3±1.0	91	32.1±6.8	100	5.7±3.7	100
同侧后肢	11.0±3.9	100	1.7±0.8	44	42.8±7.3	100	2.6±1.4	67
对侧后肢	13.4±3.8	100	6.7±1.3	90	48.3±7.5	100	4.9±1.4	89
尾巴	16.5±3.4	100	13.5±3.8	86	15.6±2.3	100	1.4±0.5	62

2. 激活 PNC 神经元的刺激性质

(1) PNC 神经元对经皮电刺激的反应:阈上电刺激身体的任何部位均可激活 PNC 神经元的早期峰反应,绝大多数神经元至少可在身体的某些部位记录到晚期激活峰反应。其早期和晚期激活反应的潜伏期与 TNC 神经元没有什么不同,但晚期成分在颜面部和对侧肢体出现率较高。在尾巴基底部和尾尖部,PNC 神经元记录到的早期激活峰反应的时间差为(9.1±0.4)毫秒,经计算其外周纤维传导速度为(11.2±0.7)m/s,符合 Aδ 类纤维传导速度范围。由于绝大多数 PNC 神经元在尾巴缺少晚期发放成分,不能计算其传导速度,但根据TNC 的特征可以推论 PNC 的晚期发放也属于 C 类纤维的范围。

激活 PNC 神经元的阈值比 TNC 高得多。例如,激活 PNC 神经元 Aδ 类纤维的兴奋阈值为 1~3mA,是 TNC 的 2~3 倍;而激活 PNC 神经元 C 类纤维的兴奋阈值要比 TNC 高 2~4倍(四肢为 5~17mA,颜面部为 20~30mA)。另外需要强调的是,用 3 倍阈值的最大阈上电流刺激引起的 PNC 神经元 Aδ 和 C 类纤维传入反应的峰电位数均明显低于 TNC 神经元。

PNC 神经元的 C 类纤维活动也有"加速效应",其同侧肢体 Aδ 类纤维的传入反应的潜伏期也比对侧约长 3 毫秒。

(2) PNC 神经元对自然刺激的反应:和 TNC 一样,PNC 神经元对视、听和关节运动等刺激不发生反应。但部分 PNC 神经元对某些非伤害性机械刺激如刷毛、触摸身体某些部位(如颜面部和对侧肢体)发生轻微的激活反应。

(3) PNC 神经元对伤害性机械刺激的反应:绝大多数 PNC 神经元都对身体某些部分的伤害性机械刺激发生反应,尤其是这种刺激施加到颜面部和对侧肢体和尾巴时,停止刺激后对侧肢体残留有后效应。但这种激活程度明显低于 TNC 神经元(表 11-2)。

(4) PNC 神经元对伤害性热刺激的反应:大多数 PNC 神经元对 48℃的热水浸烫四肢和尾巴发生反应,但这种激活反应也主要在对侧肢体比较明显,反应的强度也低于 TNC 神经元(表 11-2)。

(5) PNC 神经元对内脏伤害性刺激的反应:腹腔注射缓激肽有一半的 PNC 神经元发生激活反应,平均发放可达(11.9±2.1)个峰电位/秒,不及 TNC 神经元的 1/3,平均持续时间为

（133±18）秒。给予直肠内伤害性压力刺激不能明显触发 PNC 神经元的发放。这些神经元对内脏痛刺激的反应特性均与 TNC 神经元有所不同。

三、延髓背侧网状亚核神经元对分级伤害性刺激发生的激活反应

1. SRD 神经元对分级的电刺激对侧后肢引起的反应　所有的 TNC 神经元都对电刺激对侧后肢引发 Aδ 和 C 类纤维的传入反应。兴奋 Aδ 类传入纤维的阈电流为（0.4±0.1）mA，兴奋 C 类纤维的阈电流为（2.7±0.5）mA。如图 11-18 所示，分级的电刺激引起 TNC 神经元 Aδ 和 C 类纤维发生分级的反应。在 0.5mA、1.5mA、3mA 和 6mA 的范围内，Aδ 类纤维的反应增加的对数值与刺激强度呈线性关系；在 1.5～24mA 的范围内，C 类纤维的反应与刺激强度之间也接近线性关系，即随着刺激电流的加大，Aδ 和 C 类纤维的传入反应也随之加大（Villanueva 等，1989；1990）。

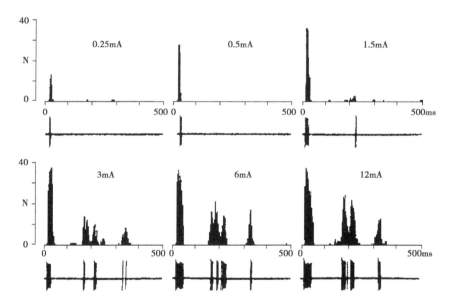

图 11-18　TNC 神经元对逐渐加大的电刺激对侧后肢引起的反应
上部的直方图显示 50 次刺激的叠加结果，下部为单次扫描照相的结果。注意 Aδ 和 C 类纤维的兴奋阈值分别为 0.25mA 和 1.5mA，随着刺激电流的加大，Aδ 和 C 类纤维的反应随之加强（引自 Villanueva 等，1989）

所有选择的 PNC 神经元都对电刺激对侧后肢引发 Aδ 和 C 类纤维的传入反应。这些反应与刺激强度成正比，并在 0.5～24mA 范围内，这种（刺激）量-（激活）效（应）关系也呈（或接近）线性关系。

需要强调的是，在同等的刺激强度下，TNC 神经元的 C 类纤维反应均明显大于 PNC 神经元，这种差异非常明显。

2. SRD 神经元对分级的温度刺激对侧后肢引起的反应　当对侧后肢浸泡在不同温度的热水中 30 秒时，SRD 神经元可呈现不同强度的激活反应。在 44～52℃ 的范围内，随着

浸烫水温的升高,SRD 神经元引起的反应也随之增强。温度和反应强度之间呈线性关系。大多数 SRD 神经元对热水浸烫有较长时间的后效应,特别在水温较高(52℃)的情况下尤为如此。在同等温度条件下,TNC 神经元的反应要比 PNC 神经元的发放高得多。

3. SRD 神经元对分级的内脏压力刺激引起的反应　通过插入大鼠肛门 6cm 长的膨胀囊腔注入空气给予直肠壁伤害性压力刺激的方法来观察对 SRD 神经元的效应。大多数 TNC 神经元对这种刺激发生强烈的激活反应,随着压强的增加,TNC 神经元的放电频率也随之呈线性增加(表 11-3),而 PNC 神经元对这种内脏压力刺激反应不明显,因此只有 TNC 神经元才具有内脏-躯体会聚功能,与内脏痛有关。

表 11-3　直肠内不同强度压力引起的 TNC 神经元的反应

直肠内压(mmHg)	12.5	25	50	75	100
发放频率(峰电位/秒)	1.1±0.4	3.8±1.1	8.2±1.3	12.5±1.7	24.0±2.1

4. TNC 神经元对分级的尾巴刺激引起的反应　由于所有的 TNC 神经元几乎专一地对伤害性刺激发生反应,详细和系统地研究这类神经元对不同强度刺激引起的分级反应对了解该神经元的性质是有必要的。这项研究包括对尾巴分级的机械和温度刺激,以及用 50℃ 的热水浸烫尾巴的不同面积所引起的反应。

(1) TNC 神经元对尾巴分级的伤害性机械刺激引起的反应:用不同强度($4.0N/cm^2$、$5.3N/cm^2$、$6.3N/cm^2$、$7.4N/cm^2$ 和 $8.1N/cm^2$)的定标钳挤夹大鼠尾巴基底部 30 秒,随着挤夹力的增加,TNC 神经元的激活反应也随之增加(呈线性关系)。但当挤压的强度超过 $7.4N/cm^2$ 时,神经元的反应不再随着压力的加大而增加,形成一个平台。在挤压强度超过 $6.3N/cm^2$ 时常可看到有较明显、持续时间较长的后效应。

(2) TNC 神经元对尾巴分级的温度刺激引起的反应:将大鼠尾巴末端 2/3 分别浸泡在 44℃、46℃、48℃、50℃ 和 52℃ 的热水中,随着浸烫水温的升高,TNC 神经元的激活程度也明显增加,两者之间有明显的线性关系。大多数神经元都可观察到持续时间较长的后效应,特别在浸烫水温超过 50℃ 的情况下。

(3) TNC 神经元对尾巴不同面积的热刺激引起的反应:由于 TNC 神经元能对外周伤害性范围内的刺激准确地作出应答反应,因此观察这类神经元的空间总和效应是必要的。将大鼠尾巴不同的长度,就是分别为 1.5cm、3cm、6cm、9cm、12cm 和 15cm 浸泡在 50℃ 的热水中,结果表明,随着浸泡面积在 $0.9\sim5.7cm^2$(就是浸泡尾巴的长度在 $1.5\sim6cm$)之间的增加,TNC 神经元的反应也呈线性关系的增加。如果进一步增加浸烫面积(即使增加到 $24.9cm^2$)并不引起反应的增加,有些神经元在进一步增加浸烫面积时反应反而有所减少。

四、针刺可以激活延髓背侧网状亚核神经元

针刺对机体是一种较为强烈的、带有伤害性刺激的成分。实验选择了身体不同部位的 4 组穴位(前肢的"手三里"、后肢的"足三里"、前正中线的"人中"和后正中线的"长强"穴)和 1 个非穴位点("足三里"穴附近)。手针刺激(30 秒)这些穴位和非穴位对所有的 TNC 神经元都有明显的激活效应(图 11-19)。所有的 PNC 神经元对刺激大部分穴位及非穴位(特别

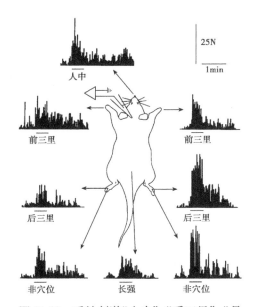

图 11-19 手针刺激"人中"、"手三里"、"足三里"、"长强"穴和非穴区都能明显激活TNC神经元的反应,停止刺激后仍有明显的后效应。注意同侧的诱发反应明显低于对侧肢体

是位于正中线和对侧肢体的穴位和非穴位)都观察到激活效应。但同侧肢体穴位和非穴位刺激激活的反应较对侧为小。总的说来,针刺对SRD神经元的激活效应是对侧肢体穴位>中线穴位>同侧肢体穴位。针刺对SRD神经元的刺激效应类似于机械伤害性刺激,表现为暴发性长串放电,随后持续在一定的放电水平。停止刺激后,针刺引起的激活反应能持续较长一段时间,尤其是针刺对侧肢体的穴位时。

五、吗啡对延髓背侧网状亚核神经元 Aδ 和 C 类纤维活动的影响

在 TNC 神经元,最大阈上电刺激对侧后肢可引起 Aδ 和 C 类纤维明显而稳定的激活反应,此时静脉注射不同剂量的吗啡能对 C 类纤维的活动有不同程度的抑制效应。吗啡剂量为 3mg/kg 时对 C 类纤维的抑制约为 35%,6mg/kg 时抑制达 50%,当剂量为 12mg/kg 时抑制则大于 85%,有明显的量-效关系。但对 Aδ 类纤维反应的抑制只有在大剂量(12mg/kg)时才明显。纳洛酮(0.4mg/kg,静脉注射)可翻转吗啡对TNC 神经元的抑制效应。

PNC 神经元诱发的 C 类纤维传入反应也可被吗啡抑制。静脉注射 6mg/kg 的剂量时,对C 类纤维反应的抑制也超过 50%,这种剂量的吗啡对 Aδ 类纤维的活动缺乏明显的抑制。这些效应也可被纳洛酮翻转。

六、激活延髓背侧网状亚核神经元的上行通路

在 SRD 注射逆行示踪剂的结果表明,大量标记的神经元位于不同水平的脊髓背角,而且主要是位于 I、V ~ Ⅶ 及 X 板层,提示激活 SRD 神经元的始动因素位于脊髓(Villanueva等,1991)。为了检查 SRD 神经元的上行通路,在同一个神经元观察了切断不同颈髓传导束前后刺激两侧后肢对其激活的影响。分别切断背柱和背外侧束并不改变两后肢触发的对Aδ 和 C 类纤维的传入反应。切断记录电极同侧的外侧束不改变同侧后肢刺激触发的传入反应,但明显减少对侧后肢刺激触发的反应。切断同侧的腹外侧束完全阻断对侧后肢的传入反应,减少同侧后肢的传入反应。半切同侧颈髓引出的阻断外周传入的效应类似于切断同侧腹外侧束。半切对侧颈髓阻断同侧后肢传入反应,但不明显改变对侧后肢的传入反应。

以上结果表明,激活 SRD 神经元的上行通路位于腹外侧束,一部分在外侧束;上行传入通路具有交叉(交叉部位在 $C_{3~5}$ 节段以下)性质,而来自同侧后肢的上行通路则存在两次交叉的纤维。

七、涉及延髓背侧网状亚核的脊髓下行通路

用免疫组织化学的方法在 SRD 微电泳导入顺向示踪剂(一种从菜豆中提取的 α-淀粉酶抑制剂-白细胞凝集素),观察到从 SRD 发出的下行投射纤维主要在同侧的脊髓背外侧束下行,投射到脊髓背角的深部板层和腹角的上层,主要是在板层 V ~ Ⅶ。脊髓全长各部投射纤维的密度分别为颈髓>骶髓>胸髓>腰髓。脊髓背外侧束是起源于脑干、对脊髓伤害性信息传递发挥下行性抑制性调节的主要传导束。已经证实脊髓 V ~ Ⅷ 也发出大量上行纤维投射到 SRD,考虑到 SRD 神经元主要被来自全身的伤害性刺激所激活,那么 SRD 与脊髓的这种双向联系构成了脊髓-SRD-脊髓环路,这条环路由伤害性信息传入所驱动。

另外,SRD 还发出大量向丘脑内侧核的上行投射纤维。

八、伤害性信号在延髓背侧网状亚核神经元上的相互作用

由于 SRD 神经元具有全身伤害会聚的感受野,而且进一步观察到加大伤害性刺激的面积会导致神经元反应的饱和状态和反应的减少。这些结果提示,SRD 神经元对外周伤害性刺激存在负反馈的相互作用。为了进一步探讨 SRD 神经元的这种特性,将大鼠的四肢分别浸泡在 48℃ 的热水中均可引起 TNC 神经元的激活反应。而如果将两侧的前肢或后肢以不同的组合方式同时浸泡在同一温度的热水中,所引起的反应明显低于单独浸泡任何一个肢体的反应(图 11-20)。统计学结果表明,这种负反馈的抑制效应是非常显著和强烈的。进一步的研究表明,切断两侧背外侧束(DLF),TNC 神经元的这种负反馈相互影响不复存在,表现出类似的伤害性刺激引起的叠加效应(表 11-4)。这种负反馈调节在所有的 PNC 神经元也同样存在。这些结果表明,异位伤害性同时传入引起的负反馈抑制是通过脊髓上结构介

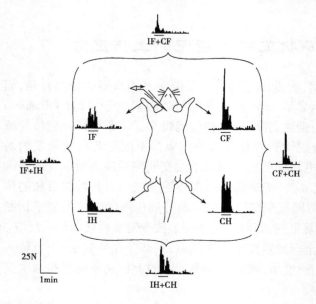

图 11-20 异位伤害性热水(48℃)浸烫引起的对 TNC 神经元负反馈相互抑制效应

分别浸烫四肢都能激活该神经元的传入反应,但将不同组合的两肢同时浸泡在热水中则反应明显减少。IF:同侧前肢;CF:对侧前肢;IH:同侧后肢;CH:对侧后肢(引自 Villanueva 等,1994)

导的,而 DLF 则是它们的下行通路,以此控制脊髓伤害性信号的传递。

表 11-4　TNC 神经元负反馈相互抑制效应

	同侧后肢	对侧后肢	同侧+对侧后肢
正常鼠($n=7$)	90.3±6.2	109.7±6.2	60.3±16.3
DLF 损伤鼠($n=10$)	88.8±8.9	111.2±8.9	150.7±13.5

　　针刺镇痛效应也与 SRD 神经元的这种负反馈相互作用的抑制效应有关。分别给予两侧后肢伤害性热水和穴位(如"足三里"穴)手针刺激都可明显激活 SRD 神经元的活动,但同时给予这两种刺激所引起的激活效应明显低于单独给予热水或针刺引起的反应,且差异非常显著。因此可以推论,针刺对人来说可能是一种带有疼痛成分的刺激,而在患有痛证的患者,针刺本身引起的痛觉可能会降低到一定的水平;针刺引起的疗效是以负反馈的相互作用缓解病痛,达到治疗目的。

九、延髓背侧网状亚核在痛觉调制过程中的功能意义

　　1. SRD 形态和功能结构的统一　　近年来,人们对脑干结构与伤害感受功能关系有不少的认识。在这个结构的许多部分都能记录到对伤害性刺激发生反应的神经元,它们接受外周高阈值、Aδ 或 C 类纤维的传入。但这些资料都比较零碎,缺乏系统深入的研究,而且对伤害性刺激的反应相差较大,且有不少呈抑制反应,不能准确应答分级刺激的反应,失真较大。与 SRD 神经元上观察到的特性相差甚远(Bowsher,1976)。对延髓尾侧网状结构的形态和功能的研究大多集中在网状结构的稍外侧部分,在此区域记录到的神经元都对同侧头面部的刺激发生反应。因此使不少研究者认为这个区域的网状结构属于延髓背角的第 V、VI 板层。Valverde 比较了大鼠和猫的脑干网状结构,认为鼠的 SRD 更为发达。在包括 SRD 在内的尾侧网状结构中记录到对双侧头部和全身某些区域的对伤害性刺激发生反应的单位,但大多误认是延髓背角神经元。

　　根据特异地对伤害性刺激发生反应的 TNC 和 PNC 神经元的功能和定位研究,这些神经元都位于被形态学定位的 SRD 内,与三叉神经尾侧核之间没有重叠,只是与腹侧网状亚核有少量重叠。因此 SRD 是一个功能与形态相互关联的整体。

　　2. SRD 神经元在伤害感受过程中的意义　　SRD 神经元能特异地接受来自全身躯体和内脏伤害性信号。TNC 神经元在传递全身伤害性信息中具有以下特点:①所有的 TNC 神经元能特异性地被伤害性机械、热、内脏和内脏腹膜刺激激活,而非伤害性刺激、声、光和本体刺激则完全无效;②能准确地应答在伤害性范围内的分级刺激强度;③对自然伤害性刺激有明显的、持续时间较长的后效应;④阈上电刺激能引导出 Aδ 和 C 类纤维的传入反应,反复电刺激时神经元的 C 类纤维反应呈现出时间总和的"加速效应";⑤吗啡能抑制这类神经元的激活反应;⑥绝大多数神经元在实验初始不具备自发活动,在强烈的反复伤害性刺激后可进行性诱发残留的自发放电,这种自发放电可被吗啡抑制。

　　PNC 神经元亦可被全身的电刺激所激活,但它们的电生理特性与 TNC 有重要不同:①部分 PNC 神经元可被颜面部或对侧肢体的机械非伤害性刺激激活;②伤害性机械和温度刺激引起反应的例数和幅度都低于 TNC 神经元,特别是在同侧肢体受刺激时;③激活 Aδ 类

纤维的阈值比 TNC 神经元要高,尤以同侧肢体为甚;④C 类纤维的反应只能从部分躯体引出,同侧肢体和尾巴能引出 C 类纤维反应的比率很低,所引出的 C 类纤维放电数也比 TNC 要低。尽管两类神经元有以上定性和定量的不同,但 PNC 神经元在传递伤害性信号中也起同样作用:①所有的 PNC 神经元都对皮肤(主要是身体对侧)的伤害性刺激发生激活反应,不对视、听和本体刺激发生反应;②能准确地应答对侧伤害性范围内的分级刺激强度;③对施加于对侧肢体的自然伤害性刺激呈现明显、持续时间较长的后效应;④阈上电刺激能激活 Aδ 或 Aδ 和 C 类纤维的反应,对反复电刺激有"加速效应";⑤吗啡能抑制这类神经元的激活效应;⑥反复的强刺激能诱发出神经元的残存自发活动。

综上所述,SRD 神经元在传递起源于脊髓和三叉神经系统的伤害性信息过程中起重要作用。

3. 与激活 SRD 神经元相关的外周感受器和纤维 电刺激对侧肢体诱发的两类 SRD 神经元 Aδ 和 C 类纤维反应的阈值、潜伏期大致相同。虽然它们的反应强度是 TNC>PNC,但量-效关系都接近线性关系,有意义的是 Aδ 和 C 类纤维都可被低于痛阈的电刺激激活,这个结果与人体上的观察相类似:伤害感受器 Aδ 和 C 也能被低于痛阈的电刺激激活。

在 44 ~ 52℃ 的热水范围内,两类神经元的反应都呈线性地随着温度的增加而升高。虽然从反应强度上说是 TNC>PNC,但它们的反应特征都是激活了多型伤害感受器 Aδ 和 C。这是因为这些伤害感受器和 SRD 神经元具有重要的共性:①它们对热刺激反应的临界温度都在 43 ~ 45℃;②在 45 ~ 51℃ 伤害性热刺激范围内随着温度的升高而增加它们的反应强度;③一些多型伤害感受器初始没有自发活动,但对强烈的刺激可诱发残存的自发放电,对较强的自然刺激遗留有后效应。

多型伤害感受器可能参与激活 SRD 神经元的另一个证据是这类感受器像 TNC 神经元一样,在尾巴施加不同强度的伤害性压力刺激而引起感受器的不同激活反应。

4. 与激活 SRD 神经元有关的脊髓神经元 可以估计,到达 SRD 神经元的伤害性信息至少部分是通过脊(延)髓背角会聚神经元实现的。因为会聚神经元与 SRD 神经元具有许多共同的特性:①大多数会聚神经元对温度刺激发生反应;②在伤害性范围内,随着温度的增加,会聚神经元增加反应的强度;③对伤害性机械刺激发生剧烈的激活反应;④随着机械刺激强度的增加,它们的反应幅度也随之增加;⑤对不同强度的电刺激准确地作出应答反应;⑥反复的电刺激引出的 C 类纤维反应存在"加速效应";⑦内脏腹膜致痛剂缓激肽可激活这些神经元;⑧吗啡对这些神经元 C 类纤维激活反应抑制的量-效关系是类似的:6mg/kg 的剂量都能抑制 50% C 类纤维的激活效应。

此外,在同样条件下,激活 SRD 和背角会聚神经元 C 类纤维的阈值大致相同。3 倍阈电流刺激引出的会聚神经元 C 类纤维反应可达 20 ~ 30 个峰电位/每次刺激,高于 SRD 神经元的 2 ~ 4 倍,提示由脊(延)髓背角会聚神经元 C 类纤维传导到 SRD 神经元的信号有明显的衰减效应。

诚然,位于第 I 板层、特异地对伤害性机械和热刺激发生反应的专一感受伤害性刺激的神经元对激活 SRD 神经元有一定作用。但是第 I 板层的神经元主要在对侧背外侧束上行,切断颈髓 DLF 并不阻断 SRD 神经元对外周刺激的反应,因此这类神经元在激活 SRD 神经元过程中的作用不会很大。

可以认为,背角会聚神经元传递到 SRD 的伤害性信息的减弱与这类神经元的广泛会聚的整合抑制功能有关。

5. 涉及激活 SRD 神经元的上行通路　切断颈髓($C_{3\sim5}$)背柱、背束和背外侧束并不改变激活 SRD 神经元的性质,因此可以排除与伤害感受有关的背柱突触后上行纤维和上行在背外侧束的脊颈纤维。这些结果同样可以排除起源于第 I 板层、上行于 DLF 的脊髓-中脑纤维和向丘脑投射的纤维。激活 SRD 的上行纤维主要位于腹外侧束和外侧束;在这个区域上行的与伤害感受有关的通路有脊-丘侧束和脊网系统,通过脊髓-丘脑-网状结构的联系激活神经元的可能性太小,剩下的即为脊网通路。脊髓向网状结构投射的纤维布满整个脑干,这些结构的许多区域都与伤害感受有关。但首先可以排除参与脊髓-小脑回路的外侧网状核和脑桥内侧网状核;向中脑头侧网状结构投射的纤维稀少,同时还可以排除在 DLF 上行向中脑臂旁核和楔状核投射的纤维,只剩下一个可能与激活 SRD 神经元有关的区域——巨细胞网状核。行为和电生理的研究结果表明,这个核团与伤害感受有关。但是这个核团的许多特性与 SRD 不尽相同:阈值较高,对外周刺激的反应缺乏规律,反应的重复性差,不能准确应答分级的刺激反应。因此,激活 SRD 神经元的最大可能性是脊髓神经元直接作用的结果。事实上,形态学的研究已经观察到 SRD 接受不同节段脊髓背角神经元的直接投射。

激活 SRD 神经元的上行通路存在有交叉和双交叉的投射。对侧上行纤维的交叉性质比较简单,因为切断同侧颈髓前外侧束或同侧颈髓半切可完全阻断对侧肢体的传入反应。但对侧颈髓半切虽完全阻断同侧肢体的传入反应,却不影响对侧肢体的传入反应,因此同侧肢体的上行投射具有 2 次交叉性质,第 1 次交叉在颈髓以下,第 2 次交叉在颈髓以上、进入 SRD 之前。正如前述,同侧肢体上传到 SRD 神经元的冲动比对侧慢 3 毫秒左右,这表明同侧上行的纤维要比对侧多经过 2~3 次突触传递和/或更长的纤维投射。由于切断同侧腹外侧束或半切颈髓,同侧的传入都稍为减少,最可能的原因是存在不交叉的直接上行投射纤维(可以通过脊髓联合部切开术予以证明),另外尚难排除切除腹外侧束引起的易化效应。

因此,到达 SRD 的上行投射与以往大量工作的结果相同,是行走在脊髓腹外侧束。

6. SRD 神经元对传递信息的整合作用　SRD 神经元最重要的特征是来自不同区域的伤害性信息会聚到同一个神经元;其次是 SRD 神经元对伤害性刺激有空间总和能力:在一定的范围内随着刺激面积的加大而增加激活反应,一旦达到或超过一定的面积时,神经元的反应即达到"饱和",甚至反应开始下降。这种效应不能用外周感受器或脊髓神经元的激活传入饱和来解释,因为有些伤害性刺激能引起 SRD 更高水平的活动。这种饱和以及在两个不同肢体同时给予伤害性刺激引起的负反馈抑制都属于 SRD 神经元具有的整合功能,是脊髓-SRD-脊髓神经调节回路的神经功能。这种负反馈的抑制机制在脊(延)髓背角会聚神经元进行了广泛的研究:作用在机体任何一个部位的伤害性刺激都可抑制任何其他区域的伤害性反应,这种效应即为"弥漫性伤害抑制性控制"(diffuse noxious inhibitory controls,DNIC)。SRD 神经元对伤害性传入发挥的负反馈相互影响的整合功能与 DNIC 系统的中枢功能相关。它们涉及几乎相同的外周刺激性质、伤害感受器、传入纤维、会聚神经元传递、通过腹外侧束上行到脑干、整合结果通过 DLF 下行、对脊髓伤害性传入施加负反馈控制。

用神经毒奎宁酸预先 1 周微量注射到一侧的 SRD(Bouhassira 等,1992)以化学损毁该核团能明显降低 DNIC 效应,表明 SRD 可能是 DNIC 功能发挥最重要的一个中枢中继核团,因为用类似的方法化学损毁脑干中一些与疼痛有关的中枢结构,如中缝大核、网状巨细胞核、网状旁巨细胞核、中脑导水管周围灰质、楔状核、臂旁核和蓝斑等,并不改变 DNIC 的效应。

7. SRD 神经元与吗啡静脉注射　吗啡可产生与剂量相关的、纳洛酮可翻转的、对 SRD 神经元活动的明显抑制效应。吗啡的这种效应在大多数网状结构内的神经元都能观察到。由于微电泳吗啡对这些神经元有直接的压抑作用,可以推论吗啡能直接作用于 SRD 神经元。一些研究表明,在包括 SRD 在内的网状结构中存在有不同浓度的 μ 受体、δ 受体和高浓度的脑啡肽。

8. SRD 神经元的激活与痛觉的精神躯体反应　如同前述,SRD 神经元对伤害性刺激反应的特性与在人体上观察到的痛刺激引起的精神躯体反应有很多的共性。如电刺激、机械压力和热刺激产生的疼痛阈值都比较接近,能准确应答和分辨不同强度的机械、热和电的刺激,反复伤害性强度的刺激引起疼痛进行性加剧的"加速效应"和停止刺激后残存的后效应与第二痛的产生有关等。

SRD 的功能意义在于构成一个脊髓-SRD(包括其他网状结构)-脊髓的神经回路,整合来自外周的伤害性信号,通过 DNIC 系统发挥痛的负反馈调节。广泛区域的伤害性信息会聚到同一个 SRD 神经元上可以排除它参与痛觉的分辨过程,因此它可能参与痛觉的情绪等方面的非特异功能。

参 考 文 献

Adriaensen H, Gybels J, Handwerker HO, et al. Response properties of thin myelinated(A-delta) fibers in human skin nerves. J Neurophysiol, 1983,49(1):111-122.

Almeida TF, Roizenblatt S, Tufik S. Afferent pain pathways: a neuroanatomical review. Brain Res,2004,1000(1-2):40-56.

Barker DG, Coleridge HM, Coleridge JCG, et al. A search for a cardic nociceptor: stimulation by bradykinin of sympathetic afferent nerve endings in the heart of the cat. J Physiol,1980,306:519-536.

Bessou P, Perl EP. Response of cutaneous sensory units with unmyelinated fibers to noxious stimuli. J Neurophysiol, 1969, 32(6): 1025-1043.

Bing Z, Villanueva L, Le Bars D. Acupuncture-evoked response of subnucleus reticularis dorsalis in the rat medulla. Neurosci,1991,44(3): 693-703.

Bing Z, Villanueva L, Le Bars D. Ascending pathways in the spinal cord involved in the activation of subnucleus reticularis dorsalis neurons in the medulla of the rat. J Neurophysiol,1990,63(3):424-438.

Bing Z, Villanueva L, Le Bars D. Effects of systemic morphine upon Aδ-and C-fiber evoked avtivities of subnucleus reticularis dorsalis neurones in the rat medulla. European J Pharmacology,1989,164(1):85-92.

Bishop GH, Heinbecker P. The afferent functions of non-myelinated or C-fibres. American J Physiol,1935,114:179-193.

Bishop GH. The relation of nerve fibre size to modality of sensation. Advances in Biology of Skin. Cutaneous innervation. ed. Montagna. W. 1960:1.

Blumberg H, Haupt P, Jänig W, et al. Encoding of visceral noxious stimuli in the discharge patterns of viceral afferent fibres from the colon. Pfluegers Arch,1983,398(1):33-40.

Bouhassira D, Villanueva L, Bing Z, et al. Involvement of the subnucleus reticularis dorsalis in diffuse norious inhibitory controls in the rat. Brain Res,1992,595(2):353-357.

Bowsher D. Role of the reticular formation in responses to noxious stimulation. Pain,1976,2(4):361-378.

Brown AM. Excitation of afferent cardiac sympathetic nerve fibers during myocardial ischaemia. J Physiol,1967,190(1):35-53.

Burgess PR, Clark FJ. Characteristics of knee joint receptors in the cat. J Physiol,1969,203(2):317-335.

Burgess PR, Perl ER. Myelinated afferent fibres responding specifically to noxious stimulation of the skin. J Physiol,1967,190(3):541-562.

Cain DM, Khasabov SG, Simone DA. Response properties of mechanoreceptors and nociceptors in mouse glabrous skin: an in vivo study. J Neurophysiol,2001,85(4):1561-1574.

Casey KL. Reticular formation and pain: toward a unifying concept. Res Publ Assoc Res Nerv Ment Dis,1980,58:93-105.

Caterina MJ, Marker A. The capsaicin receptor: a heat-activated ion channel in the pain pathway. Nature,1997,389(6653):816-824.

Cervero F, Iggo A. The substantia gelationsa of the spinal cord. A critical review. Brain,1980,103(4):717-772.

Cervero F, Iggo A, Molony V. Responses of spinocervical tract neurons to noxious stimulation of the skin. J Physiol,1977,267(2):537-558.

Cervero F, Iggo A, Ogawa H. Nociceptor-driven dorsal horn neurons in the lumbar spinal cord of the cat. Pain,1976,2(1):5-24.

Christensen BN, Perl ER. Spinal neurons specificlly excited by noxious or thermal stimuli: marginal zone of the dorsal horn. J Neurophysiol, 1970,33(2):293-307.

Coggeshall RE. Law of separation of function of the spinal roots. Physiol Rev,1980,60(3):716-755.

Collins WF, Nulsen FE, Randt CT. Relation of peripheral never fiber size and sensation in man. Arch Neurol Psychiatry,1960,3:381-385.

Dennis SG, Melzack R. Pain signalling systems in the dorsal and ventral cord. Pain,1977,4(2):97-132.

Dickenson AH. Gate control theory of pain stands the test of time. Br J Anaesth,2002,88(6):755-7.

Dubner R, Bennett GJ. Spinal and trigeminal mechanisms of nociception. Annu Rev Neurosci,1983,6:381-418.

England S, Bevan S, Docherty RJ. PGE2 modulates the tetrodotoxin-resistant sodium current in neonatal rat dorsal root ganglion neurones via the cyclic AMP-protein kinase A cascade. J Physiol,1996,495(Pt2): 429-440.

Franz M, Mense S. Muscle receptors with group Ⅳ afferents fibres responding to application of bradykinin. Brain Res,1975,92(3):369-383.

Handwerker HO, Iggo A, Zimmermann M. Segmental and supraspinal actions on dorsal horn neurons responding to noxious and non noxious skin stimuli. Pain,1975,1(2):147-165.

Handwerker HO, Kobal G. Psychophysiology of experimentally induced pain. Physiol Rev,1993,73(3):639-671.

Hillman P, Wall PD. Inhibitory and excitatory factors influencing the receptive fields of lamina 5 spinal cord cells. Exp Brain Res,1969,9(4):284-306.

Hu HJ, Bhave G, Gereau RW 4th. Prostaglandin and protein kinase A-dependent modulation of vanilloid receptor function by metabotropic glutamate receptor 5: potential mechanism for thermal hyperalgesia. J Neurosci,2002,22(17):7444-7452.

Huang J, Zhang X, McNaughton PA. Modulation of temperature-sensitive TRP channels. Semin Cell Dev Biol,2006,17(6):638-645.

Iggo A. Cutaneous Recepors∥JI Hubbard. The Peripheral Nervous System. New York: Plenum,1974:347-404.

Iggo A. Non-myelinated afferent fibers from mammalian skeletal muscle. J Physiol,1961,155:52-53.

Julius D, Basbaum AI. Molecular mechanisms of nociception. Nature, 2001,413(6852):203-210.

Kanaka R, Schaible HG, Schmidt RF. Activation of fine articular afferent units by bradykinin. Brain Res,1985,327(1-2):81-90.

Koga K, Furue H, Rashid MH, et al. Selective activation of primary afferent fibers evaluated by sine-wave electrical stimulation. Mol Pain, 2005,1:13.

Kumazawa T, Perl ER, Burgess PR, et al. Ascending projections from marginal zone (lamina I) neurons of the spinal dorsal horn. J Comp Neurol, 1975, 162:1-12.

Lamotte RH, Thalhammer JG. Response properties of high threshold cutaneous cold receptors in the primate. Brain Res, 1982, 224 (2): 279-287.

Lamotte RH, Thalhammer JG, Torebjork HE, et al. Peripheral neural mechanisms of cutaneous hyperalgesia following mild injury by heat. J Neurosci, 1982, 2(6):765-781.

Lamotte RH, Torebjörk HE, Robinson CJ, et al. Time-intensity profiles of cutaneous pain in normal and hyperalgesic skin: a comparison with C-fiber nociceptor activities in monkey and human. J Neurophysiol, 1984, 51(6):1434-1450.

Lechner SG, Lewin GR. Peripheral sensitisation of nociceptors via G-protein-dependent potentiation of mechanotransduction currents. J Physiol, 2009, 587(Pt14):3493-3503.

Lele PP, Weddell G. The relationship between neurohistory and corneal sensibility. Brain, 1956, 79:119-154.

Lele PP, Weddell G, Williams C. The relationship between heat transfer skin temperature and cutaneous sensibility. J Physiol, 1954, 126 (2):206-234.

Löken LS, Wessberg J, Morrison I, et al. Coding of pleasant touch by unmyelinated afferents in humans. Nat Neurosci, 2009, 12(5):547-548.

Lu Y, Dong H, Gao Y, et al. A feed-forward spinal cord glycinergic neural circuit gates mechanical allodynia. J Clin Invest, 2013, 123 (9):4050-4062.

Mayer DJ, Price DD, Becker DP. Neurophysiological characterization of the anterolateral spinal cord neurons contributing to pain perception in man. Pain, 1975, 1(1):51-58.

Mcmahon SB, Wall PD. A system of rat spinal cord lamina 1 cells projecting through the contralateral dorsolateral funiculus. J Comp Neurol, 1983, 214(2):217-223.

Mei N. Sensory Structures in the Viscera//D Ottoson. Progess in Sensory Physiology. Berlin: Spring-Verlag, 1983:1-42.

Melzack R, Wall PD. Pain mechanisms: a new theory. Science, 1965, 150(3699):971-979.

Mendell LM. Physiological properties of unmyelinated fiber projections to the spinal cord. Exp Neurol, 1966, 16(3):316-332.

Mense S, Meyer H. Different types of slowly conducting afferent units in cat skeletal muscle and tendon. J Physiol, 1985, 363:403-417.

Mense S, Stahnke M. Respones in muscle afferent fibres of slow conduction velocity to contractions and ischemia in the cat. J Physiol, 1983, 342:383-397.

Merskey H, Bogduk N. IASP Pain Terminology//Classification of Chronic Pain, IASP Task Force on Taxonomy. Seattle: IASP Press, 1994: 209-214.

Michael GJ, Priestley JV. Differential expression of the mRNA for the vanilloid receptor subtype 1 in cells of the adult rat dorsal root and nodose ganglia and its downregulation byaxotomy. J Neurosci, 1999, 19 (5):1844-1854.

Nathan PW. The gate-control theroy of pain: a critical review. Brain, 1976, 99(1):123-158.

Noordenbos W, Wall PD. Diverse sensory functions with an almost-totally divided spinal cord. A case of spinal cord transection with preservation of part of one anterolateral quadrant. Pain, 1976, 2(2):185-195.

Noordenbos W. Pain. Amsterdam: Elsevier, 1959.

Perl ER. Characterization of nociceptors and their activation of neurons in the superficial dorsal horn: first steps for the sensation of pain//L Kruger, JC Liebeskind. Advances in Pain Research and Therapy. New York: Raven, 1984:23-51.

Perl ER. Ideas about pain, a historical view. Nat Rev Neurosci, 2007, 8 (1):71-80.

Perl ER. Myelinated afferent fibres innervating the primate skin and their response to noxious stimuli. J Physiol, 1968, 197(3):593-615.

Price DD, Dubner R. Neurons that subserve the sensory discriminative aspects of pain. Pain, 1977, 3(4):307-338.

Rey R. Histoire de la douleur (or History of Pain), Edition la Decouverte. 1993.

Risling M, Dalsgaard CJ, Cukierman A, et al. Electron microscopic and immunohistochemical evidence that unmyelinated ventral root axons make U-turns or enter the spinal pia matter. J Comp Neurol, 1984, 225 (1):53-63.

Roy JC, Bing Z, Villanuva L, et al. Convergence of visceal and somatic inputs onto subnucleus reticularis dorsalis neurones in the rat medulla. J Physiol, 1992, 458:235-246.

Schmidt R, Schmelz M, Forster C, et al. Novel classes of responsive and unresponsive C nociceptors in human skin. J Neurosci, 1995, 15(1 Pt 1):333-341.

Sherrington CS. The Integrative Action of the Nervous System. New Haven: Yale University Press, 1906.

Shin J, Cho H, Hwang SW, et al. Bradykinin-12-lipoxygenase-VR1 signaling pathway for inflammatory hyperalgesia. PNAS, 2002, 99(15): 10150-10155.

Shu XQ, Mendell LM. Neurotrophins and hyperalgesia. PNAS, 1999, 96 (14):7693-7696.

Stucky CL, Gold MS, Zhang X. Mechanisms of pain. PNAS, 2001, 98 (21):11845-11846.

Terman GW, Bonica JJ. Spinal mechanisms and their modulation// Loeser JD, Butler SH, Chapman CR, et al. Bonica's Management of Pain. 3rd ed. Philadelphia: Lippincott Williams and Wilkins, 2003:73.

Torebjörk E. Nociceptor activation and pain. Philos Trans R Soc Lond B Biol Sci, 1985, 308(1136):227-234.

Tominaga M, Wada M, Masu M. Potentiation of capsaicin receptor activity by metabotropic ATP receptors as a possible mechanism for ATP-evoked pain and hyperalgesia. PNAS, 2001, 98(12):6951-6956.

Uchida Y, Murao S. Acid-induced excitation of afferent cardiac sympathetic nerve fibers. Am J Physiol, 1975, 228(1):27-33.

Uddenberg N. Functional organization of long, second-order afferents in the dorsal funiculus. Exp Brain Res, 1968, 4(4):377-382.

Van Hees J, Gybels J. C nociceptor activity in human nerve during painful and non painful skin stimulation. J. Neurol Neurosurg Psychiatry, 1981, 44(7):600-607.

Van Hees J, Gybels J. Pain related to single afferent C fibers from human skin. Brain Res, 1972, 48:397-400.

Villanueva L, Bing Z, Bouhassira D, et al. Encoding of electrical, thermal and mechanical noxious stimuli by subnucleus reticularis dorsalis neurons in the rat medulla. J Neurophysiol, 1989, 61(2):391-402.

Villanueva L, Bouhassira D, Bing Z, et al. Convergence of heterotopic nociceptive information onto subnucleus reticularis dorsalis neurons in the rat medulla. J Neurophysiol, 1988, 60(3):980-1009.

Villanueva L, Cliffer KD, Sorkin L, et al. Convergence of heterotopic nociceptive information onto neurons of the caudal medullary reticular formation in the monkey (Macaca fascicularis). J Neurophysiol, 1990, 63(5):1118-1127.

Villanueva L, De Pommery J, Menetrey D, et al. Spinal afferent projections to subnucleus dorsalis in the rat. Neurosci Lett, 1991, 134(1): 98-102.

Wall PD. Dorsal Horn Electrophysiology//A Iggo. Handbook of Sensory Physiology. Vol Ⅱ. Somatosensory System. Berlin: Springer-Verlag, 1973:253-270.

Wall PD. The gate control theory of pain mechanisms. A reanimation and restatement. Brain, 1978, 101(1):1-18.

Wall PD. The laminar organization of dorsal horn and effects of descending impulses. J Physiol, 1967, 188(3):403-423.

Weddell G, Miller S. Cutaneous Sensibility. Ann Rev Physiol, 1962, 24:199-222.

Woolf CJ, Ma Q. Nociceptors—noxious stimulus detectors. Neuron, 2007, 55(3):353-364.

Woolf CJ, Salter MW. Neuronal plasticity: increasing the gain in pain. Science, 2000, 288(5472):1765-1769.

Zimmermann M. Dorsal root potentials after C fibre stimulation. Science, 1968, 160(3830):896-898.

Zhu YL, Xie ZL, Wu YW, et al. Early demyelination of primary A-fibers induces a rapid-onset of neuropathic pain in rat. Neuroscience, 2012, 200:186-198.

Zimmermann M. Neurophysiology of Nociception//R Porter. Neurophysiology. Baltimore: University Park(Int. Rev. Physiol. Ser.), 1976: 179-221.

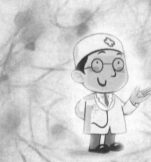

第十二章　疼痛的生理学控制

人类有史以来一直在努力探讨缓解疼痛的方法,疼痛机制研究最终的目的是为了能控制它。古埃及、古印度、古希腊、古罗马及中国为代表的东方国家几乎整个医学史都是对疼痛的挑战。医学发展到今天,我们已经可以用生理的方法、药物的方法、外科的方法及心理的方法来治疗疼痛。在这一章里,我们主要讨论生理的镇痛方法,它是唯一的可以常规采用的、没有成瘾、没有副作用的一种有效治疗疼痛的方法。

1965 年 Melzack 和 Wall 对疼痛的生理学机制提出了划时代的"闸门控制理论"。它不但是一种痛机制的学说,更为临床生理疗法提供了有力的理论武器,从而在世界范围内产生了巨大的反响。虽然这个理论还带有一些假设的成分,还有待于进一步研究、修正和完善,但它确实是建立在现代科学基础上的一种全新概念。

第一节　疼痛的生理学控制疗法史

无论是动物,还是人类,在生存过程中都会发生病痛,而大多数疾病的主要临床表现就是疼痛;因此缓解疼痛是医学的首要问题。我国古代医家采用先进的针灸技术用于缓解大多数种类的病痛,为中华民族的生存及提高生存质量作出了可贵的贡献。

世界其他国家和地区常用于缓解疼痛的疗法也是各种不同的物理疗法。

一、按摩、推拿、拔火罐

已经无从考究按摩、推拿疗法起源于什么年代,因为这类疗法毕竟带有一些本能医学的成分。动物会在树干上摩擦身体痛痒的部位,用舌舔抚创痛的部位,以达到缓解疼痛的目的。人们从古到今仍然最优先、最常采用的是掐捏抚摸局部的止痛法。这些简单的缓解疼痛的方法都带有按摩、推拿的色彩。

几乎所有国家都采用推拿、按摩等理疗方法,其本质都是通过机械压力,通过生理学反应以对抗疼痛。有时仅用轻微的重复性动作推压皮肤,有时则采用重力按摩深部组织以致产生一些酸胀痛感,深部按摩包括重压、牵拉以至于捏压韧带、肌腱和肌肉等。按摩的部位可以在痛点,也可远离疼痛区。推拿则主要采用挤压法将皮肤及皮下组织造成反复移位,以达到松弛肌肉、韧带,增加局部血液循环的目的,因此都可以起到缓解疼痛的作用。

拔火罐在古希腊和古罗马就很流行,并有干式拔罐法和湿式拔罐法之分。湿式拔罐法就是在拔罐部位划破皮肤,通过负压吸出血液,这是常用于治疗疼痛的一种传统疗法。

二、热　疗　法

自新石器时代以来,世界各地都采用热刺激的方法来治疗某些疾病,保留至今的就有温泉疗法、芬兰的蒸气浴、古罗马的热室浴池、土耳其的浴室、桑拿浴等。这种全身性的热疗可通过发汗、扩张血管,促进血液循环,有利于肿胀部位的吸收,达到缓解病痛的作用。

局部热疗也是常用的方法,自从人们学会利用火以来,这种疗法就一直长盛不衰。将石块烧热用于局部热敷,或将热泥贴敷在局部(有时在其中增加一些药草),还有的用芥末、斑蝥制作的浸膏以刺激皮肤发热,扩张血管。直到今天,人们还用热毛巾、热面团、电热褥进行热敷,都能发挥一定的治疗疾病和镇痛作用。其原理可能是一方面通过感觉传入发挥作用,另一方面加速血液循环,促使局部致痛物质(如组胺、缓激肽、前列腺素等)尽快疏散。

与此相反,采用冰块按摩也可治疗疼痛。虽然冰块能促使局部血管收缩,从而产生“麻木感”,但其镇痛机制远不止如此。临床上已经发现冰块按摩可以明显缓解患者的牙痛、肌肉痛和腰背痛。

三、对抗刺激疗法

对抗刺激(counterirritation)疗法是古盎格鲁-撒克逊人创造的一个词,代表一类用于抗炎和医治疼痛的方法,是一种古老的诱导疗法,至今在一些阿拉伯(如阿尔及利亚)国家还把它作为一种常用的传统治疗风湿痛和内脏病的方法。典型的例子是将烧红的刀刃以较高频率(约3Hz)接触和离开腹部皮肤,使患者产生一种可以耐受的锐痛。1956年,Wand-Tetley评述了一系列用来治疗风湿痛的传统对抗刺激疗法,这些疗法的绝大多数无疑是伤害性的,如皮肤切割性划痕、烧灼(将铁棒烧红放在身体的某一部位,通常会引起皮肤烧伤起疱)、烫灸、涂抹发疱剂等。而古希腊,很可能包括古埃及,就懂得用电鳗放电来治疗各种痛证,这是现在的电刺激疗法的起源(Wand-Tetley,1956)。Gammon 和 Starr(1941)通过自身的疼痛试验(皮肤涂擦辣椒或注射10%高渗氯化钠)和 80 例各种痛证患者的临床观察,采用热敷和冰敷、60Hz 振动刺激、皮肤机械和电的对抗刺激可以取得较满意的镇痛效果。

因此,从古到今,各个地域的人们都创造出了许多用来治疗疾病、缓解疼痛的物理疗法。即便医学发展已经进步到了今天,这些疗法的大部分仍然保留着,并且还将继续保留下去。

第二节　伤害性信息的节段性控制

闸门控制系统本身是一种痛觉学说,是建立在对痛的特异学说和型式学说基础上的。其要素是提出在脊髓背角存在一种类似闸门的神经功能,它能减弱或增强从外周向中枢神经系统传递的神经冲动流或信息。因此,躯体传入在诱发痛知觉和痛反应之前,就已受到闸门的调制性影响。这意味着闸门控制本身就具有对痛觉产生节段性控制的功能。

对伤害性信息的节段性控制作用指的是,在脊髓同一神经节段内大的有髓神经纤维的传入能抑制被伤害性刺激激活的脊髓神经元,从而阻断伤害性信息向高级脑中枢的传递,产生节段性的镇痛效应。这种对疼痛的节段性控制在人类及动物的日常生活中都可以观察到。例如抚摸受伤的皮肤区可以缓解伤口的局部痛,动物舌舔或摩擦受伤的肢体的行为都表明动物同人类本身都具有的一种抗痛的行为反应。这种体验应该可以认为是后天获得的一种动物本能。

由粗纤维传入在同节段水平对传递外周伤害性信息的细纤维的抑制在许多实验室都得到共同的结论。这种抑制无论是对特异伤害感受神经元还是非特异伤害感受神经元都有效。这些实验和临床的观察直接佐证了闸门控制理论的合理性,证实粗细直径的传入纤维可发生相互作用。

根据闸门控制学说的原理,目前有几种常用的节段性控制生理镇痛法。

一、经皮神经电刺激法

这种疗法是闸门控制理论的倡导者 Wall 和 Sweet(1967)提出的。经皮电刺激兴奋粗的有髓神经纤维,在脊髓水平对伤害性信息传入控制,起到局部镇痛作用。这种镇痛方法是将 2 个碳橡胶电极放在疼痛区域或者支配痛区的神经干的皮表,通过此电极用高频脉冲刺激,激活粗的传入纤维,达到镇痛目的。根据大量的临床资料,用 10 ~ 100Hz 的频率,刚能引起感觉异常,但不至于引起痛觉和肌肉运动的强度刺激,可以暂时缓解慢性疼痛,如慢性肌肉疼痛、神经痛,特别是面部的神经痛,以及由于神经系统损伤引起的疼痛及骨转移肿瘤引起的疼痛等。TENS 疗法对手术疼痛也有良好效果。TENS 止痛法常需几分钟的诱导期(2 ~ 10 分钟),痛觉缓解效应可持续到刺激停止后数小时。在患有慢性痛的狗证实 200Hz 的低强度 TENS 能提高对伤害性热刺激的阈值。直接刺激 C 类纤维或自然痛刺激引起的脊髓背角神经元的激活反应,可被 Aβ、Aγ、Aδ 类纤维的传入所控制。选择性刺激外周神经的粗纤维可用以治疗灼痛,有很好的镇痛效应。传统的高频 TENS 镇痛效应不能被纳洛酮所阻断,但低频 TENS 和针刺样 TENS 可被纳洛酮阻断。

在 TENS 疗法中,一般把 <10Hz 称为低频 TENS,>50Hz 称为高频 TENS。TENS 的电流强度分为引起较强感觉而不出现肌肉收缩的低强度 TENS(又称感觉强度),和引起肌肉收缩但并不产生疼痛的高强度 TENS(又称运动强度)。高频 TENS 多为感觉强度,低频 TENS 多为运动强度。但是不管哪种频率和强度都可激活中枢机制产生镇痛效应。低频 TENS 可以激活脊髓和脑干的 μ 阿片受体,而高频 TENS 则激活脊髓和脑干的 δ 阿片受体。两种频率的 TENS 产生的镇痛效应也与脊髓的 5-HT 能、去甲肾上腺素能、毒蕈碱能和 GABA 能系统有关(Sabino 等,2008;Sluka 等,2006)。一般认为,高频 TENS 激活粗的纤维;引起运动强度的低频 TENS 可激活 Aδ 传入纤维。在动物的研究表明,不同频率的 TENS 对实验性膝关节炎引起的爪部原发性和继发性的机械痛觉过敏都有降低作用。人们通常认为,TENS 激活皮肤局部传入纤维产生镇痛效应,但选择性局部麻醉的研究表明,深部组织的神经传入也介导了 TENS 产生的镇痛(Radhakrishnan 和 Sluka,2005)。

一般认为,TENS 波形特征的差异不会改变其镇痛效应,但 TENS 强度是决定治疗效果的关键因素。近些年来 RCT 试验已经证实 TENS 在缓解慢性肌肉骨骼疼痛、急性疼痛、术后疼痛方面有明确疗效,但在腰痛的治疗效果仍然存在争议(De Santana 等,2008)。

在 TENS 疗法提出之后,Laitinen(1976)采用针刺与 TENS 对照治疗慢性腰骶部疼痛和坐骨神经痛,认为两者都有相似的效果。1982 年,Saeki 等采用穴位与 TENS 结合方法提出"经皮穴位电刺激(transcutaneous electric acupuncture points stimulation,TEAS)",用于治疗丘脑疼痛综合征。袁毓等(1993)在韩济生指导下应用 TEAS 治疗脊髓性肌痉挛取得满意效果。方剑乔研究团队(1999;2002)对 TENS 和 TEAS 的机制和临床进行了一系列对比研究,探索了它们的相关机制和各自的特点。目前,TEAS 已是临床常用的一种治疗方法。

二、振动镇痛法

早在 20 世纪 60 年代,Wall 等(1960)就发现机械性振动刺激可以显著提高痛阈,并将此法应用于临床治疗疼痛。在振动镇痛中,要想获得好的镇痛效果,振动探头应置于痛区或附近的肌肉或肌腱,这种刺激也可提高正常人的痛阈。对牙痛患者来说,刺激施于患侧比健侧有效,刺激与病灶同属三叉神经支配区的刺激效果最好(Ottoson 等,1981)。用 100Hz 的振动刺激在牙痛患者获得满意的镇痛效果,这种镇痛效应不能被静脉注射纳洛酮所阻断。

三、背柱刺激镇痛法

脊髓背柱刺激(DCS)是闸门控制学说第一个转化为临床实用的镇痛方法(Shealy 等,1967)。该法通过位于脊髓硬脊膜层内的埋植电极刺激脊髓背侧表面,刺激脉冲由埋置在体内的无线电遥控接收机发出,控制信号则由体外的无线电发射装置控制。所用的刺激频率通常为 50~100Hz。在刺激期间,患者能感到一种放射到电极水平以下身体的颤动感,但触觉、位置觉和振动觉等不受影响。许多研究都观察到刺激背柱有明显的镇痛作用,并已在临床上广泛用于缓解患者的慢性疼痛。

现在普遍认为,DCS 主要通过逆行激活背束中的粗纤维作用于脊髓背角而起作用。背柱中含有投射到脊髓背角的初级传入纤维的侧支,因为在刺激点尾侧切断背束后镇痛效应消失,其机制除节段性作用外,也有脊髓上环路参与(Compton 等,2012;Guan,2012)。

由于方法学的进步,目前 DCS 主要临床适应证已经包括血管性疼痛(顽固性绞痛和周围性血管疾病)、脊柱痛(腰椎手术失败综合征、退行性腰腿痛、椎管狭窄、神经根撕裂、不全脊椎损伤)、慢性局部疼痛综合征、神经源性会阴疼痛等,甚至用于治疗顽固性心绞痛(Epstein 和 Palmieri,2012)。

第三节　内源性痛觉调制系统

人们已经普遍接受机体存在净"抑制"的内源性痛觉调制系统;主要以下丘脑、杏仁核、头端扣带回(rACC)通过中脑导水管周围灰质(PAG)下行性痛调制环路发挥作用,从 PAG 发出的纤维经由延髓头端腹内侧核群(the rostral ventromedial medulla,RVM)的中缝大核

（NRM）、网状巨细胞核神经元下行投射到脊髓或延髓背角，以直接或间接的方式调节疼痛信息的传输。这种下行调节是"阿片敏感的"环路（Ossipov 等，2010）。

在 20 世纪 60 年代末人们已经观察到对伤害性信号激活的脊髓背角神经元接受来自高位脑中枢的下行抑制性控制调节。该系统被总结为内源性痛觉调制系统（endogenous pain inhibitory system），表明来自中枢神经系统高级部位对感觉和运动有下行性调节功能。这种对痛觉的下行性调节的主要起始部位包括皮质和脑干，应用生理学方法、行为学方法和临床观察都发现脑内许多区域的刺激都能产生较强的镇痛效应。

刺激皮质和前脑的不同区域能调节脊髓背角神经元对各种类型的外周刺激引起的反应。而刺激大脑皮质被认为主要是对皮肤机械和本体的非伤害性感觉在脊髓的传递施加影响。然而有些工作证明，皮质有向脊髓背角浅层直接投射的纤维，因此皮质控制也可能影响伤害性信息的传递。实际上，感觉皮质刺激对脊髓背角非特异伤害和特异伤害感受的脊丘束神经元可产生抑制、激活或混合的效应，皮质的这种效应可能是直接兴奋皮质-脊髓纤维或通过低位脑干的中继产生的。

人们普遍注意到脑内有些结构不仅与痛的感受，而且也与镇痛有关。1962 年邹冈和张昌绍首先发现，在猫的脑室周围灰质和导水管周围灰质微量注射吗啡可以获得显著的镇痛效果。1969 年 Reynolds 观察到刺激大鼠中脑导水管周围灰质（PAG）的外侧周边部分能产生明确的镇痛，以致可以进行腹部手术而不引起明显的抗拒反应。Mayer 等注意到脑局部刺激和吗啡引起的镇痛效应可能存在相似的神经生理学基础。1973 年 Pert 和 Snyder 在哺乳动物的脑内发现了吗啡受体，1975 年 Hughes 等和 Teren 等分别从猪和大鼠的脑内提取出一些具有吗啡样活性的多肽，称之为"内源性吗啡样物质"（endogenous morphine-like factor），或称为"内源性鸦片样物质"（endogenous opiate-like substances）。Hughes 证明，他们所发现的脑啡肽是 2 个五肽，分别称为甲硫氨酸脑啡肽（M-enkephalin）和亮氨酸脑啡肽（L-enkephalin）。这些新颖的资料为揭示脑内镇痛机制开拓了新的眼界。在取得大量实验结果的基础上，人们逐渐认识到在哺乳动物和人的中枢神经系统存在与内源性吗啡样物质有关的、以脑室-导水管周围灰质及 RVM 为中心的"内源性痛觉调制系统"，其主要功能是对脊髓背角和三叉神经脊束核痛敏神经元发挥下行抑制性控制。下行通路都有可能以突触前机制抑制伤害性信息的传入，从而阻断痛觉信号向高级中枢的传递，达到镇痛目的。内源性痛觉调制系统的功能活动增强表现为痛阈升高，痛反应下降；而这个系统的活动被抑制、阻断或破坏时，则可引起痛觉过敏、痛反应增强等。

在大量研究的基础上，Meyer（1971）和 Fields（1978）等分别提出了在脑干后部存在一个以 PAG 和 RVM 为主体，下行到脊髓背角的内源性镇痛系统的概念。这个概念不断获得新的实验证据。目前，为多数学者认可的脑干内源性下行抑制系统主要由 PAG、RVM 和一部分脑桥背外侧网状结构组成，经脊髓 DLF 下行对延髓和脊髓背角痛觉感受性信息的传入产生抑制性调制（图 12-1）。

脑内镇痛系统的发现，在于观察到刺激 PAG 能引起强烈而持久的镇痛效应，此后一系列行为的、解剖的、电生理的、生化和神经药理技术在不同的动物种类（如猫、鼠和猴）都观察到和确定了这种现象。实际上刺激产生的镇痛（SPA）已在许多脑内观察到，如蓝斑、缰核、外侧下丘脑、隔区、脑桥臂旁核、腹侧背盖区和额叶前部皮质。但研究最广泛的当属中脑 PAG 和尾侧延髓的 RVM 的中缝大核（NRM），从 PAG 和 NRM 获得的 SPA 效应

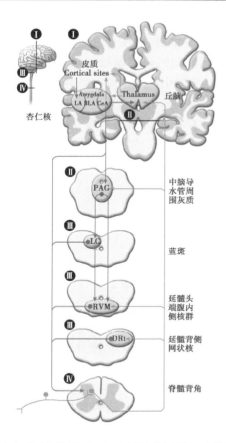

图 12-1　痛调制环路（上行性投射红色表示，下行性投射绿色表示；小图中的"Ⅰ～Ⅳ"与大图脑水平面相符）

伤害性传入与背角传递神经元发生突触联系，经脊髓交叉沿对侧脊丘束上行到达丘脑，上行纤维的侧支也投射到延髓背侧网状核（dorsal reticular nucleus，DRt）、RVM 和中脑 PAG。来自于 DRt 的下行投射纤维是 DNIC 的发挥效应的关键脑区。从丘脑发出的上行纤维投射到皮质和杏仁核（amygdala）。杏仁核中区（CeA）外囊部接收来自脑干和脊髓伤害性信息的传入。丘脑（thalamus）和皮质也向外侧杏仁核（LA）和基底杏仁核（BLA）发出投射纤维。CeA 有向皮质和丘脑的投射纤维，可能与痛的意识和感知整合有关。下行痛觉调制以 PAG 为中继，RVM 为驿站，经由背外侧束（DLF）向脊髓背角发出下行性投射。去甲肾上腺素能递质的蓝斑（LC）也接受来自 PAG 的传入，并与 RVM 发生联系后向脊髓发出下行性去甲肾上腺素能递质抑制性投射纤维

至少在部分是通过下行抑制系统对脊髓和三叉神经系统伤害性信息的传递发挥强有力的调制功能。

一、中脑导水管周围灰质：内源性痛觉调制系统的核心

根据 Hamilton（1973）的工作，PAG 的神经元相对较小，直径在 8～30μm。他将 PAG 的神经元分为 3 类，每一类神经元在 PAG 中的位置相对固定、集中。Ⅰ类细胞较小，梭形，染色较深，聚集在导水管周围，形成 PAG 的内环层，又称中央核。第Ⅱ类细胞也较小，深染，但形状是从纺锤状到球状，位于导水管的背侧区，形成背核。第Ⅲ类细胞是 PAG 中最大的，形状为球状或三角状，染色较浅，细胞排列紧密，构成 PAG 最外侧的致密细胞部分，又称外侧核。PAG 中央核细胞的轴突从腹侧到达背盖；PAG 背核的纤维投射的中脑和间脑，主要是顶盖前区和外侧缰核。上述两个核的投射都是同侧的。PAG 外侧核的投射纤维也是以同侧为主，但到背盖和顶盖的纤维有些投射到对侧；PAG 大量向吻侧的投射纤维在间脑水平分为许多小束，终止于脑室周围灰质、后下丘脑和丘脑的许多核。但 PAG 和 NRM 之间的双向联系更引人注目。

1972—1978 年，Besson（Oliveras 和 Besson，1988）实验室在猫的中脑到延髓的广泛区域探讨了 SPA 的有效部位，用小于 100μA 的电流刺激不同的脑区，发现最有效的 SPA 部位局限在

腹侧 PAG(包括中缝背核)和中缝大核,而背侧、背外侧 PAG 和中脑其他网状结构几乎无效。在大鼠研究的结果有些不同,许多实验指出刺激 PAG 能产生明显的镇痛效应,而无区域的不同。

Besson 及其同事首先报道了刺激 PAG 对脊髓神经元活动的强抑制效应。这种抑制包括对伤害性机械刺激、伤害性热刺激和激活 C 类纤维的电刺激引起的背角神经元激活反应,不管是对特异伤害感受神经元,还是非特异伤害感受神经元都有效,特别是对 C 类纤维传入的抑制作用更为明显而持久。组织化学的研究证实,PAG 存在有密集的吗啡受体和丰富的脑啡肽物质,是吗啡和脑啡肽微量注射镇痛的高效区。神经外科已成功地用 PAG 局部刺激来缓解患者的各种痛证,电解损毁 PAG 或在 PAG 微量注射纳洛酮则明显降低吗啡镇痛和外周刺激产生的镇痛。

由于形态学的研究工作表明 PAG 只有少量向脊髓的直接投射纤维,但接受来自脊髓的传入纤维,而 PAG 和 RVM 之间的联系更为丰富,因此 PAG 镇痛效应的发挥很可能是通过 RVM 起作用的。PAG 的传出纤维主要投射到蓝斑及 RVM。

二、延髓头端腹内侧核群:内源性痛觉调制系统的重要驿站

RVM 包括 NRM 及其邻近的腹侧网状结构(网状巨细胞核等);它主要接受来自 PAG、臂旁核、孤束核、楔状核的传入,也接受前额叶皮质、下丘脑、杏仁核等结构的传入。RVM 的下行纤维主要是通过 DLF 和腹外侧束(VLF)下行到达延髓和脊髓背角。

内源性痛觉调制系统主要通过下行抑制性控制通路对伤害性传入信号起抑制作用,而在下行通路中,RVM-脊髓系统尤为引人注目。

NRM 是构成 RVM 的重要结构。中缝核是沿脑干中缝附近分布的一系列核团的总称。NRM 位于延髓,介于上、下橄榄核之间。其头侧在斜方体头端移行为桥缝核,尾侧与苍白核延续;其腹侧邻连斜方体,两侧分别毗邻顶盖脊髓束和网状巨细胞核。NRM 呈菱形,在面神经核中段最为发达,含较多的大、中型多极细胞,也有相当数目的小型浅染神经元,还可看到一些巨大的多极神经元。中缝核是脑内 5-HT 能神经元胞体的主要聚集地。NRM 的传入纤维有一部分来源于脊髓,但主要接受来自 PAG 的投射,主要是由传导速度在 0.3 ~ 20m/s 的小的有髓纤维传导到 NRM 的单突触联系。NRM 的传出纤维主要发出中缝脊髓纤维和中缝三叉神经脊束纤维。猫 NRM 投射至颈髓的细胞分布于该核的头侧部分,至腰髓者分布于偏尾侧部分。中缝脊髓纤维主要投射到对伤害性刺激发生反应的脊髓背角 I、II 和 V 层神经元上。NRM 神经元自发放电比较低,放电频率一般为 1 ~ 5 次/秒;有时也可看到高频放电的细胞,这些细胞中的一些放电由 2 ~ 5 个峰电位构成,一些是 10Hz 以上的单个冲动发放。大鼠 NRM 神经元自发放电频率大都在 0.5 ~ 20 次/秒,平均为 6.41 次/秒。但 NRM 神经元自发活动在不同生理状态下是可以改变的。

PAG-NRM 之间有明确形态学和电生理学的联系,一般认为,PAG 的效应主要是通过 NRM 实现的。PAG 很少有向脊髓投射的纤维,却有大量向 NRM 投射的纤维。PAG 神经元放电频率的改变,NRM 神经元活动也可发生相应的变化,但有时也发生相反的变化。直接刺激 PAG、或在 PAG 内微电泳、微量注射吗啡及微量注射谷氨酸能激活大多数 NRM 神经元放电。刺激皮质、丘脑中央中核、下丘脑弓状核和室周核、尾核、伏核及网状巨细胞核也能激活多数 NRM 神

经元的活动,这种效应可被纳洛酮阻断。而刺激缝核等则对 NRM 神经元活动起抑制作用。损毁 NRM 使刺激丘脑和脑干多个镇痛结构产生的镇痛作用和对内脏躯体反射的抑制效应基本消失。

NRM 能调节伤害性感受的阈值,损伤其可引起痛觉过敏。刺激 NRM 能有效地抑制脊髓 Ⅰ、Ⅴ、Ⅵ 层细胞对伤害性刺激引起的痛放电,这些抑制信息是通过双侧背外侧束下行的。用短串脉冲刺激去大脑猫的 NRM 能强烈抑制脊髓三叉神经核神经元对牙髓或角膜伤害性刺激引起的痛放电,而对非伤害性刺激则效应较弱。Willis 等(1977)亦观察到刺激猴的 NRM 能明显抑制脊丘束和脊髓背角中间神经元的活动,并认为对 Aδ 类传入纤维的作用最为有效;抑制的程度与刺激 NRM 的强度有关,切断双侧背外侧束这种抑制效应消失。Giesler 等(1981)认为,刺激 NRM 对猴脊丘束神经元的抑制作用主要是引起突触后膜超极化。但 Lovick 等(1979)认为,NRM 对脊髓背角和三叉神经感觉核神经元的抑制作用可能是通过突触前抑制实现的,或与这两种抑制都有关。Oliveras 等(1978)还观察到反复延长刺激 NRM 的时间可使其镇痛效应逐渐消失,产生耐受性。这种效应似乎与中枢 5-HT 消耗过多有关,补充其前体 5-羟色氨酸以利于增加中枢 5-HT 含量能够使刺激 NRM 的镇痛效应恢复。刺激 NRM 对灵长类动物脊丘束神经元的抑制作用可能是通过缝-脊 5-HT 能神经元传递的。Rivot 等(1979)用纳洛酮处理大白鼠可拮抗刺激 NRM 对 C 类纤维活动的抑制,说明 NRM 下行的脑啡肽能神经元也对脊髓痛敏细胞活动有抑制作用。杜焕基等(1978)和朱丽霞等(1981)刺激 NRM 及其附近的网状结构,可抑制内脏伤害性刺激引起的反射,也可明显抑制内脏痛反应;他们还观察到刺激猫的 NRM 和网状大细胞核对脊髓背角神经元 Aδ 类纤维传入的抑制要比对 Aβ 类纤维的抑制大得多;在脊髓水平导入纳洛酮可大部分阻断刺激 NRM 对脊髓背角神经元 Aδ 类传入反应的抑制效应,提示刺激 NRM 的抑制效应可能与脊髓水平的脑啡肽能神经元有关。

Azami 等(1982)将微量吗啡注射到鼠的 NRM(5μg/0.2μl)观察到能产生显著的镇痛效应,纳洛酮可翻转这种效应。预先注射 5-HT 受体阻断剂肉桂硫胺也能明显降低吗啡的镇痛效应,而注射 NA 受体阻断剂苯苄胺则不能阻断在 NRM 注射吗啡的镇痛效应。Le Bars 等(1980)观察到 Aα 类纤维传入冲动激活脊髓背角会聚神经元的效应不受 NRM 微量注射吗啡的影响,而对 C 类纤维的传入到会聚神经元的活动 8/14 个单位不受影响,6/14 个单位反而被明显激活。一些研究指出,电解损毁 NRM 能对抗吗啡的镇痛效应。Yaksh 等(1977)研究了在损毁 NRM 后对不同剂量吗啡镇痛效应的影响,发现损毁 NRM 能完全阻断 3mg/kg 吗啡的镇痛效应,部分阻断 10mg/kg 吗啡的镇痛效应,但不影响 30mg/kg 吗啡的镇痛效应。切断 NRM 下行纤维的脊髓背外侧束,能明显减弱或去除腹腔注射吗啡的镇痛效应。

以上研究表明,脑干存在内源性痛觉调制系统,而 PAG-RVM 是该系统的重要结构,是对脊髓背角和三叉神经脊束核痛敏神经元发放下行抑制性投射的主要通路,在正常情况下它具有一定的紧张性活动。刺激 NRM 能获得显著的镇痛效应,这种效应与 5-HT 和脑啡肽能物质的作用有关。电解损毁 NRM,或微量注射 5-HT 合成抑制剂对氯苯丙氨酸和脑啡肽拮抗剂纳洛酮能降低吗啡的镇痛效应,电针能激活 NRM,并降低它们的伤害性反应,而损毁或注射纳洛酮和 5,6-双氢色胺以阻断脑啡肽能和 5-HT 能神经元活动能降低针刺镇痛效应。因此,NRM 在脑刺激产生的镇痛、吗啡镇痛和针刺镇痛中都具有重要作用,这些镇痛效应可能存在有相似的神经生物学基础。

正如以前有大量文献报道的那样,在脑干网状结构里,即便在同一功能核团,有些神经元对外周伤害性刺激的反应具有激活作用,有些具有抑制作用(Bowsher,1976)。Fields 等(1988)将在 RVM 中记录到的痛觉调制神经元分为两类:一类称之为"启动"神经元(ON-cell),在动物出现痛反应之前,该类神经元发放突然增加,其功能为增强脊髓伤害性信息的传递而产生易化效应;另一类神经元称为"停止"神经元(OFF-cell),痛反应发生前几百毫秒该神经元发放骤然停止,其作用是加强下行性抑制,阻断伤害性信息的传递而产生镇痛作用。"停止"神经元的激活既兴奋其他的"停止"神经元,又抑制"启动"神经元的活动(其实在 RVM 中还存在另一种对痛觉可能不起调制作用的所谓"中立"神经元:Neutral-cell)。这两类神经元都投射到脊髓背角,这种神经元反应的两重性与痛觉传递的双向调制相一致。在 RVM 的电生理学和微量注射谷氨酸的研究中,观察到低强度的刺激抑制伤害性反应,而高强度的刺激则增强伤害感受(Urban 和 Gebhart,1999;Zhuo 和 Gebhart,1990)。ON-cell 的电生理学特征与伤害感受前活动是符合的,长时间的伤害强度的热刺激能够增加 ON-cell 的放电频率及增加实验动物的伤害性反应强度,而这两种增加都能被 RVM 内注射利多卡因而消除(Morgan 和 Fields,1994)。

阿片全身给药或在 PAG 微量注射可以通过去抑制而增加 OFF-cell 的活动,这类细胞的激活对于镇痛来说是"必要且足够的"(Jensen 等,1989;Cheng 等,1986)。相反,只有 ON-cell 直接被阿片抑制,表明这类细胞可能表达 μ 阿片受体(Heinricher 等,1992)。

但 5-HT 能下行抑制通路主要是抑制伤害性信息传递的结论存在巨大争议。早年采用当时可利用的 5-HT 拮抗剂能够阻断 RVM 区域引发的 SPA,这些研究使人们相信痛的下行性抑制是通过起源于 RVM、行走于 DLF 的 5-HT 能神经元介导的(Basbaum 和 Fields,1978)。刺激 PAG 或 RVM 能够促进脊髓 5-HT 的释放(Cui 等,1999),鞘内给予 5-HT 激动剂可引发抗伤害感受效应(Yaksh 和 Wilson,1979);而鞘内给予 5-HT 拮抗剂则减弱 RVM 的 SPA(Jensen 和 Yaksh,1984)。逆行示踪标记的研究证明,RVM 内存在向脊髓背角投射的 5-HT 能神经(Kwiat 和 Basbaum,1992)。然而,RVM 中的 ON-cell 和 OFF-cell 与 5-HT 能神经的关系不是那么密切的。研究导致人们试图考虑 RVM 的非 5-HT 能神经可能参与疼痛的调制。Potrebic 等(1994)在一项研究中观察到 RVM 的 25 个神经元中的 8 个 ON-cell 和 9 个 OFF-cell 神经元没有一个出现胞内标记的 5-HT 免疫细胞化学反应;只有在 8 个 Neutral-cell 中有 4 个神经元可被 5-HT 标记(Potrebic 和 Fields,1994);在同一作者其后采用免疫细胞反应和细胞内标记并置化处理的研究中,5 个 ON-cell、5 个 OFF-cell 和 3 个 Neutral-cell 出现阳性标记,但在 Neutral-cell 分布最多,OFF-cell 次之,ON-cell 最少(Potrebic 等,1995)。此外,RVM 中向脊髓投射的神经元仅 20% 是 5-HT 能的,而大多数则是甘氨酸能的和 γ-氨基丁酸能的(Moore,1981);目前倾向的意见认为,RVM 中的 5-HT 能神经元可能既不是 ON-cell 也不是 OFF-cell,但它们可以调节这些神经元的活动(Foo 和 Mason,2003)。然而 Wei 等(2010)最近的一项采用 shRNA 质粒研究提示,阻断 5-HT 合成后,RVM 中的下行性 5-HT 能神经元在易化炎性痛和神经源性痛方面发挥重要作用,而对由阿片介导急性痛的抑制并不重要。电生理学的研究表明,甘氨酸能的和 γ-氨基丁酸能的 RVM 下行投射纤维在抗伤害感受中发挥重要作用。在下行性 5-HT 能纤维可能作用于不同的受体亚型,以致对脊髓背角神经元产生抑制和易化双重作用(Suzuki 等,2004;Sasaki 等,2006;Green 等,2000;Rahman 等,2009)。脊髓给予抑制性 5-HT7 受体拮抗剂可以阻断 RVM 内微量注射吗啡引起的抗伤害感受效应;易化性 5-HT3 受体拮抗剂可以阻断在 RVM 给予胆囊收缩素引起的痛觉过敏(Dogrul 等,2009)。

电刺激的 PAG 或 RVM 引出的抗伤害感受可增加脑脊液中去甲肾上腺素水平,这种效应也能被脊髓给予肾上腺素拮抗剂所阻断。这些结果提示，和下行性抑制有关的抗伤害感受与去甲肾上腺素能神经相关。但 PAG 和 RVM 都不含有去甲肾上腺素能神经元，却与痛调节密切相关的含有去甲肾上腺素能的核团如蓝斑发生联系。蓝斑（包括 A6 和 A7 核团）是下行投射去甲肾上腺素能神经的主要来源（Proudfit，1992），其作用是在脊髓背角对伤害传递神经元施加突触前和突触后抑制。大量研究证明，激活脊髓 α_2-肾上腺素受体产生强的抗伤害感受效应（Pertovaara，2006）。

近 20 年来，功能神经影像学技术，如脑功能磁共振成像（fMRI）、正电子发射 CT（PET/PET-CT）发展迅速，由于它们能够直观、无损伤定量检测活体脑部的形态及功能，改变了神经生物学研究主要依赖于动物实验、尸体解剖的局面，为神经生理、精神心理研究提供了新的平台。它们现已广泛地应用于人脑正常生理功能、疼痛、认知等方面的研究，而人们已可直接观察人脑哪些部位与感觉、运动、语言、记忆、情感有关。

fMRI 是目前常用的脑功能成像技术，其原理是采用检测血流动力学的血氧水平依赖（bloodoxygenation level dependent，BOLD）平面回波序列（EPI）方法。根据脑组织局部氧合血红蛋白和脱氧血红蛋白浓度比的变化来反映血流的变化，间接反应脑细胞核团能量消耗，也就是脑功能的改变。在 T2 加权上，脱氧血红蛋白分子具有导致快速失相位的磁敏感性，显示低信号，氧合血红蛋白表现为高信号，磁信号强度的改变与脑部功能相衔接。当脑部活动较强时，有较多动脉血进入相应脑区，MRI 上呈高信号，进而推知局部脑组织的功能活动增强。其具有无辐射、解剖图像清晰（1～3mm）、既能显示脑皮质又能监测深部脑核团（如脑干）的功能变化，还可和常规 MRI 解剖图像结合等优点。但是其信号缘由的血流动力学的变化，只有在神经活动过后 4～5 秒才能到达响应的峰值，故其时间分辨率有限，难以达到脑电图及脑磁图的毫秒级反应。

脑影像学揭示存在对伤害性刺激发生反应"痛感基元"（pain matrix）的脑区，这些区域包括（但不限于）rACC、上前扣带皮质（pCC）、躯体感觉皮质Ⅰ和Ⅱ、脑岛、杏仁核、丘脑和 PAG（Tracey和 Mantyh，2007）。人类的影像学研究表明，PAG与皮质存在相互联系。前额皮质和杏仁核的相互作用提示与疼痛的情绪焦虑有关（Apkarian 等，2005）（图 12-2）。

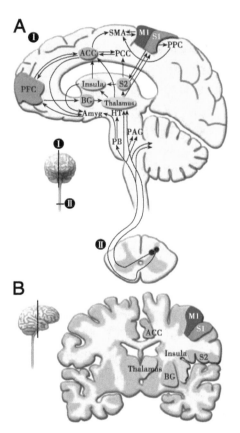

图 12-2 采用脑影像学技术观察到的人脑痛觉传递的上行通路

A 为痛觉上行传导通路和涉及与痛信号处理相关的脑区；B 为用彩色标记叠加在解剖学 MRI 图像上的与痛相关脑区。红色：体感 1 区；橙色：体感 2 区；绿色：ACC（前扣带回）；淡蓝色：脑岛；黄色：丘脑；紫色：前额叶皮质；深蓝色：初级运动皮质。SMA：辅助运动区；PCC：后扣带回；BG：基底神经节；HT：下丘脑；Amyg：杏仁核；PB：臂旁核；PAG：中脑导水管周围灰质（引自Apkarian 等，2005）

第四节　脑干下行性正反馈和易化控制系统

大量形态学的工作都注意到,构成脊髓上行投射的神经元主要位于脊髓的 3 个位置——边缘层、Ⅳ~Ⅵ板层和Ⅶ~Ⅷ板层,不同的动物种类大致都是如此(参见 Wills 和 Coggeshall,1991),这些上行投射包括脊丘束和脊网束。与此相应,来自脑干的下行投射纤维也主要终止在脊髓的这三个部位。

在以前的章节里,我们已经详细讨论过边缘层和Ⅳ~Ⅵ板层细胞在伤害感受过程和下行抑制性控制过程中的生理学特性。那么脊髓深层(Ⅶ~Ⅷ板层)神经元的脊髓-网状结构-脊髓环路在伤害感受过程中具有什么功能呢?

Ⅶ~Ⅷ板层的神经元电生理学反应特征比较复杂,很难系统分析它们的功能。从总体上看,可以粗略分为 3 种类型的神经元:一类是对皮肤感受野轻触刺激发生反应的神经元;另一类是对深压(肌肉、肌腱、骨间膜、关节)发生激活反应的神经元;第三类是具有大感受野、对其刺激发生激活或抑制反应的神经元。这些神经元可对脑干网状结构的逆行刺激发生激活反应,也对顺向刺激发生激活反应。这就意味着,这些位于脊髓腹角的神经元可能构成了脊髓-脑干-脊髓的正反馈环路。他们假设,来自Ⅶ~Ⅷ板层细胞的上行活动也触发中缝大核及附近网状结构对脊髓背角神经元发放的下行抑制作用,这种正反馈环路对停止刺激的后镇痛效应有维持作用。Ⅶ~Ⅷ板层的神经元发出的轴突加入脊丘束,向脑干网状结构发出侧支,刺激网状结构能顺向激活它,外周伤害性刺激也能激活它。

来自内脏的传入也能激活这种正反馈的环路。Cervero(Lumb,1986)观察到,刺激内脏大神经能引起Ⅷ板层神经元稳定的激活反应,但冷却阻断使动物"脊髓化"后,内脏大神经刺激诱发的神经元放电自动受抑制。因此,Ⅷ板层神经元被内脏神经传入的激活是通过脊髓上中枢的中继后产生的,刺激中缝大核和附近网状结构也能顺向激活这个板层的神经元。

关于这条脊髓前角-脑干网状结构-脊髓前角的正反馈环路在影响伤害性信息过程中究竟起什么作用,人们还不清楚。是加强外周伤害性刺激触发的下行抑制性控制(主要认为是维持反应),还是有可能易化伤害性信息的传入?

1990 年代以来,Zhuo 和 Gebhart(1990;1992)发现用不同强度的电流刺激 RVM 的网状巨细胞核(NGC)和网状巨细胞 α 核团(NGCα)对大鼠行为痛反应和背角神经元对伤害性热刺激诱发的反应具有不同的效应。刺激电位小的情况下能易化背角神经元对伤害性传入的反应和降低动物行为痛反应的潜伏期。而逐渐加大刺激强度,这种易化的强度也逐渐加大(在 5~25μA 范围内),而进一步加大刺激量(50~100μA),继而能抑制背角神经元对伤害性传入的反应,在这个刺激强度范围内,也随着刺激强度的增加而使抑制的强度增加。在 NGC 和 NGCα 内微量注射兴奋性氨基酸谷氨酸,在低剂量(5nmol/L)时也能易化外周伤害性传入的反应,大剂量(50nmol/L)时能抑制外周伤害性传入的反应。因此,在网状结构中除了存在下行抑制性控制通路外,也存在下行易化通路。但在正常情况下,抑制性控制作用占主导作用,其下行通路在脊髓背外侧束;而易化通路功能常被抑制通路所掩盖,其下行通路在脊髓前外侧部。

所以说,来自脊髓上中枢对脊髓伤害性信息的传入有双相调节功能。至于下行易化过程在伤害性传入过程中的意义目前还不很清楚,它是否同下行性正反馈系统有某些功能上的联系还有待进一步探讨。最近的研究显示,增加脊髓强啡肽的浓度可以通过增加钙离子内流激活神经元,这种作用出人意料地通过缓激肽受体介导(Lai 等,2006)。阻断脊髓的缓激肽受体可以抑制神经源性疼痛和内脏痛的行为反应,减少中枢敏感化(Chen 等,2010;Lai 等,2008)。总的来说,下行易化可能是在外周神经损伤时维持中枢敏化的重要机制(Rahman,2009)。

第五节　强刺激引起的身体广泛区域的镇痛效应

脑内刺激可产生明确的抗伤害性反应(在动物)和镇痛作用(在人类),这种作用是通过激活脑的内源性痛觉调制系统发挥作用的。但在正常生理情况下,这种系统是如何激活的呢? 许多实验都观察到,内源性痛觉调制系统的关键核团如 PAG 和 NRM 的神经元,一般没有或很少对来自外周的低强度刺激发生激活反应,往往要达到伤害性强度时才能使这些神经元发放增加,也就是说应该是强刺激才能激活脑内抗痛系统。

由伤害性强度刺激引起身体广泛区域的镇痛,或提高痛阈,降低伤害性反应的效应已得到广泛的研究,其中最引人注目的是弥漫性伤害抑制性控制系统。

近几十年来,一些实验室从不同的动物种系(如大鼠、猫和猴)和人体都观察到这样一种现象:作用在身体一个区域的伤害性强度的刺激可以在任何其他区域观察到镇痛效应,这种效应被 Le Bars 及其同事命名为弥漫性伤害抑制性控制(diffuse noxious inhibitory controls,DNIC)系统。

一、弥漫性伤害抑制性控制

作用在身体任何一个部位的伤害性刺激,可抑制脊髓及三叉神经尾侧核会聚神经元的伤害性反应,这种效应即为 DNIC。

用远高于激活 C 类纤维的强电流刺激动物脊髓背角和三叉神经尾侧核会聚神经元的感受野,可引起最大的 C 类纤维的兴奋反应,此时用 44~52℃的热水浸烫尾巴或后肢,或用齿镊夹尾、脚爪和口鼻部等伤害性刺激,以及腹腔注射缓激肽作为内脏伤害感受器的强刺激和用电刺激尾巴都能明显抑制会聚神经元对 C 类纤维传入的反应,最强的刺激可完全阻断 C 类纤维的传入活动,停止刺激后还有明显的后效应(图 12-3)。而在尾巴等处用刷毛等非伤害性刺激则不能抑制会聚神经元对 C 类纤维的传入反应。自然伤害性刺激如辐射热照射、齿镊夹皮激活的会聚神经元反应也可被异位的伤害性机械或热的刺激所抑制。电刺激尾巴引起的大鼠嘶叫阈可被腹腔注射致痛剂苯基苯醌明显升高。DNIC 对行为痛反应的抑制与对会聚神经元的抑制过程大致相同。

局限性(0.6cm²)伤害性辐射热刺激,对 C 类纤维的传入反应的抑制基本无效,而用热水浸烫面积达到几个平方厘米时才有明确的抑制效应。因此,抑制的强度可能有空间总和因素。另外,还有时间总和,如电刺激尾巴,用单个或短串脉冲时,并不能明显抑制对 C 类纤维的传入反应,只有延长刺激时间才有效。

伤害性刺激也能抑制会聚神经元的 A 类纤维的传入反应,但程度比对 C 类纤维传入的抑制要小。触皮、刷毛和轻压等非伤害性自然刺激引起的细胞反应也可被伤害性刺激抑制,

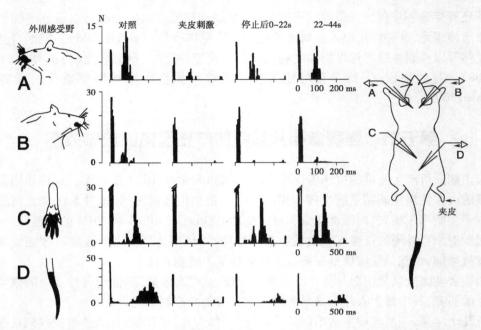

图12-3 4个会聚神经元对其感受野经皮电刺激引起的激活反应(对照)可被钳夹右后肢的刺激抑制,在施加钳夹刺激期间,C纤维的传入活动基本被完全抑制,停止刺激后的0~22秒和22~44秒,在表现有一定后效应的基础上逐渐恢复。会聚神经元对感受野的伤害刺激可激活2个反应峰,早反应峰为A类纤维的传入活动,晚反应峰为C类纤维的传入活动,钳夹刺激对C类纤维的传入抑制作用最明显(引自Le Bars等,1986)

而非伤害性强度的刺激则不能抑制这种反应。伤害性刺激还可明显抑制会聚神经元的自发放电(>80%),而非伤害性刺激则不能改变自发放电水平。

此外,各种伤害性刺激均不能抑制特异感受伤害性刺激的神经元对C类纤维的传入反应。DNIC也不影响特异感受非伤害性刺激的神经元和感受本体刺激的神经元的传入活动。

另外,身体广泛区域的伤害性机械或热的刺激可以抑制猴腰髓背角广动力型神经元(即会聚神经元)的活动,而非伤害性刺激则无效,这种效应类似于在大鼠观察到的DNIC。电刺激桡神经也能触发对猫背角广动力型神经元伤害性传入的DNIC效应。

二、弥漫性伤害抑制性控制仅能被伤害性强度的刺激触发

在大鼠三叉神经尾侧核会聚神经元胞体附近微电泳兴奋性氨基酸(DL-homocysteic acid,DLH),可引起该神经元稳定的放电;此时在尾巴反复给予方波刺激可产生对会聚神经元活动的2个期相的抑制。为了分析这2个期相的传入纤维谱,在大鼠尾尖和基底部相隔10cm的距离里各插1对刺激电极,结果观察到用反复单个方波(10mA,2ms)分别刺激尾巴的2个位置触发的对会聚神经元活动的2个期相的抑制存在时限上的差异。尾巴基底部和尾尖部分别引起早期抑制相的时间差为(13.6±1.9)毫秒,经计算其传入纤维的传导速度为(7.3±0.3)m/s,相当于Aδ类纤维。2个晚期抑制相的时间差为(147.7±14.9)毫秒,其传入纤维的传导速度为(0.68±0.07)m/s,符合C类纤维的传导速度标准。Aδ类纤

维对会聚神经元抑制的阈值电流约为 0.5mA，C 类纤维传入对会聚神经元的抑制阈值约为 2mA。随着电流的增加，Aδ 和 C 类纤维传入对会聚神经元的抑制也随之增强。

在脊髓背角的会聚神经元也观察到同样的现象。DLH 微电泳引发会聚神经元的稳定发放后，口鼻部的反复单个刺激方波也能产生对脊髓会聚神经元 2 个期相的抑制，从而也证明对会聚神经元活动产生抑制的传入纤维直径在 Aδ 和 C 类纤维的范围（图 12-4）。

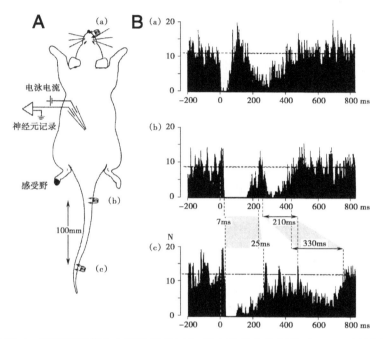

图 12-4　记录腰髓背角会聚神经元（A），微电泳兴奋性氨基酸 DLH 可引起该神经元稳定的激活反应，反复使用单个适宜强度的经皮电刺激作用在对侧口鼻部（a）、尾巴的基底部（b）和根部（c），可引起会聚神经元 2 个期相的抑制（B）。在尾部，早抑制时相分别有 7 毫秒和 25 毫秒的时间差，晚抑制时相分别有 210 毫秒和 330 毫秒的时间差；已知尾基底部（a）和尾根部（b）刺激电极间的距离为 100mm，因而很容易计算出涉及早抑制时相和晚抑制时相传入纤维的传导速度分别为 4～14m/s 和 0.3～0.5m/s。因此，早抑制为 Aδ 类纤维传入所致，晚抑制为 C 类纤维传入活动引起（引自 Le Bars，2002）

这些工作表明，引起 DNIC 效应的异位刺激必须为伤害性强度的，因为 Aδ 和 C 类纤维的传入意味着伤害感受装置的激活。虽然微电泳 DLH 也能引起特异感受非伤害性刺激的神经元发放，但外周 Aδ 和 C 类纤维的传入并不能抑制这些神经元的激活效应，从而进一步证明 DNIC 效应仅存在于会聚神经元。

三、对伤害性范围内的刺激发生分级的弥漫性伤害抑制性控制效应

无论是脊髓背角还是三叉神经尾侧核会聚神经元，非伤害性强度的热水浸泡尾巴均不能使其对 C 类纤维的传入反应受到抑制，因此不引起 DNIC 效应。而在伤害性范围内的热

水(44~52℃)浸烫尾巴则可引起明显的 DNIC 效应,在这个范围内随着浸烫水温的升高,对 A 和 C 类纤维的抑制程度也随之加强。如浸泡尾巴的水温在 40℃时,对 C 类纤维的抑制小于 10%;在 44℃时抑制率达 30%~50%;52℃时,抑制率则高达 70%~90%。

微电泳兴奋性氨基酸 DLH 到会聚神经元胞体附近引发稳定的激活放电效应,此时用 36~40℃的热水浸泡不能抑制会聚神经元的激活反应,而当浸烫的水温达到 44~52℃时,神经元的这种激活反应可被明显抑制。而且随着条件刺激的温度升高,对会聚神经元的抑制效应也随之加强,呈现出接近线性关系的效应。

44℃左右的热水刺激是多种动物多型 Aδ 和 C 类伤害感受器的兴奋阈值,在人体,产生疼痛的热刺激阈值是 44~45℃。用 44℃的热水浸泡受试者的一侧手臂,不引起电刺激对侧腓肠神经触发的伤害性屈曲反射为指标的 DNIC 效应;当水温达到 45℃时,DNIC 效应出现,并在 45~47℃的范围内,随着浸烫水温的升高,对伤害性屈曲反射的抑制逐渐加强,并有较长的与水温有关的后抑制效应。

四、在实验性慢性痛的动物模型触发弥漫性伤害抑制性控制效应的阈值降低

在大鼠尾巴基底部注射分枝杆菌佐剂(mycobacterium butyricum),3~5 周后可诱发人工关节炎,病变主要波及双侧后肢及尾部关节,而颜面部则无明显影响。在这种动物模型中,三叉神经尾侧核会聚神经元的一般电生理学特性不受明显影响,但电刺激其感受野引起的 C 类纤维的传入反应,不但可被炎症波及区和非炎症波及区的伤害性强度的热水浸烫或机械刺激所抑制,还可被炎症波及区的非伤害性刺激(轻度和中度的挤压)所抑制(抑制可达 60%~100%)。伤害性刺激引起的 DNIC 效应(即对 C 类纤维传入的抑制)类似于健康大鼠所观测到的,而非伤害性刺激引起的 DNIC 效应则是在健康鼠从未见到过的。

在慢性痛的实验动物中导致触发 DNIC 效应阈值降低的可能原因是,炎症时关节囊由无髓或薄髓鞘传入纤维支配的感受器对机械刺激的反应阈值降低,一些背角神经元对轻度的机械刺激可发生强烈的反应。因此,轻度和中等强度的挤压刺激在正常的动物是非伤害性的,而在炎症性关节所致慢性痛的大鼠则成为伤害性刺激。

五、针刺镇痛与弥漫性伤害抑制性控制

大鼠三叉神经尾侧核会聚神经元对感受野伤害性电刺激诱发的反应可被手针"足三里"穴及非穴点刺激所抑制(在"足三里"穴组,对 C 类纤维的抑制达到 77.9%;在非点穴组,抑制达 72.4%),并在停止刺激后有较长时间的后效应,针刺的这种效应可被静脉注射纳洛酮(0.4mg/kg)明显翻转。表明在本实验条件下,针刺可能是一种伤害性刺激,至少是一种不愉快的感觉。有不少工作证实,针刺能够兴奋外周不同直径的传入纤维,而针刺触发的 DNIC 效应则可能与细纤维的激活有关(图 12-5)。Murase 和 Kawakita(2000)研究了手针和热灸对侧后肢对三叉神经尾侧核神经元伤害性反应的抑制作用,这种抑制有 DNIC 机制参与。

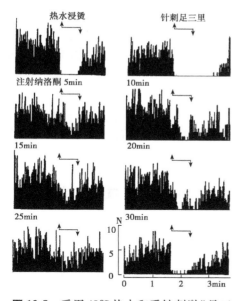

图 12-5　采用 48℃热水和手针刺激"足三里"能明显抑制三叉神经脊束核会聚神经元对其感受野伤害性刺激引起的 C 类纤维传入反应,注意针刺的抑制效应比 48℃的热水更持久,这种效应可被纳洛酮翻转,而后逐渐恢复(引自 Bing 等,1990)

六、鞘内注射吗啡对弥漫性伤害抑制性控制效应的阻断作用

鞘内注射吗啡能特异性的阻断痛信号的传递,而对其他感觉形式无影响,吗啡能选择性地抑制背角神经元对伤害性刺激的反应,而对非伤害性刺激没有影响。

为了进一步确认触发 DNIC 与伤害感受的关系,记录大鼠三叉神经尾侧核会聚神经元的放电,以观察伤害性热水浸烫尾巴和后肢对会聚神经元伤害性电刺激诱发的 C 类纤维反应的抑制效应。通过插入到骶尾骨端的导管在蛛网膜下腔注入吗啡(15μg/20μl)几乎完全阻断近节段区域的尾巴伤害性热刺激触发的对 C 类纤维传入的抑制效应,而对远节段的后肢伤害性热刺激引起的 DNIC 效应则无很大影响,这种效应可被静脉注射纳洛酮翻转。

以上结果表明,鞘内吗啡可明显阻断节段区的伤害性刺激触发的 DNIC 效应。由于吗啡仅特异性地影响痛觉的传导,而对其他感觉形式不施加影响,从而进一步证实触发 DNIC 的效应与伤害感受的传入作用有关。

七、触发弥漫性伤害抑制性控制效应的上行通路位于脊髓腹外侧索

在第 2、3 颈椎横断的动物,或在颈髓 2~3 节段滴注局麻药利多卡因(5%,25μl),在尾巴或后肢给予伤害性刺激对三叉神经尾侧核会聚神经元的 C 类纤维的传入反应抑制几乎消失。提示 DNIC 涉及脊髓上的环路。为了确定触发 DNIC 的上行通路,实验记录大鼠三叉神经尾侧核会聚神经元,观察用 52℃热水浸烫后肢引起的对 C 类传入纤维的抑制效应,结果表明,切断颈髓 2~3 节段的背索、背外侧部、腹内侧部均不明显影响双侧后肢伤害性热浸烫触发的 DNIC 效应;但切断记录电极位置同侧的腹外侧部和外侧部的颈髓后,明显减少从对侧后肢触发的 DNIC 效应,从同侧后肢触发的 DNIC 效应也有一定的减少。双侧腹外侧部的切断,引起整个后肢触发的 DNIC 效应消失。由于在腹外侧索的上行纤维主要涉及脊丘侧束和脊网束,因此触发 DNIC 效应的上行通路可能与这两条通路有关。

为进一步检查上行纤维的交叉现象,在腰髓部进行联合部切开术检查这种效应,观察到双侧后肢伤害性热刺激触发的 DNIC 效应明显减少,但并非完全消失(约减少 60%),提示引起 DNIC 效应的上行纤维有交叉和不交叉的,以交叉的纤维为主。

脊丘侧束的上行纤维主要是交叉的,交叉的部位在细胞体的节段。用海人草酸(kainic

acid)预先 2 周毁损记录位置对侧的外侧丘脑(包括丘脑腹侧基底核),对双侧后肢触发的 DNIC 效应并无明显影响。在丘脑损伤的患者,无论在损伤的同侧还是对侧手臂给予伤害性热刺激都能像正常人一样,明显抑制电刺激腓肠神经触发的伤害性屈曲反射(De Broucker 等,1990),说明脊丘系统和外侧丘脑并不参与 DNIC 有关的环路。剩下的行走在腹外侧索的上行束即为脊网束。临床研究表明,在单侧延髓后橄榄体部分损伤的患者,其损伤对侧的温痛觉下降。在损伤对侧手臂,给予伤害性刺激引起的对伤害性屈曲反射为指标的 DNIC 效应不再出现,而在损伤的同侧却能观察到这种效应。因此,脊网系统可能是触发 DNIC 效应的主要上行通路。有意义的是,在大鼠这条上行通路也包括交叉的和不交叉的纤维。

八、弥漫性伤害抑制性控制效应涉及 5-羟色胺能下行环路

用色氨酸羟化酶抑制剂对氯苯丙氨酸以降低动物脑和脊髓的 5-HT 含量,齿镊夹口鼻部、挤压及电刺激尾巴所引起的 DNIC 效应都比对照组明显降低。静脉注射 5-HT 受体阻断剂肉桂硫胺和麦角苄酯也明显降低 DNIC 效应。静脉注射 5-羟色氨酸则可使 DNIC 效应得到加强。中缝大核(NRM)是 5-HT 能下行抑制投射的主要起始细胞,电解毁损 NRM 和附近的网状结构也明显降低背角会聚神经元的 DNIC 效应。Morton 等观察到,在猫的 NRM 微量注射局麻药利多卡因(10μg/μl),电刺激桡神经触发的对背角广动力型神经元的 DNIC 效应明显受阻。这些结果均提示 DNIC 涉及 NRM 下行的 5-HT 能神经通路。

九、弥漫性伤害抑制性控制涉及 阿片能下行通路

伤害性热水浸烫尾巴或后肢使会聚神经元对 C 类纤维传入反应的抑制被静脉注射纳洛酮(0.3mg/kg)在脊髓上和/或脊髓水平所拮抗。在人异位痛的热刺激抑制伤害性屈曲反射的 DNIC 效应也可被纳洛酮阻断,提示内源性阿片样物质参与 DNIC 过程。脊髓阿片能物质参与 DNIC 的另一些证据是,伤害性机械刺激不改变刺激部位相应节段的甲-脑啡肽样物质(MELM)的释放,但增加从其他神经节段的释放。有意义的是,这种 MELM 从异位神经节段的释放是通过行走在背外侧束(DLF)的下行通路介导的,因为在切断两侧颈髓 DLF 后,在三叉神经支配区域的机械伤害性刺激引起腰髓 MELM 释放增加的现象就不再出现。在针刺触发的 DNIC 相应的实验中发现,针刺"足三里"穴并不改变穴区相应节段腰髓 MELM 释放的含量,而在远离该穴位的三叉神经区域,这种物质的释放量增加(Bing 等,1991)。

这些结果提示,MELM 是通过脊髓上环节介导的。因为 DLF 被看做是起源于脑干下行抑制系统的主要下行束,DNIC 效应与 DLF 阿片能下行通路有关。

十、弥漫性伤害抑制性控制引起 会聚神经元超极化

在脊髓背角和三叉神经尾侧核会聚神经元胞体附近微电泳注射兴奋性氨基酸谷氨酸可

引起神经元去极化兴奋,此时如果给予各种伤害性刺激(热的和机械的及腹腔注射内脏伤害性致痛剂缓激肽等)可明显抑制谷氨酸对会聚神经元的激活效应。若用超常的大电流电泳谷氨酸到会聚神经元,可引起该神经元强烈的激活反应。随之这种激活反应进行性减少,最后停止发放。在缺乏任何其他条件刺激的情况下,这种放电停止与微电泳谷氨酸的时间一样持久,这种效应是一种典型的超常去极化范例。此时如果给予异神经节段的伤害性机械刺激可引起神经元放电进行性恢复,这种恢复可持续到整个给予条件刺激的期间。由于这种恢复只在异节段伤害性刺激情况下才发生,因此其机制决不是神经元膜自发的复极化效应。

从上述结果可以认为,伤害性刺激对会聚神经元的效应是引起神经元膜超极化,亦即产生抑制性突触后电位,其结果是产生突触后抑制效应。

关于突触前抑制是否参与 DNIC 过程,有一些资料表明,一些动物如全身给予纳洛酮、吗啡、5-HT 拮抗剂和 5-HT 前体对会聚神经元 Aδ 和 C 类纤维传入的 DNIC 效应产生的影响,不容易用突触前抑制来解释,但也不能排除突触前抑制的参与。因此,在一定范围内,突触后抑制可能和突触前抑制共同参与 DNIC 效应。因为刺激远节段区域对猫三叉神经尾侧核神经元的抑制作用及针刺镇痛等都存在有突触前抑制效应。

十一、触发弥漫性伤害抑制性控制效应的下行通路位于脊髓背外侧束

为了检查触发 DNIC 效应的下行通路,用微电极记录腰髓会聚神经元,电刺激神经元感受野引起 C 类纤维的传入反应可被口鼻部伤害性热水浸烫(52℃)所抑制。此时将记录电极位置同侧的颈髓 DLF 毁损,可基本失去对伤害性热刺激触发的 DNIC 效应;但如果仅切断记录电极位置对侧的 DLF,基本不影响这种 DNIC 效应。证明触发 DNIC 效应的下行通路位于同侧脊髓背外侧束。这个结果与其他的一些研究相吻合,大多数 5-HT 能下行纤维行走在同侧 DLF,而非 5-HT 能下行纤维的投射则是双侧的。

十二、弥漫性伤害抑制性控制与吗啡镇痛

用 52℃热水浸烫尾巴使会聚神经元对 C 类神经传入反应的抑制,可被静脉注射小剂量吗啡(0.1mg/kg)所阻抑。刺激坐骨神经在同侧股二头肌记录到 C 类纤维的反射活动可被尾巴的伤害性热水(50℃)浸烫所抑制,此时静脉注射 3μg/kg 的二甲基吗啡也能阻断以 C 类纤维反射活动为指标的 DNIC 效应。但毁损导水管周围灰质(PAG)和吻侧腹内侧网状结构后吗啡对 DNIC 的抑制效应消失,提示吗啡样物质参与拮抗 DNIC 过程,这种作用与 PAG 和附近网状结构功能完整有关。

在包括中缝背核在内的腹内侧 PAG 里微量注射吗啡(5μg/0.2μl)可抑制腰髓会聚神经元对伤害性热水(52℃)浸烫尾巴引起的 DNIC 效应。但在不包括中缝背核在内的其他 PAG 区域微量注射吗啡没有这种抑制 DNIC 的效应。

在第三脑室微量注射吗啡对大多数脊髓背角会聚神经元的 C 类纤维传入有易化作用(C 类纤维传入反应可增加 78%),这种易化效应可被纳洛酮阻断。实验结果表明,第三脑室注射吗啡能明显降低用 52℃热水浸烫尾巴引起的 DNIC 效应,这种减少在 0.6～2.5μg 范

围的吗啡有量-效关系,并可被纳洛酮拮抗,超过这个剂量直到40μg,对DNIC的抑制效应不再随着吗啡剂量的增加而递增。放射自显影的实验结果表明,微量注射标记的吗啡,扩散范围局限在第三脑室壁、下丘脑、PAG和第四脑室底。这种吗啡的剂量可产生行为上的镇痛,然而它不增加紧张性的下行性抑制性控制,仅能削弱伤害性刺激引起的DNIC效应。

与此相应的另外一组实验是,通过自动移动的刷子以每秒2~3次的频率连续刺激腰髓会聚神经元感受野引起该神经元稳定的激活反应,如在第三脑室给予吗啡(10μg/2μl),能完全阻断伤害性尾巴刺激引起的DNIC效应,这种效应同样可被纳洛酮拮抗。

这些结果均提示吗啡可以阻断DNIC效应,由于DNIC的阻断使躯体背景活动得到恢复和加强(对会聚神经元背景活动产生易化效应),从而显示出缓解疼痛的效应。

十三、人类的弥漫性伤害抑制性控制效应和对痛觉的感觉分辨影响

在大鼠、猫及在灵长类动物猴的身上都观察到DNIC的作用,因此Le Bars认为这种效应很可能是神经系统的基本功能之一。

在人体实验中,DNIC效应也是存在的。Willer等报道,在正常人体,异位痛的热条件刺激可平行地引起伤害性屈曲反射(R_{III}反射)阈值的增加和刺激腓肠神经引起的疼痛阈值的增加(表现出抑制效应)。这种效应与在大鼠身上观察到的DNIC效应基本一样(图12-6)。Talbot等也研究了人类的DNIC效应,将人手浸泡在产生疼痛的冷水中5分钟,能降低颜面部对痛和接近痛的热刺激(42.5~48.5℃)引起的反应,并将可产生疼痛的热水阈值从45.7℃增加到47.3℃。这种效应是非节段的,因为条件刺激(这里指冷水)在远节段时才有效,这种冷刺激所致的疼痛强度的减弱在条件刺激停止之后尚可持续一段时间。进一步的研究表明,颜面部痛的热刺激强度变化即使在0.4~0.8℃的范围内也可被受试者分辨出来,但人类的这种感觉分辨能力也会被伤害性冷水浸泡所降低。由于DNIC仅影响会聚神经元的活动,因此认为,会聚神经元对正常疼痛的感知是必需的,如在研究猴的行为反应时,会聚神经元对伤害性热刺激范围内的微小变化的反应性比高阈值的神经元敏感得多,因此有可能会聚神经元在痛的感觉分辨过程中起的作用更大。Willer在人体生理心理方面的研究和Le Bars等在大鼠身上所做的工作(如对伤害性范围内不同强度的刺激发生分级的抑制反应等)都能够佐证会聚神经元在痛觉的感觉分辨功能中起一定作用。

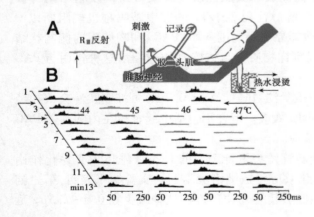

图12-6 人类DNIC效应的证明,刺激腓肠神经从股二头肌引出的伤害性R_{III}反射(A),此时异位(对侧手)伤害性热水浸烫刺激能抑制R_{III}反射(B),在44℃时对R_{III}反射的抑制效应不明显,45℃(人类对热刺激产生痛觉的临界值)抑制开始出现,46℃时抑制加强,在水温达到47℃时,刺激腓肠神经引出的伤害性R_{III}反射几乎全被抑制,即意味着出现了明显的DNIC效应,停止热水浸烫后还有长达数分钟的后抑制效应(红色)(引自Willer等,1989)

十四、涉及弥漫性伤害抑制性控制
效应的中枢结构

DNIC 需要脊髓上中枢调控,在脊髓动物,会聚神经元对外周感受野的刺激反应不受影响。但多种伤害性刺激,如夹皮、热水浸烫尾巴、辐射热刺激、腹腔注射缓激肽或电刺激尾巴等,对 C 类纤维的传入反应无明显抑制作用,或只产生很弱(<30%)的抑制,这种抑制的持续时间一般很短,仅在施加条件刺激的最初 10 秒左右出现。热水浸烫尾巴、用齿镊夹爪对 C 类纤维传入活动的抑制,也可被在脊髓 C_2 水平滴注局部麻醉剂利多卡因所阻断。

正如前述,触发 DNIC 的上行通路位于脊髓腹外侧索,毁损外侧丘脑不影响大鼠和人的 DNIC 效应。说明脊丘系统并不参与 DNIC 的脊髓上环路,剩下的是行走在腹外侧索的上行束即为脊网束。因此,进一步研究脑干网状系统在 DNIC 效应的中枢机制是必要的。

电解毁损 NRM 和附近的网状结构,可明显降低伤害性刺激尾巴(夹皮和热水浸烫)对脊髓背角和三叉神经尾侧核会聚神经元的 DNIC 效应;而毁损更外侧部分并不影响这种效应。但用神经毒奎宁酸(quinolinic acid)预先 1 周分别微量注射到大鼠的 NRM 及网状巨细胞核、网状旁巨细胞核等网状结构,并不能改变三叉神经尾侧核会聚神经元对伤害性刺激引起的 DNIC 效应。这在同一实验室出现的结果似乎自相矛盾,但值得指出的是,在方法学上,急性电解毁损神经核团的电生理实验正在受到一些研究者的批评,另外奎宁酸神经毒的特性是破坏神经元但能保留通过核团区域的神经轴突。

用鹅膏氨酸(ibotenic acid)至少预先 1 周微量注射到大鼠的 PAG、楔状核和臂旁核以毁损这些与疼痛有关的区域(也可保留通过这些核团的纤维),三叉神经尾侧核会聚神经元对感受野伤害性电刺激的反应仍可被 50℃ 的热水浸烫双侧后肢抑制,与未损伤这些结构的对照组相比,其抑制效应和后效应毫无区别,提示中脑的上述三结构并不直接涉及 DNIC 的脊髓上中枢环路,但不能排除这些结构的间接作用,因为在 PAG 内微量注射吗啡($5\mu g$)有抑制 DNIC 的功能。有意义的是,一些解剖学资料表明,上述三结构主要接受来自脊髓背角第 I 层神经元的传入,该层神经元主要是特异感受伤害性刺激的神经元,而 DNIC 主要影响位于第 V 层的会聚神经元。

用奎宁酸单侧或双侧注射毁损大鼠另一个与疼痛关系密切的核团蓝斑复合体(locus coeruleus/subcoeruleus complex),亦不改变三叉神经尾侧核会聚神经元的 DNIC 效应。

针刺"足三里"穴对三叉神经尾侧核会聚神经元 C 类纤维传入的抑制效应也不受鹅膏氨酸毁损 PAG 和奎宁酸毁损中缝大核的影响。

进一步从中脑到延髓分段横切大鼠脑干不同部位的急性实验发现,只有横切位置达到尾侧延髓后 DNIC 效应才完全消失。

这些动物的实验结果也得到临床的验证,在截瘫患者不能观察到 DNIC 效应。在丘脑损伤的患者,虽然对侧肢体痛温觉消失,伤害性热水浸烫对侧肢体(患者感觉不到疼痛)的条件刺激仍然可以明显抑制伤害性刺激引起的 R_{III} 反射,和正常人的抑制过程没有差别。相反,在由于小脑后下动脉闭塞引起的延髓后橄榄区损伤,其主要特点为同侧面部的痛温觉丧失及身体对侧肢体和躯干的痛温觉丧失,共济运动失调等的 Wallenberg 综合征的患者,受损一侧伤害性热水浸烫的条件刺激对 R_{III} 反射没有抑制效应(不出现 DNIC),而在正常侧的同样刺激仍能触发像正常人一样的 DNIC 效应,抑制伤害性 R_{III} 反射。这些临床资料表明,触发 DNIC 效应的中枢在脊髓上,但与丘脑及脊-丘通路无关,而脑干网状结构则参与 DNIC 效应的中枢过程。

　　以上结果表明,一些内源性镇痛结构的重要核团似乎并不直接参与 DNIC 的神经控制环路。DNIC 很可能有其独立的伤害信号的传递调节系统,这个系统能促进痛在脑内的传递。虽然参与 DNIC 的中枢机制还不完全清楚,但根据近年来的研究,尾侧延髓的背侧网状亚核(subnucleus reticularis dorsalis)很可能构成 DNIC 的重要中枢环节,因为同样用神经毒奎宁酸预先毁损这个核团,DNIC 效应明显降低。

十五、人类不同群体弥漫性伤害抑制性控制系统的差异

　　通过 DNIC 系统的痛觉调制作用在性别之间是否存在差异? 实际上研究结果存在争议。Arendt-Nielsen 等(2008)采用能够触发 DNIC 效应的冷刺激试验(1～2℃冰水浸泡左手)和胫骨前肌注射6%高渗生理盐水引发肌肉疼痛试验,结果表明这些刺激都可激发 DNIC 系统,但激发的效应强度是男性明显高于女性。Popescu 等(2010)评述了近30年的相关研究资料,也指出男性的 DNIC 系统功能确实比女性更为优势。

　　Edwards 等(2003)在20岁的年轻人组和60岁的老年人组比较研究了内源性痛觉调制系统功能的差异,在条件式伤害性冷水浸泡下肢引起的手掌伤害性热检测刺激的 DNIC 效应中老年人热痛 VAS 评分不及年轻人,说明内源性痛觉调制系统功能出现退化而不全。

　　Campbell 等(2008)比较了种族间 DNIC 系统的差异,结果观察到在健康青年受试者伤害性刺激引发以痛觉尺度变化为指标的 DNIC 效应在非拉丁裔白人比非洲裔美国人强,这意味着痛觉调制系统存在种族的细小差异。

十六、弥漫性伤害抑制性控制的临床意义

　　Villanueva(2009)认为,许多慢性疼痛综合征可能部分是由于 DNIC 通路障碍所引起,其具体表现为内源性抑制系统控制失常或由于疼痛的易化作用。King 等(2009)在患有肠易激综合征(IBS)、颞下颌关节紊乱(TMD)的患者或健康志愿者中接受了一项置于手掌逐渐加强形式的试验性痛刺激和以伤害性冷水足浴为条件的痛刺激;在健康志愿者长时间热刺激能观察到在冷水足浴时对伤害性热刺激的敏感性降低,表明冷伤害性刺激激活了 DNIC 系统产生了痛抑制效应。但在 IBS 和 TMD 患者接受热刺激的疼痛量表不受伤害性冷水足浴的影响,表明这些患者不仅缺乏了正常的 DNIC,而且对伤害性刺激反应的敏感性也增加。作者据此认为,慢性疼痛可能会在一定程度上丧失或削弱了痛抑制系统。DNIC 受损在很多慢性疼痛综合征中都存在,如膝骨关节炎(Arendt-Nielsen,2010)、慢性胰腺炎、类风湿关节炎(Leffler 等,2002a)和慢性斜方肌痛(Leffler 等,2002b)。

　　此外,越来越多的证据表明,DNIC 受损可以导致内源性痛调制功能减少可能是导致慢性紧张型头痛(CTT)的原因。Pielsticker 等(2005)在一项对 CTT 患者和无病志愿者的采用

大腿伤害性热训练刺激和施加于前臂或额部经皮伤害性电刺激的研究中观察到,与条件刺激相比,对照组能减少疼痛知觉,而患者则因 DNIC 功能不全而没有这种作用。Okada-Ogawa 等(2009)在最近的一项研究中持久给予大鼠吗啡导致感觉敏感性增加和 DNIC 功能受损。DNIC 的这种特性已经被用来作为临床预测术后疼痛加剧的预警信号(Landau 等,2010)。

十七、弥漫性伤害抑制性控制的功能意义

会聚神经元(convergent neurons)是非特异伤害感受神经元,能够被各种自然刺激(非伤害性和伤害性)激活,特别是多种非伤害性刺激的情况下,脊髓和三叉神经尾侧核会聚神经元可被来自皮肤的机械感受器激活到一个显著的程度。这种活动可被看做是一种"躯体背景活动"(图 12-7A),这种背景活动的噪声可干扰伤害性信息的分辨。在有伤害性刺激的情况下,在相应节段的会聚神经元和特异感受伤害性刺激的神经元被激活(图 12-7B),然后,兴奋性信号通过腹外侧束传到高位中枢(图 12-7C),这种信号触发 DNIC(图 12-7D),反过来通过行走在 DLF 的下行通路抑制最初未被伤害性刺激影响的那些会聚神经元,从而使相应节段会聚神经元的激活状态与其他节段会聚神经元的抑制状态(包括对自发活动的抑制)形成一个高水平的反差(图 12-7E)。如果这种反差能被脑认知,作为一种痛信号,那么 DNIC 效应可能不仅作为一个过滤器,从非特异的会聚神经元活动中吸取出有意义的伤害性信号,而且更重要的是,它能作为一个放大器,增强伤害信息的"报警"作用,其意义在于阻断其他伤害性信息再度上传,达到镇痛效应。低剂量吗啡无论是从静脉,还是从脑内及脑室内给药都能够阻断 DNIC 效应,这样有助于背景噪声的恢复,以减少反差,这很可能是由于吗啡能够在脊髓上中枢水平抑制伤害性信息的传递。而以高

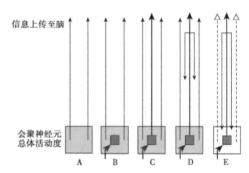

图 12-7 DNIC 效应的作用机制
(引自 Villanueva 和 Le Bars,1995)

剂量吗啡从静脉或蛛网膜下腔给药可以阻断伤害性信息在脊髓水平传递,进一步减少反差。镇痛效应可被刺激脑内一些结构产生,在这种情况下,所有的神经元将被抑制,完全除去了反差,引起强有力的镇痛。

综上所述,"弥漫性伤害抑制性控制"可能是神经系统抗痛效应的功能之一,也可能是"对抗刺激"(counterirritation)现象的神经基础。对抗刺激现象,就是以机体异位的痛刺激来缓解原发性疼痛的方法,已被人类掌握了几千年,如用针刺和艾灸来缓解疼痛、治疗疾病,以及在古希腊、古埃及使用的皮肤切割、划痕、烧灼术来达到治疗目的等,都涉及伤害性刺激的成分。这些疗法的机制可能是很复杂的,通过 DNIC 系统发挥其抗痛治病的疗效,可能是其中的机制之一。

第六节 慢性疼痛与中枢敏化

1983 年,Woolf 首先在创伤后痛过敏患者观察到中枢敏化现象,30 年来,人们已经认识

到脊髓水平的功能、化学和结构的可塑性变化能够敏化中枢伤害感受系统,导致痛觉过敏。

从总体意义上看,神经系统的结构与功能是稳定的;但脑功能可塑性变化的概念使得这一观点正在发生改变。脊髓背角神经元在环境状态发生变化时会随着环境的变化而改变,具有一定的可塑性。Woolf 于 1994 年在总结其 10 年工作的基础上提出了脊髓背角的功能依赖性感觉信息处理假说。这个假说认为脊髓背角神经元有 4 种不同的信息处理模式:①模式 1:生理状态下各感受器-感觉通路各司其职,低强度的刺激兴奋 Aβ-机械感受器,这种信息传入仅产生非伤害性感觉(触压觉);高强度机械、热或化学刺激兴奋 Aδ-和 C-伤害感受器,传入后产生伤害性感觉(痛觉)。②模式 2:伤害性信号传入在脊髓水平受到激活状态下的下行痛抑制系统调节或节段性抑制控制而产生镇痛。这两种模式是以前人们已熟知的感觉传入和痛觉调控系统。③模式 3:在局部组织损伤、炎症等病理状态下脊髓背角感觉信息处理程序发生了性质的改变,导致外周伤害感受器的敏化而致痛觉原发性过敏;继而由因为外周敏感化的 Aδ-和 C-纤维传入到脊髓背角,使背角神经元痛觉信息传递的兴奋性增高,产生痛觉的中枢敏化。④模式 4:由于外周神经的损伤可以导致部分周围神经损伤性细胞死亡,使原有脊髓背角的神经突触丢失,其结果又导致脊神经节内初级神经元生长相关蛋白(GAP)表达增加,促使 DRG 神经元中枢突再生能力增强,这两种结果使新的非正常突触形成,最终脊髓背角神经元环路发生增殖性重建,从而进一步加剧背角神经元的病理性激活。该假说开阔了人们认识疼痛和治疗疼痛的思路。

目前的研究表明,神经元可塑性变化/中枢敏感化在疼痛的产生和维持中具有重要作用,主要表现为以下 6 个方面(图 12-8):

1. 外周敏化所致突触前初级感觉传入末梢动力学改变　炎症刺激或外周神经损伤后,降钙素基因相关肽 CGRP 和 P 物质明显增加,CGRP 与受体结合通过激活腺苷酸环化酶引发初级传入末梢释放的谷氨酸浓度大幅上升。P 物质活化神经激肽 NK 受体,增加受体密度,引起前列腺素和一氧化氮的合成增加,逆行性作用于初级感觉传入中枢末梢,使谷氨酸的释放继续增加。外周炎症可导致脊髓背角神经元中 ASIC1a 的表达增加;过高表达的 ASIC1a 通道增加了脊髓背角神经元的兴奋性和可塑性,并参与了炎性痛觉敏化的过程。

2. 突触可塑性变化　神经损伤可使脊髓背角 C-纤维诱发电位长时程增强(LTP)诱导阈值的降低,表明初级传入 C-纤维与脊髓背角投射神经元间突触传递效能 LTP 很可能是中枢敏化及神经源性疼痛的基础。LTP 与两种突触敏化有关:同源性突触增强作用(homo-synaptic potentiation)和异源性突触增强作用(hetero-synaptic potentiation)。同源性突触易化是突触自身一种功能依赖性的易化形式,在背角神经元主要表现为神经元活动的"wind-up"现象:对伤害性传入反应的逐渐加强,这种效应是从肽能伤害感受器膜的慢突触去极化电位时间总和的累积引起 P 物质和 CGRP 释放作用于 NK1 和 CGRP1 受体的结果,然后激活 N-甲基-D-天冬氨酸(NMDA)受体。而以功能依赖性活动的中枢敏化主要的突触可塑性变化是异源性突触的增强作用,特别是增强"未激活突触"的活动,其后果是"敏化"整个神经元。

3. 脊髓背角(投射)神经元的敏化　对疼痛的调制主要发生于脊髓背角。脊髓背角由初级感觉传入末梢、脊髓投射神经元、脊髓中间神经元和脊髓上结构的下行纤维组成,是感觉信息传入的门户和整合的初级中枢。背角神经元动力学改变是脊髓敏化的前提;当背角脊髓神经元受制于中枢敏化时一个突出的可塑性变化是将特殊伤害感受神经元转变为会聚神经元,对伤害与非伤害传入均发生激活反应;进一步增加反复的伤害性和非伤害性传入时

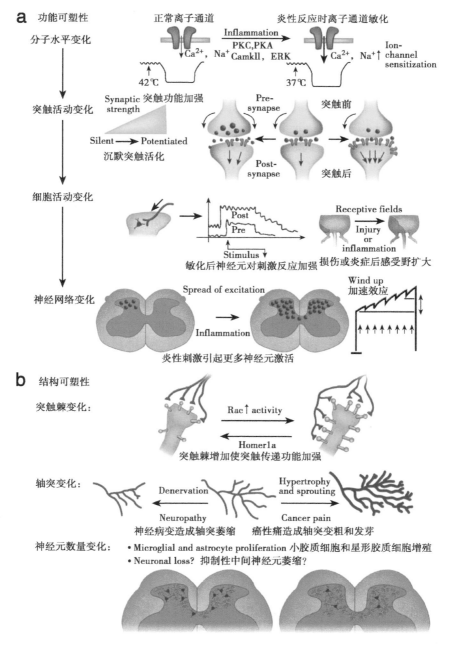

图12-8　慢性疼痛诱发的神经功能和结构可塑性变化

a：不同水平的活动依赖性的功能可塑性改变。分子水平变化：炎性反应通过激活蛋白激酶（PKC、PKA）、钙/钙调蛋白依赖蛋白激酶Ⅱ（CamKⅡ）和细胞外调节激酶（ERK），降低离子通道激活阈值（如从生理状态下的42℃降为炎症情况下的37℃）。突触活动变化：表现为突触功能加强和沉默突触活化，从正常突触传递（中间突触）转变为突触前传递增强（左侧）或突触后传递敏化（右侧）。细胞活动变化：中枢敏化的结果表现为损伤后自发活动增加，对伤害性刺激反应增加和外周感受野的扩大。神经网络变化：神经元激活呈"wind-up"现象，募集更多的神经元共同对伤害性刺激同步发生暴发性反应，导致损伤后或炎症时向高位中枢"净"传递功能加强。b：伤害性刺激引起的结构可塑性改变。突触棘变化：在三磷酸鸟苷酶Rac受体耦联G蛋白和跨膜受体调节长形Homer蛋白参与下，突触棘大小和密度可能增加。轴突变化：正常轴突（中间）在神经源性疼痛情况下可能发生退化萎缩（左侧），在癌性情况下可能变粗和发芽（右侧）。神经元数量变化：神经细胞可能萎缩（如失去抑制性中间神经元）或增殖（如小胶质细胞和星形胶质细胞）（引自Kuner，2010）

间的 wind-up 反应。分子的活性依赖方式可能通过磷酸化改变其功能（如降低离子通道的激活阈值）或位域（如胞吞作用或转输）。在突触水平，可以从静息突触变化到低水平递质释放状态时在靶神经元中引发动作电位（活动状态）。这种突触效应的增强并不是神经递质释放的增加，而是在突触后膜由 NMDA 受体启动的谷氨酸能氨甲基磷酸（AMPA）受体所致。相反，通过改变神经递质释放的多寡可能是引起神经元网兴奋性变化的关键机制，特别是对在生理条件下低释放递质的突触。反复的伤害性刺激（如反复>49℃的热刺激、10~20 秒电刺激 C 纤维及伤害性化学刺激）激活伤害感受器，通过释放谷氨酸等兴奋性氨基酸、经 TRPV-1 通道诱发中枢敏化。脊髓敏化早期的快速激活作用主要由 NMDA 受体介导，而后期长时程敏化主要由 NMDA 受体和神经激肽（NK1）受体共同参与。外周神经损伤引起兴奋性氨基酸（EAAs）在脊髓背角释放增多，激活脊髓突触后和突触前的 NMDA 受体，使神经元的兴奋作用放大，导致神经元敏化。另外，AMPA 受体介导的快速激活及各种代谢型谷氨酸（mGlu）受体亚型的功能改变等机制在脊髓敏化的形成和维持中也可能具有重要作用。

4. 脊髓抑制性调制系统功能的抑制 生理状态下，存在于脊髓背角的强啡肽作用于 κ 阿片受体，通过减少初级传入末梢释放的谷氨酸而抑制伤害性信号的传入。外周神经损伤后，脊髓神经元内的阿片受体结合力降低，同时 NMDA 受体介导的磷酸化作用可能会改变阿片受体与 G-蛋白的耦合能力，或改变阿片受体依赖的离子通道的活性。γ-氨基丁酸（GABA）能抑制系统则可从受体激活产生的超极化抑制转变成为去极化激活现象，同样产生去极化效应，从而使抑制性功能减弱，中枢神经网络的兴奋性提高，表现出中枢敏化现象。

脊髓背角的疼痛信号输出受到 GABA 能/甘氨酸能中间神经元的抑制性调控。外周神经损伤通过一系列机制导致该通路作用减弱，包括选择性的 GABA 能中间神经元凋亡，支配 GABA 能/甘氨酸能中间神经元的 C-纤维末梢退化，初级传入纤维释放的前列腺素 E_2（PGE_2）通过蛋白激酶 A（PKA）抑制甘氨酸受体，使得 GABA 介导的突触后电流减弱。另外，Aδ 初级传入纤维与位于背角 II 层的 GABA 能/甘氨酸能中间神经元形成突触，通过活化突触后胞膜上的 NMDA 受体，对该通路产生长时程抑制（LTD）。

5. 脊髓上结构的下行纤维功能的改变 由延髓头端腹内侧核群（RVM）发出的作用于脊髓背角神经元的 5-HT 下行通路，通过作用于脊髓背角不同的受体，对于脊髓处理伤害性信号起着促进和抑制的作用。5-HT3 受体是促进性受体，脊髓内注射 5-HT，通过 5-HT3 受体，使得 AMPA 受体嵌入突触后膜，使得沉默的谷氨酸能突触转变为功能性的突触。

脊髓以上的丘脑、大脑皮质躯体感觉区及中脑灰质的神经元参与痛觉过敏，而神经损伤后，下行易化调制系统功能的改变则可能参与脊髓敏化的维持。中脑导水管周围灰质区（PAG）-RVM 轴在中枢敏化中起着重要作用。周围神经损伤后，对于初级传入纤维的持续刺激，可以观察到 RVM 神经元的表型变化，ON-cell 神经元活性增加，而 OFF-cell 受到短暂性抑制。另外，RVM 星形胶质细胞和小胶质细胞的活化和增殖，BDNF 的释放，p38MAPK 的磷酸化，胆囊收缩素（CCK）表达上调，以及 NMDA 受体亚单位的表达增多，均对中枢敏化的发生发展起着重要作用。

6. 胶质细胞的作用 胶质细胞广泛分布于大脑和脊髓，占中枢神经细胞总数的 70% 以上，与神经细胞共同构成对中枢神经系统调控的立体网络，维持其内稳态，调节神经递质代谢和突触信息传导。胶质细胞在神经调制、神经营养和神经免疫方面起关键作用，而且神经胶质细胞的激活与痛觉过敏的产生和疼痛持续状态有密切关系。胶质细胞激活后能产生和释放大量细胞因子、炎性介质和神经活性物质,包括与疼痛相关的活性物质,如氧自由基、一氧化氮、ATP、花生四烯酸、白三烯、前列腺素、EAAs、神经生长因子和肿瘤坏死因子等,还可以促进神经末梢包括初级传入神经释放 P 物质和 EAAs,触发一系列复杂的生化和病理反应;释放与疼痛相关的神经活性因子,参与脊髓痛觉调制过程,从而导致痛觉改变或痛觉过敏。目前,小胶质细胞已经成为新型镇痛药物的靶点。

综上所述,疼痛是由体内、外伤害性刺激引起的一种复杂的心理生物学过程。脊髓和脊髓上水平的改变,包括谷氨酸释放增加,受体表达上调,突触可塑性变化,中间神经元抑制性作用减弱,脊髓上下行通路作用改变,大脑皮质及 PAG-RVM 轴兴奋性增加等环节,参与了中枢敏化的发生发展。半个世纪以来,医学界对疼痛机制的认识有了长足的发展,但由于疼痛形成和维持的参与因素复杂,目前仍然存在许多未知领域,需要进一步深入研究。

参 考 文 献

Apkarian AV, Bushnell MC, Treede RD, et al. Human brain mechanisms of pain perception and regulation in health and disease. Eur J Pain, 2005, 9(4):463-484.

Arendt-Nielsen L, Nie H, Laursen MB, et al. Sensitization in patients with painful knee osteoarthritis. Pain, 2010, 149(3):573-581.

Arendt-Nielsen L, Sluka KA, Nie HL. Experimental muscle pain impairs descending inhibition. Pain, 2008, 140(3):465-471.

Azami J, Llewelyn MB, Roberts MHT. The contribution of nucleus reticularis paragigantocellularis and nucleus raphe magnus to the analgesia produced by systematically administered morphine investigated with the microinjection technique. Pain, 1982, 12:229-246.

Basbaum AI, Fields HL. Endogenous pain control mechanisms: review and hypothesis. Ann Neurol, 1978, 4(5):451-462.

Bing Z, Cesselin F, Bourgion S, et al. Acupuncture-like stimulation induces a heterosegmental release of Met-enkephalin-like material in the rat spinal cord. Pain, 1991, 47(1):71-77.

Bing Z, Villanueva L, Le Bars D. Acupuncture and diffuse noxious inhibitory controls: naloxone reversible depression of activities of trigeminal convergent neurons. Neuroscience, 1990, 37(3):809-818.

Bowsher D. Role of the reticular formation in response to noxious stimulation. Pain, 1976, 2:361-378.

Campbell CM, France CR, Robinson ME, et al. Ethnic differences in diffuse noxious inhibitory controls. J Pain, 2008, 9(8):759-766.

Cheng ZF, Fields HL, Heinricher MM. Morphine microinjected into the periaqueductal gray has differential effects on 3 classes of medullary neurons. Brain Res, 1986, 375(1):57-65.

Compton AK, Shah B, Hayek SM. Spinal cord stimulation: a review. Curr Pain Headache Rep, 2012, 16(1):35-42.

Cui M, Feng Y, McAdoo DJ, et al. Periaqueductal gray stimulation-induced inhibition of nociceptive dorsal horn neurons in rats is associated with the release of norepinephrine, serotonin, and amino acids. J Pharmacol Exp Ther, 1999, 289(2):868-876.

De Broucker T, Cesaro P, Willer JC, et al. Diffuse noxious inhibitory controls(DNIC) in man: involvement of the spinoreticular tract. Brain, 1990, 113(Pt 4):1223-1234.

De Santana JM, Walsh DM, Vance C, et al. Effectiveness of transcutaneous electrical nerve stimulation for treatment of hyperalgesia and pain. Curr Rheumatol Rep, 2008, 10(6):492-499.

Dogrul A, Ossipov MH, Porreca F. Differential mediation of descending pain facilitation and inhibition by spinal 5HT-3 and 5HT-7 receptors. Brain Res, 2009, 1280:52-59.

Edwards RR, Fillingim RB, Ness TJ. Age-related differences in endogenous pain modulation: a comparison of diffuse noxious inhibitory controls in healthy older and younger adults. Pain, 2003, 101(1-2):155-165.

Epstein LJ, Palmieri M. Managing chronic pain with spinal cord stimulation. Mt Sinai J Med, 2012, 79(1):123-132.

Fields HL, Barbaro NM, Heinricher MM. Brain stem neuronal circuitry underlying the antinociceptive action of opiates. Prog Brain Res. Pain Modulation, 1988, 77:245-257.

Foo H, Mason P. Brainstem modulation of pain during sleep and waking. Sleep Med Rev, 2003, 7(2):145-154.

Gammon GD, Starr I. Studies on the relief of pain by counterirritation. J Clin Invest, 194, 20(1):13-20.

Giesler GJ JR, Gerhart KD, Yezierski RP, et al. Postsynaptic inhibition of primate spinothalamic neurons by stimulation in nucleus raphe magnus. Brain Res, 1981, 204(1):184-188.

Green GM, Scarth J, Dickenson A. An excitatory role for 5-HT in spinal inflammatory nociceptive transmission: state-dependent actions via dorsal horn 5-HT(3) receptors in the anaesthetized rat. Pain, 2000, 89(1):81-88.

Guan Y. Spinal cord stimulation: neurophysiological and neurochemical mechanisms of action. Curr Pain Headache Rep, 2012, 16(3):217-225.

Hamilton BL. Cytochitectural subdivisions of the periaqueductal gray matter in the cat. J Comp Neurol, 1973, 149(1):1-27.

Heinricher MM, Morgan MM, Fields HL. Direct and indirect actions of morphine on medullary neurons that modulate nociception. NeuroScience, 1992, 48(3):533-543.

Jensen TS, Yaksh TL. Comparison of the antinociceptive effect of morphine and glutamate at coincidental sites in the periaqueductal gray and medial medulla in rats. Brain Res, 1989, 476(1):1-9.

Jensen TS, Yaksh TL. Spinal monoamine and opiate systems partly mediate the antinociceptive effects produced by glutamate at brainstem sites. Brain Res, 1984, 321(2):287-297.

King CD, Wong F, Currie T, et al. Deficiency in endogenous modulation of prolonged heat pain in patients with Irritable Bowel Syndrome and Temporomandibular Disorder. Pain, 2009, 143(3):172-178.

Kuner R. Central mechanisms of pathological pain. Nat Med, 2010, 16(11):1258-1266.

Kwiat GC, Basbaum AI. The origin of brainstem noradrenergic and serotonergic projections to the spinal cord dorsal horn in the rat. Somatosens Mot Res, 1992, 9(2):157-173.

Laitinen J. Acupuncture and transcutaneous electric stimulation in the treatment of chronic sacrolumbalgia and ischialgia. Am J Chin Med, 1976, 4(2):169-175.

Landau R, Kraft JC, Flint LY, et al. An experimental paradigm for the prediction of Post-Operative Pain(PPOP). J Vis Exp, 2010(35). pii: 1671.

Le Bars D, Dickenson AH, Besson JM. Diffuse noxious inhibitory controls(DNIC). I. Effects on dorsal horn convergent neurones in rat. Pain, 1979a, 6(3):283-304.

Le Bars D, Dickenson AH, Besson JM. Diffuse noxious inhibitory controls(DNIC) II. Lack of effects on non convergent neurones, supraspinal involvement and therotical implications. Pain, 1979b, 6(3):305-327.

Le Bars D, Dickenson AH, Besson JM. Microinjection of morphine within the nucleus raphe magnus and dorsal horn neurons activities related to nociception in the rat. Brain Res, 1980, 189(2):467-481.

Le Bars D. The whole body receptive field of dorsal horn multireceptive neurones. Brain Res Brain Res Rev,2002,40(1-3):29-44.

Leffler AS,Hansson P,Kosek E. Somatosensory perception in a remote pain-free area and function of diffuse noxious inhibitory controls(DNIC)in patients suffering from long-term trapezius myalgia. Eur J Pain,2002b,6(2):149-159.

Leffler AS,Kosek E,Lerndal T,et al. Somatosensory perception and function of diffuse noxious inhibitory controls(DNIC)in patients suffering from rheumatoid arthritis. Eur J Pain,2002a,6(2):161-176.

Lovick TA,Wolstencroft JH. Inhibitory effects of nucleus raphe magnus on neuronal response in the spinal trigeminal nucleus to nociceptive compared with non-nociceptive inputs. Pain,1979,7(2):135-145.

Lumb BM. Brainstem control of visceral afferent pathways in the spinal cord. Prog Brain Res,1986,67:279-293.

Moore RY. The anatomy of central serotonin neuron systems in the rat brain//Jacobs BL, Gelperin A. Serotonin Neurotransmission And Behavior . Cambridge:MIT Press,1981:35-71.

Morgan MM,Fields HL. Pronounced changes in the activity of nociceptive modulatory neurons in the rostral ventromedial medulla in response to prolonged thermal noxious stimuli. J Neurophysiol,1994,72(3):1161-1170.

Murase K,Kawakita K. Diffuse noxious inhibitory controls in anti-nociception produced by acupuncture and moxibustion on trigeminal caudalis neurons in rats. Jpn J Physiol,2000,50(1):133-140.

Okada-Ogawa A,Porreca F,Meng ID. Sustained morphine-induced sensitization and loss of diffuse noxious inhibitory controls in dura-sensitive medullary dorsal horn neurons. J Neurosci,2009,29(50):15828-15835.

Oliveras JL,Besson JM. Stimulation-produced analgesia in animals:behavioral investigation. Prog Brain Res,1988,77:141-157.

Oliveras JL,Hosobuchi Y,Guilb G,et al. Analgesic electrical stimulation of the feline nucleus raphe magnus:development of tolerance and its reversal by 5-HTP. Brain Res,1978,146(2):404-409.

Ossipov MH,Dussor GO,Porreca F. Central modulation of pain. J Clin Invest,2010,120(11):3779-3787.

Ottoson D,Ekblom A,Hansson P. Vibratory stimulation for the relief of pain of dental origin in human patients. Pain,1981,10(1):37-45.

Pertovaara A. Noradrenergic pain modulation. Prog Neurobiol,2006,80(2):53-83.

Pielsticker A,Haag G,Zaudig M,et al. Impairment of pain inhibition in chronic tension-type headache. Pain,2005,118(1-2):215-223.

Popescu A,LeResche L,Truelove EL,et al. Gender differences in pain modulation by diffuse noxious inhibitory controls:a systematic review. Pain,2010,150(2):309-318.

Potrebic SB,Fields HL,Mason P. Serotonin immunoreactivity is contained in one physiological cell class in the rat rostral ventromedial medulla. J Neurosci,1994,14(3Pt2):1655-1665.

Potrebic SB,Msaon P,Fields HL. The density and distribution of serotonergic appositions onto identified neurons in the rat rostral ventromedial medulla. J Neurosci,1995,15(5Pt1):3273-3283.

Proudfit H. The behavioural pharmacology of the noradrenergic system// Guilbaud G. Towards The Use of Noradrenergic Agonists For The Treatment Of Pain. Amsterdam:Elsevier,1992:119-136.

Radhakrishnan R,Sluka KA. Deep tissue afferents,but not cutaneous afferents,mediate transcutaneous electrical nerve stimulation-induced antihyperalgesia. J Pain,2005,6(10):673-680.

Rahman W,Bauer CS,Bannister K,et al. Descending serotonergic facilitation and the antinociceptive effects of pregabalin in a rat model of osteoarthritic pain. Mol Pain,2009,5:45.

Rivot JP,Chaouch A,Besson JM. The influence of naloxone on the C-fiber response of dorsal horn neurons and their inhibitory control by raphe magnus stimulation. Brain Res,1979,176(2):355-364.

Sabino GS,Santos CM,Francischi JN,et al. Release of endogenous opioids following transcutaneous electrical nerve stimulation in an experimental model of acute inflammatory pain. J Pain,2008,9(2):157-163.

Saeki S,Ogawa S,Ohshima Y,et al. Three cases with thalamic pain treated by transcutaneous electric acupuncture points stimulation. Ma-

sui,1982,31(7):767-770.

Sasaki M,Obata H,Kawahara K,et al. Peripheral 5-HT2A receptor antagonism attenuates primary thermal hyperalgesia and secondary mechanical allodynia after thermal injury in rats. Pain,2006,122(1-2):130-136.

Shealy CN,Mortimer JT,Reswick JB. Electrical inhibition of pain by stimulation of the dorsal column:preliminary clinical reports. Anesth Analg,1967,46(4):489-491.

Sluka KA,Lisi TL,Westlund KN. Increased release of serotonin in the spinal cord during low,but not high,frequency transcutaneous electric nerve stimulation in rats with joint inflammation. Arch Phys Med Rehabil,2006,87(8):1137-1140.

Suzuki R,Rygh LJ,Dickenson AH. Bad news from the brain:descending 5-HT pathways that control spinal pain processing. Trends Pharmacol Sci,2004,25(12):613-617.

Urban MO,Gebhart GF. Supraspinal contributions to hyperalgesia. Proc Natl Acad Sci USA,1999,96(14):7687-7692.

Villanueva L,Le Bars D. Indirect effects of intrathecal morphine upon diffuse noxious inhibitory controls(DNIC)in the rat. Pain,1986,26(2):233-243.

Villanueva L,Le Bars D. The activation of bulbo-spinal controls by peripheral nociceptive inputs:diffuse noxious inhibitory controls. Biol Res,1995,28(1):113-125.

Villanueva L. Diffuse Noxious Inhibitory Control(DNIC)as a tool for exploring dysfunction of endogenous pain modulatory systems. Pain,2009,143(3):161-162.

Wall PD,Sweet WH. Temporary abolition of pain in man. Science,1967,155(3758):108-109.

Wand-Tetley JI. Historical methods of counter-irritation. Ann Phys Med,1956,3(3):90-99.

Wei F,Dubner R,Zou S,et al. Molecular depletion of descending serotonin unmasks its novel facilitatory role in the development of persistent pain. J Neurosci,2010,30(25):8624-8636.

Willer JC,De Broucker T,Le Bars D. Encoding of nociceptive thermal stimuli by diffuse noxious inhibitory controls in humans. J Neurophysiol,1989,62(5):1028-1038.

Willis WD,Harber LH,Martin RF. Inhibition of spinothalamic tract cells and interneurons by brain stem stimulation in the monkey. J Neurophysiol,1977,40(4):968-981.

Willis WD,Coggeshall RE. Sensory mechanisms of the spinal cord. New York:Plenum Press,1991.

Woolf CJ. Evidence for a central component of post-injury pain hypersensitivity. Nature,1983,306(5944):686-688.

Yaksh TL,Plant RL,Rudy TA. Studies of the antagonism by raphe lesions of the antinociceptive action of systemetic morphine. Eur J Pharmacol,1977,41(4):399-408.

Yaksh TL,Wilson PR. Spinal serotonin terminal system mediates antinociception. J Pharmacol Exp Ther,1979,208(3):446-453.

Zhuo M,Gebhart GF. Characterization of descending facilitation and inhibition of spinal nociceptive transmission from the nuclei reticularis gigantocellularis and gigantocelluraris pars alpha in the rat. J Neurophysiol,1992,67(6):1599-1614.

Zhuo M,Gebhart GF. Characterization of descending inhibition and facilitation from the nuclei reticularis gigantocellularis and gigantocellularis pars alpha in the rat. Pain,1990,42(3):337-350.

杜焕基,赵燕芳,郑瑞康. 刺激猫中缝核对内脏躯体反射的抑制作用及其同针刺抑制效应的关系. 生理学报,1978,30(1):1-8.

方剑乔,陈云飞,林咸明,等. 不同方式经皮神经电刺激对大鼠痛阈的影响及与电针比较. 中国中医药科技,1999,6(3):133-135.

方剑乔,阚方巨,张奕. 经皮穴位电刺激治疗瘀滞型肩周炎疗效观察. 中国针灸,2002,22(4):225-226.

袁毓,严尚诚,陈小红,等. 跨穴位皮肤电刺激治疗脊髓性肌痉挛. 中华医学杂志,1993,73(10):593-595.

朱丽霞,乔慧理,张长城,等. 延脑中缝核群在针刺抑制内脏痛反应中的作用. 针刺研究,1981,6(3):221-225.

邹冈,张昌绍. 脑室内或脑组织内注射微量吗啡的镇痛效应. 中国生理学报,1962,25(2):119-128.

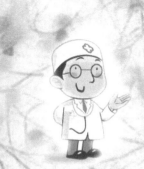

第十三章　针刺镇痛的机制

在我国长达两千多年历史长河中,针刺镇痛是针灸疗法应用最广泛的领域,无论是在《黄帝内经》或在《针灸大成》等著作中,绝大部分的穴位都论述了针灸在治疗疼痛中的作用,是中华文明史上的一项重大发明。在石器时代,砭石就是一种常用的医疗工具,用来热熨、按摩、叩击体表、割刺脓疡等。成书于春秋战国时期的《足臂十一脉灸经》和《阴阳十一脉灸经》两书(1973年湖南长沙马王堆汉墓出土),是我国现存的最早的针灸文献。其主要内容就是用灸法治疗各种痛证,如腰痛、夹脊痛、胁痛、手痛、项痛、齿痛、耳前痛、目痛等体表病痛,也能治疗心痛、腹痛、脘痛、肝痛等内脏疼痛。《黄帝内经》中有大量篇幅记载了用针法和灸法治疗各种疼痛性病症,而且大量论述的都是局部取穴。如"头痛……若肉伤,痛未已,可则刺,不可远取也"(《灵枢·厥病》)。在《灵枢·周痹》中也提及"众痹……刺此者,痛虽已止,必刺其处,勿令复起"等。晋唐时期,针灸得到很大发展,尤以灸法为甚。灸法用于止痛,也多取局部穴位,同时也对灸法的强度有所描述。宋代窦材研制的麻醉剂"睡圣散"(《扁鹊心书》,1146)用于恐惧艾灸疼痛的患者。而《古今医鉴》(1589)则采用药纸法局部麻醉以减轻针灸引起的疼痛。这些文献除说明针灸疗法有治疗疼痛的效果外,本身还带有一定的伤害性刺激成分。

20世纪50年代初开始,我国一些医生在临床上采用针刺疗法缓解手术后疼痛,1956年北京耳鼻喉医院就发表了应用针灸治疗手术后疼痛的论文。1958年8月30日上海第一人民医院耳鼻喉科的严惠珠大夫用针刺合谷穴的麻醉法成功切除了扁桃体;同年9月5日上海的《解放日报》以"中医针灸妙用无穷,代替止痛药两针见分晓"为题,公开报道上海市第一人民医院采用针灸代替药物麻醉,摘除13例扁桃体获得成功的消息。随后西安市第四人民医院采用电针麻醉切除扁桃体,到1959年就已经发展到针刺麻醉切除肺叶的手术。同时有关针刺麻醉的动物实验研究也在一些高校展开。1959年12月,第一部《针灸麻醉》的著作就由西安市医学科学研究所针刺麻醉研究室撰写完成,并由西安人民出版社出版发行,从而在我国掀起了针刺镇痛、针刺麻醉研究和应用的高潮。到1986年,我国已完成针刺麻醉手术300万例,手术范围已扩展到颅脑、胸腹等几乎全身。与此同时,在大多数医学院校和有关科研院所也对针刺镇痛原理开展了广泛研究,取得了一系列令人瞩目的研究成果。

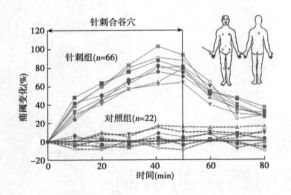

图 13-1　针刺合谷穴对正常人皮肤各测痛部位痛阈的影响

以直流电导入钾离子的方法测定皮肤痛阈,基础痛阈在 0.8～1.2mA。在全身皮肤 8 个点测痛(见右上图)。对照组平均值用虚线表示,在 80 分钟期间内基本稳定。针刺组平均值用实线表示。针刺持续 50 分钟。在前 30 分钟期间痛阈缓慢升高,表明镇痛效果逐渐加强;30～50 分钟期间镇痛效果保持在高水平。50 分钟末拔针后痛阈缓慢下降,到 80 分钟时尚未完全恢复到初始水平(引自韩济生)

第四军医大学王复周教授率先开展了针刺镇痛作用的研究,是国内最早用动物实验肯定针刺镇痛作用的先驱,其成果为卫生部编辑出版的《庆祝建国十周年医学成就论文集》荣誉收录。复旦大学上海医学院的曹小定从 20 世纪 60 年代开展了针刺镇痛和针刺麻醉机制的研究。1966 年,北京大学医学部韩济生开始对针刺镇痛进行了系统的研究,观察到针刺人的合谷穴能引起皮肤痛阈稳定的升高,在 80 分钟内基本保证稳定,出针后痛阈缓慢下降,但出针后 30 分钟内痛阈仍然高于原始水平(图 13-1),这项成果以确凿的实验证实了针刺镇痛效应的客观存在(北京医学院针麻原理研究组,1973)。

1971 年 7 月 26 日《纽约时报》(*The New York Times*)发表了该报记者 James Reston 撰写的纪实文章 *Now, About My Operation in Peking*(图 13-2),文中介绍了作者在北京协和医院阑尾切除术后接受针灸用于缓解术后腹部胀痛的经过和疗效;与阿波罗 15 号宇宙飞船将于当天升空的报道共同刊载在第一版面(全文几乎以整版刊登在 6 版,标题是:Now, Let Me Tell You About My Appendectomy in Peking),从而引起西方世界轰动。许多国家的实验室都先后开展了对针刺镇痛的研究,对其机制提出了极有价值的学术见解。

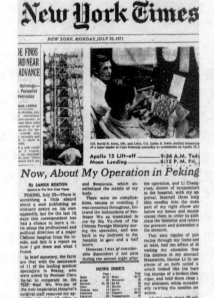

图 13-2　James Reston 撰写的纪实文章 *Now, About My Operation in Peking* 刊登在 1971 年 7 月 26 日 *The New York Times* 的头版(转引自李永明《美国针灸热传奇》,2011)

第一节　针刺激活的外周传入神经纤维

痛证是针灸治疗的第一适应大症,在美国和欧洲,60% 以上求助针灸治疗的病种即是与疼痛有关的疾病。因此,如何提高针灸止痛的效果,减轻针灸刺激带来的恐惧心理是临床医生的一大问题。虽然针灸镇痛的实验研究和临床报道很多,但同时将经穴部位、痛源部位(包括内脏疼痛)、针刺手法(包括针刺量、刺激强度)综合起来考虑的研究甚少。另外,一个重要因素就是疼痛完全是一种主观的感觉,难以用客观化的指标来定量分析。这样的结果造成临床疗效评价上的困难。另外一个重要因素就是针刺强度如何界定,用什么样的针刺手法能在哪些部位产生哪种强度的治疗疼痛的效果基本上没有作系统的研究。

关于针刺引起镇痛效应的传入纤维谱的研究,有一些工作表明针刺能兴奋各种不同类型的传入纤维,而哪一种传入纤维在针刺镇痛中发挥主要作用存在很大分歧。但是如果我们结合针刺所产生的镇痛区域的不同来加以考虑,就可能得出较为明确的结论。

在同神经节段水平,吕国蔚及其同事(1986)研究了与针刺镇痛有关的传入纤维,针刺合谷穴能提高合谷穴本身深部的痛阈,这种针刺只要能兴奋Ⅱ类和少量Ⅲ类纤维就有明显的效应。他们进一步的工作表明,针刺"足三里"对刺激腓神经引起的痛反应具有相对特异的抑制效应,这种效应在激活Ⅰ、Ⅱ类,特别是Ⅱ类传入纤维的情况下就能产生,但同样的刺激强度在异神经节段的"曲池"穴则不能引出对腓神经痛反应的抑制。吴建屏等(1974)采用电针或手针及模拟电针的神经刺激方法,观察了对伤害性刺激引起的脊髓腰段背外侧索传导纤维反应的抑制效应,用能够兴奋穴位αβδ纤维的强度刺激近节段的后肢穴位就能抑制这种伤害性放电,激活全部的A类纤维时产生的抑制作用更强,而远节段的前肢穴位在这种强度的刺激下,仅产生很弱的镇痛作用,因而认为脊髓的整合机制主要在"近节段取穴"时参与镇痛作用。从理论上说,近节段的针刺效应只要激活较粗的传入纤维就能产生节段性的抑制疼痛的效应,细纤维的激活可产生更强的镇痛效应也是可以理解的。

赵飞跃等(1988)以伤害性电刺激诱发佐剂性关节炎大鼠的背角非特异伤害感觉神经元放电为痛指标,用低强度电针(50Hz、1.5毫秒波宽、2V、30秒时间)局部穴位"太溪"和"商丘"取得最好的镇痛效果,而邻近节段的其他穴位如"昆仑"和"丘墟"虽然也有一定的镇痛效果,但抑制的强度明显不同于同节段的穴位。而这种低强度的电针刺激位于远节段的"曲池"和"外关"穴则基本无效,只有在加大刺激强度(4V)时才能抑制踝部伤害性刺激引起的反应。在$T_{1\sim2}$节段离断脊髓后上肢的强电针效应不复存在,而同节段的穴位电针镇痛效应并未明显改变。朱丽霞等(1990)将辣椒素注射到新生鼠的皮下毁损C类纤维后,针刺与痛域同节段的穴位仍能提高甩尾阈,产生镇痛作用,而针刺和痛源不是同神经节段的穴位不能明显提高甩尾阈,因此可以认为针刺对近节段的伤害性反应的抑制不需要大量细的传入纤维参与,而远节段的针刺镇痛效应需要C类纤维的参与。刘乡研究组(2001)用低强度电针(2V)刺激面部穴位"下关"对三叉脊束核神经元的伤害性反应有明显的抑制作用,而对腰髓背角神经元外周感受野伤害性刺激引起的反应则无效。反过来,低强度电针"足三里"能抑制近节段足爪伤害性刺激引起的腰髓神经元反应,对三叉脊束核神经元无效。而高强度电针两个穴位对腰髓和延髓神经元的伤害性反应都有显著的抑制作用,从而认为穴位的相对特异性和穴位的广泛性与刺激的强度有直接关系。

朱兵等用微电泳兴奋性氨基酸(DL-homocysteic acid,DLH)模拟激活三叉神经脊束核会聚神经元的方法,观察到1mA的单脉冲方波连续电针"足三里"穴时出现短潜伏期的早抑制相反应,继续升高电针刺激至3mA(或大于3mA)电流,才能观察到两个不同潜伏期的抑制时相反应,根据计算激活传入纤维的传导速度,早抑制时相相当于Aδ类纤维传入,晚抑制时相相当于C类纤维的传入。可以认为,临床常规使用的1~3mA电针强度可以激活Aδ和C类纤维(图13-3)。

看来,根据以上这些研究,同节段的针刺镇痛效应在刺激强度稍低,仅激活粗的传入纤

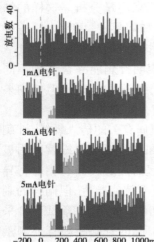

图 13-3 用兴奋性氨基酸 (DLH) 电泳至三叉神经脊束核会聚神经元胞体附近可引起该神经元稳定的激活反应，此时用单脉冲电刺激 "足三里" 穴可引起两个时相的抑制反应，经计算早抑制反应为激活穴位的 Aδ 类纤维引起，晚抑制成分为激活穴位的 C 类纤维传入所致

维情况下仍可产生良好的镇痛效应。这种效应在脊髓水平就可完成。但在正常情况下 C 类纤维完整，针刺可以取得更好的镇痛效果是无可否认的（朱丽霞等，1990）。

针刺对远神经节段区域的镇痛效应，其机制与近节段的有明显不同。侯宗濂 (1986) 对合谷等穴的针感感受器作了一系列探讨，认为穴位针感存在于深部组织中，感受器以肌梭为主。由于肌梭的 I、II 类传入纤维并不能上升为意识，故他们提出针感的二重结构假说，即穴位肌电是由梭内肌产生的，而穴位针感的传入是 IV 类纤维完成的。他们还观察到（陈隆顺，1986），用足以兴奋 C 类纤维的电刺激家兔的腓神经可引起稳定反射性下颌运动，此时在同神经的远端模拟足三里穴刺激，当刺激强度仅兴奋其中的 I、II 类纤维时，对下颌运动的抑制仅为 36.8%；而兴奋 I、II、III 类纤维时，抑制可达 77.8%；在刺激强度达到足以兴奋 I ～ IV 类纤维时，抑制为 76.4%；但用直流电阳极阻滞 I、II 类纤维后，只兴奋 III、IV 类纤维可使对下颌运动的抑制率上升为 88.8%；据此作者认为，兴奋的纤维越细，镇痛的效应越强（图 13-4），从而证实在远距离情况下，激活更多的细纤维似乎可以产生更强的镇痛效应。Toda (1978) 观察了电刺激支配 "合谷" 穴的桡神经对大鼠牙髓伤害性刺激引起的开口反射（以二腹肌肌电为指标）的影响，用兴奋 Aβ 类传入纤维作为阈值，在达到可以激活部分 Aδ 类传入纤维的强度时（≥4 倍阈值），才能明显抑制开口反射。Kawakita 和 Funakoshi (1982) 同样以大鼠牙髓伤害性刺激引起的开口反射为指标，用电刺激腓总神经和电针 "足三里" 穴作为条件刺激，结果观察到，仅能兴奋 Aβ 类纤维的刺激几乎不产生明显的抑制效应，而用 6 倍左右的 Aβ 纤维的阈值刺激神经可以激活 Aδ 类纤维的传入，此时对开口反射有明显的抑制效应。电针 "足三里"（用 4 倍于局部肌肉收缩的阈值）也能明显抑制伤害性刺激引起的开口反射。

刘乡等 (2001) 通过研究认为，针刺引起的镇痛主要是以其伤害性刺激强度引起的。穴位电针可以激活外周 C 类纤维，而引起最大 C 波反应时，可产生最大的镇痛效应。但当用辣椒素特异性阻断坐骨神经的 C 纤维后，针刺 "足三里" 不再能抑制尾巴的伤害性刺激引起的反应，而未破坏 C 纤维的对侧肢体仍有镇痛效应。

朱兵等（Bing 等，1990）用手针刺激 "足三

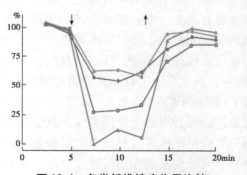

图 13-4 各类纤维镇痛作用比较
这些曲线表示下颌运动波幅变化（以百分率表示）；纵轴表示波幅百分率变化，横轴表示针刺的镇痛过程（包括针前、针刺时及去针后）。绿色表示兴奋 I、II 类纤维时的镇痛效应；蓝色表示兴奋 III 类纤维时的镇痛效应（阻断 I、II 类）；紫色表示兴奋 IV 类纤维时的镇痛效应（阻断 I、II、III 类）；红色表示兴奋 III、IV 类纤维时的镇痛效应（阻断 I、II 类）。箭头之间为电针期（引自陈隆顺等，1986）

里"的方法能明显抑制三叉神经尾侧核非特异伤害感觉神经对感受野伤害性电刺激引起的反应,和48℃的伤害性热水浸泡后时引起的抑制效应基本一致,而后者已被命名为"弥漫性伤害抑制性控制(DNIC)",因此也认为针刺与伤害性刺激有关。包虹等(1991)用同样的方法也观察到同样的现象,但用辣椒素即时破坏支配穴位的C类传入纤维后,针刺抑制背角非特异伤害感受神经元的反应依然存在。因此,作者认为,C类传入纤维不是针刺远节段镇痛的主要传入纤维。方宗仁等(1989)几乎采用同样的实验设计,仅将辣椒素贴敷时间延长至24小时,电针的镇痛效应几乎消失。河村广定等(1995)用辣椒素局部处理前肢的尺神经、桡神经、正中神经后5~15天,电针刺激"手三里"、"曲池"升高痛阈的效应消失,而健侧的镇痛效应仍然存在,与此相应,脊髓$C_{5\sim7}$节段背角的P物质含量也下降40%。

Aδ类纤维的传入对伤害性反应就有一定的抑制作用。这类纤维的传入仍可产生DNIC效应,而电刺激,包括电针对各类Aδ感受器-传入纤维都有兴奋作用。因此,在远节段取穴所产生的镇痛效应,需要的刺激强度更大一些,这一点不同于同节段或近节段取穴。至于究竟哪一类神经纤维的激活在远节段可产生镇痛效应,从目前的实验来看,只要激活Aδ类(或Ⅲ类)纤维就有一定的镇痛作用,激活C类(或Ⅳ类)纤维可产生更强的镇痛效应。考虑到临床患者可以接受的因素,用稍高于Aδ类纤维的阈值刺激穴位是最适宜的。

三磷酸腺苷作用于嘌呤受体、以Gi-耦连的A1腺苷受体发挥镇痛作用。Nedergaard领导的研究小组(Goldman等,2010)观察到针刺小鼠"足三里"穴能使胫骨前肌和皮下组织液中腺苷(adenosine)的含量逐渐升高,30分钟针刺期间可以提高约24倍,在针刺结束后约1小时才恢复到基线水平。在给予慢性炎性痛和神经源性痛小鼠足三里穴局部给予腺苷A1受体激动剂2-chloro-N(6)-cyclopentyladenosine(CCPA)或针刺都能明显升高小鼠的局部痛阈;而在腺苷A1受体基因敲除的小鼠给予针刺或CCPA没有任何作用,说明腺苷A1受体对于CCPA和针刺的局部镇痛作用是必需的,针刺可能是通过机体局部释放腺苷作用于腺苷A1受体而发挥镇痛作用。

第二节　电针镇痛效应与电脉冲频率的关系

韩济生(2011)及其同事多年来对不同频率的电针镇痛作用进行了系统研究,认为在电脉冲的各项参数中,"频率"应受到特别关注(图13-5)。基于神经组织的不应期,生物体接受电刺激的最高频率可以设在100Hz,刺激频率的低端通常设在1~4Hz。在对数图标上可以看出,2Hz与100Hz的中点位于15Hz附近。因此在临床和实验中,2Hz、15Hz、100Hz被认定为低、中、高频电刺激的标准设置。

中枢阿片肽的释放呈现频率响应特异性:Mayor等和Pomeranz等分别在人体和小鼠身上发现,阿片受体拮抗剂纳洛酮可以预防或阻断针刺镇痛,表明针刺镇痛的传导路径中包括阿片类物质。但阿片肽至少分为3个家族,即脑啡肽、内啡肽和强啡肽。这3个家族是同时被针刺激活,抑或可被分别激活?韩济生实验室进行的神经化学研究观察到2Hz电刺激使人和大鼠脑脊液中脑啡肽和内啡肽的含量升高,而100Hz电刺激则使强啡肽含量升高。这一发现得到其后进行的药理学实验和交叉耐受实验的证明。应用微量注射特异抗体的实验进一步证明,脊髓蛛网膜下腔注射内啡肽抗体可以阻断2Hz的电针镇痛,而强啡肽抗体则可选择性阻断100Hz的电针镇痛。如果应用2Hz和100Hz交替进行的疏密(DD)波,则可同时

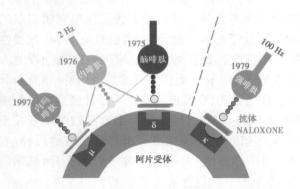

图 13-5　韩济生开始研究电针镇痛与促进中枢阿片肽释放的关系，1975 年观察到电针能促进脑啡肽释放，作用于 δ-受体；1976 年发现 2Hz 电针能促进内啡肽释放；1979 年发现 100Hz 电针能促进强啡肽释放，作用于 κ-受体；1997 年观察到电针能促进内吗啡肽释放，作用于 μ-受体；奠定了不同频率电针与不同中枢阿片肽的关系（引自韩济生）

释放内啡肽和强啡肽，两者还可发挥协同作用。这些在大鼠身上获得的资料也得到临床验证，Hamza 等（1999）发现，在 100 例全麻妇科手术患者，分别给予 3 种频率（2Hz、100Hz、2/100Hz）经皮电刺激（TENS），观察手术后患者自控注射吗啡的需求量。与安慰 TENS 对照组相比，2Hz 组和 100Hz 组的吗啡需求量分别降低了 32% 和 35%；而 2/100Hz（DD）组降低了 53%。Tong 等（2007）在正常被试者测试其机械痛阈（MPTs）和热痛阈（HPTs），发现只有 DD 波能使 MTPs 升高，HPTs 则在 DD 和 100Hz 时均升高。但 Law 和 Cheing（2004）并未见到 DD 波有任何优越性。

有证据表明，2Hz 和 100Hz 电针产生的疗效是通过不同机制实现的。但仍然不了解 2Hz 和 100Hz 的差别是属于量变抑或质变。Sluka 等（2006）发现，在炎症痛大鼠模型，只有 2Hz 刺激引发脊髓释放 5-HT，100Hz 无效。反之，只有 100Hz 抑制脊髓背角释放谷氨酸和天冬氨酸，2Hz 无效。对吗啡耐受的大鼠，2Hz 不再有效。应用交叉耐受实验方法证明，长期使用 2Hz 电针引起大鼠对其发生耐受时，100Hz 仍然有效，反之亦然；说明两者是由不同种类受体介导的异质现象。长期使用 DD 波引起耐受后，无论 2Hz 或 100Hz 均无效。

在临床实践中，2Hz 与 100Hz 的适应证也有不同。在炎症模型大鼠，10Hz 激活下丘脑-垂体-肾上腺轴对炎症起抑制作用，100Hz 无效。在脊神经结扎导致神经病理痛大鼠模型上，2Hz 电刺激 30 分钟抑制冷刺激引起的痛敏超过 24 小时，100Hz 无效。这可能与 2Hz 电针引起脊髓背角细胞长时程抑制有关。除疼痛以外，其他临床治疗中也观察到 2Hz 与 100Hz 疗效大不相同。

韩济生（Han 和 Wang，1992）详细研究了低频和高频电针镇痛的中枢神经通路：2Hz 电针的信号通过下丘脑弓状核（β-内啡肽神经元）、中脑导水管周围灰质（PAG）、延髓（脑啡肽能神经元），到达脊髓背角神经元，抑制其对伤害信号的传递。100Hz 电刺激激活一条较短的传导通路，经臂旁核、PAG、延髓，到达脊髓背角神经元，其中有强啡肽能神经元参与。100Hz 电针 30 分钟使脊髓背角强啡肽含量增加 10 倍之多，但前角强啡肽含量没有明显变化。

由此可见，大量证据说明，2Hz 电针和 100Hz 电针可能是两种性质不同的治疗方法。

第三节　针刺镇痛的脊髓机制

一、来自穴位的传入对脊髓背角神经元的激活作用

吴建屏等（1986）在猫的脊髓背角记录到对电针刺激发生激活反应的神经元，细胞内记

录还发现单个串脉冲的穴位电刺激都先引起一个短暂的兴奋性突触后电位(EPSP),随即出现一个时程较长的抑制性突触后电位(IPSP),从而有效地抑制细胞的自发或诱发反应,实际上这种细胞(T细胞)处在闸门控制之下。

朱兵等观察了大鼠外周感受野位于"足三里"、"三阴交"、"上巨虚"、"解溪"穴的脊髓背角非特异伤害感受神经元对手针和电针刺激的反应,发现手针平补平泻的刺激可以明显激活这些神经元,类似机械刺激引起的反应。单脉冲电刺激随着刺激电流的升高而使神经元的放电频率同步增加,超过2mA的刺激强度时反应由2个激活峰组成,经计算分别为A和C类纤维的传入反应,说明针刺的传入信息可分别经外周A类或C类纤维的传入到达脊髓背角。刘俊岭等(1993)观察到电针家兔的"内关"穴对$T_{2\sim3}$节段的背角神经元有激活作用,而"足三里"对这一节段神经元的激活作用则很少(2/28),表明胸髓背角主要接受来自前肢穴位的刺激信息。

二、来自穴位的传入向脊髓上中枢的传递

正如我们在前面已经叙述过的,近节段的针刺镇痛效应在脊髓动物仍然存在,只不过镇痛的强度,特别是后效应有所减弱,而远节段取穴的镇痛效应在脊髓动物不复存在,这就意味着这种形式的镇痛有赖于脊髓上中枢的完整和参与。

江振裕等(1974)在兔进行的慢性实验观察到,以辐射热刺激兔鼻部引起甩头反射为痛指标,针刺动物双侧"足三里"或"足三里"、"手三里"、"曲池"等穴,都可使痛阈提高。在$T_{12}\sim L_1$切断脊髓背束,术后2~9天,再针刺同样穴位,动物仍能产生明显的针刺镇痛效应。因此可以认为背束并不是发挥针刺镇痛效应的主要上行通路。如进一步切断单侧外侧索,能相应取消对侧后肢穴位的针刺镇痛效应,但同侧后肢穴位的效应仍然存在。说明针刺所激发的传入冲动主要沿对侧外侧索、而且主要是腹外侧索上行的。在猫进行的急性实验表明,以电刺激齿髓、鼻部、桡浅神经或内脏大神经,将血压升高作为"痛反应"指标,电刺激下肢穴位"足三里"等能明显减弱或消除血压升高的反应,表现出明显的镇痛效果。此时在L_1水平切断脊髓背束对针刺效应无明显影响,切断脊颈束针刺效应仍存在,但切断脊髓腹外侧索后针刺镇痛效应大部分消失,这些实验结果均表明针刺镇痛的传入冲动,在脊髓是经腹外侧索上行的。

临床观察表明,在脊髓空洞症的患者,由于破坏了传导痛温觉的脊髓腹外侧索,针刺病变区穴位针感大多数减弱或消失,而且针刺镇痛效应也减弱或消失(全国神经外科针麻研究协作组,1986)。

从上述结果可以认为,无论是在动物,还是在人类,传递针刺信号的上行通路位于脊髓腹外侧束。

三、触发针刺镇痛效应的脊髓上中枢下行通路

沈锷等(1974)发现,针刺"阳陵泉"、"阳关"等穴对内脏躯体反射的抑制效应,在T_2水平横断脊髓后消失,单纯切断双侧背外侧索后也消失,但去大脑动物效应并不受影响。杜焕基等(1978)证明,"阳陵泉"、"风市"等穴位内脏躯体反射效应的抑制作用在切断双侧背外

侧索时也明显减弱或消失。这些结果表明,针刺对内脏痛反应的抑制取决于内源性镇痛系统的下行通路的完整。

四、针刺对伤害性信息初级传入的抑制作用

根据本章第一节分析,针刺施加在疼痛的局部穴位(或相近神经节段水平)较弱的平补平泻手法或低强度的电针就能产生比较好的镇痛及治疗效应,这种效应在脊髓(或延髓相应部位)水平就可完成。当然在正常情况下还接受脊髓上的下行性影响。由于针刺的这种镇痛效应仅通过较粗纤维的传入就会产生,因此用闸门控制系统加以解释是合适的。虽然离断上位脊髓后,弱针刺激对相邻节段的伤害性反应仍有抑制作用,但抑制强度由于失去来自脊髓上中枢的下行性抑制后有所减弱。一般来说,同节段弱电针产生的镇痛效应不需要太长时间的诱导,针刺的后抑制效应持续时间也较短,符合节段性抑制的生理学特性。

吴建屏等(1986)在猫记录了感受野位于左后肢的脊髓背角非特异伤害感受神经元的单细胞活动,来自感受野的伤害性刺激可引起这些神经元的高频激活,而此时电针刺激同侧的"环跳"、"伏兔"或"足三里"、"三阴交"及腱神经都能明显而持续地抑制背角神经元的伤害性放电,此时冰冻胸段脊髓,电针对背角神经元的抑制作用仍存在,抑制的深度比阻断前有所减弱。方宗仁等(1988)也观察到电针同神经节段的穴位所产生的镇痛效应在脊髓动物依然存在,而异节段取穴则基本无效。

从以上结果可以看到,近节段电针产生的抗伤害性反应的效应在脊髓水平就能实现,但来自脊髓上中枢的下行性控制能加强节段间的镇痛作用。

远节段取穴时脊髓背角神经元伤害性传入的抑制已得到许多实验的证明。朱丽霞研究组(1990)在实验中观察到,远节段取穴所产生的对脊髓背角神经元的伤害性传入有明显的抑制作用,与同节段取穴的差异在电针强度方面,需要大于兴奋穴位中较细的纤维才能产生,而破坏了穴位中的 C 类纤维,针刺镇痛效应就明显降低。刘乡(2001)的工作表明,远节段取穴对脊髓背角会聚神经元伤害性放电的抑制效应只有在强的电针刺激条件下才能产生。中枢 5-羟色胺(5-HT)参与了脊髓的针刺镇痛效应,根据 Xu 等(1994)的工作,认为主要是通过 $5-HT_1$ 受体和 $5-HT_{1C/2}$ 受体实现的。

因此,可以认为,针刺对异神经节段区域的镇痛效应实际上是广泛性的,并需要脊髓上中枢的参与。

第四节　脊髓上中枢在针刺镇痛中的作用

以上材料可以看出,针刺镇痛效应,特别是强针刺引起广泛区域的镇痛效应有脊髓上中枢的参与。

一、针刺对内源性镇痛系统的激活作用

脑干特别是脑干网状结构在伤害感受中的作用日益受到重视。江振裕等(1979)观察

到,针刺穴位和Ⅱ、Ⅲ类肌神经传入纤维活动也到达网状巨细胞核和中缝大核(NRM),Toda(1987)在大鼠也观察到针刺对NRM神经元的激活作用。刘乡等(Liu等,1986)在一系列实验中发现针刺大鼠"足三里"的信息可达NRM,使大多数神经元及向脊髓投射的中缝-脊髓神经元活动明显激活。刘乡等(朱兵、刘乡,1988)进一步同时在PAG和NRM内用两根微电极细胞外记录成对的PAG和NRM-脊髓投射神经元的活动,观察到电针"足三里"对大多数PAG和NRM神经元有激活作用,并能抑制尾巴伤害性刺激引起的反应。朱兵等(Bing等,1991)在大鼠延髓背侧网状亚核记录到所有的神经元都对躯体广泛区域的穴位和非穴位手针刺激发生激活反应。导水管周围灰质(PAG)是内源性镇痛系统的核心结构,朱丽霞等(1982)在一系列研究中发现其大多数神经元可被穴位电针刺激所激活。

　　脑干这些与痛觉调制有关的核团能被针刺穴位所激活,表明针刺的镇痛作用有可能通过内源性镇痛系统发挥作用;用不同的方法毁损或阻断这些镇痛结构可严重影响针刺镇痛的效应。

　　冈洁(1979)观察到电解毁损PAG后针刺镇痛效应消失。由于PAG内含有丰富的内源性吗啡样物质,Mayer等(1977)在人的PAG内微量注射阿片受体阻断剂纳洛酮,发现低频电针产生的镇痛效应明显降低。刘乡(1996)以NRM神经元活动为指标,发现在毁损PAG后针刺"足三里"对NRM神经元的伤害性反应抑制效应基本被取消。

　　朱丽霞等(1981)在大鼠观察到电解毁损NRM后针刺镇痛效应都明显降低,而在NRM内微量注射纳洛酮(史清瑶和朱丽霞,1983)也可阻断针刺的镇痛效应。杜焕基等(1978)在中缝核中注射5-HT能神经元化学毁损剂5,6-双氢色胺亦能对抗针刺镇痛效应。

　　以上这些结果均表明,脑干镇痛系统的结构与功能完整是保障针刺引起躯体广泛区域镇痛效应的前提。

二、中脑边缘系统在针刺镇痛中的作用

　　曹小定研究组(1979)通过一系列的研究认为,尾核、隔核、海马、杏仁核、外侧视前区和PAG等边缘系统在针刺镇痛中起重要作用,微量注射纳洛酮到这些区域对针刺效应都有部分阻断作用。韩济生及其研究组在一系列工作的基础上提出"中脑边缘镇痛回路的假说(1995)",他们发现在PAG、伏核、杏仁核和缰核的任何一个核团中微量注射纳洛酮,都可使针刺镇痛效应降低75%以上。微量注射脑啡肽抗血清或5-HT拮抗剂也可起到纳洛酮类似的作用。他们设想如果这些核团与下行抑制通路相联系(并联关系),则阻断任何一个核团应该只能降低针效的20%~30%,而不是70%~90%,由此认为PAG、伏核、杏仁核和缰核等核团可能形成一个环路,打断任何一个环节均可使整个系统大部分失效。实验结果确实证明,在PAG微量注射吗啡所引起的镇痛可被伏核内注射5-HT拮抗剂所取消,伏核内注射吗啡引起的镇痛又能被缰核内注射纳洛酮所取消。进一步的实验表明,当电针引起上述核团中脑啡肽释放增多时,在任何一个核团微量注射纳洛酮,可使每一个核团的脑啡肽释放均受抑制,提示这不是一个单向的环路,而是一个具有正反馈联系的网络。

　　关于中脑边缘镇痛回路也得到一些形态学工作证明,李云庆和施际武(1994)的形态学工作证明PAG和中缝背核向伏核发出5-HT、P物质和脑啡肽能投射纤维;伏核内5-HT阳性

轴突终末与脑啡肽样树突形成突触联系；伏核下行投射纤维先在外侧缰核内侧部中继后再投射到PAG。伏核发出的纤维也可直接投射到PAG的全长（包括中缝背核），从伏核下行到PAG和中缝背核的轴突终末对PAG神经元主要起兴奋性作用，故认为这种直接投射在中脑边缘镇痛环路中和中枢的内源性镇痛机制可能发挥重要作用。

第五节　伤害性信号和针刺信号在丘脑水平的相互作用

神经生理学的研究表明，在中枢神经系统的各个水平，都存在对伤害性刺激发生反应的神经元。许多实验室都注意到，伤害性信号可经脊网束到达延髓和中枢的网状结构及丘脑内侧的非特异核群，特别是中央中核、束旁核、中央外侧核、丘脑网状束、枕核、背内侧核、腹外侧核等，而脊丘束与痛觉的关系反而不很明确。

丘脑中央中核-束旁核复合体的细胞对包括伤害性信号在内的多种感觉传入发生激活反应，这两个核团与联合皮质有广泛的纤维联系，在痛觉调制中起重要作用；从中央中核-束旁核复合体对外周伤害传入的反应和系统发生的角度来分析，这个复合体并不成为真正的复合体，束旁核神经元对伤害信息的传入反应特点是潜伏期长，后发放时间持久，而中央中核则有可能对痛觉进行调制。张香桐认为，束旁核是感受疼痛的较高级中枢，在束旁核和中央外侧核有1/10左右的神经元对外周伤害性刺激发生特异的激活反应，而穴位针刺及挤压跟腱可抑制这种反应。低频电针刺激"足三里"可有效兴奋中央中核神经元，而直接刺激中央中核，也可明显抑制束旁核神经元的痛放电，抑制时间可长达5分钟。虽然人们将中央中核-束旁核看做一个复合体，但中央中核对束旁核的抑制却需一定的潜伏期。通过分析认为，从中央中核到大脑皮质的纤维束可抑制皮质对束旁核的紧张性兴奋作用，也可能通过尾核在这一回路中起重要作用（张香桐，1973，1983；罗弗荪等，1978）。相川贞男和小林胜（1976）电针"合谷-足三里"穴也观察到类似的结果，并认为针刺镇痛涉及中枢干涉作用。

尾核除了作为锥体外系的主要核团参与对机体粗大意愿性运动的调节外，还能影响多种感觉功能，刺激尾核可以影响与"痛"有关中枢的电活动，外周的感觉性冲动和伤害性刺激也可以在尾核诱发出电位的变化，尾核含有相对高度密集的吗啡受体和丰富的脑啡肽。江澄川等（1980）都成功地通过插入尾核的电极刺激用于治疗晚期癌肿患者的恶痛。刺激猫（杜焕基等，1981）、兔（张德星等，1980）和大鼠（朱兵和刘乡，1984）的尾核头部可明显升高痛阈，抑制伤害性反应。电针兔和猫的"合谷"、"内关"等穴位，可使尾核头部大多数神经元发生反应（徐美丽等，1980）。曹小定（1989）和张德星等（1978）观察到电解毁损尾核头部能明显减弱针刺镇痛的效应，何莲芳等（1980）及刘乡等（2001）在尾核内注射纳洛酮也能阻断针刺镇痛效应。一般认为，尾核的镇痛效应主要是通过丘脑内侧核群等非特异投射系统实现的。由于尾核头部与丘脑中央中核-束旁核有直接的纤维联系（中村泰尚，1981），江澄川等（1980）发现刺激人的尾核能使中央中核-束旁核体感诱发电位的波幅减少，提示尾核对丘脑内侧核群的传入活动有抑制作用，但曹小定（1989）认为，在PAG内注射纳洛酮也可阻断电针镇痛和刺激尾核的镇痛效应，说明尾核的活动最后也能集中到PAG，再通过下行抑制系统发挥镇痛效应。

第六节 大脑皮质在针刺镇痛中的作用机制

徐维等(北京颅脑针麻原理研究协作组,1986)在国内首先采用计算机平均技术分析大脑皮质诱发电与疼痛的关系,观察到痛刺激引起的大脑皮质诱发电位的晚成分的波幅与主诉疼痛程度有一致关系;静脉注射镇痛药芬太尼、氯胺酮或电针穴位均可抑制此晚成分,其抑制程度与主诉疼痛减弱的程度一致。进一步采用复合神经干动作电位与计算机平均相结合的方法在猫身上发现:当外周神经的刺激强度达到使 Aδ 和 C 类纤维兴奋时,大脑皮质诱发出的晚成分电位可被静脉注射吗啡抑制。此外,用微电极细胞外记录证明了猫皮质体感Ⅰ区(SmⅠ)存在有对伤害性刺激起反应的神经元,电针穴位能抑制其伤害性反应(徐维等,1982)。但池园(1979)却观察到刺激胫后神经引起的皮质诱发电位,在手针刺激对侧"足三里"时只抑制潜伏期在 50 毫秒以下的早诱发电位,而潜伏期在 80～120 毫秒的晚诱发电位不但没有抑制,反而有所增加,他认为,早诱发电位是不通过中脑网状结构的特异投射感觉通路产生的成分,晚诱发电位则是通过网状结构中继的非特异感觉通路产生的脑电成分。

徐维等(1985)证明大脑皮质体感Ⅱ区参与针刺镇痛的下行性调节。林郁和徐维(1984a,b)用麻醉药局部阻滞 SⅡ 区或用 γ-氨基丁酸(GABA)改变 SⅡ 区的功能状态后,针刺对丘脑板内核群神经元伤害性反应的抑制效应可分别被推迟、缩短、减弱,甚至取消,表明大脑皮质下行活动参与针刺穴位对丘脑髓板内核群伤害性传入信息的抑制过程。刘乡研究组(1996)的工作表明,电解毁损大鼠大脑皮质体感Ⅱ区(SmⅡ)后电针足三里的镇痛作用明显减弱,表明 SmⅡ 的完整为针刺镇痛所需要的结构,还证明电针足三里的信息,至少部分上达 SmⅡ,转而经边缘中脑系统的伏核和外侧缰核,两者再经 PAG 激活中缝大核的下行抑制性通路,在脊髓水平发挥镇痛作用。

陈正秋等(1988)用改变大脑皮质功能状态的方法,观察它对丘脑的针刺镇痛效应的影响,发现电刺激猫的 SmⅠ 和十字沟前区对丘脑特异核团腹后外侧核和非特异核团髓板内核群(ILN,包括束旁核、中央中核、中央外侧核)的伤害性反应均有明显的抑制作用,其作用与电针穴位的抑制效应相似。用利多卡因或 GABA 分别改变皮质各区的功能状态后,电针的抑制效应被明显减弱,其中对丘脑非特异核团的作用,十字沟前区比 SmⅠ 强;而对丘脑特异核团的作用,SmⅠ 比十字沟前区强。行为实验也观察到毁损、表面局部给予利多卡因或GABA 阻滞大鼠 SmⅠ 均能取消针刺镇痛(徐维等,1988)。毁损大鼠 SmⅠ 或感觉运动皮质均不影响电针足三里对 NRM 的效应,但 SmⅠ 可直接抑制痛信息在脊髓的传入产生镇痛作用,另一方面 SmⅠ 还可通过尾核头部经 PAG 激活中缝大核加强针刺镇痛。SmⅠ 通过锥体束和锥体外系对针刺镇痛具有相反的作用(刘乡,1996)。

陈正秋等(1993)还观察到用毁损、局部给药或降温等方法阻滞猫的运动皮质(MCTX,即十字沟前区的前部)后,电刺激 SmⅡ 对 ILN 神经元伤害性反应的抑制效应被削弱,证明 SmⅡ 对 ILN 的下行调节有部分通过 MCTX 实现。将谷氨酸二乙酯施于 MCYX 后,电刺激 SmⅡ 后电针对 ILN 神经元伤害性反应的抑制效应被减弱,而施加谷氨酸则产生与电刺激 SmⅡ 和电针相似的抑制反应,这些实验证明针刺激活 SmⅡ 神经元向 MCTX 释放谷氨酸,对 ILN 实现下行调节(郑欣等,1994)。将荷包牡丹碱局部作用 MCTX 后,电刺激 SmⅡ 和电针对 ILN 神经元的伤害性反应有明显抑制,而施加 GABA 后,此抑制反应消失。从而认为

MCTX 中的 GABA 参与了 SmⅡ对针刺镇痛的下行性调节。

徐维等（1992）在大鼠行为实验中发现，侧脑室注射阿托品或纳洛酮可取消电刺激 SmⅠ引起痛阈升高的效应。进一步电生理实验还证明，毁损 SmⅠ后在束旁核微电泳导入吗啡产生的作用与 SmⅠ毁损前的电针抑制效应相似。这些结果表明，Ach 通过 M 受体参与皮质 SmⅠ对疼痛的下行性调节；阿片肽参与 SmⅠ对疼痛和针刺镇痛的下行性调节。毁损 SmⅠ或在 SmⅠ施加密胆碱后，电针对神经元伤害性反应的抑制作用被取消或减弱，而微电泳导入 Ach 产生的作用与密胆碱处理或毁损 SmⅠ前的电针抑制效应相似（陈正秋等，1995）。说明 Ach 参与皮质 SmⅠ对丘脑束旁核针刺镇痛的下行性调节。

第七节　针灸镇痛效应与穴位及神经节段的关系

在明代杨继洲《针灸大成》一书中，针灸疗法最常用的是治疗局部或附近部位的各种病痛，在所罗列的 300 多个穴位中绝大多数有这种功能。按照神经节段分布的概念，可以认为针灸的主要疗法之一就是治疗相同或相邻神经节段支配器官的各种病症。

根据近几十年的研究，用较弱的手针或电针刺激穴位，常在局部观察到镇痛（在人）和痛阈升高（在人或动物）的现象。这种镇痛效应在脊髓化动物也能观察到，也就是说，近节段的针刺镇痛效应在脊髓水平就能完成，在"闸门控制"系统下发挥作用。闸门控制的核心部位在脊髓的胶质区，它可被粗纤维的传入活动兴奋。胶质区细胞的兴奋可抑制向脊髓上中枢传递信息的 T 细胞，从而关闭闸门，使来自相同或相邻节段的由细纤维传递伤害性信息的传入活动不能兴奋 T 细胞，阻断伤害性信息向脑中枢的传递，发挥镇痛功能。局部穴位电针对由细纤维携带的伤害性传入激活的位于脊髓背角第Ⅴ板层的非特异伤害感受神经元（T 细胞）活动的抑制也可被许多实验室观察到。刺激粗纤维引起传入纤维末梢去极化导致的突触前抑制现象也已经得到证实。根据修改后的闸门系统有关突触后抑制效应也确认存在。针刺镇痛的节段性抑制效应在正常情况下也接受来自脊髓上中枢的下行性抑制性控制，切断高位脊髓后，针刺的节段性控制效应有所减少，闸门控制系统也认为有下行控制效应的存在。黎春元等（1990）的研究表明，针刺穴位可使初级传入的 C 波增加近 50%，说明针刺激活的下行抑制及节段抑制均有突触前抑制的机制参与。与此相应，方宗仁等（1988）观察到电针能延长逆向动作电位的潜伏期，表明增强了背角神经元的极化状态，产生了突触后抑制。朱丽霞等（1993）用灸法镇痛实验进一步证实突触后抑制参与了针灸镇痛，这种作用与 P 物质和生长抑素有关。因此，针刺的节段性镇痛效应有突触前和突触后抑制共同参与。这些工作表明，针刺引起的节段性控制效应与闸门控制系统的关系已基本得到证实。

为了进一步量化针刺强度与抑制伤害性反应的关系，朱兵研究团队分别采用损伤极小或无损伤的动物 C 类纤维反射和人体伤害性屈曲反射（$R_Ⅲ$反射）为伤害性反应指标，在测定每一实验对象反射阈值的基础上，以其自身阈值为客观依据，充分考虑穴位的同神经节段（在此为同位，同侧的同神经节段）与异神经节段（在此为异位，对侧的同神经节段或对侧的异神经节段）的关系，研究不同倍数的阈强度针刺引起的镇痛效应；蛇毒阻断 A 类纤维和辣椒素阻断 C 类纤维实验对每一例动物的阻断情况进行监测，并采用充分兴奋 C 类纤维的强度进行电针系统观察穴位针刺的局部镇痛(或节段性控制)和全身性镇痛效应的规律,为临床提供较为客观的电针刺激参数。针刺产生的镇痛效应可分为局部镇痛和全身性镇痛。在同神经节段水平,针刺只要能兴奋穴位的 A 类纤维就有明显的镇痛效应。在一系列人体和动物的行为学实验中观察到,人体刺激腓肠神经引起的 R_{III} 反射和动物刺激腓肠神经引起的 C 类纤维反射(均为痛行为反射)的抑制,用约等于 0.8 倍引起的 R_{III} 反射和 Aδ 类纤维激活的阈值电流电针同侧同神经节段穴位(此项实验选用足三里穴)时就能产生;但在异神经节段的内关穴或对侧的足三里穴用同样的刺激强度则不能引出对 R_{III} 反射(图 13-6)和 C 类纤维反射的抑制(图 13-7A)。用蛇毒预先处理动物的坐骨神经可使有髓神经纤维脱髓鞘而丧失传递功能,再用同等强度的电流电针同侧"足三里"穴,抑制 C 类纤维的伤害性反应效应不再存在(图 13-7B)。因而同节段针刺镇痛的机制为粗纤维的传入在脊髓水平对痛敏神经元起抑制作用,从而关闭了伤害性信息向高位脑中枢传递的闸门。从理论上说,针刺只要激活较粗的传入纤维就能产生节段性的抑制疼痛的效应。

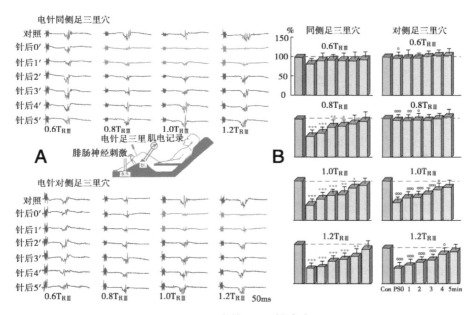

图 13-6　人体 R_{III} 反射试验

A:在同侧足三里穴,使用 0.8 倍引起 R_{III} 反射阈值电流电针时就能产生对 R_{III} 反射的抑制(红色);但在对侧的足三里穴用同样的刺激强度则不能引出对 R_{III} 反射的抑制,而要达到 1.0 倍的 R_{III} 反射阈值时才有效(红色)。随着电针强度的增加(1.2 倍 R_{III} 反射阈值),两侧的抑制作用都进一步加强;B:统计学结果,红色星表示电针前后自身对照的统计学意义,蓝色圈为与同侧对照相比的统计学意义;Con:电针前对照;PS0~PS5 为电针后 0~5 分钟(引自 Xu 等,2003)

　　针刺引起全身镇痛效应的机制与近节段的有明显不同。用足以兴奋较细的 Aδ 和 C 类纤维的穴位电刺激可升高全身痛阈。如以大鼠腓肠神经刺激引起的 C 类纤维反射为指标,电针"足三里"穴作为条件刺激,结果观察到,仅能兴奋 Aδ 类纤维的刺激几乎不产生明显的抑制效应。而用激活 C 类纤维的阈值刺激时,才能明显抑制股二头肌的伤害性反射活动。但当用辣椒素特异性破坏坐骨神经的 C 类纤维后,针刺"足三里"不再能抑制伤害性刺激引起的反应,而未破坏 C 类纤维的对侧肢体仍有镇痛效应(图 13-7C)。在胸节切断脊髓,电针对侧"足三里"穴(也属于异位节段)抑制 C 类纤维反射的效应也基本消失,提示异神经节段的针刺镇痛效应需要脊髓上中枢的参与。

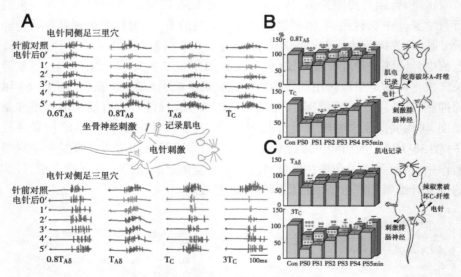

图 13-7 动物 C 类纤维反射实验

A:在同侧足三里穴(A 上部),采用 0.8 倍 Aδ 类纤维激活的 C 类纤维反射阈值电流电针时就能产生对 C 类纤维反射的抑制(红色);但在对侧(A 下部)的足三里穴用同样的刺激强度则不能引出对 C 类纤维反射的抑制,而要达到 1.0 倍 Aδ 类纤维反射阈值($T_{Aδ}$)时才稍有出现(红色),而只有在 1 倍引起 C 类纤维阈值的电针强度(T_C)抑制 C 类纤维反射的效应才明显。随着电针强度的增加,达到 1~3 倍 C 类纤维反射阈值($3T_C$)时,两侧的抑制作用都进一步加强;B:用蛇毒破坏动物坐骨神经的有髓鞘 A 类纤维后,0.8$T_{Aδ}$类纤维反射阈值强度的电流电针同侧"足三里"穴抑制 C 类纤维的伤害性反应效应虽然可以部分保留但明显降低(B 上部,前排蓝色柱状图),与未破坏 A 类纤维的对照组(B 上部,后排黑色柱状图)相比,具有显著的统计学差异。当电针加大到 T_C 强度时,破坏 A 类纤维前后两组抑制 C 类纤维反射的效应都很明显(B 下部);C:用辣椒素特异性破坏对侧坐骨神经无髓的 C 类纤维后,$T_{Aδ}$阈值强度的电针同侧"足三里"可以与未破坏 C 类纤维的对照组一样基本保留其对 C 类纤维反射的有限抑制(C 上部),但当电针加大到 T_C 强度时,破坏 C 类纤维后(C 下部,前排蓝色柱状图),与未破坏 C 类纤维的对照组(C 下部,后排黑色柱状图)相比,抑制 C 类纤维反射的效应明显降低,两组之间具有显著的统计学差异。Con:电针前对照;PS0~PS5 为电针后 0~5 分钟;红色星表示电针前后自身对照的统计学意义,蓝色圈为与未破坏神经纤维的对照组相比的统计学意义(引自 Zhu 等,2004)

为了了解穴位的感受器传入机制及其镇痛效应关系,近年来,景向红研究组(2013)采用模式动物酸感受离子通道亚基 3(ASIC3-/-)和香草酸瞬时受体亚型 1(TRPV-1-/-)基因敲除小鼠及其同源野生型(C57BL/6)对照小鼠,通过测定其机械痛阈和温痛阈,研究不同强度电针和不同温度热灸对这两种感受器受体基因敲除小鼠急性痛抑制效应的影响,以期更加明确电针和热灸对疼痛调制效应的感受器机制。实验设计选用不同强度电针(分别为 1mA 或 3mA)、不同温度热灸(分别为 43℃或 46℃)"足三里"穴对行为伤害性缩足反射潜伏期变化的影响,探讨针刺和热灸刺激强度、镇痛区域分布与不同感受器受体之间的相关机制。在 ASIC3-/-小鼠,其基础机械痛阈值显著升高但温痛阈基本不变,而在 TRPV-1-/-小鼠的基础热痛阈值显著升高而机械痛阈基本正常。采用 2 种不同强度的电针或热灸分别干预均可引起同源野生 C57BL/6 小鼠机械痛阈和热痛阈值的显著升高。而在 ASIC3-/-小鼠,1mA 电针对局部和对侧肢体机械痛阈没有任何作用,但可使热痛阈升高;3mA 电针虽然有升高机械痛阈的效应,但明显弱于同源野生鼠($P<0.001$)。43℃热灸对机械痛阈基本没有影响,但有一定的升高热痛阈的作用;46℃热灸刺激虽然与自身相比有 10% 左右升高机械痛阈的作用和 17%~19% 升高热痛阈的作用,但仍然明显比同源野生鼠低($P<0.05~0.001$)。对于 TRPV-1-/-小鼠,1mA 和 3mA 电针具有明显升高热痛阈的效应;虽然与电针前自身比较均有升高机械痛阈的作用,但在局部的效应明显低于同源野生鼠($P<0.001$)。TRPV-1-/-小鼠施加 43℃ 和 46℃热灸刺激足三里有类似于(或稍低于)同源野生鼠有升高机械痛阈的效应;但 43℃热灸对热痛阈几乎没有任何作用,即便采用 46℃的热灸,虽然与自身相比有 12%~15% 的升高热痛阈的作用,但远低于同源野生鼠的镇痛效应($P<0.001$)。这些研究结果表明,不同感受器敲除小鼠的针灸镇痛效应低于同源野生 C57BL/6 鼠;ASIC3 受体离子通道主要介导了低强度电针激活机械感受器引起的抗机械痛的效应;TRPV-1 受体离子通道均主要参与了低强度热灸产生的抗热痛效应(图 13-8)。

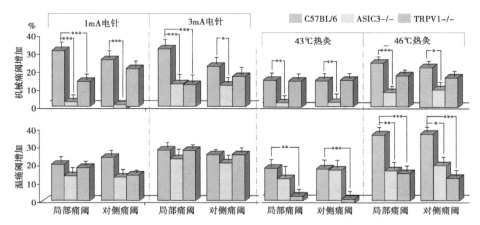

图 13-8　不同强度电针、热灸对不同感受器受体基因缺失小鼠急性痛的抑制效应

通过此项研究表明,局部取穴仅需用较弱的激活机械感受器就可取得较明显的镇痛效应(如取"阿是"穴时);远距离取穴则需用较强的针灸刺激才效应明显,而且这两种取穴产生的镇痛效应可能涉及不同的感受器介导,调控的神经环路可能存在不同。

针刺镇痛的广泛性在于针刺激活了机体的抗痛系统。作为内源性镇痛系统核心部位的中脑导水管周围灰质和中缝大核,其中的大多数神经元对外周低强度刺激一般不发生激活反应或仅发生微弱的激活反应,因而不能有效激活内源性镇痛系统,故一般不能在节段以外的区域观察到明显的镇痛效应;相反,较强的针刺激,在 Aδ 或/和 C 类传入纤维能被兴奋时才能有效激活内源性镇痛系统的有关结构,并在临床和实验条件下观察到明显的镇痛作用。

第八节　针刺镇痛效应的局部机制

疼痛的闸门控制学说能够部分解释低强度针灸产生的节段性镇痛效应,随着对慢性痛机制研究的深入和分子疼痛学的发展,暴露的问题也日益增多,需要修正、完善和补充。

谢益宽(Zhu 等,2012)在连接闸门控制理论和神经源性炎性反应方面做了一项很有意义的研究,他们采用大鼠坐骨神经注射蛇毒选择性使有髓纤维脱髓鞘,几乎立刻引起神经源性痛行为反应。电生理学研究表明,蛇毒可以阻断 A 类纤维的传导,增加 C-多觉感受器对非伤害性刺激反应的敏感性,同时触发外周和中枢 C 类纤维伤害感受器末梢的自发活动。这种敏化的反应可在蛇毒注射点的近心端用连续激活 A 类纤维强度的电刺激而减少。这些结果提示,外周 A 类纤维的正常活动可能对 C 类纤维多觉伤害感受器产生抑制性调制;是 A 类纤维传入激活闸门控制的一个佐证。

长时程增强(long-term potentiation,LTP)是一种中枢敏化现象。LTP 一般是指在条件刺激(多为较高频率的强直刺激)后,相同的测试刺激所引起的诱发突触反应长时间(一般长于半小时)明显增大的现象。这种突触反应在不同的实验条件下可以有不同的表现形式,如可以是场电位、群体兴奋性突触后电位、群体锋电位、兴奋性突触后电位或电流等。由于 LTP 是发生在突触部位的功能改变,所以它的形成机制研究主要指探讨参与其形成或调节的各种分子,兴奋性酸性氨基酸及其 NMDA 受体、钙离子通道、蛋白激酶 C、早期诱导基因及一氧化氮分别在 LTP 的触发、产生及维持中起着重要作用。在离体大鼠脊髓切片上用高频条件电刺激背根传入纤维诱导出 LTP,随后,人们发现在正常大鼠电刺激或自然伤害性刺激大鼠坐骨神经 C 类纤维及直接损伤神经纤维,均可导致脊髓背角 C 类纤维诱发场电位的 LTP,表明外周传入 C 类纤维与脊髓背角伤害性感觉神经元之间突触传递效能的 LTP 很可能是伤害性刺激及神经损伤引起的神经病理性疼痛的基础。外周神经损伤后,脊髓背角在损伤神经纤维异位电活动的兴奋下产生 LTP,引起脊髓背角伤害性感觉神经元的敏感化,从而形成慢性神经病理性疼痛。

在脊髓横片上的研究证明,选择性低频刺激 Aδ 类纤维可诱发脊髓背角长时程抑制(long-term depression,LTD),且属同突触型 LTD。而同突触型 LTD 则是在同一通路产生抑制(图 13-9),代谢型谷氨酸受体介导这一过程(Chen 和 Sandkühler,2000)。Liu 等(1998)以 Aδ 类纤维激活强度的持续性高频刺激坐骨神经可对 C 类纤维引发的场电位产生 LTD 现象,也抑制 C 类纤维诱发的 LTP 场电位的幅度(去增强)。但电刺激 Aβ 类纤维不能产生 LTD,也不能对 LTP 产生去增强效应(图 13-10)。在脊髓化大鼠,持续性 Aδ 类纤维条件刺激对 C 类纤维引发的场电位只产生 LTP,而不是 LTD。因此,下行性抑制通路可能决定 C 类纤维介导的突触传递的可塑性变化方向。脊髓使用 NMDA 受体拮抗剂 D-APV 能够阻断完整鼠的 LTD 和脊髓鼠的 LTP。Aδ 类纤维对 C 类纤维引发 LTP 产生的 LTD 效应是外周神经刺激镇痛的一种方式,也是针刺镇痛的一种机制。Xing 等(2008)采用 2Hz 的电针刺激脊神经结扎

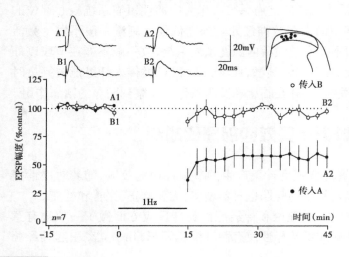

图 13-9 在脊髓初级传入 Aδ 纤维的同源性突触的 LTD。交替刺激分离成两(分别为 A 和 B)背根的每一半可以引发独立传入的脊髓背角板层 Ⅱ 神经元的 EPSPs。图中显示 7 个神经元的反应,单独刺激 A 或 B 背根可以引发略显不同振幅的 EPSP。持续 15 分钟的条件刺激背根 A 分支(黑点)可以引发 LTD(A2);但没有给予条件刺激的背根 B 分支(黑圈)突触强度保持不变(B2)。A1 和 B1 代表条件刺激前两个独立背根的原始 EPSPs,A2 和 B2 代表 30 分钟条件刺激后的 EPSPs(引自 Chen 和 Sandkühler,2000)

损伤大鼠的足三里和内关穴能引发背角神经元 C 类纤维场电位的 LTD，这种效应可被
NMDA 受体拮抗剂 MK-801 和阿片受体拮抗剂纳洛酮阻断。而 100Hz 电针只能在正常大鼠
观察到 LTD 效应，对神经损伤大鼠无效；正常大鼠的这种电针效应是通过内源性 GABA 能和
5-HT 能系统介导的。神经损伤的突触强度的 LTD 的可塑性变化可以说明 2Hz 电针对神经
源性疼痛具有持续时间较长的镇痛效应。

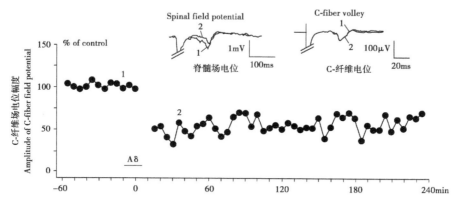

图 13-10　C 类纤维引发的场电位异源性突触 LTD 时间过程

每个点数据为连续 5 次最大强度电刺激坐骨神经 C 类纤维传入引发的脊髓场电位的平均峰值。
水平标尺指示坐骨神经 Aδ 类纤维激活强度（10V、0.1 毫秒波宽、0.1Hz、连续 15 分钟）的条件刺
激期限。上图为脊髓背角 C 类纤维引发的电位和腓肠神经刺激引发的 C 类纤维电位。1 为条件
刺激前的反应，2 为条件刺激后的反应。结果可以看出激活 Aδ 类纤维传入的条件刺激可以引起
C 类纤维的 LTD 时程超过 4 个小时（引自 Liu 等，1998）

第九节　针灸引起全身性镇痛效应的机制

从大量的资料来看，针刺镇痛效应的发挥除了脊髓固有的机制外，还受到脑干网状结构
中有关镇痛结构的调节，以及伤害性信息和针刺信息在中枢神经系统的相互作用的影响。

位于脑干的内源性镇痛系统的许多结构，对来自外周传入的反应并不趋于一致。作为
内源性镇痛系统核心部位的 PAG 和 RVM，其中的大多数神经元对外周非伤害性质的低强度
刺激一般不发生激活反应或仅发生微弱的激活反应。弱电针产生的传入冲动也很难在这些
结构观察到明显的激活反应，因此可以认为低强度针刺是不能有效激活内源性镇痛系统的，
即便是有也是微弱的，故一般不能在节段以外的区域观察到明显的镇痛效应。

相反，正如 Mann（1974）指出的，要想获得满意的镇痛效果，针刺强度要达到患者可以忍
受的强度时才能出现；刘乡用简洁的词汇总结为"小痛制大痛"。在前联合受损的脊髓空洞
症患者因痛温觉传导通路受损，针刺效应和针感明显降低或消失（Zhao，2008）。许多实验室
的工作都证明，至少在 Aδ 或/和 C 类传入纤维能被兴奋的针刺强度下才能激活内源性镇痛
系统的有关结构，并在临床和实验条件下观察到明显的镇痛作用。这种镇痛效应和刺激脑
内镇痛结构产生的镇痛效应一样，表现为全身性的痛阈升高，痛反应下降。也和 Le Bars 研
究小组在动物和人体观察到的弥漫性伤害抑制性控制（DNIC）引起的镇痛效应基本一致。

在 CRD 伤害性刺激引起大鼠脊髓背角 WDR 神经元稳定激活的基础上，我们观察了足三
里穴不同强度电针对 CRD 引起的神经元激活反应的影响。当电针强度为 1mA 时，电针对 CRD

引发的神经元活动产生了11.43%±3.40%的抑制,表明1mA电针刺激同节段穴位对CRD引起的WDR神经元的激活反应有轻微的抑制作用($P<0.05$);当电针强度为2mA时,对WDR神经元的反应有25%的抑制作用;当电针强度为4mA、6mA和8mA时,电针对CRD引发的神经元的活动分别抑制了46%、50%和47%。结果表明,这3个强度的电针刺激对CRD引起的WDR神经元的激活反应都有非常明显的抑制作用,但这3个刺激参数之间的效应率却没有太大差异;表明4mA左右刺激强度电针就有较明显的抑制内脏痛的作用(图13-11)。

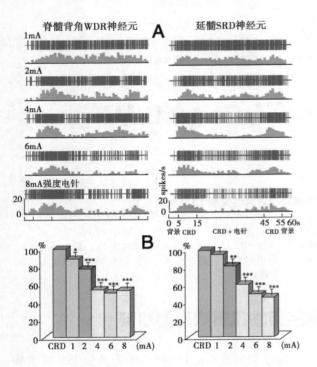

图13-11　不同强度电针足三里对直结肠扩张刺激(CRD)引发的脊髓背角会聚神经元(WDR)和延髓背侧网状亚核(SRD)神经元激活反应的抑制;A为典型图,B为统计学结果。可以看到对2组神经元抑制的电针强度、抑制率都基本相同,只是同节段穴位对脊髓WDR神经元伤害性反应的抑制在1mA时就开始出现

在大鼠延髓SRD神经元的研究观察到与脊髓背角WDR神经元几乎同样的结果。只是1mA的电针不产生效应,2mA电针对CRD引起的SRD神经元的激活反应有19%的抑制作用,4mA电针有32%的抑制,6mA和8mA电针对CRD引起的SRD神经元激活反应的抑制分别达到52%和56%(图13-11)。

44~52℃热水浸烫能明显抑制背角会聚神经元对感受野伤害性刺激引起的反应,也能增加人体的痛阈,这种效应即为DNIC。李亮等(2012)在同样的条件下观察到模拟临床灸法采用热(水)灸浸烫大鼠穴位也能明显抑制会聚神经元的伤害性反应。在CRD伤害性刺激引起脊髓背角WDR神经元稳定激活的基础上,我们观察了体表非感受野"承扶"穴不同热灸温度对CRD引起的神经元激活反应的影响。当热灸温度为40℃和42℃时,无论施热面积多大,热灸对CRD引起的WDR神经元的激活反应都没有产生任何影响。当热灸温度为44℃时,在施灸面积直径为3.5cm时,热灸对CRD引起的WDR神经元的激活反应的抑制开始出现。当热灸温度达到46℃时,(施灸面积为Φ2.0cm)对CRD所引起的WDR神经元的激活反应抑制率为20%±2.45%;当施灸温度为48℃时,对CRD引起的WDR神经元的激活的抑制率达到44.04%±1.35%;当施灸温度为50℃时,对CRD引起的WDR神经元的激活反应抑制了50%,52℃时的抑制率为45%;而把48℃、50℃和52℃相比较,这3组温度的热灸对 CRD 诱发的 WDR 的放电反应的抑制作用相差不大,各组之间相比较均不存在显著差异。这些结果提示,非伤害性热灸温度(<44℃)对直结肠伤害性反应的抑制作用基本无效,只有达到或超过伤害性温度阈值(>44℃)时才能抑制内脏伤害性刺激诱发的反应,且超过48℃时抑制率并不能继续明显增加(图 13-12)。而 44~48℃ 的热灸也正是人们可以忍受的热痛参数。

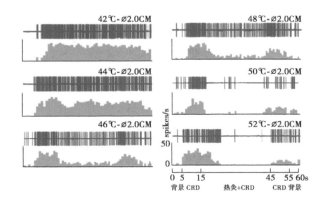

图 13-12　不同热灸温度对伤害性 CRD 引起的 WDR 神经元激活反应的抑制作用 可以看到44℃作为产生效应的临界点,小于该临界点基本无效,在 44~48℃ 间对会聚神经元激活反应的抑制作用逐渐加强,但超过 48℃ 抑制效应并不随温度的升高而明显增加

　　热灸镇痛的另外一个特点是需要空间总和,施灸面积少于 Φ1.5cm 产生的镇痛效应非常有限,而只有在面积达到 Φ2~3cm 时才能产生较充分的镇痛(图 13-13)。

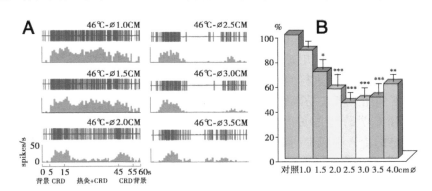

图 13-13　热灸镇痛与空间总和的关系
　　热灸引起的镇痛效应不仅取决于施灸温度,也取决于施灸面积;Φ2~3cm 时能产生最大的镇痛效应,继续增加面积并不产生更强的效果。A 为在热灸温度46℃时,不同施灸面积产生的对直结肠伤害性扩张引起的脊髓背角会聚神经元激活的抑制作用,可以看到施灸面积为 Φ1.5cm 时抑制效应开始出现,Φ2.5cm 时基本达到抑制的最大值;B 为 48℃ 施灸温度时镇痛效应与面积的关系,在直径 2.5cm 时产生的镇痛效应达到最大,继续加大施灸面积并不能产生过多的抑制效应;该结果与临床使用的艾条直径和施灸面积相类似

　　其实,在这之前许多实验室都观察到类似的结果。如川喜田健司和殷越正也(1981)观察到伤害性强度的热刺激、机械刺激、化学刺激和电针都能提高甩尾反射的潜伏期,推测多型伤害感受器参与了针刺镇痛的过程。

　　DNIC 效应仅能被特异的伤害性强度的刺激触发,而非伤害性刺激则没有明显作用。只有 Aδ 和 C 类纤维的传入才能产生强有力的 DNIC 效应。刘乡等(1990)证实,用能激活 C 类纤维的电刺激才能在 NRM 观察到抑制伤害性反应的效应。在脊髓和延髓背角的会聚神经元的伤害性反应要用高于 C 类纤维兴奋的阈值刺激强度才能抑制。朱丽霞等(1990)和徐嵘等(1993)也观察到同样的结果,但当用辣椒素损伤坐骨神经的细纤维后,针刺足三里抑制尾巴伤害性刺激引起的反应效应消失。健侧的针刺镇痛效应仍然存在。这些实验似乎都想证明 C 类纤维在针刺镇痛中起重要作用。但还有一些实验并不赞成这种观点,如包虹等(1991)用辣椒素局部包埋坐骨神经以破坏其中细纤维的急性实验观察到,在这种条件下,A 类纤维基本不受辣椒素的影响,而 C 类纤维被明显破坏。此时电针的镇痛效应仍然存在和保留,而 52℃伤害性热水浸烫引起的 DNIC 效应则完全消失,故作者认为 C 类纤维不是针刺镇痛的主要传入纤维,而是 DNIC 效应发挥的主要传入纤维。

这些结果不同可能存在几个方面的原因:①包虹采用的是急性实验,用辣椒素处理坐骨神经后 Aδ 类纤维并未受损,根据 Bouhassira 等(1987)的实验观察,Aδ 类传入纤维的激活仍能产生 DNIC 效应。②对伤害性热刺激最敏感的是 C-多型伤害感受器,辣椒素首先破坏的就是这类感受器,Aδ 高阈值机械感受器对热的刺激阈值高于 C-多型伤害感受器,常对小于 51～53℃的热刺激反应不敏感,或反应的潜伏期很长(Campbell 等,1979;Fitzgerald 和 Lynn,1977)。伤害性热刺激只有大于 53℃才能激活这类感受器,产生痛觉(Mayer 和 Campbell,1981),故包虹用 52℃的热水是有可能不能激活 DNIC 系统的,而这类感受器对电刺激(包括电针)是敏感的。③局部用辣椒素处理坐骨神经明显减少背角神经元对伤害性热刺激反应的数量(Fitzgerald,1982),但对机械伤害性刺激的反应没有影响(Fitzgerald 和 Woolf,1982),也可能延长热刺激反应的潜伏期(Fitzgerald 和 Woolf,1982;Games 等,1982;Jancso 等,1980),新生鼠用辣椒素处理的结果与成年鼠局部处理的结果相同(Pearson 等,1980)。④辣椒素局部处理神经后,对热伤害性刺激反应的迟钝和减少在实验的当天就可出现,但电刺激 C 类纤维反应的减少却发生在几天之后(Fitzgerald 和 Woolf,1982),徐嵘等(1993)的实验是在辣椒素处理动物的几天后进行的,有可能电针激活的 C 类纤维减少。⑤最后也是最重要的一点,在猴观察到用辣椒素局部处理坐骨神经后的一个半小时内,用记录脊丘束神经元的方法观察到 Aδ 和 C 类纤维的传入都减少。Aδ 类纤维的传入减少到对照水平的 50%～70%,而 C 类纤维的传入则减少到对照水平的 9%～13%。此时,伤害性电刺激引起的脊丘束神经元激活反应有一定程度的减少,而对 57℃的伤害性热水刺激几乎不发生激活反应(仅达到未处理神经前的 13%)(Chung 等,1985)。

通过以上资料分析,在这些不同的实验室得出不同的结果是可以理解的,需要强调的是触发 DNIC 效应的传入纤维在 Aδ 阈值时就可产生,达到 C 类纤维的阈值时产生最大的 DNIC 效应,针刺镇痛效应的出现与这种结果相类似。DNIC 仅对背角会聚神经元的伤害性传入活动有明显抑制作用,而对特异伤害感受神经元及非伤害感受神经元的活动没有明显作用。针刺对伤害性传入活动的抑制也主要在会聚神经元上观察到。

在伤害性范围内的不同强度的刺激发生分级的 DNIC 效应,如随着条件刺激的升高,产生的 DNIC 效应也随之加强。在针刺镇痛实现中也观察到随着电针强度的加大,各类外周神经顺序激活,产生的镇痛效应也随之加强(陈隆顺等,1986)。

正常非伤害性刺激不能触发 DNIC 效应,但在佐剂性关节炎的动物这种刺激却能触发 DNIC。朱丽霞等(赵飞跃,朱丽霞,1988)也观察到在人工关节炎鼠弱电针刺激能产生良好的镇痛作用,而在正常鼠弱电针刺激仅在同节段水平观察到镇痛效应。

针刺引起的超神经节段的镇痛效应需要脊髓上中枢的参与,切断或冷冻脊髓后针刺镇痛效应消失。而 DNIC 效应也需要脊髓上中枢的参与，切断脊髓或在颈髓局部滴注局部麻醉药利多卡因，尾巴和后爪伤害性刺激对三叉神经尾侧核会聚神经元 C 类纤维的传入反应抑制作用消失。

触发 DNIC 效应的上行通路位于脊髓腹外侧索，而涉及脊髓上中枢参与的针刺镇痛效应的上行通路也位于脊髓的这个部位，而切断背索脊髓束无效，切断单侧外侧索，大部分取消对侧后肢穴位的针刺镇痛效应，而记录电极同侧的针刺镇痛效应存在，提示上行投射主要以交叉的纤维为主。有意思的是，触发 DNIC 效应的上行通路也以交叉纤维为主，切断脊髓腹外侧索，明显减少对侧后肢触发的 DNIC 效应，而同侧后肢触发的 DNIC 效应只有少量减少，提示引起 DNIC 效应的上行投射存在交叉和不交叉两种，但以交叉的纤维为主。

DNIC 效应涉及 5-HT 能纤维的下行通路，抑制 5-HT 的合成或阻断 5-HT 受体能明显降低 DNIC 效应。与此相应，在第四脑室注射 5,6-双氢色胺（朱兵和刘乡，1993），腹腔注射 5-HT 合成抑制剂对氯苯丙氨酸，可使脊髓的 5-HT 大部分丧失，此时针刺镇痛效应也随之明显减弱，提示 5-HT 也是构成针刺镇痛的下行环路。

DNIC 效应涉及阿片能下行通路，静脉注射纳洛酮可阻断 DNIC 效应，针刺镇痛效应同样可被纳洛酮阻断，针刺同触发 DNIC 效应的机制一样，并不改变刺激部位相应节段的甲-脑啡肽样物质的释放，但增加其他节段的释放（Bing 等，1991）。

DNIC 可以引起会聚神经元超级化，亦即产生突触后抑制效应，但同时也不排除突触前抑制的参与。有意义的是，针刺镇痛效应不但存在突触前抑制，也有突触后抑制参与，即观察到针刺引起会聚神经元超级化。

触发 DNIC 效应的下行通路位于脊髓背外侧束，切断记录电极位置同侧的背外侧束，可取消 DNIC 效应；但切断记录电极对侧的背外侧束，则不影响 DNIC 效应，证明触发 DNIC 的下行通路位于同侧的背外侧束。而针刺镇痛的下行通路也位于背外侧束，切断背外侧束后针刺效应基本消失。

DNIC 需要脊髓-延髓-脊髓环路的完整。Le Bars 及其同事（Dickenson 等，1980）早期的工作表明，电解毁损 NRM 及邻近的网状结构，可使 DNIC 效应明显减弱，这和针刺镇痛的中枢机制有类似之处，电解毁损 NRM、PAG、蓝斑、网状巨细胞核等区域都明显降低或去除针刺镇痛效应。但使用神经毒奎啉酸（quinolinic acid）或鹅膏氨酸（ibotenic acid）于 1 周前微量注射到大鼠的 NRM、网状巨细胞核、网状旁巨细胞核、PAG、楔状核、臂旁核、蓝斑复合体，这种神经毒能特异地破坏核团的神经细胞，但可保留穿越该核团的轴突。结果发现，破坏这些与内源性镇痛系统有关的核团并不明显影响 DNIC 的效应。这种不同是否由于方法学不同造成的有待进一步证实。但需要指出的是，在同一个实验室，朱兵等观察到神经毒毁损以上结构后手针足三里的镇痛效应也大大减弱，而且很多实验是在研究 DNIC 效应的同一只动物甚至同一神经元上观察到的。

但是用神经毒毁损延髓背侧网状亚核（SRD）后 DNIC 效应和针刺镇痛均消失。

以上工作均表明，针刺所产生的引起身体广泛区域的镇痛效应是在刺激强度较大情况下，并由脊髓上中枢介导的镇痛过程所参与的，虽然人们对针刺镇痛机制的研究还有待进一步深化，但这些确凿的证据足已说明针刺镇痛和针刺麻醉机制与脑内抗痛系统的调节和参与有关（图 13-14）。

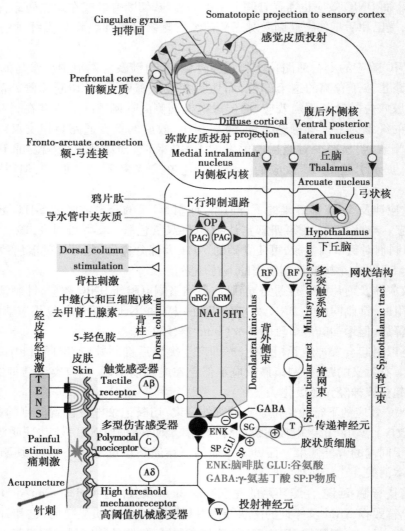

图 13-14 针刺镇痛和经皮电刺激镇痛的中枢调控回路
痛源所涉及的传入通路经脊髓背角上行至丘脑,中枢整合后经背外侧束下行到达背角(引自 White A,Cummings M,Fishie J. An introduction to Western Medical Acupuncture. Churchill Livingstone,Elsevier. 2008)

第十节 针刺镇痛的脑影像学研究

　　功能神经影像学技术与针刺研究相结合,为研究针刺镇痛的中枢机制提供了新的有效手段,在针刺脑机制方面取得了初步的进展。应用 fMRI 研究针刺镇痛主要有以下三方面:一是针刺有镇痛效果的经典穴位,观察针刺后神经中枢的实时效应;二是制作疼痛模型,观察针刺对疼痛中枢的影响;三是针刺治疗疼痛患者,观察治疗前后的脑功能区及脑网络的变化,进一步与临床症状评分或客观指标进行相关分析。

　　针刺镇痛常用穴位如足三里、合谷、太冲等能够诱导多处脑皮质、皮质下区域、边缘系统和脑干的重叠反应。Hui 等(2000；2009；Napadow 等，2005；Fang 等，2009；2012)通过 fMRI 研究最早提出了针刺调制边缘系统假说，当产生得气感时，他们发现针刺能产生广泛的脑边缘叶及皮质下灰质结构负激活，这些结构主要包括前额叶内侧回、前扣带回(ACC)、杏仁核、海马、下丘脑、丘脑、脑岛叶和中脑导水管周围灰质等。针刺诱导产生的部分脑功能负激活区与脑内源性疼痛调控系统关系密切。为此，Hui 等提出针刺能作用于脑内网络(主要是默认网络)系统，通过调制脑边缘叶-旁边缘叶-新皮质网络系统起作用，产生全身多器官多系统的治疗作用，包括针刺镇痛效应。手针或电针针刺四肢穴位如合谷穴、足三里穴和太冲穴的 fMRI 研究结果明显支持这一假说。田捷研究组(2010；Bai 等，2010；Qin 等，2008)近年提出了针刺具有"时空编码脑网络"的效应特异性，针刺调制杏仁核相关网络及脑默认网络的观点。Napadow 团队提出针刺调制脑默认网络及体感运动网络，针刺也对自主神经系统具有较明显的调制效应(Dhond 等，2008；Napadow 等，2012)。

Bai 等(2010)观察到，手针对内关、大陵和光明穴能选择性激活脑岛、下丘脑、小脑小结和蚓垂，认为小脑-下丘脑-岛叶的激活是针刺内关穴对前庭功能进行的调控，是临床上镇定安神作用的物质基础。针刺产生得气或疼痛的研究表明，得气与否直接影响相应不同脑区的激活与负激活状态，有针感者可表现为杏仁核、海马、海马旁、下丘脑、丘脑腹外侧区、ACC、颞极、脑岛等区域信号明显减弱(表现为负激活强而范围广)，躯体感觉区激活信号则减弱，疼痛伴随得气或只有疼痛而无针感者，上述脑区内的原负激活变为激活为主，而原激活区信号变强，推测得气和疼痛的对抗现象很可能是针刺对皮质下结构的调控产生针刺镇痛的重要机制(方继良等，2012)。

Shukla 等(2011)观察到电针大敦和隐白穴对同时存在的热痛刺激产生了脑内同侧体感区和岛叶的负激活效应，边缘叶结果未见激活现象，而单纯热痛显示丘脑、对侧体感Ⅱ区、前扣带回岛叶激活，单纯电针显示负激活对侧中缝大核、下额回及杏仁核(图 13-15)。

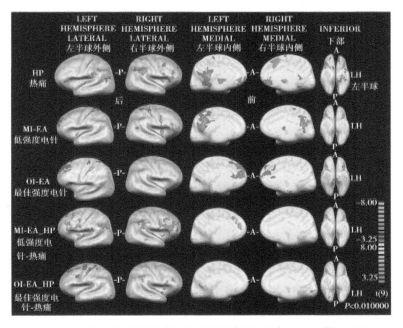

图 13-15 大脑皮质的激活和负激活代表区(引自 Shukla 等，2011)

纤维性肌痛研究发现,其强度与脑内默认网络功能连接异常变化相关,单纯针刺治疗4周,在疼痛显著减轻后,其脑内默认网络与岛叶连接强度明显减弱(Napadow等,2012)。

fMRI影像显示,初级及次级体觉皮质可被针刺激活,说明其与针刺的感知识别有关。对脑干、下丘脑和杏仁核的效应说明,针刺通过调节自主神经系统的平衡来减轻压力,同时改变了对疼痛的感受和认知尺度。海马和杏仁核调制痛觉的学习和记忆,其中,杏仁核在情感编码方面起到了重要作用。它们都与脑干和下丘脑直接连接,参与了痛觉神经内分泌和自我稳定状态功能的调节。脑岛具有内脏的疼痛感觉辨别能力,对针刺的治疗效果起着重要的作用。另外,前额叶与边缘系统存在很多联系,可能在对疼痛的情绪、期望认知调节上起到重要作用。因此,推断针刺可能是通过调节感觉、自主神经、认知和情感处理脑中枢来起到镇痛效果的。

应用PET进行针刺镇痛的研究尚处于起步阶段,多数是针刺与镇痛有关的穴位,观察相应脑区的葡萄糖代谢变化,推断穴位与功能的相关性。

足三里是临床治疗腹痛常选择的穴位之一,电针刺激足三里后,苍白球、眶回、额回、小脑的功能激活,而枕叶、胼胝体的代谢降低,认为枕叶次要视觉中枢和胼胝体的功能抑制与其镇痛作用有关,同时针刺也调节某些化学物质释放到靶器官而起到调节肠胃、缓解疼痛的作用(邵广瑞等,2006)。手针针刺足三里可以引起同侧视丘下部、尾状核头部,以及双侧小脑、颞叶、中央后回、脑干的葡萄糖代谢增高(尹岭等,2003)。针刺委中穴后发现右前额叶、岛叶及小脑的功能激活,而扣带回、顶叶及黑质的代谢降低,认为前额叶的激活和双侧枕叶的功能抑制是针刺委中穴治疗坐骨神经痛的中枢调节机制。

合谷穴是镇痛最常采用的穴位,应用电针以低频刺激志愿者合谷穴,发现下丘脑、岛叶、扣带回皮质前部、小脑均有活动增强区域,认为下丘脑在针刺镇痛的调制中起重要作用(Hsieh等,2001),这和功能磁共振上的结果相仿。通过刺激麻醉状态下健康成人的合谷穴,显示针刺合谷能减少同侧额内侧回和对侧壳核的葡萄糖代谢,而假穴刺激仅仅减少了同侧额内侧回的代谢。

用热痛刺激结合二丙喏啡PET阿片受体研究,支持了功能影像学上神经网络系统,认为疼痛的接受主要是与横向网络系统相关,而中线部分则是与情感方面关系密切(Dougherty等,2008)。用PET研究针刺表里特定经穴对脑功能区影响的位置及其效应差异,发现有海马的激活,并且有与镇痛相关的基底节尾状核的激活,从另一个侧面说明了针刺镇痛的中枢机制(李霁等,2008)。

目前脑功能成像技术越来越多地被用来研究针刺的作用机制。它是研究针刺镇痛作用机制的有效手段,可以无创、实时、活体、动态地反映针刺过程中的人脑功能变化。既可以观察生理状态下,也可以研究病理过程中针刺信息在脑内的传递、处理与整合,从器官水平及能量代谢分子角度观察针刺和相应效应的关系,揭示穴位脑效应,从而阐明针刺作用的物质基础及信息传递过程。

虽然针刺镇痛脑功能成像研究取得一些阶段性进展,但目前的研究结果尚缺乏明确的规律性和规范性,还存在诸多不足,如:①无论是应用手针还是电针,只是同时研究一两个穴位的效应,而实际临床治疗中往往采取多个穴位同时刺激,在体内肯定有叠加作用存在;②实施针刺的手法、刺激强度、频率、针刺深度、得气感等对结果均有影响;③有关针刺镇痛作用的物质基础与效应之间的关系,以及针刺信号如何引起脑内神经信息变化,如激活与负激活的神经生理学基础是什么,有待深入研究,而这种变化是否具有自身的规律性,又受哪些因素的影响目前尚不清晰;④现在的研究多是通过与镇痛效果相关的穴位在正常志愿者体内得出的结论,多是小样本,而在患者复杂的病理状况下的结果与生理状况下是否一致,还有待进一步研究。另外,目前对大脑不同功能区域的相互作用还不十分清楚,穴位与大脑功能区联系的特定调控渠道还有待深入研究。将多种模态的脑功能成像的结果同神经解剖学、神经生物学、神经电生理学等结合,进行多学科、多层次、多系统的研究,将是以后此领域的发展方向。

第十一节 针刺镇痛的神经化学

在1970年初,北京医学院的韩济生教授首次应用家兔脑室交叉灌流法证明针刺镇痛过程中,脑内可能产生了某些具有镇痛作用的化学物质,从而为针刺镇痛的神经化学原理研究打下了基础(Han 和 Terenius,1982;Han,2003)。

一、神经递质参与介导针刺镇痛

1. 阿片肽 脑内主要的3种阿片肽(β-内啡肽、脑啡肽、强啡肽)及它们各自的受体(μ、δ、κ)广泛分布在外周初级传入末梢及与伤害性感受和痛觉相关的中枢神经系统区域中。它们在外周和中枢抗伤害性感受中起重要作用。阿片受体和内源性阿片肽的发现,加强了科研工作者对针刺镇痛中阿片肽作用的探索。1977年,Mayer 在人身上观察,用电刺激牙髓引起疼痛,针刺合谷可使痛阈提高,而这种针刺镇痛作用可被静脉注射纳洛酮翻转(Mayer 等,1977)。这是在人体上首次证明内源性阿片样物质参与针刺镇痛。进一步的观察显示,电针能增加脑肿瘤患者脑室脑脊液(陈伯英等,1984)、慢性疼痛患者腰椎脑脊液及家兔 PAG(张安中等,1981)中 β-内啡肽样免疫活性物质的含量。而且,纳洛酮阻断了电针诱导的猫脊髓背角神经元伤害性反应的抑制(Pomeranz 和 Cheng,1979),也翻转了猴的电针镇痛作用(Ha 等,1981)。

此外,缺乏阿片受体的 CXBK 小鼠,表现出较弱的电针镇痛作用(Peets 和 Pomeranz,1978),通过应用肽酶抑制剂[D-amineacids、D-phenylalanine 和杆菌肽(bacitracin)]保护内源性阿片肽,针刺镇痛作用能被加强(韩济生等,1981)。随后,以这些发现为基础,阿片肽在针刺镇痛中的作用得到了广泛的研究。

(1)外周阿片肽:外周阿片系统参与调节炎症痛已有大量的报道(Stein 等,2003)。在福尔马林诱导炎症痛的大鼠,足底而不是腹腔注射甲碘纳洛酮(naloxone methiodide),一种在外周发挥作用的阿片受体拮抗剂,消除了在电针处理后30分钟的镇痛作用(Sekido 等,2003)。足底注射 β-内啡肽抗体和促肾上腺皮质释放激素的拮抗剂都降低了电针的镇痛效应,提示电针诱发的炎症部位外周阿片肽释放参与调节炎症痛(Zhang 等,2005a)。此外,腹腔注射纳洛酮可以阻断针刺对脊神经结扎诱发的机械性痛觉过敏的抑制作用(Cidral-Filho 等,2011)。

(2)中枢阿片肽:大量证据表明,频率依赖性的电针镇痛是经不同阿片肽受体亚型介导(Han,2003)。直接的证据来源于大鼠脊髓灌流液的放射免疫测定。在大鼠实验中,低频的

2Hz 电针易化了脑啡肽而不是强啡肽的释放,然而高频的 100Hz 电针诱导了强啡肽而不是脑啡肽的释放(Han,2003)。这些发现都已在人的研究中得到证实(Han 等,1991)。通过鞘内给予不同特异性阿片受体亚型的拮抗剂或抗血清显示阻断 μ、δ 和 κ 受体,2Hz 和 100Hz 电针诱导的镇痛效应不同地降低,提示在生理疼痛状态下,低频和高频电针分别由大鼠脊髓 μ/δ 受体和 κ 受体介导(Han,2003)。内啡肽对 μ 受体具有高的选择性。由于 2Hz 电针加速 β-内啡肽释放,在中枢神经系统它们对 μ 和 δ 受体具有高的选择性,因此 2Hz 电针能有效加速脑内啡肽释放,从而发挥镇痛效应。在小鼠,脑室注射内啡肽抗血清或 μ-受体拮抗剂 CTOP 剂量依赖性地拮抗了 2Hz,而不是 100Hz 的镇痛作用(Huang 等,2000)。

除了电针频率和脑核团之间有关系外,不同的电针强度可能与表达阿片受体的脑核团有关。微量注射纳洛酮到丘脑中央下核(Sm)阻断了高强度、而不是低强度电针的镇痛效应。然而,当将纳洛酮注射到大鼠的顶盖前区前核(APtN),却出现了相反的结果(朱娟霞等,2004)。这些结果提示 Sm 及 APtN 的阿片受体分别参与 Aδ/C 和 Aβ 类传入纤维介导的电针镇痛。

许多脑核团和区域参与针刺镇痛信号的处理,如丘脑中央下核(Sm)、尾状核(Cd)、隔区(Sp)、伏核(Ac)、弓状核(Arc)、PAG 和中缝大核(NRM)都含有阿片肽和 μ、δ 和 κ 受体。在脊髓上水平,当这些脑区阿片受体的活动被阿片受体拮抗剂阻断后,针刺镇痛效应的降低就表现出来了。

一项有开创性的工作显示,家兔的 PAG 和脑室周围灰质是吗啡镇痛作用的靶点(Tsou 和 Jang,1964)。PAG 含有较高密度阿片受体,通过纳洛酮或者 μ 或 δ 受体的抗体阻断 PAG 的阿片受体后,电针的镇痛作用会明显减弱(Xie 等,1983;Han 等,1984)。此外,通过微量注射 3 种肽酶抑制剂的混合物[抑氨肽霉素(amastatin)、卡托普利(captopril)和磷酸阿米酮(phosphoramidon)]到 PAG,从而阻止水解酶诱导的内源性阿片肽的降解,针刺镇痛作用就会明显增强(Kishioka 等,1994)。已证实 PAG 神经元的轴突投射到 NRM,当 PAG 刺激引起镇痛后,大鼠 NRM 神经元的放电频率也增加。此外,在大鼠"足三里"给予电针可以激活 NRM 神经元并产生镇痛效果,该作用能被在 PAG 内微量注射纳洛酮削弱(刘乡,1996)。

同样,微量注射纳洛酮到视前区、缰核、伏核、杏仁核及尾状核都能阻断电针的镇痛效应(He 等,1985;Wu 等,1995)。电针能诱导家兔疼痛阈值增加和尾状核头部的前背角部分的灌流液中阿片肽水平的上升。电针镇痛作用能被通过在尾状核头部的前背角部分微量注射一种 μ 受体、而不是 δ 和 κ 受体的拮抗剂所翻转(He 等,1985)。很可能,尾状核是通过 μ 受体,而不是 δ 和 κ 受体介导电针镇痛。

Arc 是内源性阿片肽系统中一个重要的结构,其中含有大量 β-内啡肽神经元。通过刺激 Arc,电针镇痛和电针诱导的中缝背核神经元的反应明显增加了。这些作用能被腹腔注射纳洛酮所翻转(Yin 等,1988)。Arc 刺激诱导的 NRM 神经元的兴奋被 β-内啡肽能神经束切断或 PAG 微量注射纳洛酮所阻断。与 Arc 刺激的结果相符的是,进一步的证据显示损毁 Arc 完全阻断了电针的镇痛作用(Wang 等,1990)。以上结果表明,由阿片系统介导的 Arc-PAG-NRM-背角通路在针刺镇痛中发挥着重要作用。

孤啡肽(OFQ)被认为是一种内源性阿片肽,参与调节电针镇痛(Zhu 等,1996)。大鼠侧脑室(icv)给予 OFQ 可以剂量依赖性地拮抗 100Hz 电针的镇痛作用,然而 icv 给予 OFQ mRNA 反义寡核苷酸增强了电针的镇痛效应。与这种结果相比较,微量注射 OFQ 到 PAG 明显地以剂量依赖的方式拮抗了电针的镇痛作用(王红等,1998)。综上所述,大脑内源性的OFQ对电针的镇痛效应表现为一种紧张性的拮抗作用。但是,在脊髓,鞘内给予OFQ增加而不是拮抗了电针的镇痛效应,如在外周炎症痛大鼠,鞘内给予OFQ增加电针的镇痛效应,而鞘内给予OFQ受体的拮抗剂则阻断电针的镇痛作用(Fu等,2006)。这些发现与先前的实验结果一致,如吗啡镇痛效应被侧脑室给予OFQ所拮抗,但被鞘内给予OFQ增强(Tian等,1997)。除了介导急性痛以外,OFQ还参与介导神经病理痛。在坐骨神经慢性压迫性损伤模型中,电针降低了OFQ前体mRNA的表达,增加了大鼠NRM中OFQ的免疫活性,提示在神经病理痛中,电针调节NRM中OFQ合成和OFQ肽水平(Ma等,2004)。

2. 胆囊收缩素-8(CCK-8) 有大量证据表明,CCK-8参与介导电针镇痛(Chen等,1998)。在一项行为学检测中,鞘内注射CCK-8及CCK-8受体的拮抗剂分别明显地抑制和增强了电针诱导的镇痛(Huang等,2007)。进一步的研究表明,电针诱导镇痛效果较弱的大鼠,即所谓的不反应者,在脊髓CCK的释放上具有明显的增加,然而电针诱导镇痛效果较强的大鼠,即所谓的反应者,脊髓CCK的释放增加较少(Zhou等,1993)。在电针不反应大鼠,通过高频电针刺激后,其下丘脑CCK受体的mRNA明显增加(Ko等,2006)。

在针刺镇痛上,针刺反应和不反应者对针刺表现出个体差异。有趣的是,侧脑室微量注射CCK mRNA反义寡核苷酸后,鼠脑CCK mRNA和CCK-8的含量都降低了,特别是对电针和吗啡镇痛的不反应者被转变成反应者(Tang等,1997)。进一步研究显示,通过辐射热诱导甩尾反应来量化用手针刺激大鼠足三里后的镇痛效果,发现不反应者CCK-A受体mRNA表达水平明显高于反应者,但CCK-B受体mRNA表达水平没有明显的区别(Lee等,2002)。以上说明CCK的释放和CCK受体的密度与个体对针刺的敏感性极为相关。

3. 5-羟色胺(5-HT) 5-HT及其受体在中枢神经系统广泛表达,并在伤害性感受调节中起作用。NRM含有丰富的5-HT,它是下行疼痛调节系统中一个重要的脑区。电针增加了5-HT和其代谢物的中枢含量,特别是在NRM和脊髓(Han等,1979a)。在电针镇痛后,NRM中5-HT免疫活性增强(董新文等,1981)。电损毁NRM或通过5,6-DHT选择性地消耗大脑5-HT,明显削弱了不同物种的电针镇痛效果(Baumgarten等,1971;Han等,1979a)。通过一种5-HT合成抑制剂对氯苯丙氨酸(p-chlorophenylalanine)阻断其生物合成和通过一种单胺氧化酶抑制剂pargyline破坏其合成,分别抑制和增强了电针的镇痛效果(Han和Terenius,1982)。此外,通过5-HT受体拮抗剂[辛那舍林(cinaserine)、赛庚啶(cyproheptadine)和美西麦角(methysergide)]阻断5-HT受体,几乎完全消除了针刺镇痛效果(Han等,1979a;Chang等,2004)。这些证据表明,起源于NRM的5-HT能下行和上行通路在介导针刺镇痛中发挥着重要作用。

在中枢神经系统内有多种5-HT受体的亚型。5-HT1A和5-HT1B受体广泛分布于脊髓浅层的背角神经元中,这些神经元是伤害性传入纤维终止的区域。5-HT2A和5-HT3受体在初级伤害性传入纤维中表达。一项用5-HT受体亚型拮抗剂(静脉注射)的电生理研究表明5-HT1、5-HT2和5-HT3可能参与电针对牙髓刺激诱发家兔三叉神经核尾侧核急性伤害性反应的抑制作用(Takagi和Yonehara,1998)。牙髓刺激能轻微增加三叉神经核尾侧核5-HT的释放,并明显增加该核团P物质的释放。电针可以明显对牙髓刺激的效应产生影响,如显著增加5-HT的释放及抑制P物质的释放。5-HT1A受体拮抗剂NAN-190对5-HT释放增加的影响可能依赖于突触前5-HT1A受体(自身受体),它对神经活动起抑制性的控制作用,从而增加 5-HT 的释放。以上结果提示,电针诱导的 5-HT1A 受体活化调节牙髓刺激诱导的三叉神经核尾侧 P 物质的释放,可能参与介导急性伤害性反应的电针抑制作用。但是,在神经病理痛大鼠,鞘内注射 5-HT1A 和 5-HT3 受体的拮抗剂,而不是 5-HT2A 的拮抗剂,明显阻断了电针诱导的冷触诱发痛的抑制(Kim 等,2005)。相似的是,在大鼠福尔马林致痛试验中,脑室给予 5-HT1A 和 5-HT3 受体的拮抗剂降低了电针镇痛效应(Chang 等,2004)。这些数据表明,5-HT1A 和 5-HT3 受体亚型在通过调节 P 物质释放介导电针镇痛中发挥着重要作用。而最新的一项研究表明,在完全弗氏佐剂诱导的炎症性痛觉过敏大鼠,鞘内注射 5-HT1A 受体拮抗剂 NAN-190 hydrobromide,而不是 5-HT2B 受体拮抗剂 SB204741 及 5-HT3 受体拮抗剂 LY278584 阻断了电针产生的抗痛觉过敏作用(Zhang 等,2012)。

4. 去甲肾上腺素(NA)　中枢去甲肾上腺素能神经元胞体主要分布在脑干的 A1、A2、A4 ~ 7 核,其轴突双向通过背侧或腹侧束投射到前脑,以及通过对疼痛调节起作用的后侧索到脊髓。一系列研究表明,电针诱导镇痛效应,并降低了鼠脑的 NA 含量(Han 等,1979b)。去甲肾上腺素能的神经末梢起源于中缝背核(Rd)的蓝斑,Rd 微量注射 6-OHDA 通过破坏 NA-能神经末梢而增加针刺镇痛效应,提示 NA 诱导了针刺镇痛效应的抑制(董新文等,1984)。

脊髓 α_2-肾上腺素受体通过去甲肾上腺素能投射在抑制性下行疼痛控制中起至关重要的作用,该投射是从脊髓上核到脊髓背角,特别是在神经病理痛的调节中起作用。鞘内注射 α_2-受体拮抗剂育亨宾(yohimbine),而不是 α_1-受体拮抗剂哌唑嗪(prazosin),明显阻断了对神经病理痛大鼠的电针镇痛效果(Kim 等,2005)。而在完全弗氏佐剂诱导的炎症性痛觉过敏大鼠,鞘内注射 α_{2a}-受体拮抗剂 BRL-44408,而不是 α_{2b}-受体拮抗剂 imiloxan hydrochloride 可以阻断电针产生的抗痛觉过敏作用(Zhang 等,2012)。综上所述,在大脑,NA 可能诱导了针刺镇痛效应的抑制,但在脊髓却诱导了针刺镇痛效应的增强。

5. 谷氨酸及其受体兴奋性　氨基酸(如谷氨酸和天门冬氨酸)大量存在于伤害性初级传入纤维末梢,并且 NMDA、AMPA/KA 和代谢型谷氨酸受体广泛分布在脊髓背角浅层,该区域是伤害性初级传入纤维终止的地方。在生理和病理状态下,谷氨酸及其受体在伤害性信息和中枢敏化中起关键作用。

阻断 NMDA 和 AMPA/KA 受体能增强针刺镇痛的效果。在大鼠脊神经结扎模型中,电针降低了神经损伤诱导的机械性痛觉超敏(Huang 等,2004)。免疫化学研究进一步显示,脊神经结扎增加了脊髓浅层 NMDA 受体亚型 NR1 的免疫活性表达,并且该表达的增加能被低频电针所降低(Sun 等,2004)。此外,在福尔马林诱导的炎症痛模型中,电针降低了炎症因子诱导的痛反应和脊髓 NR1 及 NR2 GluR1 的表达(Choi 等,2005),以及用 IB4 和 NR1 双标的 DRG 神经元的数量(Wang 等,2006)。

在神经病理痛模型中,电针结合低剂量的 NMDA 受体的拮抗剂氯胺酮(ketamine),比单独使用电针产生了更强的抗触诱发痛的作用(Huang 等,2004)。10Hz 和 100Hz 电针结合低于有效剂量的 NMDA 受体拮抗剂 MK-801 表现出较长时间的抗痛觉过敏反应(Zhang 等,2005b)。单独鞘内注射 NMDA 受体的拮抗剂 AP5(0.1nmol)及 AMPA/KA 受体拮抗剂 DNQX(1nmol)对炎症诱导的热痛觉过敏都没有作用,但在角叉菜胶注射大鼠,两者都明显增强了电针诱导的镇痛,特别是 AP5。当电针与 AP5、DNQX 或 kynurenic acid(KYNA,一种广谱的谷氨酸受体的拮抗剂)联合使用时,角叉菜胶诱导的脊髓 Fos 表达水平明显低于单独使用电针时或单独鞘内注射 P5、DNQX 或 KYNA 时的情况（Zhang 等，2002）。以上结果表明，电针和 NMDA 或 AMPA/KA 受体拮抗剂有一种协同的抗炎症痛的作用。

6. γ-氨基丁酸（GABA） GABA 是中枢神经系统中一种重要的抑制性神经递质，参与多种生理和病理功能。GABA 受体主要有 3 种亚型——GABAa、GABAb 和 GABAc。已知的是 GABAa 和 GABAb 受体参与痛的调节。但 GABAa 在针刺镇痛中的作用依然不是很清楚，并存在一些有争议的结果。

早期的药理学研究发现，系统给予 GABAa 受体的拮抗剂降低了针刺镇痛效果（McLennan 等，1977），但是鞘内给予地西泮（diazepam），当其与 GABAa 受体结合后却增强了针刺镇痛效果（Pomeranz 和 Nguyen，1987）。PAG 微量注射 GABA 受体的激动剂 muscimol，或 GABA 合成抑制剂 3-MP，分别明显抑制和增强了针刺镇痛效果（han 等，1989）。针刺足三里诱导了镇痛及 PAG 中 GABA 表达的增加（Fusumada 等，2007）。针刺增加了大鼠疼痛阈值，并伴随缰核 GABA 含量的增加，提示大脑 GABA 含量增加是通过对缰核活动的抑制从而增加疼痛阈值所引起（唐毓环等，1988）。

脑室给予 GABAb，而不是 GABAa 受体的拮抗剂能明显降低针刺镇痛效果和 GABAb 受体激动剂诱导的镇痛。此外，鞘内给予 GABAa 和 GABAb 受体的拮抗剂可部分阻断针刺镇痛效应（朱丽霞等，2002）。与行为学结果相符的是，在同一个实验室的一项电生理研究中，微电泳给予 GABA 受体拮抗剂明显抑制了电针诱导的脊髓背角神经元伤害性反应的抑制，以及电针诱导的 C-传入末梢的去极化，提示有突触前的抑制作用参与（黎春元等，1993）。这些结果表明，只有脊髓浅层结构的 GABAb 受体介导了针刺镇痛，但是脊髓 GABAa 和 GABAb 受体均与针刺镇痛相关（朱丽霞等，2002）。

二、其他生物活性物质

除了以上神经递质外，扰乱以下生物活性物质的功能可以正向或负向地影响针刺镇痛。除了 P 物质，一种重要的疼痛信号分子可能是针刺的靶点外，以下其他的物质可能参与介导了针刺镇痛。

1. P 物质（SP） P 物质是介导外周和脊髓伤害性感受的最重要的信号分子之一。各种伤害性刺激可以在脊髓诱导出 P 物质的释放，外周炎症可以增加猫痛觉感受器中 P 物质的表达。在双侧环跳运用低强度的电针 30 分钟并没有改变脊髓灌流液中 P 物质的含量，但明显降低了伤害性刺激诱导的 P 物质的增加（Zhu 等，1991）。免疫组织化学研究显示，电针足三里抑制了疼痛反应和增加了 P 物质免疫活性，可能是由于其释放的抑制（Du 和 He，1992）。疼痛刺激本身可能激活了内源性阿片肽机制，从而抑制 P 物质的释放，并且针刺能增加这个过程。这有可能是针刺镇痛的机制之一。

2. 血管紧张素Ⅱ（AⅡ） 神经肽广泛分布在中枢神经系统中，并在多种生理和病理功能中发挥作用，如痛调节（Han 等，2000）。先前的研究表明，AⅡ 在针刺镇痛中的作用能与 CCK 相当。100Hz 电针增加了脊髓灌流液 AⅡ-ir 的含量，鞘内给予 AⅡ 受体拮抗剂肌丙抗增压素（saralasin）可增强 100Hz 电针镇痛效应。100Hz 电针加速了作为电针镇痛闸门的 AⅡ 在脊髓的释放（沈上等，1996）。

3. 生长抑素（SOM） SOM 是一种参与疼痛调节的内源性非阿片神经肽，主要分布在外周和中枢神经系统中。一些研究显示，SOM 可能参与电针镇痛调节（郑鲁等，1995）。电针能明显增加神经病理痛大鼠 DRG 和脊髓背角中 SOM 的表达，以及 DRG 中生长抑素前体 mRNA 的水平（Dong 等，2005a）。结果提示，内源性的 SOM 可能在神经病理痛的电针镇痛中发挥一定作用。

4. 神经降压素（NT）　分布在 PAG 的 NT 能纤维和 NT 受体参与对疼痛的调节。PAG 微量注射 NT 明显增加了电针镇痛，该效果能被 PAG 微量注射纳洛酮所削弱。PAG 的阿片受体可能参与 NT 诱导的电针镇痛的增强（白波等，1999）。

5. 多巴胺（DA）　一些研究显示，DA 受体拮抗剂增加了电针镇痛和上调许多脑区（包括 Cd、Po、PVH 和 PAG）的阿片受体，提示阿片受体的活性可能是氟哌啶醇对针刺镇痛的增强作用机制之一（Zhu 等，1995）。激活 DA 受体，特别是 DA1 受体，可能降低电针镇痛效应（Wang 等，1999）。

此外，一些研究显示，其他生物活性物质（GDNF、GFRa-1、NT-3、IL-1、TLR2/4、腺苷、Ach 和 Ca^{2+}）可能参与介导针刺镇痛。在神经病理痛模型中，大鼠 DRG 中 GFRa-1 mRNA 的水平增加了。电针明显降低了热痛觉过敏和增强了 GFRa-1 的升高，该效应能被特异拮抗 GFRa-1 的反义寡核苷酸（ODN）所阻断。电针也增强了神经病理痛诱导的脊髓背角 GDNF 的增加。提示电针激活了神经病理痛中内源性 GFRa-1 和 GDNF 系统（Dong 等，2005b，2006）。在炎症痛大鼠，内源性神经营养因子-3（NT-3）参与了电针的镇痛效应，并且该效果可能是通过抑制脊髓胶质活动和促炎性细胞因子的产生而实现的（Mi 等，2011）。电针降低了外周炎症诱导的大鼠导水管灰质中 IL-1 受体Ⅰ mRNA 表达的增加（姬广臣等，2003）。电针明显削弱了癌细胞接种诱导的热痛觉过敏，并且抑制了 IL-1β 和其 mRNA 的上调。鞘内注射 IL-1 受体的拮抗剂 IL-1ra 明显抑制了癌诱导的热痛觉过敏，提示电针减轻了骨癌痛，至少部分抑制了 IL-1β 的表达（Zhang 等，2007）。电针能部分翻转角叉莱胶诱导的炎症痛大鼠脊髓 IL-1β 与 IL-1 受体Ⅰ（IL-1RⅠ）表达的增加，并且鞘内给予 IL-1RⅠ 的反义寡核苷酸则增加了电针的镇痛效应（Song 等，2009）。在手术创伤应激模型中，电针可以通过抑制 Toll-样受体 2/4（TLR2/4）及促炎细胞因子产生抗炎作用（Wang 等，2009）。鞘内给予腺苷 P1 受体拮抗剂抑制了电针所致的脊髓 WDR 神经元伤害性反应的抑制，并且阻断了电针诱导的大鼠痛阈的增加（Liu 等，1994）。在缺乏腺苷 A1 受体的小鼠，针刺并不能抑制疼痛，说明针刺发挥镇痛效应需要腺苷 A1 受体的激活（Goldman 等，2010）（图 13-16）。电针明显增加了痛阈及皮质、尾状核、下丘脑和脑干中乙酰胆碱的含量（Guan 等，1984），而且增加了脊髓乙酰胆碱酯酶的含量（Ai 等，1984）。电针或吗啡诱导的镇痛作用伴随 PAG 和下丘脑中线粒体蛋白与 Ca^{2+} 结合的增加，该增加能被侧脑室给予钌红所阻断。神经细胞膜上的钙转运可能在电针镇痛中发挥作用（谢心莹等，1988）。

咖啡因是重要的腺苷类受体拮抗剂。与国内关于针刺镇痛疗效确切的报道不同，西方研究者有关针刺治疗慢性痛的报道普遍存在疗效不确定性。是否与西方人惯常饮用咖啡有关？在我们最近的一项研究中，高昕妍等观察到强迫饮用咖啡的大鼠并不改变其基础痛阈，但针刺提高机械痛阈的效应明显减弱。他们进一步在强迫饮用咖啡/坐骨神经压迫诱发疼痛的模型（咖啡+CCI）大鼠观察到同样能够明显减弱针刺抑制慢性神经痛动物的痛反应；表明咖啡因饮用确实具有通过拮抗腺苷类受体、降低针刺镇痛作用（图 13-17），这项研究可能解释为何习惯饮用咖啡的西方人群针刺治疗慢性疼痛的疗效远低于并不擅长饮用咖啡的东

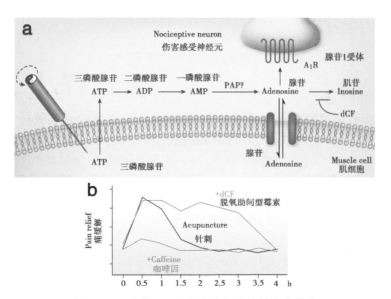

图 13-16 腺苷 A1 受体激活介导针刺镇痛效应

a：手针刺激引起 ATP 释放，在外核苷酸酶作用下生成腺苷。针刺可以活化 A1 受体，在局部发挥对慢性疼痛的抑制作用。腺苷可通过腺苷脱氨酶作用失活形成肌苷；b：针刺镇痛效应可被腺苷脱氨酶抑制剂脱氧助间型霉素（deoxycoformycin）加强，也可被腺苷受体拮抗剂咖啡因减弱。这两种药物可以用于人类，表明药理学方法可以调节针刺镇痛的效果（引自 Goldman 等，2010）

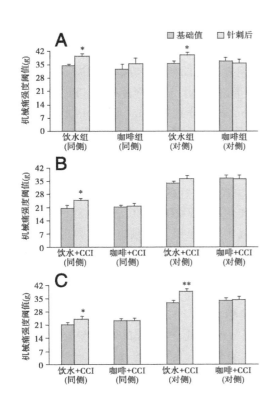

图 13-17 针刺足三里对正常饮水、强迫饮用咖啡动物，CCI+饮水及 CCI+咖啡动物模型的机械痛压力阈值的影响

A：对正常动物饮水组和饮咖啡组针刺足三里前后同侧和对侧足底痛阈的比较；B：CCI+饮水和 CCI+咖啡组的针刺同侧足三里前后同侧和对侧足底痛阈比较；C：CCI+饮水和 CCI+咖啡组针刺对侧足三里前后痛阈比较。结果显示，无论是正常动物还是 CCI 病理痛模型动物，饮用咖啡并不改变基础痛阈，但针刺在饮水组可以提高双侧机械痛阈（有统计学差异或有升高趋势），而在强迫饮用咖啡的动物则不明显；表明咖啡具有减弱针刺镇痛效应的作用方人。如果能在临床得到进一步的证实的确是一个有趣的问题。

三、可能的分子机制

尽管在针刺镇痛研究中早已应用到分子技术,目前研究者对于针刺镇痛分子机制的理解还只是初步和零碎的。阿片受体属 G 蛋白耦联受体,是疼痛研究领域被关注的焦点。G 蛋白主要分成 Gs 和 Gi/o 蛋白,分别兴奋和抑制膜效应器腺苷酸环化酶。百日咳毒素(PTX)是一种 Gi/o 蛋白信号转导的抑制剂,可以阻断阿片受体介导的抗伤害性感受。Liu 等(2005)评价了 PTX 在电针镇痛中的作用,鞘内 PTX 预处理 7 天破坏了脊髓 Gi/o 蛋白的功能;在此情况下,电针未能抑制福尔马林炎症痛模型中大鼠的痛觉过敏,但不影响基础痛阈或福尔马林诱导的痛觉过敏。这些数据表明,PTX 敏感的 Gi/o 蛋白及脊髓内源性阿片肽介导的信号通路在电针抗痛觉过敏中发挥作用。

细胞外信号调节蛋白激酶(ERK)是一种分裂素活化蛋白激酶(MAPK),参与介导细胞增殖,分化和神经元可塑性的胞内信号转导。研究表明,ERK 磷酸化水平变化发生于伤害性通路。有研究表明,电针大鼠对侧足三里明显降低了足底福尔马林诱导的同侧表层背角 pERK1/2 阳性神经元的增加,提示电针抑制脊髓背角 ERK1/2 信号分子的磷酸化,可能与其镇痛效应的发生机制有关(宋乐等,2006)。在脊髓损伤后产生神经病理痛的大鼠,针刺通过抑制小神经胶质细胞上活性氧诱导的 p38MAPK 及 ERK 的激活而缓解疼痛(Choi 等,2012)。

基因的表达调控主要发生在转录水平。而且,转录因子也调控靶基因。一些证据表明,电针明显诱导了脊髓和其他一些脑区 c-fos 基因的表达,提示转录因子参与处理针刺信号。可能的靶基因是 3 类阿片肽基因——脑啡肽原(PPE)、强啡肽原(PPD)和阿黑皮素原(POMC)。已知电针诱导 c-fos 的表达发生在 PPE 基因表达之前(纪如荣等,1993)。研究者运用 c-fos 和 c-jun 的反义寡核苷酸分析了 Fos 和 Jun 蛋白在电针诱导阿片基因 PPE、PPD 和 POMC 转录中的作用,结果表明,电针诱导的 Fos 和 Jun 表达分别被 c-fos 和 c-jun 的反义寡核苷酸有效和特异性地阻断了。这种反义寡核苷酸明显降低了电针诱导的 PPD,而不是 PPE mRNA 的表达(Guo 等,1996)。以上结果提示,Fos 和 Jun 蛋白参与电针刺激激活的 PPD 而不是 PPE 基因的转录。

核因子-kappa B(NF-κB)是另外一类重要的可诱导基因表达的调节因子,并且作为一种转录激活因子参与介导炎症性痛觉过敏。NF-κB 家族包括 NF-κB1(p50/p105)和 NF-κB2。一项关于 NF-κB1 敲除小鼠的研究发现,与野生型小鼠比较,低频和高频电针诱导的镇痛在 NF-κB1 基因敲除的小鼠明显降低。此现象的机制还不很清楚,但结果也能表明 NF-κB1 参与电针镇痛(Park 等,2002)。

在大鼠神经病理痛模型中,cDNA 微阵列分析被用来比较大鼠脊髓中 8400 个基因和 mRNA 的表达。与正常大鼠相比,神经病理痛大鼠模型中 68 个基因表达是正常大鼠的 2 倍,并且经电针处理后恢复到正常水平。通过点印记分析发现,模型鼠的 68 个基因中的 8 个基因(如阿片受体 sigma 基因、MAP 激酶、锌指蛋白、酪氨酸磷酸酶)的 mRNA 表达水平下调了,并且电针处理使这些基因 mRNA 表达水平恢复到正常水平。因此多种信号通路,包括阿片受体和 MAP 激酶介导的通路和其他基因表达通路,可能参与介导疼痛进展和针刺镇痛

（Ko 等，2002）。

正如以上所提及的，在针刺镇痛中存在个体差异和电针的频率差异性。运用啮齿类动物的近交系进行研究，Mogil（1999）发现镇痛敏感性存在较强的品系差异性，提示遗传因素在发挥作用。因此，一项有启示性的研究分析了在 10 个常见的近交鼠系中基因型对电针镇痛敏感性的作用（Wan 等，2001）。研究它们对 2Hz 和 100Hz 电针镇痛的敏感性后发现，B10品系是最敏感的，而 SM 品系是最不敏感的。然而，其他品系对这两种电针频率的相对敏感性提示在它们之间存在一些基因分离。一个有趣的发现是 2Hz 电针诱导的镇痛在 C57BL/6（B6）和 B10 品系之间存在明显的区别。已知在亚株 B10 和 B6 之间 delta 基因的微卫星存在等位基因变异。可能 B10 和 B6 有不同的编码 delta 基因的等位形式，因此它们在对电针的镇痛反应上表现出差异。对 2Hz 与 100Hz 电针刺激后大鼠脊髓背角的基因表达进行分析与比较后发现，对针刺高反应的动物，其神经递质系统相关基因表达明显上调；而对针刺不反应的动物，其细胞因子相关基因上调的程度明显强于高反应的动物，并且在 2Hz 刺激时表现特别明显（Wang 等，2012a）。与 100Hz 电针相比，2Hz 电针处理能使弓状核区域出现更多的基因表达，而且与神经发生相关的基因能广泛地被电针调节，特别是 2Hz 电针；该项研究可以解释低频电针能有效缓解临床上由于神经损伤造成的疼痛（Wang 等，2012b）。

最近的研究运用 cDNA 微阵列识别和鉴定对针刺刺激高反应和低反应的人类自愿者的基因。刺激 55 个参与者的"合谷"（LI4），反应痛阈的手指撤回潜伏期（finger withdrawal latency）被用于分类的高和低反应者。结果表明，在高反应者针刺后痛阈明显升高，然而在低反应者升高较少。在高反应组，353 个和 22 个基因分别上调和下调了。但是，一项反应心理变化的检测在两组间并没有表现出明显差异（Chae 等，2006）。这些发现说明遗传因素可能用来解释针刺镇痛的个体差异。

四、针刺麻醉临床研究

目前，已有部分研究报道了针刺复合麻醉在减少麻醉药用量及器官保护方面的作用。比如，在脑外科手术中，对幕上肿瘤切除术的患者进行不同穴组电针复合七氟烷麻醉，均能够降低七氟烷用量，显著缩短麻醉恢复时间，提高麻醉恢复质量（安立新等，2010a，2010b）。在肺切除手术中，针药复合麻醉不仅可以减少麻醉用量，还能使转氨酶变化水平保持平稳，起到了对肝功能的保护作用，减轻和避免全麻手术带来的潜在危险性。此外，针药复合麻醉还可以减轻肺切除术中的应激反应而保护脏器功能；减轻气管插管时血压、心率的波动；提高机体 NK 细胞的活性及明显改善肺切除手术患者的免疫抑制状态（傅国强等，2011；樊文朝等，2012；员孙卉等，2012；张翮等，2012）。在心脏手术中，针刺对心肌缺血有一定的防治作用，能增加机体对氧自由基的清除能力和热休克蛋白基因表达，减轻心肌的缺血再灌注损伤，针刺对心脏手术患者循环功能有明显的调节作用（王祥瑞等，1999a，1999b，2000，2001）。

长期以来，人们对控制性降压的安全性仅考虑到心脑、肝、肾等重要脏器的血供，而忽视了对胃肠道功能的保护。胃肠道由于其自身功能和结构特点，血液灌注较为丰富，同时对缺血、缺氧较为敏感。方剑乔（张乐乐等，2012）采用比格犬的一项研究中观察到在控制性降压全程中，与单纯药物全麻行控制性降压相比，经皮穴位电刺激均能使胃血流维持较高水平，保护作用明显。特别在行控制性降压至基础平均动脉压的 50% 水平时，经皮穴位电刺激的胃保护效应体现最为明显。

针刺镇痛是由许多递质或调质共同参与下实现的,如阿片肽(μ、δ 和 κ 受体)、谷氨酸(NMDA 和 AMPA/KA 受体)、5-HT 和 CCK-8。在这些递质中,阿片肽及其受体在 Arc-PAG-NRM-脊髓背角通路介导的针刺镇痛中起关键作用。电针诱导阿片肽释放具有频率依赖性。2Hz 电针主要激活脑和脊髓中的脑啡肽能系统和脑内的 β-内啡肽能系统介导镇痛效应;100Hz 电针主要由脊髓强啡肽能介导镇痛效应。CCK-8 具有对抗针刺镇痛作用。针刺镇痛的个体差异与遗传因素及 CCK 受体的密度有关。PTX 敏感的 Gi/o 蛋白和 MAP 激酶介导的信号通路和下游因子 NF-κB、c-fos 和 c-jun 在针刺镇痛中起重要作用。

第十二节 慢性疼痛与针刺镇痛效应

近年的工作表明,持续性疼痛可以导致外周和中枢神经系统的神经可塑性改变。这种变化最初是在动物实验中观察到的:反复 C 类纤维刺激可致背角会聚神经元以指数函数方式迅速递增,这种现象被 Mendell(1966)命名为"wind-up"。Wind-up 本意是指"风—经刮起即越刮越烈",这里特指神经元放电频率越来越多的加速效应(图 13-18),也是引发中枢神经系统敏化过度兴奋导致持续疼痛的主要机制。慢性疼痛刺激能够引起 Aδ 和 C 类纤维持续性激活,同时释放神经递质和神经调质如 P 物质、神经生长因子、CGRP、谷氨酸和天门冬氨酸进入背角突触。这些神经化学物质的流入可以敏化会聚神经元,造成对低水平的伤害性刺激发生过度激活(痛觉过敏:hyperalgesia),原本非伤害性刺激也能激活这些神经元(触摸刺激诱发痛:allodynia)。外周持续性疼痛所致中枢敏化的另外一个特征是外周感受野的扩大,其原因是会聚神经元的持续性兴奋可以激活附近的神经元,从而使疼痛扩展到原发性损伤疼痛以外的区域。这是慢性疼痛疾病临床常见的疼痛区域扩大的现象(Coderre 等,1993;Nielsen 和 Henriksson,2007)。

慢性疼痛的研究很长时间陷入误区,采用的是急性痛模式,重视的是上行通路的作用。近些年来才发现下行调制通路的重要性,即慢性疼痛的发生与维持可能因中枢敏化损伤了痛觉的下行性调制效应。越来越多的研究证实,PAG-RVM 为中心的下行性痛调制包括抑制和易化双重作用,RVM 是这种调节的平衡点。RVM 中有 ON-cell、OFF-cell 和 Neutral-cell 3 类神经元,ON-cell 神经元对疼痛起下行性易化作用,而 OFF-cell 神经元对疼痛起下行性抑制作用。虽然 Neutral-cell 神经元的作用存在争议,但很可能在不同的疼痛状态下变成 ON-cell 或 OFF-cell 神经元,是 RVM 易化和抑制平衡中的支点;倘若转变为 ON-cell 神经元,这种平衡则转向痛阈降低、下行性易化作用为主导。对于持续性疼痛的传入,RVM 神经

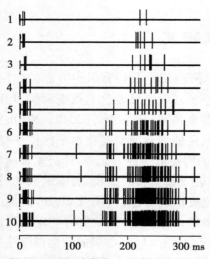

图 13-18 腰髓背角会聚神经元对后肢感受野强伤害电流连续 10 个方波刺激(0.66Hz)引发的 wind-up 现象,神经元的激活反应随着反复刺激的进行,放电频率大幅度增加;短潜伏期反应为 A 类纤维的传入所致,长潜伏期反应为 C 类纤维的传入所致

元兴奋性的变化可能造成下行性抑制和易化通路的失衡,以易化影响和维持着痛觉过敏状态(Porreca 等,2002)。因此,中枢敏化引起的上行性通路的变化及异常的下行调制作用共同启动和维持着散布性的痛觉过敏。

对纤维组织肌痛(FM)的研究表明,中枢敏化和下行性痛觉调制损伤是 FM 引起散布性痛觉过敏的主因。FM 常出现痛阈降低、触痛点以外区域敏感性增加、痛感受野扩大、脑脊液中 P 物质和神经生长因子水平升高、wind-up 现象异常、停止疼痛刺激后遗留疼痛时间延长等现象。这些观察说明,在 FM 患者下行性痛觉调节功能不能有效被激活,DNIC 系统中身体任何一个区域伤害性传入引起的空间总和抑制疼痛的效应在 FM 患者大大降低;提示 FM 出现的疼痛过敏是由于疼痛的上行通路敏化和下行性疼痛调制功能不全的综合结果(Kindler 等,2011)。

肠易激综合征(IBS)患者的疼痛过敏现象与 FM 相类似,使用直肠扩张法的试验表明患者的局部痛阈降低、扩大牵涉痛范围、增加伤害性信息在脊髓的传递。进一步的研究证实,虽然 IBS 的痛敏现象有时可以扩大到颈腰骶部,但出现率最高和最过敏的部位却是直肠和足部传入的腰骶段,即与直肠传入相对应的皮节(Verne 等,2001)。采用冷加压痛的预先干预,在健康志愿者可以观察到减少试验性直肠扩张痛,但在 IBS 患者则没有这种效应,说明和 FM 病一样部分缺失 DNIC 的功能(Wilder-Smith 等,2004)。

其他一些慢性疼痛综合征如颞下颌关节疾病、头痛、间质性膀胱炎、慢性腰背痛、慢性颈痛等都有相应的病理生理学基础,其特征就是外周和中枢的敏化,都出现痛觉上行通路的敏化和下行性调制通路的功能部分缺失,DNIC 系统受损。这些共享的机制被 Yunus(2008)形容为"中枢敏化综合征(central sensitivity syndromes,CSS)"。这种假说可以解释为什么很多慢性疼痛会发展到出现全身弥散性的痛敏现象,也能够解释为什么临床上容易出现一种慢性疼痛诱发或伴随出现另一种慢性疼痛性疾病。如流行病学调查发现,75% 的 FM 患者伴随有颞下颌关节疾病;32% 的 FM 患者可能诱发 IBS;55% 的 FM 患者出现紧张性头痛(Kindler 等,2011)。慢性疼痛因敏化而产生的这些相互影响造成临床明确诊断上的困难和治疗上的乏术。

针灸疗法对上述慢性疼痛均有一定的治疗作用。但由于临床试验设计的缺陷使得针灸学陷入尴尬之中。我国针灸临床研究论文中的疗效论文在采用 Meta 分析时竟然多数是阴性结果。例如在 FM,张英和康明非(2009)通过国内的文献综述认为针灸治疗 FM 的疗效是可靠的,总有效率大都在 90% 以上,部分甚至达到 95% 以上。但在同期,德国 Langhorst 等(2010)的系统评价却得出不予推荐针灸治疗 FM 的结论;这个结论也引发了读者的争论,但争论双方都同意不予推荐。发表该论文的杂志编辑部发表了评论(Rheumatology key messages):Acupuncture has a small analgesic effect in FMS, which cannot be clearly distinguished from bias. Acupuncture cannot be recommended as a single therapy for the management of FMS。2012年,同一作者在另外一篇对该病的 Meta 分析中得出的结论同样保持不变。即便是我国作者采用 Meta 分析的结果也认为针灸治疗 FM 的疗效是阴性的(Cao 等,2010)。这些结论给我们的启示是,对于慢性疼痛的复杂问题,单一治疗手段可能疗效有限,虽然疼痛是针灸的天然适宜病种,但由于慢性疼痛敏化了痛觉的上行传导通路和损害了痛觉的下行调制通路的功能,而针刺镇痛效应的发挥正是通过该机制实现的,因而临床上疗效的有限是可以理解的。然而需要指出的是,严格的现代医学对 FM 的治疗同样疗效有限和存在争议,针灸对该病的治疗仍然有拓展的空间。杜元灏在其《现代针灸病谱》中也只是把该病列入Ⅱ级病谱。

虽然我国近年来一直加强针灸临床大样本、多中心的RCT研究,方法学上尽量采用国际通用标准,但仍然是以主观成分的量表评分为主,缺乏客观试验的金指标,认可程度仍然不高。其实,在疼痛的临床评价研究中,客观测量试验的多重指标已经在临床研究中得到广泛应用(如测试温痛阈、压痛阈和机械痛阈在治疗干预前后的改变),而我国采用这些量化指标的临床研究尚属凤毛麟角。

值得严肃对待的问题还在于,"双盲"方法的核心在于避免主观偏倚,盲患者易,而盲针灸医生才是克服主观偏倚的最重要对象;然而,在这个问题上无论是主观还是客观都重视的不够。以针灸为职业或谋生手段的从业者很难克服这种主观偏倚! 这也是造成我国针灸研究水平较低、疗效自恃过高的主要原因;引入中立的评价方介入临床研究是值得推荐的。

同样必须重视的问题还有,"以痛为腧"是穴位诞生的历史证明;现在的针灸疼痛临床局部取穴、特别是使用"阿是"穴仍然得心应手;针刺镇痛机制研究常固定在一两个穴位(如韩济生常用"合谷"穴,其他人常用"足三里"穴),都能观察到明确的镇痛效应。这些历史性的工作表明,针灸缓解疾病的疼痛症状与穴位的关系并不重要,用镇痛作用来研究穴位和穴位的特异性效应无助于阐述穴位的本态问题,而且只能得出负面的结果。由于国外针灸临床多用于痛证的治疗,在研究中引入西方常规的"对照组"后,把"非穴位"作为安慰对照,其结果是两组都有效,而组间没有差别——其针灸作用仅属"安慰"治疗效应的观点出来了! 但是就同样的临床观察结果,我们可以得出不同的结论:穴位和附近的"阿是"穴(即所谓的"非穴位")都能用于治疗多种痛证。疼痛的治疗,穴位不具有"特异性"!

参 考 文 献

Bai L,Tian J,Zhong C,et al. Acupuncture modulates temporal neural responses in wide brain networks: evidence from fMRI study. Mol Pain,2010,6:73.

Bai L,Yan H,Li L,et al. Neural specificity of acupuncture stimulationat pericardium 6:evidence from an FMRI study. J MagnReson Imaging,2010,31(1):71-77.

Baumgarten HG,Bjorklund A,Lachenmayer L,et al. Long-lasting selective depletion of brain serotonin by 5,6-dihydroxytryptamine. Acta Physiol Scand Suppl,1971,373:1-15.

Bing Z,Cesselin F,Bourgion S,et al. Acupuncture-like stimulation induces a heterosegmental release of Met-enkephalin-like material in the rat spinal cord. Pain,1991,47(1):71-77.

Bing Z,Villanueva L,Le Bars D. Acupuncture and diffuse noxious inhibitory controls:naloxone reversible depression of activities of trigeminal convergent neurones. Neurosci,1990,37(3):809-818.

Bing Z,Villanueva L,Le Bars D. Acupuncture-evoked responses subnucleus reticularis dorsalis neurons in the rat medulla. Neurosci,1991,44(3):669-703.

Campbell JN,Meyer RA,Lamotte RH. Sensitization of myelinated nociceptive afferents that innervate monkey hand. J Neurophysiol,1979,42(6):1669-1679.

Cao H,Liu J,Lewith GT. Traditional Chinese Medicine for treatment of fibromyalgia:a systematic review of randomized controlled trials. J Altern Complement Med,2010,16(4):397-409.

Chae Y,Park HJ,Hahm DH,et al. Individual differences of acupuncture analgesia in humans using cDNA microarray. J Physiol Sci,2006,56(6):425-431.

Chang FC,Tsai HY,Yu MC,et al. The central serotonergic system mediates the analgesic effect of electroacupuncture on ZUSANLI(ST36) acupoints. J Biomed Sci,2004,11(2):179-185.

Chen J,Sandkühler J. Induction of homosynaptic long-term depression at spinal synapses of sensory a delta-fibers requires activation of metabotropic glutamate receptors. Neuroscience,2000,98(1):141-148.

Chen XH,Geller EB,Adler MW. CCK(B) receptors in the periaqueductal grey are involved in electroacupuncture antinociception in the rat cold water tail-flick test. Neuropharmacology,1998,37(6):751-757.

Choi BT,Lee JH,Wan Y,et al. Involvement of ionotropic glutamate receptors in low frequency electroacupuncture analgesia in rats. Neurosci Lett,2005,377(3):185-188.

Choi DC,Lee JY,Lim EJ,et al. Inhibition of ROS-induced p38MAPK and ERK activation in microglia by acupuncture relieves neuropathic pain after spinal cord injury in rats. Exp Neurol,2012,236(2):268-282.

Chung JM,Lee K,Hori Y,et al. Effects of capsaincin applied to a peripheral nerve on the responses of primate spinothalamic tract cells. Brain Res,1985,329(1-2):27-38.

Cidral-Filho FJ,da SMD,More AO,et al. Manual acupuncture inhibits mechanical hypersensitivity induced by spinal nerve ligation in rats. Neuroscience,2011,193:370-376.

Coderre TJ,Katz J,Vaccarino AL,et al. Contribution of central neuroplasticity to pathological pain:Review of clinical and experimental evidence. Pain,1993,52(3):259-285.

Dhond RP,Yeh C,Park K,et al. Acupuncture modulates resting state connectivity in default and sensorimotor brain networks. Pain,2008,136(3):407-418.

Dong ZQ,Ma F,Xie H,et al. Changes of expression of glial cell linederived neurotrophic factor and its receptor in dorsal root ganglions and spinal dorsal horn during electroacupuncture treatment in neuropathic pain rats. Neurosci Lett,2005b,376(2):143-148.

Dong ZQ,Ma F,Xie H,et al. Down-regulation of GFRalpha-1 expression by antisense oligodeoxynucleotide attenuates electroacupuncture analgesia on heat hyperalgesia in a rat model of neuropathic pain. Brain Res Bull,2006,69(1):30-36.

Dong ZQ,Xie H,Ma F,et al. Effects of electroacupuncture on expression of somatostatin and preprosomatostatin mRNA in dorsal root ganglions and spinal dorsal horn in neuropathic pain rats. Neurosci Lett, 2005a,385(3):189-194.

Dougherty DD, Kong J, Webb M, et al. A combined [11C] diprenorphine PET study and fMRI study of acupuncture analgesia. Behav Brain Res,2008,193(1):63-68.

Du J, He L. Alterations of spinal dorsal horn substance P following electroacupuncture analgesia—a study of the formalin test with immunohistochemistry and densitometry. Acupunct Electrother Res,1992,17(1):1-6.

Fang J, Jin Z, Wang Y, et al. The salient characteristics of the central effects of acupuncture needling: Limbic-paralimbic-neocortical network modulation. Hum Brain Mapp,2009,30(4):1196-1206.

Fang J, Wang X, Liu H, et al. The Limbic-Prefrontal Network Modulated by Electroacupuncture at CV4 and CV12. Evid Based Complement Alternat Med,2012,2012:515893.

Fitzgerald M, Lynn B. The sensitization of high threshold mechanoreceptors with myelinated axons by repeated heating. J Physiol,1977,265(2):549-563.

Fitzgerald M, Woolf CJ. The time course and specificity of the changes in the behavioural and dorsal horn cell responses to noxious stimuli following peripheral nerve capsaicin treatment in the rat. Neurosci,1982,7(9):2051-2056.

Fitzgerald M. Alternations in the ipsi-and contralateral afferent inputs of dorsal horn cells following capsaicin treatment of one sciatic nerve in the rat. Brain Res,1982,248(1):97-107.

Fu X, Wang YQ, Wu GC. Involvement of nociceptin/orphanin FQ and its receptor in electroacupuncture-produced anti-hyperalgesia in rats with peripheral inflammation. Brain Res,2006,1078(1):212-218.

Fusumada K, Yokoyama T, Miki T, et al. c-Fos expression in the periaqueductal gray is induced by electroacupuncture in the rat, with possible reference to GABAergic neurons. Okajimas Folia Anat Jpn,2007,84(1):1-9.

Games R, Petsche U, Lembeck F, et al. Capsaicin applied to peripheral nerve inhibits axoplasmic transport of substance P and somatostatin. Brain Res,1982,239(2):447-462.

Goldman N, Chen M, Fujita T, et al. Adenosine A1 receptors mediate local anti-nociceptive effects of acupuncture. Nat Neurosci,2010,13(7):883-888.

Guo HF, Tian J, Wang X, et al. Brain substrates activated by electroacupuncture(EA) of different frequencies (II): Role of Fos/Jun proteins in EA-induced transcription of preproenkephalin and preprodynorphin genes. Brain Res Mol Brain Res,1996,43(1-2):167-173.

Ha H, Tan EC, Fukunaga H, et al. Naloxone reversal of acupuncture analgesia in the monkey. Exp Neurol,1981,73(1):298-303.

Hamza MA, White PF, Ahmed HE, et al. Effect of the frequency of transcutaneous electrical nerve stimulation on the postoperative opioid analgesic requirement and recovery profile. Anesthesiology,1999,91(5):1232-1238.

Han CS, Chou PH, Lu CC, et al. The role of central 5-hydroxytryptamine in acupuncture analgesia. Sci Sin,1979a,22(1):91-104.

Han J, Re M, Tang J, et al. The role of central catecholamine in acupuncture analgesia. Chin Med J,1979b,92(11):793-800.

Han JS, Chen XH, Sun SL, et al. Effect of low-and high-frequency TENS on Met-enkephalin-Arg-Phe and dynorphin A immunoreactivity in human lumbar CSF. Pain,1991,47(3):295-298.

Han JS, Terenius L. Neurochemical basis of acupuncture analgesia. Annu Rev Pharmacol Toxicol,1982,22:193-220.

Han JS, Wang Q. Mobilization of specific neuropeptides by peripheral stimulation of identified frequencies. News Physiol Sci,1992,7:176-180.

Han JS, Xie GX, Zhou ZF, et al. Acupuncture mechanisms in rabbits studied with microinjection of antibodies against beta-endorphin, enkephalin and substance P. Neuropharmacology,1984,23(1):1-5.

Han JS. Acupuncture: neuropeptide release produced by electrical stimulation of different frequencies. Trends Neurosci,2003,26(1):17-22.

Han NL, Luo F, Bian ZP, et al. Synergistic effect of cholecystokinin octapeptide and angiotensin II in reversal of morphine induced analgesia in rats. Pain,2000,85(3):465-469.

He LF, Lu RL, Zhuang SY, et al. Possible involvement of opioid peptides of caudate nucleus in acupuncture analgesia. Pain,1985,23(1):83-93.

Hsieh JC, Tu CH, Chen FP, et al. Activation of the hypothalamus characterizes the acupuncture stimulation at the analgesic point in human: a positron emission tomography study. Neurosci Lett,2001,307(2):105-108.

Huang C, Hu ZP, Jiang SZ, et al. CCK(B) receptor antagonist L365, 260 potentiates the efficacy to and reverses chronic tolerance to electroacupuncture-induced analgesia in mice. Brain Res Bull,2007,71(5):447-451.

Huang C, Li HT, Shi YS, et al. Ketamine potentiates the effect of electroacupuncture on mechanical allodynia in a rat model of neuropathic pain. Neurosci Lett,2004,368(3):327-331.

Huang C, Wang Y, Chang JK, et al. Endomorphin and mu-opioid receptors in mouse brain mediate the analgesic effect induced by 2 Hz but not 100 Hz electroacupuncture stimulation. Neurosci Lett,2000,294(3):159-162.

Hui KK, Liu J, Makris N, et al. Acupuncture modulates the limbic system and subcortical gray structures of the human brain: evidence from fMRI studies in normal subjects. Hum Brain Mapp,2000,9(1):13-25.

Hui KK, Marina O, Claunch JD, et al. Acupuncture mobilizes the brain's default mode and its anti-correlated network in healthy subjects. Brain Res,2009,1287:84-103.

Jancso G., Kiraly E, Jancso-Gabor A. Direct evidence for an axonal site of action of capsaicin. NS Arch Pharmacol,1980,313(1):91-94.

Kenji Kawakita, Masaya Funakoshi. Suppression of the jaw-opening reflex by conditioning A-delta fiber stimulation and electroacupuncture in the rat. Exp Neurol,1982,78(2):461-465.

Kim SK, Park JH, Bae SJ, et al. Effects of electroacupuncture on cold allodynia in a rat model of neuropathic pain: mediation by spinal adrenergic and serotonergic receptors. Exp Neurol,2005,195(2):430-436.

Kindler LL, Bennett RM, Jones KD. Central sensitivity syndromes: mounting pathophysiologic evidence to link fibromyalgia with other common chronic pain disorders. Pain Manag Nurs,2011,12(1):15-24.

Kishioka S, Miyamoto Y, Fukunaga Y, et al. Effects of a mixture of peptidase inhibitors(amastatin, captopril and phosphoramidon)on Met-enkephalin-, beta-endorphin-, dynorphin-(1-13)-and electroacupuncture-induced antinociception in rats. Jpn J Pharmacol,1994,66(3):337-345.

Ko ES, Kim SK, Kim JT, et al. The difference in mRNA expressions of hypothalamic CCK and CCK-A and -B receptors between responder and non-responder rats to high frequency electroacupuncture analgesia. Peptides,2006,27(7):1841-1845.

Ko J, Na DS, Lee YH, et al. cDNA microarray analysis of the differential gene expression in the neuropathic pain and electroacupuncture treatment models. J Biochem Mol Biol,2002,35(4):420-427.

Langhorst J, Häuser W, Bernardy K, et al. Complementary and alternative therapies for fibromyalgia syndrome. Systematic review, meta-analysis and guideline. Schmerz,2012,26(3):311-317.

Langhorst J, Klose P, Musial F, et al. Efficacy of acupuncture in fibromyalgia syndrome--a systematic review with a meta-analysis of controlled clinical trials. Rheumatology,2010,49(4):778-788.

Law PP, Cheing GL. Optimal stimulation frequency of transcutaneous electrical nerve stimulation on people with knee osteoarthritis. J Rehabil Med,2004,36(5):220-225.

Lee G, Rho S, Shin M, et al. The association of cholecystokinin-A receptor expression with the responsiveness of electroacupuncture analgesic effects in rat. Neurosci Lett,2002,325(1):17-20.

Liu B, Zhang RX, Wang L, et al. Effects of pertussis toxin on electroacupuncture-produced anti-hyperalgesia in inflamed rats. Brain Res,2005,1044(1):87-92.

Liu H, Wang H, Sheng M, et al. Evidence for presynaptic N-methyl-D-aspartate autoreceptors in the spinal cord dorsal horn. Proc Natl Acad Sci USA,1994,91(18):8383-8387.

Liu X, Zhu B, Zhang SX. Relationship between electroacupuncture analgesia and descending pain inhibitory mechanism of nucleus raphe magnus. Pain,1986,24(3):383-396.

Liu XG, Morton CR, Azkue JJ, et al. Long-term depression of C-fibre-evoked spinal field potentials by stimulation of primary afferent A delta-fibres in the adult rat. Eur J Neurosci,1998,10(10):3069-3075.

Ma F, Xie H, Dong ZQ, et al. Effects of electroacupuncture on orphanin

FQ immunoreactivity and preproorphanin FQ mRNA in nucleus of raphe magnus in the neuropathic pain rats. Brain Res Bull, 2004, 63 (6):509-513.

Mann F. Acupuncture analgesia, report of 100 experiments. Br J Anacsth, 1974, 46(5):361-364.

Mayer DJ, Price DD, Rafii A. Antagonism of acupuncture analgesia in man by the narcotic antagonist naloxone. Brain Res, 1977, 121(2): 368-372.

McLennan H, Gilfillan K, Heap Y. Some pharmacological observations on the analgesia induced by acupuncture in rabbits. Pain, 1977, 3(3): 229-238.

Mendell LM. Physiological properties of unmyelinated fiber projection to the spinal cord. Experimental Neurology, 1966, 16(3):316-332.

Meyer RA, Campebell JN. Myelinated nociceptive afferents account for the hyperalgesia that follows a burn to the hand. Science Wash DC, 1981, 213(4515):1527-1529.

Mi WL, Mao-Ying QL, Wang XW, et al. Involvement of spinal neurotrophin-3 in electroacupuncture analgesia and inhibition of spinal glial activation in rat model of monoarthritis. J Pain, 2011, 12(9):974-984.

Mogil JS. The genetic mediation of individual differences in sensitivity to pain and its inhibition. Proc Natl Acad Sci USA, 1999, 96(14): 7744-7751.

Napadow V, Lee J, Kim J, et al. Brain correlates of phasic autonomic response to acupuncture stimulation: An event-related fMRI study. Hum Brain Mapp, 2013, 34(10):2592-2606.

Napadow V, Makris N, Liu J, et al. Effects of electroacupuncture versus manual acupuncture on the human brain as measured by fMRI. Hum Brain Mapp, 2005, 24(3):193-205.

Napadow V, Kim J, Clauw DJ, et al. Decreased intrinsic brain connectivity is associated with reduced clinical pain in fibromyalgia. Arthritis Rheum, 2012, 64(7):2398-2403.

Nielsen LA, Henriksson KG. Pathophysiological mechanisms in chronic musculoskeletal pain(fibromyalgia): The role of central and peripheral sensitization and pain disinhibition. Best Practice & Research in Clinical Rheumatology, 2007, 21(3):465-480.

Park HJ, Lee HS, Lee HJ, et al. Decrease of the electroacupuncture-induced analgesic effects in nuclear factor-kappa B1 knockout mice. Neurosci Lett, 2002, 319(3):141-144.

Pearson JA, Green MC, Staines WA, et al. Electrophysiological analysis of the responses of spinal neurones in rats treated with capsaicin. Soc Neurosci Abstr, 1980, 6:39.

Peets JM, Pomeranz B. CXBK mice deficient in opiate receptors show poor electroacupuncture analgesia. Nature, 1978, 273(5664):675-676.

Pomeranz B, Cheng R. Suppression of noxious responses in single neurons of cat spinal cord by electroacupuncture and its reversal by the opiate antagonist naloxone. Exp Neurol, 1979, 64(2):327-341.

Pomeranz B, Nguyen P. Intrathecal diazepam suppresses nociceptive reflexes and potentiates electroacupuncture effects in pentobarbital-anesthetized rats. Neurosci Lett, 1987, 77(3):316-320.

Porreca F, Ossipov MH, Gebhart GF. Chronic pain and medullary descending facilitation. Trends in Neurosciences, 2002, 25(6):319-325.

Qin W, Tian J, Bai L, et al. fMRI connectivity analysis of acupuncture effects on an amygdala-associated brain network. Mol Pain, 2008, 4: 55.

Sekido R, Ishimaru K, Sakita M. Differences of electroacupuncture-induced analgesic effect in normal and inflammatory conditions in rats. Am J Chin Med, 2003, 31(6):955-965.

Shukla S, Torossian A, Duann JR, et al. The analgesic effect of electroacupuncture on acute thermal pain perception--a central neural correlate study with fMRI. Mol Pain, 2011, 7:45.

Sluka KA, Lisi TL, Westlund KN. Increased release of serotonin in the spinal cord during low, but not high, frequency transcutaneous electric nerve stimulation in rats with joint inflammation. Arch Phys Med Rehabil, 2006, 87(8):1137-1140.

Song MJ, Wang YQ, Wu GC. Additive anti-hyperalgesia of electroacupuncture and intrathecal antisense oligodeoxynucleotide to interleukin-1 receptor type I on carrageenan-induced inflammatory pain in rats. Brain Res Bull, 2009, 78(6):335-341.

Stein C, Schafer M, Machelska H. Attacking pain at its source: new perspectives on opioids. Nat Med, 2003, 9(8):1003-1008.

Sun RQ, Wang HC, Wan Y, et al. Suppression of neuropathic pain by peripheral electrical stimulation in rats: mu-opioid receptor and NMDA

receptor implicated. Exp Neurol, 2004, 187(1):23-29.

Takagi J, Yonehara N. Serotonin receptor subtypes involved in modulation of electrical acupuncture. Jpn J Pharmacol, 1998, 78(4):511-514.

Tang NM, Dong HW, Wang XM, et al. Cholecystokinin antisense RNA increases the analgesic effect induced by electroacupuncture or low dose morphine: conversion of low responder rats into high responders. Pain, 1997, 71(1):71-80.

Tian JH, Xu W, Fang Y, et al. Bidirectional modulatory effect of orphanin FQ on morphine-induced analgesia: antagonism in brain and potentiation in spinal cord of the rat. Br J Pharmacol, 1997, 120(4):676-680.

Toda K. Effects of electroacupuncture on the rat jaw opening reflex elicited by tooth pulp stimulation. Jpn J Physiol, 1978, 28(4):485-497.

Toda K. Response of raphe magnus neurons after acupuncture stimulation in rat. Brain Res, 1982, 242(2):350-353.

Tong KC, Lo SK, Cheing GL. Alternating frequencies of transcutaneous electric nerve stimulation: does it produce greater analgesic effects on mechanical and thermal pain thresholds? Arch Phys Med Rehabil, 2007, 88(10):1344-1349.

Tsou K, Jang CS. Studies on the site of analgesic action of morphine by intracerebral micro-injection. Sci Sin, 1964, 13:1099-1109.

Verne GN, Robinson ME, Price DD. Hypersensitivity to visceral and cutaneous pain in the irritable bowel syndrome. Pain, 2001, 93(1):7-14.

Wan Y, Wilson SG, Han J, et al. The effect of genotype on sensitivity to electroacupuncture analgesia. Pain, 2001, 91(1-2):5-13.

Wand-Tetley JI. Historical methods of counter-irritation. Ann Phys Med, 1956, 3(3):90-99.

Wang J, Zhao H, Mao-Ying QL, et al. Electroacupuncture downregulates TLR2/4 and pro-inflammatory cytokine expression after surgical trauma stress without adrenal glands involvement. Brain Res Bull, 2009, 80(1-2):89-94.

Wang K, Zhang R, He F, et al. Electroacupuncture frequency-related transcriptional response in rat arcuate nucleus revealed region-distinctive changes in response to low-and high-frequency electroacupuncture. J Neurosci Res, 2012b, 90(7):1464-1473.

Wang K, Zhang R, Xiang X, et al. Differences in neural-immune gene expression response in rat spinal dorsal horn correlates with variations in electroacupuncture analgesia. PLOS ONE, 2012a, 7(8):e42331.

Wang L, Zhang Y, Dai J, et al. Electroacupuncture(EA) modulates the expression of NMDA receptors in primary sensory neurons in relation to hyperalgesia in rats. Brain Res, 2006, 1120(1):46-53.

Wang Q, Mao L, Han J. The arcuate nucleus of hypothalamus mediates low but not high frequency electroacupuncture analgesia in rats. Brain Res, 1990, 513(1):60-66.

Wang YQ, Cao XD, Wu GC. Role of dopamine receptors and the changes of the tyrosine hydroxylase mRNA in acupuncture analgesia in rats. Acupunct Electrother Res, 1999, 24(2):81-88.

Wilder-Smith CH, Schindler D, Lovblad K, et al. Brain functional magnetic resonance imaging of rectal pain and activation of endogenous inhibitory mechanisms in irritable bowel syndrome patient subgroups and healthy controls. Gut, 2004, 53(11):1595-1601.

Willer JC, Bouhassira D, Le Bars D. Bases neurophysiologiques du phénoméne de contre-irritation. Editions Techniques-Encycl. Méd. Chir. (Paris-France). Neurologie, 1995, 17-003-G-10, 9p.

Wu GC, Zhu J, Cao X. Involvement of opioid peptides of the preoptic area during electroacupuncture analgesia. Acupunct Electrother Res, 1995, 20(1):1-6.

Xie GX, Han JS, Hollt V. Electroacupuncture analgesia blocked by microinjection of anti-beta-endorphin antiserum into periaqueductal gray of the rabbit. Int J Neurosci, 1983, 18(3-4):287-291.

Xing GG, Liu FY, Qu XX, et al. Long-term synaptic plasticity in the spinal dorsal horn and its modulation by electroacupuncture in rats with neuropathic pain. Exp Neurol, 2007, 208(2):323-332.

Xu W, Qiu WC, Han JS. Serotonin receptor subtypes in spinal antinociception in the rat. J Pharmacol Exp Ther, 1994, 269(3):1182-1189.

Xu WD, Zhu B, Rong PJ, et al. The Pain-reliving effects induced by electroacupuncture with differentintensities at homotopic and heterotopic acupoints in humans. Am J Chin Med, 2003, 31(5):791-802.

Yin QH, Mao JR, Guo SY. Changes of reactions of neurones in dorsal raphe nucleus and locus coeruleus to electroacupuncture by hypothalamic arcuate nucleus stimulation. Funct Neurol,1988,3(3):263-273.

Yunus MB. Central sensitivity syndromes:A new paradigm and group nosology for fibromyalgia and overlapping conditions, and the related issue of disease versus illness. Seminars in Arthritis & Rheumatism,2008,37(6):339-352.

Zhang GG,Yu C,Lee W,et al. Involvement of peripheral opioid mechanisms in electroacupuncture analgesia. Explore(NY),2005a,1(5):365-371.

Zhang RX,Li A,Liu B,et al. Electroacupuncture attenuates bone cancer pain and inhibits spinal interleukin-1 beta expression in a rat model. Anesth Analg,2007,105(5):1482-1488.

Zhang RX,Wang L,Wang X,et al. Electroacupuncture combined with MK-801 prolongs anti-hyperalgesia in rats with peripheral inflammation. Pharmacol Biochem Behav,2005b,81(1):146-151.

Zhang Y,Zhang RX,Zhang M,et al. Electroacupuncture inhibition of hyperalgesia in an inflammatory pain rat model:involvement of distinct spinal serotonin and norepinephrine receptor subtypes. Br J Anaesth,2012,109(2):245-252.

Zhang YQ,Ji GC,Wu GC,et al. Excitatory amino acid receptor antagonists and electroacupuncture synergetically inhibit carrageenan-induced behavioral hyperalgesia and spinal fos expression in rats. Pain,2002,99(3):525-535.

Zhao ZQ. Neural mechanism underlying acupuncture analgesia. Prog Neurobiol,2008,85(4):355-375.

Zhou Y,Sun YH,Shen JM,et al. Increased release of immunoreactive CCK-8 by electroacupuncture and enhancement of electroacupuncture analgesia by CCK-B antagonist in rat spinal cord. Neuropeptides,1993,24(3):139-144.

Zhu B,Xu WD,Rong PJ,et al. A C-fiber reflex inhibition induced by electroacupuncture with different intensities at homotopic and heterotopic acupoints in the rats:selectively destructive effects on myelinated and unmyelinated afferent fibers. Brain Res,2004,1011(2):228-237.

Zhu CB,Xu SF,Cao XD,et al. Antagonistic action of orphanin FQ on acupuncture analgesia in rat brain. Acupunct Electrother Res,1996,21(3-4):199-205.

Zhu LX,Zhao FY,Cui RL. Effect of acupuncture on release of substance P. Ann NY Acad Sci,1991,632:488-489.

Zhu YL,Xie ZL,Wu YW,et al. Early demyelination of primary A-fibers induces a rapid-onset of neuropathic pain in rat. Neuroscience,2012,200:163-171.

安立新,何颖,任秀君,等. 电针对幕上肿瘤切除术患者七氟烷麻醉的影响. 中国针灸,2010b,30(8):669-673.

安立新,李锦,任秀君,等. 不同穴组电针对幕上肿瘤切除术患者七氟烷麻醉的影响. 针刺研究,2010a,35(5):368-374.

白波,王宏,刘文彦,等. 中脑导水管周围灰质内注射抗阿片肽血清对神经降压素增强电针镇痛的影响. 生理学报,1999,51(2):104-108.

包虹,周正峰,于英心,等. C纤维不是电针镇痛的主要传入纤维,而是弥散性伤害性抑制控制的主要纤维. 针刺研究,1991,16(2):120-124.

北京颅脑针麻原理研究协作组. 大脑皮层在针刺镇痛中的作用//张香桐,季钟朴,黄家驷. 针灸针麻研究. 北京:科学出版社,1986:134-139.

北京医学院基础部针麻原理研究组. 针刺人体某些穴位对皮肤痛阈的影响. 中华医学杂志,1973,53(3):151-157.

曹小定. 针刺激活脑内镇痛机能系统而实现针刺镇痛. 针刺研究,1989,14(1):199-202.

陈伯英,潘小平,江澄川,等. 电针镇痛时人脑脊液中β-内啡肽样免疫活性物质的含量与痛阈的关系. 生理学报,1984,36(2):183-187.

陈隆顺,唐敬师,樊力,等. 针刺镇痛传入纤维的分析//张香桐,季钟朴,黄家驷. 针灸针麻研究. 北京:科学出版社,1986:348-354.

陈正秋,石宏,吴国翼,等. 毁损大鼠SmI对丘脑Pf神经元针刺镇痛效应的影响及微电泳导入Ach的效应. 针刺研究,1995,20(1):15-19.

陈正秋,徐维,阎亚生. 猫的十字沟前皮层参与对中央中核神经元活动的下行性调节. 针刺研究,1988,13(Z3):29-35.

陈正秋,阎亚生,魏焱垒,等. 猫的十字沟前皮层与SⅠ区参与对中央中核针刺镇痛效应的下行性调节. 针刺研究,1988,13(4):272-281.

陈正秋,郑欣,石宏,等. 毁损运动皮层对体感Ⅱ区下行调节丘脑髓板内核群作用的影响. 针刺研究,1993,18(3):183-188.

池园悦太郎. 针刺醉に关する研究の概要,针麻醉の临床と基础. 第2版. 东京:克诚堂,1979:117-133.

川喜田健司,般越正也. 针刺醉とポリモダル受容器の役割. 现代东洋医学,1981,12:85-87.

董新文,蒋芝华. 针刺镇痛过程中中缝大核内5-羟色胺和去甲肾上腺素荧光强度的变化. 生理学报,1981,33(1):24-29.

董新文,叶惟泠,冯小椿,等. 5,6-DHT损毁大鼠蓝斑内5-HT能神经末梢对电针镇痛的影响. 生理学报,1984,36(3):214-219.

杜焕基,沈锷,懂新文,等. 5,6-双羟色胺对猫针刺镇痛的影响——神经生理、神经生化及荧光组化的研究. 动物学报,1978,24(1):11-20.

杜焕基,赵燕芳,郑瑞康. 刺激猫中缝核群对内脏躯体反射的抑制及其同针刺抑制效应的关系. 生理学报,1978,30(1):1-8.

杜焕基,赵燕芳. 前脑某些结构通过延脑中缝——脊髓下行抑制系统对内脏痛反射的调制. 科学通报,1981,26(2):122-125.

樊文朝,马文,赵创,等. 针药复合麻醉中不同频率电针对肺切除患者免疫功能的影响. 中国针灸,2012,32(8):715-719.

方继良,Hui KS Kathleen,Nixon Erika,等. 针刺太冲穴得气及疼痛激发相对抗的脑功能网络效应fMRI研究. 中国中西医结合影像学杂志,2012,10(1):4-9.

方宗仁,于琴,李艳华. 辣椒素对电针镇痛效应的影响. 针刺研究,1989,14(1):92-93.

方宗仁,于琴,李艳华. 电针镇痛中脊髓机制的参与Ⅰ. 针刺研究,1988,13(Z3):113-119.

傅国强,周嘉,童秋瑜,等. 针药复合麻醉在肺切除术中抗应激作用的临床研究. 针刺研究,2011,36(5):361-365.

冈洁. 中脑中灰白质の部分の破坏にょる针镇痛の消失. 昭医志,1979,39:397-407.

韩济生,张媛贞,周仲福,等. 脑室内注射D-苯丙氨酸增强家兔指针镇痛效果. 动物学报,1981,27(2):133-137.

韩济生. 针刺镇痛:共识与质疑. 中国疼痛医学杂志,2011,17(1):9-14.

何莲芳,杜莅娜,张学贵,等. 尾核内微量注入纳洛酮对电针镇痛作用的影响. 上海第一医学院学报,1980,7(5):333-337.

河村广定,二ノ宫裕三,山口良三,など. 针镇痛をもたらす末梢入かとしこのSubstance P含有神经纤维の役割. 全日鍼誌,1995,45:232-237.

姬广臣,俞瑾,童志强,等. 电针镇痛时炎症病大鼠PAG部位Ⅰ型白细胞介素-1受体mRNA表达的变化. 针刺研究,2003,28(2):111-114,140.

纪如荣,张勤,韩济生. 电针可促进前脑啡肽原mRNA在大鼠脊髓和延髓的表达:原位杂交研究. 生理学报,1993,45(4):395-399.

江澄川,李盛昌,陈公白,等. 人脑尾核在针刺镇痛中作用的探讨. 神经精神疾病杂志,1980,6(3):135-140.

江振裕,刘仁义,朱德行,等. 家兔针刺镇痛效应的脊髓上行通路. 科学通报,1974,19(1):31-34.

江振裕,张德星,赵宝文. 肌神经刺激和穴位电针诱发的延脑网状巨细胞核的单位放电. 生理学报,1979,31(4):356-364.

黎春元,朱丽霞,吉长福,等. 针刺对初级传入C纤维末梢兴奋性的影响. 针刺研究,1990,15(4):256-263.

黎春元,朱丽霞,李惟明,等. 针刺的突触前去极化效应与r-氨基丁酸,内阿片肽及P物质的关系. 针刺研究,1988(3):178-182.

李亮,荣培晶,余玲玲,等. 热灸对直结肠伤害性扩展抑制效应的脊髓机制研究. 中国中医基础医学杂志,2011,17(10):1140-1145.

李亮,杨金生,荣培晶,等. 不同表面积和不同温度的热灸样刺激对大鼠延髓背侧网状亚核神经元的激活作用. 针刺研究,2011,36(5):313-320.

李霁,左传涛,董竟成,等. 表里经穴电针时脑葡萄糖代谢PET对照研究. 上海针灸杂志,2008,27(8):38-40.

李云庆,施际武. 大鼠中脑边缘镇痛环路的形态学研究. 针刺研究,1994,19(3):21-22.

林郁,徐维. 猫皮层体感Ⅱ区下行活动在中央中核水平针刺镇痛效应中的作用. 生理学报,1984,34(4):342-348.

林郁,徐维. 皮层体感Ⅱ区对中央中核伤害性传入信息的下行调节与电针效应的关系. 针刺研究,1984(3):42-45.

刘俊岭,韩振京,陈淑萍. 电针对兔胸髓背角神经元电活动的影响. 针刺研究,1993,18(4):267-270.

刘乡. 大脑皮层和皮层下集团对中缝大核的调控及其在针刺镇痛中的作用. 针刺研究,2001,21(1):4-10.

刘乡. 以痛制痛——针刺镇痛的基本神经机制. 科学通报,2001,46(7):609-616.

罗弗荪.刺激丘脑中央中核对子束旁核神经原痛放电的抑制.中国科学(A辑),1978,21(4):456-464.

吕国蔚,谢竟强,杨进,等."足三里"针刺镇痛点传入神经纤维的研究//张香桐,季钟朴,黄家驷.针灸针麻研究.北京:科学出版社,1986:331-339.

全国神经外科针研究协作组.针刺麻醉在颅脑外科的应用与研究//张香桐,季钟朴,黄家驷.针灸针麻研究.北京:科学出版社,1986:663-670.

邵广瑞,闫镁,柳澄,等.针刺委中穴与足三里穴PET/CT脑功能显像研究.中华核医学杂志,2006,26(1):54-56.

沈锷,蔡体导,蓝青.脊髓以上结构在针刺抑制内脏躯体反射效应中的作用.中华医学杂志,1974,54:628-633.

沈上,李君,王晓民,等.脊髓中血管紧张素Ⅱ的释放及其抗电针镇痛.生理学报,1996,48(6):543-550.

史清瑶,朱丽霞.中缝大核微电泳导入纳洛酮对电针效应的影响.针刺研究,1983,8(2):89-93.

宋乐,朱正华,段小莉,等.电针"足三里"对大鼠脊髓背角内ERK1/2磷酸化水平的影响.中国针灸,2006,26(5):362-366.

唐毓环,潘玉贞,刘国君,等.γ-氨基丁酸与针刺镇痛.白求恩医科大学学报,1988,14(6):490-492.

田捷,刘一军.基于时空编码脑网络的针刺穴位经络学研究.科学中国人,2010(5):50-52.

王红,朱崇斌,曹小定,等.大鼠中脑导水管周围灰质微量注射孤啡肽对痛和针刺镇痛的影响.生理学报,1998,50(3):263-267.

王祥瑞,杭燕南,孙大金,等.针刺对心脏手术病人功能调节的观察.上海针灸杂志,1999a,18(5):6-7.

王祥瑞,杭燕南,孙大金,等.针刺麻醉下心脏手术患者血流动力学的变化.中国针灸,1999b,19(10):628-630.

王祥瑞,卢中平,许灿然,等.针刺对心脏手术病人的机体保护作用.针刺研究,2001,26(3):173-174.

王祥瑞,郁勤燕,孙大金,等.电针刺激对心脏手术病人心肌缺血的调节作用.中国针灸,2000,20(5):261-263.

吴建屏,邢江淮,邢宝仁.电针对脊髓背角神经元的抑制效应//张香桐,季钟朴,黄家驷.针灸针麻研究.北京:科学出版社,1986:30-36.

吴建屏,赵志奇,魏仁榆.刺激传入神经对伤害性刺激引起的猫脊髓背外侧索神经纤维活动的抑制.中国科学(A辑),1974,17(5):526-533.

相川贞男,小林胜.反復通電針刺激による視床外側中心核ニューロン發火の變動.精神醫學研究所業績集,1976,20:61-71.

谢心萤,李学信,陈正秋,等.电针、吗啡镇痛和耐受时某些脑区线粒体结合钙的变化.生理学报,1988,40(6):553-560.

徐美丽,杨世者,罗自强,等.伤害性刺激和电针刺激对猫尾状核头部神经元自发放电的影响.四川医学院学报,1980,11(4):281-287.

徐嵘,关新民,王才源.辣椒素处理坐骨神经对大鼠痛阈和电针镇痛效应的影响.针刺研究,1993,18(4):280-284.

徐维,陈正秋,阎亚生.利多卡因处理大鼠皮层体感区后电针对痛反应的影响.针刺研究,1988,13(增刊3):45-47.

徐维,童文成,陈正秋,等.伤害性刺激对躯体感觉皮层单位放电的影响及电针效应.针刺研究,1982,7(3):196-204.

徐维,林郁,陈正秋,等.大脑皮层体感Ⅱ区在针刺镇痛中的下行性调节.针刺研究,1985,10(3):173-177.

徐维,阎亚生,石宏,等.乙酰胆碱参与皮层下行调制疼痛的作用.针刺研究,1992,17(2):99-103.

尹岭,金香兰,孙锦平,等.针刺足三里PET脑功能成像.中国针灸,2003,23(1):27-28.

员孙卉,樊文朝,马文,等.针药复合麻醉中不同方法对肺切除患者NK细胞活性的影响.陕西中医,2012,33(5):590-592.

张安中,黄登凯,曾大允,等.针刺镇痛时家兔脑内推挽灌流液中内啡肽含量的变化.生理学报,1981,33(1):8-16.

张德星,顾锡根,单红英.大白鼠尾核头部不同区域对针刺镇痛作用的易化与压抑.生理学报,1978,30(1):21-27.

张德星,顾锡根,单红英.家兔尾核头不同区域电刺激对痛反应的影响.生理学报,1980,32(2):159-165.

张翮,沈卫东.不同脉冲电流频率针药复合麻醉对肺切除患者肝功能保护的影响.辽宁中医药大学学报,2012,14(8):64-67.

张乐乐,方剑乔,邵晓梅,等.TEAS复合药物全麻行控制性降压后胃血流的变化.世界华人消化杂志,2012,20(11):901-906.

张香桐.针刺镇痛的神经生理学基础.中国科学,1978,21(4):465-475.

张香桐.针刺镇痛过程中丘脑的整合作用.中国科学,1973,16(1):28-52.

张英,康明非.针灸治疗肌筋膜炎研究进展.针灸临床杂志,2009,25(8):47-49.

赵飞跃,朱丽霞.不同穴位电针对急性实验性关节炎大鼠背角神经元诱发放电的影响.针刺研究,1988,13(增刊3):162-168.

赵飞跃,朱丽霞.内源性阿片系统在急性实验性关节炎大鼠电针镇痛中的作用.针刺研究,1988,13(增刊3):169-174.

郑鲁,李希成,黎海蒂,等.大鼠脑内生长抑素在电针镇痛中的作用.针刺研究,1995,20(3):22-25.

郑欣,陈正秋,徐维,等.针刺镇痛过程中谷氨酸参与体感Ⅱ区经运动皮层对丘脑髓板内核群的下行调节.针刺研究,1994,19(1):11-15.

中村泰尚.線條體を中心とよる纖維連絡.神經進步,1981,25:158-70.

朱兵,刘乡.大鼠尾核头部微量注射纳洛酮和多巴胺对电针效应的影响.针刺研究,1985,10(3):194-198.

朱兵,刘乡.电针对大鼠导水管周围灰质和中缝大核神经元活动的影响.针刺研究,1988,13:85-87.

朱崇斌,李晓艳,朱燕华,等.氟哌利多加强针刺镇痛时大鼠脑内μ受体结合位点增加:放射自显影研究.中国药理学报,1995,16(4):311-314.

朱娟霞,唐敬师,贾红.阿片受体在大鼠丘脑中央下核和顶盖前区前核介导电针镇痛中的不同作用.生理学报,2004,56(6):697-702.

朱丽霞,胡青,姜学强,等.电针穴位对中脑、中央灰质自发放电的影响.针刺研究,1982,7(1):22-30.

朱丽霞,黎春元,吉长福,等.灸法镇痛中突触后抑制与生长抑素、P物质的关系.针刺研究,1993,18(4):290-295.

朱丽霞,黎春元,杨兵,等.新生鼠辣椒素处理对电针镇痛的影响.针刺研究,1990,15(4):285-291.

朱丽霞,乔慧理,张长城,等.纳洛酮对电刺激中缝大核(NRM)镇痛的影响.针刺研究,1981,6(2):130-135.

朱丽霞,叶燕燕,莫孝荣,等.激活GABA-B受体在针刺镇痛中的作用.针刺研究,2002,27(2):85-91.

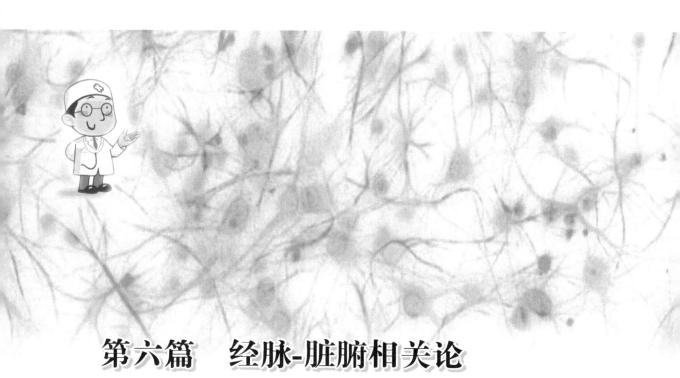

第六篇　经脉-脏腑相关论

　　《灵枢·海论》中论述了体表与内脏的联系:"夫十二经脉者,内属于腑脏,外络于肢节。"而在《灵枢·经别》中又说:"十二经脉者,此五脏六腑之所以应天道。"这是在《黄帝内经》时代有关经脉脏腑相关联系的叙述,而在《黄帝内经》成书以前的年代,古代中医学家尚未注意到经脉与脏腑的联系。如在马王堆帛书《十一脉》中,古人仅将身体上下相应的标、本脉形成最初简单的两点连一线的经脉循行线,与脏腑没有联系。此后,古人对阴经的描述开始循行于胸、腹腔,使之与内脏联系成为可能,但阳经仍不循行于胸、腹腔,与内脏不发生关联。到《黄帝内经》时代,如《素问·热论》足三阴经已与相应内脏联系,而足三阳经均未与相应六腑联系。《素问·三部九候论》手阳明脉候胸中之气而不是大肠之气,即是很好的例证。由此可见,经脉-脏腑联系是经过长时期临床观察和理论演绎而形成、发展、进化、完善起来的。

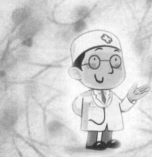

第十四章　经脉与脏腑的关系

在《黄帝内经》时代，先贤们已经注意到经脉与脏腑的相关联系。《灵枢·九针十二原》云："五脏有疾也，应出十二原，十二原各有所出，明知其原，睹其应，而知五脏之害矣。"在《藏气法时论》中则明确指出了脏腑发生病变时体表出现的几乎与19世纪末Head观点相同的反射性牵涉痛现象：

　　◇　肝病者，两胁下痛引少腹……

　　◇　心病者，胸中痛，胁支满，胁下痛，膺背肩甲间痛，两臂内痛；虚则胸腹大，胁下与腰相引而痛。

　　◇　脾病者……脚下痛；虚则腹满肠鸣……

　　◇　肺病者，喘咳逆气，肩背痛，汗出尻阴股膝髀腨胻足皆痛……

　　◇　肾病者，腹大胫肿……虚则胸中痛，大腹小腹痛……

在《黄帝内经》时代以前，早期的经脉和脏腑都还是相对独立的理论概念。马王堆帛书《十一脉》体现的是经脉体表所在的位置和体表-体表的标本上下之间的联系，未包括后来视为最重要的脏腑间的相关性（虽然有几条脉已与内脏有联系）。

赵京生（2003）认为，《灵枢·经脉》在论述经脉循行时，其脉名与《灵枢·经别》《灵枢·经水》《灵枢·经筋》皆不相同，也异于汉墓简帛医书对经脉的称谓。《灵枢·经脉》中十二经脉之命名均以脏腑开头，体现在此概念形成时期古人以脏腑为中心，引入脏腑理论的特点。更为重要的是，《灵枢·经脉》中十二经脉的循行亦体现出较强的脏腑功能特点或属性，形成经脉、脏腑浑然一体的完美形式。脏腑-经脉模式体现了脏腑内涵与经脉属性的双重特点，每一经脉与一特定脏腑相关联，隶属于某一脏腑。这种命名的实质，是以脏腑统领经脉。

为了经脉-脏腑间理论的完美联系，就必须对早期的经脉理论进行改造，或是褒义的"发展和创新"，或是贬义的"篡改和修正"，其实是如出一辙！因为完美，所以失真。根据赵京生的分析：

（1）肺手太阴脉：在帛书中，"臂太阴脉"所反映的脏腑病候是"心"而不是"肺"；《灵枢·经脉》中的肺手太阴脉是将帛书《阴阳》臂太阴脉"是动病"心痛症状改为肺病症状。

（2）帛书《十一脉》与心相关的是手太阴经，《灵枢·经脉》与心相关的是手少阴经。

（3）胃足阳明脉：帛书足阳明脉病候中，除《阴阳》丙本中的"脍（通脘）痛"与胃腑相关外，余皆与胃腑病候无涉；《灵枢·经脉》为补此不足，新增病候主要为胃腑之内脏病候。

（4）脾足太阴脉：《阴阳十一脉》及《脉书》均曰："太阴脉是胃脉也，被胃"；《素问·热论》也谓太阴脉"布胃中"。后来脾逐渐与胃相提并论；《灵枢·经脉》虽以足太阴脉属脾，但其病候仍以胃的病候为主。

（5）肾足少阴脉：《灵枢·经脉》中肾经主病既无腰部病，亦无前阴病；但肝足厥阴脉在《灵枢·经脉》中肝经主病却涉及腰、前阴及小便。

（6）无论是帛书的《足臂》还是《阴阳》，经脉所关系的脏腑病症不是特定的，心病在《足臂》见于 3 条脉中，《阴阳》见于 5 条脉中，并未体现经脉的所主病症。

（7）手三阳经脉配属于大肠、小肠和三焦，但所主病候与三腑无关，这种经脉联系与腧穴主治相脱离是经脉-脏腑一体化的典型矛盾现象。

以上资料表明，在简帛至《黄帝内经》时代，经脉与所属脏腑的病候联系并不特异，"经脉-脏腑相关"存在部分脱离临床的遐想。由此，黄龙祥于 2000 年 6 月 28 日在《中国中医药报》撰文提出将"经脉-脏腑相关"研究改为"体表-内脏相关"研究——这是一个纯粹的生物学命题！

黄龙祥继续提出："我以为这方面的研究要获得突破性的进展，应当首先解决好以下基本问题：①体表与内脏的联系，究竟是"一对一"，还是"一对多"，乃至于"多对多"的关系？②内脏与体表的联系，究竟是点状的（内脏与体表某一或几个穴点或非穴点联系）、线状的（即某一内脏与体表整条经线或非经线联系），还是片状的（即内脏与体表某一特定区域联系）？在明确上述问题的基础之上，也只有建立在这一基础上，实验研究才具备科学意义，最后的研究成果也才能更有效地指导针灸临床实践。"这同样是一个纯粹的生物学命题！

第一节　一脏（腑）多经司控

由于临床上的大量实践无法观察到经脉与所属脏腑的特异相关性，只能通过理论的外延来自圆其说，于是整个经脉系统按一定顺序相互衔接，如原本经脉长度不够，那么就直接加长，如足厥阴脉的终点，两种帛书中均止于小腹前阴部，《黄帝内经》时代则延长至"循喉咙之后，上入颃颡，连目系，上出额"；或者增加经脉分支以联通，构成了一个彼此衔接、气血循环的通路，达到"阴阳相贯，如环无端"，这样也就为多条经脉司控同一脏腑的理论嬗变奠定了基础。根据《灵枢·经脉》和《素问·骨空论》的记载，一脏（腑）与多条经脉发生联系。

1. 司控肺的经脉

手太阴肺经：起于中焦，下络大肠，还循胃口，上膈属肺……

手阳明大肠经：……下入缺盆，络肺……

手少阴心经：……其直者，复从心系，却上肺……

足少阴肾经：……其直者，从肾上贯肝膈，入肺中。

与肺相联系的经脉有肺经、大肠经、心经和肾经，共 4 条经。

2. 司控大肠的经脉

手阳明大肠经:起于大指次指之端……下入缺盆,络肺,下膈,属大肠。

手太阴肺经:起于中焦,下络大肠……

与大肠相关的经脉只有大肠经和肺经 2 条。

3. 司控胃的经脉

足阳明胃经:起于鼻……从大迎前下人迎,循喉咙,入缺盆,下膈,属胃……

手太阴肺经:起于中焦,下络大肠,还循胃口……

足太阴脾经:……上膝股内前廉,入腹,属脾,络胃……

手太阳小肠经:……入缺盆,络心,循咽,下膈,抵胃……

足厥阴肝经:……入毛中,过阴器,抵小腹,挟胃……

与胃相联系的经脉有胃经、肺经、脾经、小肠经和肝经,共 5 条经。

4. 司控脾的经脉

足太阴脾经:起于大指之端……上膝股内前廉,入腹,属脾……

足阳明胃经:……入缺盆,下膈,属胃络脾。

与脾相联系的经脉只有脾经和胃经 2 条。

5. 司控心和心包的经脉

手少阴心经:起于心中,出属心系……

足太阴脾经:其支者,复从胃,别上膈,注心中。

手太阳小肠经:……入缺盆,络心……

足少阴肾经:……其支者,从肺出络心,注胸中。

督脉:……其少腹直上者,贯脐中央,上贯心……

手厥阴心包经:起于胸中,出属心包络……

手少阳三焦经:……入缺盆,布膻中,散络心包……

与心有关的经脉有 5 条,即心经、脾经、小肠经、肾经和督脉,与心包有关的经脉有心包经和三焦经 2 条,这 7 条经脉均与心脏活动有联系。

6. 司控小肠的经脉

手太阳小肠经:起于小指之端,循手外侧,上腕……循咽下膈,抵胃,属小肠。

手少阴心经:起于心中,出属心系,下膈,络小肠。

与小肠相关的经脉只有小肠经和心经 2 条。

7. 司控膀胱的经脉

足太阳膀胱经:起于目内眦……挟脊,抵腰中,入循膂,络肾,属膀胱。

足少阴肾经:……上股内后廉,贯脊,属肾,络膀胱。

与膀胱有关的经脉为膀胱经和肾经 2 条。

8. 司控肾的经脉

足太阳膀胱经:……挟脊抵腰中,入循膂,络肾,属膀胱。

足少阴肾经:……上股内后廉,贯脊,属肾,络膀胱。

督脉:……贯脊属肾……

与肾相联系的经脉有肾经、膀胱经和督脉 3 条。

9. 司控胆的经脉

足少阳胆经：……下胸中，贯膈，络肝，属胆……

足厥阴肝经：……过阴器，抵小腹，挟胃，属肝，络胆……

与胆相联系的经脉只有胆经和肝经 2 条。

10. 司控肝的经脉

足少阳胆经：……下胸中，贯膈，络肝，属胆……

足厥阴肝经：……过阴器，抵小腹，挟胃，属肝，络胆……

与肝相联系的经脉只有肝经和胆经 2 条。

根据以上分析，与脏腑相联系除互为表里经脉之间外，还与其他经脉有联系，从而构成较为广泛的经脉-脏腑相关联络系统，也为临床辨证取穴的无限发展提供了理论依据。

第二节　多脏腑病症——经（穴）司控

根据古代文献、现代临床资料及实验室研究，每一经（穴）与多个脏器有联系，一条经上的穴位可以治疗几个脏腑及相关体表的疾病。现将《明堂经》（667—684）、《针灸大成》（1601）和中医研究院编写的《针灸学简编》（1980）中有关经穴主治列表对比如下。

1. 手太阴肺经穴位（表 14-1，表 14-2）

表 14-1　手太阴肺经穴位主治的变化

穴名	《明堂经》主治症	《针灸大成》主治症	《针灸学简编》主治症
中府	肺系，胸痛，恶寒，肩背痛	腹胀，四肢肿，喘气胸满，肩背痛，肺疾	胸中痛，喉痹，哮喘，肩背痛，支气管肺炎
云门	心腹痛，胸中热，咳喘，肩痛	寒四肢热，胸肋短气，肩臂背痛	喉痹，咳逆，哮喘，肩痛，胸肋背痛
天府	咳嗽，气喘，鼻出血	口鼻出血，精神病，肺病	肩臂部疼痛，哮喘，鼻出血，精神病，眼病
尺泽	咳嗽，两肋下痛，胸满气短，肩背上肢痛，癫疾，喉痹	肩臂痛，肺疾，腰脊强直	喉痹，咳喘，胸肋胀痛，肩臂痛
列缺	手臂痛，肋下满，热病	中风，痫惊肩痹，掌中热，高热	头项强直，偏头痛，下牙痛，咽肿，半身不遂，咳喘，水肿，腕部疼痛
太渊	热病，臂肩痛，气喘，胸满痛，心痛	胸痹咳嗽，臂内廉痛，肩臂痛，心痛，狂言	胸痹，逆气，肺胀满，喘咳，局部软组织疾患
鱼际	寒热症，肺源性心脏病	肺疾，胸腔疾病，心病，乳腺病，上肢病	身热，头痛，哮喘，咽喉痛，胸背痛，肘痛
少商	热病，手臂痛，肺疾，呕吐	喉症，臂痛，口腔病	昏迷，休克，中风，喉痛，咳嗽，发热，呕吐

手太阴肺经上穴位的作用不仅治疗肺部疾患,而且还治疗心病、眼病、喉症、乳腺病、精神病、脑血管病、泌尿系统疾病、甲状腺病及局部神经肌肉疾病。

刘立公和顾杰运用计算机对 93 种古医籍中有关肺经及其腧穴主治的内容进行检索,剔除其中明显抄录前人者,共得文献 993 条,总计 2655 证次。再用计算机对其内容进行归纳整理,结果显示,肺经及其腧穴共涉及功效 44 项。根据证次多少,可确定其中常用功效为 16 项,其名称及证次分别为:宣肺 276、安神除烦 179、舒通上肢 178、健脾和胃 174、清热 152、利咽 119、宽胸 106、散寒 102、祛风 93、清头健脑 77、健口强齿 77、消肿 77、调腹 75、止血 62、镇痉苏厥 60、调汗 60。这 16 项功效可归纳为 4 类:其一为治疗肺经循行部位的疾患(包括肺、胸、咽、上肢、脾、胃、腹之病证),而消肿与止血也归于此,因为其中主治以咽肿、咳血为多;其二为治疗头部、口腔部疾患;其三为治疗心神疾患,包括安神、除烦、镇痉、苏厥之作用;其四为清热、散寒、祛风、调汗,因为"肺主表",而表证多属外感热病,故肺经腧穴可以治疗寒、热、风、汗等外感病证。

表 14-2 肺经腧穴常用功效统计表

穴名	文献条数	总症次	常用功效及其症次
中府	60	207	宣肺 42、宽胸 22、健脾和胃 19、清热 18、调腹 11、治气 9、消肿 8
云门	34	83	宣肺 21、宽胸 11、降逆理气 6、利咽 6、疏胁理肋 6、清热 6
天府	40	102	宣肺 12、安神 11、明目 7、消瘰除瘰 7、清热 6、除衄止血 6、宽胸 5、消肿 5
侠白	8	20	健脾和胃 6、宣肺 4、宁心 4
尺泽	167	408	舒通上肢 48、健脾和胃 39、宣肺 38、安神 21、祛风 18、散寒 16、清热 15、除痹 15、利咽 14、疏胁理肋 14、镇痉 12
孔最	22	53	发汗 13、舒通上肢 10、清热 9、清头健脑 5
列缺	291	845	宣肺 70、健脾和胃 56、散寒 44、清热 44、清头健脑 40、舒通上肢 37、宽胸 36、化痰利湿 36、安神 34、调腹 34、健口强齿 32、祛风 30、止血 28、利尿通淋 27、消肿 20、舒通面颊 18、镇痉苏厥 18
经渠	51	118	宣肺 23、清热 17、舒通上肢 15、宽胸 8、发汗 7
太渊	167	441	宣肺 86、舒通上肢 28、健脾和胃 27、安神 21、清热 20、散寒 18、健口强齿 17、化痰利水 17、明目 16、清头健脑 15、治气 15
鱼际	109	259	宣肺 31、安神 22、清热 22、发汗止汗 16、散寒 15、止咳吐血 12、清头健脑 12、健口强齿 11、补虚 10、健脾和胃 9、治气 8
少商	190	442	利咽 79、安神 71、镇痉苏厥 26、祛风 23、宣肺 22、消肿 22、健利口舌 19、健脾和胃 18、清热 17、除痹 14

2. 手阳明大肠经穴位(表14-3,表14-4)

表14-3　手阳明大肠经穴位主治的变化

穴名	《明堂经》主治症	《针灸大成》主治症	《针灸学简编》主治症
商阳	热病,肩臂痛,耳疾,下齿痛	喘咳,疟疾,齿痛,眼病,耳病	中风,昏迷,热病,齿痛,手指麻木,咽喉炎
三间	热病,胸满,肠鸣,咽喉、齿痛,肩痛	咽喉齿痛,胸腹满,疟疾,胃肠病	咽喉、目唇齿痛,肩背手痛,气喘,肠鸣
合谷	鼻衄,热病,目痛,头痛,齿痛,臂腕不用	伤寒大渴,头痛脊强,目视不明,耳疾	五官科病,头痛,痹证,精神病,高血压,心绞痛
阳溪	热病,眼病,耳病,肘臂痛	热病,精神病,眼、耳、喉病,上肢病痛	手腕痛,耳、咽、眼病,头痛,精神病
偏历	热病,癫疾,耳鸣,颊肿	肩膊肘腕酸痛,齿痛,寒热疟,癫疾	上肢病痛,五官科病,肠鸣,浮肿
温溜	伤寒,肠鸣,口齿痛,癫疾	肠鸣腹痛,寒热头痛,四肢肿	口歪斜,面肿,喉痹,发热,头痛,肠鸣腹痛,癫痫
曲池	伤寒,肩肘痛,胸中满,耳齿痛,癫疾	手臂红肿,肘痛,半身不遂,月经病	半身不遂,上肢肿痛,发热,心痛
手五里	热病,肺疾,四肢痛	风劳惊恐,吐血咳嗽,肘臂痛	风湿,肘臂疼痛,咳嗽,吐血,胃腔胀满
扶突	咳逆上气	咳嗽,气喘	咳嗽,哮喘,甲状腺肿

手阳明大肠经穴位主治五官科疾病、呼吸系统疾病、神经与精神方面病证,消化系统疾病、发热性疾病及局部神经肌肉疾病。

刘立公和顾杰运用计算机对93种古医籍中有关大肠经及其腧穴的主治内容进行检索,剔除其中明显抄录前人者,共得文献1388条,总计3348证次。再用计算机对其内容进行归纳整理,结果显示,大肠经及其腧穴的常用功效共18项,这些功效及其证次分别为:疏理上肢252、祛风201、健口强齿197、安神193、明目176、清热176、消肿162、清头健脑138、通鼻止衄123、疏面理颊115、散寒110、舒肩96、利咽95、健脾和胃94、宣肺91、疏颈理项85、镇痉苏厥84、除痹77。

这18项功效可归纳为3类:其一为治疗大肠经在体表循行部位的疾患(包括上肢、肩、颈、咽、头面、口腔、鼻眼之病证),还包括心神病证,因为心神与头脑相关,而大肠经上达头面,故将心神病证归入此类,即大肠经还有安神、镇痉、苏厥的功效;其二为治疗脾胃与肺部病证,因为大肠经在体内"络肺,下膈,属大肠",故与呼吸、消化系统相关;其三为清热、散寒、祛风、除痹、消肿,因为外来风、寒、热邪常侵入肌表,可形成痹证肿证,而"肺主皮毛",大肠与肺相表里,故大肠经腧穴可以治疗寒、热、风、痹、肿之证。其中风证还包括中风,因为商阳、合谷、曲池、肩髃等可治疗中风昏迷及其后遗症;痹证还包括喉痹,因为大肠经"上颈贯颊";热证还包括阳明之热;肿证还包括阳明之热伴随的"肿"。

将大肠经穴的上述常用功效与历代文献中肺经穴的常用功效相比较,可发现肺经穴的宣肺、利咽、宽胸功效比大肠经穴突出,而大肠经穴的功效在健口强齿、明目、通鼻、疏面理颊、舒肩、疏颈理项等方面比肺经穴突出，这是因为两经的循行部位不同所致。此外，肺经能调汗，这是"肺主皮毛"的缘故；而大肠经穴的祛风功效比肺经穴突出，这是因为风为阳邪，多入阳面，其可引起运动功能障碍，而机体阳面肌肉较阴面肌肉发达，在运动中阳面肌肉的作用较大，故治风取阳明经穴较太阴经穴为多，中风及其后遗症亦多取阳明经穴。

表14-4　大肠经腧穴常用功效统计表

穴名	文献条数	总症次	常用功效及其症次
商阳	66	163	聪耳15、明目13、清热12、健口强齿10、祛风苏厥10、利咽8、宣肺8、舒肩8、截疟8、消肿8
二间	71	166	明目31、健口强齿26、消肿11、通鼻止衄10、利咽10、安神8、散寒7、除痹7
三间	87	214	健口强齿22、健脾和胃22、清热18、利咽13、明目12、宣肺平喘11、安神9、截疟9、宽胸8、疏理上肢8、散寒8、祛风7、润燥生津7
合谷	651	1352	明目110、健口强齿104、祛风93、清头健脑88、清热74、消肿73、疏面理颊55、理汗53、镇痉苏厥49、调经引产46、疏理上肢46、散寒41、通鼻止衄40、安神39、聪耳36、利咽35
阳溪	97	247	安神50、疏理上肢25、清热15、明目14、清头止晕13、祛风12、利咽10、健齿10
偏历	29	111	消肿10、聪耳8、疏理上肢8、明目6、健齿6、宽胸利膈6、通鼻止衄5、宣肺5、健脾和胃5、利尿5、舒肩5、清热5
温溜	25	83	安神24、清头健脑4、疏面理颊4、健口强齿4、健脾和胃4、清热4
下廉	11	32	疏理上肢9、清头健脑4、祛风4、利尿3
上廉	11	27	清头健脑4、利尿4、疏理上肢4、祛风4
手三里	71	182	疏理上肢34、祛风22、健口强齿13、消肿13、疏颈理项消瘰11、调治腹部10、疏面理颊9、清头健脑7、舒肩7
曲池	335	709	疏理上肢98、祛风70、清热55、安神34、消肿30、消疹止痒30、散寒26、镇痉苏厥26、除痹26、清头健脑22、补虚22
肘髎	15	31	疏理上肢12、疏肩理腋4、祛风4、除痹4
手五里	21	57	疏理上肢8、消瘰6、补虚6、安神5、祛风5、理气4、清热4
臂臑	12	29	消瘰除瘰利颈项12、舒肩4
肩髃	121	265	疏理上肢44、舒肩32、祛风31、消瘰除瘰利项15、清热15、化痰利湿10、消肿10
巨骨	11	33	舒肩7、疏背6、安神4、疏理上肢4
天鼎	11	29	利咽10、开音复语6、除痹6
扶突	15	33	止咳平喘10、利咽7
禾髎	14	42	通鼻止衄23
迎香	61	142	通鼻止衄54、疏面理颊16、消肿10、健口强齿8、止痒7

3. 足阳明胃经穴位(表14-5,表14-6)

表 14-5　足阳明胃经穴位主治的变化

穴名	《明堂经》主治症	《针灸大成》主治症	《针灸学简编》主治症
承泣	眼疾,口不能言	目冷泪出,口角斜及耳病	眼病,口眼歪斜
地仓	口缓不收,不能言语	神经系统疾病,眼病	三叉神经病,腹痛,失语,面神经麻痹
大迎	口腔疾病,淋巴结核,癫疾,发热	风痉,颊肿牙痛,寒热颈痛	发热恶寒,面颊肿痛
颊车	颊肿口急,口腔病	中风失音,口腔病,颜面神经麻痹	口角歪斜,牙痛
下关	耳开鸣,牙痛	耳病,牙齿病	扁桃体炎,口面肿痛,口眼歪斜,三叉神经痛
人迎	肺病,头痛	胸中满,喘呼不息,咽喉病,甲状腺肿	耳疾,口眼歪斜,类中风,下颌关节炎,三叉神经痛
缺盆	热病,肺疾,肩臂痛	肺疾,淋巴结核,喉病,胸疾所致高热	吐逆,胸满,喘息,咽喉肿痛,高低血压
气户	胸肋满,喘逆	咳逆上气,胸背痛	喉痹,咳喘,颈淋巴结核
乳根	胸下满痛,乳腺病	胸下满闷,不下食,臂痛肿,乳腺病	咳逆,喘急,胸背痛
不容	呕血,肩肋痛,心痛	腹满,吐血,肩肋痛,口干,心痛,胸背痛	胸下满痛,臂肿痛,咳嗽
承满	肋下痛,肠鸣	腹鸣腹胀,喘逆,食饮不少	乳痈,乳汁分泌不足
天枢	主疟,振寒,热狂,脐痛,大肠胀,肠胃痛	泄泻,胀疝,赤白痢,水肿,妇科病	胃脘痛,呕吐,肺疾
水道	大小便不通,腹胀满,妇科病	腰骨强急,膀胱有寒,妇科病	腹胀肠鸣,气逆吐血,胃十二指肠溃疡
归来	泌尿生殖系统疾病	泌尿生殖系统疾病	消化系疾病,妇科病,腰痛
气冲	腹胀满,脱肛,腰痛,月水不利	腹满,大肠中热,腹痛,腰痛	腰背强直,小腹胀满,二便不利,肾炎,膀胱炎
伏兔	痹证,妇科病	膝冷,风劳痹逆,手挛缩,妇科病	泌尿生殖系统疾病
阴市	下肢及下腹部病痛	腰脚冷,膝寒,痿痹,小腹胀满	消化及生殖系统疾病,腰痛
足三里	主阳厥,少腹坚,头痛,胫股腹痛,狂言	胃寒,心腹胀满,肠鸣,大便不通,腰痛,膝痛	痹证,腹胀

穴名	《明堂经》主治症	《针灸大成》主治症	《针灸学简编》主治症
下巨虚	少腹痛,下肢痹证,身痛	小肠气不足,风湿痹,胃中热,脚痛	小腹胀痛,腰及下肢麻木,脚气,消渴
厉兑	热病,腹胀满,足病	尸厥,心腹胀满,水肿,热病,局部痛	消化呼吸生殖神经系统疾病,下肢局部病痛

足阳明胃经在头面部穴位以局部主治为主,胸部穴位以呼吸循环疾病为主,腹部及下肢穴位以消化系统疾病、泌尿生殖系统疾病和局部神经肌肉病变为主。

刘立公和顾杰运用计算机对93种古医籍中有关胃经及其腧穴的主治内容进行检索,剔除其中明显抄录前人者,共得文献2086条,涉及证名294个,总计5610证次。再用计算机对其内容进行归纳整理,结果显示,胃经穴的常用功效共19项,其证次分别为:健脾和胃569、疏理下肢451、调治腹疾424、安神330、消肿326、散寒228、宣肺227、健口强齿212、清热192、祛风187、补虚184、调气174、疏面理颊171、清头健脑158、明目155、宽胸134、治阴疗疝113、化痰利湿112、镇痉苏厥103。

这19项功效可归纳为两大类:其一为治疗胃经循行部位的疾患,即治疗头面、口眼、胸肺、腹部、脾胃、阴部附近及下肢部之病证。此类还包括安神、镇痉、苏厥、消肿、调气之功效,因为心神与头脑相关,而胃经上达头面,故可安神、镇痉、苏厥;胃经穴所涉及的肿证大多为胃经循行经过部位的局部之肿,共计为233条文献(涉及全身性肿者仅69条),故消肿也归于此类;胃经穴所涉及的气病多为胸腹部的气乱之证,如奔豚气、气逆乱、气上冲等,因胃经循行经过胸腹部,故能治疗胸腹部的气证。

胃经穴的第二大类功效为补虚、散寒、清热、祛风、化痰利湿。因为脾胃为生化之源,后天之本,故可补气血之不足,治诸虚之证。胃经穴所涉及的寒证大多为内寒之证,如四肢厥逆、内脏寒冷、骨寒、寒痹、虚寒等,因胃经穴有益气之功,气盛则阳生,故可起到温阳祛寒的作用。胃经穴所涉及的热证以内热为主,其中不少属阳明热证,因为阳明多气多血,遇邪入侵,反应激烈,表现为大热;又因为胃经有补虚之功,故也有治疗虚热的记载。胃经穴所涉及的风证以内风为主,其中多数为中风及其后遗症,这是"治痿独取阳明"的体现;胃经穴所涉及的风证还包括该经循行部位的局部风证,如头风、鹤膝风、草鞋风等。另外,胃经穴还治疗风痰、风湿之证,又有化痰利湿之功,这些皆是脾胃运化水湿的缘故。

将胃经穴的上述常用功效与肺经穴、大肠经穴的常用功效比较,可发现三者的不同之处。首先,胃经穴的功效在治疗脾胃、腹部、阴部附近病证及在调气方面较为突出,而肺经穴的宣肺、利咽、宽胸功效比较突出,大肠经穴在治疗头面、五官、口腔、咽喉、肩颈等方面比较突出,这是因为三经的循行部位不同所致。同样道理,胃经穴主治下肢病证,而肺经、大肠经穴则主治上肢病证。

其次,胃经穴有补虚益气、温阳祛寒、化痰利湿之功效,在这些方面,肺经与大肠经穴不如胃经穴。而肺经穴清热、调汗的记载较多,因为外邪入侵,产生外感热病,发热为常见症状,而"肺主皮毛",故常取肺经穴以治之;汗液由毛孔分泌,而毛孔的开合与肺气的宣发有关,故肺经穴又可以调汗。大肠经穴的功效在祛风方面较为突出,这是因为肺经以祛外风为主,胃经穴以祛内风为主,而大肠经穴既祛外风,又祛内风,故其祛风的功能突出。

表 14-6　胃经腧穴常用功效统计表

穴名	文献条数	总症次	常用功效及其症次
承泣	9	33	明目 15、疏面理颊 6
四白	15	33	明目 18
巨髎	17	53	明目 16、疏面理颊 11、消肿 6
地仓	69	164	疏面理颊 44、健口强齿 28、祛风 12、明目 9、开音复语 8、安神 8、消肿 6
大迎	36	99	健口强齿 27、疏面理颊 13、疏颈理项 9、消肿 9
颊车	108	238	健口强齿 65、疏面理颊 46、祛风 24、消肿 18、镇痉苏厥 13
下关	20	65	聪耳 16、健口强齿 12、疏面理颊 5、消脓 5
头维	33	74	清头健脑 24、明目 24、祛风 10
人迎	19	48	止咳平喘 8、宽胸 6、健脾和胃 6、疏颈理项 5、理气 5、利咽 4
水突	5	13	止咳平喘 8
气舍	17	44	疏颈理项 12、止咳平喘 6、利咽 5、消肿 5
缺盆	23	71	疏颈理项 12、宣肺 11、清热 8、利咽 5、宽胸 5、疏腰理臀 5
气户	12	33	宣肺 11、宽胸 6、疏胁 5
库房	7	28	宣肺 11、消脓 4
屋翳	11	43	消肿 7、宣肺 6、化痰利湿 6、宽胸 3、调理津液 3
膺窗	9	31	宽胸 5、宣肺 5、除疮消痈 5、消肿 4、通乳 3
乳中	19	29	通乳 6、除疮消痈 5、安神 4、镇痉 4、清热 3
乳根	66	132	宣肺 36、健脾和胃 18、宽胸 13、通乳 10、调治腹疾 10、除疮消痈 8
不容	17	58	疏肝理胁 9、调治腹疾 9、健脾和胃 8、疏脊理背 4、止血 4
承满	11	20	健脾和胃 7、宣肺 4、疏肝理胁 4
梁门	16	39	健脾和胃 13、理气 9、调治腹疾 8
关门	14	35	调治腹疾 8、健脾和胃 7、理气 5、缩尿 4
太乙	6	18	安神 16
滑肉门	8	23	安神 13、健口利舌 3
天枢	148	355	健脾和胃 128、调治腹疾 79、理气 23、散寒 22、补虚 19
外陵	10	21	调治腹疾 10
大巨	15	33	治阴疗疝 9、安神 5、调治腹疾 4、利尿 4、消肿 4
水道	43	94	利尿调水 15、调治腹疾 14、健宫引产 13、治阴疗疝 12、健脾和胃 7
归来	23	45	治阴疗疝 23

穴名	文献条数	总症次	常用功效及其症次
气冲	51	141	治阴疗疝 27、调治腹疾 22、理气 19、利尿 13、调经引产 12、清热 10、消肿 10
髀关	7	25	疏理下肢 9、除痹 4
伏兔	18	70	疏理下肢 15、安神 10、祛风 6、除痹 5、疏腰理胯 4、散寒 4
阴市	43	106	疏理下肢 35、调治腹疾 13、散寒 12、治阴疗疝 11
梁丘	15	48	疏理下肢 21、祛风 6、消肿 6
犊鼻	45	124	疏膝利腿 52、消肿 17、祛风 14
足三里	746	1766	健脾和胃 231、调治腹疾 166、疏理下肢 146、补虚 113、消肿 97、宣肺 82、祛风 74、调气 67、安神 64、清热 63、宽胸 61、散寒 53、明目 47
上巨虚	42	122	健脾和胃 22、疏理下肢 21、调治腹疾 11、祛风 11、清热 8
条口	16	56	疏理下肢 24
下巨虚	59	271	安神 38、疏理下肢 28、健脾和胃 18、清热 17、疏肝利胆 15、调治腹疾 14、除疮消痈 10、调气 9、消肿 9、健口利舌 8
丰隆	80	260	化痰利湿 28、清头止晕 26、安神 24、宣肺 20、健脾和胃 20、疏理下肢 18、祛风 17、消肿 15、利咽 10
解溪	120	334	疏理下肢 56、清头健脑 44、安神 36、消肿 30、祛风 27、健脾和胃 22、调治腹疾 16、清热 14
冲阳	74	187	疏理下肢 23、安神 21、健脾和胃 18、消肿 16、清热 15、疏面理颊 14、调治腹疾 13、散寒 11、健口强齿 9、截疟 9
陷谷	68	167	消肿 26、健脾和胃 17、清热 14、疏面理唇 13、调治腹疾 9、疏理下肢 9、理汗 9、截疟 9
内庭	170	368	调治腹疾 55、健脾和胃 50、消肿 31、健口强齿 30、散寒 29、疏理下肢 21、安神 18、截疟 15、疏面理颊 14、利咽 12
厉兑	100	256	安神 31、健口强齿 20、镇痉苏厥 19、散寒 18、清热 15、健脾和胃 14、理汗 14、疏理下肢 13、消肿 13、疏面理颊 12、通鼻止衄 12、截疟 12、调治腹疾 11

4. 足太阴脾经穴位（表 14-7，表 14-8）

表 14-7　足太阴脾经穴位主治的变化

穴名	《明堂经》主治症	《针灸大成》主治症	《针灸学简编》主治症
隐白	气喘,热病,衄血不止	腹胀,喘满,呕吐,胸中热	腹胀,喘满,呕吐,暴泄
大都	热病,汗不出,暴泄,心痛	热病,汗不出,不得卧,身重骨痛	热病汗不出,身重骨痛,烦热闷乱
太白	热病,头重颊痛,烦闷身热	身热烦满,腹胀食不化,呕吐	身热烦满,食不化,呕吐,胸肋胀

续表

穴名	《明堂经》主治症	《针灸大成》主治症	《针灸学简编》主治症
公孙	主疟,好太息,不嗜食,多寒热	主寒疟,不嗜食,痛气,寒热汗出	腹胀,肠鸣,胃脘痛,浮肿
商丘	寒热善呕,厥头痛,面肿起	腹胀,肠中鸣,不便,脾虚身寒	腹胀,肠痛,不大便,痔疮
三阴交	足下热,胫痛不能久立,湿痹	脾胃虚弱,心腹胀满,不思食,脾痛身重	脾胃虚弱,心腹胀满,不思食,腹胀
阴陵泉	腹中气盛,水肿逆,腹胀	腹寒不嗜食,肋下满,腹胀	腹寒不嗜食,腹满,喘不能卧,暴泄
大横	主大风,逆气,多寒,善悲	大风逆气,多寒善悲,四肢不举	腹寒痛,洞泄,便秘
大包	主大气不得息,胸肋痛,身寒	胸肋中痛,喘气,身痛	中气不和,胸肋中痛,哮喘

　　足太阴脾经主要治疗消化系统疾病,以肠道疾病为主,还治疗局部神经肌肉病变。

　　刘立公和顾杰运用计算机对 93 种古医籍中有关脾经及其腧穴的主治内容进行检索,剔除其中明显抄录前人者,共得文献 1261 条,涉及证名 246 个,总计 3221 证次。再对其内容进行归纳整理,结果显示,脾经穴的常用功效共 17 项,其证次分别为:健脾和胃 496、调治腹疾 324、疏理下肢 236、安神 197、调经引产 194、治阴疗疝 164、消肿 161、利尿 144、散寒 133、止血 101、理气 99、清热 98、宽胸利膈 94、补虚 87、疏肝利胁 77、宁心 62、宣肺 61。

　　这 17 项功效可归纳为 3 类:其一为治疗脾经循行部位的疾患,脾经行于下肢内侧,"入腹,属脾络胃","别上膈,注心中",故可治疗下肢、阴部、女子胞、膀胱、腹部、脾胃、胁肋、胸膈、心肺之病证。另外,止血、理气、消肿之功效亦归入此类,因为脾经穴所止的血大多是本经经过脏腑的出血,包括便血、吐血、咳血、尿血、崩漏等;脾经穴所治的气病,多数是胸腹部的气逆乱、气上冲心、气块等;脾经穴所治肿疾,多数是该经所经过部位的肿(还有少部分属全身性水肿,这是脾运化水湿功能的体现)。

　　其二为补虚、散寒、清热。因为脾主运化,是后天所需营养物质的主要来源,也是生成气、血的主要物质基础,故脾经穴可补气血之不足。脾胃强健,则气血充足,可温煦脏腑,驱逐寒邪,故古人取脾经穴以散寒。脾属阴,阴主内,故脾经穴所主热证以内热为多,脾经穴可以补虚益阴,从而达到清热目的,对于实热,则可运用泻法,以逐其邪热外出。

　　其三为安神,因心神之病往往由脾失健运所致,气血不生,则心神失养,痰浊上扰,则清窍闭塞,故取脾经穴可以治疗神志不安的疾病,如心烦、癫狂、癫痫、忧郁、惊恐等。另外,根据古人临床经验,足鬼眼穴治疗心神有佳效,而该穴即隐白穴,为脾经之井穴,其治疗神志病证的次数达 36 次之多,这也是脾经穴安神功效突出的原因之一。

　　将脾经穴的上述常用功效与肺经、大肠经、胃经作一比较,可发现四经穴均有安神作用。而脾、胃两经穴在治疗脾胃、腹部、下肢、虚损病证方面,均显得较为突出;肺经穴在宣肺、清热、调汗、利咽、宽胸、疏理上肢方面较为突出;大肠经穴在祛风,治疗头面、五官、上肢疾病方面较为突出。在脾、胃两经中,脾经穴可治疗阴部、女子胞、泌尿系统病证,而胃经穴可治疗头面、五官、口腔方面的病证。以上这些差异多是由于经络循行路线不同所致。

表 14-8 脾经腧穴常用功效统计表

穴名	文献条数	总症次	常用功效及其症次
隐白	139	301	安神 64、健脾和胃 40、止血 27、镇痉苏厥 25、调治腹疾 19
大都	78	179	健脾和胃 44、散寒 17、清热 16、调治腹疾 15、疏理下肢 14
太白	124	306	健脾和胃 98、调治腹疾 42、疏理下肢 17、清热 17
公孙	209	573	健脾和胃 113、调治腹疾 69、宽胸利膈 46、消肿 37、安神 32、疏肝利胁 28、截疟 28、疏理下肢 26、宁心 23、理气 22、化痰利湿 19、散寒 17、清热 17
商丘	114	285	健脾和胃 47、疏理下肢 33、调治腹疾 29、安神 27、散寒 15、消肿 13、消痔 12
三阴交	425	989	调经引产 142、健脾和胃 99、治阴疗疝 97、调治腹疾 91、疏理下肢 75、利尿 61、消肿 55、止血 44、散寒 41、补虚 37、安神 29
漏谷	14	54	调治腹疾 10、疏理下肢 10、散寒 6、除痹 5、治阴疗疝 4
地机	18	66	治阴疗疝 11、调治腹疾 10、健脾和胃 10、疏理下肢 8、消肿 7
阴陵	145	323	利尿 55、调治腹疾 47、健脾和胃 43、疏理下肢 38、消肿 29、清热 15
血海	43	112	调经 31、除疮 13、疏理下肢 11、疗疥止痒 11、治阴疗疝 9
箕门	5	19	利尿 5、治阴疗疝 4
冲门	17	41	调治腹疾 10、治阴疗疝 6、健脾和胃 4
府舍	3	11	调治腹疾 3
腹结	6	20	调治腹疾 5、健脾和胃 4
大横	12	28	调治腹疾 5、散寒 4、理汗 4、安神 3
腹哀	6	19	健脾和胃 9
食窦	7	17	宽胸利膈 5、健脾和胃 5、化痰利湿 4
天溪	8	30	宣肺 7、宽胸 5、利胁 5
胸乡	2	6	宽胸 2、疏胁 2、理背 2
周荣	8	22	宣肺 6
大包	8	20	宣肺 4、疏胁 3、理气 3、补虚 3

5. 手少阴心经穴位(表14-9,表14-10)

表14-9 手少阴心经穴位主治的变化

穴名	《明堂经》主治症	《针灸大成》主治症	《针灸学简编》主治症
少海	主身热,气逆,呕吐,手臂挛急	寒热齿痛,目眩发狂,呕吐,项直,肘挛,腋肋下痛	寒热齿痛,目眩发狂,癫痫,手颤,肘挛痛,上肢不举
通里	主热病,心下痛,悲恐,头痛面赤	心痛,干呕,悲恐,肘挛	心脏疾病,头痛,目眩,面赤,臂内侧痛
阴郄	凄寒,咳吐血,气惊心痛	鼻衄吐血,畏寒,心痛气惊	畏寒,胃脘痛,霍乱,鼻衄,失喑
神门	遗溺,手臂寒,呕血,心烦	主疟心烦,恶寒,咽干,心痛,臂寒	心血管疾病,脑神经症,消化系病
少冲	热病烦心,心痛而寒,掌热,肘腹胸中痛	热病烦满,上气干渴,目黄,臂痛,胸心痛,肘痛	中风,热病,烦满,上气,掌热胸痛,手挛,肘腋痛

手少阴心经主治心血管系统疾病、神经系统疾病、发热性疾病和局部神经肌肉疾病。

刘立公和顾杰运用计算机对93种古医籍中有关心经及其腧穴的主治内容进行检索,剔除其中明显抄录前人者,共得文献516条,涉及证名187个,总计1382证次。再对其内容进行归纳整理,结果显示,心经穴的常用功效共9项,其证次分别为:安神259、疏理上肢124、宁心109、清热74、健脾和胃54、散寒43、镇痉苏厥43、止血41、疏肩理腋39。

这9项功效可归纳为2类:其一为治疗心经循行部位的疾患,心经"起于心中,出属心系,下膈络小肠","下出腋下",循行于上肢内侧,故心经穴可治疗心神疾病(即有安神宁心、镇痉苏厥的作用),还可治疗肩腋、上肢疾患。另外,健脾和胃、止血两项功效亦归入此类,因为心经穴健脾和胃的作用主要体现在止吐降逆方面,其所止的血大多是吐血,这些病证多与胸膈部相关,而心经下膈络小肠,与脾胃亦相关。

第二类功效为清热、散寒。因为心经属心,故心经穴可清心热,如《素问·刺热》载:"心热病者……刺手少阴、太阳";《玉龙赋》云:"又若心虚热壅,少冲明于济夺"。心经循行于上肢,故又清上肢之热,如《琼瑶神书》载:少府、通里主治"掌中发热"。心属阴,阴主内,故心经可清内热,如《标幽赋》曰:"泻阴郄止盗汗,治小儿骨蒸";《琼瑶神书》载:少冲主治"上焦壅热"。心在五行中属火,故心经穴也可清其他多种邪热,其中包括外感病之热,如《百证赋》曰:"发热仗少冲曲池之津";《玉龙经》记载,神门主治"疟,恶寒发热"。总之,心经穴的清热作用较为突出。

心经穴还有散寒作用,可祛该经循行部位之寒,包括心、腋、臂、肘、腕等部位之寒。同时又可祛其他部位及全身之寒,此类记载达21次之多,如《玉龙歌》曰:"胆寒心虚病如何?少冲二穴功最多";《百证歌》曰:"寒栗恶寒,二间疏通阴郄暗";《肘后歌》道:"骨寒髓冷火来烧,灵道妙穴分明记"。其机制尚待探讨。

将心经穴的上述常用功效与肺经、大肠经、胃经、脾经作一比较,可发现心经穴在安神、宁心、镇痉苏厥方面较为突出,并有降逆止吐的作用,其他四经则不如它,这是各经循行部位不同的缘故。心经穴的清热作用在其诸功效中占第4位,较其他四经突出,这是心属火的缘故。心经穴可散寒,这与其他四经是相似的。心经穴疏理上肢的功效则与肺经、大肠经穴相一致。

表 14-10　心经腧穴常用功效统计表

穴名	文献条数	总症次	常用功效及其症次
极泉	14	49	健脾和胃 11、疏肝利胁 5、宽胸利膈 3、宁心 3、安神 3、疏肩理腋 3
青灵	7	16	疏肩理腋 6
少海	64	163	安神 22、疏理上肢 22、舒利颈项 12、疏肩理腋 12、清头健脑 10、祛风 10、清热 9、健口强齿 8、宁心 7、降逆止吐 7
灵道	37	85	安神 17、开音复语 12、宁心 10、疏理上肢 10
通里	92	233	安神 39、疏理上肢 28、宁心 18、清头健脑 17、清热 14、补虚 12、开音复语 11、消肿 11、明目 9
阴郄	19	49	补虚 9、散寒 7、宁心 6、安神 6、盗汗 5、吐衄 4
神门	188	437	安神 129、宁心 36、止血 24、宣肺 23、镇痉苏厥 19、疏理上肢 18、清热 17
少府	31	90	疏理上肢 14、安神 11、清热 8、治阴疗疝 7、宽胸 6、利尿止遗 6、治气 6
少冲	81	257	安神 59、宁心 25、清热 24、疏理上肢 20、散寒 12

6. 手太阳小肠经穴位（表 14-11，表 14-12）

表 14-11　手太阳小肠经穴位主治的变化

穴名	《明堂经》主治症	《针灸大成》主治症	《针灸学简编》主治症
少泽	主振寒，小指不用，寒热汗不出，头痛	主疟寒热，汗不出，喉痹，舌强心烦	头痛，项急，疟疾寒热，舌强
腕骨	寒热，臂腕痛，肘屈不伸，风头痛	主热病汗不出，肋下痛，颈颔肿	手腕无力，痹证，指挛，前臂痛
支正	主振寒，寒热，颈项肿，肘挛	主风虚，惊恐悲愁，癫狂，四肢虚	头痛，目眩，颔肿，肘挛
肩中俞	主寒热厥，目不明，咳上气，唾血	主咳嗽，上气唾血，寒热，目视不明	肩背痛，目视不明，咳嗽，发热
天窗	颊肿痛，耳鸣，耳聋，喉痛，肩痛	痔瘘，颈痛，肩痛，耳聋，颊肿	头痛，耳鸣，耳聋，颊肿，喉中痛
天容	主寒热，疝积，胸中痛，咳逆，肩痛	喉痹寒热，咽中如梗，颈痈	耳鸣耳聋，喉痹，咽肿发热
听宫	惊狂，眩仆，癫疾，喑不能言	失音，癫疾，心腹满，耳聋	耳鸣，耳聋，中耳炎，耳痛，癫痫

　　手太阳小肠经主治发热性疾病、呼吸系统疾病、神经系统疾病和局部神经肌肉疾病，但一般不治疗肠道疾病。

　　刘立公等运用计算机对 93 种古医籍中有关小肠经及其腧穴的主治内容进行检索，剔除其中明显抄录前人者,共得文献 768 条,涉及证名 213 个,总计 2013 证次。再对其内容进行归纳整理,结果显示,小肠经穴的常用功效共 17 项,其名称及其证次分别为:安神 195、疏理上肢 174、疏颈理项 140、明目 108、消肿 100、清头健脑 89、清热 83、聪耳 78、疏肩理腋 76、散寒 58、利咽 57、宣肺 57、祛风 56、健脾和胃 53、健口强齿 50、截疟 46、疏胁消疸 44。

这 17 项功效可归纳为 3 类:其一为治疗小肠经循行部位的疾患,小肠经起于小指之端,上行于上肢外侧,经肩部,"循颈上颊",到达头面部的目、耳、鼻、颧,其内行线路"络心,循咽,下膈,抵胃,属小肠",故小肠经穴可疏理上肢,疏肩理腋,疏颈理项,清头健脑,明目,聪耳,健口强齿,安神,利咽,宣肺,健脾和胃。其中宣肺,主要是治疗咳嗽、哮喘等呼吸系统病证,这是因为小肠经"循咽,下膈"之故;健脾和胃则以降逆止吐为主,因为小肠经与上中焦关系密切。另外,消肿亦归入此类,因为小肠经穴所治肿疾,多数是该经所经过部位的肿。

其二为治疗风、寒、热、疟证。除了治疗该经循行部位的风、寒、热以外,小肠经穴还治疗外感热病中全身性的风、寒、热、疟等证。因为小肠经为手太阳,而太阳主表,故可治疗外感热病。在这一方面,小肠经诸穴中后溪尤为突出,其在该四证中的被载次数均列第一,因为后溪通督脉,而督脉为阳脉之海,督率诸阳,故该穴可清热、散寒、祛风、截疟。小肠属火,故小肠经穴也可治疗其他热证,如《类经图翼》:"腕骨,凡心与小肠火盛者,当泻此";小肠经属阳,阳经穴可治中风证,故小肠经又治内风,被载文献有 15 条。

其三为疏胁消疸,即治疗黄疸等胁肋部病证,其中黄疸达 28 条文献之多,其机制尚待探讨。在这一方面,腕骨穴尤为突出,被载文献有 18 条,如《通玄指要赋》曰:"腕骨祛黄";《玉龙歌》道:"黄疸亦须寻腕骨"。

将小肠经穴的上述 17 项常用功效与肺、大肠、胃、脾、心五经的常用功效进行比较,可见它们的异同点。与心经穴一样,小肠经穴的安神作用也十分突出,因为小肠经"络心",又上达头面,可影响"元神之府";与大肠经穴相似,小肠经穴也治疗肩腋、颈项、头面、五官方面病证,但小肠经穴治疗肩腋、颈项疾病的作用更突出,这是因为小肠经"出肩解,绕肩胛,交肩上"的缘故;与上述五经一样,小肠经穴也有清热散寒作用;与肺、大肠、胃经穴一样,小肠经穴也有祛风作用。此外,小肠经穴的截疟、疏肝利胁功效令人注目。

表 14-12　小肠经腧穴常用功效统计表

穴名	文献条数	总症次	常用功效及其症次
少泽	98	240	通乳 32、消肿 16、除疮消痈 15、利咽 12、清热 10
前谷	71	174	疏理上肢 23、疏颈理项 22、清热 14、明目 13、消肿 10、安神 9、理汗 9、聪耳 8、通鼻止衄 8、宣肺 8、利尿 7
后溪	224	484	安神 66、疏颈理项 36、清头健脑 34、明目 31、截疟 29、疏理上肢 25、清热 24、散寒 22、健脾和胃 18、利咽 17、消肿 17、祛风 16、聪耳 15
腕骨	132	283	疏理上肢 53、明目 18、疏胁消疸 18、安神 17、健脾和胃 16、消肿 15、清头健脑 13、疏颈利项 13、疏肩理腋 13、散寒 11、清热 11
阳谷	102	244	安神 30、疏理上肢 23、健口强齿 19、疏颈理项 16、聪耳 15、消肿 15、清头健脑 14、明目 10、理汗 10、祛风 9、清热 9
养老	12	27	疏理上肢 7、明目 6、疏肩 6

续表

穴名	文献条数	总症次	常用功效及其症次
支正	34	114	疏理上肢21、安神13、疏颈理项10、清热7、清头健脑6、宁心5、健脾和胃5、补虚5、明目4、散寒4、消肿4
小海	40	111	健口强齿12、疏颈理项12、安神12、疏理上肢9、疏肩理腋7、消肿6、清头健脑5、调腹5
肩贞	12	37	疏肩理腋8、聪耳7、疏颈理项5、清热5
臑俞	5	17	疏肩4
天宗	7	27	疏理上肢6、疏颈理项4、疏肩4、消肿3
秉风	3	7	疏肩2
曲垣	5	14	疏肩5、除痹4
肩外俞	7	21	疏肩6、疏颈理项3、疏理上肢3、清热3
肩中俞	13	23	宣肺11
天窗	37	118	安神19、疏颈理项10、聪耳7、利咽7、开音复语7、疏面理颊6、祛风6、清头健脑5、消疳5、消肿5
天容	21	61	宣肺11、疏颈理项8、聪耳5、利咽5
颧髎	16	26	明目8、疏面理颊5、健口强齿5
听宫	26	64	聪耳25、安神8

7. 足太阳膀胱经穴位（表14-13，表14-14）

表14-13　足太阳膀胱经穴位主治的变化

穴名	《明堂经》主治症	《针灸大成》主治症	《针灸学简编》主治症
睛明	目不明,恶风,头痛目眩,内眦赤痛	视不明,恶风泪出,憎寒头痛,目眩眼痛	一切眼病
攒竹	攒头痛、鼻衄,汗出寒热,面赤、项强	视不明,泪出目眩,眼中赤痛,面颊痛	一切眼病
天柱	热病,目眩,头痛,项直,咽痛	肩背痛,头旋脑痛,头风,项强	肩背痛,颈项强,落枕,头痛,眼鼻咽喉病
大杼	颈项痛,头痛,热,腰背痛	膝痛,伤寒,腰脊痛,项强,身热	伤寒头痛,颈项强,肩背痛,咳嗽身热
肺俞	肺寒热,喘气,胸满背急,腰脊痛	黄疸口干,腰脊痛,寒热喘满,咳嗽	腰背强痛,肺疾,皮痒,黄疸,胃脘痛
厥阴俞	逆气呕逆,牙痛,胸闷	咳逆牙痛,心痛,胸满呕吐,烦闷	胃脘痛,呕吐,心痛,胸满烦闷,咳逆,肋间神经痛
心俞	寒热心痛,背痛,咳血,心胀	半身不遂,心胸闷乱,咳血,心中风	精神病,咳吐血,肩背痛,半身不遂,神经衰弱,冠心病,心绞痛

续表

穴名	《明堂经》主治症	《针灸大成》主治症	《针灸学简编》主治症
膈俞	振寒,咳呕,食欲不下,胸满,肩背痛	心痛,周痹,吐食翻胃,四肢怠惰	心痛,肩背痛,胃脘痛,呕吐,胸肋痛
肝俞	筋痛,咳肋满急,眉头痛,肝胀	黄疸,目眩,气短咳血,筋寒	黄疸,肝病,胸痛,迎风流泪,头眩晕
胆俞	胸满,呕无所出,口苦舌干,饮食不下	寒汗不出,腋下肿胀,口苦舌干,咽痛干呕	胃脘痛,肚腹胀满,呕吐,口苦舌干,咽痛,黄疸
脾俞	腹胀脊痛,食多消瘦,胃痛,四肢急烦	腹痛,胸背痛,多食消瘦,肋下痛,脊痛	腹胀,胸背痛,食多消瘦,黄疸,肋下满,腹痛
胃俞	胃中寒,胀,食多,腹中满,呕吐,脊痛	霍乱,胃寒,腹胀而鸣,呕吐厌食,胸肋满	胃寒,腹痛,呕吐,泄泻,痢疾
三焦俞	头痛,饮食不下,肠鸣,呕吐	脏腑积聚,胀满,不思饮,伤寒头痛	腹胀,肠鸣,水谷不化,腹中痛,吐逆
肾俞	寒热,食多消瘦,两肋痛,肾胀腰痛	虚劳消瘦,水脏久冷,心腹满痛,梦泄腰痛	虚劳,肾虚,遗精,尿急频,头痛耳鸣
大肠俞	大肠转气,饮食不下,肠鸣暴泄	脊强腰痛,腹气胀,绕脐痛,肠鸣	腰脊痛,肠鸣腹胀,食不化,脱肛便秘
小肠俞	少腹痛,疝痛,腰脊强,口干	主膀胱、三焦津液少,大小肠寒热,腹胀	腰骶痛,小便赤,小腹胀,便秘腹泻
膀胱俞	汗不出,腰脊痛,少腹痛,溺赤	脊强,小便赤黄,遗溺,腹满,大便难	腰骶痛,腹痛泄利,大便难,小便赤
承扶	腰脊臀股阴寒,阴胞有寒,小便不利	腰脊痛,久痔臀肿,小便难,阴胞有寒	腰背脚痛,阴部寒痛,久痔臀痛,坐骨神经痛
委阳	胸满腋下肿,筋痛,腰痛,痔	腋下肿痛,胸满,小便淋沥	腋下肿痛,胸满,小便淋沥,腰背痛
委中	侠脊痛,头重,背寒,腰痛,筋急	腰脊膝痛,遗溺,小腹满,风痹,四肢热	腰腿痛,风湿,髋关节痛,膝痛,坐骨神经痛
承筋	寒热,脚痛,少腹痛,腰背痛,寒痹	腰背拘急,便秘,腋肿,痔,胫痹脚跟痛	腰背痛,小腿麻痹,足跟痛,小腹痛,便秘
承山	鼻衄,腰背脚痛,少腹痛,大便难	大小便不通,转筋,痔肿,脚痛,霍乱	腰背下肢痛,便秘,痔症,脱肛,下肢瘫,坐骨神经痛
昆仑	脊强头痛,腰腹痛,癫证	肩腰脊脚痛,鼻衄,阴痛,心痛,不孕	头肩腰骶痛,坐骨神经痛,下肢瘫,小儿发病
至阴	头重鼻衄,汗不出,烦心,足下热,项痛	目生翳,鼻塞头痛,风寒,胸肋痛,转筋	头痛鼻塞,目痛生翳,胸肋痛,遗精,难产

　　足太阳膀胱经的头面部穴位主治五官科疾病,背部穴位主治腹腔脏器疾病,腰骶部穴位主治泌尿生殖系统的疾病,并对局部神经肌肉疾病有治疗作用。

刘立公等运用计算机对93种古医籍中有关膀胱经及其腧穴的主治内容进行检索,剔除其中明显抄录前人者,共得文献2958条,涉及证名310个,总计8500证次。再对其内容进行归纳整理,结果显示,膀胱经穴的常用功效共19项,其名称及其证次分别为:健脾和胃663、疏理下肢622、安神493、疏腰理臀423、明目401、补虚383、清头健脑361、调腹354、宣肺351、疏背理脊329、散寒326、清热323、壮肾利尿297、祛风291、消肿255、止血214、镇痉苏厥213、疏肝理胁194、治阴疗疝178。

这19项功效可归纳为3类:其一为治疗膀胱经循行部位的疾患。膀胱经"起于目内眦,上额交巅","从巅入络脑,还出别下项","挟脊抵腰中","贯臀,入腘中",循小腿后侧,经外踝之后,至小趾端外侧,故膀胱经穴可治疗眼睛、头脑(包括神志)、脊背、腰臀、下肢的病证,即有明目,清头健脑,镇痉苏厥,安神,疏背理脊,疏腰理臀,疏理下肢之功效。另外,消肿亦归入此类,因为膀胱经穴所治肿疾,多数是该经所经过部位的肿(还有少部分肿疾为全身性水肿,这与膀胱参与水液代谢有关)。

其二为治疗胸腹部脏腑器官的病证;因为《灵枢·卫气》曰:"气在腹者,止之背腧",故膀胱经背俞穴可治疗胸腹腔内五脏六腑及相关器官的病证,即有宣肺、调腹、健脾和胃、疏肝理胁、壮肾利尿、治阴疗疝之功效。止血也归入此类,因为该项功效包括治疗衄血、咳血、吐血、便血、尿血、崩漏等各种脏腑器官之出血。

其三为补虚,散寒,清热,祛风。因为膀胱经背俞穴是脏腑之气输注之处,故其可调整脏腑的功能,从而起到补虚作用。

膀胱经穴可治疗寒、热、风证,除了治疗该经循行部位局部的寒、热、风以外,还治疗全身性的寒、热、风证。因为膀胱经为足太阳,而太阳主表,故可治疗外感病中的寒、热、风证。背俞穴又可治疗脏腑病变引起的内寒、内热、内风。总之,膀胱经穴对于寒、热、风证,无论是局部的还是全身的,无论是表证,还是里证,均有治疗作用。

与其他各经相比,膀胱经行程最长,分布最广,又通过背俞穴与五脏六腑相连,故其作用最为广泛,这是其他经脉所不及的。其中比较突出的是其补虚作用及治疗五脏六腑诸病证的功能,另外还治疗全身或局部的内、外之寒、热、风证。而治疗本经循行部位的病证,则是膀胱经穴与其他经脉穴位的共同点。

表14-14　膀胱经腧穴常用功效统计表

穴名	文献条数	总症次	常用功效及其症次
睛明	56	144	明目102、消肿13
攒竹	104	261	明目96、清头健脑44、安神21、祛风20
眉冲	4	13	清头健脑3
曲差	28	85	通鼻19、清头健脑14、安神10、清热6
五处	18	47	清头健脑12、镇痉苏厥6、通鼻5、祛风5
承光	10	29	清头健脑8、明目6
通天	25	58	通鼻19、疏颈理项13、清头健脑5、疏面理颊5
络却	15	36	安神11、明目8
玉枕	28	94	清头健脑16、明目10、散寒9、安神7、清热7、疏颈理项5、祛风5

续表

穴名	文献条数	总症次	常用功效及其症次
天柱	63	162	清头健脑 34、安神 20、明目 17、镇痉苏厥 13、疏颈理项 11、祛风 8、清热 7
大杼	64	157	清热 17、散寒 15、清头健脑 12、疏背理脊 10、祛风 9、疏颈理项 8、补虚 8、宣肺 7、镇痉苏厥 7、截疟 7、安神 6、疏肩 6、治气 6
风门	103	277	宣肺 47、通鼻 32、清头健脑 24、祛风 23、止血 16、调理津液 14、散寒 14、疏背理脊 13、安神 10、清热 10、健脾和胃 9
肺俞	222	582	宣肺 170、补虚 42、清热 41、安神 38、止血 30、化痰利湿 27、散寒 25、宽胸 21、治气 20
厥阴俞	11	31	宽胸 8、安神 4、和胃降逆 4、治气 4
心俞	163	494	安神 113、宁心 42、补虚 31、明目 23、清热 19、宣肺 18、消痃理胁 18、止血 18、健口理舌 17
督俞	2	7	宁心 2、调腹 2
膈俞	135	316	调腹 40、宽胸 31、健脾和胃 31、止血 27、补虚 19、化痰利湿 18、治气 17、清热 14、疏肝理胁 13、散寒 12
肝俞	176	473	明目 74、疏肝理胁 44、止血 39、安神 38、宣肺 35、调腹 26、镇痉苏厥 21、补虚 21、祛风 17、清热 17
胆俞	53	164	消痃理胁 23、和胃降逆 22、安神 17、明目 12、补虚 9、宁心 8、清热 8、宣肺 7、宽胸 6
脾俞	185	450	健脾和胃 114、调腹 67、补虚 35、消痃理胁 26、清热 22、消肿 20、止血 20、安神 17
胃俞	97	225	健脾和胃 83、调腹 28、补虚 19
三焦俞	58	126	调腹 27、健脾和胃 27、利尿 10、补虚 9
肾俞	328	874	补虚 104、壮肾利尿 98、疏腰 64、治阴疗疝 58、散寒 56、调腹 43、健脾和胃 40、调经止带 40、安神 33、疏理下肢 32、清热 30、止血 30、宣肺 27、聪耳 26
气海俞	5	14	壮肾利尿 3、消痔 2、疏腰 2、止便血 2
大肠俞	57	164	健脾理肠 70、调腹 22、利尿 11
关元俞	5	27	健脾理肠 6、利尿 6、调腹 4
小肠俞	58	172	利尿 42、健脾理肠 38、调腹 11、止血 9、安神 8、消肿 8
膀胱俞	54	203	利尿 29、健脾理肠 19、疏腰理臀 18、调腹 17、疏理下肢 15、补虚 13、疏背理脊 12、散寒 10、安神 9、治阴疗疝 9、消肿 9
中膂俞	21	63	健脾理肠 11、疏背理脊 7、镇痉 7、疏腰 6、壮肾利尿 5、清热 5、调腹 4、补虚 4
白环俞	39	103	疏腰理臀 20、调经止带 16、疏背理脊 11、壮肾利尿 10、治阴疗疝 10、疏理下肢 10、补虚 7

续表

穴名	文献条数	总症次	常用功效及其症次
上髎	18	40	健宫止带 7、疏腰 7
次髎	17	51	疏腰理臀 11、疏背理脊 6、散寒 6、利尿 5、疏理下肢 5
中髎	24	67	健脾理肠 15、调经止带 10、利尿 9、疏腰理臀 8
下髎	15	39	健脾理肠 7、疏腰 6、调治前阴 4、调腹 3
八髎	11	22	疏腰理臀 9、健脾理肠 3、利尿 3
会阳	21	94	健脾理肠 19、疗痔提肛 12、止便血 8、调治前阴 6、疏腰理臀 5、调理阴阳 5、止汗 5、补虚 5
承扶	15	52	疗痔提肛 10、疏腰理臀 6、利尿 5、健脾理肠 4、调治前阴 4
殷门	7	22	疏腰理臀 6、疏理下肢 4
浮郄	10	32	健脾理肠 10、利尿 6、清热 6
委阳	26	77	利尿 15、调腹 7、疏腰 7、疏理下肢 6、调治前阴 4、疏肩理腋 4、疏背理脊 4、清热 4、消肿 4
委中	296	724	疏腰理臀 111、疏理下肢 108、疏背理脊 69、祛风 42、清热 40、除疮消痈 36、壮肾利尿 29、消肿 28、健脾和胃 22、散寒 20
附分	7	25	疏背 6、散寒 5、疏颈理项 4
魄户	24	75	宣肺 21、补虚 9、疏背理脊 7、清热 6、和胃降逆 5
膏肓俞	122	303	宣肺 61、补虚 55、安神 23、清热 21、止血 18、调治前阴 17、化痰利湿 13、健脾和胃 12、疏背理脊 11、宽胸 10、散寒 10
神堂	9	34	疏背理脊 7、宽胸 5
谵谙	58	164	截疟 16、宣肺 15、安神 12、清热 12、疏肩理腋 9、疏背 8、补虚 8、清头健脑 7、理胁 7、健脾和胃 7、理汗 7、通鼻 6、祛风 6、宽胸 5、调腹 5、止血 5
膈关	12	23	健脾和胃 6、疏背理脊 6
魂门	18	43	健脾和胃 15、宽胸 6、利尿 4、疏背 4
阳纲	11	31	健脾和胃 10、明目 4、调腹 3、补虚 3
意舍	22	43	健脾和胃 14、理胁 5
胃仓	11	23	利膈 3、调腹 3、疏背理脊 3、消肿利水 3
肓门	6	10	通乳 2、调腹 2
志室	29	65	治阴疗疝 11、疏背理脊 8、疏腰 7、补虚 6、健脾和胃 5、调经止带 5、理胁 4
胞肓	14	33	利尿 9、健脾理肠 5、疏背理脊 5、疏腰理臀 5

续表

穴名	文献条数	总症次	常用功效及其症次
秩边	11	38	利尿8、疏腰理臀6、消痔调肛4、疏背理脊4
合阳	22	68	治阴疗疝15、疏理下肢11、调经止带7、疏腰6、止血5
承筋	45	132	疏理下肢34、健脾理肠18、疏腰10
承山	126	353	疏理下肢102、健脾和胃42、疗痔提肛27、消肿24、疏腰16、止血15、调腹13、消脓活血11
飞扬	42	138	疏理下肢17、清头健脑10、安神10、通鼻9、疏腰9、除痹8、消痔调肛7、截疟7、疏颈理项6、清热6、健脾和胃5、疏背理脊5、散寒5、止血5
跗阳	17	69	疏理下肢26、疏腰理臀9、清头健脑6、祛风5、散寒5、除痹5
昆仑	229	594	疏理下肢132、疏腰理臀60、祛风40、消肿39、疏背理脊33、安神29、镇痉苏厥27、清头健脑23
仆参	39	95	疏理下肢24、安神22、镇痉苏厥19、健脾和胃6
申脉	201	497	疏理下肢65、安神55、清头健脑41、祛风38、消肿33、疏腰理臀24、散寒19、疏背理脊17、镇痉苏厥16、明目15、疏颈理项15、止衄12
金门	48	128	安神24、镇痉苏厥20、疏理下肢15、清头健脑12、疏背理脊7、聪耳6
京骨	57	207	疏理下肢30、清头健脑18、疏背理脊15、疏腰理臀15、镇痉苏厥12、明目11、通鼻11、散寒11、安神10、疏颈利项9、止血7
束骨	49	168	安神21、疏理下肢19、疏腰理臀16、清头健脑11、明目9、除疮消痈8、理项7、疏背理脊7、散寒7、清热7、补虚6、健脾理肠5、镇痉苏厥5、消肿5
足通谷	43	112	安神18、清头健脑12、疏理下肢9、通鼻7、明目6、疏颈利项6
至阴	87	210	调经引产21、疏理下肢17、散寒15、清头健脑14、明目12、安神12、利尿10、祛风9、清热8、截疟8、治阴疗疝7、疏背理脊7

8. 足少阴肾经穴位(表14-15,表14-16)

表14-15　足少阴肾经穴位主治的变化

穴名	《明堂经》主治症	《针灸大成》主治症	《针灸学简编》主治症
涌泉	热中少气,厥寒烦心,喉痹,身热痛	尸厥,善恐,心痛,舌干咽肿	休克,中暑,晕厥,失喑,癫症,癔病,惊风,中风
太溪	热病汗不出,嗜卧,溺黄,少腹热,心痛	久疟咳逆,心痛脉沉,手足寒,喘息,呕吐	咳嗽,心痛,尿黄,热病,咽肿,阳痿
照海	目痛,少腹痛,溺黄,小腹痛,闭经	咽干心热,四肢重,久疟,呕吐,嗜卧,小腹痛	咽炎,扁桃体炎,四肢重,精神忧郁,半身不遂

续表

穴名	《明堂经》主治症	《针灸大成》主治症	《针灸学简编》主治症
复溜	疟热少气,足寒,腹痛	肠澼,腰脊痛,舌干胃热,足痿	腹胀,四肢肿,盗汗,便秘,痢疾
阴谷	寒热腹肿,狂癫,脊内廉痛,足痛	膝痛,烦逆,溺难,小便急痛,阳痿,股痛	股内廉痛,膝痛,小便难,尿急频,腹胀
期门	腹中痛,脉不通,奔泄,腰脊痛	腰脊痛,泄利不止,目赤,月事不调	子宫冷不孕,月经不调,两肋痛,腰痛

足少阴肾经主治呼吸系统、消化系统、泌尿生殖系统疾病及局部神经肌肉病变。

刘立公等运用计算机对 93 种古医籍中有关肾经及其腧穴的主治内容进行检索,剔除其中明显抄录前人者,共得文献 1508 条,涉及证名 273 个,总计 3983 证次。再对其内容进行归纳整理,结果显示,肾经穴的常用功效共 17 项,其名称及证次分别为:健脾和胃 356、调腹 307、安神 252、疏理下肢 245、壮肾利尿 219、调经引产 180、治阴疗疝 174、宣肺 172、消肿 168、清热 156、治气 145、散寒 136、补虚 120、止血 115、健口强齿 99、宽胸利膈 95、利咽 88。

这 17 项功效可归纳为 3 类:其一为治疗肾经循行部位的疾患。肾经"起于小指之下",经足心,循内踝及下肢内后侧,"贯脊属肾络膀胱",行于腹部,"上贯肝膈,入肺中,循喉咙,挟舌本;其支者,从肺出络心,注胸中"。故肾经穴可治疗下肢、肾、膀胱、腹、胸、肺、咽、口的病证,即有疏理下肢、壮肾利尿、调腹、宽胸、宣肺、利咽、健口强齿之功效。肾经行经腹部,与前阴、胞宫、脾胃也相关联,因此又可治阴疗疝、调经引产、健脾和胃。另外,消肿、治气、止血亦归入此类,因为肾经穴所治肿疾,多数是该经所经过部位的肿(还有少部分肿疾为全身性水肿,这是"肾主水"的缘故);所治气疾,多数亦是该经所循行部位的气病,如气淋、气疝、肾气、膀胱气、咽喉之气,以及胸腹部的气块、气上冲心、气逆上、气逆乱等;所止之血多为与肾经相关联的脏腑器官之出血,如尿血、咳血、崩漏、便血、吐血等。

其二为清热、散寒、补虚。肾属阴,阴主内,肾经所主之热证多为内热之证,包括虚热、肾热及外感热病中的少阴热证等,对于其他外感热病,也可取肾经穴而用补法,以求滋阴降火之功。肾经所治寒证多数亦为里寒之证,包括少阴之寒、厥逆之寒、肾寒、骨寒等。因为肾藏精,而精是构成人体和维持生命活动的物质基础,各种慢性疾病日久皆损耗肾精,"精气夺则虚",反过来,肾虚又可以造成机体一系列相互影响的劳损,因此治疗虚证常取肾经穴,统计共 120 症次,其中包括"男子虚劳"、"五脏虚竭"、"虚弱盗汗"、"老人虚损"、"五心烦热"等。肾经穴所治之热、寒、虚证,还包括该经所经过部位的局部热、寒、虚证。

其三为安神作用,共计 252 症次,其中包括癫、狂、痫、惊、怒、喜、思、悲、恐、烦闷、梦眠不安等证。因为肾经"从肺出络心",而中医认为"心主神明";肾又主骨,生髓,通于脑,"脑为髓海",肾精不足,则髓海失养,亦会影响脑的功能,故肾经穴治疗神志病证。

与其他经脉相比,肾经穴所治的寒、热之证,以里寒、里热为主,这与胃、脾、心三经相似,而肺、大肠、小肠三经以表寒、表热为多,膀胱经则是表里皆治;肾经穴所治虚证以肾虚为主,包括肾精不足之证,而脾、胃经则以补脾胃为主,包括气血不足之证,膀胱经则补各脏腑之虚弱;肾经穴治风的功效不够突出,这与脾、心二经相似,而肺经及诸阳经均有治风之能;肾经穴主治下肢、胸、腹病证为多,这与脾经有相似之处,乃"经脉所过,主治所及"的缘故。

表 14-16 肾经腧穴常用功效统计表

穴名	文献条数	总症次	常用功效及其症次
涌泉	242	688	安神 59、疏通下肢 57、清热 42、壮肾利尿 39、健脾和胃 35、镇痉苏厥 28、宣肺 25、调腹 24、治气 24、消疳利胁 22、清头健脑 21、健口利舌 21、宽胸 21、祛风 21、宁心 19、散寒 19、消肿 18、止血 18
然谷	167	424	疏通下肢 37、治阴疗疝 31、安神 28、健脾和胃 25、利咽 22、壮肾利尿 22、清热 21、消肿 21、调腹 19、宣肺 17、健口利舌 15、宁心 15、散寒 15、镇痉苏厥 15、补虚 13
太溪	231	600	健脾和胃 35、疏通下肢 44、壮肾利尿 39、散寒 37、调腹 35、健口强齿 34、清热 33、消肿 31、宣肺 26、安神 26、治阴疗疝 26、补虚 22、止血 19、调经止带 15、治气 15
大钟	44	180	安神 26、健脾和胃 21、壮肾利尿 15、散寒 12、疏通下肢 10、疏腰 8、利咽 7、补虚 7、宣肺 6、调腹 6、理脊 6、治气 6、止血 6
水泉	14	33	调经 11、调腹 6、明目 4、治阴疗疝 4
照海	306	723	健脾和胃 81、调腹 68、调经引产 64、疏通下肢 48、安神 44、壮肾利尿 35、治阴疗疝 35、消肿 34、利咽 31、补虚 30、治气 27、祛风 25、止血 21、镇痉苏厥 18
复溜	194	421	调汗 51、消肿 42、壮肾利尿 34、调腹 31、疏通下肢 27、健脾和胃 21、清热 18、散寒 17、补虚 16、治气 14、止血 14、疏腰 13、安神 11、疏背理脊 11
交信	17	70	调经止带 15、壮肾利尿 9、治阴疗疝 9、疏通下肢 6、治气 6
筑宾	21	54	安神 16、治阴疗疝 10、健脾和胃 7
阴谷	87	197	调腹 33、利尿 27、调经止带 23、治阴疗疝 18、消肿 12、安神 11、疏通下肢 11
横骨	22	67	利尿 15、治阴疗疝 11、调腹 10、明目 6
大赫	15	30	治阴疗疝 19
气穴	15	51	调经保宫 11、降气 7、调腹 6、疏腰理臀 5、治阴疗疝 4
四满	31	95	调腹 20、调经保宫 12、治阴疗疝 12、治气 10、消肿利水 8、理血化瘀 7
中注	8	28	健脾和胃 8、调腹 4
肓俞	16	39	调腹 12、健脾和胃 7、散寒 5
商曲	8	13	调腹 6
石关	24	74	健脾和胃 17、调腹 10、治气 8、理血化瘀 6
阴都	31	81	健脾和胃 12、调腹 9、宁心 5、消疳利胁 5、清热 5、止汗 5、明目 4、安神 4、降气 4、消肿 4、补虚 4
腹通谷	47	90	调腹散结 13、健脾和胃 13、宁心 7、开音复语 6、化痰消饮 6、健口利舌 5、宽胸利膈 5、安神 5、治气 5
幽门	28	78	健脾和胃 25、调腹 10、安神 8、宽胸 5

续表

穴名	文献条数	总症次	常用功效及其症次
步廊	9	23	宽胸利膈8、宣肺6、治气4
神封	5	19	宣肺4、消痈4、通乳3
灵墟	6	16	宽胸利膈5、和胃止吐4
神藏	9	28	宣肺6、健脾和胃6、宽胸4
彧中	14	43	宣肺20、治理津液7

9. 手厥阴心包经穴位（表14-17，表14-18）

表14-17　手厥阴心包经穴位主治的变化

穴名	《明堂经》主治症	《针灸大成》主治症	《针灸学简编》主治症
曲泽	心惊,身热,烦心,口干,手清,逆气	心痛,善惊,身热,烦渴口干,逆气,臂肘腕痛	身热,烦渴,口干,逆气,胃脘痛,呕吐,腹泻
间使	热病烦心,胸热心痛,肘内廉痛	伤寒结胸,心悬如饥,恶风寒,肘挛,卒心痛	心痛,心悬如饥,呕吐,肘挛,腋肿,中风,癫狂
内关	面赤皮热,中风热,目赤黄,肘挛腋肿,心痛	手中风热,失志心痛,目赤,肘挛	头痛,失明,癫痫,腋肿,肘挛,心绞痛
大陵	热病烦心,汗不出,肘挛,心中痛,狂言	热病,手心热,肘臂挛痛,腋肿,善笑不休,烦心	身热头痛,胸肋痛,热病,臂挛,痫证
劳宫	热病,烦满,胸肋痛,便血	中风,善怒,手痹,热病,肋痛,大小便血	善怒,热病,汗不出,胸肋痛,胃脘痛,中风
中冲	热病烦心,心闷,汗不出,掌中热,心痛	热病,烦闷,汗不出,掌中热,心痛	中风,中暑,晕厥,昏迷,热病烦闷

手厥阴心包经穴位主治循环、神经系统疾病,发热性疾病和局部神经肌肉疾病。

刘立公等运用计算机对93种古医籍中有关心包经及其腧穴的主治内容进行检索,剔除其中明显抄录前人者,共得文献917条,涉及证名225个,总计2302证次。再对其内容进行归纳整理,结果显示,心包经穴的常用功效共15项,其名称及证次分别为:安神280、健脾和胃187、宁心161、清热149、宽胸利膈148、疏理上肢118、调腹散积107、补虚67、止血67、疏胁利胆64、祛风64、镇痉苏厥64、宣肺63、治气62、散寒62。

这15项功效可归纳为2类:其一为治疗心包经循行部位的疾患。心包经"起于胸中,出属心包络",故心包经穴可治疗心神与胸部疾病,即有安神、宁心、镇痉苏厥、宽胸利膈、宣肺之功能;心包经"下膈,历络三焦","循胸出胁",故能治疗腹部与胁肋的病证,即有健脾和胃、调腹散积、疏胁利胆之功效;心包经"上抵腋",行于上肢阴面中间,故又有疏理上肢之功效。另外,治气、止血功效亦归入此类,因为心包经穴所治气疾,多数是胸腹部诸气疾,包括气块、气上冲心、气逆上、气逆乱等;"心主血",故心包经穴可主治诸出血证,其中亦以胸腹部诸脏腑器官之出血为多,如咳血、吐血、便血、尿血、崩漏等。

其二为清热、补虚、祛风、散寒。中医学有"心包属火"之说(见《针经指南·手足三阴三阳表里干支配合》),故心包经穴主治诸热证,如《采艾编翼》载,心包经"配三焦,多治热"。又因心包属阴,故心包经穴所主热证以内热为多,尤其以心热、虚热、烦热为突出。心包经"历络三焦",故其经穴可治疗内脏诸虚之证,如"脾胃气虚"、"心脏诸虚"、"劳疸"、"劳噎"等,因而心包经穴有补虚功能,尤其多治"骨蒸"、"劳热"、"五心烦热"等虚热证。因为"心主神明",故心包经穴多治与心神相关的内风之证,如中风、风癫、风痫等,因而心包经穴又有祛风功能。由于心包经穴主治内脏虚证,故可治内脏的虚寒证,如"脾胃虚寒"、"大肠虚冷"、"心虚疟寒"、"痼冷脱阳"等,因而心包经穴有散寒之功能。心包经穴所治之热、虚、风、寒证,还包括该经所经过其他部位的局部热、虚、风、寒证。

与其他经脉相比,心包与心经穴的宁心安神作用较为突出,这是该两经分别"属心"、"属心包",而心"主神明"的缘故。心包经穴所治寒、热之证,以里寒、里热为多,这与胃、脾、心、肾四经相似,而肺、大肠、小肠三经以表寒、表热为多,膀胱经则是表里兼治。心包与心经穴的清热功能比其他经脉更为突出,这是心与心包属火的缘故。心包经穴所治虚证,以胸腹内脏腑的虚弱为主,脾、胃经穴则以补脾胃为主,肾经穴以补肾为主,而膀胱经循行广泛,故其经穴主治头、胸、腹、下肢等各部的虚弱之证。心包经穴主治与心神相关的内风,胃经穴亦治内风,而肺经穴治外风,大小肠与膀胱经穴则兼治内外之风。心包经穴还主治胸膈和上肢病证,这与肺、心经穴有相似之处,乃"经脉所过,主治所及"的缘故。

表 14-18　心包经腧穴常用功效统计表

穴名	文献条数	总症次	常用功效及其症次
天池	21	52	疏颈利项消瘰9、宽胸利膈6、疏腋6、消肿5、安神除烦4、消脓理血4、清热4
天泉	8	18	宣肺止咳3
曲泽	68	164	疏理上肢27、宁心20、安神19、润燥止渴16、清热13、健脾和胃止吐8
郄门	13	40	补虚提神7、宁心6、安神6、止吐衄6
间使	231	516	安神97、健脾和胃45、清热39、截疟38、宁心23、散寒23、疏理上肢21、宽胸利膈20、镇痉苏厥20
内关	236	579	健脾和胃67、宽胸利膈62、调腹散积61、宁心55、安神49、疏胁利胆26、治气24、补虚24、清热21、疏理上肢18
大陵	217	527	安神75、宁心52、宽胸利膈47、健脾和胃41、清热37、疏理上肢29、止血25、宣肺24、调腹散积21、治气19
劳宫	143	433	安神70、清热39、健脾和胃31、健口强齿21、宽胸利膈21、疏理上肢21、宁心20、止血20、疏胁利胆18
中冲	93	237	安神26、镇痉苏厥23、清热22、祛风21、健口强齿16、宁心16、疏理上肢15、利咽9

10. 手少阳三焦经穴位(表14-19,表14-20)

表14-19　手少阳三焦经穴位主治的变化

穴名	《明堂经》主治症	《针灸大成》主治症	《针灸学简编》主治症
关冲	热病,汗不出,口干烦心,心痛,臂肘痛,肩背痛	喉痹,咽外肿,头痛,臂肘痛,目生翳	头痛,喉痹,口干发热,目生翳,肩痛
中渚	主疟,寒热,肘臂痛,头眩,耳鸣,目痛	热病汗不出,目眩头痛,耳聋,目生翳,肘臂痛	前臂及肘部挛痛,热病,头痛,耳疾
外关	上肢痛,耳聋	耳聋,五指痛,肘挛,手臂不屈	前臂及肘不得屈伸,上肢筋骨痛,耳疾,发热
支沟	主咳,面赤热,目痛,肩不举,心痛,肩臂痛	热病汗不出,肩臂酸重,肋腋痛,四肢不举	伤寒,热病,肩臂腰背酸痛,痹证
天井	主疟,心痛,胸痹,肩肉麻木,肘痛引肩	心胸痛,咳嗽,寒热,风痹,臂肘痛	肘部及肩臂疼痛,落枕,偏头痛,耳疾
翳风	口不能言,聋,口不开	耳鸣,耳聋,颊肿,口不开,不能言,口吃	耳疾,口眼歪斜,颊肿,牙痛,三叉神经痛

手少阳三焦经主治五官科疾病、发热性疾病、局部神经肌肉病变,但对三焦内脏疾病的治疗作用不很明显。

刘立公等运用计算机对93种古医籍中有关三焦经及其腧穴的主治内容进行检索,剔除明显抄录前人者,共得文献921条,涉及证名228个,总计2268证次。再对其内容归纳整理,结果显示,三焦经穴的常用功效共17项,其名称及证次分别为:疏理上肢209、安神131、明目128、清头健脑120、聪耳119、消肿119、疏颈理项117、健口强齿103、祛风89、健脾和胃82、清热75、疏肩理腋74、镇痉苏厥62、疏胁理肋60、利咽55、宁心51、疏背理脊48。

这17项功效可归纳为2类:其一为治疗三焦经循行部位的疾患。该经起于小指次指之端,行于上肢外侧,"循臑外上肩,而交出足少阳之后",故有疏理上肢、疏肩理腋、疏背理脊之功效;"入缺盆,布膻中,散络心包,下膈,遍属三焦",故有宁心、安神、健脾和胃、疏胁理肋之功效;"从耳后入耳中,出走耳前","至目锐眦",故有疏颈理项、利咽、聪耳、健口强齿、明目、清头健脑、镇痉苏厥之功效。另外,消肿亦归入此类,本经穴所治肿疾,以该经循行部位的局部之肿为多,其中包括上肢、肩腋、颈项、咽喉、头面、舌牙、耳目等部位之肿,共计92次,占该经穴治疗肿疾总次数的77.3%。

其二为祛风、清热。因为风证常表现为运动系统的症状,而人体阳面肌肉较阴面为发达,故阳面肌肉在运动中起主导作用,而三焦经位于肢体阳面的中间,故该经穴可治疗风证。三焦与心包互相属络,三焦经又与头部相连,故三焦经穴可治疗心神、脑神病变引起的风证,如"风痫"、"风瘲"、"中风"等。热属阳,故阳经穴可治热证,三焦经属少阳,位于半表半里,故对表热、里热均有治疗记载,尤其突出的是治"三焦之热"与"脏腑之热",这是本经"遍属三焦"之故。此外,三焦经穴还治疗该经循行部位的局部风、热之证。

将三焦经穴的上述 17 项常用功效与其他经穴的常用功效进行比较,可发现三焦经穴安神作用比较突出,这与心、小肠、心包经穴相类似。三焦经穴兼治表里之热,这与膀胱经穴相似,而治"三焦邪热"则是三焦经穴的特点;至于治疗里热证,则以胃、脾、心、肾、心包五经穴为多;治疗表热证,则以肺、大肠、小肠三经穴为多。三焦、心包、胃经穴皆治内风,肺经穴则治外风,而大小肠、膀胱经穴兼治内外之风。

三焦经为手阳经,其循行路线与大肠、小肠经相似,故三经穴均能治疗上肢、肩腋、颈项、头面、五官方面的病证,但三焦经穴治疗耳疾的作用更突出,多达 119 次,曾被马王堆帛书称为"耳脉";而大肠经穴治疗口齿疾病的作用更突出,多达 197 次,曾被称为"齿脉";小肠经穴治疗肩腋、颈项疾病的作用更突出,多达 76 次与 140 次,曾被称为"肩脉",这是手三阳经各自循行连接的部位不同之故,乃三者的同中之异。

表 14-20　三焦经腧穴常用功效统计表

穴名	文献条数	总症次	常用功效及其症次
关冲	80	212	健脾和胃 21、利咽 17、疏理上肢 17、清热 16、健口理舌 14、润燥止渴 12、宽胸利膈 11、除痹 11、聪耳 9、安神 9、清头健脑 8、明目 7、宁心 7
液门	87	192	疏理上肢 31、安神 22、消肿 18、明目 15、健齿理舌 13、聪耳 11、清头健脑 10、清热 10
中渚	118	248	疏理上肢 55、疏背理脊 23、聪耳 18、消肿 16、明目 14、清头健脑 13、疏肩 13
阳池	42	111	疏理上肢 32、宁心 6、消肿 6、补虚 6
外关	181	396	疏理上肢 53、明目 28、清头健脑 24、祛风 23、消肿 22、健口强齿 20、清热 19、疏颈理项 18、聪耳 15、散寒 15、止血 15、疏胁理肋 13
支沟	162	374	健脾和胃 51、疏胁理肋 44、调腹 23、宽胸利膈 16、疏肩理腋 16、疏理上肢 16、宣肺 15、消肿 15、开音复语 13、清热 12
会宗	9	21	聪耳 4、定痛 3、疏肩理腋 3
三阳络	12	18	健齿理舌 3、开音复语 3、提神醒脑 3、聪耳 2、补虚 2
四渎	12	19	健齿 7、聪耳 4
天井	90	225	消瘰疏颈理项 39、安神 29、疏理上肢 19、祛风 12、宣肺 11、宁心 11、宽胸利膈 10、除痹 10、疏肩理腋 8、镇痉苏厥 8
清冷渊	11	19	疏肩 7、疏理上肢 5
消泺	12	38	疏颈理项 8、除痹 5
臑会	14	38	除瘿消瘰理项 10、疏理上肢 7、消肿 5
肩髎	3	5	疏理上肢 3
天髎	9	32	疏肩理腋 8、疏颈理项 5、疏理上肢 5、清热 4
天牖	31	95	清头健脑 10、疏颈理项 10、明目 8、消肿 8、疏面理颊 6、通鼻止衄 6、祛风 6、聪耳 5、疏肩 5

续表

穴名	文献条数	总症次	常用功效及其症次
翳风	55	115	聪耳 43、健口强齿 17、消瘰理项 10
瘈脉	16	48	安神 16、镇痉苏厥 10、明目 4
颅息	13	47	聪耳 9、清头健脑 8
角孙	20	41	健口强齿 14、明目 8
耳门	23	56	聪耳 26、健口强齿 9、消脓 9

11. 足少阳胆经穴位（表 14-21，表 14-22）

表 14-21　足少阳胆经穴位主治的变化

穴名	《明堂经》主治症	《针灸大成》主治症	《针灸学简编》主治症
瞳子髎	眼疾	眼疾，头痛，喉闭	头痛，目痒，眼疾，三叉神经痛
听会	耳疾，齿痛，狂惊，暗不能言	耳疾，牙车臼脱，中风口斜，手足不随	耳疾，下颌关节炎，口眼歪斜，牙痛
上关	寒热，眼耳口疾	唇吻强，口眼㖞斜，青盲，恶风寒，齿痛，耳疾	偏风，口角歪斜，耳疾牙痛，偏头痛，癫痫
风池	热病，颈项痛，目泣出，鼻衄，耳目不明	寒热，伤寒温病，目眩，头痛，颈项痛	寒热，头痛眩晕，耳眼疾，颈强，中风
肩井	肩背痹痛，寒热	中风，气逆，妇人难产，头项臂痛	中风气寒，头颈痛，颈项强，肩背痛
京门	脊强，寒热，腹胀，腰痛，水道不通	肠鸣，肩背寒邪，腰痛，腹胀，溺黄	腰痛，髋关节痛，腹胀肠鸣，小便不利
带脉	妇人少腹坚痛，月水不通	主腰腹纵，妇人小腹痛，月事不调	小腹痛，里急后重，月经不调，带下
环跳	髀枢中痛，腰肋急痛，胫痛，痹不仁	风湿痹不仁，半身不遂，腰膝痛	半身不遂，痿病，腰脊痛，坐骨神经痛
阳陵泉	胆胀，肋下满，呕吐逆，膝股外廉痛	膝伸不屈，膝骨冷痹，偏风，半身不遂	半身不遂，下肢冷痹，坐骨神经痛，癫痫
悬钟	腹满，胃热，不思饮	心腹胀满，胃热，膝痛筋挛	中风，胃脘腹痛，小腿酸痛，颈项强
丘墟	视不明，振寒，腰两肋痛，足腕不收	胸肋满痛，腋肿，痿厥，腰胯痛	胸肋满痛，腋下肿，髋关节痛，下肢酸痛
足临泣	主厥，风身汗出，髀痛，腋下肿，胸肋腰腹膝外廉痛	胸中满，目眩，心痛，周痹	胸满痛，颈腋淋巴结核，头后部痛，小腿湿肿

足少阳胆经颈头部穴位治疗头面部、五官、神经系统疾病；肩部和侧胸部穴位主要治疗神经系统和上肢病痛；侧胸部和上腹部穴位治疗胸腹腔内脏病；下腹部穴位治疗妇科病；下肢穴位治疗胸腹腔内科疾病及局部神经肌肉病变，但不治疗胆道系统疾病。

刘立公等运用计算机对 93 种古医籍中有关胆经及其腧穴的主治内容进行检索，剔除明显抄录前人者，共得文献 1762 条，涉及证名 280 个，总计 4814 证次。归纳整理结果显示，胆经穴的常用功效共 16 项，其名称及其证次分别为：疏理下肢 603、祛风 284、清头健脑 273、明目 261、消肿 240、安神 210、散寒 196、疏肝理胁 177、疏腰理臀 175、清热 168、除痹 150、疏颈理项 145、聪耳 139、健脾和胃 138、健口强齿 115、镇痉苏厥 113。

这 16 项功效可归纳为 2 类：其一为治疗胆经循行部位的疾患。胆经"起于目锐眦，上抵头角"，"从耳后，入耳中，出走耳前"，"下加颊车，下颈，合缺盆"，故有明目、清头健脑、镇痉苏厥、聪耳、健口强齿、疏颈理项之功效。"下胸中，贯膈，络肝属胆，循胁里，出气街"，故有安神、疏肝理胁、健脾和胃之功效。"循胸过季胁，下合髀厌中"，与腰胁和臀部相关，故有疏腰理臀之功效。"循髀阳，出膝外廉，下外辅骨之前，直下抵绝骨之端，下出外踝之前，循足跗上，入小指次指之间"，故有疏理下肢之功效。此外，消肿亦归入此类，因为胆经穴所治肿疾，多数是该经所经过部位的肿，如头面肿、颊肿、龈肿、颈肿、缺盆中肿、胸满肿、乳肿、胁肋红肿、鼓胀、疝肿、膝股肿、胫肿、足腕肿、脚背红肿等，共计 209 次，占该经穴治疗肿疾总次数的 87.1%。其二为祛风、散寒、除痹、清热。因为人体阳面毛孔较大，而胆经位于肢体阳面的中间，故易受风寒之邪入侵，如果邪留不去，则成痹证，因而胆经穴主治风、寒、痹证。如《医学纲目》载：阳陵泉等穴可治"春感风寒湿"之"筋痹"；《针灸聚英》载：风池等穴可治"少阳头痛，风寒伤上，邪从外入，令人振寒，头痛身痛，恶寒"；《长桑君歌》道："冷风湿痹针何处，先取环跳次阳陵"；《灸法秘传》云："倘三气（风、寒、湿）痹痛，灸环跳"，均为例。胆经处于半表半里，也治里寒证。胆经与头部相连，故胆经穴又可治疗脑部病变引起的内风证，如"风痫"、"风瘈"、"中风"等。

因为阳经穴治热证，而胆经属少阳，位于半表半里，故对表热、里热均可治疗，如《脉经》载："寸口脉浮，中风发热头痛，宜服桂枝汤，葛根汤，针风池、风府"；《医宗金鉴》记载侠溪治"伤寒热病汗难出"；《素问·奇病论》载阳陵泉治"胆瘅"；《类经图翼》云："木有余者宜写此（足临泣），或兼阳辅，使火虚而木自平"。胆经穴又治疗半表半里的"疟热"证，如《素问·刺疟》载："足少阳之疟……热多，汗出甚，刺足少阳"；《针灸大成》载足少阳井主治"疟生寒热"；《针灸大全·八法主治病证》云："绝骨治疟疾发热"。

将胆经穴的上述 16 项常用功效与其他经穴的常用功效进行比较，可找出它们之间的异同。在祛风方面，胆经与三焦、大肠、小肠、膀胱四经穴相似，兼治内外之风，而心包、胃两经穴以治疗内风为多，肺经穴则以治疗外风为多。在散寒方面，胆经与膀胱经穴相似，兼治内外之寒，而肺、大肠、小肠三经穴以治疗外寒为多，胃、脾、心、肾、心包五经穴则以治内寒为多。在清热方面，胆经与膀胱、三焦两经穴相似，兼治表里之热，胆经穴还治疗"疟热"证，而胃、脾、心、肾、心包五经穴多治疗里热证，肺、大肠、小肠三经穴则多治疗表热证。

胆经与胃经、膀胱经皆为足阳经，其循行路线相似，故三经的腧穴均能治疗头面、五官、颈项、胸腹、下肢病证，但胆经穴治疗头部疾病的作用更突出，多达 273 次，因为胆经在头面部循行蜿蜒曲折，行程较长，穴位也较多；同时，其疏肝理胁的功效也较突出，这是其"络肝属胆，循胁里"之故。而胃经穴在治疗脾胃与腹部疾病方面比较突出，膀胱经穴因其背俞穴与各脏腑有联系，功效较广，且有补虚作用，此乃三者的同中之异。

表 14-22　胆经腧穴常用功效统计表

穴名	文献条数	总症次	常用功效及其症次
瞳子髎	30	65	明目 40
听会	76	151	聪耳 66、正喎理颊 15
上关	36	103	聪耳 17、健口强齿 17、明目 9、镇痉苏厥 9、正喎 8、安神 8、清头健脑 7
颔厌	14	39	清头健脑 9、聪耳 6、疏颈理项 4、祛风 4
悬颅	12	36	清头健脑 8、明目 7、清热 6
悬厘	10	26	安神 6、清热 6、明目 3
曲鬓	12	31	健口强齿 7、疏颈理项 6、祛风 5、清头健脑 4
率谷	26	69	清头健脑 17、健脾和胃 13、祛风 10、镇痉苏厥 6、化痰 5
天冲	14	41	清头健脑 8、安神 8、镇痉苏厥 7、健口强齿 4
浮白	18	59	健口强齿 9、疏颈理项 5、疏理下肢 5、化痰利湿 4、宣肺 3、疏肩 3、疏背 3、祛风 3
头窍阴	16	42	疏颈理项 8、清头健脑 6、除疬消痈 5、聪耳 4、通鼻 4
完骨	30	89	疏面理颊 14、清头健脑 10、疏颈理项 8、消肿 8、健口强齿 6、安神 6
本神	17	53	安神 13、镇痉苏厥 9
阳白	15	61	明目 21、清头健脑 8、散寒 5
头临泣	47	118	明目 42、镇痉苏厥 13、祛风 12、清头健脑 11
目窗	25	55	明目 18、清头健脑 14、健口强齿 10
正营	10	26	健口强齿 8、清头健脑 6
承灵	3	11	通鼻 6
脑空	29	82	清头健脑 34、祛风 8、明目 7、补虚 6
风池	212	476	清头健脑 75、祛风 53、安神 44、明目 42、疏颈理项 23、清热 20、散寒 17、理汗 17、消肿 17、通鼻 16
肩井	155	365	疏理上肢 28、祛风 27、疏颈理项消瘰 26、疏背理脊 26、宣肺 24、疏理下肢 20、疏肩理腋 19、除疮消痈 18、散寒 17、安神 15、疏腰理臀 13、消肿 12、补虚 12

穴名	文献条数	总症次	常用功效及其症次
渊液	8	24	疏肩理腋消瘰8、宽胸3、疏理上肢3
辄筋	4	12	和胃降逆3
日月	17	34	健脾和胃13、疏肝利胆5
京门	27	73	健脾和胃10、调腹8、疏背理脊7、疏腰理臀7、散寒5、镇痉5
带脉	23	41	调经止带12、治阴疗疝7、理气5
五枢	21	51	治阴疗疝8、疏腰理臀7、调肾理膀胱6、调腹5、健脾理肠5、疏背理脊5
维道	7	20	健脾和胃7
居髎	12	38	疏理下肢8、疏腰理臀6、祛风5、疏理上肢4
环跳	117	321	疏理下肢85、疏腰理臀62、祛风53、除痹28、散寒22、利湿化痰21
风市	110	287	疏理下肢110、祛风49、除痹25、疏腰理臀15
中渎	9	22	疏理下肢9
膝阳关	8	26	疏理下肢15
阳陵泉	195	485	疏理下肢131、疏胁理肋49、祛风37、疏腰理臀26、除痹26、消肿25、散寒20
阳交	25	73	疏理下肢21、安神8、除痹7、宽胸4、散寒4
外丘	14	94	疏颈理项6、疏理下肢6、宽胸4、散寒3、清热3
光明	43	141	疏理下肢26、明目25、清热8、消肿8、疏肝理胁6、调腹6、除痹6、补虚6
阳辅	94	239	疏理下肢57、消肿17、除痹16、疏腰理臀14、祛风13、理腋消瘰12、散寒12、疏肝理胁10
悬钟	217	556	疏理下肢117、清热37、散寒33、祛风32、安神27、消肿24、除痹23、健脾和胃22、调腹19、补虚18、疏腰理臀16
丘墟	102	282	疏理下肢80、疏肝理胁27、消肿25、宽胸17、疏腰理臀17、疏颈理项11、理腋消瘰11
足临泣	182	491	疏理下肢60、消肿51、祛风26、明目24、疏肩理腋消瘰18、疏颈理项消瘰17、疏肝理胁17、清头健脑16、散寒15、清热15、治气14、除痹14
地五会	14	30	消肿4、止血4、通乳3、理腋3
侠溪	66	205	疏理下肢28、清热15、理汗14、消肿14、明目13、聪耳13、疏胁理肋12、宽胸10、疏颌理项9、清头健脑8、除疮消痈7
足窍阴	62	191	安神17、疏胁利胆15、疏理下肢12、清头健脑11、利咽11、清热11、理舌10、宣肺10、除疮消痈9、聪耳8、疏理上肢8、理汗8、除痹8、明目7、散寒7

12. 足厥阴肝经穴位（表14-23，表14-24）

表14-23　足厥阴肝经穴位主治的变化

穴名	《明堂经》主治症	《针灸大成》主治症	《针灸学简编》主治症
太冲	环脐痛，腹坚痛，厥寒，肋下满，膝外廉痛	心痛，肩肿，浮肿，小腹痛，遗溺	心痛，胸肋满痛，小腹痛，疝气，腰痛
中封	振寒，少腹痛，腰痛，膝内廉痛	振寒，小腹肿痛，脐周痛，足厥冷，腰痛	鼓胀，脐周痛，腰痛，遗精，足冷
蠡沟	腰痛，寒热，睾肿，小便不利，少腹痛	疝痛，小腹胀满，少气，小便不利，足胫寒	疝痛，小腹胀，小便不利，睾丸痛
章门	腹肿，食不化，肠鸣，肋痛，烦热心痛	肠鸣，食不化，肋痛，烦热，胸肋痛，腰痛	肋痛，水肿，肠鸣，食不化，胃痛
期门	腹大坚，咳，肋下积聚，喘逆，心下大坚	胸中烦热，霍乱，泻痢，腹硬，胸肋痛	胸膈膨胀，哮喘，两肋痛，胃脘痛，泻痢

　　足厥阴肝经头面部穴位主治五官疾病和局部病痛，胸腹部穴位主治消化、生殖系统疾病及局部神经肌肉病变。

　　刘立公等运用计算机对93种古医籍中有关肝经及其腧穴的主治内容进行检索，剔除其中明显抄录前人者，共得文献1257条，涉及证名257个，总计3347证次。再对其内容进行归纳整理，结果显示，肝经穴的常用功效共17项，其名称及证次分别为：调腹322、治阴疗疝306、疏理下肢288、健脾和胃261、消肿242、壮肾利尿164、安神138、疏肝理胁136、散寒115、调经引产112、治气107、宣肺92、清热92、镇痉苏厥90、补虚80、宽胸利膈76、止血74。

　　这17项功效可归纳为2类：其一为治疗肝经循行部位的疾患。肝经"起于大指丛毛之际"，经足背，循下肢内侧上行，故有疏理下肢之功效；"入毛中，过阴器，抵小腹"，故有治阴疗疝、壮肾利尿、调经引产、调腹之功效；"挟胃，属肝，络胆"，"布胁肋"，故有健脾和胃、疏肝理胁之功效；"上贯膈"，"上注肺"，故有宽胸利膈、安神、宣肺之功效；"上出额，与督脉会于巅"，故有镇痉苏厥之功效。另外，消肿、治气、止血亦归入此类，因为肝经穴所治肿疾，多数是该经所经过部位的肿，如脚气肿、踝肿、膝肿、阴肿、疝肿、小腹肿、腹肿等，又因为肝经"循喉咙之后，上入颃颡，连目系"，故又治咽肿、目肿；所治气疾，多数亦是该经所循行部位的气病，如气疝、奔豚气、腹气、肝气、胁下积气、肠胃之气、脾气、心气、咽喉之气、气瘿等，以及胸腹部的气块、气上冲心、气逆上、气逆乱等；所止之血多为与肝经相关联的脏腑器官的出血，如崩漏、便血、尿血、吐血、咳血等。又因为肝经"上入颃颡"，故还有治疗衄血的作用。其二为散寒、清热、补虚。因为阴主寒主内，而厥阴为"阴之尽"，故足厥阴肝经穴治疗内寒之厥证，如"厥阴之寒"、"寒邪直中三阴"、"手足如冰逆冷"、"瘤冷"等；也治"血气逆冷"、"脏腑虚冷"、"寒疝"、"寒在下焦"等其他相关的内寒之证。厥阴又为"阳之始"，故肝经穴又治"中焦有微热"、"伤寒热退后余热"等阴中阳证；同时也治"肝热"、"肝乘肺之热"、"热入血室"、"热中"、"胸中有热"、"热病烦心"等其他相关的内热之证。病至厥阴，为疾病后期，正气虚衰，急需补益；而肝藏血，肾藏精，精血互相转化，同是构成人体和维持生命活动的物质基础，因此肝经穴与肾经穴相应，能治疗多种虚证，如"精不足"、"男子虚劳"、"五劳七伤"、

"内损"、"骨蒸"、"脏腑虚冷"、"老人虚损"等。

　　将肝经穴的上述 17 项常用功效与其他经穴的常用功效进行比较,可以发现:在散寒方面,肝经穴与胃、脾、心、肾、心包五经穴相似,以治内寒为多;而肺、大肠、小肠三经穴以治疗外寒为多;膀胱、胆经穴则兼治内外之寒。在清热方面,肝经穴与胃、脾、心、肾、心包五经穴一样,多治疗里热证;膀胱、三焦、胆三经穴兼治表里之热;而肺、大肠、小肠三经穴则多治疗表热证。在补虚方面,肝经穴与肾经相似,以补肝肾为主;脾、胃经穴为补脾胃为主;心包经穴以补胸腹内脏虚弱为主;而膀胱经穴可补全身之虚。

　　肝经与脾经、肾经皆为足阴经,故三经穴均能治疗下肢、胸腹病证。然而,在足三阴经中,肝经穴治疗阴部疾病的作用更突出,多达 306 次,占各经之首,这是肝经"过阴器"的缘故;同时,其疏肝理胁的功效也较突出,为 136 次,占三阴经之首,这是其"属肝络胆"、"布胁肋"之故。而脾经穴多补脾胃,肾经穴多强肾利尿,此乃三者的同中之异。

表 14-24　肝经腧穴常用功效统计表

穴名	文献条数	总症次	常用功效及其症次
大敦	208	477	治阴疗疝 113、调腹 48、利尿止遗 48、镇痉苏厥 40、消肿 34、安神 26、健脾和胃 20、止血 18
行间	224	535	消肿 66、疏理下肢 61、调腹 52、壮肾利尿止遗 32、疏肝理胁 28、安神 25、治阴疗疝 25、散寒 25、明目 19、宣肺 19、宁心 17、镇痉苏厥 16、止血 16
太冲	326	793	疏理下肢 92、治阴疗疝 58、消肿 52、健脾和胃 49、调腹 48、安神 36、调经引产 32、散寒 32、镇痉苏厥 32、止血 26、宁心 25、利尿调肾 25、疏肝理胁 24、明目 23、治气 23、清热 20、补虚 20、祛风 18
中封	92	236	治阴疗疝 43、疏理下肢 32、消肿 27、调腹 26、利尿 19、健脾和胃 18、散寒 14
蠡沟	34	110	治阴疗疝 24、调腹 10、调经止带 8、利咽 7、消肿 7、疏理下肢 6、疏理项 5、利尿止遗 5、治气 5
中都	24	82	疏理下肢 15、治阴疗疝 14、消肿 10、调经引产 9、止血 6
膝关	26	81	疏理下肢 38、祛风 13、消肿 11
曲泉	109	294	治阴疗疝 42、疏理下肢 36、调腹 35、健脾理肠 21、消肿 20、调经止带 15、散寒 14、利尿止遗 13
阴包	11	24	利尿止遗 5、疏腰理臀 4、疏理下肢 4
足五里	8	26	利尿 5、健脾理肠 4
阴廉	8	12	调经生子 8
急脉	5	19	利尿止遗 4、治阴疗疝 4、调腹 3
章门	184	506	健脾和胃 97、调腹散积 77、疏肝理胁 42、补虚 34、治气 33、安神 24、消肿 23、宣肺 19、治阴疗疝 19、利尿调肾 17
期门	171	375	宽胸利膈 49、健脾和胃 44、宣肺 42、调腹散积 40、疏肝理胁 38、治气 19、清热 18、保宫调经引产 15、安神 13、消肿 12

13. 督脉穴位（表 14-25）

表 14-25　督脉穴位主治的变化

穴名	《明堂经》主治症	《针灸大成》主治症	《针灸学简编》主治症
长强	心痛,气短,小便黄闭,寒热,腰痛,脊强	肠风下血,痔瘘,腰脊痛,狂病,大小便难	腰骶痛,痔,脱肛,癫痫
命门	头痛,身热如火,汗不出,腰腹引痛	头痛,身热如火,汗不出,腰脊引痛,小儿发病	头痛,身热,腰腹引痛,惊厥
神道	身热头痛,肩痛腹满,腰脊急强	伤寒发热,头痛,惊悸,恍惚	发热恶寒,头痛,惊悸,小儿惊痫,脊强痛
大椎	伤寒热盛,烦呕	肺胀肋满,呕吐上气,乏力,颈项强	头痛,颈项强,胸肋胀满,肩背痛
风府	足不仁,头痛项急,目眩,狂易	中风,振寒,身重头痛,项急,半身不遂	头痛,眩晕,聋哑,项强,中风,精神病
百会	顶上痛,风头重,目如脱,癫狂,耳鸣,热病	头风中风,半身不遂,心烦闷,惊悸,风痫	头痛,眩晕,中风,尸厥,昏迷,惊悸,癫狂
人中	寒热头痛,水肿,癫疾互引	消渴,水肿,癫痫	晕厥,昏迷,狂症,子痫,精神病

14. 任脉穴位（表 14-26）

表 14-26　任脉穴位主治的变化

穴名	《明堂经》主治症	《针灸大成》主治症	《针灸学简编》主治症
会阴	小便难,痔,阴中诸症,痹,女子血不通	阴汗,阴头痛,阴中诸病,不得大小便	会阴部诸病,子宫脱垂,月经不调,遗精,痔,大小便不通
曲骨	膀胱胀,小便难,癫疾,妇女病	失精,五脏虚,小腹胀满,妇人带下	小腹胀满,遗尿症,带下,遗精
关元	寒入小腹,溺血,腰背脐痛,肋下胀	脐下绞痛,寒气入腹痛,生殖系统疾病	腹痛,痢疾,泄泻,脱肛,生殖系统疾病
石门	绕脐痛,腹痛,尿黄,妇女病	伤寒,小便不利,泄利不禁,腹痛,妇女病	腹胀痛,泄利,小腹痛,水肿
气海	腹痛,善惊	伤寒,腹胀肿,气喘,心下痛,四肢力弱	胃脘痛,腹胀,水肿,虚弱,妇科病
神阙	绕脐痛,水肿,肠鸣,绝子	中风,不省人事,腹虚冷,泄利水肿	大便泄利不止,水肿,腹胀痛,中风
中脘	胃胀,心痛身寒,腹胀,食不化,小肠热	喘息,腹胀,饮食不进,反胃,赤巨痢,心痛	腹胀痛,胃脘痛,癫证
上脘	头眩,身热,心痛,食不化,心腹痛	腹鸣,食不化,霍乱,吐利,腹痛,呕吐	呕吐,腹胀痛,食不化,惊悸

续表

穴名	《明堂经》主治症	《针灸大成》主治症	《针灸学简编》主治症
巨阙	热病,心痛,腹满,狂证	咳逆,胸满气短,胸背痛,心痛,惊悸	咳逆,胸满,心胸痛,呕吐
膻中	胸痹心痛,烦满,咳逆,喘短气	气短,咳逆,不下食,胸中如塞,心胸痛	短气哮喘,咳嗽,心胸痛
承浆	寒热,口干,小便赤黄,癫疾,身汗出	偏风,半身不遂,面肿,消渴	半身不遂,口角歪斜,牙痛,癫痫

督脉和任脉的下腹部穴位主治泌尿生殖系统和肠道疾病,上腹部穴位主治胃肠肝脾疾病,胸段主治胸腔内脏疾病。

第三节　一脏(腑)受多条经脉穴位调控

以上资料分析了一经穴可以治疗多个脏腑的病变。那么,一脏(腑)的病变也可选用多条经脉的穴位来治疗。现根据上海中医学院编写的《针灸学》举例如下。

支气管哮喘针灸治疗的首选穴为定喘(非经穴,第 7 颈椎旁)、任脉的天突和膻中。

高血压针灸治疗的首选穴为胆经的风池、大肠经的曲池、胃经的足三里和肝经的太冲。

胃痛针灸治疗的首选穴为心包经的内关和胃经的足三里。

膈肌痉挛针灸治疗首选穴为任脉的天突、膀胱经的膈俞和心包经的内关。

传染性肝炎针灸治疗的首选穴为督脉的大椎、至阳穴和膀胱经的肝俞、胆俞和脾俞。

遗尿症针灸治疗的首选穴为任脉的关元和脾经的三阴交。

急性阑尾炎的针灸治疗首选穴为阑尾(非经穴)、胃经的上巨虚和足三里。

急性肠梗阻针灸治疗的首选穴为胃经的上、下巨虚、天枢和任脉的关元。

急性胆囊炎胆石症针灸治疗的首选穴为胆经的阳陵泉、日月和胃经的足三里。

痛经针灸治疗的首选穴为任脉的关元和脾经的三阴交。

根据以上我们对十四经主要穴位的系统列表分析和疾病的多经选穴治疗,可以得到一些结论:①随着时间从宋代以前→明代→现代推移,穴位的主治越来越倾向于与内脏和体表的相应的位置关系;②每个经穴部位都可治疗局部体表的神经肌肉疾病;③相关脏腑的经脉主治并不完全与此对应,有的与相关脏腑联系密切些,有的则毫无联系;④经穴的主治,包括与脏腑的联系与解剖学部位有关;⑤经穴一般对远距离内脏(或脏腑)的疾病也有作用。

如果用现代生物医学原则来加以解释,我们可以得出以下共识:①穴位对局部和近距离脏腑的治疗作用与神经节段支配有相关性;②穴位对远距离脏腑或体表的治疗作用可用超神经节段支配关系来加以解释。

第四节　穴位效应的特异性和广谱性

就一穴多脏而言,刘立公运用计算机对 93 种古医籍中有关足三里穴的主治内容进行检索,剔除其中明显抄录前人者,共得文献 746 条,涉及症名过百,总计 1766 症次,是文献条数和总症次应用最多的穴位(总症次过千的另一个是合谷穴,为 1352 症次)。再用计算机对其内容进行归纳整理,结果显示,足三里穴的常用功效共 13 项,其症次分别为:健脾和胃 231、调治腹疾 166、疏理下肢 146、补虚 113、消肿 97、宣肺 82、祛风 74、调气 67、安神 64、清热 63、宽胸 61、散寒 53、明目 47。

截止到 2013 年 3 月,从 CNKI 中国知网数字图书馆论文查询可以得知,足三里穴的现代研究主题词有该穴名的论文计 1670 篇(而合谷穴只有 495 篇);在美国 NCBI 的 PubMed 生物医学数据库中含有"Zusanli"穴为主题词的论文有 818 篇(含"Hegu"穴的仅为 293 篇)。根据对发表的临床论文不完全分析,足三里穴已在 183 种现代疾病的针灸治疗中得到应用(包括作为针灸处方配穴使用),涵盖了针灸有效疾病的所有种类;更是保健和"治未病"的主穴。而在针灸作用的机制研究中,仅足三里单穴使用的研究领域就涵盖机体的所有组织和所有的功能系统,是基础研究最多的穴位。可以说,古往今来足三里穴是针灸学科运用频度最高的腧穴。

穴位的特异性和穴位的非特异性这一长期困惑针灸界的问题就凸显而出。我们的理解是,穴位刺激具有非常广泛地对整个机体功能活动产生广谱性调节效应,而每个穴位因部位所固有的生物学特性对其相应靶器官的作用表现出穴位的特异性。简言之,穴位的特异性作用蕴含在非特异性效应之中! 仍以足三里穴为例,该穴刺激可以广泛性地调节神经系统、内分泌系统、免疫系统、循环系统、消化系统、呼吸系统、血液系统、运动系统的功能,而"肚腹三里留"说明足三里对胃肠器官的调节则显现出特异性效应。

而一脏多穴的问题,对于靶向明确的脏腑功能性疾病,疗效越显著所涉及穴位越少。如被杜元灏定为针灸有效的消化系统 I 级病谱且排列第一的非器质性便秘,其推荐的针灸处方为:天枢(胃经)、水道(胃经)、归来(包括此二穴左侧外旁开的外水道、外归来)、合谷(大肠经)、支沟(三焦经穴)、足三里(胃经)、丰隆(胃经)。

对于靶向不很明确的器质性疾病如列为循环系统疾病发表临床研究论文居首的高血压,杜元灏定为针灸的 III 级病谱且排列倒数第一,其推荐的针灸处方就较为杂乱:百会(督脉)、风池(胆经)、降压沟、耳尖、人迎(胃经)、曲池(大肠经)、合谷(大肠经)、阳陵泉(胆经)、丰隆(胃经)、太冲(肝经)、行间(肝经)、侠溪(胆经)、太溪(肾经)。在临床上,内关(心包经)、足三里(胃经)、气海(任脉)、涌泉(肾经)、三阴交(脾经)、特别是耳甲区的穴位也是治疗高血压的常用穴位。其实,可以选择的穴位越多,器官的靶向性越不明确,针灸对该病的疗效就越加模糊。

因此要探讨经脉-脏腑相关的联系途径应该结合体表-内脏联系来加以考虑。从下一章开始,我们将从现代生物医学的角度对经穴脏腑相关的原理全面加以剖析。

参考文献

邓良月,黄龙祥.中国针灸证治通鉴.青岛:青岛出版社,1995.

上海中医学院.针灸学.北京:人民卫生出版社,1974.

杨继洲.针灸大成.北京:中医古籍出版社,1998.

中医研究院.针灸学简编.第 2 版.北京:人民卫生出版社,1980.

董征.体表内脏相关论.北京:中国科学技术出版社,1992.

王德深.中国针灸穴位通鉴.青岛:青岛出版社,1994.

刘立公,顾杰.古代文献中肺经及其腧穴主治的统计报告.上海针灸杂志,2002,21(6):38.

刘立公,顾杰.古代文献中大肠经及其腧穴主治的统计报告.上海针灸杂志,2003,22(2):44-45.

刘立公,顾杰.古代文献中胃经及其腧穴主治的统计报告.上海针灸杂志,2003,22(4):41-42.

刘立公,顾杰.古代文献中脾经及其腧穴主治的统计报告.上海针灸杂志,2003,22(8):42-43.

刘立公,顾杰,沈雪勇.古代文献中心经及其腧穴主治的统计报告.上海针灸杂志,2003,22(10):41-42.

刘立公,顾杰,沈雪勇.古代文献中小肠经及其腧穴主治的统计报告.上海针灸杂志,2003,22(12):38-39.

刘立公,顾杰,沈雪勇.古代文献中肾经及其腧穴主治的统计报告.上海针灸杂志,2004,23(6):36-37.

刘立公,顾杰,沈雪勇.古代文献中膀胱经及其腧穴主治的统计报告.上海针灸杂志,2004,23(12):42-43.

刘立公,顾杰,沈雪勇.古代文献中心包经及其腧穴主治的统计报告.上海针灸杂志,2005,24(5):29-30.

刘立公,顾杰,沈雪勇.古代文献中肝经及其腧穴主治的统计报告.上海针灸杂志,2005,24(10):42-43.

刘立公,顾杰,沈雪勇.古代文献中三焦经及其腧穴主治的统计报告.上海针灸杂志,2005,24(11):37-38.

刘立公,顾杰,沈雪勇.古代文献中胆经及其腧穴主治的统计报告.上海针灸杂志,2005,24(12):43-45.

赵京生.针灸经典理论阐释.上海:上海中医药大学出版社,2003:4-84.

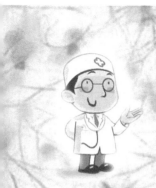

第十五章　躯体的分节

　　脊椎动物中,最主要的节段组织是位于轴向器官、神经管和脊索两侧对称的轴旁中胚层。轴旁中胚层的分段形式建立于胚胎形成时期,通过短暂胚胎节段即体节的产生进而引起脊椎、骨骼肌和背侧真皮的形成。体节发生可再分为 3 个主要时相。1 期为生长期,该期内新的轴旁中胚层细胞由一个生长区(外胚层和胚孔的边缘或原条,以及后期的尾芽)产生,并排列为双杆状的间质组织,形成前体节中胚层(presomitic mesoderm,PSM);2 期为构形期,发生于 PSM,该期的节段模式建立于分子水平;3 期为形态分段期,此期体节的边界形成。所有的脊椎动物的全部轴旁中胚层细胞在 PSM 的成熟过程中都成功经历了这 3 个时相,紧密地调控于时空水平。PSM 是一种胚胎尾端的非分层轴旁中胚层。在脊椎动物胚胎,体节细胞分裂由分子时钟调控,这种调控以一种转录振荡的形式在前原节期中胚层进行运作。与这种振荡有关的大部分基因都属于 Notch 通路。

　　PSM 前端出现缝隙时体节组织出现连续性分化;与此同时,胚胎尾端生长,由此使得 PSM 组织的总量保持恒定。在斑马鱼中,每 30 分钟以这种方式形成 1 个体节;在小鸡中,每 90 分钟形成 1 个体节;在小鼠中,每 120 分钟形成 1 个体节。

　　根据基因表达的动态模式,体节细胞分化以分子振荡的运行为基础,即体节发生时钟。在 PSM,一种特定的基因子集显示出振荡表达,其开合比率使得每个时间周期只形成 1 个体节。这种速率始于 PSM 尾部,在这里所有的细胞得以产生:这是起搏点区域,界定了整个进程的周期性。当各个细胞群开始成熟并从 PSM 的后端转化为前端的时候,振荡开始减速,并最终在 PSM 前端的“开”或“合”状态被遏制。细胞在其中一种状态被遏制时带有体节前端的特征;而在另一种状态被遏制时带有体节后端的特征。这样,沿着躯体的前—后轴,振荡周期的时相被记录,这产生了可能控制体节分化进程的基因表达模式,有可能通过影响细胞-细胞黏附来发生作用(图 15-1A)。

　　已如上述,动物体的节段性结构在胚胎发育的过程中沿身体前后轴形成一定数目的暂时性结构:随着胚胎的继续发育,每个体节(somite)分化成为生骨节、生皮节和生肌节,继而生成各种组织(图 15-1B)。体节在低等无脊椎动物已出现,先为同形体节,然后进化发展成异形体节。直到高等动物(脊椎动物的哺乳类)及人类,其胚胎期的分节结构仍较明显。在

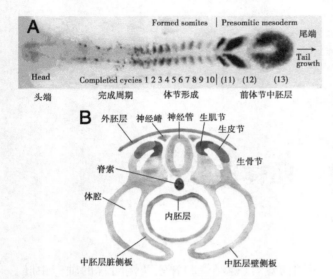

图 15-1　A：在胚胎尾端，体节的周期性空间模式呈现出基因表达短时振荡的踪迹。在这幅图上，通过原位杂交技术，斑马鱼胚胎第 10 体节呈现出 deltaC 表达的模式（为 Notch 配合基 DeltaC 指定遗传密码）；其他的振荡基因显示了相同的模式。随着胚胎尾端继续生长发育，体节循序地形成。在 PSM 后端区域，mRNA 水平在 30 分钟内历经起落。随着 PSM 前端出现细胞，振荡减缓，当体节形成开始时，振荡停止。PSM 前端显著的条纹是仍在振荡的细胞，然而它们是在其周期中的不同时相；在形成体节的区域，振荡已经停止，只剩下在不同时间从 PSM 脱离出来的不同时相的细胞（引自 Terry 等，PLoS ONE，2011）；B：每个体节由 3 个条带围绕成腔：生骨节形成脊椎；生肌节形成骨骼肌；生皮节形成真皮。外胚层形成表皮；内胚层形式肠管和相关器官。中胚层发育为躯体的真皮、肌肉、骨骼及其他结缔组织和循环系统，包括心脏、血管、骨髓、淋巴结、淋巴管等；体腔末、内脏的浆膜和系膜，以及内脏中结缔组织、血管和平滑肌等；肾脏、输尿道、生殖腺（不包括生殖细胞）、生殖管、肾上腺的皮质部

链状神经系的低等动物即存在节段性神经支配（segmental innervation），显示出分节结构。人类的脊神经或脑神经，还都保存着不同程度的节段性。

体节由间质前体节中胚层沿着前后轴方向、在分节时钟控制下随着空间和时间的协调周期性发生。因而认为体节的分化涉及间质前体节中胚层的分子震荡。体节的形成有四个重要的步骤，即周期化、上皮化、命运限定和分化。体节分化是一个规律的定时反复节段化过程，进而形成肌节、骨节和皮节。脊椎动物胚胎早期，躯干的节段性结构很清楚，只有头部不易识别。由中胚层演化来的器官，如中轴骨、肌肉、泌尿生殖系、血管系，均具有节段性。中胚层的分节，可认为是原始分节，并引起外胚层呈现相应的节段性（如神经系及皮肤），这可认为是次级分节。内胚层也有次级分节，但不十分明显。所谓体节是胚胎的节段性结构单位，发育成后来的骨节（sclerotome）、肌节（myotome）、皮节（dermatome）及伴随的神经分节（neurotome）；也包括支配躯干、四肢、血管、汗腺和立毛肌的交感神经节段性分布及内脏器官的节段属性（viscerotome）。这种人体结构的基本形式是按照身体纵轴从头到尾排列的，各节段的伸展呈横列位。胚胎的每一脊髓节所发出的传出纤维经过相应的前根，而至相应的肌节。同样，其接受的传入纤维乃是由相应的皮节经相应的后根传入脊髓同序的节段。在胚胎生长发育的过程中，中胚层及其衍化物经过复杂的转移，肌节和皮节的节段性变得不易辨认。但有些器官虽已转移至他处，却仍保持其原始的神经节段分布关系。如从颈部肌节发生的膈，虽已转移到胸腔、腹腔之间，但膈神经仍起于 C_4 节段。通晓神经的节段性分布，对于临床诊断有很大的意义，常可借以追踪和鉴定神经或脊髓的病理损伤部位及内脏病变的牵涉性疼痛。

随着体节的发育，神经嵴细胞（neural crest cells）的迁移与分化最引人入胜。神经嵴细胞起源于神经管背顶部的边缘细胞。它们是在神经管闭合时，由闭合处的神经管细胞及相接触的外表层细胞间质化而成。它们随体节细胞迁移性，根据其起源和迁移目的地的不同而具有分化为多种不同类型的细胞的能力。按其分化的部位，神经嵴细胞可以分为 4 个区（图 15-2）：头部神经嵴（cephalic neural crest）：头部神经嵴细胞向背侧方向移动，分化产生面部软骨、骨、头部神经元、结缔组织等。躯干神经嵴（trunk neural crest）细胞有两条迁移路线。

①背外侧迁移路径(dorsolateral pathway):在表皮质和体节之间由背部向侧翼迁移,将分化为色素细胞。②腹侧迁移路径(ventral pathway):细胞从体节的后半部进入体节,在体节中形成脊神经节(dorsal root ganglia)和感觉神经元,一部分穿过体节分化为交感神经细胞和肾上腺髓质细胞。迁移路径与 Slug、Cadherin 等蛋白有关。迷走和骶骨神经嵴细胞则产生肠道的副交感神经节。心神经嵴(cardiac neural crest):心区的神经嵴细胞可以发育成色素细胞、神经元、软骨和结缔组织,也分化产生主动脉上皮及主动脉与肺动脉之间的隔膜。

　　因此,在体节发育过程中,神经嵴细胞随体节细胞迁移可分化形成背根节感觉神经元、交感神经节神经元和肠神经系统神经元及胃肠道的某些内分泌细胞。这些和体节发生相互联系和作用、甚至亲缘关系很近的神经元将体节的节段性连接成一个体壁-内脏相统一的结构-功能性相关单元。这些资料表明,无论是无脊椎动物还是低等的脊椎动物,其神经系统都在进化过程中形成了广泛的体表与内脏的特异性联系。

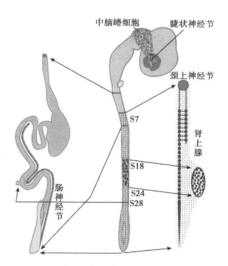

图 15-2　头部神经嵴迁移到鳃弓,形成面部骨和软骨;迷走神经嵴细胞(体节 1～7)和骶神经嵴细胞(体节 28 之后)将形成消化道的副交感神经节;心区神经嵴细胞(体节 1～3)对主动脉与肺动脉的分隔非常重要;躯干部神经嵴细胞(体节 6-整个尾芽)将形成交感神经节,其中小部分(体节 18～24)将形成肾上腺髓质

第一节　胚胎发育过程中内脏与体节的位置关系

　　受精卵孕育着开始的生命,继而发生卵裂形成桑葚胚。桑葚胚继续分裂出现腔隙,故名胚泡。胚泡的内细胞群分化为内胚层和原始外胚层,而后者再进一步分化出中胚层。此后,内、中、外 3 个胚层首先分化成为具有一定形态特点和特殊排列的两种胚胎性组织——上皮和间充质,这两种胚胎性基质构成各器官原基,最终形成各器官组织。

　　人胚胎发育的第 3 周,轴旁中胚层开始分节形成立方形的细胞团,称为体节。第 1 对体节发生在稍近脊索的头端,以后各体节依头尾方向相继发生,最后体节发生可达 42～44 对,即枕部 4 对、颈部 8 对、胸部 12 对、腰部 5 对、骶部 5 对、尾部 8～10 对。第 1 枕节和 5～7 对尾节在发育过程中逐渐消失。体节原为实体的细胞团,此后中间出现体节腔,腔周围的中胚层细胞将向 3 个不同方向分化,体节背内侧的细胞形成生肌节,腹边侧的细胞形成生骨节,腹外侧的细胞形成生皮节。

　　心脏的发生时间为胚胎的第 18～19 天,分化于胚盘头端的中胚层,位置是内脏中最高的;呼吸系统起源于第 4、5 对鳃弓,由前肠壁内生成,位置在心管的下方,随着气管-肺的反复分化,最后逐渐包围心脏。但其在体节上稍低于心脏,这可以从内脏的节段分布看出来。

　　消化系统主要由卵黄囊顶部即胚盘内胚层衍化而形成原肠。原肠的前肠衍化出十二指肠以上的消化道、胰腺和肝胆系统。胃由前肠食管尾侧端扩充而成,最初位置较高,紧靠原始横膈,在发育过程中逐渐下降。中肠形成十二指肠至升结肠、横结肠的近端,后肠形成横结肠以下的消化道。

　　肾脏由生肾索衍化而成,起源于 10 ~ 28 对体节处的中胚层。恒肾最初的位置在骨盆里,发育过程中逐渐上移到腹部,因此其体节相对较低。

　　图 15-3 显示的是 6 周胚胎,顶臀长约 12mm,重 1 克余,内脏已开始分化形成,肢芽开始长出,体节已显现,此时原始内脏的位置与原始体节的对应关系已形成。

　　每一体节有一神经"节段",是原始神经管的横列单位。它联络着本体节的各部分,包括与体节对应排列的内脏。一个脊髓节段可通过内脏神经(传入与传出神经)支配某一内脏,同时亦可借助于躯体神经与皮肤、肌肉等联系。由此可见,体节可以反映出胚胎发育过程中某一节段神经支配的体表与内脏是很接近的。内脏位置改变时,与体壁的相对位置逐渐分离,但是接受同一节段神经支配的规律却依然存在。例如,膈肌中央区起自颈部的鳃弓区,接受 $C_{3~4}$ 神经节段支配,随着胚胎发育,膈肌向尾端移行至胸腹之间,远离了最初的体节位置。最为突出的例子是睾丸,它原来是腹腔器官,位置靠近 T_{10},当睾丸随着发育而降至阴囊中后,它仍受 T_{10} 的交感神经支配。清楚了这种体表与内脏胎生期的解剖位置及神经支配之间的关系,对理解体表-内脏相关有重要的作用。

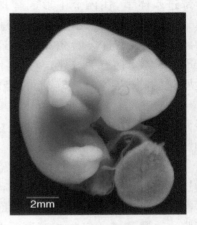

图 15-3　42 天人胚图

第二节　皮肤的神经节段性分布

　　每个后根及其神经节供应的皮肤区,称为一个皮节(dermatome)。皮节研究在 19 世纪下叶就已经开始并有了比较明确的结论。但由于使用不同的观察方法,所得出的皮节分布区并不完全相同。

　　在人类,通常研究皮肤神经节段支配的工作有以下几种方法:

　　(1) 背根神经解剖学方法:从背根神经主干分离其行走的路线及末梢分布的区域,这在研究皮肤的节段神经分布方法最为简便。

　　(2) 带状疱疹引起的皮肤损伤分布区:带状疱疹是一种嗜神经病毒引起背根神经的损害,通过观察其皮损而勾画出损伤范围。

　　(3) 脊神经节麻醉法:观察丧失感觉的皮肤分布区。

　　(4) 椎间盘突出:压迫脊神经所引起的皮肤麻木区。

　　(5) 交感神经皮节:可采用汗腺分泌显示法和椎间盘突出压迫导致的血管舒缩功能改变引起皮温变化热像显示法。

　　人们对脑神经的节段性分布了解较早,臂丛和腰骶丛

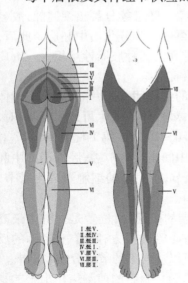

I.骶 V.
II.骶 IV.
III.骶 III.
IV.骶 II.
V.腰 V.
VI.腰 III.
VII.腰 II.

图 15-4　Starr 人类第一张
腰骶皮节图

神经的节段性分布因其分布复杂而了解较晚。最早研究肢体和躯干皮肤节段性分布的学者是 Turck,他于 1856 年对麻醉狗的颈、胸、腰骶的皮节,特别是对肢体末梢的皮节作了详细的描述。由于方法上的缺陷,这项开创性的工作还存在一些明显的错误。另外,值得一提的是,1892 年 Starr 的工作,他用局部神经根麻醉的方法检测了低位脊髓病患者下肢感觉丧失的分布区域,最早勾画出人类的皮节分布图(图 15-4)。该图基本上与半个世纪以后 Keegan 和 Garrett 的描述一致。

英国著名医学家亨利·海德(Henry Head,1861—1940)是值得针灸界尊敬的一位科学家(图 15-5)。Head(1893,1900)根据 450 例带状疱疹引起的神经病变造成的皮损区和 21 例经诊治无效而后死亡的尸检材料对皮肤的节段性神经支配进行了广泛的研究而勾画出皮节图(图 15-6);他观察到在某些内脏病变时皮肤一些区域的敏感性增高,甚至发生"牵涉性疼痛"(referred pain),可以非常精确地描绘出与不同内脏疾病所对应的皮肤敏感区域,并以他的名字命名为"海氏带"。Head 还观察到这些敏感区域内还存在一些特别敏感的"易惹点"(maximum points)。这些"牵涉痛带"和"易惹点"对针灸机制的研究发生革命性的影响。

几乎同时,生理学家 Sherrington 也于 1893 年出版了对猴皮肤节段分布的研究结果。他采用的是"剩余感觉"法,即切断上下 3 个神经根,保留中间的一根,造成在皮肤麻痹区域内存在一感觉岛,依此画出皮肤的神经节段性分布区。他提出了皮肤神经节段的排列形式:每一背根神经支配的皮肤带区是呈接触状的,相邻皮节的神经末梢有相互重叠现象,每皮节至少接受 2 个节段的神经支配,有些区域接受 3 个节段的神经支配,以至于单个神经节段切断并不引起感觉丧失。临床工作也注意到单个神经节段损伤可引起皮肤感觉有规律地丧失。

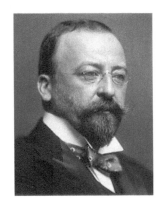

图 15-5　亨利·海德

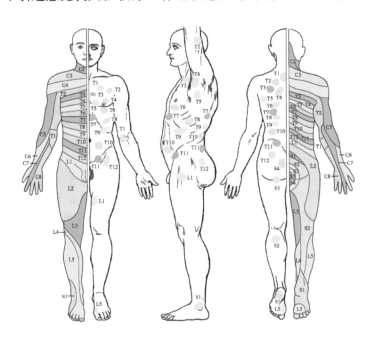

图 15-6　改绘的 Head 根据带状疱疹皮损区勾画的皮节图和内脏病变时相应皮节出现的牵涉痛区,但并不在皮损区勾画内均匀分布,而常以特别敏感的"点"状形式出现,Head 将其命名为"易惹点"。易惹点与穴位有关吗?如果与经穴(特别是俞募穴)比较,不难发现其中的端倪。由于每个脊神经节有上万个神经元,虽然它们构成一个皮节,但并非同一个神经节中的所有神经元会因某一病变全部涉及,故在单一个体疾病情况下同一皮节的神经元只有少量被"激惹",而多以"易惹点"的形式出现;但这种"点"并不固定,皮节"带"则相对固定。因此后人多以"带"代"点"(套色于 Head 原图,1893)

Dusser de Barenne 以士的宁刺激猴的单一后根或脊神经节,获得与"剩余感觉"法研究相似的皮节图谱。Foerster 用因某些病损而切除后根的方法在人体重复了 Sherrington 的工作,其出现的感觉麻木区与"剩余感觉"法相似,获得了皮肤节段性分布图(图 15-7)。而 Foerster认为,皮肤的神经支配虽是按节段分布,但每一皮节的带状区有相邻的上位皮节及下位皮节的神经纤维参加,形成互相重叠的现象。因此,除单独破坏 C_2 神经根,在它的皮节区内可有感觉丧失外(自颅顶向后下至上项线,侧方至顶-耳-下颌线。因这个皮节没有 C_3 和三叉神经的纤维伸延入内),单独破坏其他后根时,只有感觉减低,而不出现感觉丧失;至少要有 3 个或更多的后根同时损伤时,才有 1 个皮节区的感觉完全丧失。Keegan 和 Garrett 1948 年提供了全新的皮节分布资料(图 15-8)。他们检查了 1429 例椎间盘突出压迫脊神经根引起皮肤触觉减退节段性分布的病例,指出各个皮节神经支配呈连接状,并伸展到躯干前后正中线附近。

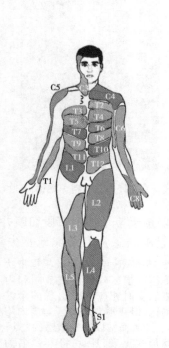

图 15-7　Foerster 用"剩余感觉"法测得的人体皮节图

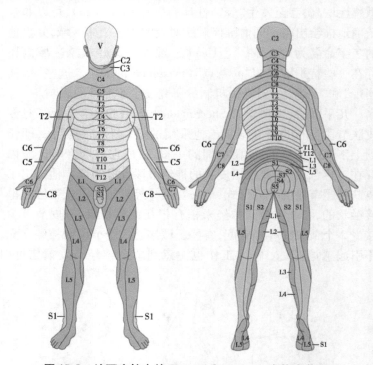

图 15-8　认可度较大的 Keegan 和 Ganrett 人体皮节图
(引自 http://www.backpain-guide.com/Chapter_Fig_folders/Ch06_Path_Folder/4Radiculopathy.html)

按 Sherrington 的意见,皮节乃是被歪曲了的遗迹,它原本排列整齐,只有在躯干还清楚地保存着。在躯干部分,皮节由一系列 12 个狭窄的(重叠着的)带组成,这些带从脊柱走向腹中线。这些带在绕身体转向腹面时往下倾斜,人体由于直立的姿势,使前部得到了发展,同时背部退化。在肢体上,分节的组织不太清楚,因为肢体是由许多个体节组合构成的。根据 Sherrington 的观察,从侧面来看,臂的皮节呈"射线形",起自背中线而止于腹中线。因此,皮节正如其名所提示的那样,不是带状的,而是成片或成块状的。例如,同一皮节包括中指的背面和前面。在肢体背中线和腹中线前面的皮节是轴前的(preaxial),在后面的皮节是轴后的(postaxial)。Sherrington 根据自己的实验对皮节提出了肢体胚胎发育的环状理论,肢芽伸长过程中,皮节(也包括肌节)从躯干伸出,并将相应的神经节段挤出,使其肢体皮节呈片状,而肢体根部失去了肢芽生长带走的节段,从而形成了一个环。

但 Keegan 和 Garrett 并不赞同这种观点,他们提出了有创建性的胚胎肢芽与神经组织平行伸展发育理论。如果把人体放在他祖先的姿势上,则皮节的表面复杂性就可以澄清了,图15-8 显示出神经学上的重要事实,即肛门区域(曾经一度生长着长长的尾巴),而不是脚,乃是身体最尾端的部分,因而是由最末一节的后根神经支配的。

在一个皮节内,同一后根内各种不同性质的感觉神经纤维(触觉、痛觉及温度觉)显示着不同的扩展范围。触觉一般伸展范围较大,亦即是各后根内的这种纤维在相邻皮节内有最宽阔的重叠分布;痛觉的分布范围一般较小些。然而触觉的皮节界限只是某些部分超越痛觉的皮节界限;但在另一些部分,痛觉的皮节界限也可能超越触觉的界限。温度觉的皮节范围最小,即传导温度觉的神经纤维比传导痛觉的神经纤维的分布要缩窄。一般来说,切断一根背根神经,有可能引起相应皮节的痛温觉丧失,但对触觉却影响不大。

身体各部皮肤的感觉神经分布,可分根性的节段分布和神经周围性分布两种。

（1）头部(颜面及额部)的皮肤:在顶耳线(耳廓根部垂直向上至颅顶)以前,头部(颜面及额部)的皮肤感觉受三叉神经支配。三叉神经的根性支配,成环状葱皮样的感觉带,与三叉神经脊束核的各部相适应。其最内的第 1 环状带相当于核上部,第 2 环状带相当于核中部,第 3 环状带相当于核下部(图 15-9)。在人类已清楚地显示出此核的节段性支配。

（2）枕部、颈部、背部、臀上部至尾骨尖诸部的皮肤:由颈、胸、腰、骶、尾诸脊神经后支的皮支分布,节段性很明显。

（3）颈部、胸部、腹部、上肢、下肢、臀部及会阴诸部的皮肤:由颈、胸、腰、骶、尾诸脊神经前支的皮支分布。

在肢芽发生中,体节随之延伸,沿肢芽的长轴排列。在上肢,因臂丛上部及下部节段的神经纤维分布于近侧,而其中间节段的神经纤维分布在远侧,故在上肢掌侧面是 $C_{4\sim6}$ 皮节与序数不相连续的 $C_8\sim T_2$ 皮节相邻接

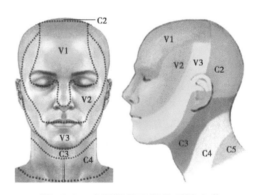

图 15-9　头面部呈环状排列的皮节

(因 C_7 皮节仅显示于手掌内)。它们之间的分界线称为腹侧轴线(ventral axial line)。此线自躯干的正中线、胸骨柄与胸骨体交界处起始,经胸壁到上肢。由于上肢在发生中向外扭转,所以该线在出生后是沿上臂及前臂的掌侧面止于手腕。在上肢背侧情况相似,唯有 C_7 皮节自肘部即显示,向下经前臂背侧达手背。所以 $C_{4,5}$ 与 $T_{2,1}$ 皮节相邻接,此分界线称背侧轴线,其自背部至上臂背侧,远及肘关节。

下肢:由来自 $T_{12}\sim S_3$ 的皮神经分布。其皮肤感觉神经根性的节段分布,开始时的排列与上肢相似。但因下肢发生过程中,有向内侧扭转,在轴前缘的趾,自头侧转变成内侧位,在轴后缘的小趾,由尾侧转变成外侧位。所以神经分布的皮节带状区也有转位,即自上而下呈向前的扭转。

上位皮节带状区与不连续循序的下位皮节带状区相遇的腹侧轴线,起自腹股沟韧带内侧阴茎根部,经大腿内侧、膝及小腿的后内侧,至足跟内侧的一线,为 $L_{1\sim4}$ 皮节与 $S_{2,3}$ 皮节的

分界线。背侧轴线起自臀部的外侧,下降至大腿后外侧至膝关节,继后稍向内倾斜至足跟之后侧上方,为 $L_{2\sim5}$ 皮节与 $S_{2,3}$ 皮节的分界线。

　　Keegan 和 Garneff 专门研究了四肢皮肤的神经节段性分布,认为四肢皮肤的神经节段管制区呈带状,与背部的原始皮节(primary dermatomes)通连不断,并认为只有腹侧轴线,而否定背侧轴线的存在(图 15-10)。皮节是成带状从脊椎沿臂或腿而下延伸到肢端的,并且这种规式很像在躯干一样逐次重复着。

　　有人认为肢体上皮节的轴线不是连续循序皮节的邻接线,所以在轴线两侧的相邻皮节间很少有神经纤维的重叠分布。

　　关于皮节的分布形式由于方法学的不同,争论还在继续进行。Lewis(1942)描绘了因深部组织疼痛引起的皮肤痛觉异常区所勾画出的皮节(图 15-11)。Denny-Brown 等(1973)指出皮肤的任何一点至少有 5 个节段的背根支配,皮节的范围大小是由初级传入纤维和具有 Lissauer 束轴突的背角神经元之间的相互作用所确定的。Lee 等(2008)从循证的角度评述了不同的皮节图,认为不同的方法观察到的皮节在细节上的争议与相邻皮节有较大变化的重叠支配有关。

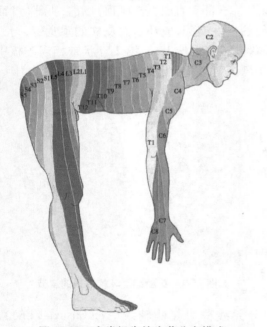

图 15-10　人类祖先的皮节分布模式

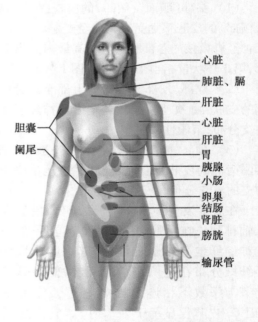

图 15-11　Lewis 根据深部疼痛勾画出皮节,和 Head 牵涉痛分布基本相同;由于内脏神经支配为多神经节段融合而成,故面积可以涉及数个皮节,但仍然具有 Head"易惹点"的形式

第三节　肌肉的神经节段性分布

　　研究骨骼肌的节段性神经支配有许多方法:比如用外周神经切除引起脊髓前角神经元逆行变性的研究;脊髓横切也可获得一些有价值的信息;手术时刺激前根引起肌肉收缩以确定运动神经元的支配节段;采用肌电记录对一些特殊肌肉的神经节段进行分析也是常用的

方法(Kaeser,1966)。有关皮肤、骨、自主肌的节段性神经支配的研究这一最重要的工作是荷兰解剖学家 Bolk(参考 Wolf,1981)于 1894 年首创的。他不但系统地研究了皮节、肌节,还研究了骨骼及相应结缔组织(如骨膜、韧带等),以及血管的节段性神经支配特点。遗憾的是,Bolk 的论文和著作都是用荷兰文发表的,以致大多数读者未能接触到他的原始论文。表15-1～表 15-3 是 Bolk 对肌肉节段性支配的研究结果,但有些明显错误则根据 Brendler 等(1968)的工作做了修正。

表 15-1 躯干肌的节段性支配

部位	肌名称	节段性支配	部位	肌名称	节段性支配
项	背部的深长肌	$C_{1\sim8}$、$T_{1\sim12}$、$L_{1\sim5}$、$S_{1\sim5}$尾节	颈	头长肌	$C_{1\sim4}$
背	项部的深短肌	$C_{1\sim2}$		颈长肌	$C_{5\sim8}$
	头夹肌	$C_{3\sim8}$		前斜角肌	$C_{3\sim5}$
	斜方肌	$C_{2,3}$		中斜角肌	$C_{2\sim8}$
	背阔肌	C_8、T_1		后斜角肌	$C_{5\sim8}$
	肩胛提肌	$C_{3\sim5}$	胸	胸大肌	$C_{5\sim8}$
	菱形肌	$C_{4,5}$		胸小肌	$C_{7,8}$
	膈	$C_{3\sim5}$		锁骨下肌	$C_{5,6}$
	肋间肌	$T_{1\sim12}$		前锯肌	$C_{5,6}$
腹	腹直肌	$T_{6\sim12}$		腹横肌	$T_8\sim L_1$
	腹外斜肌	$L_{3,4}$		腹内斜肌	$T_8\sim L_1$
				腰方肌	$T_{11}\sim L_4$

表 15-2 上肢诸肌的节段性支配

部位	肌名称	节段性支配	部位	肌名称	节段性支配
肩	冈上肌	$C_{5,6}$		拇短伸肌	$C_8\sim T_1$
	小圆肌	$C_{5,6}$		拇长伸肌	$C_8\sim T_1$
	三角肌	$C_{5,6}$		指总伸肌	$C_{7,8}$
	冈下肌	$C_{4\sim6}$		食指固有伸肌	$C_{7,8}$
	肩胛下肌	$C_{5,6}$		尺侧腕伸肌	$C_{7,8}$
	大圆肌	$C_{6,7}$		小指固有伸肌	$C_{7,8}$
臂	肱二头肌	$C_{5,6}$		指浅屈肌	$C_7\sim T_1$
	肱肌	$C_{5,6}$		指深屈肌	$C_8\sim T_1$
	喙肱肌	$C_{5\sim7}$		旋前方肌	$C_6\sim T_1$
	肱三头肌	$C_{6\sim8}$		尺侧腕屈肌	$C_8\sim T_1$
	肘后肌	$C_{7,8}$		掌长肌	$C_{7,8}$
前臂	肱桡肌	$C_{5,6}$	手	拇短展肌	C_8、T_1
	旋后肌	$C_{5\sim7}$		拇短屈肌	C_8、T_1
	桡侧腕伸肌	$C_{6,7}$		拇指对掌肌	C_8、T_1
	旋前圆肌	$C_{6,7}$		小指屈肌	$C_8\sim T_1$
	桡侧腕屈肌	$C_{7,8}$		拇收肌	C_8、T_1
	拇长屈肌	$C_8\sim T_1$		小指展肌	C_8、T_1
	拇长展肌	$C_8\sim T_1$			

表 15-3　下肢诸肌的节段性支配

部位	肌名称	节段性支配	部位	肌名称	节段性支配
臀	髂腰肌	$T_{12} \sim L_3$		股四头肌	$L_{2 \sim 4}$
	阔筋膜张肌	$L_{4,5}$		股薄肌	$L_{2 \sim 4}$
	臀中肌	$L_4 \sim S_1$		短收肌	$L_{2,3}$
	臀小肌	$L_4 \sim S_1$		闭孔外肌	$L_{3,4}$
	股方肌	$L_4 \sim S_1$		大收肌	$L_{3,4}$
	臀大肌	$L_5 \sim S_2$		小收肌	$L_{3,4}$
	闭孔内肌	$L_{2 \sim 4}$		膝关节肌	$L_{3,4}$
	梨状肌	$S_{1,2}$		半腱肌	$L_{4,5}$
大腿	缝匠肌	$L_{2,3}$		半膜肌	$L_5 、S_1$
	耻骨肌	$L_{2,3}$		股二头肌	$L_5 \sim S_3$
	长收肌	$L_{2,3}$	小腿	胫骨前肌	$L_4 \sim S_1$
	蹈长伸肌	$L_4 \sim S_1$		蹈长屈肌	$L_5 \sim S_2$
	腘肌	$L_4 \sim S_1$	足	蹈短伸肌	$L_4 \sim S_1$
	跖肌	$L_4 \sim S_1$		趾短伸肌	$L_4 \sim S_1$
	趾长伸肌	$L_4 \sim S_1$		趾短屈肌	$L_5 \sim S_1$
	比目鱼肌	$L_5 \sim S_2$		蹈展肌	$L_5 \sim S_1$
	腓肠肌	$S_{1,2}$		蹈短屈肌	$L_5 \sim S_3$
	腓骨长肌	$L_5 \sim S_1$		蹈收肌	$S_{1,2}$
	腓骨短肌	$L_5 \sim S_1$		小趾展肌	$S_{1,2}$
	胫骨后肌	$L_5 \sim S_1$		小趾短屈肌	$L_5 \sim S_1$
	趾长屈肌	$L_5 \sim S_1$			

　　1944 年,Inman 和 Saunders 详细研究了皮节、肌节和骨节(selertome),并描绘出四肢皮节、肌节和骨节图谱(图 15-12)。

　　原始的肌节(myotome)在发育过程中,由于经历转移、分层、合并、分裂、消失等变化,所以原来一个肌节受相应一个脊髓节段支配的情况也有了改变。许多肌是由几个肌节各以一部分合并构成的。这种由多数肌节合成的肌接受几个脊髓节段发出神经的共同支配。如股二头肌和臀大肌,由 $L_{4,5}$ 和 $S_{1,2}$ 4 个肌节构成,所以这两肌也由 $L_{4,5}$ 和 $S_{1,2}$ 4 个脊髓节段的纤维支配。身体中只有少数肌是由单肌节发展来的,所以这种肌仍由一个脊髓节段来的纤维所支配,如椎骨间的棘突间肌。此外,头后小直肌(相当于最上的棘间突肌)、头斜肌(相当于最上的横突间肌)、颏舌肌及甲状舌骨肌均来自 C_1 肌节,拇短展肌来自 T_1 肌节,肛提肌来自 S_5 肌节,胫骨前肌来自 L_4 肌节,它们都是单肌节构成,也均由相应脊髓节段的纤维所支配。但某些原为单肌节的肌也可由 2 个肌节合并而成,于是这些肌也就受 2 个脊髓节段发出的神经支配。如拇短展肌来自 $C_8 \sim T_1$,胫骨前肌来自 $L_{4,5}$。身体内大部分的肌均由多肌节合并而成,尤其是四肢肌,可由 2 个、3 个以至于 4 个肌节合成。所以,当单独一条神经根损伤时,对多肌节合成的肌并不引起运动障碍,而只显功能减低。

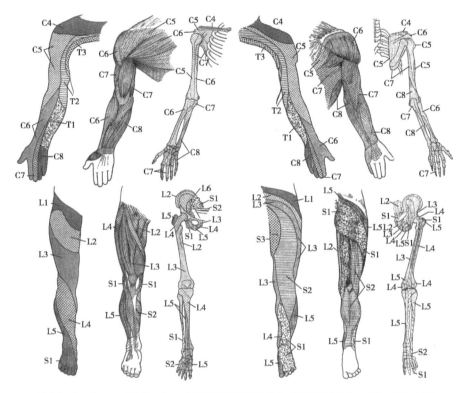

图 15-12　Inman 和 Sauders 绘制的皮节(蓝色)、肌节(棕色)、骨节(绿色)图

第四节　内脏器官的神经节段性分布

内脏器官是由自主神经支配的,也有节段性的分布特性,但因"内脏节"的融合和位移及特化的器官发生(如消化系的肝和胰),使得节段性分布不清晰。

交感神经干上的神经节相当于原始的脊髓节段,可是由于交感干神经节的相互融合,有的部位(如颈部)的节段也就不明显。但无论是至皮肤、血管内的平滑肌和皮肤内腺体的神经支配,还是内脏器官的神经在交感神经节之前都来自固定的脊髓节段,而经交感神经节后,又随着有固定关系的脊神经而行。

交感神经节段指的是交感干中的灰交通支的每个分段。外周交感神经的纤维主要伴随外周神经分布于血管、汗腺和竖毛肌。研究交感神经节段性分布的方法是刺激或切断前根神经所引起的皮肤血管运动、汗腺分泌变化和立毛肌收缩及测量皮肤电反射,从而勾画出交感神经节段图。

1940 年,Guttmann 根据对 1 个或数个颈交感神经节切断后汗腺丧失的范围观察到皮肤的交感神经分布区,如颈上神经节摘除时在相当于 $C_{2,3}$ 皮节的颈区和面部汗腺分泌功能丧失,颈中神经节摘除时无汗范围波及颈下部和肩区(C_4 和部分 C_5 皮节),颈下神经节摘除几乎可以造成除上臂内侧(由上部胸节支配)以外整个上肢无汗。损伤正中神经,桡侧 3 个手指及第 4 手指桡侧半的麻痹区皮肤无汗而干燥。

Richter 和 Woodruff(1945)采用交感神经切除区检测皮肤电阻的方法,探查到腰骶交感神经干摘除术患者的皮肤电阻增高。用这种方法勾画的交感神经皮节与躯体神经皮节大致相同。图 15-13 是由 Richter 用测量皮肤电阻勾画出的人类下肢交感神经节段分布图,上肢及躯干交感神经节段性分布由石川所绘制(参考芹泽胜助,1979)。

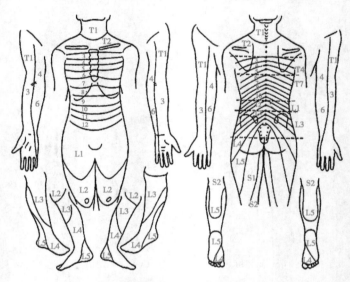

图 15-13　交感神经节段图(引自芹泽胜助,1979)

Foerster 等用电刺激单一脊神经前根引起竖毛、汗腺分泌和血管收缩,观察到 $T_{2~4}$ 交感神经皮节分布在同侧头面部,$T_{3~6}$(也有人认为是 $T_{2~8}$ 或 $T_{4~8}$)分布在上肢,T_{10} ~ L_2 分布在下肢。而相反,切断相应脊神经或脊神经节不能引起竖毛反应,如桡神经损伤,则上肢背面竖毛反应消失。

1. 内脏器官自主传出纤维的节段性分布　交感神经节前神经元位于脊髓的侧角,在 T_1 ~ L_3 的一定区域内,发出的节前纤维经前根及白交通支至交感干神经节,换元后发出节后纤维经灰交通支至脊神经,随脊神经分布至皮肤。交感神经的皮肤根性分布,与皮肤的感觉性节段并不一致。现将交感神经的血管收缩纤维、竖毛运动纤维及汗腺分泌纤维的根性分布概述如下:

至颜面、颈及胸最上部的血管收缩纤维,即三叉神经分布区及 $C_{2~4}$ 节的分布区伴行于 $(C_8)T_{1,2}$ 脊神经前根;至上肢的纤维伴行于 $(T_{1,2})T_{3~5}(T_{6,7})$ 脊神经;至下肢的纤维伴行于 $(T_9)T_{10~12}(L_{1,2})$ 脊神经。

至头、颈及胸上部的竖毛运动纤维伴行于 C_8 ~ $T_{1,2}(T_3)$ 脊神经前根;至上肢的纤维伴行于 $T_{3~6}(T_7)$ 脊神经前根;至下肢的纤维伴行于 $(T_9)T_{10}$ ~ $L_2(L_3)$ 脊神经。

至头、颈及胸上部的汗腺分泌纤维伴行于 $T_{1~3}$ 脊神经前根,在 T_1 神经内者为至颜面(三叉神经分布区)的纤维占多数,而 T_2 神经内者为至颈上部节段($C_{2~4}$)的纤维占多数,在 T_3 神经内者主要为至腋窝及相当于 T_3 节的皮肤狭长带。至上肢的汗腺分泌纤维伴行于 $T_{3~7}$($T_{8,9}$)脊神经前根;至下肢的纤维伴行于 $(T_9)T_{10}$ ~ $L_2(L_3)$ 脊神经前根。

副交感传出神经的节段性分布:经后根伴行的副交感性血管扩张及汗腺抑制传出纤维全部位于脊神经内,这种副交感性质的纤维也有其节段性的排布,在位置和形态上与感觉性皮肤节段一致,但通常面积较小。

包含在一个后根内的汗腺抑制纤维,仅支配相应的节段;而在一个前根内穿出的汗腺分泌纤维却支配着多个节段。

胸、腹、盆腔内脏器官自主神经的节段性分布(表 15-4):交感性的来自胸部及腰上部节段,副交感性的来自 $S_{2\sim4}$ 节段(迷走神经无节段性关系)。

表 15-4 内脏器官交感神经传出纤维节段性分布

器官	交感性节段	器官	交感性节段
心脏	$T_{1\sim5}$	肾	$T_{10}\sim L_1$
支气管及肺	$T_{2\sim5}$	输尿管	$T_{11}\sim L_1$
食管(下段)	$T_{5\sim6}$	肾上腺	$T_{10}\sim L_1$
胃	$T_{6\sim10}$	睾丸或卵巢	$T_{10\sim11}$
小肠	$T_{9\sim10}$	附睾、输精管及精囊	$T_{11\sim12}$
升结肠、横结肠	$T_{11}\sim L_1$	膀胱	$T_{11}\sim L_2$
降结肠、乙状结肠及直肠	$L_{1\sim2}$	前列腺及尿道	$T_{11}\sim L_1$
肝及胆囊	$T_{7\sim9}$	子宫	$T_{12}\sim L_1$
脾、胰	$T_{6\sim10}$	输卵管	$T_{10}\sim L_1$

2. 内脏器官自主传入纤维的节段性分布 内脏器官的感觉支配有交感神经、副交感神经及膈神经参加。关于内脏器官感觉的节段性的知识,许多是由于内脏病变引起躯体一定皮区的牵涉性疼痛而获得的。椎旁浸润麻醉交感干的交通支和切断脊神经后根可以解除不可忍受的内脏疼痛,也给内脏器官的节段性分布以精确的考证(表 15-5)。

表 15-5 内脏器官交感神经传入纤维节段性分布表

器官	交感性节段	器官	交感性节段
心脏及升主动脉	$T_{1\sim4(5)}$	肝及胆囊	$T_{(7)8\sim11}$
肺及支气管	$T_{(1)2\sim5(6\sim9)}$	胰	T_8(左)
食管	$T_{4、5、(6)}$	肾	$T_{10}\sim L_1$
贲门	$T_{(5)6,7}$	输尿管	$T_{(8)9}\sim L_2$
胃体	$T_{7,8}$	膀胱	$T_{11}\sim L_{1(2,3)}$
幽门	$T_{8,9}$	睾丸及附睾	$T_{(11)12}\sim L_3$
小肠及升结肠	$T_{(9)10}、L_1$	卵巢及附件	$T_{(12)}、L_{1\sim3}$
阑尾	$T_{(8,9)10}\sim L_1$(右)	子宫	$T_{(12)}、L_{1\sim3}$
降结肠及直肠	$L_{1\sim3}$	乳房	$T_{4\sim6}$

内脏病变引起过敏的皮肤区(Head's zones)可涉及下列节段:

(1) $C_8\sim L_3$ 皮节:为交感神经传入纤维进入脊髓而牵涉性引起的相应皮肤过敏区。

（2）$S_{2\sim5}$皮节：为盆神经内传入纤维进入脊髓而牵涉性引起的相应皮肤过敏区。

（3）$C_{3,4}(C_5)$皮节：为膈神经内传入纤维进入脊髓而牵涉性引起的相应皮肤过敏区。

（4）刺激迷走神经引起的皮肤过敏区：在三叉神经的面区及C_2皮节内。这是由于迷走神经的传入纤维终止于三叉神经脊束核，并下达C_2节的后柱所致。

White（1943）及 White 和 Sweet（1969）用切白交通支和骶神经背根的方法用于缓解反射性内脏疼痛，从而获得了宝贵的人类内脏节段性分布资料（图 15-14）。图 15-15 为 Jänig 和 Morrison 根据许多临床资料总结的由内脏器官病变诱发的皮肤及皮下组织痛觉过敏节段分布图（也包括椎旁神经节阻断而缓解牵涉痛的分布节段）。

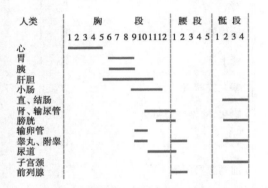

图 15-14 切断白交通支和骶神经背根
缓解内脏痛确定的节段性分布

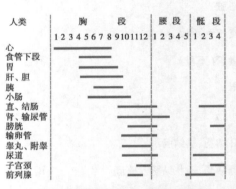

图 15-15 内脏器官引起的牵涉性皮肤及皮
下痛觉过敏的节段性分布

第五节 动物的皮节

1869 年，Türck 率先研究了狗 $C_2 \sim S_1$ 脊髓节段皮肤的神经分布图。Sherrington 在出版于 1893 年和 1898 年发表的论文中采用"剩余感觉"法首次公布了青蛙、家兔、猫和猴的皮肤节段性神经分布的系统研究结果。

研究哺乳动物皮肤神经节段性分布的方法主要有以下几种：①剩余感觉法：切断相邻的上下 2~3 个节段的背根，观察保留的那个神经节段在皮肤的残存感觉分布区域（Sherrington，1893；Arnold 和 Kitchell，1957；Kirk，1968；Kirk 和 Denny-Brown，1970）；②刺激皮肤诱发脊髓背根神经放电反应或记录诱发的脊神经节细胞（或记录脊髓背角神经元），以勾画出该神经节细胞的外周感受野分布区域（Kuhn，1953；Hekmatpanah，1961；Fletcher 和 Kitchell，1966；Brown 和 Koerber，1978；Kukulinsky 和 Brown，1979）；③近些年来，人们采用激活 C 类纤维强度的逆向刺激外周神经轴突的方法，以促使神经肽类物质从 C 类纤维末梢释放，增加皮肤血管的渗透性，使血清外漏。若同时在静脉中注射伊文蓝染料，那么所刺激的神经沿其外周感受野渗漏的血清由于含有伊文蓝而变为可视，伊文蓝分布区即为该神经节段的皮节（Pertovaara，1988；Takahahi 和 Nakajima，1996）；④背根神经注射士的宁观察注射后该神经节段引起的过敏区。

Pubols 和 Pubols（1969，1972）采用电生理学方法逐一记录每一节段背根神经小束动作电位(C₅ ~ T₂ 节段脊神经)和采用微电极记录单根传入纤维电活动(L₂ ~ S₂ 节段脊神经),勾画出美洲蜘蛛猴(Spider monkey)每一节段神经纤维对外周感受野刺激引起的反应分布区,从而确定皮肤的节段性神经分布(图 15-16)。

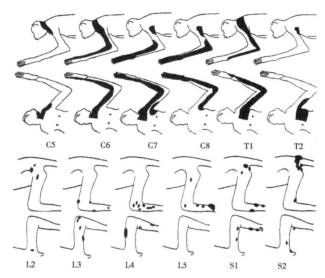

图 15-16　美洲蜘蛛猴皮节分布图,每一节段的上部为外侧面,下部为内侧面
(引自 Pubols,1969;Pubols,1972)

Kirk(1968)采用切断相邻的上下 2 ~ 3 个节段背根的剩余感觉方法,观察保留的那个神经节段在皮肤的残存感觉分布区域,从而得到完整的绵羊皮节图(图 15-17)。

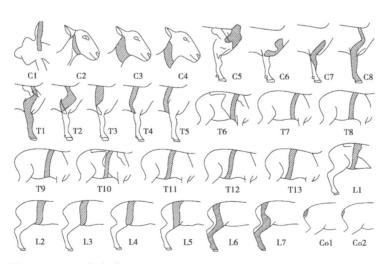

图 15-17　采用切断背根神经所致的"残存敏感区"法所描画的羊皮节图
(引自 Kirk,1968)

Fletcher 和 Kitchell(1966)采用电生理学方法逐一记录腰骶节段背根神经小束动作电位的方法,勾画出狗的这些节段神经纤维对外周感受野刺激引起的反应分布区(图 15-18)。

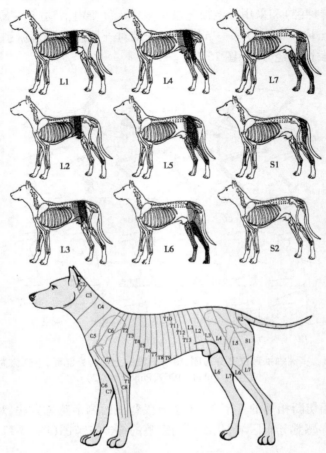

图 15-18　狗腰骶髓皮肤神经节段分布图
（引自 Fletcher 和 Kitchell，1966）

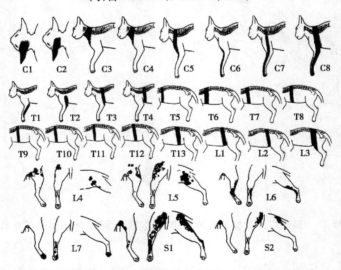

图 15-19　猫皮节分布图
（引自 Hekmatpanah，1961；Kukulinsky 和 Brown，1979）

Hekmatpanah（1961）、Kukulinsky 和 Brown（1979）采用电生理学方法记录每一节段背根神经小束动作电位（$C_1 \sim L_3$ 节段脊神经）和背根神经逆向伤害性刺激引起该神经根神经源性血清渗出反应（$L_4 \sim S_2$ 节段脊神经），勾画出猫的每一节段神经纤维对外周感受野刺激引起的反应分布区（图 15-19）。

Sherrington 采用"剩余感觉"法绘制的家兔皮节图（图 15-20）。

Takahashi 和 Nakajima（1996）采用背根神经逆向伤害性刺激引起该神经根神经源性伊文蓝渗出反应（$C_2 \sim S_2$ 节段脊神经）而确定的皮肤神经节段性分布，勾画出大鼠每一节段神经纤维对外周感受野刺激引起的反应分布区（图 15-21，图 15-22）。

关于哺乳动物的交感神经节段分布与皮节有很大差别。2002 年 Takahashi 等采用红外热像仪探测大鼠后肢皮节与温度节段（thermatome）分布的差异。由于皮肤血管的交感神经支配为交感节后的缩血管纤维，强电流支配脊神经即可逆向激活 C 类感觉纤维，引起伊文蓝渗漏至相应皮节的染色反应；同时也刺激了交感节后缩血管神经，引起相应节段性交感神经支配的微动脉收缩，导致节段性皮肤温度下降，从而勾画出相应的交感神经皮节分布区。其结果表明，感觉神经皮节与交感神经皮肤温度节段存在明显的差别（图 15-23）。

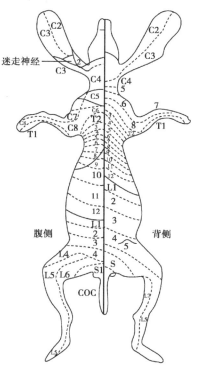

图 15-20　家兔皮节图

关于动物的内脏传入，特别是腹腔和盆腔内脏传入的节段性分布及传入纤维的数量已经有大量的资料报道。Jänig 和 Morrison（1986）综合了这些研究结果并绘制出猫和大鼠内脏传入的节段性分布图（图 15-24，图 15-25）。

部分动物脊神经节体表-内脏联系的荧光标记实验结果如下：

左臂内侧皮神经—心包：$C_8 \sim T_2$（大鼠，Alles 等，1985）

左尺神经—心脏：$C_8 \sim T_1$（大鼠，McNeill 等，1986）

左肋间神经—心前壁：$T_{2\sim4}$（大鼠，刘臣等，1989）

肋间神经—心神经：$T_{2,3}$（猫，陶之理等，1988）

肋间神经—内脏大神经：$T_{9\sim11}$（猫，Pierau 等，1984）；$T_{10\sim12}$（大鼠，Dawson 等，1992）

竖脊肌—胃：$T_{6\sim12}$（大鼠，赵建平等，1992）

胫神经—膀胱：L_6（大鼠，秦秉志，1986；1989）

坐骨神经—膀胱：$L_{4\sim6}$（大鼠，李淑芬等，1989）

左肋间神经—左腹腔节：$T_{9\sim11}$（大鼠，刘庆莹等，1989；刘汉涛等，1990）

肋间神经—肾：$T_{9\sim11}$（大鼠，刘贤钊等，1992）

肋间神经—肺：$T_{1\sim8}$（大鼠，李光千等，1991）

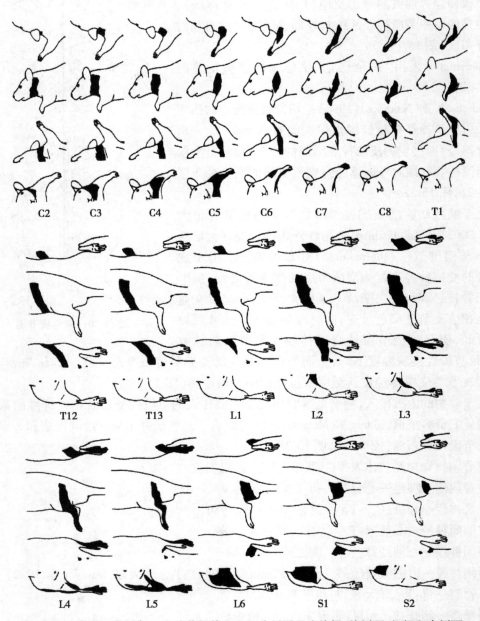

图 15-21　大鼠皮节图每一皮肤节段从上至下分别图示为俯视、外侧面、仰视和内侧面
（引自 Takahashi 和 Nakajima,1996）

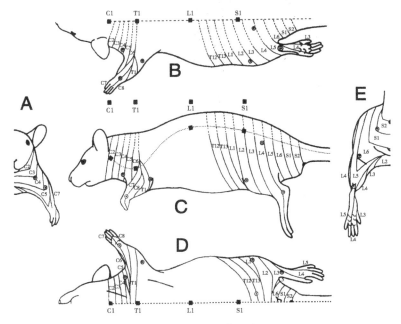

图 15-22　大鼠皮节组合图

A:前面;B:背面;C:外侧面;D:腹侧面;E:后面。圆点指示肩、肘、腕、髋、膝和踝关节的位置。每一皮节的边缘线作为皮节重叠分布的中线;细虚线为背支皮节的边缘线;点状线代表脊柱,黑方格分别指示 C_1、T_1、L_1 和 S_1 节段脊椎(引自 Takahashi 和 Nakajima,1996)

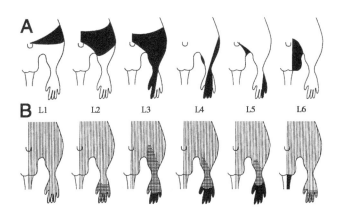

图 15-23　大鼠感觉皮节(A)与温度皮节(B)的差异

电刺激 $L_{1\sim6}$ 节段脊神经激活 C 类纤维引起后肢相应皮节 Evans 蓝渗出而绘制的皮节图(A),根据电刺激 $L_{1\sim6}$ 节段交感干引起交感缩血管反应所致皮温下降,用红外热像图仪记录的皮温节段图(B)。在图 B 中,垂直线表示温度下降较弱区,网格代表中等程度的皮温下降,黑色区域为皮温最低区。与图 A 相对照,皮节与皮温节段存在明显的不同(引自 Takahashi 等,2002)

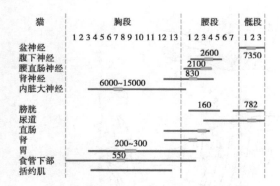

图 15-24　猫内脏器官传入纤维的
数量及节段性分布
（引自 Jänig 和 Morrison，1986）

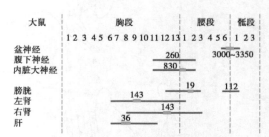

图 15-25　大鼠内脏器官传入纤维的
数量及节段性分布
（引自 Jänig 和 Morrison，1986）

参 考 文 献

Alles A，Dom RM. Peripheral sensory nerve fibers that dichotomize to supply the brachium and the pericardium in the rat：a possible morphological explanation for referred cardiac pain? Brain Res，1985，342（2）：382-385.

Arnold JP，Kitchell RL. Experimental studies of the innervation of the abdominal wall of cattle. Am J Vet Res，1957，18（67）：229-240.

Brendler SJ. The human cervical myotomes：functional anatomy studied at operation. J Neurosurg，1968，28（2）：105-111.

Brown PB，Koerber HP. Cat hindlimb tactile dermatomes determined with single-unit recordings. J Neurophysiol，1978，41（2）：260-267.

Dawson NJ，Schmid H，Pierau FK. Pre-spinal convergence between thoracic and visceral nerves of the rat. Neurosci Lett，1992，138（1）：149-152.

Denny-Brown D，Kirke EJ，Yanagisawa N. The tract of Lissauer in relation to sensory transmission in the dorsal horn of spinal cord in the macaque monkey. J Comp Neurol，1973，151（2）：175-200.

Fletcher TF，Kitchell RL. Cat lumbar，sacral and coccygeal tactile dermatomes of the dog. J Comp Neurol，1966，128（2）：171-180.

Foerster O. The dermatomes in man. Brain，1933，56：1-39.

Giudicelli F，Lewis J. The vertebrate segmentation clock. Curr Opin Genet Dev，2004，14（4）：407-414.

Guttmann L. The distribution of disturbances of sweat secretion after extirpation of certain sympathetic cervical ganglia in man. J Anat（Lond），1940，74（Pt4）：537-549.

Head H，Campbell AW. The pathology of Herpes Zoster and its bearing on sensory localization. Brain，1900，23：353-523.

Head H. On disturbances of sensation with especial reference to the pain of visceral disease. Brain，1893，16：1-133.

Hekmatpanah J. Organization of tactile dermatomes C1 through L4 in cat. J Neurophysiol，1961，24：129-140.

Inman VT，Saunders JB. Referred pain from skeletal structures. J Nervous Mental Diseases，1944，99：660-667.

Jänig W，Morrison JFB. Functional properties of spinal visceral afferent supplying abdominal and pelvic organs with special emphasis on visceral nociception. ProgBrain Res，1986，67：87-114.

Kaeser HE. L' innervationsegmentaire des muscles des extremitesinferieuresdeterminee a 1' aide de l' E. M. G. Rev Neurol，1960，115：147-150.

Keegan JJ，Garrett FD. The segmental distribution of the cutaneous nerves in the limbs of man. Anat Rec，1948，102（4）：409-437.

Kenins P. Identification of the unmyelinated sensory nerves which evoke plasma extravasation in response to antidromic stimulation. Neurosci Lett，1981，25（2）：137-141.

Kirk EJ，Denny-Brown D. Functional variation in dermatomes in the macaque monkey following dorsal root lesions. J Comp Neurol，1970，139（3）：307-320.

Kirk EJ. The dermatomes of the sheep. J Comp Neurol，1968，134（3）：353-369.

Kuhn RA. Organization of tactile dermatomes in cat and monkey. J Neurophysiol，1953，16（2）：169-182.

Kukulinsky DH，Brown PB. Cat L4-S1 dermatomes determined using signal averaging. Neurosci Lett，1979，13（1）：79-82.

Lee MW，McPhee RW，Stringer MD. An evidence-based approach to human dermatomes. Clin Anat. 2008；21：363-73.

Lewis T. Pain. New York：The Macmillan Company，1942.

McNeill DL，Burden HW. Convergence of sensory processes from the heart and left ulnar nerve onto a single afferent perikaryon：a neuroanatomical study in the rat employing fluorescent tracers. Anat Rec，1986，214（4）：441-444，396-397.

Pertovaara A. Collateral sprouting of nociceptive C-fibers after cut or capsaicin treatment of the sciatic nerve in adult rats. Neurosci Lett，1988，90（3）：248-253.

Pierau FK，Fellmer G，Taylor DC. Somato-visceral convergence in cat dorsal root ganglion neurones demonstrated by double-labelling with fluorescent tracers. Brain Res，1984，321（1）：63-70.

Pourquié O. Vertebrate somitogenesis：a novel paradigm for animal segmentation? Int J Dev Biol，2003，47（7-8）：597-603.

Pubols BH，Pubols LM. Fore，hindlimb，and tail dermatomes in the spider monkey（Ateles）. Brain Behav Evol，1969，2：132-159.

Pubols BH，Pubols LM. Neural organization of somatic sensory representation in the spider monkey. Brain Behav Evol，1972，5（4）：342-366.

Richter CP，Woodruff BG. Lumbar sympathetic dermatomes in man dectermined by the electrical skin resistance method. J Neurophysiol，1945，8：323-338.

Sherrington CS. Experiments in examination of the peripheral distribution of the fibre of the posterior roots of some spinal nerves. Philos Trans R Soc Lond，1893，184：641-763.

Starr MA. Local anesthesia as a guide in the dignosis of lesions of the lower spinal cord. Am J Med Sci，1892，104：15-35.

Takahashi Y，Hirayama J，Nakajima Y. Segmental regulation pattern of body surface temperature in the rat hindlimb. Brain Res，2002，947（1）：100-109.

Takahashi Y，Nakajima Y，Sakamoto T. Dermatomes mapping in the rat hindlimb by electrical stimulation of the spinal nerves. Neurosci Lett，1994，168（1-2）：85-88.

Takahashi Y，Nakajima Y. Dermatomes in the rat limbs as determined by antidromic stimulation of sensory C-fibers in spinal nerves. Pain，1996，67（1）：197-202.

White JC，Sweet WH. Pain and the neurosurgeon：A Forty-year experience. Springfield:Charles C Thomas,1969;525-585.

White JC. Sensory innervation of the viscera. Studies on visceral afferent neurones in man based on neurosurgical procedures for the relief of intractable pain. Res Pub Ass Res NervMent Dis,1943,23;373-390.

Wolf JK. Segmental Neurology. Baltimore:University Park Press,1981.

李光千,彭庆廉,王健本.周围突分支至肺与体表的降钙素基因相关肽免疫反应阳性感觉神经元.解剖学报,1991,22(4):385-390.

李淑芬,刘莎,吴建中,等.大鼠脊神经节细胞周围突的分支及其向躯体与内脏的分支投射.神经解剖学杂志,1989,5(1):79-82.

刘臣,王健本.大白鼠胸段脊神经节细胞周围突分支支配心脏及体躯结构-荧光双标法——一种牵涉痛发生的可能机制.解剖学杂志,1989,12(4):259-262.

刘汉涛,朱长庚.含 CCK 脊神经节细胞的皮肤-内脏分支投射-荧光双标和免疫组织化学结合三重标记法研究.解剖学报,1990,21(1):25-30.

刘庆莹,朱长庚.含 P 物质的脊神经节细胞周围突的躯体-内脏的分支投射.解剖学报,1989,20(S1):14-19.

刘贤钊,贺新红,田小明.脊神经节神经元周围突至肾及体壁的分支投射.解剖学杂志,1992,15(4):267-270.

芹澤勝助.東洋醫學研究集成Ⅱ,13 内臟-體性反射のよりみた經絡・經穴系の臨床應用につぃこ.東京:醫齒藥出版株式會社,1979:180-193.

秦秉志,王亚奇,李继硕.大鼠胫神经和膀胱的初级传入神经元在后根节的定位及其周围突向二者的分支分布——荧光素双标记法研究.解剖学杂志,1986,9(增刊):309.

秦秉志,王亚奇,李继硕.大鼠腰后段背根节神经元周围突的分支分布——荧光素双标记法研究.解剖学报,1989,20(2):152-158.

陶之理,任文庆,李群.心神经和肋间神经传入神经元的会聚(荧光双标记法).解剖学杂志,1988,11(增刊):268.

赵建平,蒋文华,彭裕文.大鼠含 CGRP 的后根节细胞周围突向胃和躯体分支投射-牵涉痛和针刺治疗消化性溃疡机制的探讨.解剖学杂志,1992(5 增刊):199.

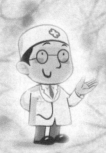

第十六章　躯体-交感神经-内脏联系

第一节　躯体-内脏反射的概述

自主神经系统是周围神经系统的一部分,不受意识控制而起作用,控制心率、消化、呼吸节律、唾液分泌、出汗、瞳孔直径、排尿和性功能,仅有少数功能如呼吸受意识支配。自主神经系统的调控有两种方式:一种是中枢调控,如由于情绪、心脏节律或意识状态等,冲动均通过自主传出作用于内脏器官。这种控制不受内脏器官活动水平的影响,它可以引起诸如情绪激动时的焦虑(出汗)、心率加快、血压升高,以及骨骼肌血流量应激性增加。另一种是由外周感受器的反射引起,包括内脏、躯体和特殊颅脑感受器。这些感受器的刺激信号分别经内脏、躯体和特殊感觉传入到达中枢神经系统,并传输给自主神经系统,由此发出调控信息调节内脏器官的功能,如调节心血管功能的压力感受性反射、性反射、膀胱排尿反射、胃肠消化调节反射等。但人们对躯体如皮肤、骨骼肌及肌腱、关节及其他深部组织的传入对内脏器官的反射调节知之甚少。正是由于情感因素对自主神经活动影响的同时存在,研究躯体-自主神经反射中麻醉剂的使用必不可少。

内脏传入纤维的存在首先由 Langley 和 Anderson 在 1894 年所确认。他们估计传出和传入纤维的比值大约为 10∶1。随后 Ranson 用组织学和生理学方法证明交感和副交感神经中存在有传递内脏痛信号的纤维。

Cannon 在 20 世纪初的研究强调脊髓和脊髓上中枢对器官功能的调节是不同的。例如,体表诱导的心血管反射主要由脊髓上中枢的下行性抑制调控,而脊髓水平的反射调节仅占一小部分。相比较而言,躯体诱发的膀胱排尿和胃运动反射可以由脊髓节段性和脊髓上中枢的超节段性反射调控。如果来自躯体的传入进入到缺乏自主神经节前纤维的脊髓节段时自主反射由脊髓上中枢所调节。另一方面,脊髓节段性传入进入脊髓其他水平可能产生完全不同的效应。在节段性传入能够与脊髓节前自主神经元形成突触的地方,存在着脊髓节段的躯体-自主反射,特点是具有明显的节段性,并对靶器官产生特异性调节。而在中枢神经系统完整的动物,脊髓反射受高位中枢的下行性调节(图 16-1)。

20 世纪 70 年代始,Sato 和 Schmidt(1973)对躯体-自主反射的研究具有里程碑意义。他们确立了脊髓-脊髓上反射可以由 A 和 C 类纤维介导,并指出节段水平的传入在自主神经调节中起重要作用,即节段性躯体传入对相应的特定靶器官具有特异性调节作用。

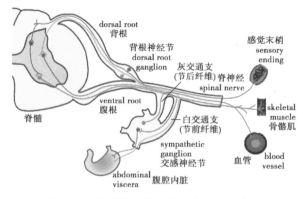

图 16-1　交感神经传入和传出纤维的走行

内分泌和免疫也是躯体-自主神经反射调控的一部分,其表现在:①肾交感传出神经控制肾上腺髓质的儿茶酚胺分泌;②交感和副交感传出纤维的活动部分地影响胰岛素的分泌;③下丘脑-垂体的某些内分泌物质对内脏活动发挥体液调节效应;④与免疫相关的器官接受自主神经支配。

大致上,躯体-自主反射、躯体-内分泌反射及躯体-免疫反射有 4 类反射通路:①轴突反射:特点是不直接涉及自主传出成分参与,但产生某些类似自主活动的效应;②脊髓节段性反射:节段性神经传入通过自主传出调节靶器官,或通过影响内脏传入间接地调节自主传出的功能;③调节性反射:特点是反射的泛化,即由躯体传入引起的反射效应;④脊髓上反射:需要具有特异的脊髓上中枢参与,如排汗、激素分泌、脑血流调节等。

自主神经系统包括交感和副交感两个子系统,传出通路由节前和节后两级神经元组成。近年来,人们在肺和肠发现一个以一氧化氮为递质的非胆碱能-非肾上腺素能的神经元子系统;其自主神经系统功能相对独立,称为"肠脑"。

交感神经传出神经元位于胸腰段脊髓中间外侧细胞柱($T_1 \sim L_2$),属于一般内脏神经的节前神经元,与 3 类节后神经元构成突触联系:①交感链的椎旁神经节(paravertebral ganglia);②椎前神经节(prevertebral ganglia),包括腹腔神经节、肠系膜上神经节、肠系膜下神经节;③肾上腺髓质的嗜铬细胞,由节前神经元直接支配分泌细胞。交感的节后神经元轴突组成颈心神经、胸内脏神经、腰内脏神经、骶内脏神经。副交感神经传出冲动来自脑和骶段神经元(第Ⅲ、Ⅶ、Ⅸ、Ⅹ对脑神经和 $S_{2\sim4}$ 骶神经)。源于脑的副交感神经节前神经元位于迷走神经背核、疑核和泌涎核,与脑的睫状神经节、下颌神经节、耳神经节神经元形成突触,迷走神经或骶副交感神经与器官旁或器官内节后神经元形成突触。节后神经元轴突形成副交感内脏神经和迷走神经,支配心、肺、胃、肝等(图 16-2)。

交感和副交感作为自主神经的两大组成系统,对同一器官的支配有拮抗性,但二者的功能活动有相应的协同之处,如交感兴奋时副交感抑制。在某些情况下,也有二者同时激活或抑制的现象。这两种形式在胰腺的分泌功能中均有体现。如胰腺的 B 细胞(又称 β 细胞)分泌胰岛素,受迷走神经兴奋性控制,受交感内脏神经支配分泌去甲肾上腺素发挥抑制性控制;相比较而言,低血糖情况下,交感和副交感神经都可以激活胰腺的 α-细胞释放胰高血糖素(Brunicardi,1995;Ahren,1986)。

交感节后神经元释放去甲肾上腺素,也释放 ATP 等神经递质作用于靶器官的肾上腺素能受体,但汗腺和肾上腺髓质例外。肾上腺皮质受节前神经元直接支配,作用于烟碱受体。交感和副交感的节前神经元及副交感节后神经元均释放乙酰胆碱,副交感神经作用于靶器官毒蕈碱受体。刺激肾髓质释放肾上腺素,作用于肾上腺素受体,引起广泛的交感活动增强(图 16-3)。

交感和副交感神经系统的功能大多数情况下是彼此相反的,但这种相反是功能上的互补而非对抗,共同维护机体的自稳态。交感和副交感神经功能详见表 16-1。

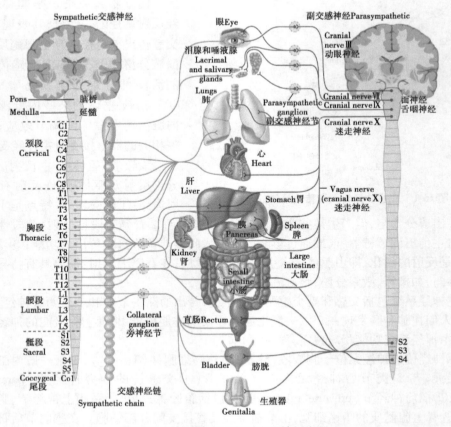

图 16-2　内脏的交感和副交感神经支配

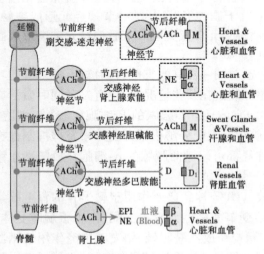

图 16-3　自主神经递质
ACh:乙酰胆碱;NE:去甲肾上腺素;N、M、α、β 为各自受体亚型;D:多巴胺;EPI:肾上腺素;N:烟碱受体;M:毒蕈碱受体;D:多巴胺受体

　　体表-内脏之间、体表-体表之间存在着有机的联系,这种联系与神经的节段性分布密切相关。"内属于腑脏,外络于肢节"是中国古代先贤们注意到的体表与脏腑相关联系,是体表医学的先行者。1893 年,英国医学家亨利·海德(Henry Head,1861—1940)注意到内脏疾病和皮肤感觉变化之间有节段性关联,其博士论文的题目就是 *On disturbances of sensation with especial reference to the pain of visceral disease*(《内脏疾病所引起的皮肤感觉异变》),主要内容发表于 1893 年 *Brain* 杂志。他发现,内脏的病变会使皮肤上一些区域出现感觉异常的"牵涉性疼痛(referred pain),并绘制了非常清晰的不同内脏病变时所对应的皮肤敏感的"海氏带(Head Zones)"。日本石川太刀雄父子对自

表 16-1　自主神经系统的功能

		靶点	交感神经(肾上腺素能)	副交感神经(毒蕈碱能)
循环系统	心脏	心排出量	β_1,(β_2):(+)	M_2:(−)
		窦房结:心率(变时性)	β_1,(β_2):(+)	M_2:(−)
		心房肌:收缩力(变性)	β_1,(β_2):(+)	M_2:(−)
		心室肌	β_1,(β_2):(+)(变力性),增加自动节律性	---
		房室结	β_1:(+),增加心肌自动节律性	M_2:(−),房室传导阻滞
	血管	血管平滑肌	α_1:(+);β_2:(−)	M_3:(−)
		肾动脉	α_1:(+)	---
		大冠状动脉	α_1,α_2:(+)	---
		小冠状动脉	β_2:(−)	---
		内脏的动脉	α:(+)	---
		皮肤动脉	α:(+)	---
		大脑动脉	α_1:(+)	---
		勃起组织动脉	β_1:(+)	M_3:(−)
		唾液腺动脉	α:(+)	M_3:(−)
		肝动脉	β_2:(−)	---
	其他	骨骼肌动脉	β_2:(−)	---
		静脉	α_1 和 α_2:(+) β_2:(+)	---
		血小板	α_2:聚集	---
		肥大细胞-组胺	β_2:抑制	---
呼吸系统		支气管平滑肌	β_2:(−)(主要作用);α_1:(+)(次要作用)	M_3:(+)
神经系统		瞳孔括约肌	α_1:(+)(导致瞳孔扩大)	M_3:(−)(导致瞳孔缩小)
		睫状肌	β_2:(−)(导致远程聚焦)	M_3:(+)(导致短距离聚焦)
消化系统		唾液腺:分泌	β:刺激黏稠的唾液,淀粉酶的分泌 α_1:刺激钾离子分泌	M_3:刺激稀薄的唾液分泌
		泪腺	β:刺激蛋白分泌	---
		肾(肾素)	β_1:(+)	---
		壁细胞	---	M_1:胃酸分泌
		肝	α_1,β_2:糖原分解,糖异生	---
		脂肪细胞	β_1,β_3:刺激脂肪分解	---
		消化道平滑肌运动	α_1,α_2,β_2:(−)	M_3,(M_1):(+)
		消化道括约肌	α_1,α_2,β_2:(+)	M_3:(−)
		消化道腺体	无影响	M_3:分泌
内分泌系统		胰腺(岛)	α_2:减少 β 细胞分泌,增加 α 细胞分泌	M_3:刺激 α,β 细胞
		肾上腺髓质	N(烟碱型乙酰胆碱能受体):分泌肾上腺素和去甲肾上腺素	---
泌尿系统		膀胱逼尿肌	β_2:舒张	M_3:(+)
		尿道括约肌(内部的)	α_1:(+)	(+)
		括约肌	α_1:(+);β_2:舒张	M_3:(−)
生殖系统		子宫	α_1:(+)(怀孕);β_2:(−)(未孕)	---
		外生殖器	α_1:(+)(射精)	M_3:勃起
皮肤系统		汗腺分泌	M:(+)(主要作用);α_1:(+)(次要作用)	---
		立毛肌	α_1:(+)	---

注:(+)表示增加或收缩,(−)表示减少或舒张,---表示无支配。

主神经的体表-内脏联系作出了卓越的贡献,并留下了著作《内臟体壁反射》(1962)。他们确定了内脏感觉与脊髓节段的关系,并把运动性反应与分泌性反应称为反射(reflex),将感觉异常反应称为关联(reference)。Sato A(佐藤昭夫)夫妇毕生致力于躯体-内脏与自主神经系统的研究,并于 1997 年撰写了 *The Impact of Somatosensory Input on Autonomic Functions* 一书。德国 Jänig W 也是体表与内脏自主神经相关领域研究具有里程碑意义的学者,2006 年出版了专著 *The Integrative Action of the Autonomic Nervous System*。在体表-内脏之间、体表-体表之间反射和关联的形式有:

(1) 内脏-躯体关联(viscero-somatic reference):当某内脏受到刺激时,经传入神经,冲动进入脊髓后可引起相应节段的皮肤感觉过敏。

(2) 躯体-内脏关联(somato-visceral reference):当刺激不同皮肤分节部位时,可引起相应内脏器官的反应。

(3) 躯体-内脏反射(somato-visceral reflex):当刺激不同皮肤分节部位时,可引起相应内脏器官的功能改变。

(4) 躯体-分泌腺反射(somato-secretor reflex):当刺激相应皮肤分节部位时,可引起消化腺分泌的改变。

(5) 内脏-运动反射(viscero-motor reflex):内脏传入引起相应节段体壁骨骼肌(肌节)运动性改变,如肌紧张、收缩和强直等。内脏的传入加大也可引起超节段的骨骼肌运动反应,如胃溃疡可引起腹直肌(多肌节)收缩,慢性胃溃疡则可引起肌萎缩性变化。

(6) 内脏-躯体营养反射(viscero-somatic trophic reflex):内脏器官的慢性病理性变化可引起相应节段体壁组织的萎缩。内脏的急性病变可引起相应节段体壁组织运动性、感觉性、组织营养和血液供应的障碍,如肺结核可引起 $C_{3,4}$ 皮节和肌节出现变性萎缩。

(7) 内脏-躯体自主神经反射(viscero-somatic autonomic reflex)

内脏-汗腺反射:内脏病理性改变或刺激内脏神经可引起相应体表节段的汗腺分泌功能的改变(可用皮肤电反射检测)。

内脏-竖毛肌反射:内脏的传入引起体表皮肤竖毛肌收缩的反射。

内脏-末梢动脉反射:内脏传入可引起末梢动脉口径改变(皮电点现象)。

内脏-皮脂腺反射:内脏传入促进皮脂腺分泌,与良导点的出现有关。

(8) 内脏-内脏反射(viscero-visceral reflex):来自一个内脏器官的传入可引起另一内脏功能变化(通过副交感神经联系),如胃-结膜反射、大动脉反射、呕吐反射等。

(9) 皮肤-肌肉反射(cutane-muscular reflex):皮肤的伤害性传入可引起局部骨骼肌发生防御性收缩反应。

(10) 皮肤-皮肤关联(cutane-cutaneous reference):一个皮肤区的病理刺激引起相邻皮肤区的感觉异常变化。

在本章的其他部分我们将详细论述以上一些重要的躯体-内脏联系及反射形式。

第二节　躯体内脏冲动向脊神经节的传递和整合作用

一、内脏神经传入纤维的数量及空间分布

内脏传入纤维通过交感链和交通支到达脊髓,这些纤维的细胞体位于脊神经节,它们的中枢突经背根进入脊髓,一些初级传入纤维由前根进入脊髓。所有进入脊髓的内脏传入纤维都通过内脏神经连接交感链,这些神经构成内脏大神经的大部分和内脏小神经的一部分。早先估计这些神经的传出与传入纤维比为 10∶1。Kuo 等(1982)对猫的内脏大神经纤维谱进行了详尽的分析,认为内脏大神经中约有 3000～3500 根传入纤维,不到总数的 20%;这些传入纤维的绝大部分(2000～3000 根)是无髓纤维(C 类纤维),250～400 根是 Aδ 类纤维,120～350 根是 Aβ 类纤维,所以"内脏神经"的传入纤维以细的无髓纤维为主,约占 90%。

根据用辣根过氧化酶(HRP)、电子显微镜和光学显微镜对猫腹腔内脏传入神经的计数研究,来自腹腔和盆腔的内脏传入纤维约为 22 000～25 000 根。其中包括内脏大神经的传入纤维约为 6000～7000 根(双侧),但只有 600～700 根属无髓纤维,大量的粗纤维来自于肠系膜的 Pacinian 小体(Kuo 等,1982)。内脏小神经传入纤维的数量为内脏大神经的一半左右(Kuntz 等,1957),腰部的内脏神经大约有 4600 根传入纤维(Baron,等,1985a～c),骶部的内脏神经约有 7350 根传入纤维(Morgan 等,1981)。据估计,内脏传入纤维的数量仅为躯体传入纤维的 1.5%～2.5%(参见图 15-24、图 15-25)。

腹腔内脏神经传入纤维在背根往往涉及许多神经节段,但每一根内脏神经的传入神经支配在某 1～2 个节段分布最为密集,而另外一些节段则相对稀疏一些。

二、脊髓初级传入神经元的分支现象

无论是来自躯体还是内脏的传入冲动,进入中枢神经系统之前都要通过脊神经节或脑神经的同源结构。

定量计算背根传入纤维和脊神经节细胞的数量,发现背根传入纤维远比脊神经节细胞要多,根据 Langford 和 Coggeshall(1979)的计算,在大鼠 L_6 和 S_1 的脊神经节中,平均每个神经节有 7087 个神经元,有 10280 根向脊髓的投射纤维,其比值为 1∶1.45。这就意味着脊神经节细胞的中枢突起有分支。Miles 和 Robjohns(1982)用电生理学方法确认了中枢突起的分支现象。

大多数内脏传入纤维进入脊髓是通过背根,但有些却是通过腹根(Coggeshall 等,1974;Clifton 等,1976;Floyd 等,1976),因为有时候切断背根并不能很好缓解疼痛(Coggeshall 等,1975)。从腹根进入脊髓背角的传入纤维可能存在 2 条联系通路。正如图

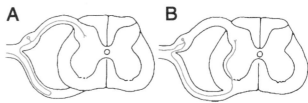

图 16-4　A 和 B 显示两条通过腹根传入脊髓的通路
(引自 Coggeshall,1979)

16-4 所示的那样（Coggeshall，1979），传入纤维从脊神经先走向腹根，绕一圈后再经腹根转向脊神经节，由脊神经节细胞的中枢端进入脊髓背角。这条通路占传入纤维通过腹根进入脊髓的大部分。另一条近路则是由脊神经节细胞的中枢端走向腹根，通过前角再到脊髓背角。通过上述 2 条腹根进入脊髓的传入通路多见于骶髓，以无髓传入纤维为主。

脊神经节细胞的外周传入纤维有分支现象。用生理学的方法证明，其外周轴突侧支可进入两个不同的躯体部位，或一个进入躯体、另一个进入内脏。1931 年，Adrian 等从蛙的背侧皮神经纤维记录到对附近同一神经的分支刺激发生激活反应，这种现象在切断不同的外周神经分支后仍可见到。但直到 1981 年，这种现象才被 Bahr 等（1981）和 Mense 等（1981）在哺乳动物身上得到确认。Bahr 等（1981）用刺激躯体神经和白交通支的方法研究了猫腰内脏神经的无髓轴突，发现约 18% 的纤维存在分支现象。Pierau 等（1982）用细胞内记录的方法，观察到大鼠 L_6 脊神经节 28% 的细胞对刺激坐骨神经和阴部神经发生反应。这些轴突属有髓纤维，传导速度在 30～60m/s，并进一步证明外周神经传入冲动可与细胞体施加的去极化电位发生碰撞。这就排除了这两个部位纤维经过突触联系的可能性。用荧光双标法可观察到存在这种双分支的脊神经节细胞（Taylor 和 Pierau，1982）。Fellmer 等（1984）用两种示踪剂分别注射到内脏神经和肋间神经，在胸脊神经节被标记的多为小型细胞，因此认为 C 类纤维可能有更多的分支现象。Taylor 等（1984）用冷冻法进一步证实了背根纤维的分支现象。他们在距离刺激部位 15mm 处给予外周神经冷冻处理（3mm×5mm×1mm，温度降至 5℃），以阻滞外周神经兴奋传递，用细胞内记录的方法观察了 15 个分别对刺激胫神经、腓神经或腓肠神经发生反应的单位。如图 16-5A 所示，分别刺激腓肠神经和胫神经可诱发出各自的动作电位。冷冻阻断腓肠神经后，腓肠神经刺激不再出现反应，而此时刺激胫神经诱发的反应良好，停止冷冻后 13 秒腓肠神经的反应恢复。进一步冷冻阻断胫神经，其诱发反应也不出现，35 秒后各自的动作电位恢复正常。用体外培养并经环磷鸟苷处理的方法可直观观察到脊神经节细胞的分叉现象（图 16-5B）。

Nagy 等（1995）用细胞内记录的电生理学和形态学标记的方法观察到脊神经节细胞中枢突的分支现象。单个电脉冲刺激背根可在 2 个相邻的脊神经节细胞记录到不同潜伏期的

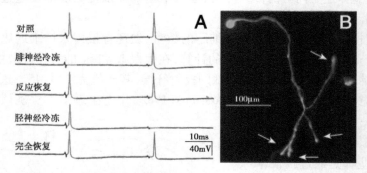

图 16-5 A：细胞内记录一个大鼠脊神经节细胞分别对刺激腓神经（第 1 个刺激，红色为腓神经反应）和胫神经（第 2 个刺激，蓝色为胫神经反应）引起的传入反应，冷冻处理各自的神经，它们的反应也相应消失（仿 Taylor 等，1984）；B：体外培养的背根神经节假单级细胞观察到的 3 个以上分叉现象；而正常情况下只有 2 个轴突——中枢突和外周突，表明外周突出现分叉现象（引自 Zhao 等，2009）

2 个动作电位。电生理实验结束后,在记录的细胞内注射示踪剂(biotin/avidin)显示出这个脊神经节细胞的中枢突起有分支现象。

骶脊神经节神经末梢的分支现象可能更为普遍。Langford 和 Coggeshall(1979,1981)比较了大鼠传入神经在进入脊神经节前 0.2mm 处的末梢纤维数量和脊神经节细胞的数量。他们发现传入纤维与神经元的比为 2.3 : 1,这意味着背根神经元可能向外周发出几根轴突。但有人对这么大的比差提出质疑,考虑到通过腹根再折返回到脊神经节纤维的存在,从理论上说一根纤维可计数 3 次(图 16-4)。实际上,Devor 等(1984)研究了 6400 个背根神经元,只发现有 14 个神经元的初级传入具有分支现象。而根据 Borges 和 MosKowitz(1983)的观察,在三叉神经系统中,被观察的 852 细胞中仅有 2 个细胞分别被三叉神经的颈内支和颈外支注射示踪剂所标记。虽然背根传入纤维的分支现象在背根纤维中所占比例有所争议,但这些研究均表明,背根传入纤维的分支现象是客观存在的。

三、躯体-内脏传入在脊神经节的会聚作用

有几种解释源自内脏、牵涉到躯体感觉体验的学说,其主要依据都在于临床所观察到的所谓牵涉痛出现的部位与起源于内脏的传入纤维处于相同的脊髓节段(Mackenzie,1909)。因此,所有神经生理学对内脏痛的解释都基于内脏-躯体的整合作用,即来自内脏的传入和来自躯体的传入在接受躯体痛的感觉神经元上发生整合。在胚胎早期发育过程中,神经管的背侧缘迁移形成神经嵴,从而源生出未来的脊神经节和交感神经节。生成的神经节细胞是双极的,但其伸出的胞突在离开胞体不远处才呈"T"形分支,所以是假单极的。这种神经元是在胚胎早期突起发育过程中相遇,融合而成。根据 Gogiel(1897)的早年观察,在脊神经节内有两类大小不同的细纤维,脊神经节细胞的外周突大部分分布于皮肤和肌肉,一小部分分布于内脏,接受这些器官的感觉传入活动。

1. 躯体背根神经节细胞背根的传入纤维 90% 以上来自躯体部位;背根神经元接受躯体传入的细胞体直径在 25 ~ 75μm,峰值为 30 ~ 35μm,以小细胞为主。因此来自躯体的传入以细纤维为主,也有一些大直径的传入纤维。

2. 内脏脊神经节细胞通过用 HRP 标记内脏神经的结果表明,在背根传入纤维中大约只有 5% ~ 7% 来自内脏神经(Cervero 等,1984c)。根据 Kuo 等(1982)的计算,有髓传入纤维和无髓传入纤维的比值为 1 : 10。来自内脏的传入以细的无髓纤维为主,大的有髓纤维主要分布在肠系膜的 Pacinian 小体上。

内脏躯体会聚的最简单形式出现在初级传入纤维上,即这些传入纤维有众多的外周分支,分别支配皮肤、肌肉和内脏的感受器,包括向躯体和内脏发出分支的第一级或脊神经节神经元(Adrain 等,1931;Bahr 等,1981;Pierau 等,1984)。这种分支形式已被反射性内脏感觉在进入脊髓前会聚所证明(Lewis,1942;Pierau 等,1984)。但 Pierau 等在 1984 年报道,这种初级传入神经元的分支现象在脊神经节中仅占不到细胞总数的 1%。此外,这种具有不同分支传入的神经元在生理学上激活皮肤和内脏功能的证明尚未得到证实,故还不能用这种现象从总体上来解释牵涉性内脏感觉。

马文领等(Ma 等;2004)将生物素化的葡聚糖胺(BDA)和甲醛分别注入下牙槽神经(IAN)和上消化道后,BDA 跨节标记的浓密初级传入纤维和末梢分布于同侧三叉神经脊束

间质核(INV)内,大量的含 calbinding D-28k(CB)神经元和 Fos 免疫反应阳性神经元分布于双侧 INV 内,并与 BDA 注射侧的 BDA 标记末梢区相重叠;共聚焦显微镜观察显示,约半数 CB 免疫反应阳性的神经元同时呈 Fos 阳性的双标记神经元(74/153),其中部分双标神经元与 IAN 末梢形成紧密接触状。结果提示,口面部躯体初级传入信息和内脏伤害性信息能够汇聚于 INV 内含 CB 的神经元上(图 16-6)。

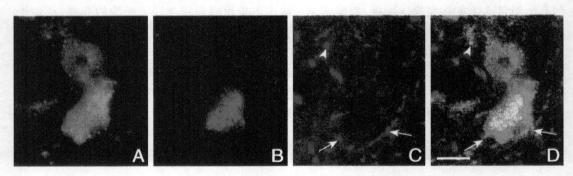

图 16-6 三叉神经脊束间质核共聚焦显微镜图像

A:CB-免疫反应神经元;B:图 A 中 CB-免疫反应神经元的 Fos-免疫反应神经细胞核;C:BDA-跨神经节标记的末梢;D:不同标记成分的重叠和汇聚关系。标尺:$2\mu m$(引自 Ma 等,2004)

吕国蔚(1996)在大鼠 S_1 脊神经节浅层($<150\mu m$)记录对躯体传入的阴部神经(Pu)刺激和内脏传入的盆内脏神经(Pe)刺激均发生反应的神经元。Pu 刺激引起的动作电位的传导速度($38.1m/s$)显著快于 Pe 刺激引起的动作电位的传导速度($21.9m/s$)。Pu 和 Pe 刺激引起的动作电位可互相碰撞,提示躯体与内脏传入纤维存在分叉,在同一个 A 类脊神经节神经元上会聚。Pu 纤维的直径粗于 Pe 纤维,Pu 与 Pe 引起的反应之间在传导速度上存在相关性,表明同一神经元对 Pu 和 Pe 的反应是由于刺激了其同一外周突的 2 个分支所引起。用 $1.5 \sim 3$ 倍阈刺激强度的电脉冲交替刺激麻醉大鼠 Pe 和 Pu,观察到两种传入的时间依赖性抑制现象。条件传入可对深层($> 300\mu m$)单位的检验刺激产生时间依赖性抑制,产生抑制的刺激间期为 $1 \sim 360$ 毫秒,Pe 为条件刺激时较长。浅层细胞($< 300\mu m$)刺激时发生抑制的间期为 $1 \sim 3$ 毫秒,无明显时间依赖性抑制。$C_{5,6}$ 水平冷冻阻滞神经传导可部分减弱深层单位的时间依赖性抑制,Pe 为条件刺激时减弱更明显,提示深层腰骶髓背角神经元中 Pe 传入对 Pu 传入的抑制更强,脊髓上中枢对这种抑制有易化作用。时间依赖性抑制现象的发生机制有突触前和突触后抑制(王润萍等,2000)。Miura 等(2011)采用示踪剂荧光金(Fluoro-Gold,FG)注射至大鼠的髋关节和 DiI 使用到同侧膝部内侧皮肤,结果在 $L_{2 \sim 4}$ 脊神经节约有 1.6% 支配髋关节的神经元有分支同时支配膝内侧皮肤。在这些双标神经元中有 35% 呈现 CGRP 阳性反应(图 16-7)。这些结果可以说明,在髋关节病变时有时在膝部出现牵涉痛,CGRP 阳性反应神经元参与了牵涉痛过程。

荣培晶和朱兵(2002)将 3 种荧光素快蓝(Fb)、碘化丙啶(PI)、双苯甲亚胺(Bb)分别注入大鼠心经、肺经穴位和心脏,观察脊神经节中标记细胞的分布。心经穴位单标记细胞占标记细胞总数的 31.94%,分布在 $C_6 \sim T_5$ 节段,其峰值主要在 T_3 节段;肺经穴位标记细胞占标记细胞总数的 26.40%,$C_6 \sim T_5$ 节段都有分布,但峰值在 $C_{6 \sim 8}$ 节段。心脏单标记细胞占标记细胞总数的 26.83%,分布在 $C_6 \sim T_4$ 节段,其峰值主要在 T_1 节段。心经穴位-心脏双标记细胞占标记细胞总数的 6.81%,峰值节段为 $C_8 \sim T_3$;肺经穴位-心脏双标记细胞占标记细胞总

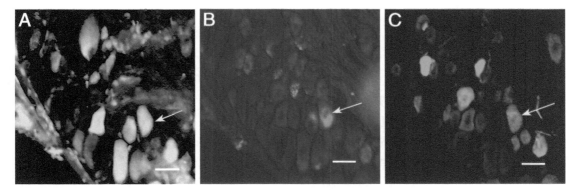

图 16-7　L_3 脊神经节的荧光显微照片,FG-标记支配髋关节的神经元(A)同时又被膝部皮肤注射的 DiI 所标记(B),C 为双标的 CGRP 免疫反应的神经元。标尺:100μm(引自 Miura 等,2011)

数的 3.97%,主要分布的节段为 $C_{7,8}$。心经-肺经双标记细胞占标记细胞总数的 2.77%,主要位于 $C_7 \sim T_2$ 节段。心经穴位-肺经穴位-心脏三标记细胞仅占标记细胞总数的 1.28%,散在分布在各节段。他们在 2014 年采用霍乱毒素亚单位 B 结合荧光素 488 和 594(Alexa Fluor 488 and 594 conjugates of cholera toxin subunit B,AF488/594-CTB)分别注射到大鼠的心经穴位和心脏,由共聚焦显微镜重新观察和记录被标记的感觉神经元在脊神经节的分布,探讨经脉与脏腑的联系。在相应的激发光下,AF488/594-CTB 标记的神经元分别呈绿色和红色,双重标记的神经元呈橘黄色。在所标记到的神经元中,心经穴位(注射 AF488-CTB)相关的感觉神经元主要分布在 $C_5 \sim T_1$ 脊神经节,心脏(注射 AF594-CTB)相关的感觉神经元集中在 $C_8 \sim T_5$ 脊神经节;其中双标的神经元主要出现在 $C_8 \sim T_1$ 脊神经节。图 16-8 为在 T_1 脊神经节中观察到的由 AF488/594-CTB 标记的与心经"少海"穴位和心脏相关的感觉神经元,前者呈绿色荧光(A),后者呈红色荧光(A1);与心经穴位和心脏共同相关的感觉神经元呈橘黄色(A2)。张静等(2011)观察到大鼠扶突穴、合谷穴、内关穴及甲状腺的传入投射在 $C_{3\sim6}$ 脊

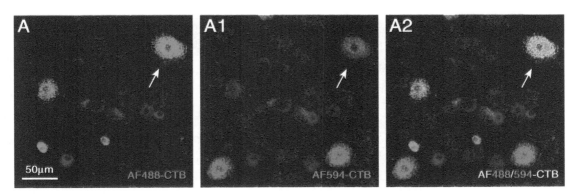

图 16-8　在 T_1 脊神经节中观察到的由 AF488/594-CTB 标记的与心经"少海"穴位和
心脏相关的感觉神经元

A:AF488-CTB 注入心经穴位后标记的感觉神经元;A1:AF594-CTB 注入心肌后标记的感觉神经元;A2:A 和 A1 的合成图片显示与心经穴位和心脏共同相关的感觉神经元(箭头所示,橘黄色标记),表明来自心经穴位和心脏的传入可以在同一个脊神经节的感觉神经元中汇聚,即同一感觉神经元发出的分支可以同时支配体表组织和内脏器官

神经节存在汇聚投射,表明体表与内分泌器官存在同一个背角神经元的外周分支双重支配。

四、轴 突 反 射

虽然背根传入纤维的分支现象在近些年才在哺乳动物得到证明,但在单一神经元内能进行轴突反射(axon reflex)的概念在 1894 年就由 Langley 和 Anderson 提出。轴突反射直接反映了躯体-内脏联系的外周机制。

皮内注射组胺,注射位置周围可出现明显因毛细血管扩张而引起的皮肤潮红、红斑和荨麻疹样突起,这是由于周围毛细血管的最大程度扩张、组织液渗出所致(Lewis 三联反应;Lewis,1942);5-HT 等物质也能引起类似反应。这些反应在切断外周神经时并不出现,但在切断背根(保留完整的脊神经节)时却可以保留。反复刺激感觉神经及背根神经炎时也可在其神经感受野或相应皮节出现血管扩张、组织液渗出等反应。

因此,血管扩张是由背根传入纤维的逆行冲动所产生的,这些纤维属无髓神经末梢,是一种轴突反射。但轴突反射的机制仍然不很清楚。图 16-9 显示出轴突反射的原理。最早认为背根传入纤维发出到血管的侧支是传出性的(不能传入),来自皮肤的刺激可通过侧支逆行引起血管扩张。根据一些实验观察,认为支配血管的侧支纤维也可向脊神经节细胞传递冲动,而不能到达另一侧支。目前认为,背根纤维及其分支都具有双向传递功能,长时间的刺激(化学或电的)皮肤可使末梢神经释放一些致炎物质(如 P 物质、组胺、5-HT 等)反射性作用于血管,产生血管扩张、组织液渗出等一系列反应。

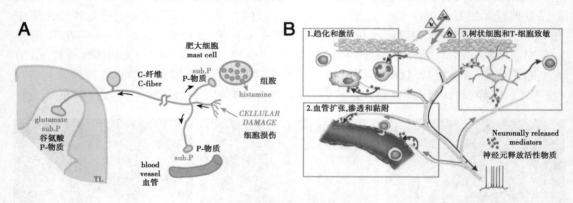

图 16-9 轴突反射

A:由 C 类纤维介导,组织损伤时的逆向冲动达到末梢部,释放 P 物质,引起血管扩张,也可通过刺激肥大细胞释放组胺发挥作用,使局部致敏;B:损伤引起纤维末梢的逆向激活导致皮肤炎性反应和炎性应激(引自 http://courses. washington. edu/conj/sensory/pain. htm)

牛汉璋等也观察到刺激皮神经(已切断 L_3 以下所有脊神经的背根和腹根)可引起其皮神经感受野的 Evans 蓝渗出反应,这是一种通过轴突反射引起的感觉神经源性炎症反应。

背根的传出性影响是多方面的,它可以使血管扩张,同时也影响组织的兴奋性、骨骼肌的营养过程、皮肤电位及内脏(消化管、膀胱)活动的变化等。实验证明,脊髓背根中有 3 种直径不同的纤维(大、中和小直径的有髓纤维),当有感觉障碍而无肌萎缩时,主要是背根内大和中等直径的纤维发生变化;无感觉障碍而有肌萎缩时,主要是背根内直径小的细纤维发生显著变化。吴健认为,背根内这种直径小的纤维即是脊髓副交感神经纤维,它们在支配组织的营养过程中具有重要作用。但是这项工作并未得到进一步的证实。

汪桐(1991)将大鼠脊髓 $C_6 \sim T_1$ 背根切断(脊神经节保留不受损伤),并制备急性心肌缺血模型,发现刺激"内关"对急性缺血性心电图仍有明显的改善作用。由于切断的背根太少,用轴突反射效应来解释这种作用仍然存在一些实验设计上的缺陷。

人们已经认识到逆向刺激皮肤感觉神经或热、化学等伤害性刺激作用于外周组织,引起局部血管扩张、充血、血浆蛋白外渗等炎症反应现象是一种神经源性炎症反应。在皮肤、关节、呼吸道、胆道、泌尿生殖器官、眼睛、牙髓、硬脑膜等组织都可引起神经源性炎症反应(Holzer,1988)。以前认为,这只是由于逆向刺激感觉神经引起的局部作用,由局部轴突反射引起的。近年有研究表明,由外周组织刺激引起的长轴突反射和背根反射参与神经源性炎症反应(曹东元和牛汉璋,2000)。通过这两种反射机制,外周刺激不仅可引起躯体同节段及不同节段的神经源性炎症反应,而且还可引起相应的内脏器官的炎症反应。

轴突反射与穴位敏化及针灸局部效应有关,它比针灸的节段性效应更局限。针灸可以通过轴突反射引起一些活性物质释放(如降钙素基因相关肽、神经生长因子、神经肽-Y、血管活性肠肽和组胺等)加强其作用,还可改善局部微循环、刺激局部腺体分泌等,有利于局部软组织损伤的修复。轴突反射的半径约 2.5cm。

五、背根反射

在外周神经或神经根受到刺激时,一些初级传入纤维进入脊髓后可能会发生逆向反应。Gotch 和 Horsley 在 1891 年首先记录到这种发生电位。在 1934 年,Matthews 提出背根的传出活动与逆向的活动分支有关。Toennies(1938)详细描述了背根的传出反应。之后,Barron 和 Matthews(1938)把这种反应正式命名为背根反射(dorsal root reflex,DRR)。

Willis(1999)观察到,初级传入神经元将兴奋传入脊髓,一方面通过兴奋性突触将信息向高级中枢传递,另一方面经过一个或多个中间神经元,最后以轴-轴突触或轴-树突触与原传入神经元或其他初级传入神经元形成回路。这些中间神经元释放 γ-氨基丁酸(GABA),使 Cl^- 通道开放,初级传入神经元胞内高浓度的 Cl^- 外流,造成初级传入末梢发生持续去极化(primary afferent depolarization,PAD),从而使轴突膜电位变小,兴奋时产生的动作电位幅度变小,使轴突末梢释放的兴奋性递质减少,引起突触前抑制。PAD 产生后以电紧张形式在脊髓内扩布,沿传入纤维逆向传布至背根,就出现背根电位(dorsal root potential,DRP)。如果PAD 的程度足够强,达到细胞膜阈电位水平,则在初级传入纤维终末暴发动作电位,即产生逆向冲动向背根及外周神经传导,形成背根反射(图 16-10)。

Willis(Rees 等,1995)认为,炎症增强外周刺激引起的背根反射分几种情况。炎症可以激活 C 类纤维或 Aδ 类纤维的伤害感受器,引起的传入放电通过在脊髓背角释放谷氨酸作用于 GABA 能中间神经元上的 NMDA 受体或非-NMDA 受体,GABA 能神经元释放 GABA 增多,并作用于 $GABA_A$ 受体,使 PAD 和其触发的 DRP 逆行性传至外周,释放炎性物质,导致血管扩张和血浆渗出。另一个可能的机制是,初级传入神经元的 Na^+-K^+-Cl^- 转运酶活性增强,由第 2 信使通过磷酸化和脱磷酸调节转运酶,而第 2 信使受到神经转移因子、激素和生长因子等的影响。新生鼠用辣椒素处理后,炎症不再引起脊髓背角的 GABA 增多,说明 GABA 释

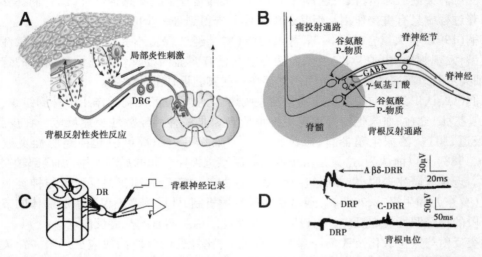

图 16-10　A:背根反射性炎性反应。B:背根反射通路。在两个初级传入伤害感受器中的一个在外周产生的动作电位激活痛投射通路中的纤维和脊髓中间神经元。反过来,中间神经元释放 GABA 作用于其他初级传入伤害感受器末梢,导致初级传入去极化(PAD)。低振幅的 PAD 通过减少突触前抑制减轻疼痛感,高振幅 PAD 达到阈值时可激活初级传入伤害感受器,引发逆向传至末梢的动作电位,在该处释放 P 物质和 CGRP 等活性物质,引发神经源性炎症反应。(引自 Howell 和 Willard. Ohio Research and Clinical Review Spring;2005)。C:背根神经记录。D:电刺激左侧腓肠神经记录到的 DRP 和 DRR。DRP 属局部电位,随刺激强度增加,电位幅度增大。DRR 是一种动作电位,一旦出现,一般在背根不同位置都能记录到幅度、数量基本恒定的放电,而 DRP 随记录电极远离脊髓逐渐变小或消失。根据引起 DRR 所兴奋的腓肠神经传入纤维类别和 DRR 在背根传出的纤维类别将 DRR 分为 Aβδ-DRR(Aβδ 类纤维传入引发的背根反射,潜伏期短)和 C-DRR(C 类纤维传入引发的背根反射,潜伏期长)(引自曹东元等,2003)

放与 C 类纤维的传入冲动有关。C 类纤维传入引起初级传入中枢端向脊髓释放 SP 和/或谷氨酸,因此推测 SP、谷氨酸可能激发 DRR 的形成。

　　Amir 和 Devor(2000)采用电生理学方法记录了离体大鼠背根神经节初级传入神经元无髓轴突(C-神经元),刺激外周神经或背根产生的有髓轴突(A-神经元)峰电位可以触发同脊神经节中相邻的无关 C-神经元一过性去极化。大约 90% 的记录神经元具有这种"交互去极化(cross-depolarization)"现象。作者认为,脊神经节神经元之间的功能耦合可以提供一个激活相关的反馈信号以调控伤害性感觉末梢的兴奋性。此外,这个结果也提供一个新的机制:伤害感受器的活动可以受控于低阈值机械感受器,特别是在神经损伤情况下。因此,脊神经节中的 A-和 C-神经元传入之间的耦合是神经源性疼痛的机制之一。Foster 等(2011)的一项研究可能有助于阐述躯体神经损伤可以直接或间接影响到与膀胱相关的传入神经发生敏化反应。他们在雌性大鼠膀胱壁注射霍乱毒素 b 亚单位共轭 555(CTB-555),观察脊神经节逆向标记的内脏初级传入神经元。7 天后在右侧坐骨神经投以溶血磷脂酰胆碱(LPC)引起神经脱髓鞘损伤。LPC 神经损伤的动物表现出触痛过敏和排尿频率增加,同时坐骨神经脱髓鞘数量在损伤的 $L_{4、5}$ 也增加。和正常动物相比,与膀胱神经支配相关的未损伤的 $L_6 \sim S_2$ 感觉神经元也出现脱髓鞘现象。这些证据表明,一些内脏敏化的神经元可能与躯体传入相关。更重要的是,体表-内脏的伤害性感觉可能与上调内脏感觉神经元的趋化因子信号有关。这是一种典型的躯体-内脏超敏反应。虽然这种现象的机制还不清楚,但脊神经节内或脊神经节间的兴奋性改变了源于体表或内脏感觉位域信息的可能性是存在的。

背根反射也参与穴位敏化及针灸的局部效应过程。

六、脊神经节细胞向脊髓的投射

由于脊神经节中接受内脏传入的神经元数量仅占 5% ~ 10%,而脊髓背角中却有 50% 以上的神经元接受来自内脏的传入,因此从脊神经节细胞发出的中枢突进入脊髓背角后必须具有广泛的分支,或借助复杂的多突触通路与背角神经元发生广泛的联系。可以认为,初级传入神经元(即脊神经节细胞)和次级传入神经元(即脊髓背角细胞)的联系是散开性的(divergence)。这样一种传入形式也可以从另一个侧面反映起源于内脏的疼痛往往是定位不准确的和弥散性的(Cervero,1984)。

第三节　躯体-内脏冲动向脊髓的传递

内脏感觉传入是由迷走神经和脊髓的交感传入神经以机械和化学的信息编码形式向中枢传递。迷走神经感觉神经元投射到脑干孤束核的相关内脏区域,交感内脏传入到相应节段的脊髓背角Ⅰ和Ⅴ板层。低阈值的机械感受纤维对牵拉和收缩及特殊化学刺激(如味觉和嗅觉,通过迷走神经传入)敏感;通常化学敏感的脊髓内脏高阈值的传入纤维在病理状态下才易被激活(图 16-11)。

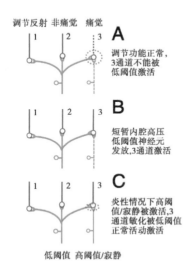

图 16-11　内脏传入可以通过 3 条通道激活不同的中枢部位:内脏反射活动的调节经由 1 通道;非痛信号的感受经由 2 通道;痛觉调制经由 3 通道

A:正常器官活动调节是由低阈值(LT)强度编码神经元经由 1、2 通道介导。B:短瞬、高强度的刺激会引起更大的 LT 传入响应,这将激活 3 通路传入活动和导致短暂痛;3 通道的激活可能募集一些高阈值(HT)传入神经元活动参与,HT 神经元参与的多寡与内脏器官的状态相关。C:炎症情况下的慢性刺激可以导致通常对机械刺激不敏感的伤害感受器因敏化而被激活。这些传入活动可能增加 3 通道中枢神经元的兴奋状态(中枢敏化);从而造成内脏的疼痛和过强的内脏调节活动

用 HRP 法和电生理学方法可以确定内脏传入纤维进入脊髓灰质中的位置。一般来说,内脏传入纤维末梢大都终结在脊髓Ⅰ、Ⅴ~Ⅷ层。脊髓Ⅰ、Ⅴ板层细胞与传递伤害性信息有关。因为大多数专一伤害感受神经元位于Ⅰ板层,广动力型神经元主要位于Ⅴ板层,脊丘束和脊网束神经元也多位于这些板层。

传递胸、腹腔和盆腔内脏感觉信息的交感神经传入纤维主要分为三大部分：上胸节段、下胸节段和腰骶节段。

一、上胸节段的交感传入纤维

上胸节段主要包括 $T_{2\sim5}$ 节段的交感传入纤维。心肺区域存在许多对机械变形和化学敏感的感受装置，这些交感装置主要存在于心室和心房、上下腔静脉、主动脉、肺血管和冠状动脉。一般认为这些感受器对伤害性刺激有两种反应形式。Baker 等(1980)认为，对心脏的伤害性刺激(包括电刺激和自然刺激，如降低冠状动脉血压刺激冠状动脉压力感受器；心肌缺血刺激心肌压力感受器和内脏伤害感受器；释放化学物质刺激化学感受器及心脏注射内源性化学致痛剂缓激肽等)能激活特异的心脏伤害感受器。Malliani 等(1985)认为，同样的感受器对伤害和非伤害性刺激都敏感。他们假设，这些感受器的低发放形式是非伤害性的，而高发放形式进入中枢神经系统是疼痛的。

这些心肺区感受器的传入纤维包括有髓和无髓神经纤维(Emery 等，1978；Seagard 等，1978)。这些传入纤维通过心下神经和锁骨下袢(连接颈中、下神经节)取道交通支到星状神经节。这些传入纤维的细胞体位于 $C_8 \sim T_9$ 的脊神经节，但主要集中在 $T_{2\sim6}$ 神经节。

来自心下神经的交感传入纤维终结于脊髓胸段灰质(Kuo 等，1984)，经 Lissauer 束进入脊髓第 Ⅰ、Ⅴ、Ⅶ 板层。脊丘束(也有脊网束)细胞主要分布于脊髓 Ⅰ、Ⅳ、Ⅴ、Ⅶ 板层，内脏-躯体会聚主要在这些神经元上。这些神经元接受交感传入纤维和相应躯体神经节段的传入纤维，电刺激心肺传入神经可引起脊丘束神经元 Aδ 和 C 类纤维的激活反应。Blair 等(1981)认为在刺激强度较低时，首先可出现 Aδ 类纤维的传入反应。随着刺激强度和时间的增加，Aδ 类纤维的反应加强，并最终引起 C 类纤维的传入反应。Blair 等(1982)将缓激肽注射到心腔也能激活大多数的脊丘束神经元。用齿钳夹压刺激左肱三头肌部的皮肤和肌肉能明显激活这些内脏-躯体神经元。而将 2% 的利多卡因主动脉滴注可以阻断心脏神经，这些神经元不再对缓激肽发生反应，但躯体的皮肤刺激仍然有效；这个实验表明，脊丘束神经元是由心脏的感受器所激活的。

上胸节段也接受少量来自膀胱的传入纤维。

二、下胸节段的交感传入纤维

下胸节段主要包括 $T_6 \sim L_2$ 节段的交感传入纤维。这些节段主要涉及传递上腹部内脏痛觉的信息，包括胃、十二指肠、空肠上端、胆道系统、肝和胰腺。这些纤维通过内脏神经经交感链进入脊髓的 $T_2 \sim L_2$ 节段，但大多数内脏传入纤维只投射到 $T_{6\sim11}$ 节段。Cervero 等(1984)用内脏神经注射 HRP 法检查了内脏初级传入在脊神经节的比例，只有少于 7% 的 $T_{8\sim9}$ 节段同侧的脊神经节细胞被标记，而 $T_{8\sim9}$ 节段应该是内脏神经传入的主要节段，这种低密度的内脏感觉神经分布也可以从另一个侧面反映微细感觉分辨和精确感觉定位在内脏器官的缺乏，这也可能是内脏痛觉弥散的原因之一。

另外，下胸节脊丘束和脊网束神经元也对心肺区的刺激发生反应，这些反应的细胞多位于 $T_{7\sim9}$ 节段，其胞体位于脊髓的 Ⅰ 和 Ⅴ～Ⅷ 板层，尤以 Ⅶ 板层最为密集；这些细胞多为内脏-

躯体会聚的。胸主动脉注射缓激肽也能激活这些神经元,这种反应并不被迷走神经的切断而消失,因此可排除迷走神经参与对脊丘束和脊网束细胞的激活(Ammons,1990)。

当然,这些节段的脊丘束和脊网束细胞不只接受心肺区和躯体的会聚,心肺区和腹腔内脏神经传入的会聚也是常见的。但在这些节段,心肺区的传入比腹腔内脏的传入少得多;而上胸节段脊丘束神经元接受心肺区的传入要比腹腔内脏的传入多。

三、腰骶段交感传入纤维

用 HRP 注射到猫的盆神经,在骶神经节可发现有 3000～5000 个被标记的细胞。其神经节细胞的中枢突到达骶髓背角第 I 板层和第 II 板层的外侧部分及 V～VII 板层(Morgan 等,1981;Nadelhaft 等,1980)。支配膀胱、大肠和尿道的传入神经分布特点大致与盆神经相似,主要集中在 $S_{1～3}$ 脊神经节。来自膀胱传入的背根神经元约 1000 个,大肠的约 900 个(Kawataini 等,1985c),约有 4%～6% 的细胞同时支配两个内脏器官。猴和大鼠的腰骶交感传入纤维的分布特点与猫相似(Nadelhaft 等,1983;Nadelhaft 和 Booth,1984)。

盆腔内脏与会阴区的躯体结构功能密切相关(如尿道和肛门括约肌),它们中的一部分受阴部神经支配,阴部神经的内脏传入投射达脊髓 I 和 V 板层,而来自阴部躯体的传入主要投射到脊髓的 II～VI 板层,但 I、V 板层也接受盆腔肌肉和尿道的传入。这种腰骶脊髓的内脏和躯体传入会聚在盆腔内脏牵涉痛方面起重要作用。

四、躯体传入

使用 HRP 标记躯体和内脏神经的结果证实,$T_{7～11}$ 节段的绝大多数(>90%)脊神经节的轴突属于躯体神经的传入纤维(Cervero 等,1984c),躯体传入纤维投射到脊髓的形式与内脏传入纤维有所不同,I、II 板层都有密集的传入末梢,III、IV、V 板层和 Clarke 柱也存在不少传入终末纤维。

第四节　内脏-躯体传入在脊髓的整合作用

一、内脏痛和牵涉痛

和清晰、定位精确的皮肤伤害性刺激引起的痛觉相反,内脏痛觉往往是迟钝和定位不明确的,这是公认的事实。1888 年,Ross 将内脏痛觉分为两大类:一类是真性内脏痛,来源于内脏,感觉在同一内脏;另一类为躯体痛,其来源于内脏但感觉反应在躯体,这种定位错误的躯体痛被 Head(1893)命名为牵涉性内脏痛(referred pain)。Lewis 于 1942 年对来自内脏和深部组织的疼痛定位重新作了评价。他强调,内脏疼痛定位常常是不准确的,可反映到附近或远离产生内脏疼痛的躯体结构。Lewis 认为,内脏痛之所以不能精确定位主要是在中枢神经系统内缺乏内脏器官的精确投射区;来自内脏的真性痛觉信号可以弥散到紧靠患病内脏的躯体神经,引起躯体痛。

关于牵涉痛的机制,我们在疼痛的外周与中枢敏化机制中已作了相关描述,在前一节脊神经节传入的分叉现象与牵涉痛的关系也作了说明,这一节将讨论牵涉痛的脊髓机制。

　　牵涉痛另外一个表现形式是反射性肌紧张、肌肉硬结和肌肉疼痛。以往对于心因性牵涉痛的解释都认为来自躯体和心脏传入纤维投射到同一脊髓丘脑束细胞。近年来的研究表明,心脏病引起的肌肉收缩是牵涉痛的另一个来源,这在慢性心绞痛患者是常见的一种症状。用化学致痛剂直接作用于心包或食管扩张刺激均可引起斜方肌收缩,肌肉传入纤维活动增强,与心脏的传入在同一神经元会聚。刺激心交感神经或是心脏化学刺激都能够反射性引起斜方肌肌电活动(图 16-12)。化学刺激中缓激肽引起的肌电最为明显,因为缓激肽是激活交感神经的痛物质。切断左侧交感链($T_{1~4}$)以阻断上胸段内脏感觉传入,可以减少心因性肌电或运动神经元电位,但不能减少因食管扩张引起的单个肌纤维动作电位。迷走神经切断或刺激分别会增加或减少心因性运动神经元电位,同样的操作不影响食管扩张引起的运动神经元电位。可以认为,刺激心或食管都引起斜方肌收缩,食管扩张引起的斜方肌运动激活了上胸段交感神经中的食管传入纤维,与迷走神经无关(Jou 等,2001;2002)。

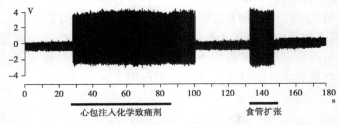

图 16-12　心包腔注入致痛剂和食管扩张引发的大鼠斜方肌肌电发放
(引自 Jou 等,2001)

　　同样,用分级的直结肠扩张刺激(CRD)刺激麻醉大鼠可在腹壁记录到反射性腹斜肌收缩的肌电信号和肠内压的机械信号,而伤害性强度的 CRD(80mmHg)引起的肌电信号和机械信号之间有密切相关性。静脉注射甲基阿托品不会影响直肠扩张引起的机械反应。静脉注射 μ 阿片受体阻断剂芬太尼阻断了 CRD 引起的机械反应而没有影响肌电信号(Tammpere 等,2005)。这些资料均说明,内脏功能异常可以反射性引起体壁骨骼肌运动反应;将利多卡因胶囊置于有内脏痛觉过敏的肠易激综合征患者的直肠会逆转他们手和脚的热敏症状。Zhou 等(2008)在麻醉大鼠肠内留置三硝基苯磺酸(TNBS)诱导的慢性内脏和躯体痛觉过敏的动物模型中观察到结肠内同时放置利多卡因胶囊可以减轻痛觉过敏大鼠的内脏或躯体刺激的伤害性反应。这种效应在利多卡因用药后 5~30 分钟内一直存在,历时约 6 小时。诱导性内脏和躯体痛觉过敏大鼠出现中枢敏化是由结肠的强刺激传入信号来维持的。

　　Furuta 等(2012)采用臀肌注射盐酸(pH 4.0),可在注射后的 2 周内观察到大鼠出现足底超敏反应和尿频,表明从躯体(臀肌)到内脏(膀胱)出现了交互敏化现象。这种现象可能是纤维肌痛综合征(FMS)患者膀胱致敏的基础。在体表的这些压痛点干预可以治疗尿频,例如在 FMS 模型鼠的臀肌注射利多卡因可以使动物的膀胱功能保持正常。

二、内脏-躯体传入在脊髓的整合型式

解释反射性内脏痛觉的大多数假说都基于在中枢神经系统具有内脏-体表的会聚（viscero-somatic convergence）作用。Ross（1888）和 Head（1893）认为，进入脊髓的内脏神经活动可扩散开来，引起相同脊髓节段躯体神经元的继发性激活。Sturage（1883）首先提出了内脏-躯体相关联系的中枢论，认为内脏的传入冲动在脊髓灰质中形成一个"骚动"灶，可引起强烈的自主和运动反应。Mackenzie（1909）则认为，来自内脏的传入冲动到达脊髓灰质产生一个激动性灶（irritable focus），来自皮肤的传入冲动被放大，引起躯体神经元的兴奋，从而产生牵涉痛和躯体内脏反射；这种效应被 Wiggers（1936）及 Hinsey 和 Phillips（1940）用会聚-易化学说（convergence-facilitation theory）加以解释。Ruch 于 1946 年进一步提出了解释牵涉痛的"会聚-投射"理论（convergence-projection theory）（图 16-13）。

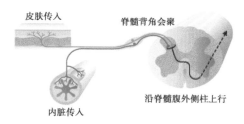

图 16-13　内脏-躯体传入会聚易化
内脏冲动通过交感神经传入和来自皮肤的传入投射到脊髓背角同一个神经元上，引起其外周同皮节产生牵涉痛

他提出，来自内脏的传入与来自皮肤的传入会聚到感觉通路上的一些功能相同的神经元上（首先是脊丘束神经元），这些冲动到达脑内，被错误地认为是来自皮肤的传入，这种解释是根据以往经验学到的，在以往的感觉体验中相同的纤维通常传递着来自皮肤传入的信息。这种解释是现代神经生理学研究牵涉痛的重点，已经得到相当多的实验支持。

三、内脏-躯体传入的节段性会聚

Ruch 首先注意到，内脏和皮肤传入可在第二级传入神经元胞体上发生会聚作用。因为他发现，在后根中比在脊丘束轴突中有更多的"痛纤维"。这就意味着初级传入要比次级传入纤维多，所以几根痛纤维必须聚合在一根纤维上。

许多研究证实，内脏和躯体传入可在脊髓神经元会聚。根据电刺激内脏大神经引起的反应，可将脊髓神经元分为两大类（参见图 1-10）：①躯体神经元（somatic neuron）：对外周感受野的刺激发生反应，但不接受来自内脏神经传入纤维；②内脏-躯体神经元（viscero-somatic neuron）：即对躯体刺激发生反应，也对内脏神经的刺激（包括自然刺激）发生反应（Cervero，1982，1983ab；Cervero 和 Tattersall，1985ab）。脊髓中或许存在单个只接受内脏传入的神经元，但数量有限。

虽然内脏传入纤维进入到脊髓的数量比躯体传入要少得多，但56% ~76% 的胸髓神经元都对内脏神经刺激发生反应（Cervero，1983ab；Cervero 和 Tattersall，1985ab），表明内脏向脊髓传入具有广泛的弥散性。大多数的脊丘束神经元都可被来自内脏比例不多的 Aδ 类纤维的传入活动所兴奋（Hancock 等，1975；Foreman 等，1981；Kuo 等，1982），内脏 C 类纤维的传入也能兴奋这些神经元，而 Aβ 类内脏传入纤维则无效（Hancock，1975；Foreman，1981；Cervero，1983a）。每一内脏神经中大约有 120 ~350 根 Aβ 类纤维，主要分布在肠系膜的 Pacinian 小体（Sheehan，1933），这些传入纤维主要经背柱投射到薄束核。一般认为，这些大的

内脏传入纤维在脊髓水平并不参与神经元的整合作用（Kuo 和 De Groat，1985）。

大多数躯体神经元位于脊髓背角的Ⅱ、Ⅲ、Ⅳ和Ⅴ板层（图 16-14），内脏-躯体神经元主要集中在Ⅰ、Ⅴ、Ⅶ、Ⅷ板层，而Ⅱ、Ⅲ、Ⅳ板层几乎完全空缺（Cervero 和 Tattersall，1985ab）。虽然这些板层并不接受来自内脏无髓纤维的投射，但却接受躯体 C 类纤维的传入，Gokin 等（1977）已经报道单突触和双突触的内脏传入可到达Ⅴ板层的神经元，而更深板层的神经元接受至少 2 个和 3 个突触联系的传入活动。

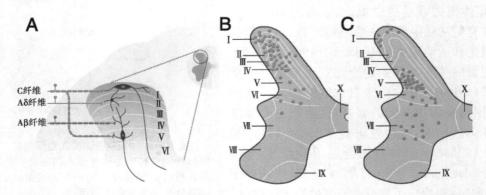

图 16-14　A 为不同板层与传入纤维类型的关系；躯体传入神经元（B）和内脏-躯体传入神经元（C）记录位置在胸段脊髓 Rexed 板层的分布；注意：内脏-躯体神经元在Ⅱ、Ⅲ、Ⅳ板层几乎完全空缺

虽然所有的躯体神经元和内脏-躯体神经元能被皮肤感受野的自然刺激所激活，但这两组神经元有效刺激的性质有所不同。大多数的躯体神经元能够被低强度的刺激（如触皮和弯毛）所兴奋，而大多数内脏-躯体神经元既可接受伤害性强度的刺激（如夹皮和伤害性热水浸烫），也可接受低阈值的传入。所以 Guilbeaud（1977）根据对Ⅳ、Ⅴ板层的研究认为，仅对皮肤伤害性刺激发生反应的神经元才接受内脏的传入。然而，也有人观察到有一定比例的内脏-躯体神经元仅接受非伤害性的皮肤传入（Cervero 和 Tattersall，1985ab）。许多Ⅴ、Ⅶ和Ⅷ板层的内脏-躯体神经元可对来自皮下，特别是肌肉组织的刺激产生强烈的兴奋。这可能与临床上观察到的内脏牵涉痛多出现在肌肉有关。

这两组神经元的外周感受野大小是不同的。Cervero 和 Tattersall（1985a、b）将猫的外周感受野分为小（$<4cm^2$）、中（$4\sim10cm^2$）和大（$>10cm^2$）3 种。80% 的神经元感受野属中、小型的，因此感觉的空间分辨力在肢体都是一样的。这种感受野在两组神经元中的比例大致相同，但值得注意的是，具有大感受野的神经元中 80% 接受内脏传入。大多数此类神经元（64%）的外周感受野覆盖 3 个或 3 个以上的皮节，而小于 3 个皮节的神经元在躯体神经元和内脏-躯体神经元中分布比例大致相同。这些资料说明，内脏-躯体神经元的外周感受野比单纯躯体神经元要大一些。根据牵涉痛的"会聚-投射理论"，可以认为，内脏伤害性刺激将引起定位不精确、具有弥散性质的牵涉性感觉出现。此外，由于大多数接受外周伤害性传入的神经元为内脏-躯体性的，可以预言，躯体伤害性刺激引起的感觉定位不如非伤害性刺激精确。

Cervero（1983a）检查了内脏的自然刺激如胆囊扩张（通过预先埋置在胆囊的球囊）对内脏-躯体神经元的激活作用，约有 30% 的神经元可被胆囊压力改变所激活，但这种压力要达到伤害性的强度才有效（图 16-15）。Foreman 及其同事（1977；1980）观察到对心脏刺激只有在伤害性强度时才能有效激活这些神经元。猴子骶髓的脊丘束（STT）神经元也只有被伤害

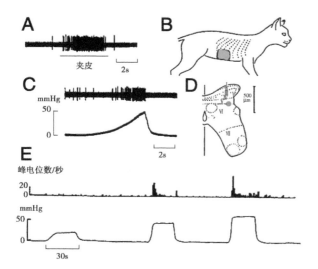

图 16-15　内脏-躯体神经元对胆囊
扩张刺激激活的反应
A:躯体感受野伤害性夹皮引起的反应;
B:该神经元的躯体感受野;C:神经元
(上线)对稳定上升压力(下线)引起的
激活反应;D:该神经元在脊髓的定位
(第Ⅴ板层);E:随着胆囊内压的升高,
神经元的激活程度随之加强,但低于
25mmHg 的压力不能激活神经元(引自
Cervero,1983)

性强度的睾丸刺激所兴奋(Milne 等,1981)。Gillette 等(1994)在猫的腰髓背角记录到对邻近节段深部组织的伤害性强度刺激(如股四头肌腱和背部多裂肌)发生激活反应的神经元,也对腰交感干刺激发生激活反应。Hobbs 等(1992)在猴的 $C_3 \sim T_6$ 节段记录到一组高阈值特异伤害感受 STT 神经元,这些神经元对上肢和胸部感受野的伤害性刺激发生激活反应,也可被心肺交感神经传入刺激兴奋,但被远节段的内脏传入神经刺激和膀胱扩张刺激所抑制(图16-16)。这些实验都证明自然刺激对内脏-躯体神经元的激活效应都限于伤害性刺激强度的范围。

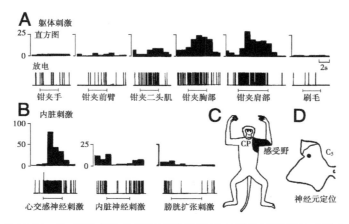

图 16-16　C_5 节段 STT 伤害性感受神经元对躯体感受野的皮肤和
肌肉刺激(A)、心肺交感神经刺激发生激活反应,但可被远节段的
内脏大神经及膀胱的扩张刺激所抑制(B)。C 为外周感受野,D 为
STT 神经元在 C_5 的位置(仿 Hobbs 等,1992)

四、躯体-内脏节段性传入在脊髓的相互影响

人们已经注意到,来自躯体的传入可对内脏的传入产生一定的影响,这种影响包括节段性的相互作用,即易化和抑制。

1. 体表-内脏传入的相互易化现象　所谓的传入易化指的是,分别来自皮肤和内脏的传入能够在相同神经节段的脊髓背角同一个躯体-内脏会聚神经元发生传入反应的叠加现象。从目前的研究资料看,仅能在脊髓背角和三叉神经感觉核观察到这种叠加反应。Pomeranz 等(1968)和 Gokin 等(1977)观察到同时刺激皮肤和内脏对同一节段的脊髓背角内脏-躯体神经元的激活作用比单一刺激皮肤或内脏要大得多。Milne 等(1981)在猴 T_{12} 节段的脊丘束神经元也观察到这种现象,正如图 16-17 所示,腹部皮肤捏夹刺激、膀胱充盈(注射 60ml 液体)刺激

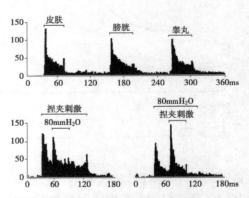

图 16-17　内脏-躯体传入在脊丘神经元上的会聚(T_{12} 节段,板层 V)(仿 Milne,1981)

和捏压同侧睾丸刺激都能激活该神经元。而在捏抓皮肤激活神经元的同时再给予膀胱充盈刺激能加大激活反应。反过来,在膀胱充盈刺激的同时再捏抓皮肤也能使反应的强度加大。其机制可能是这些来自躯体和内脏的传入作用在同一个背角神经元上的缘故。这种现象可被认为是激活反应的累加或空间总和效应。

我们采用直结肠扩张(CRD)作为内脏的伤害性刺激方法,微电极细胞外记录 $L_{1\sim3}$ 节段脊髓会聚神经元活动,观察到来自该神经元的外周感受野的机械刺激和针刺能够易化 CRD 引起的会聚神经元的激活反应(图 16-18)。

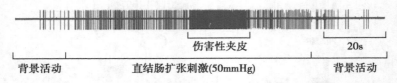

图 16-18　来自 WDR 神经元外周感受野的伤害性夹皮刺激进一步加大 CRD 引起的该神经元激活反应

2. 体表-内脏传入的相互抑制现象　来自躯体和内脏传入整合的另一种形式为相互抑制,这种节段性抑制与镇痛效应有关。Selze 和 Spencer(1967)发现,来自躯体的传入能强而有力地抑制内脏的传入活动,其机制为传入末梢的相互去极化,因此有突触前抑制机制参与。一些作者(Pomeranz 等,1968;Gokin 等,1977;Foreman 等,1981)观察到,如果内脏神经刺激先于皮肤刺激,那么来自皮肤刺激的传入反应将减少,这种反应的抑制可达 150～400毫秒。相反,皮肤的刺激先于内脏神经的刺激,内脏神经的传入放电也被抑制(图 16-19)。Gokin 等(1977)还发现,这种相互抑制的程度取决于背角神经元的位置,亦即取决于接受自内脏或皮肤初级传入的疏密度。皮肤传入对内脏抑制的最长持续时间可达 600～900毫

秒。另外,Cervero 和 Tattersall(1986)还观察到,给予内脏神经连续的 2 个刺激,第 2 个刺激引起的传入反应受第 1 个刺激的抑制;同理,刺激皮肤感受野,第 2 个刺激引起的神经元反应也受到抑制,这两种反应的抑制时程可达 600 毫秒左右。

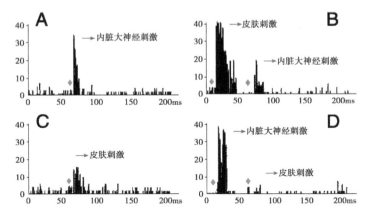

图 16-19　来自皮肤和内脏大神经的传入在脊髓发生的抑制性相互作用
A:脊丘束会聚神经元对内脏神经刺激的反应;B:皮肤强刺激可抑制刺激内脏神经引起的反应(间隔为 50 毫秒);C:低强度皮肤电刺激引起的兴奋反应;D:内脏神经刺激可抑制皮肤刺激引起的反应。红点指示刺激时间(引自 Foreman 等,1981)

　　这种躯体和内脏传入在脊髓节段性水平的相互抑制作用已有不少的实验证明。一般认为,脊髓背角神经元对伤害性刺激引起的反应可被相应皮节 Aα、β 类大直径纤维的传入活动抑制。然而,也有大量研究工作表明,Aδ 类纤维的传入活动可产生最强的节段性抑制效应(Lee 等,1985)。这种效应可以解释用高频、低强度外周神经刺激(经皮电刺激)引起的局部镇痛效应,针刺镇痛的穴位相对特异性也与这种节段性抑制机制有关。

　　许多研究表明,躯体传入活动能够抑制内脏的疼痛症状。反之,来自内脏的传入也能抑制躯体的伤害性反应。已如前述的节段性抑制效应外,通过脊髓上中枢参与的全身性抑制可能起更重要的作用。

　　(1) 来自躯体的 Aδ 和 C 类纤维的传入对内脏痛的抑制作用(体表-内脏关联):较强体表刺激的方法自古以来就用于治疗人体及动物的许多病痛(如风湿、内脏痛)。Ness和 Gebhart(1991a)在大鼠观察到异节段皮肤伤害性夹皮刺激(前肢、鼻)可以明显抑制大多数腰髓背角会聚神经元对直结肠伤害性扩张刺激(80mmH₂O,20 秒)引起的激活反应(图 16-20),用 50 ~ 60℃ 的热水浸烫(属伤害性刺激强度)尾巴也可明显抑制内脏伤害性刺激反射性引起的腹肌紧张,并抬高内脏伤害性刺激引起腹肌紧张的阈值。

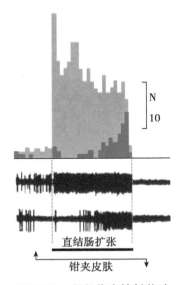

图 16-20　异位伤害性刺激对直结肠扩张反应的抑制作用
橘红色为 CRD 引起的会聚神经元激活,蓝色为钳夹皮肤过程中的 CRD 反应,可见反应的幅度明显减少(仿 Ness 和 Gebhart,1991)

Brennan 等(1989)观察了猴的心肺神经的传入活动对 $T_{2\sim5}$ 脊髓背角脊丘束神经元的 Aδ 和 C 类纤维传入的激活反应,这种反应可被来自前肢和后肢皮肤和肌肉的伤害性钳夹刺激所抑制(图 16-21),表明来自躯体带有伤害性成分的传入活动对内脏的伤害性反应有一定程度的抑制作用。

(2) 来自内脏的传入对躯体传入的抑制作用(内脏-体表关联):有一些研究指出,用囊袋扩张猫和猴的腹腔内脏能抑制脊髓背角神经元对躯体传入的兴奋反应,这种抑制作用是广泛性的,非节段性的。

Le Bars 及其同事(1979;Calvino,1984;Kraus 和 Le Bars,1986)观察到,腹腔注射致痛物质缓激肽可以明显而持久地抑制背角会聚神经元对其外周感受野伤害性电刺激引起的激活反应,特别是对 C 类纤维的传入抑制作

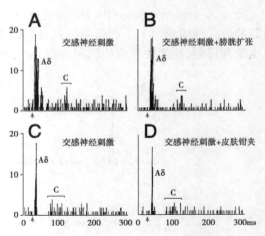

图 16-21 A 和 C:心肺交感神经刺激激活脊丘束神经元 Aδ 和 C 类纤维的传入反应;B:膀胱扩张($80cmH_2O$)刺激可减少心肺交感神经的 Aδ 和 C 类纤维的传入反应;D:右后肢伤害性钳夹刺激也减少心肺交感神经的 Aδ 和 C 类纤维的这种传入反应(仿 Brennan 等,1989)

用最为明显,对伤害性和非伤害性刺激引起的行为和运动反射也可被这种内脏伤害性刺激所抑制。来自内脏中空器官扩张引起的传入也可抑制体表区域的伤害性反应(如 Brennan 等,1989;Cadden 和 Morrison,1984;Koley 等,1984;Falinower 等,1993),电刺激内脏神经可抑制来自躯体伤害和非伤害性刺激引起的背角神经元、行为和运动的活动。

Cadden(1991)进一步观察到,扩张大鼠的结肠和膀胱能有效抑制腰髓背角神经元对其感受野伤害性刺激引起的激活反应,但这种抑制强度不及远节段躯体强刺激(如鼻)引起的抑制反应大(图 16-22)。Milne 等(1981)在猴也观察到,脊丘束细胞对皮肤感受野刺激引起

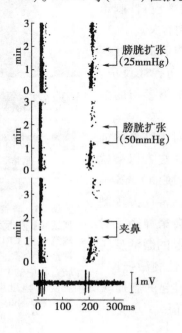

图 16-22 背角会聚神经元对其外周感受野电刺激引起的反应,从下往上每隔 1.5 秒刺激 1 次,连续刺激和记录 3 分钟。下部为一次扫描记录。左侧的短潜伏期反应(A 类纤维传入)和右侧的长潜伏期反应(C 类纤维传入)都可被伤害性夹鼻和膀胱扩张的刺激所抑制(仿 Cadden,1991)

的激活可被膀胱扩张刺激所抑制（图16-23）。Ness 和 Gebhart（1991b）在大鼠三叉神经核、颈髓和腰髓记录了背角神经元对外周感受野伤害性刺激引起的反应，结果观察到，体表异位伤害性刺激和直-结肠扩张不但可以抑制这些背角神经元的自发活动（图16-24A），也可抑制伤害性刺激引起的这些神经元的激活反应，抑制的强度与内脏扩张刺激的强度成正比（图16-24B）。这种抑制效应在远节段区域（如三叉神经系统和颈髓节段）和近节段区域（$L_{3~5}$）都有效，但对近节段区域的抑制作用更强（远节段区域抑制强度为 33%±2%，近节段区域抑制强度为 48%±3%），从而在表现全身性抑制的同时，也注意到节段间的抑制作用更为明显。

上述研究表明，来自内脏的伤害性传入活动能对躯体的传入起抑制作用。

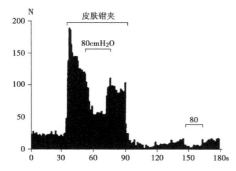

图 16-23　伤害性皮肤传入对脊丘束 WDR 神经元的激活反应可被膀胱扩张刺激所抑制（引自 Milne，1981）

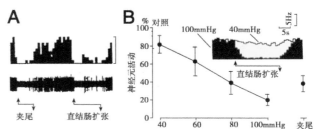

图 16-24　A：尾部皮肤钳夹（左）和直结肠扩张（右）对背角神经元自发活动的抑制；B：不同强度的直结肠扩张对背角神经元伤害性传入有不同的抑制作用（仿 Ness 和 Gebhart，1991）

（3）来自内脏的传入对另一内脏传入的抑制作用（内脏-内脏关联）：人们早就有这样的感觉体验，在某一内脏病时，常常可以在其他内脏表现出疼痛和不适感。例如，心脏病患者经常主诉在腹部出现疼痛等不愉快的感觉（Uretsky 等，1977），这种症状同内脏神经的分布和生理特性有关。Ammons（1990）曾发现，位于猫 $T_{7~9}$ 节段的心肺交感传入纤维除接受心肺内脏的传入外，也接受内脏大神经（支配大多数腹部器官）的传入。

内脏-内脏关联的另外一个重要特性是传入的相互抑制作用。Ammons（1990）观察到，心肺内脏传入可激活 $T_{7~9}$ 节段脊髓背角脊丘和脊网束神经元，这些神经元也对左内脏大神经的传入发生激活反应，但在刺激内脏大神经后间隔 40 毫秒再给予心肺传入神经刺激则可明显抑制后者传入诱发的神经元反应，抑制时程可达 300 毫秒以上。反过来，先刺激心肺传入神经也能抑制内脏大神经的传入活动，但这种抑制强度相对较低。刺激左侧内脏大神经也能抑制右侧内脏大神经的传入反应（Ammons 和 Foreman，1984b）。

Brennan 等（1989）从猴脊髓 $T_{2~5}$ 的脊丘系神经元上记录了对刺激心肺神经所激发的 Aδ 和 C 类纤维传入，在远节段的膀胱（$T_7 \sim L_1$）内给予 40~80mmH$_2$O 的扩张刺激可明显抑制心肺传入纤维刺激引起的反应，特别是对 Aδ 和 C 类传入纤维的抑制最为明显。

Shafton 等（2006）采用记录上腹部腹外斜肌肌电图的方法观察了直结肠扩张刺激引起的内脏-运动反射，侧腹部的钳夹刺激也能引起上腹部腹外斜肌收缩；空肠扩张不能引起此部位的肌电发放，但会抑制直结肠扩张引起的腹肌肌电反应（图16-25）。直结肠扩张引起的

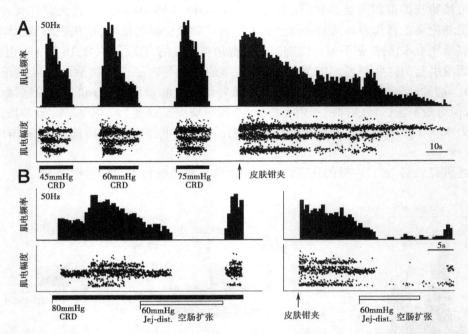

图16-25　内脏-运动反射,直结肠扩张(CRD)和腹部皮肤钳夹刺激可以引起腹外斜肌肌电发放(A),CRD引起的内脏-运动反射和皮肤钳夹引起的体表-运动反射可被空肠伤害性扩张刺激所抑制(B)(引自 Shafton 等,2006)

内脏-运动反射能够被空肠局部使用河豚毒素和空肠局部血管使用尼卡地平而明显抑制。迷走神经切断的慢性实验对直结肠扩张引起的腹斜肌电没有作用,对空肠扩张产生的抑制也没有影响。空肠扩张也可抑制皮肤钳夹所引起的腹肌反应。这些研究表明空肠传入信号强烈抑制了伤害性刺激引起的腹部的运动反应。

五、传递内脏感觉信息的上行束

已有报道,内脏感觉也到达中枢神经的运动系统和小脑等。但这里仅涉及感觉过程的上行通路。内脏的上行通路涉及脊髓的背侧和腹侧部分,这项工作是由 Hyndman 和 Wolkin 于1943年在人体切断脊髓传导索中首先观察到的。

背内侧柱丘系通路包含感觉初级传入的侧支,取道薄束和楔束,并与薄束核和楔束核形成突触联系。来自这两个核团的二级投射经交叉后上行到丘脑腹后外侧核和后核的内侧部分,来自丘脑的第三级投射到达大脑皮质。这条通路主要涉及触觉和本体感觉(Willis 和 Coggeshall,1978),但一部分来自内脏的传入轴突也循这条通路上行。如来自猫腹腔中的 Pacinian 小体的传入冲动可兴奋背柱细胞,膀胱扩张刺激可在背柱纤维记录到诱发反应。

脊-颈-丘脑通路中的胸髓第Ⅷ板层也存在少量对躯体和内脏刺激发生反应的神经元(Cervero,1983c),外侧颈核少量神经元也对内脏大神经的刺激发生反应(Rigamonti 和 De Michelle,1977)。神经元的激活效应都限于在伤害性刺激的强度范围内。

但以上脊髓背侧的上行通路在传递内脏感觉方面似乎都不起主要作用。

许多研究已经证实,轴突在腹外侧束上行的脊髓神经元对躯体和内脏的传入发生较明显的激活反应。这些神经元大都属于脊网束和脊丘束,它们都接受脑干的下行性兴奋性控制(Cervero,1983b)。

1. 脊网束　脊网束起源于脊髓Ⅰ和Ⅴ~Ⅷ板层的神经元,其轴突在脊髓双侧的腹外侧象限上行,投射到延髓和脑桥的网状核(Mehler 等,1960)。这些神经元接受躯体和内脏的传入,如锁骨下袢(连接颈中下神经节)或交感链的电刺激能激活 $T_{2~4}$ 节段的半数以上神经元,这些神经元对外周感受野的刺激反应表现为高阈值,并被中缝大核和延髓网状结构的刺激所激活(Cervero 和 Wolstencroft,1984d)。

2. 脊丘束　脊丘束作为痛温觉和少量触觉的主要通路,其轴突主要在对侧,部分在同侧(Willis 等,1979)的腹外侧束上行。脊丘束的细胞位于脊髓灰质的所有板层,但以Ⅰ、Ⅴ板层为主。其轴突投射到丘脑各核团,如丘脑腹后外侧核、中央中核、后核内侧部等。脊丘束细胞具有内脏-躯体会聚功能。电刺激内脏大神经或交感链(Foreman 和 Weber,1980;Blair 等,1981;Foreman 等,1984)能明显激活这些神经元。脊丘束细胞只对 Aδ 和 C 类传入发生反应,而 Aβ 类内脏传入纤维很少能激活它(Foreman 等,1981;Rucker 等,1984)。

内脏-躯体会聚的脊丘束细胞对外周感受野刺激反应有所不同。有低阈值的(对非伤害性机械刺激发生反应)和有高阈值的(对伤害性强度的皮肤刺激发生反应),也有广动力型的(对非伤害性机械刺激和伤害性刺激都发生反应)。

丘脑和大脑皮质对内脏传入反应的研究报道不多。但这些区域一些神经元也对内脏刺激如肠扩张等发生反应(Tyner,1979;Carstens 和 Yokota,1980)。

六、内脏-躯体神经元脊髓上中枢的调控作用

脑干存在有控制伤害性信息传递的中枢结构,对脊髓上中枢发出的下行性作用主要集中在控制伤害性信息在脊髓的传递。脑干刺激产生的镇痛效应被认为主要是通过下行抑制性通路控制伤害性信息传入在脊髓神经元引起的反应,抑制背角神经元的活动。

1. 高位颈髓　体表与内脏伤害性传入的整合器高位颈髓指的是 $C_{1~3}$ 节段,它存在一些下位脊髓不具备的结构,如来自脑干的三叉神经脊束核、脑干网状结构都延伸到这个颈髓节段。另外脊-颈-丘脑束(spinocervicothalamic tract)的上行纤维也终止于此,并在此区的一个特有颈外侧核(lateral cervical nucleus)换神经元,向丘脑投射。据认为,脊-颈-丘脑束和颈外侧核传递来自躯体的感觉,包括痛觉信号。但近些年来人们重新对高位颈髓产生极大的兴趣并不在这些已知的结构,而在于颈髓存在的具有重要功能意义的脊髓固有神经元(propriospinal neurons);特别是它对内脏伤害性信息具有重要的调制作用。

Foreman 及其同事注意到这样一种现象:来自胸腔心肺和腹腔胃肠的传入以及来自盆腔直结肠、膀胱传入都可激活和抑制一定比例不同种属动物的 $C_{1~3}$ 神经元,这表明这些节段有广泛的内脏传入会聚作用。采用局部微量投注神经细胞兴奋剂(但不影响传导束纤维活动)可明显抑制来自不同脏器的伤害性传入活动。来自一个脏器的传入对另一个远隔脏器传入的抑制作用在切断高位颈髓时仍然存在,而切断低位颈髓时其作用才基本消失。根据这些研究结果,Foreman 认为高位颈髓是具有对内脏伤害性传入发挥调控作用的神经结构。在功能上,$C_{1~3}$ 颈髓作用相当于有一定距离相隔内脏的伤害信号传递的过滤器(filter)、处理器

（processor）、整合器（integrator）和调制器（modulator）；但作者始终没有采用"中枢"一词。基于这些事实，Smith 等（1991）认为这个区域的神经元具有一些丘脑的功能特征。

（1）不同节段的内脏器官和神经向高位颈髓的传入投射：根据猴 $C_{1,2}$ 神经元的电生理学特性可以将其分为两组：向丘脑投射的脊-丘束（STT）神经元和下行性脊髓固有神经元（脊髓固有神经元的鉴定方法是对传导通路的逆向刺激发生恒定的反应）。猴的 $C_{1\sim3}$ 节段 STT 神经元的外周感受野多分布于同侧颈部和/或下颌部及项部和肩部，也有呈双侧或不连续分布的（Chandler 等，1996）；Qin 等（2001）观察到大鼠 $C_{1\sim2}$ 节段神经元的外周感受野位于头、颈、耳和肩部（图 16-26）。令人不解的是，高位颈髓的 STT 神经元应该投射到丘脑腹后内侧核（VPM），但逆向刺激的结果却提示这些神经元主要投射到丘脑腹后外侧核（VPL）。

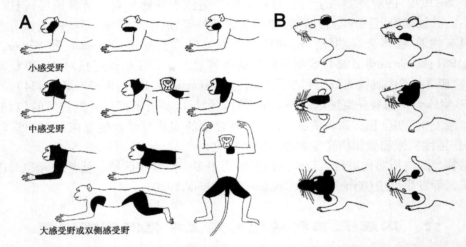

小感受野

中感受野

大感受野或双侧感受野

图 16-26　Chandler 等和 Qin 等观察到的猴（A）和大鼠（B）颈髓神经元的外周感受野分布

高位颈髓是具有对内脏伤害性传入发挥调控作用的神经结构。对于针灸等体表刺激疗法而言，高位颈髓 STT 神经元的外周感受野分布就显得格外重要。临床上要治疗内脏疼痛和调节内脏的功能活动，头面部和颈肩部取穴应该是一个不错的选择。

所谓的脊髓固有神经元指的是该神经元的轴突投射（一般经过一到数个中间神经元）终止在脊髓之内。从解剖学意义上讲，脊髓全长的背角和前角都存在有这类神经元。Foreman 研究中涉及的这组脊髓固有神经元亚型具有下列生理学特征：①仅位于高位颈髓背角和颈外侧核中，其他脊髓背角记录不到这一类固有神经元亚型；②这组神经元亚型的外周感受野往往比 STT 神经元大得多，而且常常是位于躯体双侧的；③这个亚型神经元接受来自躯体和内脏伤害性强度的传入；④一个区域的传入活动可被远离该区域的另一个传入所抑制。

有些形态学的工作证明，大鼠、猫和猴的上矢状窦的刺激可在 $C_{1,2}$ 节段背角神经元出现经三叉神经纤维传递的 Fos 样免疫反应。一半以上 $C_{1,2}$ 节段神经元对上矢状窦刺激发生激活反应，但没有发现呈抑制性反应的神经元。这些神经元中的一部分同时也对心肺交感神经传入纤维（CPSA）、颈迷走神经和膈神经发生以激活为主的反应（Chandler 等，1999）。

刺激大鼠 CPSA 能激活 22/25 个 $C_{1,2}$ 节段下行性投射的脊髓固有神经元，刺激颈迷走神经传入纤维能激活 8/10 个 $C_{1,2}$ 节段下行性投射的脊髓固有神经元。心肺交感传入激活 $C_{1\sim3}$ 节段神经元的传入为双侧腹外侧路径（不通过背柱），也不需要脊髓上中枢的中继

（Zhang 等，2003）。在猴采用电刺激同侧星状神经节兴奋 CPSA 可激活约 60% $C_{1~3}$ 节段的 STT 神经元，电刺激同侧胸迷走神经（主要分布于心肺）可激活超过 40% $C_{1~3}$ 节段的 STT 神经元，这些神经元绝大多数为会聚和高阈值神经元。这种联系可能与心源性牵涉痛放射到颈肩部有关，也说明 $C_{1~3}$ 节段神经元具有处理广泛区域感觉信息的作用（Chandler 等，1996）。进一步的研究表明，来自颈迷走神经的对高位颈髓的兴奋性传入通过同侧脊髓上通路，因为在 $C_{2,3}$ 节段横断脊髓不影响迷走神经的这种传入活动（Fu 等，1992）。

在大鼠臂丛上刺激膈神经（含有分布于心包的传入纤维）能激活所有同侧 $C_{1,2}$ 节段的脊髓神经元，而在膈上刺激膈神经则全然无效（Razook 等，1995）。刺激猴心脏上端的膈神经能激活多数 $C_{1~3}$ 节段的 STT 神经元，其传入为小直径的纤维；但来自于膈肌的Ⅲ、Ⅳ类纤维的传入及对侧膈神经的传入不能有效激活这些高位颈髓神经元（Chandler 等，1998）。

大鼠胃扩张（80mmHg）的刺激使 16% 的 $C_{1,2}$ 节段神经元（32/198）发生反应，其中 17 个神经元发生激活反应，15 个神经元出现抑制反应。激活反应的神经元多位于颈髓的Ⅴ、Ⅶ板层，而抑制的神经元多位于Ⅲ、Ⅳ板层。来自胃上传到 $C_{1,2}$ 节段神经元的传导通路一半经过胃迷走神经（切断该神经后一半反应消失），一半经过脊神经（$C_{6,7}$ 节段脊髓切断后一半反应消失）。这些研究表明，一组 $C_{1~2}$ 节段神经元参与整合胃的感觉传入信息（Qin 等，2003）。

来自内脏大神经和盆腔器官的传入也能会聚到高位颈髓神经元（Akeyson 等，1994；Qin 等，1998）。在猴记录到的 34 个对 70mmHg 左右的压力扩张膀胱（UBD）发生反应的 $C_{1,2}$ 节段 STT 神经元中，有 17 个发生抑制反应，仅 3 个神经元被激活。而在记录的 26 个下行性脊髓固有神经元中，仅有 3 个被 UBD 抑制，而有 5 个发生激活。因而从总体上看，高位颈髓神经元虽然对绝大多数 CPSA 传入发生激活反应，但这种效应并不能被 UBD 复制（Chandler 等，2002）。在大鼠三叉神经脊束核-高位颈髓记录到的 129 个神经元中有 106 个对直结肠的扩张刺激发生抑制，但有 5 个高阈值神经元被激活（Ness 和 Gebhart，1991）。

从以上的一些研究资料来看，有一定比例的高位颈髓神经元对来自不同距离的远节段支配的内脏器官传入（也包括一些躯体传入）发生反应：下颈上胸节段支配的内脏器官（如心、肺、食管和膈）对高位颈髓神经元激活的比例最高，其次是下位胸节支配的内脏器官（如胃），内脏大神经的传入更次之，而腰骶节段支配的内脏器官（膀胱和直结肠）所激活的神经元比例最少。反过来，不同脊髓节段内脏传入对高位颈髓施加抑制性影响的神经元比例由骶髓节段向上也是逐渐减少的。

（2）高位颈髓固有神经元向脊髓的下行性投射：在脊髓全长都存在一定数量的脊髓固有神经元。来自腰、胸节段向高位颈髓投射的上行固有神经元已在猴、猫和大鼠脊髓得到证实。生理学研究表明，$C_{1,2}$ 节段的脊髓固有神经元有向胸腰骶脊髓节段的长距离投射。采用神经示踪技术研究表明，猴 C_1 节段的神经元向下胸节段发出长的投射束，终于脊髓边缘带、第Ⅴ板层、中央灰质和前角。大鼠 $C_{1,2}$ 节段的脊髓固有神经元（标记的细胞位于颈外侧核、第Ⅴ、Ⅹ板层和前角）向腰骶脊髓节段（$L_5 \sim S_1$）发出相当数量的下行性长距离投射纤维，这些下行束位于脊髓两侧（Miller 等，1998）。

（3）不同节段内脏器官及内脏神经传入在高位颈髓神经元的汇聚：高位颈髓神经元不管是向丘脑投射的 STT 神经元，还是向下投射的固有神经元，除了所谓的"寂静"细胞无法检查外周感受野外（约占总数的 2/3），大都在颈项头面及肩背甚至上肢及腹部等区域某处有一兴奋性躯体感受野。感受野的大小可以有所不同，一般是会聚神经元感受野较大，而高阈值和低阈值神经元的感受野较小。

在颈髓的固有神经元相当一部分细胞可同时对多个器官的传入发生反应。如对 CPSA 刺激发生激活反应的 19 个神经元中有 4 个对刺激颈迷走神经也呈激活反应(其余 14 个不出现反应,1 个为抑制性反应(Zhang 等,2003)。对上矢状窦刺激发生激活反应的高位颈髓神经元半数左右也对 CPSA、颈迷走神经和膈神经刺激发生反应(Chandler 等,1999)。

(4) 高位颈髓神经元胞体激活对内脏器官及内脏神经传入的调制:来自 CPSA 和前肢的传入对腰骶节段 STT 细胞激活有明显的抑制作用,这种效应并不被横断 C_1 节段的脊髓而发生显著改变,但在 C_3 以下横断脊髓其抑制作用才基本消失(Hobbs 等,1992)。这些结果提示,脊髓上中枢的下行性通路并不为这种多节段相隔内脏传入的相互抑制过程所必需;而高位颈髓的固有神经元的下行投射对这种内脏传入的相互抑制过程具有重要作用。

在大鼠腰骶髓($L_6 \sim S_2$)背角记录对 CRD 发生激活或抑制反应的神经元。在此基础上将浸透兴奋性氨基酸谷氨酸的滤纸(2mm)贴附在 $C_{1,2}$ 节段脊髓上(谷氨酸仅直接作用在胞体上,对传导束没有影响)。在对 CRD 发生激活反应的 56 个神经元中,谷氨酸减少 33 个单位对 CRD 引起的激活反应(细胞放电从 35.8 个/秒减少到 26.9 个/秒)。而对 CRD 呈抑制反应的 19 个单位中,谷氨酸增强了 13 个神经元的活动。在 $C_{6,7}$ 节段采用同样的方法给予谷氨酸也使 10/18 个对 CRD 发生激活反应的神经元减少了放电。在 C_1 节段切断脊髓,腰骶髓神经元对 CRD 引起的激活反应明显增加,表明在正常状态下受到脊髓上中枢的下行性抑制控制。但此种情况下谷氨酸仍减少 7/8 个单位对 CRD 引起的激活,增加对 CRD 呈抑制反应的神经元放电。在 C_1 节段切断脊髓后,$C_{6,7}$ 节段谷氨酸对 CRD 发生激活神经元的抑制作用仍然存在,而对 CRD 呈抑制反应神经元的去抑制作用也保留。如果此时再将 C_6 头侧的脊髓切断则谷氨酸的效应不复存在(Qin 等,1999)。

Chandler 等(2002)在猴的实验中观察到,骶段脊髓的 STT 神经元的自发活动可被心肺交感神经(CPSA)和胸迷走神经(VAG)的刺激所抑制,该神经元也可被直结肠(CRD)和膀胱(UBD)的扩张刺激激活;同时躯体感受野皮肤(多位于会阴部和尾基底部)的非伤害性刷毛刺激和伤害性钳夹刺激也能激活这些 STT 神经元。正如图 16-27 所示,骶部节段的 STT 神经元活动可被 CRD 激活(A 左),给予 CPSA 刺激过程中可以减少 CRD 引起的激活反应(A 中),停止 CPSA 刺激后 5 分钟,STT 神经元对 CRD 刺激的激活反应能够恢复到正常(右);CRD 和(UBD)所致的 STT 神经元的激活反应可被预先在 C_2 节段的背侧脊髓表面贴敷浸透谷氨酸(Glutamate)的化学刺激所抑制,去除药物作用后 4 ~ 7 分钟,CRD(B)和 UBD

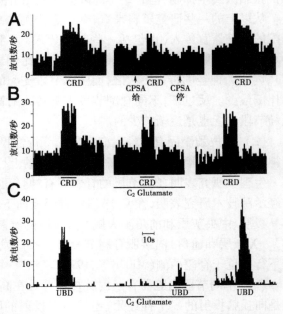

图 16-27 高位颈髓对来自骶部节段的内脏传入活动发挥调制作用(引自 Chandler 等,2002)

（C）对神经元的激活效应可以恢复。

这些研究资料表明，谷氨酸激活的 $C_{1,2}$ 节段神经元主要对多节段神经支配的内脏器官传入发挥抑制作用，而激活 $C_{6,7}$ 节段神经元引起的抑制效应需要高位颈髓的连接。因此，高位颈髓固有神经元在调节远隔节段神经元对内脏传入活动中担负着重要的整合作用。只要高位颈髓的结构和功能保持完整，相隔节段的内脏传入就能发挥相互抑制性的调控作用，而这种作用以前还普遍认为是通过脊髓上中枢的下行性通路来实现的。高位颈髓节段在痛觉调制中的作用将是未来疼痛生理学特别是内脏痛研究领域值得关注的热点。

2. 内脏-躯体传入在脑干结构的会聚　背柱核（DCN）神经元传统上被认为是躯体传入的高级中枢。Willis 和同事（1999；Al-Chaer 等，1996a、b；1997）的研究表明，它在传递内脏伤害性传入信息到丘脑和皮质等高级中枢中起重要作用。由脊髓背柱的上行粗大纤维组成内侧的薄束（fasciculus gracilis）和外侧的楔束（fasciculus cuneatus）；薄束来自 T_6 以下节段的纤维，楔束来自 T_6 以上节段的纤维。薄束和楔束上行到达延髓背侧面分别终止于薄束核（gracile nuclei）和楔束核（cuneate nuclei）。二者合称后索核（nuclei of posterior funiculi），又称背柱核（dorsal column nuclei，DCN）。一般认为，DCN 主要接受来自脊神经节的一级传入纤维，但也接受来自脊髓背角的二级传入纤维。从 DCN 发出的有髓纤维绕经中央管在其腹侧交叉，交叉后的纤维折向上行，组成内侧丘系（medial lemniscus），其纤维上达丘脑和大脑皮质。DCN 神经元对来自皮肤、关节及肌肉感受器的冲动发生反应。背柱-内侧丘系（dorsal column-medial lemniscus，DC-ML）在传统上被认为是分辨触觉和运动觉的通路，主要是根据临床观察到的背柱损伤时出现的症状所确定的。

荣培晶等（2004）观察到大鼠仅 36/269 个 DCN 神经元能对 CRD 发生反应，从这一比例可以看出 DCN 在接受内脏伤害性传入中起到一定的作用，但这种作用有限。皮肤震动的条件刺激不但可使 DCN 神经元放电增加，在停止皮肤震动的条件刺激的即刻给予 CRD 作为检验刺激，CRD 的反应有所抑制，尽管抑制率仅为 13% 左右。反过来，先给 CRD 作为条件刺激（也可引起 DCN 神经元放电增加），在停止 CRD 的即刻给予皮肤震动的检验刺激却可以易化神经元的反应。这种结果表明，内脏痛时出现的体表相应神经节段的反应过敏与牵涉痛有关。

脑干尾侧结构的一些神经元能接受来自躯体和内脏传入的会聚。1976 年，Moolenear 等观察到猫的脑干尾侧中缝神经元（包括 NRM）对外周自然刺激和电刺激发生激活反应。Anderson 等（1977）也观察到大多数 NRM 神经元对外周伤害和非伤害性刺激发生激活反应，但对伤害性强度的刺激发生更明显的激活反应。Guilbaud 等（1980）报道，腹腔注射腹膜内脏致痛剂缓激肽能激活 NRM 神经元。膀胱扩张刺激也能产生同样的激活效应（Lumb 和 Spillane，1984），膀胱的不同内压可引起 NRM 神经元的分级激活反应。来自躯体的伤害性刺激也能明显激活这类神经元，但非伤害刺激往往没有作用。可以认为，这些伤害性传入可以触发脑干的下行抑制性控制系统，发挥镇痛作用。

Villanueva 等（1995）观察到，来自躯体和内脏的传入都能明显而单一地激活位于大鼠延髓背侧网状亚核（SRD）的神经元，此类神经元对分级的伤害性内脏传入产生分级的激活反应（图 16-28，Roy 等，1992）。这个核团可能是产生下行抑制系统的重要部位，与弥漫性伤害抑制性控制系统有密切关系。可以认为，内脏伤害性传入首先要激活胸-腰-骶段脊髓神经元再到达 SRD 神经元。Cadden 和 Morrison（1984）已经观察到 CRD 也激活脊髓背角的一些神经元。Ness 和 Gebhart(1987,1988,1989)详细研究了大鼠 CRD 对脊髓神经元的作用,其中一组短潜伏期反应神经元与 SRD 神经元对 CRD 反应有几点共性:①都被 CRD 激活;②对分级的刺激产生分级的激活反应;③激活的扩张压力强度接近;④停止扩张刺激有后效应;⑤其外周感受野对伤害性刺激也发生反应;⑥注射内脏致痛剂缓激肽都能激活这些神经元;⑦这些神经元都接受 Aδ 和 C 类纤维的传入;⑧它们的上行通路都位于脊髓前外侧索。

和 SRD 核团一样,被 Ness 等(1998)命名为延髓外侧网状结构(medullary lateral reticular nucleus,LRN)的神经元,至少能被一半躯体部位伤害性热或钳夹刺激所激活,称为双侧痛觉特异感觉神经元。这类神经元对 CRD 梯度刺激起发应,阈值为(20±2)mmHg。LRN 和 SRD 的位置几乎是重叠的,故其两种神经元的特性有很大相同性(图 16-29)。

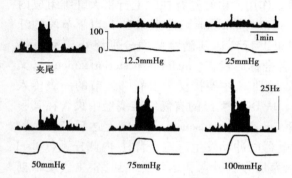

图 16-28　SRD 神经元对躯体和内脏刺激发生激活反应,随着 CRD 刺激强度加大,SRD 神经元的激活反应也逐渐加强(引自 Roy 等,1992)

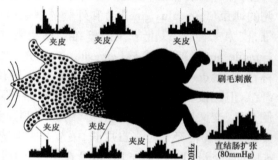

图 16-29　LRN 双侧特异伤害感受神经元可被四肢和躯干的伤害性夹皮所激活,但对皮肤的刷毛的非伤害性刺激不发生反应,CRD 可以强烈激活该神经元(引自 Ness 等,1998)

延髓其他网状结构如巨细胞网状核(Gokin 等,1977;Pavlasek 等,1977)和外侧网状核(Perrin 和 Crousillat,1980)神经元也接受躯体和内脏伤害性传入的会聚。综上所述,中枢神经元对于内脏感觉的传入表现有多样性,针刺或躯体传入可能通过多突触,突触前或后多种方式干预内脏感觉和内脏痛觉,有 cross-talk 交互调节的特点。

3. 脑干对内脏伤害性传入的调控作用　Hosobuchi 等(1977)及 Richardson 和 Akil (1977a,b)已经观察到电刺激脑干导水管周围灰质(PAG)和脑室周围灰质(PVG)能明显缓解内脏癌症患者的疼痛,也能缓解腹腔注射高渗盐水引起大鼠疼痛的行为反应(Giesler 和 Liebeskind,1976)。

由于在脊髓中大部分背角神经元除接受内脏传入外也接受躯体的传入,并不存在有一定数量的仅接受内脏传入的神经元,这些神经元几乎都对来自躯体-内脏的伤害性传入发生激活反应,而且这些神经元都在脑干的下行抑制性控制影响之下(见第四篇)。Cervero (1983b)和他的同事(Cervero 等,1985)观察到,电刺激内脏神经和其外周感受野能激活这类内脏-躯体神经元,用脊髓冷冻方法阻断脑干抑制的下行性通路可加大来自内脏和躯体的传入反应(图 16-30),说明脊髓上中枢对脊髓背角神经元有紧张性的下行抑制性影响。正如 Cervero(1983b)所观察的那样,刺激脑干抑制性控制的下行传导通路背外侧束能抑制来自内脏和躯体传入引起的背角神经元的激活反应,直接刺激延髓 NRM 和附近的网状结构也能明显抑制内脏大神经的传入放电和胆囊扩张刺激引起的反应。盆神经传入诱发的反应和膀胱

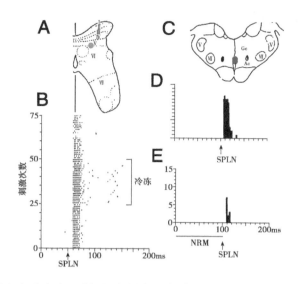

图 16-30 NRM 对脊髓内脏-躯体神经元的下行抑制作用

A:记录神经元位于脊髓第 V 板层。B:局部冷冻阻断 NRM 下行通路前后对刺激内脏大神经(SPLN)引起的背角神经元反应影响。从图中可以看到,刺激内脏大神经可引起背角神经元的稳定反应(每个点反应一次神经元放电)。阻断 NRM 的下行通路后反应加大,去除冷冻后反应恢复。C:刺激 NRM 的定位。D:刺激内脏大神经(SPLN)引起背角神经元大的激活反应。E:电刺激 NRM 后再刺激内脏大神经引起的背角神经元反应明显减少(仿 Cervero,1985)

运动反应也可被这种刺激所抑制(McMahon 和 Spillane,1982)。Ammons 等(1984c)报道,直接刺激 NRM 能抑制来自心肺神经 Aδ 和 C 类纤维的传入反应。

以上这些实验结果均表明,无论是胸髓还是骶髓的背角神经元对内脏传入诱发的反应都在脊髓上中枢发出的下行性抑制性控制影响之下。

4. 内脏-躯体传入在丘脑的会聚 Yang 等(1999)在大鼠 VPL 的研究表明,这个核团 94% 的神经元都对外周感受野的伤害和非伤害性刺激发生激活反应(仅 6% 的单位只对伤害性刺激反应),但不存在仅对非伤害性刺激发生反应的神经元。这些神经元的 59% 同时也对 CRD 发生反应,其中 81% 的为激活反应,19% 为抑制反应。用不同剂量的吗啡静脉注射可产生剂量依赖性神经元对 CRD 反应的抑制。这些资料说明,VPL 神经元不但参与躯体感觉的分辨,也参与了内脏伤害性信息传入的分辨。Horie 和 Yokota(1990)在猫的 VPL 神经元存在两类神经元,即对皮肤感受野刺激和心交感神经刺激反应为伤害特异性的和广动力型的,这些神经元同时也对心肌内注射致痛剂缓激肽发生激活反应。但在不对心交感神经刺激发生反应的神经元和低阈值机械感受神经元,也不对心肌内注射致痛剂缓激肽发生反应。因此,作者认为这些皮肤伤害感受神经元同时也传递来自心脏的伤害性信息。来自下腹部的内脏传入也到达 VPL 区(Asato 和 Yokota,1989)。

Willis 研究组确定存在经背柱的内脏伤害感受的通路。他们采用记录 VPL 单细胞活动的电生理学方法,CRD 以及结肠炎症化可激活 VPL 神经元,这些神经元同时也对皮肤的机械刺激发生反应。随后切断背柱发现可降低 VPL 神经元 60% ~ 80% 对 CRD 的反应,而切断脊-丘束的前外侧柱仅减少 VPL 神经元 20% 对 CRD 的反应(Al-Chaer 等,1996;Hirshberg 等,1996)。背柱切断还明显减少皮肤弱刺激引起的 VPL 神经元激活反应,但对伤害性机械刺激反应影响较小;而切断脊-丘束的前外侧柱几乎完全阻断了皮肤伤害性机械刺激引起的 VPL 神经元激活反应,但对非伤害性皮肤刺激反应影响较小。切断背柱也减少结肠炎症刺激而引起的 VPL 神经元的敏化反应,而切断脊-丘束的前外侧柱则影响较小;用电解法或用海人草酸损毁薄束核也减少 CRD 激活的 VPL 神经元激活反应。这些工作表明,在向 VPL 传导直结肠伤害性信息方面,背柱通路比脊-丘束通路更为重要。Berkley 和 Hubscher(1995)

报告约有 50% 的 DCN 神经元既对轻柔的皮肤刺激也对子宫和阴道的扩张刺激发生激活反应。Al-Chaer 等（1996）在 DCN 单细胞记录的实验中发现，能被丘脑腹后外侧核和内侧丘系逆向刺激激活的神经元也对皮肤和直结肠的机械和化学刺激发生反应。他们认为，DCN 中来自皮肤的传入主要是初级感觉传入，而来自内脏的传入则很可能在初级传入与突触后背柱神经元之间存在突触传递。Al-Chaer 等还进一步观察到，内脏和皮肤传入到薄束核的反应可被 T_{10} 水平的背索切断而阻滞。

Zhang 等（2003）在大鼠丘脑 VPL 实验中观察到，大多数对触觉传入发生反应的神经元，对结直肠扩张和皮肤振动触觉刺激均有反应。其感受野位于对侧躯体的后外侧、尾部、阴囊、臀部或后肢。大部分神经元的感受野小，界限清楚，能被轻刷或 von Frey 纤维触击所激活。半数以上的神经元对皮肤振动的反应能被预先的 CRD 条件刺激所加强。相反，若条件刺激的顺序反转，先给予皮肤刺激，然后给予 CRD 的检验刺激，没有一例神经元对 CRD 的反应因皮肤的条件刺激而发生增强；而且，其主要效应是抑制性的。

七、脊髓孤束核系统

一般认为，孤束核是内脏感觉核，其吻侧 1/3 与味觉有关，尾侧 2/3 从迷走和舌咽神经接受内脏感觉投射。20 世纪初叶，Cajal 和 Torvik 等发现有纤维自孤束核向脊髓的投射。Loewy1978 年曾仔细研究过这一投射。但脊髓是否向孤束核投射，一直未见报道（吕国蔚，1995）。孟卓等（1986；1990；1992）将 10% HRP 微电泳导入大鼠的一侧孤束核后，在脊髓颈、胸、腰、骶各节段脊髓灰质内均发现 HRP 标记细胞，并多见于注射部位的同侧。标记细胞的数量腰髓最多，骶髓最少。有关节段的各个板层均可见到，但以板层 Ⅲ～Ⅳ 分布最多。标记细胞以中、小型为主，胞体呈长梭形、圆形、三角形及星形不等。他们又用刺激孤束核逆行激活大鼠脊髓背角细胞的方法，在腰、骶髓背角 Ⅲ～Ⅴ 层发现逆向反应细胞，提示孤束核作为内脏感觉核，还可能从脊髓接受体感信息。该神经元的阈值平均为（0.36±0.05）mA，传导速度平均为（15.28±0.75）m/s，提示其轴突属 Aδ 类纤维。有趣的是，在这类神经元中逆向反应之后，跟着出现一个或多个突触后反应，提示脊髓-孤束核神经元除作为上行投射系统向孤束核投射与传递感觉信息外，还反过来从孤束核接受下行支配和信息，从而可能形成一种正或负反馈环路，使这类神经元向孤束核的传递被放大或更臻于精确。该研究组应用顺、逆向激动和细胞内记录技术发现，脊髓-孤束核神经元对电刺激足三里穴和孤束核均可发生顺向反应。结果提示，这类神经元接受躯体传入，躯体传入信息与内脏信息可在同一个脊髓-孤束核神经元上会聚。

第五节　体表传入引起的交感反射

体表交感反射（somato-sympathetic reflexes）在 20 世纪中叶曾引起人们的注意，Carl Ludwig 及其同事就曾观察到刺激肢体神经可引起血压变化（Sato 和 Schmidt，1973）。Adrian 等（1932）发现单个脉冲刺激躯体神经能在交感神经中记录到反射性放电，虽然这种刺激并不足以引出可检测的心血管系统反应。Schaefer 等（1960）系统研究了躯体交感反射各方面的联系，强调躯体传入通常能引起交感神经系统的总体反应，并伴随兴奋后的抑制。

躯体刺激对内脏运动功能的调节主要是通过交感传出神经系统发挥作用的,亦即躯体交感反射功能。这种功能是通过近似于躯体运动的最后公路原则来实现的。这条下行性通路称为最后交感传出运动通路(final common sympatheti motor paths)。

　　来自脑中枢的交感神经传出纤维,其倒数第二级神经元的胞体位于脊髓侧角,即所谓的节前神经元。其发出的节前纤维通过白交通支到达交感神经的椎旁和椎前神经节。神经节细胞发出的节后纤维经灰交通支再分布到内脏和皮肤肌肉的血管、汗腺、竖毛肌等靶器官。

　　交感神经的节后神经元数量要比节前神经元多得多,其比值可从 1∶2 到 1∶30 左右。这样,一个节前神经元可引起大量节后细胞放电。所以相当大范围内的外周效应器仅接受少量节前神经元的控制。这种节前与节后神经元的解剖学联系对外周组织和效应器官的反应起着放大的作用(amplification),也即意味着节前神经元具有会聚功能,而节后神经元具有放散功能。脊髓内脏传入神经元和躯体传入神经元(胞体在脊神经节)可与椎前神经节的交感节后神经元建立突触联系(Szurszewski,1981;Simmons,1985)。在腰交感链中,大多数交感节后神经元只对一个节前神经元的传入反应占优势(或者仅 2 个,但少见)。反言之,节后神经元的活动仅被占优势支配的节前轴突的刺激所激活。但肠系膜下神经节的节后神经元要总和几个节前轴突的传入才能发生激活反应(McLachlan,1984)。

一、引起躯体交感反射的传入系统

　　Sato 和 Schmidt(1966)首先详细研究了皮肤和肌肉Ⅱ～Ⅲ类传入纤维激活引起的交感神经反射。他们发现,这些来自躯体的传入可在颈交感干的节前和节后纤维(颈内动脉神经)记录到诱发的集团放电,但是仅兴奋来自于肌梭和 Golgi 腱器官的 Ia 和 Ib 类传入纤维并不引起这种反应。只有在刺激强度达到能兴奋所有Ⅱ和Ⅲ类传入纤维时才能产生较大的反应(Sato 等,1966;1969;1971;Schmidt 和 Schonfuss,1970)。Iwamura(1969)等观察到刺激Ⅱ类皮肤传入纤维可在肾的交感神经纤维中记录到诱发反应。Miyamoto 和 Alanis(1970)记录到刺激桡浅神经可引起内脏神经干的反射性放电。但 Fussey(1969)等在狗观察到用仅能兴奋桡浅神经Ⅱ类传入纤维的刺激并不能引起肾交感神经的反射性放电,而当刺激强度达到兴奋Ⅲ类纤维时才引起诱发反应。

　　躯体神经的高强度刺激可升高血压的效应从 20 世纪初以来已陆续有些报道。电生理学研究表明,这种效应同无髓传入纤维的激活有关。交感神经的反射性发放可由Ⅳ类躯体传入引起,而这Ⅳ类纤维引起的反射,通常需要传入冲动的时间易化作用。所以低频的成对刺激或短串刺激及反复的串脉冲刺激(间隔<8 秒)的募集对这种反射的发生是必需的(Schmidt 和 Willer,1970)。

　　内脏神经的反射性发放可通过自然刺激如敲打猫前肢的腕部和振动刺激同侧前后肢末端部诱发,但刺激对侧无效(Miyamoto 和 Alanis,1970)。在人体,尺神经痛的电刺激可触发胫神经的暴发性放电,这种放电形式属交感神经的传出纤维(Hagbarth 和 Vallbo,1968)。

　　刺激腹根引起的后肢肌肉挛缩也可升高血压,同时伴有心率加快和肺通气量增加。而用三碘季胺酚阻断肌肉收缩或切断 L_6～S_1 背根神经后,腹根刺激不再引起这种反射效应(Coote,1971;McCloskey 和 Mitchell,1972)。Sato(1981)还观察到,刺激肌肉的Ⅲ、Ⅳ类传入纤维可引起心脏和内脏的效应。

交感神经有经常性的自发性活动,这些活动往往和呼吸及心率呈同步化。这些变化受心血管压力感受器和肺感受器传入活动的控制和调节,躯体交感反射活动明显受这些节律性活动的影响。

并不是所有交感神经单位都呈现自发放电和对躯体刺激传入发生激活反应。如在颈交感干中,无论是有髓还是无髓纤维,都有 2/3 的单位既没有自发活动,也不对躯体传入发生反应。只有 1/3 的单位有自发放电,并对躯体刺激发生反应(其中也有一些没有自发放电的单位,但比例很少)(Jänig 和 Schmidt,1970)。因此,可以认为仅呈现自发活动的单位才对躯体刺激发生反射性激活反应。

在腰交感神经没有自发活动的节后纤维中,后肢皮肤只占 25%,肌肉中只占 10%(Koizumi 和 Sato,1972),所有这些纤维一般不对Ⅱ、Ⅲ类躯体传入发生反应,但其中一些皮肤单位对Ⅳ类纤维的传入发生激活反应;所有呈现自发活动的节后纤维中都对躯体Ⅱ、Ⅲ类躯体传入发生激活反应。只有 40% 有自发活动的单位被躯体肌肉的传入所激活,有 83% 的单位对Ⅳ类传入纤维发生激活反应。

由Ⅱ、Ⅲ类躯体传入活动引起的交感躯体反射在外周刺激间隔 3 秒时引起一个稳定的激活反应和稳定的反应潜伏期(Schmidt 和 Schonfuss,1970),缩短刺激间隔会延长反应的潜伏期,减少反射性放电的频率。在刺激间隔<0.25 秒时,同步化的反射性活动融合成比自发活动少而持续的活动(Cannon 等,1954)。在大多数由单脉冲刺激躯体有髓纤维引起交感反射的研究中,刺激间隔多选择在 2 ~ 10 秒范围内,一般采用 5 秒的间隔(Beacham 和 Perl,1964;Koizumi 等,1968;Sato 等,1965;1967)。

激活Ⅳ类躯体传入纤维引起的反射有些特别,其使用的刺激间隔往往少于 8 秒甚至 1 秒(Fedina 等,1966;Schmidt 和 Weller,1970)。在这种条件下,也可激活Ⅱ、Ⅲ类纤维引起的反射。连续刺激Ⅳ类纤维募集更大的交感放电要在 10 ~ 20 个刺激以后,这种现象属"加速效应(wind up)",但有髓神经纤维没有观察到这种现象。

短串刺激(100 和 300Hz)躯体有髓传入纤维可以增加交感神经节前和节后纤维的反射性发放频率(Sato 和 Schmidt,1971c;chmidt 和 Schonfuss,1970)。串长超过 45 毫秒时,这种反射性活动就不再进一步增加。但短串高频(2 ~ 10 个刺激,频率 100 ~ 300Hz)刺激对易化Ⅳ类躯体传入引起的反射没有效应(Schmidt 和 Weller,1970),而用连续的低频串刺激(15 ~ 30Hz)可诱发Ⅳ类躯体传入引起的交感神经反射性放电(Jänig 等,1972;Koizumi 和 Sato,1972;Sato,1973;Schmidt 和 Weller,1970)。

二、脊髓间及脊髓上中枢介导的躯体交感反射

Sato 是系统研究躯体交感反射和躯体传入对内脏活动调节的最著名学者,他首先观察到躯体交感反射不同成分在神经节的传递。他采用记录颈交感干中颈上神经节节后纤维发放的方法系统研究了躯体交感反射;结果观察到,躯体刺激引起的交感神经节前纤维传递的反射性发放具有鲜明的对应关系,节前和节后纤维的反射性发放都可分离出 3 个成分,即早反射发放(early reflex potential)、迟反射发放(late reflex potial)和晚反射发放(very late reflex discharge)电位。

刺激猫的坐骨神经可引发腰交感干的两种成分的反射性放电,其潜伏期分别为 25~50 毫秒和 80~120 毫秒。25~50 毫秒的放电为早发放,80~120 毫秒为迟发放(Sato 等,1965),早反射发放成分的出现率大约为 60%,迟反射发放成分的出现率高得多,产生这两种反射性反应成分的交感纤维的传导速度是同样的。一般认为,交感纤维的早反射发放为脊髓间的反射性活动,而迟反射发放则属脊髓上的反射性活动。早反射和迟反射都是由 A 类传入纤维介导的,又称为 A-反射。在中脑水平离断高级脑中枢对这两种成分的反射性发放没有影响。而在 C_1 或 T_8 离断脊髓后只可记录到交感神经的早反射发放,迟反射发放消失(图 16-31)。Zanzinger 等(1994)用冷冻法抑制延髓腹外侧区的交感神经活动中枢,可使刺激猫左肋间神经(T_4 节段)引起同侧 T_3 节段白质迟反射发放电位明显抑制(仅为对照的 18%),而早反射发放不但不受抑制,反而明显增强(为对照的 154%)。这个结

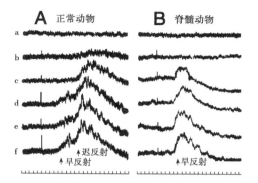

图 16-31 刺激坐骨神经引发腰交感干的两种诱发电位

A:随着刺激电压的增加(a~f 分别为从 0.2~10.0V)可诱发潜伏期分别为 40 毫秒和 90~100 毫秒左右的早反射电位和迟反射电位,而早反射电位需要一定的刺激强度,振幅较低;B:在脊髓动物,早反射电位加大(去脑干的下行抑制作用),而迟反射电位消失,说明迟反射电位是通过脊髓上中枢反射引起。标尺:$20\mu V$;50 毫秒(引自 Sato 等,1965)

果表明,早反射发放是在脊髓间传递,而迟反射发放则要通过延髓。脊髓间传递的交感反射已经得到形态学的证明,如 Nadelhaft 和 Booth(1984)用 HRP 法观察到内脏的初级传入纤维可以投射到脊髓的自主神经的运动核团。

Sato 还观察到存在潜伏期为 300~350 毫秒的晚反射发放成分。这种晚发放仅在浅麻醉状态才可观察到。在脑桥以上水平离断高级中枢后,晚反射发放消失,但其他两种反射性发放成分仍然存在,结果表明晚发放属脑桥上的反射通路(Sato,1971a;1972a)。

早反射发放成分是脊髓间的反射,因此应具有节段性分布特性。Sato(1971a;1972a)观察到,坐骨神经刺激引出的腰交感干早反射发放的出现率最高(>3/4),而桡神经刺激只在 <1/4 的实验中从腰交感干中记录到早反射发放电位。同样,交感神经早反射发放的出现率(60% 左右)不如迟反射发放的出现率高(100%),问题也在于此。如没有刺激到与节段性分布有关的神经,早反射发放成分可以不出现(或加大刺激强度出现较小的电位),而迟反射发放是通过延髓的反射性活动,因此没有节段性差异而是与整个交感神经系统反射性激活有关,故其出现率为 100%。

三、躯体交感反射的特点

躯体交感反射活动的核心就是来自躯体的传入能对交感神经系统活动进行有效的调节,这种调节是躯体-内脏相关联系的主要途径。根据躯体刺激在交感节前、节后纤维出现的早反射发放和迟反射发放及晚反射发放的特点,可以认为这种躯体-内脏相关存在节段间

(或脊髓间)和超节段(或脊髓上)两种调节机制。

虽然交感神经的反射性活动主要是整体性的(generalization),但在节段性联系产生的效应更明显是很可能存在的。

早反射发放所产生的效应以节段性分布为主,它主要局限在躯体传入的神经节段或相邻的神经节段。这种反射通路是局部交感反射活动的基础,这种反射性活动主要在脊髓间传递,不需要脊髓上中枢的存在。迟反射发放和晚反射发放是通过脊髓上中枢介导的,是一种以全身反应为主的交感神经中枢引起的活动,对整个交感神经支配的内脏起超节段的整体调节作用。

Sato 和 Schmidt(1971b)用刺激脊神经的方法详细研究了交感神经脊髓节段性及全身性交感神经反射的特点,这两种反射即为:①与刺激部位相同或相邻的脊髓节段的早脊髓节段交感反射;②通过脊髓上中枢介导的全身性迟交感神经反射。实验用分离出 $T_{3,4}$、$L_{1\sim4}$ 脊神经和 $L_7 \sim S_1$ 神经背根及后肢躯体神经的麻醉猫,并分别在这些神经安放刺激电极。记录电极分别安置在 $T_{3,4}$ 和 $L_{1\sim4}$ 的交感神经干的白交通支上。用50倍兴奋 II 和 III 类纤维阈值的刺激施加给各节段脊神经,记录各节段交感神经节前纤维的传出反应。图 16-32 为在 L_1 白交通支记录到对不同节段脊神经刺激引起的早反射电位和迟反射电位。从该图可以看到,无论刺激哪个节段的脊神经,迟反射电位的振幅和大小基本一致(后肢神经稍小一些),而早反射电位只是在白交通支的同节段 L_1 和相邻的 L_2 节段最大,L_3 以下逐渐变小而接近消失。即使可以看到很小的早反射电位,其电位出现的潜伏期也随着距离的延长而加大,而迟反射发放反应的潜伏期变化不明显。

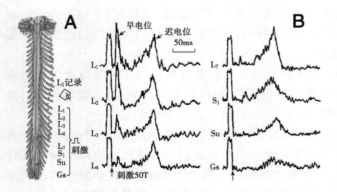

图 16-32　A 为实验设计,从 L_1 白交通支记录交感神经反射性放电。刺激电极分别安放在 $L_{1\sim4}$ 的脊神经背根和 L_7、S_1 的背根及坐骨神经(Su)和腓肠肌-比目鱼肌神经(Gs);B 为用 50 倍(50T)激活 Aβ 类纤维阈值的电流刺激上述神经引起 L_1 交感神经的反射性放电;注意早反射电位在刺激节段和相邻的节段最大,而迟反射电位的大小与节段没有关系(仿 Sato 和 Schmidt,1971)

C_1 节段离断脊髓或局部麻醉,迟反射电位消失,说明迟反射电位属脊髓上中枢的交感反射。因此可以认为,来自同节段外周传入引起的交感反射效应是双倍的,而非节段传入仅能引出交感神经的迟反射发放效应(Sato 和 Schmidt,1973)。

早反射和迟反射都是由 A 类纤维介导的,C-反射则需要激活 C 类纤维产生。Sato(1973)采用能够兴奋 IV 类纤维的强刺激在麻醉的猫观察到这种交感神经反射性活动。从 L_2 白交通支记录交感神经反射性放电。刺激电极分别安放在 $L_{1,3,4}$ 的脊神经背根和 L_2 的脊神经上。刺激 $L_{1\sim3}$ 可以引出交感神经的 A-早反射和 A-迟反射电位;此外还可引出一个潜伏期约180毫秒的 C-反射电位(由于 L_2 含有前根的运动纤维而存在复杂的反射成分使 C-反射电位被部分掩盖),刺激 L_4 背根则几乎不能被记录到。这种交感神经的 C-反射电位在切断脊髓的动物仍可完整存在,故可以认为它仍然是节段间的反射活动(但 A 类纤维迟反射电位在脊髓动物完全消失)。激发脊髓交感 C-反射的节段数比激发交感 A-反射的节段数少,而且 C-反射不可以在对侧躯体引发(图 16-33)。

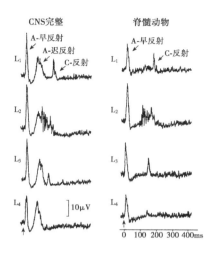

图 16-33　在 L₂ 白交通支记录到的交感神经 A 类纤维早反射、A 类纤维迟反射和 C 类纤维反射电位(引自 Sato,1973;说明见正文)

第六节　体表传入引发的内脏功能调节

Kuntz 在 1945 年指出,局部皮肤刺激引出的相应节段神经支配的内脏及内脏血管反射性反应是一种普遍的生理学现象。用冷和温的刺激方法治疗内脏疾病无疑与局部皮肤刺激引起的反射活动有关。反射的节段性特征应该是明确的,但由于内脏特别是胃肠道的自主神经支配比起皮肤的感觉神经支配来,节段性支配关系相对宽泛,而局部皮肤刺激包括其他躯体组织的痛刺激是可以通过自主神经引出节段间和超节段反射活动的。躯体交感反射对效应器官的影响已经有广泛的实验依据和报道,这些研究都充分描述了躯体传入对内脏器官的功能调节作用。Sato 夫妇引领了体表传入引发内脏功能调节的研究潮流,阐明了一系列相关科学问题。

一、躯体-心血管系统反射

躯体交感反射对心血管系统的作用已有不少研究。Pastinszky 等(1964)观察了刺激猫胸壁对心肺功能的影响。在胸部皮肤涂抹刺激性溶液(这种刺激可持续 4 周)可引起局部皮肤及皮下组织出现红斑和肿胀,以及溃疡的强刺激。其结果引起大部分猫的心电图负性 T 波、房室传导阻滞、心率减慢、心律失常等体征,有时出现心膜、肺和胸膜点状出血,心肌毛细血管扩张,冠状动静脉扩张,心肌纤维局限性坏死等变化。但在右臀部涂抹这种溶剂则无效。

Johansson(1962)系统观察到,反复电刺激后肢肌肉传入神经,特别是激活Ⅲ类传入纤维能引起血压下降,这种效应在低频(5~20Hz)刺激时特别明显,但在 400Hz 的高频刺激时也可出现。用足以兴奋肌肉内的Ⅳ类传入纤维的高频刺激则可出现升压现象。但刺激皮肤的有髓神经纤维(由于激活了Ⅲ类纤维)仅引起较小的减压反应。在刺激强度达到激活Ⅳ类传入纤维或伤害性刺激强度时,常常可以观察到不规则的加压反应。在引起加压反射升高系统动脉血压的同时,重要生命器官如脑血流总是增加的,但肾脏血流往往是减少的;与此伴随的是心肾交感神经系统的活动明显增强。一般而言,单脉冲刺激可引出心血管交感传出纤维的反射性活动,但对效应器官的活动和血压并不产生明显的影响,因此难以用单个传入冲动从交感神经中引出的反射反应和从效应器官所记录的反射变化作比较。

因此可以认为,来自躯体的传入必须通过一系列的时间(也可能包括空间)总和才足以达到对内脏效应器官的功能调节作用,产生躯体-内脏反应。而躯体-内脏反应必须是一系列躯体交感反射引起的总体效应。

体表刺激是否引起不同部位不同程度的交感反射效应,Kiyono 等(1996)采用同时记录狗心率、平均动脉压和心、肾、肝、脾、肾上腺交感神经节后纤维活动的方法,观察到低频低强度刺激(5V,5Hz)腓神经或尺神经可以引起平均动脉压下降,各个脏器交感节后神经活动无部位差异的抑制(79%~89%)。而高强度高频率刺激(25V,50Hz)引起血压升高及肾和肾上腺交感节后神经活动的增加,肝、心、脾交感节后神经活动的变化不明显。可以认为体表-交感反射在降压时没有部位差异性,但在升压反射时有差异。

1. 皮肤传入引起的心血管反射　　Sato(1976)观察到,皮肤伤害性刺激所引起的70%是心加速反射,另外30%或有双向反应(先加速后减速),或反应不明显。Kimura 等(1995)在麻醉大鼠观察了不同节段的伤害性机械刺激对心率和平均动脉血压以及心脏和肾交感神经活动的影响。在中枢神经系统(CNS)完整的大鼠,钳夹任何节段的皮肤,特别是四肢的爪部20秒的刺激可以产生明显的增加心率、血压和交感神经活动的效应。在急性 C_2 节段横断脊髓的大鼠,钳夹胸部、腹部和背部的皮肤可以大幅度增加心率、血压和交感神经的活动;而下肢和会阴刺激诱导的上述反应则微不足道。脊髓化大鼠的右侧刺激增加心率的效果尤为显著,同侧刺激也能大幅度提高心、肾交感神经的活动。这些结果表明,躯体-心血管反射存在脊髓上和脊髓固有的2种类型的反射性反应。引发脊髓上反射性反应的躯体部位较为宽泛,而脊髓固有的反射性反应具有明显的节段性和侧位性特征(图16-34~图16-37)。

在麻醉大鼠采用52~53℃的热水浸烫尾巴或后爪的伤害性刺激也可以明显加快心率和升高血压(Sun 和 Spyer,1991;Nagasaka 和 Yaksh,1995),该效应由 μ、δ 阿片受体介导。

在 Sato 生前的研究室,新近由 Hotta 等(2010)开展的一项研究观察到,刺激胫神经 A 和 C 类传入纤维诱发的心交感传出神经的躯体心交感 A-和 C-反射可被皮肤连续的非伤害性刮擦刺激所调节,10分钟的同侧股内侧刮擦刺激对心交感 C-反射电位的抑制幅度可达40%左右,但并不影响心交感 A-反射(图16-38)。对 C-反射的抑制出现在整个刮擦期间,停止刺激后仍可持续15分钟左右。对侧股内侧刮擦刺激完全无效。阿片受体拮抗剂纳洛酮可部分减少这种抑制但不能废除。C-反射的抑制在支配股内侧的皮神经切断后消失。进一步分析支配股内侧皮肤的隐神经股分支的单纤维时发现,刮擦刺激可以激活低阈值的快慢适应的 Aβ、Aδ 和 C 类纤维,这些纤维的发放频率均少于4Hz。可以认为,皮肤低阈值机械感受纤维能够通过释放阿片和非阿片递质,抑制由 C-原发性传入介导的伤害性信息传递。

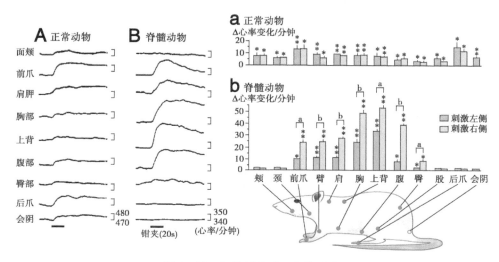

图 16-34　躯体刺激对心率的影响

在正常大鼠(A:单个例子;a:统计学图),钳夹不同区域皮肤都可引起心率加快,反应的潜伏期仅几秒,刺激后效应可持续 2~3 分钟。左右两侧刺激的反应没有明显不同,前后爪的效应最强,每分钟增加 13~15 次。但在脊髓动物(B:单个例子;b:统计学图),效应具有明显的节段性,前爪、肩胛部、胸部、上背部、腹部刺激加快心率的效应比 CNS 完整的大鼠更为明显(最大效应出现在胸、背、腹部),尤其以躯体右半部刺激为甚(a:$P<0.05$,b:$P<0.01$)(引自 Kimura 等,1995)

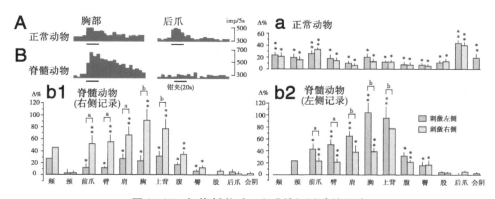

图 16-35　躯体刺激对心交感神经活动的影响

在正常大鼠(A:单个例子;a:统计学图),钳夹不同区域皮肤都可引起心交感传出神经放电增加,反应的潜伏期仅几秒,最大反应出现在刺激的 20 秒。左右两侧刺激的反应没有明显不同,前后爪的效应最强。但在脊髓动物(B:单个例子;b:统计学图),效应具有明显的节段性,前爪、肩胛部、胸部、上背部、腹部刺激诱发心交感神经反应的幅度比 CNS 完整的大鼠大得多。刺激-反应具有显著的侧位性特征,如 b1 和 b2 显示,同侧刺激引起同侧心交感神经的激活反应最大(a:$P<0.05$,b:$P<0.01$)(引自 Kimura 等,1995)

421

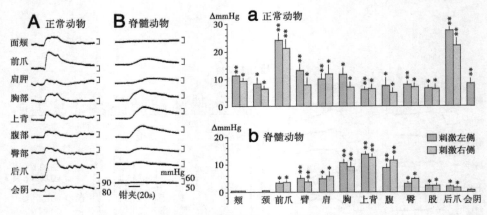

图 16-36　躯体刺激对血压的影响

在正常大鼠(A:单个例子;a:统计学图),钳夹不同区域皮肤都可引起平均动脉压升高,反应的潜伏期仅 1~3 秒,刺激后效应可持续 2~3 分钟。左右两侧刺激的反应没有明显不同,前后爪的效应最强,胸背部次之。但在脊髓动物(B:单个例子;b:统计学图),效应具有明显的节段性,头颈部完全无效,最大效应出现在胸、背、腹部,两侧反应大致相同(引自 Kimura 等,1995)

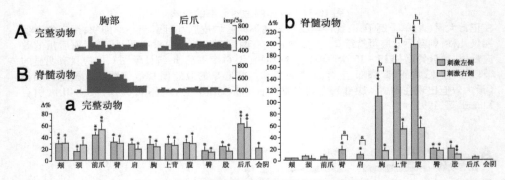

图 16-37　躯体刺激对肾交感神经活动的影响

在正常大鼠(A:单个例子;a:统计学图),钳夹不同区域皮肤都可引起左肾交感传出神经放电增加,反应的潜伏期仅 1 秒,最大反应出现在刺激的 20 秒。左右两侧刺激的反应没有明显不同,前后爪的效应最强。但在脊髓动物(B:单个例子;b:统计学图),效应具有明显的节段性,头颈部、前后爪和会阴部几乎无效,胸、背、腹部刺激诱发左心交感神经反应的幅度比 CNS 完整的大鼠大得多。刺激-反应具有显著的侧位性特征:左侧刺激引起左侧的激活反应最大(a:$P<0.05$,b:$P<0.01$)(引自 Kimura 等,1995)

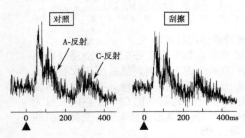

图 16-38　刮擦刺激同侧股部对胫神经诱发的心交感传出神经 C-反射的抑制,可见 C-反射电位比对照降低(引自 Hotta 等,2010)

Chau 等(1997)在 C_1 横断脊髓的麻醉大鼠采用同时记录左侧肾交感神经和脊髓背角会聚神经元活动的方法,观察到左侧背角位于 III～V 板层 16% 的 T_8 和 43% 的 T_{10} 节段会聚神经元活动与肾交感神经活动具有相关性;T_2、T_{13}、L_2 和右侧 T_{10} 节段的背角神经元与肾交感神经活动没有相关联系。左侧中下胸段皮节的 5～10 秒的伤害性刺激能够激活所有肾交感相关会聚神经元,同时增加肾交感神经活动。两者的皮肤感受野范围基本相同,但有时背角神经元的感受野更大。围绕兴奋性感受野周围的皮肤刺激却能明显减少或抑制肾交感相关背角会聚神经元和肾交感神经活动（图16-39）。这项研究表明，这类背角神经元的活动与肾交感节前神经元活动密切相关。

Yamaguchi 等（2001）用活体显微镜系统检测了微血管血流动力学变化，将麻醉大鼠后肢伤害性钳夹 30 秒可以引起肠系膜近末端小动脉收缩和血流速度下降（图16-40），末端小动脉和毛细血管前动脉血流速度增加，这种增加与系统动脉血压升高相一致。在系统血压升高的同时，肾血流明显减少。

总体而言，全身体表皮肤的非伤害性刺激和伤害性刺激都可以反射性增加心率、升高血压、激活心肾交感传出神经放电，但非伤害性机械和温度（小于45℃，大于10℃）刺激仅引起弱的和不一致的效应，伤害性强度的刺激才引起明显效应，这种体表-心加速反射主要是通过反射性增加心交感传出神经活动产生的。对于脊髓动物仅胸部皮肤刺激才能引起心率小范围的反射性加快，其机制在于脊髓固有的节段性皮肤-心加速反射是占主导作用的，但在CNS 完整时脊髓上中枢下行弥散性作用的皮肤-心交感反射效应掩盖了节段性的效应。肌内注射致痛剂（如 KCI 和缓激肽）、超限关节扭曲等伤害性皮肤、关节、骨髓刺激都能触发躯体-心交感加速效应。

2. 肌肉传入引起的心血管反射　需要指出的是，皮肤传入引起的心血管反射的

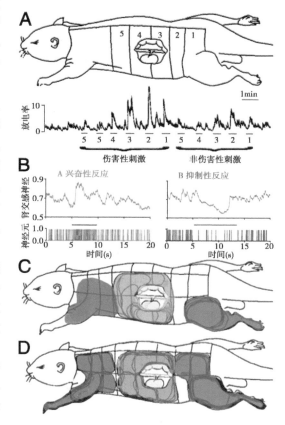

图 16-39　A：肾交感神经对皮肤刺激的反应，发生反应的区域局限在切口附近；B：肾交感神经（上）和脊髓背角肾交感相关会聚神经元（下）对侧腹部的伤害性刺激发生激活反应，而对髋部的刺激则引起明显的抑制；C：T_{10} 左侧脊髓背角肾交感相关会聚神经元的兴奋性感受野（橙红色）和抑制性区域（天蓝色）；D：肾交感神经的兴奋性感受野（橙红色）和抑制性区域（天蓝色）。当然，来自对侧腹部等区域的刺激对同侧肾交感神经和脊髓背角神经元活动也是抑制的（引自 Chau 等，1997）

结果比较一致，而肌肉刺激和肌神经刺激引发的心交感反射存在矛盾和结果不统一。从结构上看，皮肤的交感传出神经主要是缩血管作用，而骨骼肌中主要是舒血管作用。如 Sato 激活后肢骨骼肌的Ⅲ类传入神经可以在 40% 的实验中观察到心减压反应，30% 观察到心加压反应。

Hunt（1859）在麻醉动物中观察到，较弱强度刺激作用于切断的躯体神经中枢端时，可以引起动脉血压的降压反射，但是刺激加大时则产生升压效果；他认为神经包括减压和升压两类神经。Johansson（1962）的系列研究表明，反复电刺激激活肌肉的Ⅲ类传入纤维会产生降压效应，而这些纤维主要在低频刺激（5～20Hz/s）时激活。如果高强度高频刺激肌肉的Ⅳ类

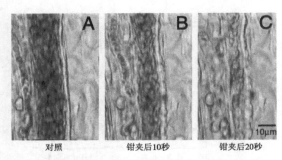

图 16-40　钳夹刺激引起肠系膜近末端小动脉收缩,分别为钳夹刺激前对照(A)和钳夹后 10 秒(B)及 20 秒(C)(引自 Yamaguchi 等,2001)

纤维则引起升压效果,但通常还是低阈值的降压传入纤维占主导。反复刺激皮肤中Ⅲ类有髓传入纤维一般不产生或产生小的降压作用,在刺激强度足以激活Ⅳ类纤维时,无论用什么频率的刺激,都引发升压反应。Tallarida 及同事(1985)对麻醉狗的后肢肌肉节律收缩和强直收缩时的心-呼吸反射进行了研究,他们分别采用 2.0～2.5 倍运动阈刺激强度作用于股神经和腓肠肌神经 20 秒以引起肌肉收缩。节律性收缩(3Hz 刺激激发)引起动脉血压和心率降低,增加肺通气量,但潮气量没有明显变化,而强直收缩(100Hz 刺激激发)则引起血压升高和心率增加。

有关躯体反射对心血管作用影响的工作重点是强调交感神经,而非迷走神经,这与肢体传出反射一致。这一结论在某些方面与清醒人体的结果相矛盾。在清醒人体,迷走神经对反射弧的影响不可忽视。必须记住的是,很多用于研究躯体自主反射的麻醉剂,如乌拉坦、氯仿、巴比妥酸、氟烷、七氟烷似乎很好地保留了对心血管交感传出纤维活动,但显著降低心迷走传出的活动。很显然,能够易化心迷走神经活动的药物不能作为常规麻醉剂,因为在手术过程中会有心脏骤停的危险。

二、躯体-消化系统反射

躯体-胃肠反射是众所周知的临床现象,当患者胃痛时经常按压腹壁以降低胃蠕动。另一方面,刺激腿部一直被认为是能够促进胃运动。Dittmar 根据实验提出在其相应皮肤节段给予某些措施可治疗相应的内脏疾病,他在实验中观察到在 T_7 节段的左侧腹部下皮下注射 0.5% 普鲁卡因可使胃痛症状立刻消失,而在右 T_7、左右 T_{10} 节段注射则没有明显效果,说明这种效应不是普鲁卡因的药物效应而是节段性的抑制作用。但在 $T_{10,11}$ 节段注射普鲁卡因可明显影响相同节段神经支配的小肠活动。他进一步研究了这种体表-内脏节段性反射的神经通路。他们在麻醉的狗和家兔中观察到,给予 $T_{5～9}$ 节段神经支配的左侧部皮肤疼痛刺激时,可明显抑制胃的蠕动,降低胃的紧张性。而切断这些脊神经的前后根,这种抑制效应消失。因此,这种效应是通过脊髓反射实现的,与轴突反射没有关系。而且这种反射有严格的节段性分布,并限于身体的同侧(间中喜雄,1966)。

Kuntz 和 Haselwood(1940)、Kuntz(1945)及 Richins 和 Brizzee(1949)在兔和大鼠身上做了一系列的实验观察,发现刺激背部相应皮节的皮肤可

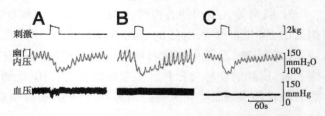

图 16-41　A. 正常麻醉鼠;B. 去脑鼠;C. 脊髓鼠。在腹部用 2kg 的压力刺激 20 秒(上线),胃幽门内压为 120～150mmH$_2$O,胃收缩约为 5～6 次/分钟(中线),下线为血压的变化,可见去脑鼠和脊髓鼠的基础血压是降低的(仿 Sato,1975)

引起同节段支配的十二指肠和肠道血管运动的变化反应。这些反射在中枢神经系统正常的麻醉动物及颈髓切断后的脊髓动物中都可以存在,而且这种皮肤-内脏反射是节段性的或脊髓节段间的反射活动,不受脑功能完整与否的影响。

Sato(1975a)研究了皮肤刺激对胃运动的调节,将实验大鼠分为正常麻醉、无麻醉去脑和 C_2 离断脊髓 3 组,将小球囊插入胃的幽门部,以注水的方法对胃壁进行压迫刺激,记录内压变化,同时记录迷走神经胃支和内脏神经胃支(交感神经)的放电。实验结果如图 16-41 所示,用 2kg 的压力刺激腹部皮肤 20 秒,上述 3 组的幽门运动受抑制,同时胃内压降低(切除肾上腺对这种反射活动没有影响)。但破坏 $T_{5 \sim 11}$ 节段的脊髓后,胃幽门部的抑制性反应完全消失。从皮肤的节段性支配考虑,沿乳头的延长线从颈部到下腹部(图 16-42①~⑦)逐点给予皮肤刺激,观察对胃幽门部的抑制效应,从颈部到上胸部的刺激几乎不显示出抑制效应(①~③),腹部刺激显示出明显抑制效应(④~⑦),这两种反应在正常麻醉鼠和脊髓鼠之间无任何差异,提示这是一种脊髓间节段性反射。

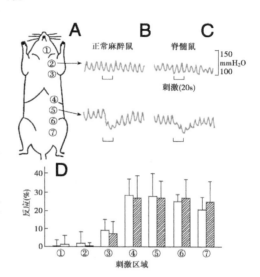

图 16-42 A 为压力刺激各节段,B 和 C 分别为正常麻醉鼠反应和脊髓鼠胃内压力变化。其上部为①~③刺激,下部为④~⑦刺激。D 为反应抑制的统计处理图。白柱为正常麻醉鼠(中枢神经系统完整),斜线柱为脊髓鼠(仿 Sato,1975)

李宇清等(2006)在大鼠也只观察到腹部机械伤害性刺激对胃运动起抑制作用,前后肢的刺激产生促进作用,给予尾巴的伤害性热水浸烫刺激也能促进胃运动(图 16-43)。

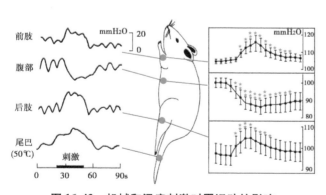

图 16-43 机械和温度刺激对胃运动的影响

Kametani 等(1979)进一步分析了皮肤-内脏反射的机制,采用球囊观察胃运动的同时记录迷走神经胃支和内脏神经胃支(交感神经)的放电。结果如图 16-44 所示,腹部皮肤和后爪的伤害性钳夹刺激可以引发胃运动和自主神经的不同反应。腹部皮肤(图 A)的钳夹刺激明显抑制胃运动,与此同时,胃交感神经活动增加,而胃迷走神经活动相对抑制。切断迷走神经并不影响腹部皮肤刺激对

胃运动的抑制,但切断内脏大神经(迷走神经保持完整)后,腹部刺激对胃运动的抑制作用完全消失。然而,后肢钳夹刺激对胃运动调节效应则完全相反(图 B),后肢的伤害性刺激可以产生促进胃运动的效应,与此同时,胃迷走神经活动增加,而胃交感神经活动相对抑制。切断内脏大神经并不影响足爪刺激对胃运动的促进作用,但切断迷走神经(内脏大神经保持完整)足爪刺激对胃运动的促进作用明显减弱。在 C_2 节段横断脊髓的动物,刺激足爪促进胃

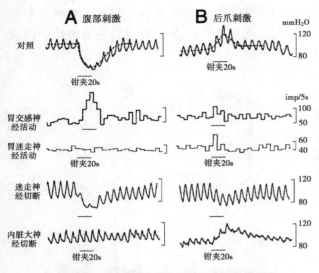

图 16-44 皮肤钳夹刺激对胃运动反射性调节与自主神经的关系（仿 Kametani 等,1979）

运动的效应也随之消失。

Budgell 和 Suzuki(2000)在 $T_{11,12}$ 和 T_{13}-L_1 胸腰椎间组织注射局部化学致痛剂辣椒素,观察到可以明显抑制胃运动、大幅度增加胃交感神经活动,心率一过性减慢后轻度加快,而平均动脉压也一过性明显升高(图 16-45)。但将辣椒素注射到 $L_6 \sim S_1$ 椎间组织则效应很小或不变化。很明显,$T_{11,12}$ 和 T_{13}、L_1 椎间组织相当于脊髓 $T_{8,9}$ 和 $T_{9,10}$ 节段,与胃的神经支配节段完全相同。同 Sato 观察到的一样,这种抑制胃运动的效应在脊髓动物仍可保留,迷走神经切断后只是稍有减少,但在交感神经腹腔神经节破坏后大部分消失。

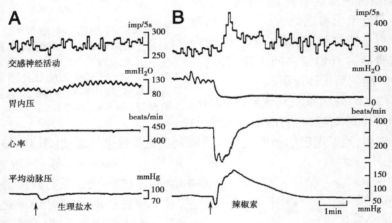

图 16-45 在 $T_{11,12}$ 椎间组织注射 20ml 生理盐水(A)和 10mM 辣椒素(B)观察对胃内压、心率、平均动脉压的影响,一般在注入后 10～30 秒发生效应。结果可见生理盐水对照不引起明显的改变,而辣椒素注射可以明显抑制胃运动,激活胃交感神经,心率和动脉压仅现一过性变化(引自 Budgell 和 Suzuki,2000)

Kimura 等(1996)观察到躯体神经的连续单个电刺激可以激活麻醉大鼠胃迷走运动神经 A 和 C 类纤维的活动,随着对后肢胫神经刺激强度的增加可诱发潜伏期约为 120 毫秒、持续时间为 200 毫秒的胃迷走神经的 A-反射放电,和潜伏期约为 370 毫秒、持续时间为 200 毫秒的 C-反射放电。相比之下,由于 L_1 分离出的神经要比胫神经短将近 50mm,刺激 L_1 传入纤维只明显产生潜伏期约为 120 毫秒、持续时间约为 190 毫秒的胃迷走神经 A-反射放电,同时 L_1 引出的 C-反射放电的潜伏期约为 220 毫秒,构成了 A-反射持续放电的后部分几乎难以区分。但两者都可激活胃迷走传出神经的 A-和 C-反射活动(图 16-46)。

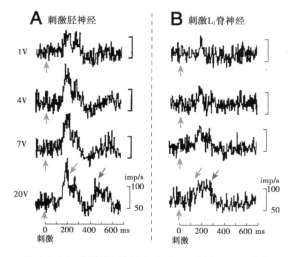

图 16-46　刺激胫神经（A）和 L₁ 神经（B）引发的胃交感神经传出纤维的 A-和 C-反射电位，箭标示为刺激，红色箭头示 A-反射电位，蓝色箭头示 C-反射电位；注意刺激 L₁ 神经诱发的 C-反射电位与 A-反射电位交织在一起，构成其反射电位的最后部分（即 A-反射持续时间变长的延伸部分）（引自 Kimura 等，1996）

体表机械刺激对肠运动的调节已有不少研究，钳夹腹壁皮肤对肠运动总是抑制节律性收缩，降低基础肠鸣音。钳夹上胸部、颈部、前爪或后爪皮肤使十二指肠收缩力增强，肠鸣音增强。和皮肤-胃反射一样，刺激远节段皮肤传入神经对小肠运动产生易化反射，而刺激与肠支配神经节段相同的躯体传入神经则产生抑制作用。刺激背侧皮肤产生的反应比刺激同区域腹侧皮肤的效果小得多。这可能归因于背侧和腹侧皮肤区域感受器密度不同，皮肤的神经分布不同，或皮肤厚度不同。触觉刺激对空肠运动并不产生显著影响。人们研究了躯体-肠反射中空肠的神经支配，认为皮肤-肠反射的抑制和兴奋是通过交感传出通路激发的。钳夹腹壁可诱导肠系膜交感传出神经活动增强和空肠运动的减弱，这种作用在切断双侧颈迷走神经后仍然存在；但切断双侧腹内脏神经后，钳夹腹壁空肠运动的抑制效应消失。这样，皮肤-肠抑制反射很大一部分依赖于肠交感传出纤维活动增强，而皮肤-肠促进反射依赖于肠交感传出纤维活动的降低。在切断 C₂ 节段脊髓的动物对钳夹腹部皮肤引发的空肠运动抑制和肠系膜（交感）传出神经活动增强的效应没有明显影响；但此时钳夹上胸部皮肤产生的促进空肠运动的作用和对肠系膜传出神经活动的抑制却完全消失。可以认为，皮肤-肠易化反射是通过脊髓上通路调节的，而皮肤-肠抑制反射是脊髓固有的调节作用。

Sato 和 Terui（1976）用同样的方法观察了腹部皮肤与十二指肠之间的反射。十二指肠的节律性运动（40 次/分钟）和蠕动（0.5 次/分钟）可被夹捏腹部皮肤所抑制，这种反射即使在脊髓化动物也可出现，并且不受迷走神经切断的影响，但在切断内脏神经（交感神经）后消失；颈胸部、四肢部的刺激无效。空肠研究得出完全相同的结果。Koizumi 等系统研究了皮肤-肠反射与激活传入纤维直径的关系，兴奋脊髓 T₁₀ 节段 Ⅱ～Ⅲ类纤维的刺激都对空肠运动没有明显影响，而只有促进强度达到兴奋Ⅳ类纤维时才出现对空肠运动的抑制。电刺激腓肠神经达到或接近Ⅲ类传入纤维的阈值时可以获得促进空肠运动的效果，当刺激强度达到阈强度的 20 倍后接近兴奋Ⅳ类传入纤维的阈值时可获得最大促进效应。作者由此认为，躯体-肠抑制反射是由激活Ⅳ类皮肤传入纤维引起的，而皮肤-肠易化反射主要是由激活Ⅲ类传入纤维引起的（Sato 等，1997）。

总体上看，体表-胃肠道反射涉及抑制和易化两种神经机制，腹部的刺激可以显著而一致地增加胃交感传出神经活动，但对胃迷走传出神经活动影响不很明显。腹部伤害性刺激引发胃交感神经活动的增加，以此发挥反射性抑制胃、十二指肠、小肠运动的效应。四肢的伤害性刺激增加胃迷走传出神经活动，而胃交感传出神经活动变化不明显；胃迷走传出神经活动的增加可能与促进胃肠运动的效应有关。腹部刺激抑制胃肠运动的效应不受动物脊髓化的影响,表明躯体-胃肠道抑制反射性反应具有确切的节段性构筑特性(图16-47)。

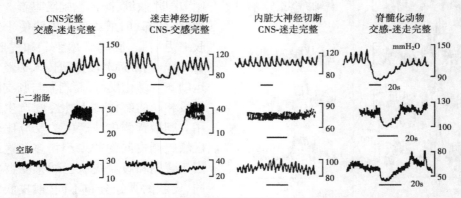

图16-47　腹部伤害性钳夹刺激对麻醉大鼠胃、十二指肠、空肠运动的抑制作用,在 C_1 节段横断脊髓或切断迷走神经的动物这种效应仍然存在,但切断内脏大神经效应完全消失(引自 Sato 等,1997)

三、躯体-泌尿生殖系统反射

Sato(1975b)研究了皮肤刺激对膀胱运动的影响。将大鼠的膀胱内压控制在 $40mmH_2O$ 的低压状态上可以记录到低频节律性收缩运动(切断神经后也可观察到这种节律性运动),此时刮擦刺激会阴部的皮肤可使膀胱内压上升2倍(有助于排尿)。但刺激胸腹部皮肤无效。这种反射在正常麻醉动物、无麻醉去脑动物及颈部离断脊髓的动物都可观察到(图16-48)。切断交感神经的膀胱支对该反射活动亦没有影响,但破坏尾髓,切断副交感神经的膀胱支这种反射消失。此时刺激会阴部皮肤,可在副交感神经膀胱支的远心端记录到放电增加。通过球囊注水使膀胱内压增至 $200mmH_2O$ 时,低压状态的低频节律性收缩消失,取而代之的是大节律性收缩,类似排尿的运动出现。同时可记录到盆神经的膀胱支的活动,表明这种运动由副交感神经引起。这种收缩的排尿运动可被钳夹会阴部皮肤所抑制,而刺激胸腹部皮肤则基本无效,这种

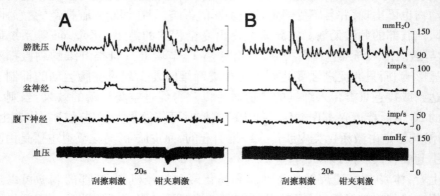

图16-48　会阴部皮肤刺激对膀胱压力的影响
在升高膀胱内压的同时可记录到盆神经放电,但对腹下神经没有影响。A:正常动物;B:脊髓动物(仿 Sato,1975)

反射在正常麻醉和无麻醉去脑动物都能观察到(图 16-49)。

Sasaki 等(1994)观察到,中枢神经系统完整、膀胱容积保持在较低水平的相对静息状态时,给予猫会阴部非伤害性刮擦刺激可引起尿道外括约肌突发而明显的活动,伴随短暂的膀胱内压轻度上升,但括约肌活动可以持续于刮擦刺激的整个期间。伤害性钳夹刺激会阴部皮肤可暴发性引发括约肌活动和膀胱内压的升高,但很快降低,并停止于钳夹皮肤结束之前;通常情况下,膀胱内压升高仅维持几秒,而括约肌活动则可持续 10～20 秒。在急性脊髓化动物,会阴部刺激引起的反应基本类似于正常动物,只是在伤害性刺激停止时有一个低水平的反弹。在慢性脊髓化动物,会阴部的非伤害性刮擦激发的括约肌活动与神经系统完整动物相同,但膀胱内压的轻度升高则可持续于整个刺激期间。伤害性钳夹会阴引起膀胱内压升高的作用更大、更持久,并在刺激停止时有一反弹性升

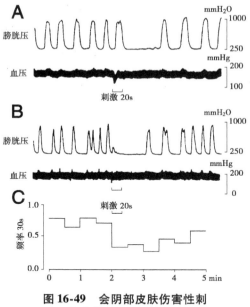

图 16-49　会阴部皮肤伤害性刺激对膀胱大收缩的效应

A 为正常大鼠;B 为去脑鼠;C 为刺激前后膀胱大收缩反应直方图,可以看到无论是正常鼠还是去脑鼠,伤害性刺激都能抑制膀胱的大收缩反应(引自 Sato,1975)

高;而尿道外括约肌紧张性发放呈暴发性、高幅度性质,持续时间远远超过施加的刺激时间,一般持续时间超过 3 分钟(图 16-50)。

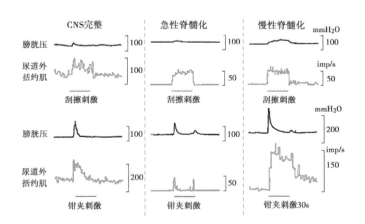

图 16-50　在中枢神经系统(CNS)完整、急性和慢性脊髓化猫的不同状态下,膀胱处于静息稳定紧张态时刮擦刺激(上)和钳夹刺激(下)会阴部皮肤对膀胱内压和尿道外括约肌活动的影响(引自 Sasaki 等,1994)

Morrison 等(1995)在麻醉大鼠观察了膀胱不同充盈状态伤害性刺激会阴部对盆神经膀胱分支放电、尿道周围骨骼肌活动和膀胱运动的影响。在膀胱接近排空、低内压情况下,会阴部 1 分钟的钳夹刺激引起膀胱收缩,并伴随盆神经传出纤维放电增加,同时出现骨骼肌高频活动。随后膀胱内压和盆神经放电快速回落,骨骼肌活动持续时间和维持时间相对较长,但也在停止刺激前恢复到正常状态(图 16-51)。

在膀胱高充盈、高内压状态下可出现规律性排尿收缩反应,此时给予会阴部同样的刺激

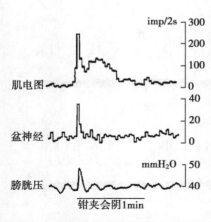

imp/2s 300
200
100
肌电图 0

40
20
盆神经 0

mmH₂O 50
膀胱压 40

钳夹会阴1min

图16-51 膀胱低内压状态下会阴部伤害性钳夹刺激对盆神经放电、尿道周围骨骼肌活动和膀胱运动的影响（引自 Morrison 等，1995）

则引起与膀胱排空情况下完全不同的效应。在大多数观察的动物，会阴部的刺激往往引起一过性骨骼肌高频放电和盆神经小幅度发放及膀胱压轻度收缩；刺激结束后继而出现长时程排尿反射抑制和反射性收缩抑制，同时盆神经放电减少，骨骼肌活动处于低水平状态，这种效应持续17分钟后才有所恢复（图16-52）。

Hotta 等（2012）的一项研究用温和的弹性滚动机械刺激雄性大鼠会阴部皮肤1分钟，人工膨胀膀胱引起的动物排尿收缩和盆神经的传出放电都受到抑制。施加在后肢、腹部和前肢的相同刺激也观察到停止刺激后的排尿收缩抑制现象。会阴部皮肤刺激同样可以抑制因膀胱扩张引起的盆传出神经反射性放电（约减少45%）。会阴部皮肤刺激对排尿收缩的抑制效应可被纳洛酮大部分阻断，也可被支配会阴部的神经切断废除。在进一步分析支配会阴部皮肤的阴部神经皮支的单纤维时发现，这种刺激可以激活低阈值的 Aβ、Aδ 和 C 类纤维，C 类纤维的发放频率（7.9Hz）均高于 Aβ 类纤维（2.2Hz）和 Aδ 类纤维（2.9Hz）。可以认为，皮肤低阈值机械感受纤维能够通过释放阿片抑制膀胱-盆副交感神经反射，发挥抑制排尿收缩的作用。

促进排尿的研究已经在临床上得到应用。Symons 等（2005）倡议采用一种被称为"神经调节术"（neuromodulation techniques）的经皮电刺激或通过埋植电极刺激骶神经的方法治疗先天性逼尿肌过度兴奋引起的尿频、尿急和尿失禁。通过 S₃ 骶后孔的神经刺激产生逼尿肌反射而抑制膀胱运动（也可能直接刺激了外括约肌）。这项治疗技术于1999年得到美国食品药品监督管理局（FDA）的许可。

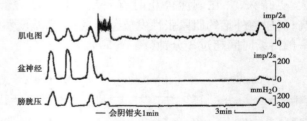

imp/2s 200
肌电图 0

imp/2s 200
盆神经 0

mmH₂O 200
膀胱压 300

—— 会阴钳夹1min   3min

图16-52 膀胱充盈高内压状态下会阴部伤害性钳夹刺激对盆神经放电、尿道周围骨骼肌活动和膀胱运动的影响（引自 Morrison 等，1995）

为了探讨体表不同部位刺激对子宫收缩和血流的影响，Hotta 等（1999）在未妊娠大鼠子宫内安置球囊记录子宫运动，用激光多普勒血流仪测量子宫血流。他们观察到，伤害性钳夹刺激会阴部引起子宫暴发性收缩；钳夹刺激会阴和后爪及非伤害性刮擦刺激会阴部可以增加子宫血流。其他部位的刺激效果不明显，切断支配子宫的盆神经可以废除躯体刺激的效应。会阴部的刺激增加盆副交感传出神经的活动。动物脊髓化后，所有体表刺激引起的子宫收缩和血流增加反应及盆神经传出活动仍然保留，甚至增加（图16-53）。这些结果表明，来自体表的机械刺激调节子宫收缩性和血流的作用是通过子宫非交感传出神经的节段性脊髓反射产生的。刘俊岭等（2007）在正常非孕大鼠和妊娠后期大鼠观察了针刺对子宫肌电的影响。电针三阴交能够刺激非孕子宫和妊娠后期肌电呈现暴发性发放，增加慢波的幅度，合谷穴也有类似的作用。但电针内关穴则缺乏明确的效应，常常呈现抑制现象。

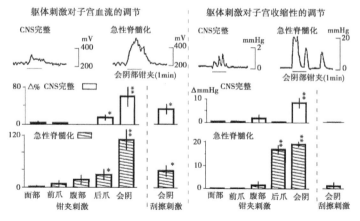

图 16-53　体表机械刺激对大鼠子宫收缩性和血流的调节（引自 Hotta 等,1999）

第七节　针灸对内脏功能活动的调节

中医学认为,穴位是脏腑、经络之气输注于体表的特定部位。它既是脏腑疾病在体表的反应点,又是针刺时疏通气血、调整脏腑功能的激发点,因而也就成为人们研究经络-脏腑关系的重要环节,这些经验总结也在近代的针灸临床工作中反复得到证实。

季钟朴认为,体表脏腑的这一联络系统是经络学说的核心,并在 1981 年把这一系统命名为"体表-内脏植物性联系系统(skin-visceral-vegetative correlative system)"。他认为阻滞神经后穴位刺激就毫无效果;效应器引起功能变化(调节),是由穴位刺激经过中枢产生的反射性调节;穴位是内脏病理变化的反射现象。

经脉-脏腑联系与体表-内脏反射是探讨针灸临床疗效和机制的主要切入点。1912 年,日本的后藤道雄首先探讨了背俞穴与 Head 痛觉过敏带的关系,认为这些俞穴与相应内脏有功能上的联系,针刺相关的俞穴可反射性减弱与 Head 痛觉过敏带相一致的内脏疼痛。1960 年,藏玉淦从身体分节与牵涉痛和针灸穴位之间的关系提出了它们之间存在以神经节段相关联系为基础的论点,引起了学术界的极大关注。石川(1962)通过研究发现,机体存在内脏-体壁血管反射。内脏病变时相应皮节皮肤血管运动失调,皮肤呈半坏死状,同时该皮区电学性质发生改变(皮电点)。他通过对 600 例肝炎患者的研究,发现皮电点在右季肋部多见(80% 以上都在 $T_{6~7}$ 皮节),此区的期门、不容、膈俞等穴自古以来就用于肝脏疾病的治疗。

募穴在胸腹部的分布和俞穴在腰背部的分布与躯体神经和交感神经的节段性分布排列有关,脏腑募穴与相应的俞穴存在相同或相近的节段性神经支配关系。

一、内脏疾病在体表的反应和相关机制

《灵枢·九针十二原》说:"五脏有疾也,应出十二原。"人们在长期的医疗实践中常常可在穴区皮下触到结节状或条索状物(可能与骨骼肌挛缩有关),这些现象常与内脏的某些病理性变化有关。例如,胃下垂患者常在足三里段出现条索状物,中脘处出现结节;十二指肠溃疡患者多在梁丘、不容、脾俞和胃仓出现压痛点或条索状物;肝炎患者多在期门、太冲穴出现压痛点;呼吸系统疾病在肺俞、中府、太渊等穴出现压痛点和条索状硬块;心脏病患者多在

神堂、灵道穴出现阳性反应点（吴秀绵，1981；盖国才，1978）。

小野寺直助曾用压诊法来检查内脏的病变，这种内脏疾病引起皮肤感觉异常可用节段性神经反射加以解释。如他观察到胃溃疡患者常可在臀部出现阳性压诊点。在用压诊法对许多内脏疾病诊断分析的基础上，藤田对出现在脊椎旁的压诊点进行了系统的归纳和整理，内脏病变按皮节分布（藤田六郎，1979）。Head 牵涉痛是以节段性（或包括节段间）神经联系为基础的（图 16-54），在"Head Zones"内还分布着一些特别的"易惹点（maximum points）"。2011年，Beissner 等重新审视了 Head 的"易惹点"与穴位的关系，他们选择了 Head 所记录的 4 位患者的内脏疾病，分别是肺（急性支气管炎）、肝（胆囊结石）、胃或脾（腹痛）和肾（肾结石）。按照这 4 个器官对应的"募穴"（肺—中府、肝—期门、脾—章门、肾—京门）和"俞穴"（肺俞、肝俞、脾俞、肾俞）与 Head 绘制的对应于肺、肝、脾、肾的极敏点位置进行比较，结果二者高度重合（图 16-55）！有意思的是，这些"易惹点"是"压之而痛解"——而不是增加疼痛（There is great cutaneous tenderness⋯Yet firm deep pressure relieves, rather than

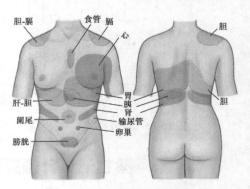

图 16-54　内脏牵涉性痛区按皮节分布，具有 Head"易惹点"的形式，由于内脏神经支配为多神经节段融合而成，故可涉及数个皮节

aggravates, his pain），这与穴位功能完全相同！Head 还观察到"在胃不适时用芥末叶贴敷在波及的胸部和背部的易惹点上可以去除恶心和呕吐症状"，这和中医穴位贴敷疗法如出一辙。图16-56A 显示，消化道的不同部位病变出现的牵涉痛在腹部分布区域。内脏病变的皮肤感觉异常现象不仅可出现在体表的某些区域、某些穴位，也可出现在相对应的某一经脉循行线上。例如，心脏病患所引起的牵涉痛、放射痛、过敏带在上肢出现的部位与心经、小肠经和心包经的循行路线基本一致，输尿管结石引起的放射痛在下肢可与肾经的循行路线基本一致（图 16-56B）。

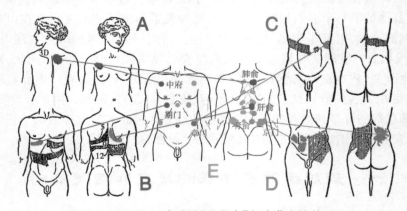

图 16-55　Head 牵涉性"易惹点"与俞募穴的关系

A 为急性右支气管炎在同侧肺的俞穴（肺俞）和募穴（中府）出现易惹点；B 为胆囊结石在同侧肝的俞穴（肝俞）和募穴（期门）出现易惹点；C 为腹痛在同侧脾的募穴（章门）出现易惹点；D 为肾结石在同侧肾的俞穴（肾俞）和募穴（京门）出现易惹点；E 为俞募穴定位，相应易惹点与相应俞募穴高度重合（根据 Beissner 等修改，2011）

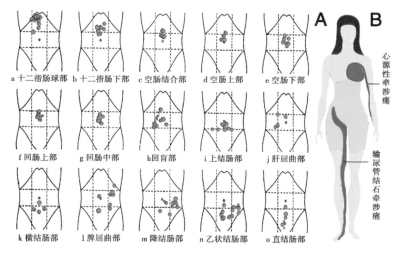

图 16-56　Jones 消化道疼痛引起的体表牵涉性痛区（A）和心绞痛和输尿管结石引起的感觉过敏带和放散性疼痛带（B）；前者与心经-心包经的循行路线完全一致，后者在下肢与肾经相符

以上这些因内脏生理病理活动的改变而引起的体表穴位和经脉循行线感觉和运动功能异常表明了体表-内脏关联与经脉-脏腑相关存在异曲同工的内在联系。

早期的生理学研究观察到，内脏的传入与躯体同神经节段的传入可在中枢的一些神经元会聚，由于以往的感觉体验常来源于体表部位，从而使皮质"误认"疼痛出现在躯体部位；经脉-脏腑相关的特异性联系，也是以经脉（体表）和脏腑（内脏）神经节段支配相一致联系为基础的。心因性牵涉痛放射部位多集中在上肢内侧（心经经脉循行区），提示两者有共同的神经生物学基础。经脉-脏腑相关与牵涉痛机制是人们在不同历史和科学背景下对同一事物的不同描述。

荣培晶和朱兵（2002）观察到在麻醉大鼠研究心经穴位与心脏存在一定数量的双标记神经元，表明两者之间存在形态学的结构相关性；同时也探讨了前肢内侧心经的"神门"和"少海"穴和外侧肺经的"太渊"和"尺泽"穴对心交感神经活动影响的功能相关性联系。他们观察到，心经穴位刺激诱发心交感神经发放的阈值电流为（2.92±0.38）mA，肺经穴位的阈值为（4.92±0.54）mA，两者阈值差异显著。用 2～8mA 的串脉冲分别刺激左侧心经和肺经穴位，可诱发心交感神经不同强度的激活反应（图 16-57）。在心经穴位，4mA 的刺激可诱发心交感神经（11.62±2.30）个放电；而同样强度刺激肺经穴位，仅引起（7.15±2.07）个放电。随着刺激强度的增加，心交感神经诱发反应也随之加大，但在每个刺激强度段，都是心经穴位刺激引起的反应最大。

刺激左心交感神经可以引起同侧心经反射性肌电的反应，其阈值为（1.75±0.22）mA，而引起肺经反射性肌电的阈值高达（3.25±0.41）mA。用串脉冲刺激左心交感神经，不同强度的刺激可引起心经"青灵"、"少海"穴位明显的肌电反应，而肺经穴位"侠白"、"尺泽"穴位肱二头肌的诱发肌电反应则很弱。随着刺激强度的增加，两经穴位肌电活动都呈上升趋势；如图 16-58 所示，心经穴位的肌电激活程度明显高于肺经，且增加的趋势比肺经显著。在 4～6mA 刺激时心经与肺经肌电活动的差异最大。

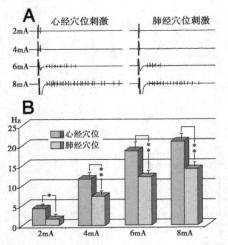

图 16-57　刺激心经和肺经穴位诱发的心交感神经放电,可以看出心经穴位刺激可诱发更多的心交感神经活动

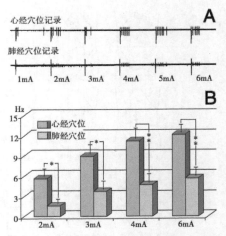

图 16-58　刺激左心交感神经可以引发同侧心经穴位明显的肌电,肺经穴位的肌电反应相对较弱

　　这项形态学研究已证实,在脊神经节细胞的外周轴突有分支现象,其一支分布于体表,一支分布于心脏,左侧心经-心脏的双标细胞明显高于肺经-心脏的双标细胞,而且分布的节段也有差异。心经-心脏双标细胞的峰值在 $C_8 \sim T_2$ 节段,而肺经-心脏双标细胞的峰值在 $C_{7,2}$ 节段。心经与心脏的神经节段相关程度更高。刺激心交感神经可明显引发心经循行区反射性肌电反应,而有节段差异的肺经循行区诱发的肌电反应则很弱,提示交感-运动反射不但存在明确的节段性分布趋势,还提示它们之间神经纤维分布的疏密度也存在很大差异。内脏引起的牵涉痛,主要表现在肌肉的痛觉过敏。因此可以认为,心经经脉、心因性牵涉痛与心脏紧密联系的基础是神经节段的相同性和神经纤维分布的相对密集性。

　　脏腑疾病的主要临床症状是疼痛,但内脏痛与体表疼痛有很多不同之处,常给鉴别诊断造成困难。内脏对切割等伤害性刺激敏感性低,但对牵拉和化学等大范围刺激则相对敏感,提示内脏感觉神经分布密度较体表低。内脏传入神经只占脊髓所有上行神经的 2% ～15%,相对于内脏器官的巨大表面积,神经纤维的分布是非常稀疏的。内脏痛常为弥散性的,定位不确定,呈游走性。真性内脏痛常伴有自主神经反射,引起血压及心率等改变。深部和内脏刺激也常导致节段性肌痉挛等体壁组织的反应。内脏疼痛也常牵涉反射到远离原发灶的某些体表区域。这些区域可在相关脏器的同一脊髓节段,但有时也会发生在更远的、似无相关的部位,提示相互作用可发生在更高级的中枢。不同于真性内脏痛所具有的深、钝、模糊和定位不明确等特征,这种牵涉性疼痛常表现为尖锐、定位清楚。有些牵涉痛区域大致与中医理论中的相应经络区带相吻合,典型的如心绞痛时上肢内侧的心经区域的痛感。牵涉痛区域内也常常伴有以对触觉刺激的痛阈降低和反应性增高为特征的继发性痛觉过敏或触发点,但有些触发点却与牵涉痛部位有一些距离。

　　内脏疾病可以在体表出现反应,反过来体表刺激也可治疗内脏的疼痛。张建梁等(2001)观察到来自足三里的针刺信息传入可以抑制家猫伤害性胃扩张所引起的 $T_{7,8}$ 脊髓背角神经元的激活反应,表明来自穴位的信息对内脏伤害性信号有抑制作用。荣培晶等(2005)系统研究了麻醉大鼠直结肠伤害性扩张刺激(CRD)对脊髓背角广动力型神经元

（WDR）的激活作用及不同部位穴位对这种激活的干预效应。CRD 激活的 $L_{1\sim3}$ 节段脊髓背角 WDR 神经元都有相应的皮肤感受野。在 CRD 引起脊髓背角 WDR 神经元稳定激活的基础上，他们分别观察了外周感受野机械刺激、热烫刺激和穴位刺激对 CRD 引起的神经元激活反应的影响和交互抑制现象。CRD 刺激可以引起 WDR 神经元的明显激活，在此情况下给予该神经元的体表外周感受野的机械刺激和针刺激能够进一步增加这种反应，这些结果表明来自皮肤和来自内脏的伤害性传入能在脊髓背角水平发生会聚，表现为协同反应的空间总和效应。而如果在对侧非感受野的"足三里"穴区针刺，对 CRD 引起的背角 WDR 神经元激活反应则产生非常明显的抑制效应，提示非感受野的穴位刺激对内脏伤害性传入有明显的抑制作用（表现为镇痛作用），这种抑制效应在停止针刺后还可持续一段时间（图 16-59A ~ D）。但在可逆转的急性冷冻脊髓化后，同强度的 CRD 可以引起背角 WDR 神经元更大的激活反应，此时给予非感受野的"足三里"穴区针刺对 CRD 激活反应的抑制作用几乎完全消失。这些结果表明，针刺抑制内脏伤害性反应的效应是通过脊髓上中枢参与的一种全身性调制作用，针灸能够用于治疗内脏疼痛性疾病和内脏疾病的疼痛症状。去除冷冻造成的急性脊髓化，脊髓的传递功能逐渐恢复，针刺效应可以重新出现（图 16-59E ~ G）。

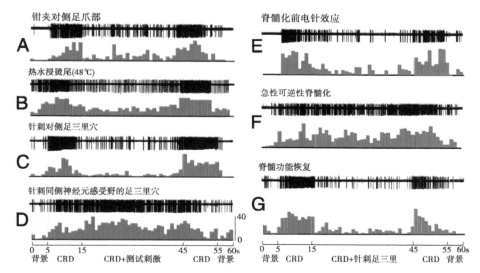

图 16-59　不同刺激对 CRD 引起脊髓背角 WDR 神经元激活反应的放电图和直方图
（上部分为神经元的放电反应，下部分为放电反应的直方图）A：钳夹对侧足爪刺激引起的对 CRD 反应的抑制；B：伤害性热水浸烫尾巴也能抑制神经元的 CRD 反应；C：针刺对侧"足三里"穴能最有效地抑制 CRD 引起的伤害性反应；D：但来自 WDR 神经元外周感受野"足三里"穴针刺却能进一步加大 CRD 引起的该神经元激活反应；E：脊髓化前针刺对侧足三里能明显抑制 CRD 激活的 WDR 神经元反应；F：急性可逆性脊髓化过程中针刺的抑制效应消失；G：去除局部冷冻可以逐渐恢复脊髓功能，此时针刺效应也可恢复

二、针灸对心血管系统的调节

1. 针灸治疗心血管系统疾病　早期的临床观察表明，针刺心包经内关等穴能治疗多种心脏疾病，如阵发性心动过速、心动过缓、心绞痛、心功能不全和心脏神经症（苏州医学院，1959）。成柏华等在人体观察到，针刺内关穴对急性心肌梗死和风湿性心脏病患者有明显的

治疗作用,对胸痛缓解的作用明显,并可使STI缩短,ΣST降低,提示针刺可改善心肌缺血状态,超声心动图检查也表明针刺增强了心肌收缩功能。针刺内关、间使、郄门、曲泽等穴治疗冠心病心绞痛具有很好的临床疗效。Sternfeld等(1987)用针刺神门、内关和膻中穴治疗心绞痛患者,可明显减少疼痛,提高心功能,减少用药量,取得良好治疗效果。针灸治疗心肌缺血具有一定疗效,长期系统地对针刺治疗冠心病和心绞痛进行临床观察,认为针刺对冠心病和心绞痛具有较满意的疗效,是理想的治疗手段之一(刁利红等,2011)。

Mannheimer等(1982;1985)发表了一系列文章,系统观察了经皮神经刺激(TENS)治疗冠心病心绞痛的效果,左内侧上肢和心前区的TENS刺激对抑制心绞痛、改善心肌缺血是有效的。2000年,Murray等在 *Heart* 杂志发表综述论文,评价了TENS方法在治疗心绞痛和心肌缺血患者方面的临床使用和有效性,认为是值得推荐的一种治疗手段。

2. 针刺调节心血管功能的机制　杨枫和任世祯(1986)考察了经脉主治与神经节段的关系,认为针刺四肢远侧部位对胸腹腔脏器功能的调节与原始体节的功能单位联系有关,并可以穴位的主治证候及经脉线的神经节段作为其物质基础。例如,手少阴心经起于小指尖端内侧部,沿前臂内侧部上达胸部,该经络循行线所经过的部位属于 $T_{1\sim3}$ 脊髓节段,而支配心脏的传入神经也伴随心交感神经经 $T_{1\sim5}$ 节段后根进入脊髓,因此心经穴位大都能治疗心脏疾病。陶之理等(1983)以HRP方法观察的结果证明,"内关"的传入神经元主要位于 $C_6\sim T_1$,与正中神经的节段性分布 $(C_5\sim T_1)$ 基本相同。刘瑞庭等(1986;1987)结扎猫冠状动脉前降支造成急性心肌缺血,以颈-胸导联心电图ST段电位值的变化作为急性心肌缺血损伤的指标,以正中神经复合动作电位作为判断被兴奋的神经纤维类别的依据,观察电针"内关"的传入神经类别;结果表明,Ⅱ类纤维兴奋时效果较好,Ⅲ类纤维次之,Ⅱ、Ⅲ类神经纤维同时兴奋的ST段恢复情况最佳,切断正中神经后的效应最差;提示正中神经的Ⅱ、Ⅲ类纤维是电针"内关"促进急性缺血性心肌恢复的主要传入途径,但尺神经和桡神经也参与其传入过程。Johansson(1962)的系列研究表明,反复电刺激激活肌肉的Ⅲ类传入纤维产生一个降压效应,这些纤维主要在低频刺激(5~20Hz)时激活。如果采用激活肌肉Ⅳ类纤维的高强度高频刺激则引起升压效果。但通常还是低阈值的降压传入纤维占主导。反复刺激皮肤中Ⅲ类有髓传入纤维一般不产生或产生小的降压作用,在刺激强度足以激活Ⅳ类纤维时,无论用什么频率的刺激,都引发升压反应。

1961年,中国医学科学院曾以心电图为指标,观察针刺家兔的不同经脉穴位对静脉注射肾上腺素所引起的心率变化的影响;结果观察到,针刺与心脏有密切关系的心包经、心经及心包经互为表里的三焦经穴位可以明显削弱肾上腺素所致的心率变慢,使心率迅速恢复到正常水平。曹庆淑等(1981)观察了电针"足三里"、"间使"能对抗异丙肾上腺素所造成的家兔心率增快的作用,可促进心率恢复正常,但"足三里"的作用则不明显,而电针"间使"及旁开对照点都有抗异丙基肾上腺素所造成的心率增快现象,针刺两经穴之间的非穴位也能产生同样的调节心脏功能的作用。他们应用结扎家兔左冠状动脉心室支后再灌注的动物模型,以心电图STⅡ和STaVF为指标,电针"间使"可使抬高的ST段电位基本恢复,而非电针组仍明显高于结扎前的水平。实验结果表明,家兔心包经的"内关"、"间使"、"郄门"、"曲泽"和"天泉"等穴区与心脏的功能有相对的特异性联系。经穴与其附近区域在节段支配上应属同节段或邻近节段的关系,经穴刺激所产生的效应在穴位附近区域也可观察到。曹振华等(1979)结扎狗左冠状动脉的前降支,造成急性心肌缺血性损伤,以心外膜心电图为指标,比较电针"郄门"与"足三里"的效果;结果表明,电针"郄门"组的心电图 ST 段升高超过 2mV 的导联数量显著减少,ΣST 也显著降低,其针效明显优于"足三里"组。电针"内关"可促进猫急性缺血心肌的恢复,使颈胸导联心电图的 ST 段和 T 波恢复的速度显著加快;摘除星状神经节,电针的作用即明显削弱;提示支配心脏功能活动的心交感神经参与了这一过程,星状神经节的完整是实现电针效应的重要条件;换言之,心交感神经是"内关"心脏联系途径中的一个重要环节(刘瑞庭等,1984)。有人在结扎狗冠状动脉再灌注的动物模型上,以左心室起搏阈值、心室相对不应期等 6 项作为指标,观察电针抗心律失常的机制;结果表明,针刺双侧"内关"可降低缺血心肌的应激性和易损性,其作用在起针后尚可持续 3 小时。在切断双侧迷走神经的条件下刺激左侧星状神经节,缺血心肌的应激性和易损性即升高。此时,针刺也可使各项指标恢复到刺激左侧星状神经节的水平。表明针刺作用的实现有赖于交感神经的完整。

刘俊岭等(2005)和胡玲等(2008)观察到电针内关-间使能够在家兔和大鼠急性心肌缺血模型心电图 ST 段抬高的明显降低,T 波升高,左室内压、左室内压最大上升速率和平均动脉压降低。这种效应在颈部 $C_{2,3}$ 之间横断脊髓的动物仍然可以观察到,但切断穴位相应节段脊神经根后消失。因此电针"内关-间使"可显著促进缺血性心脏功能活动的恢复,这些效应是脊髓节段间的反射活动,与反射弧的完整有关。针刺对心肌缺血能量代谢、超微结构及细胞凋亡均有改善作用,电针内关穴能够清除因心肌缺血所致的内源性氧自由基,增加 NO 和 NOS 含量,升高心肌缺血再灌注损伤家兔 CGRP 和 PGE_2 的含量。

3. 针刺对动脉血压的调节及机制　针刺可以用于治疗高血压(Williams 等,1991)。Ionescu-Tirgoviste(1978)在临床观察到无论是选然谷、足三里、三阴交还是神门、大陵等针刺 10~20 分钟都能有效治疗原发性高血压。这种效应在清醒的自发高血压大鼠(SHR)和高血压狗的实验中已经得到证明。低频电刺激清醒 SHR 的坐骨神经 30 分钟诱发刺激后降压效应,同时伴有内脏交感神经活动减少。SHR 的刺激后降压效果可被纳洛酮逆转。

在麻醉的正常血压大鼠和兔,电针刺激足三里可以降低动脉血压。电针刺激后肢肌肉引起的降压反应是躯体交感反射的结果,其传入通路是后肢神经。Ohsawa 等(1995)在麻醉正常血压 Wistar 大鼠观察了针刺足三里对肾交感神经活动和平均动脉血压的影响。针刺的效应与动物的麻醉深度有关。用 500mg/kg 乌拉坦和 50mk/kg α-氯醛糖混合麻醉的大鼠,针刺不影响肾交感神经活动和平均动脉压;在深度麻醉(1000mg/kg 乌拉坦和 100mg/kg α-氯醛糖混合)的大鼠,用同样的刺激在大约 70% 的动物产生降压反应,伴随肾交感神经活动减弱。在这些深度麻醉的大鼠,皮肤和骨骼肌的联合针刺可以引起轻度的肾交感神经活动抑制(图 16-60A)和动脉血压的降低(a),而单独刺激皮肤无效(B,b);只在肌肉组织中施针刺激才可以明显抑制肾交感神经的活动(C)和降低平均动脉压(c)。切断针刺同侧坐骨神经和股神经及在脊髓化的动物,针刺的这种效应完全消失。这些结果表明,针刺后肢引起的平均动脉压降低是一种反射活动,其传入通路为后肢肌肉传入神经,传出通路为交感缩血管神经,包括肾神经。许多研究表明,针刺可以引起 CNS 分泌内源性阿片物质。然而,内源性阿片物质不一定参与针刺对肾交感神经和血压的调节,因为在血管内注射阿片受体阻滞剂纳洛酮并不影响这种效应。

Uchida 等(2010)在麻醉大鼠观察到针刺不同部位(前肢、胸、腹部、后肢)均引起心率下降。电刺激胫神经的Ⅲ和Ⅳ类传入纤维引起心率下降的同时伴随心交感神经活动的减少,

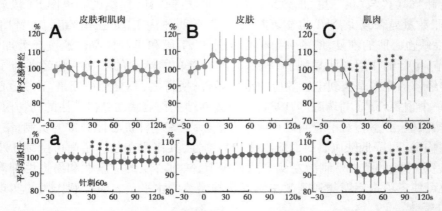

图 16-60　在深麻醉情况下分别针刺后肢足三里部位的皮肤-肌肉、单独针刺皮肤或单独针刺肌肉对肾交感神经活动和平均动脉血压的影响,注意效应的明显不同(引自 Ohsawa 等,1995)

但单独针刺皮肤则没有这种效应。切断双侧迷走神经对针刺效应没有影响。破坏双侧星状神经节可以阻断针刺效应。高位脊髓横断或小脑延髓池注射 GABA 受体拮抗剂荷包牡丹碱也阻断此反射。而注射阿片类受体阻断剂则不能阻断此反射。可见针刺引起心率下降的反射弧包含Ⅲ和Ⅳ类肌肉传入纤维,其机制为引起脑干的 GABA 能神经元兴奋,从而抑制心交感纤维的传出活动。

高昕妍等(2011)探讨了孤束核神经元(NTS)在电针不同穴位引起血压变化中的作用。通过静脉注射药物诱导升压(去氧肾上腺素)和降压(硝普钠)作用鉴别出孤束核中血压调节相关神经元,电针耳穴心和足三里能够明显降低实验大鼠的平均动脉压(MAP),同时 NTS 与升压和降压反射相关神经元的放电明显增加。电针内关轻度激活 NTS 神经元放电,但对 MAP 没有明显影响。在药物诱导动物血压升高和降低平台期针刺产生类似的降压效果,同时激活 NTS 相关神经元电活动(图 16-61)。NTS 内存在升压、降压反射相关神经元,这些神经元可以表现兴奋和抑制的多样性反应。这些 NTS 神经元在针刺调节血压过程中发挥重要的中枢整合作用,通过神经信号交互调节(cross-talk)的方式完成对血压的调节。

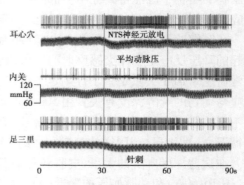

图 16-61　电针不同穴位对正常 MAP 及 NTS 与升压反射有关神经元活动的同步影响

Longhurst 小组对针刺内关调节心血管功能的机制做了系统研究工作,他在近年的综述文章中认为,针灸的效应是一段时间内针刺作用和之后的机体反应的总和,因而他们多在动物实验中采用 30 分钟的电针刺激,并观察之后 1 小时甚至更长时间,也是指导临床取得最佳疗效的有效手段(2010)。

延髓头端腹外侧部(rVLM)分布有心交感神经元和交感缩血管神经元,是整合心血管反射的兴奋性区域;rVLM 也是电针调节交感传出的重要核团,其初级交感运动神经元接受心血管和躯体刺激的传入整合信息。rVLM 中谷氨酸能神经元在针刺引起的内脏交感样反射性调节中起作用。用微透析管局部使用纳洛酮可以阻断电针的作用,提示电针通过 rVLM 中谷氨酸的类阿片样作用发挥效应。电针可以提高 rVLM 的前原脑啡肽含量。电针能够抑制下丘脑、中脑和脑干包括 rVLM 的心血管中枢功能活动,从而引起麻醉大鼠升压反射的长时间(60 分钟)抑制,rVLM 是发出投射到胸髓中间外侧柱交感前运动神经元的起源脑区(Li,2010),电针对猫 rVLM 交感运动神经元具有长时程抑制作用。rVLM 神经元可以被内脏神经和正中神经刺激激活,这些神经元同时也可被 T_{2-4} 中间外侧柱的逆向刺激激活。这类神经元的放电与动脉脉搏相关性说明它们是心血管交感运动神经元。刺激内脏神经引起的兴奋性放电可以被电针正中神经所抑制,纳洛酮导入可以抑制电针的作用。停止电针后,半数以上的神经元放电抑制可持续 50 分钟。研究表明,rVLM 心血管交感运动神经元接受和会聚内脏神经和内关-间使部位正中神经的传入,电针通过阿片机制抑制内脏神经刺激引起的 rVLM 中的神经元放电,其中引起多数神经元的长时程抑制。

　　他们在麻醉大鼠的实验中采用反复胃囊充气法引起胃内压升高、反射性血压升高而心率不变的模型(切断内脏神经阻断这种反射),电针双侧内关—间使(正中神经)30 分钟(2Hz,1~2mA)可以削弱胃内压升高的伤害性刺激所致的血压升高。这种降压效应在电针后 10 分钟开始,电针停止后 40 分钟结束。足三里—上巨虚(腓深神经)效果稍差,光明—悬钟(腓浅神经)无效。不同频率电针或手针刺激内关—间使或电刺激内脏神经可以激活 rVLM 神经元,同时也可抑制这些神经元对内脏神经刺激引起的反应,抑制效应可以持续到停针后 20 分钟。

　　参与针刺降压的中枢结构除 rVLM 外,还包括弓状核,而刺激内关—间使和刺激躯体其他部位深部神经上分布的穴位和浅部神经上分布的穴位对弓状核神经元的激活不同。75% 的神经元对内脏神经刺激起反应,100% 的神经元对位于正中神经的内关—间使、桡深神经的合谷—曲池、尺神经的通里—神门刺激起反应。位于面神经和头面部三叉神经的四白—听会、腓深神经的足三里—上巨虚、胫神经的照海—筑宾与内关—间使的激活效应类似。脑水管周围灰质腹外侧(vlPAG)是调节自主神经和心血管功能的重要整合部位,电针内关—间使抑制升压反射的同时,引起 rVLM 及中脑导水管周围灰质中脑啡肽和 c-fos 阳性双标神经元增加,这些神经元与电针抑制交感神经兴奋心血管反射有关。vlPAG 有到 rVLM 的投射,用缓激肽化学刺激作用于胆囊的内脏神经引起升压反射,电针作用于双侧内关-间使引起血压下降,单侧海人草酸注射失活 vlPAG 神经元后,胆囊刺激引起的升压反射恢复到针刺前水平。用兴奋性氨基酸刺激 vlPAG 可以产生类似电针的降压效果。

　　在针刺降压中枢机制的物质基础方面,rVLM 里的神经肽 Y 是刺激胫神经引起体表-交感反射、导致血压升高的重要物质,双侧微量注射此物质到 rVLM 的升压区引起血压和心率短暂升高后继而显著抑制。对于刺激胫神经引起的升压反射有抑制作用,但对急性缺氧的化学刺激引起的升压反射或刺激减压神经引起的降压反射不起作用,说明 rVLM 中有不同的神经递质在不同性质刺激引起的血压的变化调节中起作用。rVLM 阿片受体亚型在电针引起猫自主神经反射抑制中起作用。在缓激肽作用于麻醉猫胆囊引起的升压反射中,电针内关—间使可以通过激活 rVLM 阿片受体而抑制其反应。μ/δ 阿片受体亚型拮抗剂 CTOP 和 ICI 174,864 微量注射在 rVLM 内可以减小升压反射幅度,而 κ 阿片受体亚型激动剂则不影响反射的发生和幅度。可见,μ/δ 阿片受体及 β-内啡肽和脑啡肽在电针抑制反射性升压反射中起作用,而强啡肽则不起作用。他们通过在中缝苍白核及 rVLM 安置微量注射和记录电极,证明从中缝苍白核投射到 rVLM 的 5-HT 能纤维参与了针刺内关引起的心血管抑制反射。中缝苍白核微量注射海人草酸(50nl,1mM)抑制内关的降压作用,同样 5-TH1A 受体阻断剂 WAY-100635(75nl,1mM)用于 rVLM 产生同样的抑制效应(Moazzami,2010)。电针抑制胃扩张-升压反射过程中,通过下丘脑弓状核发出投射纤维兴奋中脑导水管周围灰质,由此发出纤维抑制 rVLM 神经元,其中电针过程促进了内源性大麻素释放,通过作用于 CB1 受体抑制 GABA 的释放而解除对中脑导水管灰质的抑制,从而调节 rVLM 神经元以逆转交感兴奋样反射,或者直接由弓状核通过内啡肽通路直接抑制 rVLM 神经元。电针通过激活下丘脑弓状核神经元、中脑的导水管周围灰质腹外侧区及延髓中缝大核,发挥抑制 rVLM 的心血管交感前运动神经元的作用(图 16-62)。

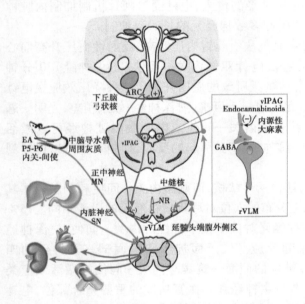

图 16-62　电针对内脏交感兴奋反射的影响
胃扩张刺激通过内脏神经传入增加延髓头端腹外侧区(rVLM)的活动状态,其冲动传向脊髓中间外侧柱,经交感运动神经元投射到心血管系统。电针心包经穴位内关—间使可以激活长距离环路达到腹侧下丘脑弓状核、中脑导水管周围灰质腹外侧(vlPAG)和 rVLM。vlPAG 内源性大麻素可能作用于突触前大麻素 CB1 受体,减少 GABA 释放而使 vlPAG 去抑制,增加对 rVLM 的抑制活动。因此电针的传入经过长的下丘脑—中脑—延髓通路最终发挥抑制交感传出活动和降低因胃扩张的伤害性传入所致的血压升高。重要的是在 vlPAG 的内源性大麻素,通过 GABA 能传递机制发挥对 rVLM 去抑制激活效应,导致降低交感神经的传出活动和降低血压(引自 Stephanie 等,2009)

　　人体试验中,电针内关—间使和足三里—上巨虚可以抑制升压反射,起效慢但作用时间长,可以缓解轻中度高血压患者的症状。如正常人因为情绪紧张或运动等因素引起的高血压,低频低强度内关—间使有效,而刺激光明—绝骨无效,提示穴位特异性的存在。在小样本的临床观察中,电针内关—间使及足三里—上巨虚治疗中度高血压患者,在连续 8 周治疗中收缩压峰值下降 18mmHg,平均降低 10mmHg,并可持续到停止治疗后 4 周,但舒张压和心率没有大的变化,再接着 4 周内血压恢复到治疗前水平。针刺偏历—温溜、光明—绝骨等穴没有降压效果(Li 和 Longhurst,2010)。

三、针灸对胃肠运动的调节

　　针灸对许多消化系统功能性疾病有非常好的治疗作用。针刺中脘、脾俞、胃俞、梁门、足三里等穴能治疗胃十二指肠溃疡。Sodipo 等(1979)也观察到针刺足三里、中脘、阳陵泉等穴位能降低十二指肠溃疡患者的胃酸最大排出量(从针前的 34mM/h 降至针后的 15mM/h),因此认为针刺对溃疡的缓解与抑制胃酸分泌有关。Kajdos(1977)发现针刺局部穴位如中脘、上脘、鸠尾、脾俞、胃俞及足三里、内庭、三阴交、内关、中封等对 71 名胃十二指肠溃疡患者进行治疗,有63%患者的溃疡症状完全消失。虽然有些患者在数月或数年后复发,但经针刺可控制。由于针刺足三里穴有良好的增强胃张力功能,因此可用于治疗胃下垂。

针刺对消化系统功能的调节作用也得到不少实验研究的证实。1929年,藤井和竹内就观察了针刺对实验家兔小肠运动的影响(木下晴都,1976)。沈永康等(1959)通过腹窗直视家兔的肠蠕动,针刺"足三里"后可增加肠蠕动,扩张肠壁血管。1961年,南京第一医学院在肠瘘的狗身上观察到电针"足三里"可引起肠运动的增强;以普鲁卡因局部封闭穴位后,针刺的效应即消失;分别切断坐骨神经或股神经,可使针刺的效应减弱,同时切断上述神经针效即完全消失。1977年,中国医学科学院分院针麻组曾报道,在猫脊髓 T_{12} 水平横断两侧脊髓背束,对针刺"足三里"的传入冲动没有明显的影响。横断针刺侧脊髓的外侧束,针刺"足三里"的传入冲动即被阻断,因此"足三里"的传入主要是通过同侧的腹外侧束上行的。李瑞午等(2000)研究了足三里穴区肌肉层、皮下层、皮内层和各层间的神经分布的不同,其感觉神经末梢的密度是肌层最多、皮内次之、皮下最少,其节段分布肌层最宽($L_3 \sim S_2$)、皮内最窄($L_{2\sim5}$)、皮下居中($L_3 \sim S_1$)。

1. 针灸对胃运动的调节 Sato等(1993)在麻醉大鼠观察了针刺样刺激作用于不同节段皮肤区域对胃运动的调节。将针刺入皮下肌肉的深度为 4~5mm,以约 1Hz 的频率捻转60秒。刺激腹壁和下胸部,可以提高胃交感传出纤维的活动度,抑制胃运动;而刺激肢体通常增强胃迷走传出神经的兴奋性,在多数情况下具有促进胃运动的效果(图 16-63)。针刺皮肤或单独针刺肌肉引发的促进胃运动反射效果是一样的(图 16-64)。去除针刺部位的传入神经同时也剥夺了针刺调节胃运动的作用。在 C_2 水平断脊髓的动物,腹部针刺产生的抑制胃运动效应不受影响,但针刺后爪引发的促进胃运动作用消失。因此可以认为,针灸样刺激作用于腹部和后爪激发的胃运动抑制和易化反应分别是脊髓和脊髓上反射,传出通路分别是交感和副交感神经;针刺的这种效应不受静脉注射纳洛酮的影响,提示针刺对胃运动的调节反射没有内源性鸦片物质参与。

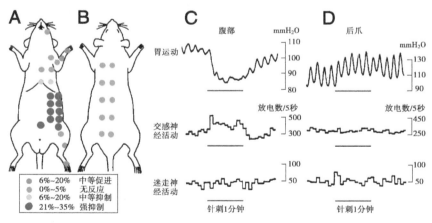

图 16-63 A 和 B:针刺对胃运动调节效应的部位分布。针刺抑制胃运动最有效部位是腹部(蓝色圆点),其次是低胸部(浅绿色圆点);促进胃运动的部位是四肢(红色圆点),胸以上部位和整个背侧躯体基本无效(草绿色圆点);C:腹部针刺明显抑制胃运动、增加交感传出神经活动,但对迷走神经活动影响不大;D:针刺后爪对胃运动有促进作用,对迷走神经活动稍有刺激作用,但不影响交感神经活动(引自 Sato 等,1993)

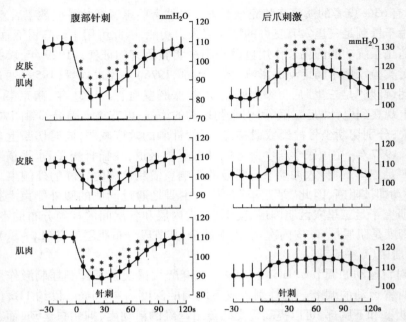

图 16-64　分别针刺皮肤和/或肌肉都有调节胃运动的作用,似乎骨骼肌的效应稍强
（引自 Sato 等,1993）

根据佐藤優子等（2010）在人体试验中的观察,针刺腹部穴位如中脘、梁门和天枢穴能够抑制胃电反应。

我们围绕针灸对胃肠功能的调节、规律及机制开展了一系列的研究。李宇清等（2006；2007）采用球囊记录大鼠胃运动的方法观察到针刺全身不同部位的穴位产生的对胃运动的影响是不同的。针刺腹部穴位（梁门、气海、中脘）及背部的膈俞、胃俞穴对胃运动有非常显著的抑制作用,节律波也变慢;针刺上胸部的气户、头面部的四白和巨髎、四肢穴位（曲池、足三里、伏兔、三阴交）、耳和肺俞穴以及无穴位的尾巴时,则产生促进胃运动的效应;针刺乳根和小肠俞,调节胃运动的效果不明显（图 16-65）。在脊髓化的动物,针刺腹部穴位抑制胃运动的效应可以保留,但后肢穴位促进胃运动的作用不复存在（图 16-66）。我们又采用小动物单光子发射计算机断层扫描（single-photon emission computed tomography,SPECT）结合计算机断层成像术（SPECT/CT）,获得了可视化影像资料,观察针刺对胃肠运动的调节作用。5 分钟的电针干预,动态显示中脘穴对胃肠运动的抑制作用和足三里穴对胃肠运动的促进作用在干预后 1 小时内作用非常明显;同时离线分析得到的胃肠对放射性核素的排空活度-时间曲线与上述结果一致。

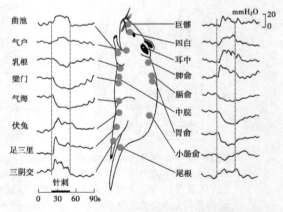

图 16-65　针刺不同部位的穴位对胃运动有不同的调节效应

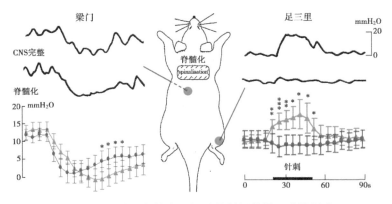

图 16-66　动物急性脊髓化对针刺调节胃运动的影响

针刺对自主神经活动也有调节作用,但其反应常出现在针刺 5~20 秒后。针刺腹部的梁门、气海等穴可以增加胃交感神经的活动,而对胃迷走神经活动影响不明显或只轻微兴奋迷走神经;当针刺上胸部的气户和四肢的曲池、足三里穴时,胃迷走神经活动显著增加,而对交感神经活动的影响不明显(图16-67)。切断支配胃的内脏大神经废除针刺腹部穴位(如梁门、中脘)抑制胃运动的效应,但不影响针刺后肢穴位(如足三里)促进胃运动的作用;相反,切断胃迷走神经废除针刺后肢穴位刺激胃运动的效应,但腹部的针刺效应仍然保留(图16-68)。

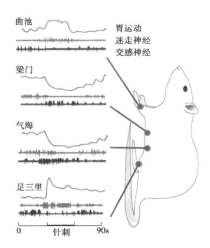

图 16-67　针刺不同穴位对胃运动和自主神经活动的影响

此外,该团队采用记录迷走神经感觉中枢孤束核(NTS)胃运动相关神经元和同步记录胃运动的方法,发现动物阿托品化后,其对针刺调节胃运动的效应如同切断胃迷走神经的效果,对腹部针刺的结果不施加影响,却阻断了后肢穴位针刺促进胃运动的效应;但阿托品并不影响针刺对 NTS 相关神经元的激活(图16-69)。

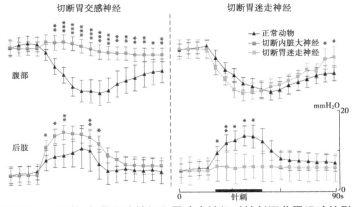

图 16-68　分别切断胃交感神经和胃迷走神经对针刺调节胃运动的影响

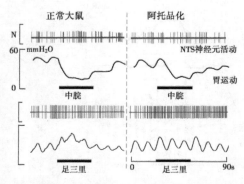

图16-69 阿托品对针刺调节胃运动的影响

孤束核(NTS)胃运动相关神经元在针刺调节胃肠功能中有一定作用。刘坤等(2013)的研究结果表明,电针刺激耳穴心、内关、足三里能促进麻醉大鼠胃运动,而电针中脘明显减弱胃运动。针刺对孤束核与胃运动相关神经元放电的影响以抑制为主,在不同穴位之间无明显差异。使用β_2受体激动剂后,针刺足三里对胃运动的促进作用减弱。使用副交感神经的拟胆碱药物并不影响或稍减弱中脘穴对胃运动的抑制作用(图16-70)。

近年来,景向红等采用敲除肾上腺素能$\beta_{1\&2}$受体基因和敲除胆碱能$M_{2\&3}$受体基因的小鼠,观察了针刺不同穴位对胃肠运动调节作用的影响。针刺上巨虚和曲池等肢体穴位均可引起同源野生型小鼠C57BL/6和$\beta_{1\&2}^{-/-}$小鼠胃内压和肠蠕动波幅的增加,且两组动物间的效应差异不大;表明肾上腺素能β受体并不直接参与针刺四肢穴位对促进胃肠功能的调节。但在$M_{2\&3}^{-/-}$小鼠,针刺同样的穴位促进胃肠运动的效应非常微弱,表明胆碱能M受体参与了针刺四肢穴位对促进胃肠运动的调节。在C57BL/6和$M_{2\&3}^{-/-}$小鼠,针刺腹部的天枢和大肠俞穴能够明显抑制胃肠运动;表明胆碱能M受体并不直接参与针刺腹部穴位对胃肠运动的抑制性调节。但在$\beta_{1\&2}^{-/-}$小鼠,针刺同样的穴位刺激抑制胃运动的效应非常微弱,表明肾上腺素能β受体参与了针刺腹部穴位对胃肠功能的抑制性调节(图16-71)。这些研究提示,$\beta_{1\&2}^{-/-}$受体敲除后,同节段的腹部穴位(天枢和大肠俞)对胃肠运动的抑制效应明显减弱,而异节段的四肢穴位(上巨虚和曲池)促进胃肠运动的效应未发生明显改变;$M_{2\&3}^{-/-}$受体敲除后,同节段的腹部穴位对胃肠运动的抑制效应不受影响,而异节段的四肢穴位促进胃肠运动的效应明显减弱;提示$\beta_{1\&2}$受体是构成针刺与胃肠支配同节段的穴位对胃肠运动抑制效应的重要环节,而$M_{2\&3}$受体是构成针刺与胃肠支配异节段的穴位对胃肠运动促进效应的重要环节。

李宇清等(2007)探讨了电针激活的传入神经种类与调节胃运动效应之间的关系,他们

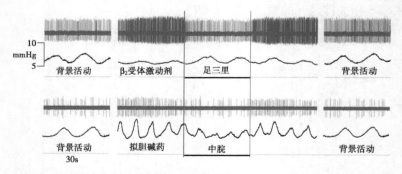

图16-70 应用交感肾上腺素能神经激动剂(β_2 receptor agonist)后针刺足三里仍使降低的胃运动有所增强,同时使NTS与胃运动相关神经元的放电活动减少;静注拟胆碱药(cholinomimetic)后针刺中脘(CV12)使增强的胃运动出现抑制,同时使NTS与胃运动相关神经元的放电活动减少。Baseline表示生理状态下的胃内压和NTS神经元放电活动

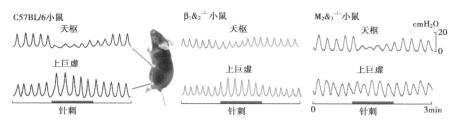

图 16-71　在 $\beta_{1\&2}^{-/-}$ 受体基因敲除小鼠,由于损伤了交感传出神经的部分功能从而削弱了针刺腹部天枢穴抑制胃肠运动的作用,但并不影响针刺后肢上巨虚穴对胃运动的促进作用。在 $M_{2\&3}^{-/-}$ 受体基因敲除小鼠,由于损伤了迷走传出神经的部分功能从而削弱了针刺后肢上巨虚穴对胃运动的促进作用,但并不影响针刺腹部天枢穴抑制胃肠运动的作用

采用在大鼠后肢足爪刺激腓肠神经末梢的方法诱发同侧股二头肌的反射性肌电信号,从而可以确定引发 Aδ-和 C-反射性肌电的电流阈值;进一步将<Aδ 类纤维阈值、>Aδ 类纤维反射的阈值和>C 类纤维反射的阈值作为穴位电针刺激的不同强度,观察比较对胃运动调节效应强度之间的关系。结果观察到,当电针强度<Aδ 类纤维的激活阈值时,刺激各穴位对胃运动的影响普遍不明显,只有梁门穴有轻度的抑制作用;当电针强度达到>Aδ 但<C 类纤维阈值时,刺激各穴位对胃运动的调节效应非常明确;当刺激强度>C 类纤维时,所有穴位对胃运动的调节达到最大值(图 16-72),因而激活 Aδ 类纤维组强度的刺激可以产生较好的效果,也符合临床"不舒服"的针感强度。

宿杨帅等(2013)系统研究了不同电针强度与调节小鼠胃运动效应强度之间的关系,他们观察到在一定范围内,随着针刺强度的加大,针刺效应加强。电针中脘抑制胃运动的效应产生半数抑制量的电针强度为 2.8mA;电针足三里促进胃运动的效应产生半数刺激量的电针强度为 2.3mA,但超过 5mA 的电针刺激效应仅少量增加,表明中脘抑制胃运动和足三里促进胃运动的作用已接近达到最大效应的平台(图 16-73)。

景向红课题组(2013)采用选择性基因敲除动物可以在仅去除某个受体情况下研究针灸的效应变化,避免采用药物阻断或损毁某些组织引起的大范围功能不全,从而造成对研究结果评价上的困难。实验选用机械感受器酸敏感性离子通道(ASIC3$^{-/-}$)敲除小鼠和多型伤害感受器香草酸瞬时受体亚型 1 基因敲除小鼠(TRPV-1$^{-/-}$),和其同源野生鼠 C57BL/6 为对照,观察针刺不同穴位对胃运动的影响。结果观察到,电针肢体穴位(上巨虚、曲池)均能引起 3 组小鼠胃内压及胃蠕动波幅的升高,但与 C57BL/6 和 ASIC3$^{-/-}$ 小鼠相比,电针对 TRPV-1$^{-/-}$ 小鼠

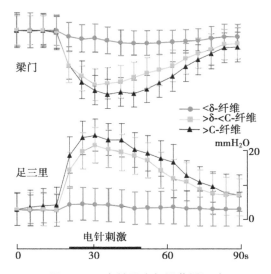

图 16-72　电针强度与调节胃运动效应强度间的关系

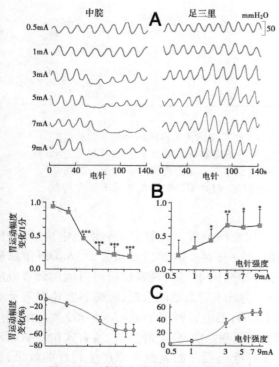

图 16-73　电针中脘和足三里对胃运
动调节与强度的关系

半数有效电针强度在 2.5mA 左右,5mA 达到效应的
最大值。A:胃运动;B:胃运动幅值变化;C:胃运动
幅值变化的百分率

胃运动的促进作用明显减弱;电针腹部穴位(如天枢、大肠俞)均能减缓或抑制胃运动的效应,但与 C57BL/6 相比,ASIC3$^{-/-}$小鼠的抑制效应有所减弱,但电针对 TRPV-1$^{-/-}$小鼠胃运动的抑制减弱更为明显。这些结果表明,TRPV-1$^{-/-}$的伤害感受器参与了电针促进和抑制胃肠运动的过程,ASIC3$^{-/-}$的机械感受器部分参与了电针抑制胃肠运动的作用(图 16-74)。

高昕妍等(2013)探讨了肠 Cajal 间质细胞(ICC)网络系统在针刺调节肠功能中的作用。ICC 作为一种特殊的间质细胞,是胃肠慢波的起搏细胞及神经兴奋传导细胞,能引导神经电活动在平滑肌内传播。实验采用 ICC 网络系统缺失的基因突变 WsWs^{--}及其同种野生型 WsRC^{++}大鼠为研究对象,在 WsRC^{++}大鼠可以记录到胃十二指肠、空肠及直结肠的振幅高的收缩波和振幅低的蠕动波,但在 WsWs^{--}大鼠记录到蠕动波而缺少收缩波。针刺天枢穴对这两种动物都能抑制胃十二指肠、空肠的运动,而对直结肠运动是起促进作用的;针刺上巨虚和曲池均能促进胃十二指肠、空肠和直结肠的运动。无论是针刺对胃肠道运动的促进或是抑制作用,在肠 ICC 网络系统受损的 WsWs^{--}大鼠其调节效应虽然存在但明显降低,表明肠 ICC 网络系统在针刺调节胃肠运动中起一定作用,但并不完全

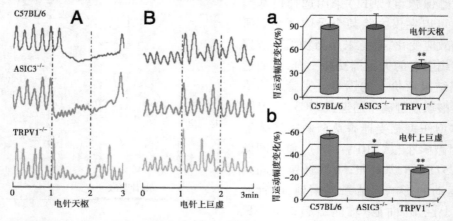

图 16-74　电针天枢和上巨虚调节 C57BL/6、ASIC3$^{-/-}$和 TRPV-1$^{-/-}$小鼠胃运动,注意
效应强弱的不同,A、a 为电针腹部天枢穴,B、b 为电针后肢上巨虚穴

依赖此系统。

2. 针灸对肠道运动和分泌的调节　Noguchi 等(2003)研究了不同部位刺激对麻醉大鼠十二指肠运动的影响,在采用超过激活Ⅳ类纤维(>5mA)的腹部不选择穴位的电针样刺激能够明显抑制其运动,切除双侧迷走神经或切断脊髓不影响这种效应,但效应在切断双侧内脏大神经后废除。作用于后爪的电针样刺激只要激活Ⅲ类纤维(>2mA)就能够产生促进十二指肠运动的效应,这种作用在切除内脏大神经后仍可保留,但在切断迷走神经或脊髓化后消失(图16-75)。

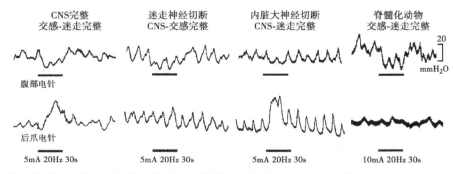

图16-75　腹部和后爪的电针样刺激对十二指肠运动的影响及其与自主神经和中枢神经系统的关系
(引自 Noguchi 等,2003)

Tanaka 等(2002)观察了不同强度艾灸法对大鼠十二指肠运动的调节作用。灸法分为隔物间接灸、直接小灸(灸材重 4.7mg)和直接大灸(灸材重 108mg)3 种。间接灸对肠运动基本不施加影响;直接小灸由于燃烧快而起效时间快,持续时间也短;直接大灸燃烧时间慢而起效时间长,但需要持续时间也长。腹部(季肋部下缘)艾灸直接刺激可以抑制肠运动,但大灸效应更强;后爪(第 2、3 足骨间)艾灸直接刺激可以促进肠运动,同样是大灸效应更强(图16-76)。虽然艾灸燃烧的中心温度可高达 180℃,但作者并没有提供直接作用于皮肤的温度。

Iwa 等(2006)观察到,电针足三里对清醒自由活动大鼠远端结肠运动有促进作用(图

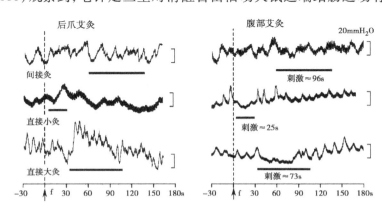

图16-76　各种艾灸对十二指肠运动的调节
f 显示点燃时间,横线为艾灸有效刺激时间,艾灸所产生的对胃肠运动的调节效应与针刺效应方向是相同的(引自 Tanaka 等,2002)

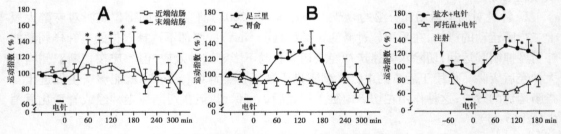

图 16-77 电针对大鼠结肠运动的调节
（引自 Iwa 等，2006）

16-77)，运动指数增加，同时提高了传输速度，刺激足三里对近端结肠没有影响（A）；胃俞穴电针并没有出现这种效应（B）。阿托品或切除支配直肠外来神经可以阻断足三里的效应（C），可以认为电针足三里引起的末端结肠运动加强是激活了骶副交感传出神经（盆神经）。

在一项采用 C57BL/6 小鼠的研究中，赵玉雪和宿杨帅（2014）观察到针刺对胃肠运动的调节效应与在大鼠的效应规律基本相同。针刺曲池和上巨虚具有一定的促进胃和空肠运动的作用，针刺天枢和大肠俞有明显抑制胃和空肠运动的效应，以上4穴都能够刺激和促进结肠运动（图 16-78）。

秦庆广等（2013）探讨了针灸对麻醉大鼠肠运动在生理状态下和腹泻、便秘模型中的调节作用，针刺曲池、上巨虚可以促进空肠的运动，天枢具有明显的抑制空肠运动的效果，而大肠俞对空肠运动没有影响（图 16-79）。在非药物所致的腹泻模型大鼠，这种模型动物的空肠的蠕动频率和幅值均较正常大鼠为高，在此情况下针刺曲池或上巨虚促进空肠运动的效应基本不存在，但天枢抑制空肠运动的效应幅度更大。在便秘大鼠，针刺曲池或上巨虚仍然有促进空肠运动的效果。在观察对结肠运动调节的研究中，他们观察到针刺所有选择的4个穴位曲池、天枢、大肠俞和上巨虚都具有促进大鼠远端结肠运动的作用。在腹泻模型的大鼠远端结肠的运动比正常动物有亢进现象，但针刺这些穴位对远端结肠的运动仍表现促进作用，仅增加幅值小于正常大鼠。而在便秘模型大鼠，这些穴位的刺激都具有比正常动物大的明显促进结肠运动的效应。这项研究表明，动物的不同状态不影响针刺效应的方向，但可能影响效应的强弱，穴位固有的生物学特性才是决定效应的根本。天枢穴表现出的对胃和空肠运动的抑制作用与对结肠运动的促进作用表现出鲜明的双向调节效应（图 16-80），意味

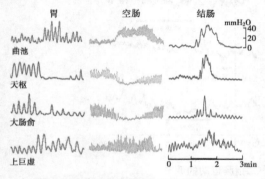

图 16-78 针刺不同穴位对麻醉小鼠胃、空肠和结肠运动的调节效应

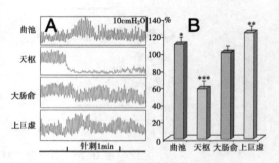

图 16-79 针刺不同穴位对空肠运动的调节效应

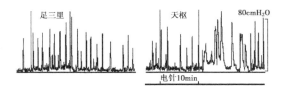

图 16-80　针刺足三里和天枢都具有
促进结肠运动的作用

着该穴可以用于治疗功能性腹泻和功能性
便秘。大量的临床观察资料也充分说明了
这一点。

临床研究观察到，急性黄疸型肝炎患
者胆囊增大很常见，在超声下观测针刺
胆俞、阳陵泉、足三里能使胆囊收缩功能
增强，降低 Oddi 括约肌张力，增强胆管扩

张，促进胆汁排泄（陈雁南等，1999）。刘光亭等（2003）在胆囊疾病患者采用 B 超观察
到针刺双侧阳陵泉穴对胆囊收缩和胆总管的扩张有明显调节作用。在家兔实验性胆总
管结石症的模型，朱元根等（2012）探讨了电针对胆道功能及迷走神经在调节胆道系统
功能中的作用。以 20Hz 频率电针耳穴"胰胆区"和"胆俞"30 分钟可引起胆道压力稍
有增加，胆总管压力和 Oddi 括约肌张力降低，恢复节律性放电，促进胆汁流量增加。但
对去除迷走神经的胆石症家兔胆道功能的即时调整作用不明显，停止刺激 30 分钟后可
见胆汁流量增加，胆总管压力和 Oddi 括约肌张力降低。结果表明，迷走神经对维持家
兔的正常胆道系统功能是必须的，电针主要通过迷走神经对胆道功能失常动物发挥调
整作用。

荣培晶等新近的研究也观察到针刺豚鼠腹部穴
位如中脘、期门等可以降低胆囊张力，增强 Oddi 括约
肌活动的幅值和持续时间；而针刺上巨虚及耳甲部则
可使胆囊压力增高、括约肌活动抑制（图 16-81）。这
些结果与消化道的研究相类似，在针刺腹部穴位抑制
胃肠运动的同时，也抑制胆囊的排胆汁作用；而针刺
能够促进胃肠运动的穴位如足三里、上巨虚及耳甲区
时，促进胆汁排放。

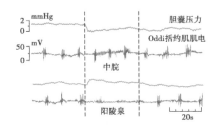

图 16-81　针刺不同穴位对豚鼠胆囊
压力和 Oddi 括约肌活动的影响
针刺中脘穴降低胆囊压力的同时括
约肌收缩加强；而针刺阳陵泉穴在增
强胆囊压力的同时抑制括约肌的收
缩，促进胆汁的排出

针灸对胃肠分泌的影响有许多报道。针刺大鼠
中脘穴可以抑制胃酸分泌，这种效应是通过躯体交感
反射来实现的，电针刺激后肢则引起胃酸分泌增加，
其传入的坐骨神经切断或迷走神经切断后效应消失，
但切断交感神经却使针刺分泌胃酸的作用增强（Eitaro 等，2010；Takahashi，2006）。

Lux 等（1994）在 8 例健康受试者观察到以随机试验研究假饲引起的胃酸分泌现象可被
电针胃俞、足三里、膝眼 30 分钟抑制，这种效应持续到针刺后 30 分钟；而假饲不电针组则胃
酸分泌明显增加。电针刺激能够引起有迷走神经参与的胃泌素和胆囊收缩素分泌效应，而
注射阿托品或切断迷走神经则可阻断这种分泌（Uvnäs-Moberg，1992）。

3. 针灸对胃肠运动的调节机制　胃肠道运动可以由躯体刺激、针灸刺激引发抑制或易
化，而且抑制和易化都依赖于刺激部位的节段。腹部针灸（包括机械）刺激通过 Aδ 和/或 C
类纤维传入在脊髓水平通过激活交感神经反射性抑制胃肠运动（图 16-82A）。来自后肢（包
括上肢和胸部）的针灸刺激，通过无髓传入纤维经脊髓上中枢的整合反射性经由副交感迷走
神经传出纤维发挥促进胃肠运动和胃肠分泌的作用（图 16-82B）。

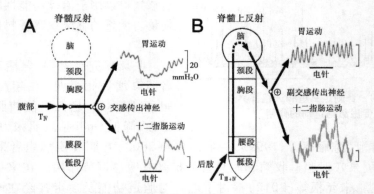

图16-82　针刺调节胃肠运动的脊髓和脊髓上机制(引自 Sato 等,1997)

四、针灸对泌尿系统的调节

针刺疗法对膀胱疾病的治疗主要集中于膀胱尿道无力综合征、急迫性尿失禁、脊髓损伤后排尿功能障碍、中风后尿潴留、产后尿潴留等伴有排尿功能异常的疾病。刘志顺等进行了对中重度急迫性尿失禁电针治疗的临床观察,电针次髎(刺入骶后孔)等穴可以提高膀胱充盈初始尿意容量,推迟初次尿意的出现时间,增加膀胱最大容量而改善尿失禁等症状(2001);对尿潴留患者采用针刺腰骶部八髎穴直至骶后孔神经的方法取得了满意的治疗效果(2010)。Emmons 等(2005)比较了针刺和安慰针刺对伴有急迫性尿失禁的过度活动膀胱的治疗作用。他们对患者接受4周针刺治疗前后发生尿失禁的次数、尿频、尿急等症状进行统计,发现针刺在改善尿频、尿急、尿失禁,提高患者生活质量等方面有明显的优势,治疗组症状得到了明显的改善,尿频降低了14%,伴有尿急的排尿降低了30%,最大膀胱容量增加13%。陈跃来等(2006)等观察了电针加手法针刺和单纯手法针刺两种不同针刺方法对81例尿道综合征患者的膀胱容量和最大尿流率的影响,发现电针加手法针刺和单纯手法针刺治疗均可增加尿道综合征患者的膀胱容量,提高尿流率,进而改善排尿状况,促进排尿,但电针加手法针刺治疗对膀胱容量的增加具有更显著的影响,其效果优于单纯手法针刺。

针刺调节泌尿系统的研究起步较晚。张长城等(1984)电针狗膀胱经的肾俞、膀胱俞和肾经的照海、三阴交皆可增加输尿管蠕动的波幅。曹及人等(1988)同样在豚鼠观察到针刺肾俞穴(双侧)明显增加输尿管平滑肌电活动的频率和波幅。针刺家猫的次髎穴2~3秒即可见膀胱收缩、内压升高,运针15秒左右可升高$40 \sim 100 mmH_2O$,而用普鲁卡因封闭穴位或动物脊髓化后则针效消失(张志雄等,1985)。邓春雷(1987)在57只家兔上千次的观察中绝大多数情况下的所有穴位刺激均能增加膀胱内压。张根峰等(2005)观察到电针可降低L-多巴引起的膀胱功能亢进大鼠的排尿频率和膀胱内压。

秦庆广等在家兔和大鼠的实验中观察到针刺对膀胱运动调节的规律性结果。针刺前肢的曲池、腹部的关元、后肢的足三里(图16-83A)具有一定的促进膀胱运动的作用,只有在会阴及周围(图16-83B)针刺能够明显抑制膀胱运动、降低膀胱内压的效应。吕国蔚等(1997)在会阴和膀胱壁分别注射不同荧光素,结果在S_1节段脊神经节找到约9%的双标神经元,提示同一骶段脊神经节既可支配躯体组织,也可支配相关的内脏。他们认为,由于双标神经元的数目比例偏低可能不是体表-内脏联系的主要形式,而体表-内脏的会聚-投射学说的机制更占主导地位。

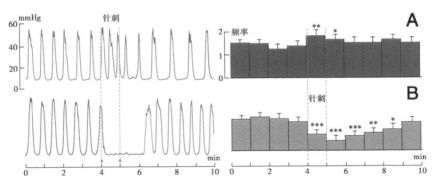

图 16-83 针刺不同穴位对麻醉大鼠膀胱内压和运动的影响
A 为针刺足三里,B 为针刺会阴

Sato 研究组(1992)在麻醉大鼠观察了针刺不同部位皮肤对生理盐水灌流引起节律性逼尿肌收缩和盆神经放电的变化。针刺作用于会阴部位可以抑制排尿收缩反射和盆神经传出纤维活动,但不影响胃下腹神经。比较而言,针刺面部、颈部、前肢、胸部、腹部、背部和后肢没有作用或作用很弱。分离阴部皮肤和肌肉,而保留皮神经完整,分别刺激皮肤和肌肉,肌肉刺激产生更强的抑制作用。切断阴部神经和盆神经,针刺的效应减弱或消失(图 16-84)。

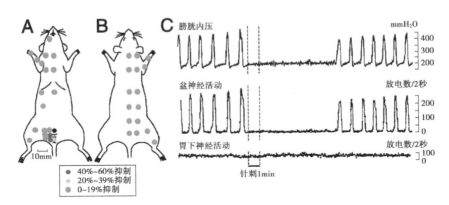

图 16-84 麻醉大鼠针刺对节律性排尿收缩的影响
A、B 中 ● 表示针刺引起排尿收缩抑制的分布部位,深蓝色区域为抑制最强的刺激部位,浅蓝色为能产生一定的抑制区,这两个区域都局限于会阴部;躯体其他部位刺激无效(深绿色标记)。C 为针刺会阴部引起的膀胱内压、盆神经活动和下腹神经活动变化(引自 Sato 等,1992)

五、针灸对内脏功能调节的功能意义

综上所述,穴位(也包括非穴位)对内脏功能具有调节并达到治疗作用。这种调节包括相关经穴的特异性调节和不同经穴的非特异性调节。根据神经生物学原则,这种调节是以节段性的、节段间的和全身性(脊髓上)作用为基础的。

因此,根据我们现有的知识,针刺穴位所产生的对内脏功能活动的调节作用是由于直接作用于穴位的各种神经组织,通过相应的传入系统到达脊神经节和脊髓背角而实现的。首先在节段水平对来自内脏的传入进行初级整合和调节,控制内脏病理信号向高级中枢的传递,起到镇痛作用。另外,躯体的传入通过侧支与脊髓自主神经的传出系统发生突触联系作用,在节段间调节内脏功能运动,达到治疗目的。穴位(或非穴位)的相对特异性与这种节段性作用有关。另外,躯体(穴位)的传入通过脊髓上下节段间的投射联系,对内脏的传入和运动起调节作用,以扩大穴位在节段间的联络效应。

来自穴位的传入信号在脊髓背角换元后经腹外侧束上行到中枢神经系统的高级部位(如脑干和丘脑等),激活脑内的抗痛系统,经背外侧束的下行投射,对包括内脏的身体各部伤害性信号传入进行控制,引起广泛区域的镇痛。另外,穴位的传入信号到达脑中枢后,对自主神经系统中枢发生整合作用,通过自主神经的下行传出通路对内脏活动进行调节。由于这种调节是自主神经中枢的系统反应,因而也是整体性的、超节段的。穴位对内脏的传入和传出活动的远节段调节作用与中枢神经系统的功能完整有关,换言之,穴位疗效的广泛性作用是通过脊髓上中枢介导的。

从大量来自临床和实验室的研究来看,虽然有些结果还存在一些矛盾之处(如躯体刺激和不同穴位对血压的调节就存在矛盾的结果),但如果我们采用更严密的科学实验设计(如采用单盲或双盲法),排除主观因素的干扰,设立规范的对照组,或许可以得出较为一致的符合现代生物学原则的结果,以期从新的高度阐明经穴-脏腑相关的本质,进一步深化人们对躯体-内脏相关的了解。

Sato 等在 1997 年对躯体刺激和针灸刺激引发的躯体-自主反射和对内脏功能活动的调节作了理论上的探讨,以这张模式图(图16-85)阐述了脊髓上和脊髓自主反射的神经机制:

支配四肢的躯体运动神经元位于脊髓颈、腰椎膨大,躯体传入可以本能地与运动传出形成突触联系而引发最简单的脊髓运动反射。严格意义上说,脊髓本质上是没有自主节前神经元的,肢体刺激引发的躯体-自主反射主要由脊髓上中枢介导。换言之,节段性传入刺激可以引发脊髓上和脊髓 2 个反射中心。脊髓水平介导的躯体自主反射显示出强烈的节段性特征,在适当的条件下对靶器官的影响可能相当具体而特异。然而通常在中枢神经系统完整的动物,这些脊髓反射深受脑的下行性投射系统的影响。

我们根据近年来的研究提出:体表穴区与相同节段神经支配的内脏器官在交感神经控制下组成一个相对紧密联系的结构-功能性单元(体节);围绕这种结构-功能性单元的异节段神经支配区域经穴形成一个可能通过副交感神经通路发挥相悖效应的功能性集元;功能性单元穴位发挥相对特异性效应,功能性集元穴位发挥与之相悖的广谱效应。单元穴位和集元穴位共同构建躯体传入信息调整和平衡内脏功能的稳态系统。副交感神经活动偏亢的病症主要取单元穴位,交感神经活动偏亢的病症主要取集元穴位。联系到针灸对胃肠功能的调节,腹部与胃肠道神经支配同节段的穴位

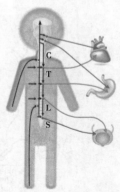

图 16-85 躯体-自主反射所涉及的脊髓上和脊髓间两种机制 向心黑色线条为躯体传入,红色的为脊髓反射传出(交感性的),蓝色的为脊髓上反射传出(主要是副交感性的),向下离心黑色线条为中枢神经系统的下行性调控系统。C:脊髓颈节;T:胸节;L:腰节;S:骶节

属于功能性单元穴位,它在交感神经参与下发挥对胃肠运动功能的抑制作用,治疗胃痛、胃炎、胆囊炎、胆石症、腹泻等可以选择这些节段的穴位;胆石症、腹泻状态下的胆囊运动,肠道运动和迷走神经紧张度都是升高的,因此拟选择单元穴减缓肠道运动、松弛胆管以达到治疗作用。所有其他节段的穴位都属于功能性集元穴位,它们在副交感神经(特别是迷走神经)参与下发挥促进胃肠功能的作用,胃运动弛缓、胃轻瘫、功能性消化不良等疾病主要选择集元穴位。

所谓的针灸具有"双向调节"效应就是以穴位的"单元"、"集元"特征划分而体现出来的。很清楚,针灸对消化系统的运动、分泌和吸收具有良好的调节作用。对胃和空肠运动调节而言,单元穴(如天枢、中脘等)都起抑制作用,而集元穴(如曲池、足三里、上巨虚等)则发挥促进胃和空肠运动的效应。至于某些单个穴位在一定条件下也具有双向调节功能,在针灸临床报道较多,但实验室的证据很少。正如在本书第六章论述过的穴位刺激具有广泛性的广谱调节作用,但其功能不能阐述为穴位的双向调节效应。本节研究的"天枢"穴对胃肠运动具有"双向调节"作用似乎有助于说明一个穴位具有"双向"作用性质,但详细分析"天枢"穴的这种效应,我们认为其对单一靶器官作用仍然是"单向"的。毋庸置疑,天枢穴对胃、十二指肠和空肠运动是起抑制作用的(由于腹泻病变主要发生在小肠,故抑制其过快的运动有助于止泻),这是由于天枢穴的神经节段与胃、十二指肠和空肠的神经节段完全一致,具有"单元"穴的生物学属性;但对胃肠道终端的结肠和直肠而言,它们的神经支配节段却远离了"天枢"穴的神经节段,故它对直结肠运动发挥促进作用(由于便秘病变主要是直结肠的传输减慢,促进其运动有助于治疗便秘),从而表现出天枢具有"集元"穴的生物学属性。因此,所谓的"天枢"具有治疗腹泻和便秘的"双向调节"效应对单一靶器官的作用仍然是"单向"的。

根据我们刚刚完成的一项多中心 RCT 临床研究表明,针刺天枢和大肠俞治疗功能性腹泻具有较好的疗效;而治疗功能性便秘,本项研究所选用的天枢、上巨虚、曲池和大肠俞等穴都有效。这些临床资料与实验研究结果相一致。

需要说明的是,一般功能状态与应激状态的反应会有所不同,常规应激在针灸调控中是可以接受的,如救急时的人中穴强刺激可以触发拟交感-应激,它可以增强心血管系统活动、抑制胃肠道运动等反应。但如果恣意将实验动物置于特殊的"躯体或环境应激"状态(如严重创伤或酷寒恶劣情况下),以及违背常理的针灸超强刺激都可能颠覆"单元"或"集元"穴所固有的生物学调控特征,机体出现的应答将遵循整体性强"交感-应激"反应原则(参考第九章)。这些超常规反应的出现是将针灸具有的生理调控功能引入歧途的祸首,也是导致所谓研究结果自相矛盾和理论分歧的关键因素。

参 考 文 献

Ahren B,Taborsky GJ,Porte D Jr. Neuropeptidergic versus cholinergic and adrenergic regulation of islet hormone secretion. Diabetologia,1986,29(12):827-836.

Al-Chaer ED,Lawand NB,Westlund KN,et al. Pelvic visceral input into the nucleus gracilis is largely mediated by the postsynaptic dorsal column pathway. J Neurophysiol,1996b,76(4):2675-2690.

Al-Chaer ED,Lawand NB,Westlund KN,et al. Visceral nociceptive input into the ventral posterolateral nucleus of the thalamus:a new function for the dorsal column pathway. J Neurophysiol,1996a,76(4):2661-2674.

Al-Chaer ED,Westlund KN,Willis WD. Nucleus gracilis:an integrator for visceral and somatic information. J Neurophysiol,1997,78(1):521-527.

Al-Chaer ED,Westlund KN,Willis WD. Potentiation of thalamic responses to colorectal distension by visceral inflammation. Neuroreport,1996,7(10):1635-1639.

Amir R,Devor M. Functional cross-excitation between afferent A-and C-neurons in dorsal root ganglia. Neuroscience,2000,95(1):189-195.

Ammons WS,Blair RW,Foreman RD. Greater splanchnic excitation of primate T1-T4 spinothalamic neurons. J Neurophysiol,1984a,51(3):592-603.

Ammons WS,Blair RW,Foreman RD. Raphe magnus inhibition of primate T1-T4 spinothalamic cells with cardiopulmonary visceral input. Pain,1984c,20(3):247-260.

Ammons WS, Foreman RD. Responses of T2-T4 spinal neurons to stimulation of the greater splanchnic nerves of the cat. Exp Neurol, 1984b,83(2):288-301.

Ammons WS. Cardiopulmonary sympathetic afferent excitation of lower thoracic spinoreticular and spinothalamic neurons. J Neurophysiol, 1990,64(6):1907-1916.

Anderson SD, Basbaum AI, Fields HL. Response of medullary raphe neurons to peripheral stimulation and to systemic opiates. Brain Res, 1977,123(2):363-368.

Arendt-Nielsen L, Schipper KP, Dimcevski G, et al. Viscero-somatic reflexes in referred pain areas evoked by capsaicin stimulation of the human gut. Eur J Pain,2008,12(5):544-551.

Asato F,Yokota T. Responses of neurons in nucleus ventralis posterolateralis of the cat thalamus' to hypogastric inputs. Brain Res,1989, 488(1-2):135-142.

Bahr R,Blumberg H,Jänig W. Do dichotomising afferent fibres exist which supply visceral organs as well as somatic structures? A contribution to the problem of referred pain. Neurosci Lett,1981,24(1):25-28.

Baker DG, Coleridge HM, Coleridge JCG, et al. Search for a cardiac nociceptor: stimulation by bradykinin of sympathetic afferent nerve endings in the heart of the cat. J Physiol,1980,306:519-536.

Baron R,Jänig W,McLachlan EM. The afferent and sympathetic components of the lumbar spinal outflow to the colon and pelvic organs in the cat: Ⅰ. The hypogastric nerve. J Comp Neurol,1985a,238(2): 135-146.

Baron R,Jänig W,McLachlan EM. The afferent and sympathetic components of the lumbar spinal outflow to the colon and pelvic organs in the cat: Ⅱ. The lumbar splanchnic nerves. J Comp Neurol,1985b,238 (2):147-157.

Baron R,Jänig W,McLachlan EM. The afferent and sympathetic components of the lumbar spinal outflow to the colon and pelvic organs in the cat: Ⅲ. The colonic nerves,incorporating an analysis of all components of the lumbar prevertebral outflow. J Comp Neurol,1985c,238 (2):158-168.

Barron DH,Matthews BHC. Dorsal root reflexes. J Physiol,1938,94: 26-27.

Beissner F,Henke C,Unschuld PU. Forgotten feartures of head zones and their relation to diagnostically relevant acupuncture points. Evid Based Complement Alternat Med,2011,2011:240653.

Bencham WS,Perl ER. Characteristics of a spinal sympathetic reflex. J Physiol,1964,173:431-448.

Berkley KJ,Hubscher CH. Are there separate central nervous system pathways for touch and pain. Nat Med,1995,1(8):766-773.

Blair RW, Weber RN, Foreman RD. Characteristics of primate spinothalamic tract neurons receiving viscerosomatic convergent inputs in T3-T5 segments. J Neurophysiol,1981,46(4):797-811.

Blair RW, Weber RN, Foreman RD. Responses of thoracic spinothalamic neurons to intracardiac injection of bradykinin in the monkey. Circ Res,198,51(1):83-94.

Borges LF,Moskowitz MA. Do intracranial and extracranial trigemincal afferents represent divergent axon collaterals? Neurosci Lett,1983,35 (3):265-270.

Brennan TJ,Oh UT,Hobbs SF,et al. Urinary bladder and hindlimb afferent input inhibits activity of primate T2-T5 spinothalamic tract neurons. J Neurophysiol,1989,61(2):573-588.

Brown AG. The dorsal horn of the spinal cord. Exp Physiol,1982,67 (2):193-212.

Brown PB, Fuchs JL. Somatotopic representation of hindlimb skin in the cat dorsal horn. J Neurophysiol,1975,38(1):1-9.

Brunicardi CF, Shavelle DM, Andersen DK. Neural regulation of the endocrine pancreas. Int J Pancreatol,1995,18(3):177-195.

Budgell B,Suzuki A. Inhibition of gastric motility by noxious chemical stimulation of interspinous tissues in the rat. J Auton Nervous Syst, 2000,80(3):162-168.

Cadden SW, Morrison JFB. Effects of visceral distension on the activities of neurones receiving cutaneous inputs in the rat lumbar dorsal horn:comparison with effects of remote noxious somatic stimuli. Brain Res,1991,558(1):63-74.

Calvino B,Villanueva L,Le Bars D. The heterotopic effects of visceral pain:behavioural and electrophysiological approaches in the rat. Pain, 1984,20(3):261-271.

Carstens E, Yokota T. Viscerosomatic convergence and responses to intestinal distension of neurons at the junction of midbrain and posterior thalamus in the cat. Exp Neurol,1980,70(2):392-402.

Cervero F,Connell LA,Lawson SN. Somatic and viseral primary afferents in the lower thoracic dorsal root ganglia of the cat. J Comp Neurol,1984c,228(3):422-431.

Cervero F,Connell LA. Distribution of somatic and visceral primary afferent fibres within the thoracic spinal cord of the cat. J Comp Neurol, 1984b,230(1):88-98.

Cervero F,Connell LA. Fine afferent fibers from viscera do not terminate in the substantia gelatinosa of the thoracic spinal cord. Brain Res, 1984a,294(2):370-374.

Cervero F, Lumb BM, Tattersall, JE. Supraspinal loops that mediate visceral inputs to thoracic spinal cord neurones: involvement of descending pathways from raphe and reticular formation. Neurosci Lett, 1985c,56(2):189-194.

Cervero F,Tattersall JE. Cutaneous receptive fields of somatic and viscerosomatic neurones in the thoracic spinal cord of the cat. J Comp Neurol,1985b,237(3):325-332.

Cervero F,Tattersall JE. Somatic and visceral sensory integration in the thoracic spinal cord. Prog Brain Res,1986,67:189-205.

Cervero F,Wolstencroft JH. A positive feedback loop between spinal cord nociceptive pathways and antinociceptive areas of the cat's brain stem. Pain,1984d,20(2):125-138.

Cervero F. Afferent activity evoked by natural stimulation of the biliary system in the ferret. Pain,1982,13(2):137-151.

Cervero F. Somatic and visceral inputs to the thoracic spinal cord of the cat: effects of noxious stimulation of the biliary system. J Physiol, 1983a,337:51-67.

Cervero F. Supraspinal connections of neurones in the thoracic spinal cord of the cat: Ascending projections and effects of descending impulses. Brain Res,1983b,275(2):251-261.

Chandler MJ, Qin C, Yuan Y, et al. Convergence of trigeminal input with visceral and phrenic inputs on primate C1-C2 spinothalamic tract neurons. Brain Res,1999,829(1-2):204-208.

Chandler MJ, Qin C,Zhang J,et al. Differential effects of urinary bladder distension on high cervical projection neurons in primates. Brain Res,2002,949(1-2):97-104.

Chandler MJ, Zhang J, Foreman RD. Phrenic nerve inputs to upper cervical(C1-C3) spinothalamic tract neurons in monkeys. Brain Res, 1998,798(1-2):93-100.

Chandler MJ, Zhang J, Foreman RD. Vagal, sympathetic and somatic sensory inputs to upper cervical(C1-C3) spinothalamic tract neurons in monkeys. J Neurophysiol,1996,76(4):2555-2567.

Chandler MJ,Zhang J,Qin C,et al. Spinal inhibitory effects of cardiopulmonary afferent inputs in monkeys:neuronal processing in high cervical segments. J Neurophysiol,2002,87(3):1290-1302.

Chau D, Kim N, Schramm LP. Sympathetically correlated activity of dorsal horn neurons in spinally transected rats. J Neurophysiol,1997, 77(6):2966-2974.

Chauhan A. Neurostimulation and myocardial ischaemia. Br Heart J, 1994,72(6):595.

Chen Y,Song B,Jin XY,et al. Possible mechanism of referred pain in the perineum and pelvis associated with the prostate in rats. J Urol, 2005,174(6):2405-2408.

Chung JM, Kenshalo DR Jr, Gerhart KD, et al. Excitation of primate spinothalamic neurons by cutaneous C-fiber volleys. J Neurophysiol, 1979,42(5):1354-1369.

Chung K, Chung JM, LaVelle FW, et al. Sympathetic neurons in the cat spinal cord projecting to the stellate ganglion. J Comp Neurol, 1979, 185(1):23-30.

Clifton GL, Coggeshall RE, Vance WH, et al. Receptive fields of unmyelinated ventral root afferent fibres in the cat. J Physiol, 1976; 256 (3):573-600.

Coggeshall RE, Applebaum ML, Fazen M, et al. Unmyelinated axons in human ventral roots, a possible explanation for the failure of dorsal rhizotomy to relieve pain. Brain,1975,98(1):157-166.

Coggeshall RE, Coulter JD, Willis WD. Unmyelinated axons in the ventral roots of the cat lumbosacral enlargement. J Comp Neurol, 1974, 153(1):39-58.

Coggeshall RE. Afferent fibers in the ventral root. Neurosurgery, 1979,

4(5):443-448.

Coote JH, Hilton SM, Perezgonzalez JF. The reflex nature of the pressor response to muscular exercise. J Physiol, 1971, 215(3):789-804.

De Groat WC, Nadelhaft I, Milne RJ, et al. Organization of the sacral parasympathetic reflex pathways to the urinary bladder and large intestine. J Auton Nerv System, 1981, 3(2-4):135-160.

Devor M, Wall PD, McMahon SB. Dichotomizing somatic nerve fibers exist in rats but they are rare. Neurosci Lett, 1984, 49(1-2):187-192.

Dittmar F, Dobner E. 内科的疾患の神经领带疗法. 间中喜雄,译. 日本, 1966:1-25.

Emery DG., Foreman RD, Coggeshall RE. Categories of axons in the inferior cardiac nerve of the cat. J Comp Neurol, 1978, 177(2):301-310.

Emmons SL, Otto L. Acupuncture for overactive bladder: a randomized controlled trial. ObstetGynecol, 2005, 106(1):138-143.

Falinower S, Willer JC, Junien JL, et al. A C-fiber reflex modulated by heterotopic noxious somatic stimuli in the rat. J Neurophysiol, 1994, 72(1):194-213.

Fedina L, Katunskii AY, Khayutin VM, et al. Response of renal sympathetic nerves to stimulation of afferent A and C fibres of tibial and mesenterial nerves. Acta Physiol Acad Sci Hung, 1966, 29(2):157-176.

Fellmer G, Pierau FK, Taylor DCM. Double labelling with fluorescent trces confirms prespinal somato-visceral convergence in rat and cat. J Physiol, 1984, 354:57.

Floyd K, Koley J, Morrison JFB. Proceedings: Afferent discharge in the sacral ventral roots of cat. J Physiol, 1976, 259(1):37-38.

Foreman RD, Blair RW, Weber RN. Viscerosomatic convergence onto T2-T4 spinoreticular, spinoreticular-spinothalamic, and spinothalamic tract neurons in the cat. Exp Neurol, 1984, 85(3):597-619.

Foreman RD, Hancock MB, Willis WD. Responses of spinothalamic tract cells in the thoracic spinal cord of the monkey to cutaneous and visceral inputs. Pain, 1981, 11(2):149-162.

Foreman RD, Weber RN. Responses from neurons of the primate spinothalamic tract to electrical stimulation of afferents from the cardiopulmonary region and somatic structures. Brain Res, 1980, 186(2):463-468.

Foreman RD. Viscerosomatic convergence onto spinal neurons responding to afferent fibers located in the inferior cardiac nerve. Brain Res, 1977, 137(1):164-168.

Foster R, Jung J, Farooq A, et al. Sciatic nerve injury induces functional pro-nociceptive chemokine receptors inbladder-associated primary afferent neurons in the rat. Neuroscience, 2011, 183:230-237.

Furuta A, Suzuki Y, Honda M, et al. Time-dependent changes in bladder function and plantar sensitivity in a rat model of fibromyalgia syndrome induced by hydrochloric acid injection into the gluteus. BJU Int, 2012, 109(2):306-310.

Fussey I, Kidd C, Whittam JG. Evoked activity in afferent sympathetic nerves in response to peripheral nerve stimulation in the dog. J Physiol, 1969, 200:77-78.

Gao XY, Li YH, Liu K, et al. Acupuncture-like stimulation at auricular point heart evokes cardiovascular inhibition via activating the cardiac-related neurons in the nucleus tractus solitarius. Brain Res, 2011, 1397:19-27.

Gebhart GF, Toleikis JR. An evaluation of stimulation-produced analgesia in the cat. Exp Neurol, 1978, 62(3):570-579.

Giesler GJ, Liebeskind JC. Inhibition of visceral pain by electrical stimulation of the periaqueductal gray matter. Pain, 1976, 2(1):43-48.

Gillete RG, Kramis RC, Roberts WJ. Sympathetic activation of cat spinal neurons responsive to noxious stimulation of deep tissues in the low back. Pain, 1994, 56(1):31-41.

Gokin AP, Kostyuk PG, Preobrazhensky NN. Neuronal mechanisms of interactions of high-threshold visceral and somatic afferent influences in spinal cord and medulla. J Physiol(Paris), 1977, 73(3):319-333.

Gotch F, Horsley V. On the mammalian nervous system, its functions and their localizations, determined by an electrical method. Philos Trans B, 1891, 182:267-526.

Guilbaud G, Peschanski M, Gautron M, et al. Responses of neurons of the nucleus raphe magnus to noxious stimuli. Neurosci Lett, 1980, 17(1-2):149-154.

Hancock MB, Foreman RD, Willis WD. Convergence of visceral and cutaneous input onto spinothalamic tract cells in the thoracic spinal cord of the cat. Exp Neurol, 1975, 47(2):240-248.

Hirshberg RM, Al-Chaer ED, Lawand NB, et al. Is there a pathway in the posterior funiculus that signals visceral pain? Pain, 1996, 67(2-3):291-305.

Hobbs SF, Chandler MJ, Bolser DC, et al. Segmental organization of visceral and somatic input onto C3-T6 spinothalamic tract cells of the monkey. J Neurophysiol, 1992, 68(5):1575-1588.

Hobbs SF, Oh UT, Chandler MJ, et al. Evidence that C1 and C2 propriospinal neurons mediate the inhibitory effects of viscerosomatic spinal afferent input on primate spinothalamic tract neurons. J Neurophysiol, 1992, 67(4):852-860.

Holzer P. Loeal effector functions of capsaicin-sensitive sensory nerve endings involvement of tachykinins, calcitonin gene-related peptide and other neuropeptides. Neurosci, 1988, 24(3):739-768.

Honda CN. Visceral and somatic afferent convergence onto neurons near the central canal in the sacral spinal cord of the cat. J Neurophysiol, 1985, 53(4):1059-1078.

Horie H, Yokota T. Responses of nociceptive VPL neurons to intracardiac injection of bradykinin in the cat. Brain Res, 1990, 516(1):161-164.

Hosobuchi Y, Adams JE, Linchitz R. Pain relief by electrical stimulation of the central gray matter in humans and its reversal by naloxone. Science, 1977, 197(4299):183-186.

Hotta H, Masunaga K, Miyazaki S, et al. A gentle mechanical skin stimulation technique for inhibition of micturition contractions of the urinary bladder. Auton Neurosci, 2012, 167(1-2):12-20.

Hotta H, Schmidt RF, Uchida S, et al. Gentle mechanical skin stimulation inhibits the somatocardiac sympathetic C-reflex elicited by excitation of unmyelinated C-afferent fibers. Eur J Pain, 2010, 14(8):806-813.

Hotta H, Uchida S, Shimura M, et al. Uterine contractility and blood flow are reflexively regulated by cutaneous afferent stimulation in anesthetized rats. J Auton Nerv Syst, 1999, 75(1):23-31.

Hyndman OR, Wolkin J. Anterior chordotomy. Further observations on physiological results and optimum manner of performance. Arch Neurol Psychiat, 1943, 50:129-148.

Iwa M, Matsushima Y, Nakade Y, et al. Electroacupuncture at ST-36 accelerates colonic motility and transit in freely moving conscious rats. Am J Physiol Gastrointest Liver Physiol, 2006, 290(2):G285-92.

Iwamura Y, Uchino Y, Ozawa S, et al. Excitatory and inhibitory components of somatosympathetic reflex. Brain Res, 1969, 16:351-358.

Jänig W, Sato A, Schmidt RF. Reflexes in postganglionic cutaneous fibres by stimulation of group I to groupIV somatic afferents. Arch Ges Physiol, 1972, 331(3):244-256.

Jänig W, Schmidt RF. Single unit responses in the cervical sympathetic trunk upon somatic nerve stimulation. Arch Ges Physiol, 1970, 314(3):199-216.

Jänig W. Neurobiology of visceral afferent neurons: neuroanatomy, functions, organ regulations and sensations. Biol Psychol, 1996, 42(1-2):29-51.

Jänig, W, Morrison JFB. Functional properties of spinal visceral afferents supplying abdominal and pelvis organs, with special emphasis on visceral nociception. Adv Brain Res, 1986, 67:87-114.

Johansson B. Circulatory responses to stimulation of somatic afferents with special reference to depressor effects from muscle nerves. Acta Physiol Scand Suppl, 1962, 198:1-91.

Ionescu-Tirgoviste C, Bigu V, Danciu A, et al. Results of acupuncture in the treatment of essential arteral hypertension. Am J Acupuncture, 1978, 6:185-190.

Jou CJ, Farber JP, Qin C, et al. Afferent pathways for cardiac-somatic motor reflexes in rats. Am J Physiol Regul Integr Comp Physiol, 2001, 281(6):R2096-2102.

Jou CJ, Farber JP, Qin C, et al. Convergent pathways for cardiac-and esophageal-somatic motor reflexes in rats. Auton Neurosci, 2002, 99(2):70-77.

Kajdos V. Effecitve acupuncture therapy for duodenal and gastric ulcers. Am J Acupuncture, 1977, 5:277-279.

Kametani H, Sato A, Sato Y, et al. Neural mechanisms of reflex facilitation and inhibition of gastric motility to stimulation of various skin areas in rats. J Physiol, 1979, 294:407-418.

Kawatani M, Loew IP, Nadelhaft I, et al. Vasoactive intestinal polypeptide in visceral afferent pathways to the sacral spinal cord of the cat. Neurosci Lett, 1983, 42(3):311-316.

Kevetter GA, Haber LH, Yezierski RP, et al. Cells of origin of the spinoreticular tract in the monkey. J Comp Neurol,1982,207(1):61-74.

Khayutin VM,Lukoshkova EV. Spinal mediation of vasomotor reflexes in animals with intact brain studied by electrophysiological methods. Arch Ges Physiol,1970,321(3):197-222.

Kimura A,Ohsawa H,Sato A,et al. Somatocardiovascular reflexes in anesthetized rats with the central nervous system intact or acutely spinalized at the cervical level. Neurosci Res,1995,22(3):297-305.

Kimura A,Sato A,Sato Y,et al. Single electrical shock of a somatic afferent nerve elicits A-and C-reflex discharges in gastric vagal efferent nerves in anesthetized rats. Neurosci Lett,1996,210(1):53-56.

Kimura A,Sato A,Sato Y,et al. A-and C-reflexes elicited in cardiac sympathetic nerves by single shock to a somatic afferent nerve include spinal and supraspinal components in anesthetized rats. Neurosci Res,1996,25(1):91-96.

Kiyono Y,Shibamoto T,Tanaka S,et al. Differential regional sympathetic responses to somatic stimulation in anesthetized dogs. J Auton Nerv Syst,1996,60(1-2):76-82.

Koizumi K,Collin R,Kaufman A,et al. Contribution of unmyelinated afferent excitation to sympathetic reflexes. Brain Res,1970,20(1):99-106.

Koizumi K,Sato A,Kaufman K,et al. Studies on sympathetic neuron discharges modified by central and peripheral excitation. Brain Res, 1968,11(1):212-224.

Koizumi K,Sato A. Reflex activity of single sympathetic fibres to skeletal muscle produced by electrical stimulation of somatic and vago-depressor afferent nerves. Arch Ges Physiol,1972,332(4):283-301.

Koley BN,Das AK,Koley J. Viscerosomatic reflexes following distension of urinary bladder in cats:role of supraspinal neurax. Experientia, 1984,40(7):689-690.

Kraus E,Le Bars D. Morphine antagonizes inhibitory controls nociceptive reactions triggered by visceral pain in the rat. Brain Res,1986, 379(1):151-156.

Kuo DC, De Groat WC. Primary afferent projections of the major splanchnic nerve to the spinal cord and gracile nucleus of the cat. J Comp Neurol,1985,231(4):421-434.

Kuo DC, Oravitz JJ, De Groat WC. Tracing of afferent and efferent pathways in the left inferior cardiac nerve of the cat using retrograde and transport of horseradish peroxidase. Brain Res,1984,321(1):111-118.

Kuo DC,Yang GCH,Yamasaki DS,et al. A wide field electron microscopic analysis of the fiber constituents of the major splanchnic nerve in the cat. J Comp Neurol,1982,210(1):49-58.

Langford LA,Coggeshall RE. Branching of sensory axons in the dorsal root and evidence for the absence of dorsal root efferent fibres. J Comp Neurol,1979,184(1):193-204.

Langford LA,Coggeshall RE. Branching of sensory axons in the peripheral nerve of the rat. J Comp Neurol,1981,203(4):745-750.

Le Bars D,Dickenson AH,Besson JM. Diffuse noxious inhibitory controls(DNIC). Ⅰ. Effects on dorsal horn convergent neurones in the rat. Pain,1979,6(3):283-304.

Lewis T. Pain. New York:The MacMillan Company,1942:192.

Li P,Longhurst JC. Neural mechanism of electroacupuncture's hypotensive effects. Auton Neurosci,2010,157(1-2):24-30.

Li YQ,Zhu B,Rong PJ,et al. Effective regularity in modulation on gastric motility induced by different acupoint stimulation. World J Gastroenterol,2006,12(47):7642-7648.

Li YQ,Zhu B,Rong PJ,et al. Neural mechanism of acupuncture-modulated gastric motility. World J Gastroenterol,2007,13(5):709-716.

Liebeskind JC,Guilbaud G,Besson JM,et al. Analgesia from electrical stimulation of the periaqueductal gray matter in the cat:behavioural observations and inhibitory effects on spinal cord interneurons. Brain Res,1973,50(2):441-446.

Longhurst JC. Defining meridians:a modern basis of understanding. J Acupunct Meridian Stud,2010,3(2):67-74.

Lumb BM,Spillane K. Visceral inputs to brainstem neurones in the rat. J Physiol,1984,346:46.

Lumb BM. Brainstem control of visceral afferent pathways in the spinal cord. Prog Brain Res,1986,67:279-293.

Lux G,Hagel J,Bäcker P,et al. Acupuncture inhibits vagal gastric acid secretion stimulated by sham feeding in healthy subjects. Gut, 1994,35(8):1026-1029.

Ma WL,Zhang WB,Guo F. Somatic and visceral nociceptive inputs from the orofacial area and the upper alimentary tract converge onto

CB-containing neurons in interstitial nucleus of the spinal trigeminal tract in rats. Acta Physiologica Sinica,2004,56(5):585-590.

Malliani A,Pagani M,Lombardi F. Visceral versus somatic mechanisms//PD Wall,R Melzack(Eds.). Pain. Edinburgh:Churchill Livingstone,1985:100-109.

Mann F. Scientific Aspects of Acupuncture. London:William Heinemann Medical Books LTD,1977.

Mannheimer C,Carlsson CA,Emanuelsson H,et al. The effects of transcutaneous nerve stimulation in patients with severe angina pectoris. Circulation,1985,71(2):308-316.

Mannheimer C,Carlsson CA,Ericson K,et al. Transcutaneous electrical nerve stimulation in severe angina pectoris. Eur Heart J,1982,3(4):297-302.

Matthews BHC. Impulses leaving the spinal cord by dorsal nerve roots. J Physiol,1934,81:29-31.

McCloskey DI,Mitchell JH. Reflex cardiovascular and respiratory responses originating in exercising muscle. J Physiol,1972,224(1):173-186

McMahon SB,Morrison JFB. Spinal neurones with long projections activated from the abdominal visceral of the cat. J Physiol,1982,322:1-20.

McMahon SB,Spillane K. Brain stem influences on the parasympathetic supply to the urinary bladder of the cat. Brain Res,1982,234(2):237-249.

Mehler WR,Feferman ME,Nauta WJH. Ascending axon degeneration following anterolateral cordotomy. An expermental study in the monkey. Brain,1960,83:718-751.

Melzack R,Melinkoff DF. Analgesia produced by brain stimulation:evidence of the prolonged onset period. Exp Neurol,1974,43(2):369-374.

Mense S,Light AR,Perl ER. Spinal terminations of subcutaneous highthreshold mechanoreceptors// Brown AG,Rethelyi M. Spinal Cord Sensation. Edinburgh:Scottich Academic Press,1981:79-84.

Milne RJ,Foreman RD,Giesler GJ Jr,et al. Convergence of cutaneous and pelvic visceral nociceptive inputs onto primate spinothalamic neurones. Pain,1981,11(2):163-183.

146. Miura Y,Ohtori S,Nakajima T,et al. Dorsal root ganglion neurons with dichotomizing axons projecting to the hip joint and the knee skin in rats:possible mechanism of referred knee pain in hip joint disease. J Orthop Sci,2011,16(6):799-804.

Miyamoto J,Alanis J. Reflex sympathetic responses produced by activation of vibrational receptors. Jap J Physiol,1970,20(6):725-740.

Moazzami A,Tjen-A-Looi SC,Guo ZL,et al. Serotonergic projection from nucleus raphe pallidus to rostral ventrolateral medulla modulates cardiovascular reflex responses during acupuncture. J Appl Physiol, 2010,108(5):1336-1346.

Moolenear GM,Holloway JA,Trouth CO. Responses of caudal raphe neurons to peripheral somatic stimulaion. Exp Neurol,1976,53(2):304-313.

Morgan C,Nadelhaft I,De Groat WC. The distribution of visceral primary afferents from the pelvic nerve to Lissauer's tract and the spinal gray matter and its relationship to the sacral parasympathetic nucleus. J Comp Neurol,1981,201(3):415-440.

Morrison JFB,Sato A,Sato Y,et al. The influence of afferent inputs from skin and viscera on the activity of the bladder and the skeletal muscle surrounding the urethra in the rat. Neurosci Res,1995,23(2):195-205.

Murray S,Collins PD,James MA. Neurostimulation treatment for angina pectoris. Heart,2000,83(2):217-220.

Nadelhaft I,Booth AM. The location and morphology of preganglionic neurons and the distribution of visceral afferents fromthe rat pelvic nerve:a horseradish peroxidase study. J Comp Neurol,1984,226(2):238-245.

Nadelhaft I,Morgan CW,De Groat WC. Localization of the sacral autonomic nucleus in the spinal cord of the cat by the horseradish peroxidase technique. J Comp Neurol,1980,193:265-281.

Nadelhaft I,Roppolo J,Morgan C,et al. Parasympathetic preganglionic neurons and visceral primary afferents in monkey sacral spinal cord revealed following the application of horseradish peroxidase to pelvic nerve. J Comp Neurol,1983,216(1):36-52.

Nagasaka H,Yaksh TL. Effects intrathecal μ, δ, and κ agonists on thermally evoked cardiovascular and nociceptive reflexes in halothaneanesthetized rats. Anesth Analg,1995,80(3):437-443.

Nagy I,Dray A,Urban L. Possible branching of myelinated primary afferent fibres in the dorsal root of the rat. Brain Res,1995,703(1-2): 223-226.

Ness TJ,Follett KA,Piper J,et al. Characterization of neurons in the area of the medullary lateral reticular nucleus responsive to noxious visceral and cutaneous stimuli. Brain Res,1998,802(1-2):163-174.

Ness TN,Gebhart GF. Characterization of neuronal responses to noxious visceral and somatic stimuli in the medial lumbosacral spinal cord of the rat. J Neurophysiol,1987,57(6):1867-1892.

Ness TN,Gebhart GF. Characterization of neurons responsive to noxious colorectal distension in the T13-L2 spinal cord of the rat. J Neurophysiol,1988b,60(4):1419-1438.

Ness TN,Gebhart GF. Characterization of superficial T13-L2 dorsal horn neurons encoding for colorectal distension in the rat:comparison with neurons in deep laminae. Brain Res,1989,486(2):301-309.

Ness TN,Gebhart GF. Interactions between visceral and cutaneous nociception in the rat. Ⅱ. noxious visceral stimuli inhibit visceral nociceptive neurons and reflexes. J Neurophysiol,1991b,66(1):29-39.

Ness TN,Gebhart GF. Interactions between visceral and cutaneous nociception in the rat. Ⅰ. noxious cutaneous stimuli inhibit visceral nociceptive neurons and reflexes. J Neurophysiol,1991a,66(1):20-28.

Noguchi E,Ohsawa H,Tanaka H,et al. Electroacupuncture stimulation effects on duodenal motility in anesthetized rats. Jpn J Physiol,2003, 53(1):1-7.

Ohsawa H,Okada K,Nishijo K,et al. Neural mechanism of depressor responses of arterial pressure elicited by acupuncture-like stimulation to a hindlimb in anesthetized rats. J Auton Nerv Syst,1995,51(1): 27-35.

Oldfield BJ,McLachlan EM. Localization of sensory neurons traversing the stellate ganglion of the cat. J Comp Neurol,1978,182(4Pt2):915-922.

Oleson TD,Kirkpatrick DB,Goodman SJ. Elevation of pain threshold to tooth shock by brain stimulation in primates. Brain Res,1980,194 (1):79-95.

Oliveras JL,Guilbaud G,Besson JM. A map of serotonergic structures involved in stimulation producing analgesia in unrestrained freely moving cats. Brain Res,1979,164:317-322.

Oliveras JL,Hosobuchi Y,Guilbaud G,et al. Analgesic electrical stimulation of the feline nucleus raphe magnus:development of tolerance and its reversal by 5-HTP. Brain Res,1978,146(2):404-409.

Oliveras JL,Hosobuchi Y,Redjemi F,et al. Opiate antagonist naloxone,strongly reduces analgesia induced by stimulation of a raphe nucleus(centralis inferior). Brain Res,1977,120(2):221-229.

Oliveras JL,Redjemi F,Guilbaud G. ,et al. Analgesia induced by electrical stimulation of the inferior centralis nucleus of the raphe in the cat. Pain,1975,1(2):139-145.

Pastinszky I,Kenedi J,Faber U. Experimental studies of the dermato-cardiac reflex effect. Acta Physiol Acad Sci Hung,1964,25:89-95.

Pierau FK,Fellmer G,Taylor DCM. Somato-visceral convergence in cat dorsal root ganglion neurones demonstrated by double-labelling with fluorescent tracers. Brain Res,1984,321(1):63-70.

Pierau FK,Taylor DCM,Abel W,et al. Dichotomizing peripheral fibres revealed by intracellular recording from rat sensory neurones. Neurosci Lett,1982,31(2):123-128.

Pomeranz B,Wall PD,Weber WV. Cord cells responding to fine myelinated afferents from viscera,muscle and skin. J Physiol,1968,199 (3):511-532.

Proudfit HK,Anderson EG. Morphine analgesia:blockade by raphe magnus lesions. Brain Res,1975,98(3):612-618.

Qin C,Chandler MJ,Miller KE,et al. Chemical activation of cervical cell bodies:effects on responses to colorectal distension in lumbosacral spinal cord of rats. J Neurophysiol,1999,82(6):3423-3433.

Qin C,Chandler MJ,Miller KE,et al. Responses and afferent pathways of superficial and deeper c(1)-c(2) spinal cells to intrapericardial algogenic chemicals in rats. J Neurophysiol,2001,85(4):1522-1532.

Qin C,Chandler MJ,Miller KE,et al. Responses and afferent pathways of C(1)-C(2)spinal neurons to gastric distension in rats. Auton Neurosci,2003,104(2):128-136.

Razook JC,Chandler MJ,Foreman RD. Phrenic afferent input excites C1-C2 spinal neurons in rats. Pain,1995,63(1):117-125.

Rees H,Sluka KA,Westlund KN,et al. The role of glutamate and GABA receptors in the generation of dorsalroot reflexes by acute arthritis in the anaesthetized rat. J Physiol,1995,484(Pt2):437-445.

Richardson DE,Akil H. Pain reduction by electrical brain stimulation in man. Part 1:acute administration in periaqueductal and periventricular sites. J Neurosurg,1977a,47(2):178-183.

Richardson DE,Akil H. Pain reduction by electrical brain stimulation in man. Part 2:chronic self-administration in the periventricular gray matter. J Neurosurg,1977b,47(2):184-194.

Rigamonti DD,Hancock MB. Analysis of field potentials elicited in the dorsal column nuclei by splanchnic nerve A-beta afferents. Brain Res, 1974,77(2):326-329.

Rong PJ,Zhang JL,Zhang HQ. Interactions between tactile and noxious visceral inputs in the rat nucleus gracilis. Neurosci Lett,2004, 362(2):162-165.

Rong PJ,Zhu B,Huang QF,et al. Acupuncture inhibition on neuronal activity of spinal dorsal horn induced by noxious colorectal distention in rat. World J Gastroenterol,2005,11(7):1011-1017.

Roppolo JR,Nadelhaft I,De Groat WC. The organization of pudendal motoneurons and primary afferent projections in the spinal cord of the rhesus monkey revealed by horseradish peroxidase. J Comp Neurol, 1985,234(4):475-488.

Roy JC,Bing Z,Villanueva L,et al. Convergence of visceral and somatotic inputs onto subnucleus reticularis dorsalis neurones in the rat medulla. J Physiol,1992,452:235-246

Rucker HK,Holloway JA,Keyser FG. Response characteristics of cat spinothalamic tract neurons to splanchnic nerve stimulation. Brain Res,1984,291(2):383-387.

Rucker HK,Holloway JA. Viscerosomatic convergence onto spinothalamic tract neurons in the cat. Brain Res,1982,243(1):155-157.

Sasaki M,Morrison JF,Sato Y,et al. Effect of mechanical stimulation of the skin on the external urethral sphincter muscles in anesthetized cats. Jpn J Physiol,1994,44(5):575-590.

Sato A,Kaufman A,Koizumi K,et al. Afferent nerve groups and sympathetic reflex pathways. Brain Res,1969,14(3):575-587.

Sato A,Sato Y,Schmidt RF. The impact of somatosensory input on autonomic functions. Rev Physiol Biochem Pharmacol,1997,130:1-328.

Sato A,Sato Y,Shimada F,et al. Changes in gastri motility produced by nociceptive stimulation of the skin in rats. Brain Res,1975a,87(2-3):151-159.

Sato A,Sato Y,Shimada F,et al. Changes in vesical function produced by cutaneous stimulation in rats. Brain Res,1975b,94(3):465-474.

Sato A,Sato Y,Suzuki A,et al. Neural mechanisms of the reflex inhibition and excitation of gastric motility elicited by acupuncture-like stimulation in anesthetized rats. Neurosci Res,1993,18(1):53-62.

Sato A,Sato Y,Suzuki A. Mechanism of the reflex inhibition of micturition contractions of the urinary bladder elicited by acupuncture-like stimulation in anesthetized rats. Neurosci Res,1992,15(3):189-198.

Sato A,Sato Y,Swenson RS. Effects of morphine on somatocardiac sympathetic reflexes in spinalized cats. J Auton Nerv Syst,1985,12(2-3):175-184.

Sato A,Schmidt RF. Ganglionic transmission of somatically induced sympathetic reflexes. Arch Ges Physiol,1971c,326(3):240-253.

Sato A,Schmidt RF. Muscle and cutaneous afferents evoking sympathetic reflexes. Brain Res,1966,2(4):399-401.

Sato A,Schmidt RF. Somatosympathetic reflexes:afferent fibers,central pathways,discharges characteristics. Physiol Rev,1973,53(4):916-947.

Sato A,Schmidt RF. Spinal and supraspinal components of the reflex discharges into lumbar and thoracic white rami. J Physiol,1971b,212 (3):839-850.

Sato A,Tsushima N,Fujimori B. Reflex potentials of lumbar sympathetic trunk with sciatic nerve stimulation in cats. Jap J Physiol,1965, 15:532-539.

Sato A. Somato-sympathetic reflex discharges evoked through supramedullary pathways. Arch Ges Physiol,1972a,332(2):117-126.

Sato A. Spinal and medullary reflex components of the somato-sympathetic discharges evoked by stimulation of the group Ⅳ somatic afferents. Brain Res,1973,51:307-318.

Sato A. Spinal and supraspinal inhibition of somato-sympathetic reflexes by conditioning afferent volleys. Arch Ges Physiol,1972c,336 (2):121-133.

Sato A. The relative involvement of different reflex pathways in somato-sympathetic reflexes,analyzed in spontaneously active single preganglionic sympathetic units. Arch Ges Physiol,1972b,333(1):70-81.

Sato Y,Terui N. Changes in duodenal motility produced by noxious mechanical stimulation of the skin in rats. Neurosci Lett,1976,2(4): 189-193.

Sato Y. Autonomic nervous reflexes elicited by stimulation of muscle nerve in the cat(author's transl). Hokkaido Igaku Zasshi,1981,56 (1):67-74.

Schaefer H. Central control of cardiac function. Physiol Rev, Suppl, 1960,4:213-249.

Schmidt RF,Schonfuss K. An analysis of the reflex activity in the cervical sympathetic trunk induced by myelinated somatic afferents. Arch Ges Physiol,1970,314(3):175-198.

Schmidt RF,Weller E. Reflex activity in the cervical and lumbar sympathetic trunk induced by unmyelinated somatic afferents. Brain Res, 1970,24(2):207-218.

Seagard JL, Pederson HJ, Kostreva DR, et al. Ultrastructural identification of afferent fibre of cardiac origin in thoracic sympathetic nerves in the dog. Am J Anat,1978,153(2):217-232.

Selzer ME,Spenser WA. Convergence and reciprocal inhibition of visceral and cutaneous afferents in the spinal cord. Fed Proc,1967,26: 433.

Shafton AD,Furness JB,Ferens D,et al. The visceromotor responses to colorectal distension and skin pinch are inhibited by simultaneous jejunal distension. Pain,2006,123(1-2):127-136.

Sheehan D. The afferent nerve supply of the mesentery and its significance in the causation of abdominal pain. J Anat,1933,67(Pt2):233-249.

Sodipo JOA,Falaiye JM. Acupuncture and gastric acid studies. Am J Chin Med,1979,7(4):356-361.

Stephanie C,Tjen-A-Looi,Peng Li,et al. Processing cardiovascular information in the vlPAG during electroacupuncture:roles of endocannabinoids and GABA. J Appl Physiol, 2009, 106 (6): 1793-1799.

Sternfeld M,Shalev Y,Eliraz A,et al. Effect of aucpuncture on symptomatology and objective cardiac parameters in angina pectois. Am J Acupuncture,1987,15:149-152.

Stulrajter V,Pavlasek J,Strauss P,et al. Some neuronal,autonomic, and behavioural correlates to visceral pain elicited by gall-bladder stimulation. ActivNerv Sup(Praha),1978,20(3):203-209.

Su YS,He W,Wang C,et al. "Intensity-Response" effects of electroacupuncture on gastric motility and its underlying peripheral neural mechanism. Evid Based Complement Alternat Med, 2013, 2013: 535742.

Sun MK,Spyer KM. Nociceptive inputs into rostral ventrolateral medulla-spinal vasomotor neurons in rats. J Physiol,1991,436:685-700.

Symons S,Barnecott J,Harrison S. Sacral nerve stimulation(neuromodulation)for the treatment of lower urinary fract symptoms in adult patients. Adr Clin Neurosci Rehabil,2005,5:35-37.

Tammpere A,Brusberg M,Axenborg J,et al. Evaluation of pseudo-affective responses to noxious colorectal distension in rats by manometric recordings. Pain,2005,116(3):220-226.

Tanaka H,Noguchi E,Kobayashi S,et al. The effect of moxibustion stimulation on duodental motility in anesthetized rats. J Jap Society Acup Moxi,2002,52:427-434.

Taylor DCM,Pierau FK,Mizutani M. Possible bases for referred pain// Winlow W, Holder AV. The Neurobiology of Pain. Manchester: Manchester University Press,1984:143-156.

Taylor DCM,Pierau FK. Double fluorescent labelling supports electrophysiological evidence for dichotomizing peripheral sensory nerve fibres in rats. Neurosci Lett,1982,33(1):1-6.

Toennies JF. Reflex discharge from the spinal cord over the dorsal roots. J Neurophysiol,1938,1:378-390.

Tyner CF. Splanchnic nerve activation of single cells in the cat's postcruciatemotorsensory cortex. Exp Neurol,1979,63(1):76-93.

Uchida S,Kagitani F,Hotta H. Neural mechanisms of reflex inhibition of heart rate elicited by acupuncture-like stimulation in anesthetized rats. Auton Neurosci,2010,157(1-2):18-23.

Uretsky BF,Farquhar DS,Berezin AF,et al. Symptomatic myocardial infarction without chest pain:prevalence and clinical course. Am J Cardiol,1977,40(4):498-503.

Uvnäs-Moberg K,Lundeberg T,Bruzelius G,et al. Vagally mediated release of gastrin and cholecystokinin following sensory stimulation. Acta Physiol Scand,1992,146(3):349-356.

White JC. Sensoryinnervation of the viscera. Studies on visceral afferent neurones in man based on neurosurgical procedures for the relief of intractable pain. Res Pub Assoc Res Nerv Mental Dis,1943,23:373-390.

Williams T,Mueller K,Cornwall MW. Effect of acupuncture-point stimulation on diastolic blood pressure in hypertensive subjects:a preliminary study. Phys Ther,1991,71(7):523-529.

Willis WD,Al-Chaer ED,Quast MJ,et al. A visceral pain pathway in the dorsal column of the spinal cord. PNAS,1999,96(14):7675-7679.

Willis WD, Coggeshall RE. Sensory Mechanisms of The pinal Cord. New York:Plenum Press,1978:485.

Willis WD,Kenshalo DR Jr,Leonard RB. The cells of origin of the primate spinothalamic tract. J Comp Neurol,1979,188(4):543-574.

Willis WD. Dorsal root potentials and dorsal root reflexes:a double-edged sword. Exp Brain Res,1999,124(4):395-421.

Willis WD. The Pain System:The Neural Basis of Nociceptive Transmission in The Mammalian Nervous System. Basel:Karger,1985:346.

Yamaguchi S,Ito M,Ohshima N. Somatosensory nociceptive mechanical stimulation modulates systemic and mesenteric microvascular hemodynamics in anesthetized rats. Auton Neurosci,2001,88(3):160-166.

Yamamoto S,Sugihara S,Kuru M. Microelectrode studies on sensory afferents in the posterior funiculus of cat. Jap J Physiol,1956,6(1): 68-85.

Yang SW,Follett KA,Piper JG,et al. The effect of morphine on responses of nucleus ventroposterolateralis neurons to colorectal distension in the rat. Brain Res Bull,1999,48(6):609-614.

Zanzinger J,Czachurski J,Offner B,et al. Somato-sympathefic reflex transmission in the ventrolateal medulla oblongata:spatial organization and receptor types. Brain Res,1994,656(2):353-358.

Zhang HQ,Rong PJ,Zhang SP. Noxious visceral inputs enhance cutaneous tactile response in rat thalamus. Neurosci Lett,2003,336 (2):109-112.

Zhang J,Chandler MJ,Foreman RD. Cardiopulmonary sympathetic and vagal afferents excite C1-C2 propriospinal cells in rats. Brain Res, 2003,969(1-2):53-58.

Zhao Z,Wang Z,Gu Y,et al. Regulate axon branching by the cyclic GMP pathway via inhibition of glycogen synthase kinase 3 in dorsal root ganglion sensory neurons. J Neurosci,2009,29(5):1350-1360.

Zhou Q,Price DD,Verne GN. Reversal of visceral and somatic hypersensitivity in a subset of hypersensitive rats by intracolonic lidocaine. Pain,2008,139(1):218-224.

蔡荣,林胡玲,汪克明,等. 电针"内关""太冲"穴对急性心肌缺血家兔心功能的影响. 针刺研究,2010,35(2):104-107.

臧玉诠. 身体分节、牵涉痛(感)觉和针灸穴位. 北京医学院学报, 1960(2):152-162.

曹东元,牛汉璋,唐向东,等. 电刺激大鼠腓肠神经引起 Aδ、C 类传入神经纤维的背根反射. 生理学报,2003,55(1):105-109.

曹东元,牛汉璋. 初级传入反射引起躯体和内脏的神经源性炎症反应. 西安医科大学学报,2000,21(1):87-89.

曹为人,余爱珍,洪薇. 电针肾俞穴对输尿管电活动的影响. 上海针灸杂志,1988,7(4):25-28.

曹庆淑,王淑玲,刘俊岭. 针刺对家兔急性心肌缺血性损伤的影响. 中医杂志,1981,22(4):307-308.

陈雁南,苑慧,雷建华,等. 针刺对急性黄疸型肝炎胆道收缩功能的影响. 中国针灸,1999,19(10):626-627.

陈跃来,岑珏,侯文光,等. 电针对大鼠不稳定膀胱逼尿肌及膀胱颈氮能神经递质的影响. 中西医结合学报,2006,4(1):73-75.

邓春雷. 调整膀胱机能的穴位特异性及其实质的探讨. 上海针灸杂志,1987,6(3):17-19.

刁利红,杨宗保,周国祥,等. 电针内关穴为主治疗无症状心肌缺血疗效观察. 中国针灸,2011,31(7):591-594.

盖国才. 穴位压痛病诊断法. 北京:科学技术文献出版社,1978.

郭学勤,贾瑞菊,曹春燕,等. 躯体传入冲动对刺激兔下丘脑诱发期前收缩的抑制作用. 生理学报,1981,33(4):343-350.

何智明,陈东风,邹香云,等. 肌皮神经在"曲泽"穴-心脏相关联系中的作用. 针刺研究,1993,18(3):236-239.

何智明,宫海云,叶少梅. 针刺对家兔急性心肌缺血性损伤的影响. 上海针灸杂志,1985,3(3):31-33.

後藤道雄. Head 氏带和我が国古来の鍼灸术に就ひこ. 中外醫事新報,1912,760:17-33.

季钟朴. 经络现象研究的今天和明天. 中医杂志,1981,22(8):607-609.

李瑞午,李翠红,汪智民. 足三里穴区不同层次感觉和运动神经元的节段性分布研究.中国针灸,2000,20(3):161-163.

刘光亭,王淑敏,王力健.巨刺阳陵泉穴对胆道系统的影响.中国针灸,2003,23(1):29-30.

刘俊岭,陈淑萍,高永辉.电针不同穴位对大鼠子宫平滑肌电活动的影响.针刺研究,2007,32(4):238-242.

刘俊岭,陈淑萍,高永辉.脊髓在电针"内关-间使"改善缺血心脏功能活动中的作用观察.针刺研究,2005,30(3):155-160.

刘志顺,黄凯峰,任振家,等.电针治疗马尾神经损伤所致慢性尿潴留疗效观察.中国康复,2010,25(1):16.

刘志顺,刘保延,杨涛,等.电针治疗老年急迫性尿失禁临床研究.中国针灸,2001,21(10):579-582.

吕国蔚.脊髓背角上行投射系统.复旦神经生物学讲座,1995,11:33-44.

吕国蔚,刘生虹.脊神经节神经元对躯体及(或)内脏神经电刺激的反应.首都医科大学学报,1996,17(1):1-4.

吕国蔚,孟卓,李宝红,等.脊神经节神经元对会阴与膀胱的双重支配.科学通报,1997,42(22):2422-2424.

孟卓昌,国蔚.脊髓背角-孤束核的机能联系.中国科学(B辑),1992,35(4):393-399.

孟卓,吕国蔚.大鼠脊髓背角神经元与孤束核的联系的电生理研究.科学通报,1990(4):292-295.

孟卓,陶之理.大鼠脊髓灰质向孤束核的投射——HRP法研究.神经解剖学杂志,1986,2(1):141-143.

木下晴都.鍼灸学原諭.横須賀:医道の日本社,1976:33-34.

牛汉璋,江赛男.神经生理与经络生理学.西安:陕西科学技术出版社,1991.

潘朝宠.穴位形态学的研究//中医研究院.针灸研究进展.北京:人民卫生出版社,1981:92-101.

秦庆广,王海萍,刘坤,等.针刺对肠运动的调节:穴位的协同与拮抗作用.世界中医药,2013,8(3):262-266.

秦庆广,王海萍,刘坤,等.针刺天枢对正常、便秘和腹泻模型大鼠不同肠段运动功能的双向调节效应.世界中医药,2013,8(3):245-249.

荣培晶,朱兵.心经经脉、心因性牵涉痛与心脏相关联系的机制.

中国科学(C辑),2002,32(1):63-68.

石川太刀雄.内臓体壁反射.東京:醫學書院,1962.

苏州医学院.针刺"内关"对心血管系统疾病的临床作用//全国中医经络针灸学术座谈会秘书处.全国中医经络针灸学术座谈会资料选编.北京:人民卫生出版社,1959:128-130.

陶之理,李瑞午,李翠红.内关穴区传入神经元的节段性分布HRP法的研究.四川解剖学杂志,1983,3(3):22-26.

藤田六郎.經絡學入門.大阪:創元社,1979.

汪桐,泮群皖.内关-心脏短反射的实验研究.针刺研究,1991,16(2):115-119.

王润萍,李菁锦,吕国蔚.盆神经和阴部神经传入在大鼠腰骶髓的相互作用.生理学报,2000,52(2):115-118.

吴秀绵.穴位的病理性反应//中医研究院.针灸研究进展.北京:人民卫生出版社,1981.

张根峰,徐鸣曙,崔毅军,等.针刺对大鼠膀胱机能亢进模型排尿功能和蓝斑多巴胺含量的影响.上海针灸杂志,2005,24(4):38-41.

张建梁,晋志高,逯波,等.脊髓背角神经元对胃扩张及电针"足三里"穴的反应.针刺研究,2001,26(6):268-273.

张静,景向红,晋志高.针刺麻醉行甲状腺手术常用穴位的形态学研究.针刺研究,2011,36(3):119-204.

张长城,林茂樟,李希成,等.电针对狗输尿管蠕动影响的研究.针刺研究,1984,9(2):153-156.

张志雄,张会,吴定宗.针刺"次髎"穴对膀胱功能调节的外周机制分析.上海针灸杂志,1985,4(1):12-15.

中国医学科学院.经络学说的初步探讨//全国中西医结合研究工作经验交流会议秘书处.全国中西医结合研究工作经验交流会议资料选编.北京:人民卫生出版社,1961:12-14.

朱元根,贾卉,叶燕燕,等.耳-体穴电针对家兔胆道功能的调节及迷走神经的作用.世界华人消化杂志,2012,20(7):552-557.

佐藤優子,内田さえ,野口栄太郎,など.故佐藤昭夫先生の研究成果から見た自律神経と鍼灸.全日本鍼灸学会雑誌,2010,60:672-692.

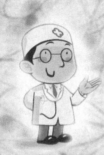

第十七章　耳-迷走神经联系

　　耳饰一向为女士们所青睐(图 17-1)，却不知最初它们具有的医疗保健功能。几乎所有的佛教塑像耳垂都有洞眼，四川三星堆出土文物塑像中大耳孔甚至一耳多孔的头像非常多见(图 17-2)。

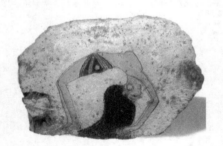

图 17-1　距今 3200 余年古埃及第十九王朝残存的陶瓷片中舞娘的精致耳环给她增加了无穷的魅力

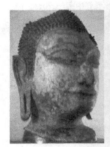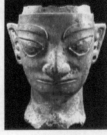

图 17-2　宗教塑像与三星堆文物中的耳孔，它应该具有宗教的示范作用

　　在古代，宗教和医学的目的相似，全是防范邪恶病灾。很多僧医或宗教的祭典仪式都采用切割耳廓或舌，以及在鼻、唇穿孔等的一些带有残酷性伤害成分的方法，在他们的文化教养中这些仪式可能是作为缓解慢性疼痛和治疗疾病的方法。其目的除了炫耀男子汉的胆识和气概外，还有向信徒显示僧医(巫医)在收治患者过程中所要采用的类似损伤性刺激疗法，达到治病的示范作用。作为温柔、敏感、脆弱的女子，无法忍受这种残酷的治疗方式，只好创造出一些稍微温和的治疗方法，如在耳垂上打孔以悬挂不同重量的饰物，以至于耳垂被拉长达数厘米之多。随着社会的进步，各种造型精致的耳环被制作出来，依靠机械压迫力或穿孔悬挂在妇女的耳上、鼻上(如印度妇女)、嘴唇上，甚至还挂在舌头上。这应该是包括耳廓疗法在内的机械刺激疗法的起源。

　　在古埃及时代，人们就知道刺激耳的某些部位用于治疗疼痛。Hippocrates 在公元前 4 世纪也曾经采用挑刺耳背静脉放血的方法治疗阳痿，以代替壮阳酒的作用(Boudle，1972)。虽然在 Hippocrate 的著作中并未标出耳廓的放血部位，但以后的很长时间里，人们也从一些文章中发现刺激耳廓治疗某些疾病的报道。地中海的一些国家在动物和人采用烧灼耳廓的一些部位的方法来治疗疾病,他们发现在耳朵上有 4～6 个穴位,但看不出这些穴位与疾病之间存在什么样的联系。在法国国家图书馆(Bibliothèque Nationale de France)收藏的 15 世纪土耳其翻译出版的一部成书于 12 世纪波斯(Persian)外科学教科书("*Imperial Surgery*")手稿中,就有描绘医生采用烫灸(cauterization)耳廓治疗患者的插画(图 17-3)。

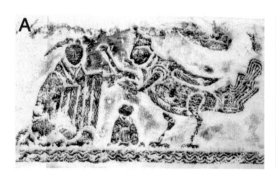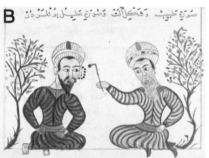

图 17-3　A:汉代砖刻扁鹊行针图耳针;B:12 世纪的波斯外科学手稿中描绘医生烫灸耳廓的插画(收藏于法国国家图书馆)

因此,从古到今,各个地域的人们都创造出了许多用来治疗疾病、缓解疼痛的体表物理刺激疗法。即便医学发展已经进步到了今天,这些疗法的大部分仍然被保留着,并且还将继续保留下去。虽然耳饰(也包括悬挂在身上其他部位的饰品)作为一种刺激疗法的作用已经不再为人所提起,但这种作用于耳廓机械或压力的刺激也许仍然在发挥着一定的保健作用。

1637 年,葡萄牙医生 ZacutusLusitanus 描述了采用烧灼术灸耳的方法治疗坐骨神经痛。1717 年,Valsalve 在其著作 *De Aura Humana-Tractatus* 中记载了采用热灸对耳屏(antitragus)部位治疗顽固性牙痛的症例(Tblkouuheka,1979)。1810 年,Lgnaz Colla 采用蜂刺对耳轮(anthelix)和热灸耳后(retro-auricle)的方法治疗坐骨神经痛,此后的 1850—1857 年间,亦有不少临床报道采用热灸耳廓的方法治疗坐骨神经痛。

第一节　耳廓发生与神经支配的关系

耳廓上方的大部分以弹性软骨为支架,覆以皮肤构成,皮下组织少,富含血管和神经,感觉敏锐(图 17-4);下方的小部分富含结缔组织和脂肪,柔软而无软骨,称为耳垂。

耳始基发生于胚胎的第 3 周末和第 4 周初的体节时期。外耳为第 1 鳃沟(first branchial cleft)和第 1、2 鳃弓(branchial arch)的演化物。它的表皮起源于外胚层,其深部的结缔组织和软骨等起源于中胚层。在胚胎的第 6 周,环绕第 1 鳃沟的第 1、2 鳃弓的组织,发育形成 6 个圆状突隆起,称为耳壳结节(buds)。第 1 鳃弓组成 1～3 结节,第 2 鳃弓组成 4～6 结节。6 个耳结节分别发育成耳壳外形不同的部分(图 17-5)。从发生学来看,外耳与舌、咽均发生于第 1、2 鳃弓,舌和咽构成消化系统的起始部,发生学上具有同源性(homogenous)。一般认为,这些器官都由迷走神经支配,分布于咽部的神经属一般内脏感觉神经,分布于舌部的神经属特殊内脏感觉神经,其低级中枢均为孤束核;而分布于外耳的迷走神经属一般躯体神经,投射到三叉神经脊束核。第 1 鳃弓的领区由三叉神经(n. trigeminus)支配,这个观点基本

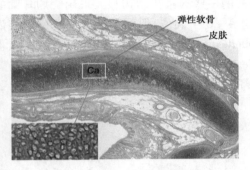

图 17-4　耳廓的组织学结构

上已被广泛接受。第 2 鳃弓的神经支配仍然有些分歧。根据 Auroux 和 Haegel 的观点，第 2 鳃弓领区由面神经（n. facialis）的中间神经（n. intermedius）支配，而 Moore（1974）则认为此区为颈丛神经皮支支配。Moore 进一步提出，由舌咽神经（glossopharyneal nerve）支配的第 3 鳃弓和迷走神经喉上分支（the superior laryngeal branch of the vagus）支配的第 4 鳃弓在发育过程中逐渐进入和融入第 2 和第 6 鳃弓的中胚层。这样，中间神经（第 2 鳃弓神经）和迷走神经（第 4、6 鳃弓神经）相吻合。因此，第 2 鳃弓 3 个隆起形成的外耳领区存在有 3 对脑神经的面神经、迷走神经和舌咽神经混合支。

　　Nogier 将耳廓根据神经分布的不同及可能与功能的关系分为 3 个区：耳甲区，为迷走神经分布区，在功能上接受内胚层投射；中部带，三叉神经分布区，在功能上具有交感神经特性；周围带，颈神经分布区，不具有自主神经功能。但是从解剖学观点，中部带在功能上具有交感神经特点的观点不能成

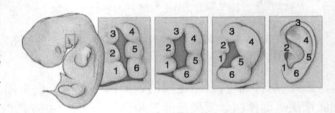

图 17-5　耳壳外形不同的部分分别由 6 个耳结节发育而成

立，因躯体部的交感神经纤维随血管而分布，耳朵也不例外。

　　在人体体表及皮下组织中，只有躯体神经分布，这种分布构成来自体壁传入的主体部分，另外在动脉血管壁的中膜层还分布有交感神经的传入纤维。分布到体表的运动神经也以躯体神经为主，但支配汗腺、立毛肌（属平滑肌）的属交感神经的节后纤维。

　　在人及动物的耳廓，除上述神经外，还有一个突出的形态学特征就是有迷走神经耳支分布。位于颈内静脉孔内的迷走神经的颈静脉神经节分出一支神经后，和附近的舌咽神经的一支合成耳支，穿行于颞骨的乳突骨性部，在基乳孔处与面神经交叉，互相有神经交换；穿出鼓乳裂后又分成 2 支，其中一支分成 3 支小支穿过外耳道软骨和耳廓软骨的交界处到耳廓的外侧面，分布于耳甲区；另一支与基乳孔出口处面神经的分支耳后神经吻合，主干穿出耳背深部组织分布于耳后肌和耳廓内侧面的中上部，有 3~4 支分支从耳背深部组织穿过软骨，由耳轮脚根部穿出至耳廓外侧面，分布于耳轮脚根部及附近的耳甲腔，亦有分支到三角窝（严振国和糜崇华，1989）。这些来自迷走神经颈静脉节的感觉神经细胞，据认为与椎间的脊神经节细胞是同源的，属一般躯体传入神经元，其中枢突终止于三叉神经脊束核。但其中一些感觉细胞的中枢突入脑后，向后内侧入孤束，终止于孤束核；构成迷走神经耳支的周围突与舌咽神经和面神经的耳支组成混合支，主要分布于耳甲腔。值得注意的是，这 3 对脑神经中都含有副交感神经纤维，虽然一般认为分布到耳廓的这些神经分支都属于躯体传入纤维，但是否存在副交感神经纤维尚待进一步研究。有研究指出，迷走神经的一般内脏感觉传入纤维有一小分支分布于外耳道及耳廓；因此，刺激耳的这些部位可引起咳嗽或呕吐反应等

类似副交感神经受刺激引起的症状。舌咽神经的一般躯体传入和内脏传入（终止于孤束核）也有分支分布在外耳部分。

江苏新医学院（1974）在临床上观察了耳廓的迷走神经分布特点。10 例舌咽-迷走神经麻痹（真性球麻痹或延髓麻痹）的患者，在外耳出现明显的痛觉障碍区，这些痛觉障碍区的分布与舌咽-迷走神经的解剖学分布区基本一致（图 17-6 上），提示舌咽-迷走神经中的感觉纤维与痛觉传递有关。在病变部位涉及颈髓后角 Roland 胶质细胞和三叉神经脊束核的脊髓空洞症（syringomyelia）患者，其头颈部（包括耳部）甚至面部出现分离性痛觉丧失现象，而此时在耳廓的痛觉障碍区并未包括耳甲区，亦即舌咽-迷走神经感觉纤

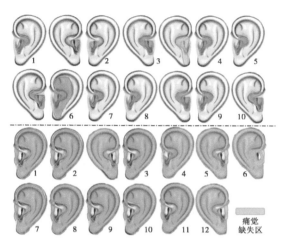

图 17-6 10 例球麻痹耳廓痛觉障碍的分布（上）和 12 例脊髓空洞症耳部痛觉保留情况（下）（引自江苏新医学院第二附院，1974）

维分布区（图 17-6 下）。正如我们已经指出的，在耳甲区的舌咽-迷走神经感觉纤维分布的区域正是耳穴内脏代表区，因此耳穴与内脏的功能联系应该与此相关。

根据陈巩荪等（1982）在其专著中提供的临床资料，在三叉神经根第 2、3 支切断术（trigeminal neurectomy）的患者，其耳廓皮肤痛觉障碍区波及耳轮上部（upper helix）至耳轮棘（spina helix）以及耳屏（tragus）。

人们已经采用解剖学方法确定了人类迷走神经在耳廓的具体分布（图 17-7）。

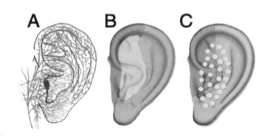

图 17-7 人耳廓的神经支配图
A：Ueno 等的观点；B：Masquin 和 Treilles 的观点；C：Hollinshead 的观点。紫色：三叉神经耳颞神经分布区域；红色：颈神经的枕小神经分布区域；黄色：颈神经的耳大神经（图 C 黄色圆点为面神经耳支）；绿色：迷走神经耳支分布区域

第二节　耳针疗法的发展

在长沙马王堆四号汉墓出土的《足臂十一脉灸经》（成书于公元前 255 年以前）论述了耳与上肢、眼、颊、咽喉的联系。同期出土的帛书《阴阳十一脉灸经》（甲本）记载了一条经脉叫耳脉："耳脉，起于手背，出臂外两骨之间，下廉，入耳中。"此脉到了《黄帝内经》时代（公元前 1 世纪以前）发展成为手少阳三焦经脉。中医认为："十二经脉，上络于耳。"但在《黄帝内经》时代，这些经脉与耳的联系还仅仅是涉及与"听觉"的关系，此时的耳穴如《灵枢·厥病》中所述"耳聋无闻，取耳中"，还局限于治疗局部病。虽然在《灵枢·口问》中也论及了耳与经脉的关系："耳者，宗脉之所聚也"，但并没有进一步深入阐述。在《难经》一书中则论述了

耳与脏腑的联系。晋代(公元 3—4 世纪)就有用药物贴敷耳中穴治疗难忍之痛的记录。唐代时,除了有耳穴治疗耳聋症的记载外,开始与脏腑发生一定的联系。但这种联系仍然是以治疗耳部疾病、特别是以听力障碍为主的。元代的医著《卫生宝鉴》中云:"五脏六腑,十二经脉有络于耳者。"明代耳疗亦有一些发展,在 1601 年杨继洲所撰《针灸大成》中的"经外奇穴篇中"就记载有耳尖等穴。清代张振鋆(1888)已在耳穴图中标出了与脏腑相关的穴位(图 17-8),体现了局部与整体的关系。

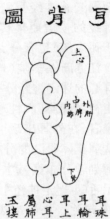

图 17-8　张振鋆耳背穴位图(1888)

但就整个中医针灸学而言,历代著述对耳疗作用的认识基本上还是较为肤浅的,在临床上使用的范围也比较局限,就张振鋆所提出的耳背穴位图与内脏的对应关系,还只是停留在对五行学说的延伸方面,缺乏足够的理论及临床依据;所以耳针在很长的时间里几乎不为人们所重视。

1956 年,中国开始采用耳针治疗急性扁桃体炎。1958 年,Nogier 耳疗系统介绍到我国以后推动了中国耳针疗法的应用研究,所观察的病种已遍及内、外、妇、儿、五官、皮肤等科。从总体上看,耳针对高血压、消化道疾病、内分泌和神经系统疾病都有较好的疗效。

从耳疗作用机制研究来看,由于耳针疗法与中医理论的关系不甚密切,因此多从神经和内分泌系统来考虑其作用机制,使得耳针疗法较为快捷地走向了理论现代化的道路。

耳穴疗法的再发现和兴起应该归功于法国外科医生 Nogier 博士。1951 年,有一位患者向他陈述在一位华裔老妇人那里用烧灼同侧对耳轮的方法治愈了她的坐骨神经痛。Nogier 根据这位老人提供的资料总结出耳穴治疗坐骨神经痛的方法。自那时起开始在临床上采用热烫对耳轮上缘的耳廓部位治疗坐骨神经痛,往往可以收到明显的效果。正如前述,这并不是 Nogier 的发现,此时还停留在耳疗的初级阶段。之后,Nogier 将热烫法改进为针刺法同样收到明显的效果。在此基础上,他以青年健康者为受试对象,当在身体的一定部位给予疼痛刺激时,用探针可在耳廓的一些部位检测出感觉的变化;而当在这些部位给予电刺激时则可缓解躯体部位的实验性疼痛。在大量的实验基础上,Nogier 于 1956 年 2 月在法国马塞的第一个"针灸日"学术会议上公布了自己的发现和研究成果,首次提出了耳廓-躯体代表区类似于倒置在母体的胎儿(图 17-9)。这一发现引起医学界的轰动,并极大地推进了耳针学的发展。在德国慕尼黑出版的针灸杂志 Deutsche Zeitschrift für Akupunctur 于 1957 年刊登了 Nogier 躯体-耳廓代表区的图谱。1958 年 12 月,中国学者叶肖麟摘译该文发表于《上海中医杂志》上,从而推动了我国耳针的发展。此时 Nogier 还只是将耳针作为一种疗法来看待。1975 年,在他出版的专著 Planches des Localisations en Auriculomédecine 中系统提出了耳廓医学的理论;1969 年在他的著作 Traité d' Auriculothérapie 中采用 6 种不同的检测方法观察到在耳-体之间存在某些相对应的联系。因而,他认为耳穴不但具有治疗作用,而且还有诊断意义。目前通过耳穴进行诊断的方法,多为观察耳穴皮肤导电性的改变和压痛的变化。

内脏疾患或病理性变化可以在耳廓出现各种反应点,如压痛点、低电位点,耳廓变形、变色等。根据上海耳针协作组(1959)的研究,在 89 例阑尾炎患者中有 73 例在耳廓出现压痛点。在 59 例有耳区分布区域记录的病例中,39 例分布在耳甲区的耳轮脚。压痛点随病情的

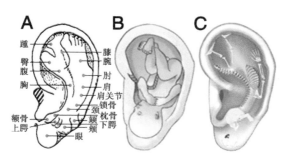

图 17-9　Nogier 形如倒置胎儿的耳廓代表区演化成为最初的耳穴定位

变化而变化,病情加重则压痛剧烈,压痛点增加,并向周围扩散;病情好转,压痛点也随之减少和消失。

殷慧镇和张丽英等(1980;1990)用埋藏电极慢性刺激家兔胃迷走神经腹支时,随着刺激时间的延长,耳壳低阻点逐渐增多,主要集中在耳廓下部内侧的腹腔代表区;刺激停止后,低电阻点随之减少,并逐渐恢复到对照水平。而刺激胃动脉周围丛的交感神经时,两侧耳壳低电阻点均无明显改变,说明迷走神经是导致耳壳低电阻点生成和变化的主要传入环节。朱元根等(1997)观察到刺激家兔的胃迷走神经,可使耳壳腹腔内脏代表区的低电阻点反应增强,如果同时电针足三里穴可抑制这种反应。

根据这些研究,朱元根等(1986)把这种现象称为"内脏—耳穴"反应。至于这种反应是否存在部位上的相对特异性目前尚有很大争议。李肇特等(北京医学院针麻原理研究形态组,1974;1977)通过实验性腹膜炎、胃溃疡及心肌梗死 3 种动物模型研究得出结论,虽然发生病理变化的脏器不相同,但在耳廓出现低电阻点的分布位置并无明显的差异,没有"胸区"和"腹区"之分。有一点是共同的,就是这些低电阻点都分布在耳甲内,也就是说只分布在迷走神经和舌咽神经支配的部分。他们用交流高频电阻测量仪探测胃溃疡患者耳廓的电阻,初步结果表明,低电阻点的分布与动物的实验结果一致,主要分布在耳甲艇和耳甲腔内(图 17-10A),并与骨关节病患者的低电阻点的分布有明显区别(图 17-10B)。在十二指肠溃疡发作(图 17-10C)与缓解时(图 17-10D)比较,低电阻点的位置稍有改变(主要在耳甲艇的低电阻点数量减少),并且电流值也有所降低。这些结果说明,低电阻点是反映内脏器官病变的,它的分布在耳廓上有一个相对限定的范围,而不是固定在一定的点上,而这些点的电阻变化是动态的,随着内脏器官病情的变化而改变。福建医学院针灸经络研究室于 1960 年用耳诊仪探测在 28 例消化系统疾病患者的耳甲腔、耳甲艇都找到了阳性反应点;他们又在急性胃炎的狗模型中观察到耳甲腔和耳甲艇部位的导电量急剧增高。

在 Nogier(1957)提出的倒置胎儿耳廓穴位图中,所谓的内脏代表区即位于耳甲(auricular concha)中。后来中国广泛采用的耳穴图,以及标准化的耳穴定位图,其内脏穴位定位也都位于耳甲。也只有这个区有迷走神经耳支分布,这不是巧合,而以有一系列形态和生理功能联系为基础的。

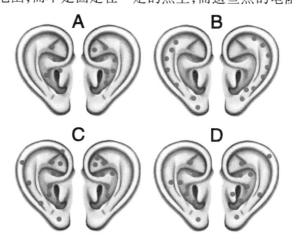

图 17-10　不同疾病状态皮肤低电阻点的分布,注意内脏病变的低电阻点主要出现在耳甲区,而骨关节疾病主要出现在耳廓部分(改自北京医学院针麻原理研究形态组,1974)

第三节　耳-迷走神经联系理论

一、耳-迷走反射或现象

刺激外耳道或耳甲区激活迷走神经耳支引起耳-心反射、耳-肺反射等类似于副交感紧张效应有所报道,如耳内异物刺激或耳鼻喉科用耳窥镜,或冲洗耳道引起咳嗽,心率、血压下降,甚至心脏停搏等。

迷走神经耳支反射(Arnold's reflex)具有躯体-内脏反射性质。三叉神经脊束核通过腹侧三叉丘系交叉与丘脑核有联系,也与感觉皮质、延髓和脊髓的核团有联系。然后发出二级反射纤维终止于三叉神经运动核、疑核和迷走神经背核,再与网状结构中的呼吸、血管运动、心脏、呕吐、吞咽等中枢相联系。延髓网状结构的呼吸中枢包括中间部和背外侧部,脑桥网状结构还有一个呼吸性化学中枢控制呼气和吸气的节律。通过这种联系,传入冲动经整合后由传出纤维通过网状-脊髓束中继,再投射到脊髓的膈核和运动细胞,支配肋间肌和呼吸肌,以抑制呼吸运动和咳嗽。Engel(1979)总结8种与耳道有关的反射,包括人类的胃耳现象(gastroauricular phenomenon)(Engel,1922)、耳现象(auricular phenomenon)(MALHERBE,1958)、肺耳现象(pulmonoauricular phenomenon)(Deutsch,1919)、猫的耳-生殖器反射(auriculogenital reflex)(Bradford,1937)、耳-子宫反射(auriculouterine reflex)、耳-心反射(oculo-cardiac reflex)、人类咳嗽引起胃痛(coughing attack with heartburn)(Berlin,1959)。Engel认为,联系外耳道皮肤刺激和内脏器官包括胃、食管、肺、心、子宫和性器官的反射之间的桥梁是迷走神经耳支。

值得注意的是,Engel总结的上述8类联系中,只有4类用了反射这个词。但它们的共同之处在于迷走神经耳支在外耳道皮肤刺激和内脏器官功能调控之间起了极其重要的作用。这些器官的反应遍布全身各处。对其机制的解释应该明确两点:其一,迷走神经耳支是迷走神经分布于周围皮肤的唯一分支;其二,迷走神经耳支是神经系统种系发生过程中鱼类和两栖类支配侧线器官的最后残留物。迷走神经节不仅接受来自神经嵴而且接受来自基板的神经元投射。背外侧基板的上排,发育成侧线的感觉器官和支配这些器官的神经细胞;鳃弓基板的下排,起源于鳃裂的背极,在低等脊椎动物其细胞增生形成邻近神经节。在人类,所有基板的关系不那么清晰,但是来自鳃弓上基板投射至迷走神经节和其他神经节的关系不容忽略。Deutsch认为,耳廓皮肤是肺刺激引起的Head牵涉痛反射区;但Head本人并不同意这个观点,他认为有一些特定部位不能引起牵涉痛,因为它们归属于身体的表衬(surface lining),这些部位包括结膜、角膜前层的上皮和外耳道。除了耳支,迷走神经感觉纤维分支还有脑膜支,支配枕骨和部分顶骨的硬脑膜。从迷走神经耳支引起的反射来看,脑膜支支配一个范围更大、更加敏感的区域,因而更容易引起反射。许多有胃肠疾病的人都同时患头痛(Faber,1990),很可能由于刺激了迷走神经胃支,这种刺激是由脑膜支传递。有些患者苦于头痛数年而无治,当用普鲁卡因(奴佛卡因)阻断枕骨神经后,头痛消失,这很可能是因为迷走神经脑膜支与枕神经有联系。脑膜炎或颅内加压导致恶心呕吐也是因为刺激迷走神经脑膜支的传入纤维引起的胃反射。

1. **胃-耳现象和耳-食管现象**　早在1922年,Engel描述了"胃-耳现象"及与之在解剖和生理上紧密联系的其他一些现象,这些现象的共同特点是,迷走神经耳支对内脏刺激起反应,这些内脏包括胃、肺和子宫;反之,刺激迷走神经耳支可以激发阴道或阴茎的反射。Engel 描述胃-耳现象来自于他自己的体会(Engel,1979),当他有胃痛的时候,左耳外耳道和鼓膜会同时有痒的感觉,这种感觉或轻或重,重的时候会迫使他用牙签或发卡针刮擦耳道,口服小苏打能立刻缓解这种不适的感觉。作者在 15 例外科住院患者中发现 3 例有类似现象,他解释迷走神经耳支是迷走神经分布在皮肤的唯一分支。其细胞体存在于延髓的橄榄上水平,一些形成迷走神经背核,另外一些形成疑核部。孤束与颈静脉神经节及节状神经节联系,迷走神经耳支出现在这两个神经节之间。左侧迷走神经左支支配穹隆和胃体上 2/3,中间支支配幽门前方,右支支配肝脏;右侧迷走神经的左侧分支支配贲门和胃小弯,中间支支配幽门前的后部;这两支迷走神经分开行走很少吻合。这些解剖特点解释了为什么胃-耳现象常发生在左耳瘙痒,并且常常只出现在单侧。他假设的神经通路是,左侧迷走神经的感觉终末受到胃酸过多的刺激而兴奋,兴奋传递到节状神经节,在这里与耳分支的细胞发生突触联系,这种兴奋可以沿孤束传递到皮质。Engel 总结出的胃-耳现象不能称之为胃-耳反射,因为它只是来自胃的传入和来自耳的传入在中枢的整合,而不构成神经反射。迷走神经耳支曾被称为议员神经(Alderman's nerve),绰号的来源是一个真实的故事,过去议员们在参加宴会前用刺激耳道的方法来增加食欲,显然这种方法是通过促进胃蠕动而实现的。

Malherbe(1958)描述了一类与 Engel 的胃-耳现象极类似的现象:他观察到 3 例食管裂孔疝的患者在外耳道出现痛痒的感觉(耳-食管现象),并把这个现象解释为沿迷走神经产生的牵涉痛,即来自食管的传入纤维的兴奋在中枢被误认为是来自迷走神经耳支的传入信息。当其中的 2 例食管裂孔疝的患者做了修补术后,耳道的痒感也随之消失;而另外 1 例患者并未接受此手术,而是改变生活方式、饮食规律和减少食量,也使耳道症状消失。

2. 耳-咳嗽反射 耳-呼吸反射指耳-咳嗽反射,因为咳嗽和气管收缩是不同的传出通路,一些受试者仅有耳-咳嗽反射而没有耳-支气管(支气管收缩)反射。研究表明(Todisco,1982),外耳道机械刺激使 20/125(16%)的正常受试者出现耳-呼吸反射,其中有 7 例还出现了支气管收缩反射。

有关耳-咳嗽反射的报道很多,临床有因为耵聍充塞耳道或耳内异物而引起慢性干咳的病例(Clerf,1947;Wolff 等,1973)。所有的耳鼻喉科医生均遇到过由于耳道操作引起咳嗽而无法检查其原因的情况。临床实验表明,用钝的探头按压骨性耳道的 4 个象限,出现咳嗽并且可重复的概率为 12/688(1.74%)(May,1996),研究中还发现,不仅在传统的耳道后下部迷走神经支配区可以诱发反射,在耳道的前壁 1/4 象限也出现,这一现象对耳迷走神经的支配部位提出质疑。一位 57 岁的退休技师由于心肌缺血晚期(Head,1894)而接受心脏移植手术,术后出现持续性慢性干咳,每次伴有发作性喉痒和恶心;他后来注意到刺激右耳、外耳道,或右耳后的小范围皮肤可以引起喉痒和随后的严重发作性干咳,偶尔恶心,并且侧卧位使右耳接触枕头等物体也可以引发以上症状,胸片和其他检查未找到病理因素。耳鼻喉科进一步检查,除耳镜检查诱发阵发性咳嗽和喉肌痉挛外,无异常;他认为喉、气管、支气管树是由迷走神经的内脏感觉纤维支配的,声裂以上的内脏感觉纤维走行于内侧喉神经,随之加入外侧喉神经而形成喉上神经,声裂以下的内脏感觉纤维在喉返神经中上行;喉上神经和喉返神经都进入迷走神经下神经节,然后到达不同的中枢如三叉神经脊束核和迷走神经背核。咳嗽反射的反射弧起于迷走神经背核,由此发出冲动到达呼吸中枢通过膈神经和肋间神经完成被动呼吸。在一些个体,刺激外耳道的迷走神经耳支可以通过迷走神经背核引起咳嗽和呕吐反射甚至晕厥,此病例代表了特殊的感觉牵涉(sensation referral)现象,损伤右侧迷走神经的内脏感觉纤维产生的咳嗽反射或许是因为耳部检查的皮肤刺激直接激活了迷走神经运动背核。心脏移植术时切断了迷走神经心支,也不可避免地损伤了喉返神经或气管感觉纤维,由此解释了右侧迷走神经支配区域激发的喉部不适和咳嗽,迷走神经通常抑制这种牵涉感觉,切断迷走神经后这种现象则容易出现。另一种解释从刺激耳部的感觉纤维引起的中枢调制说明迷走神经本身在损伤后容易兴奋而出现异常牵涉现象(aberrant referral)。

Tekdemir 等(1998)描述了迷走神经耳支介导的耳-咳嗽反射的临床和解剖学资料。他的研究表明,耳-咳嗽反射的出现率为 2.3%(12/514),双侧出现率有 3 例(0.6%)。他通过触摸 11 位受试者外耳道的内下侧壁和 1 位受试者的内上侧壁诱发出耳-咳嗽反射,其出现有短暂的潜伏期。

由于 Arnold 神经也支配鼓膜,临床亦有相关报道。据 Wolff 等(1973)报道,3 例无呼吸系统原因的慢性顽固性咳嗽的患者,最终发现由于鼓膜有头发丝附着碰触而长期刺激导致,当去掉发丝后,慢性咳嗽在 2 周内全部愈合。扩张器刺激、棉签刺激,这些临床常见的耳道操作常常导致咳嗽反射,耳耵聍、耳内异物、耳炎等刺激也在其列。

May(1996)用纤维耳镜检查 53 例无症状花粉敏感患者的外耳道,根据年龄、身高调节末端口径,用不同的纤维耳镜接触外耳道,以出现不适但不要求终止检查为度,试图得出花粉热患者 Arnold 反射的出现频率,以及与花粉季节出现支气管症状的关系,发现此检查的特异性为 92%,大多数耳-呼吸(或耳-咳嗽)反射阳性的花粉热患者有支气管症状,因而纤维耳镜检查可以预测花粉热患者是否出现气管症状。

Arnold 反射除了耳-咳嗽反射,还有耳-上腭或耳-钳口反射、耳-张口反射、耳-心反射(耳昏厥)及耳-呕吐反射。如果粗略浏览支配这些效应器官的脑神经就不难理解这些现象。泪核通过面神经和岩大神经支配泪腺;疑核支配软腭肌肉、咽和食管上段纹状肌;而迷走神经背核发出节前副交感纤维到达腹腔脏器。现在已经证明疑核而不是迷走神经背核发出副交感节前纤维与心脏相联系。

上面提到的 Deutsch(1919)总结的肺-耳现象,即肺结核患者的迷走神经耳支支配的皮肤区域感觉过敏,特别是结核症状重的同侧耳区更明显,他用 Head 区(Head'zone)内脏痛的牵涉理论来解释这种现象,这也是与胃-耳现象机制类似的感觉牵涉,不应该属于耳-咳嗽反射的范畴(Head,1894)。

3. 耳-生殖器反射和耳-子宫现象　Bradford(1937)发现,人为把雌性猫的耳朵拽向后外侧至耳根部,用食指和拇指迅速刮擦耳廓可以激发耳-生殖器反射,或者用手指或棉签伸入外耳道快速来回旋转,如果保持施加一定压力也可以激发此反射。刺激过程观察阴道口,可以看到肌肉收缩,这种收缩在肛周和阴道口周围是不同的,刺激开始收缩反应立即发生,刺激停止收缩减弱。这种反射在雄性猫也存在,即发生阴茎和外阴部肌肉收缩,90% 的雌性和雄性猫可以出现这种反射。在去大脑猫,此反射可以很容易地通过感应电激发。迷走神经耳支是耳-生殖反射的传入部分,传出部分涉及 $C_8 \sim T_1$ 的臂丛前根,沿腹外侧行走到性器官。其实猫在发情期经常会借用物体蹭磨耳朵,这一动物界的有趣现象在此也不难解释。

Vasiliu(1932)观察到一位 32 岁的妇女同时感觉左耳和腰区剧痛,几小时后左耳出血,15 分钟后月经来潮;经检查耳部鼓膜出血,流到耳道后部,医生擦去血迹但无法制止出血。

他观察到,反复每间隔一定时间接触患者的耳朵,每接触一次耳朵,患者都会描述有经血流出。上海中医学院附属曙光医院钱志益报道,从 1978 年开始,他们用酒精药棉塞耳治疗痛经。用 75% 的医用酒精棉球放入患者外耳道,疗效迅速,一般 2~3 分钟即可见效,个别患者可能需要半小时才有效,对经行头痛,经过治疗后,不但腹痛、头痛消失,个别患者于下次来经时可不再有疼痛现象发生(钱志益,1983)。

4. 眼-心反射、三叉-心反射、鼻-心反射与耳-心反射 眼-心反射的资料最先由两位德国学者 Aschner(1908)和 Dagnini(1908)于同年发表文章进行报道,之后大量文献不断丰富了其机制和内容,特别是心内科、眼科和麻醉学资料的大量积累使其内容不断充实(Salamagne,1979)。压迫眼球、眼外肌收缩、眼窝内损伤或出血、急性青光眼或眼外肌牵拉都可以引起此反射(Anderson,1978;Kwik,1980)。

眼-心反射属于三叉-迷走反射(Yamashita,1986)的一种,经常出现在儿科斜视手术(Apt等,1973)及眼外肌手术中(Welhaf 和 Johnson,1965;Meyers 和 Tomeldan,1979)。此反射在肺换气不足、血氧不足和酸毒症时症状显著,通常引起心搏骤停。与之相关的反射有眼-心反射、眼-呼吸反射及新生儿猝死综合征,尽管可以通过球后阻滞或使用副交感神经阻断剂纠正,但麻醉和手术操作是至关重要的。

美国每年大约有 9000 名新生儿死于新生儿猝死综合征(Hayes 和 McBrearty,1979),压迫眼球致使迷走神经兴奋性增强,眼-心反射是引起心动过缓甚至心搏骤停致死的罪魁祸首。如果在睡眠中,婴儿的眼部抵压在突出的物体上,或突眼症患者,由于此时对心脏骤停耐受能力低下,则更容易发生死亡。眼-心反射中(Aschner,1967),眼球是感受器,心脏是效应器,压迫眼球可以使心率甚至呼吸节律都降低(心率降低 5~8 次/分钟)。反射弧的传入通路通过三叉神经眼支,传出通路通过迷走神经。眼-心反射是人为造成迷走神经张力升高,在迷走神经麻痹时反射消失,在迷走神经紧张时反射增强,交感神经紧张时反射减弱。眼-心反射也可以由颈侧皮肤的痛刺激引起。指压眼球引起受试者和麻醉狗心动过缓(Gandevia 等,1978),狗的眼-心反射导致的心动过缓可以通过刺激交感神经或切断迷走神经实现。麻醉狗的鼻咽部潜入水中也引起心动过缓,当正常人面部进入水中模拟潜水动作时,也引发心动过缓。监测常规麻醉下进行眼部手术的 219 名患者及局部麻醉下接受白内障手术的 15 名患者(其中有 140 名儿童斜视患者)的心率(Alexander,1975),眼心反射出现率很高且血管内注射 0.01mg/kg 阿托品效果肯定,老年患者期外收缩常见,4%~6% 患者出现持续异位心率。健康青少年和成年人接受 4 种与迷走神经紧张有关的实验(Arnold 等,1994),另外有大量常规麻醉下接受斜视手术的患者,其中心动过缓的发生在潜水反射(窒息性面部冷刺激)、Valsalva 手法(咽鼓管充气检查法)操作时最显著,在按压眼球和颈动脉窦按摩时最不显著,而外科的眼外肌紧张不仅不引起心动过缓甚至导致心动过速。理论上潜水反应可以用于缓解和治疗突发房性心动过速,同时提示外科所致眼外肌紧张与压迫眼由不同的传入纤维传导。一例法医范畴的双侧眼睛刺伤致死的凶杀行为(Lynch 和 Parker,2000),其死亡原因在于眼-心反射或三叉-心反射而心律失常及心脏停搏。这种现象在眼科、神经外科和麻醉科较为常见,但是在法医病理学少见,因此在面部损伤所致的突发意外死亡中是一个值得关注的潜在机制。

三叉-心反射是在三叉神经任何一个分支上操作引起的突发性心律失常和血压下降,其反射弧的传入和传出通路分别是三叉神经和迷走神经。三叉-心反射发生的报道常见于头面部如牙科手术（Kaufman，1965；Thompson，1966），气球压迫阻断三叉神经干和小脑-脑桥角肿瘤都能引起此反射（Cha 等，2002）。Kratschmer 首次报道了猫和家兔的三叉-心和三叉-呼吸反射（1870）。100 年后，Angell 和 Daly（1969；1975）进一步证实，在麻醉状态的狗，冷水、烟草或方波电刺激（强度 2～5V，波宽 1 毫秒，频率 10～20Hz）狗的鼻黏膜均引起呼吸缓慢或停止，伴心动过缓和血压变化，所有的反应在鼻局部，他们指出现代整形外科为矫正头面部和头-上颌-面的畸形提供了可能，但这些手术操作也带来了麻醉方面的要求。Blanc（1991）报道了 15 例头-上颌-面手术中突发性心动过缓或心脏停搏的病例。Löewinger 等（1987）报道了一例 36 岁男性由于水上划水运动而致右侧颧弓凹陷骨折接受颧弓升举复位术，术中心率由正常 64 次/分钟降低到 20 次/分钟，颧弓部操作 45 秒结束后，心率也恢复正常；他提出了三叉-迷走反射（trigemino-vagal reflex），认为与眼-心反射相同，传入纤维为睫神经或三叉神经眼支，经过半月节，到达三叉神经感觉核，传出纤维为迷走神经。Bainton 等（1990）报道了一例 44 岁白种人接受此颧弓升举复位术时心率由 80 次/分钟降低到 30 次/分钟以至心脏停搏，传入通路通过耳颞神经的颞支和上颌支的颧颞分支到达半月节。与 Blanc 的文章同期，Lang 等（1991）补充了另外 3 例刺激三叉神经上颌支和下颌支后引起心动过缓反射的病例，并指出三叉神经内有支配面部的副交感神经，除了以往报告的三叉神经眼支引发眼-心反射以外，还应该存在通过上颌支或下颌支传入纤维引起的反射，上颌骨去除术引起的心脏抑制反射，其传入通路或许为眼神经；但下颌骨去除或颞下颌关节手术引起的反射另有传入途径，他认为可以用神经阻断剂避免此反射的发生，无论传入途径如何，传出通路都是由迷走神经介导。Blanc 还指出刺激方式影响三叉-心反射强度：电刺激迷走神经的频率达到 20～30Hz 时，窦房结逐渐抑制，频率再高时，迷走神经的反应降低，停止刺激后心率恢复正常，反映在刺激过程中释放的乙酰胆碱迅速水解。Blanc 等（1983）通过观察电刺激 49 例健康婴儿和 9 岁以下接受斜视手术的儿童的眼外肌对心率的影响，观察到方波引起的突发持续收缩比慢斜波引起渐进的和缓慢收缩更容易引起眼-心反射。家兔、狗和猫的实验研究（Kratschmer，1870；Angell 和 Daly，1969；Angell-James 和 Daly，1975）、眼-心反射（Schwartz，1971；Blanc 等，1983）及三叉-心反射的临床报道（Rouvière，1974；Bainton 和 Lizi，1987；Hopkins，1988）和三叉神经的解剖分布均支持这样的假设，即刺激三叉神经的任何一支均可以引起严重的心搏过缓或室性停搏。值得注意的是，"刺激"二字的含义，来自临床的报道大多是面部骨折和软组织挫伤等病理情况下，或手术去除骨性结构或术中刺激鼻黏膜或鼻甲；来自实验的报道大多为直接刺激三叉神经的一支，很少有经皮刺激或体表刺激引起反射的报道。一位接受上颌骨切除术的妇女在上颌结节切除时出现心脏停搏 10 秒（Campbell 等，1974），采取心外按摩后才出现窦性心律但心动过缓，血管内注射阿托品后心率逐渐增加。Brown（1992）等在一篇评论文章中谈到有学者用低频电刺激作用于家兔三叉神经脊束复合体引起心动过缓（Kumada 等，1977）、低血压、呼吸抑制及胃动力增加，并将此反应称为"三叉降压反应"，而高频电刺激则引起升压效应。Brown 等（1992）在实验中也观察到经皮压迫家兔三叉神经节引起显著降压作用，他认为这种反应不仅限于三叉神经，也出现在猫的坐骨神经。也是他们首先报道人的三叉神经降压效应的（Brown 和 Preul，1988），在 21 例因三叉神经痛而接受经皮压迫三叉神经的患者，将 14 号注射针头刺入但不穿透卵圆孔，针芯引入栓子切除导管，气球部进入上颌神经或三叉神经节及充气时，70% 的人心率下降了 38%，55% 的人血压下降了 31%，他建议在治疗过程中使用心外起搏器。他认为降压作用是通过 Aδ 类纤维传导的,而没有激活 C 类纤维,激活 C 类纤维会产生升压效果。Brown 及同事建议用"三叉降压反应"来代替"三叉-心反射"或"三叉-呼吸反射",因为由三叉神经系统损伤引起的自主反应是普遍存在的。Schaller 等(1999)报道了 125 例接受小脑-脑桥角肿瘤切除术的患者术中三叉-心反射出现情况,平均动脉压降低了 20%,心率降低到 60 次/分钟以下,其中 14 例出现显著的反应,心率和平均动脉压与术前相比,下降幅度分别达到 38% 和 48%,术后均恢复到正常水平。他指出三叉神经是最粗大的脑神经,有感觉分支到面、头皮、鼻腔和口腔黏膜,刺激三叉神经在鼻或鼻腔的感受器引起的反射最强烈,反射反应包括心动过缓、动脉压降低、呼吸暂停和胃动力过强。

Baxandall 和 Thorn 等(1988)描述一个病例并讨论了鼻-心反射的神经通路。这位患者在接受鼻内手术,当鼻镜探入右侧鼻腔触及鼻甲骨时,出现明显的心搏变缓乃至停搏,同时血压下降,持续 8 秒,立即停止手术操作并经血管内注射阿托品 2 分钟后上述症状得以缓解,而医生再次探入鼻镜并用镊子触及下鼻甲时,心搏过缓又一次重复出现,去掉镊子则恢复正常。鼻的感觉纤维为三叉神经的上颌支,来自深部岩神经的交感和副交感神经进入蝶腭神经节,蝶腭神经节的每一个分支都是含有感觉、副交感和交感神经纤维 3 种成分的混合神经。鼻心反射的传入通过三叉神经上颌支,传出神经通过迷走神经支配心脏,应该归于三叉-心反射的范畴,很明显传入成分是混合神经,有副交感传入的存在。

临床常见的刺激耳道引起心脏抑制的例子,如 Prasad(1984)报道,用普通无菌的 37℃ 生理盐水为一位 40 岁中年男子冲洗耳道,冲洗第一下的时候,患者主诉乏力而倒地。触诊检查脉搏停搏,听诊心脏心音消失,呼吸急促喘息,无眼球震颤征。患者仰卧位接受心外按摩,近 50 分钟后,心跳开始恢复 40 次/分钟,血压 50/30mmHg,3 分钟后心跳血压恢复正常。迷走神经有感觉纤维分布于耳道和鼓膜,传出纤维分布到心脏,有抑制其活动的作用。造成喘息性呼吸的原因是喉和支气管的肌肉痉挛和呼吸加深,这也是由于刺激了迷走神经所致。刺激胆碱能神经还可产生血压降低、周围血管舒张、面部潮红、出汗和平滑肌收缩等反应。Moorthy 等(1985)报道 1 例麻醉状态下接受耳窥器插入和鼓膜切开术的儿科患者,刺激耳道出现窦性心动过缓和室性期前收缩,但也指出由于神经支配的个体差异,耳-心反射的出现频率不像眼-心反射那样稳定。

1975 年,Nogier 在维也纳欧洲针刺学术会上首次报告耳-脉反射,又称耳-心反射;是指在进行耳廓物理刺激时,在脉搏上反射性出现宽度、强度和节律的变化,这种变化的显著程度取决于受刺激的耳穴特性,而与刺激的强度无关。激发耳-心反射所用的刺激包括接触、温度、磁场、光波,一般认为光波刺激效果最好,刺激一般持续 2~3 个脉搏的时间即可,耳-心反射的感知方法是:当相应耳穴受刺激后,医生切脉感知浅表的搏动。若感到脉搏变洪(宽)、弦(硬)、浮(浅)、数(快),说明耳脉反射增强;若感到脉搏变窄(细)、濡(软)、沉(深)、迟(慢),说明耳脉反射减弱。

5. 咳嗽引起胃痛 Berlin(1959)在 *Lancet* 杂志发表了一篇通讯,他在 10 例瑞典患者包括他本人观察到气管上部和喉部的刺痒导致强制性咳嗽和同步发生的胃痛。口服苏打水可以立刻缓解咳嗽,直接刺激呼吸道也可以引起上述反应;他认为这是由于"神经短路"造成的。

二、耳-迷走反射或现象的联系路径

1. 与耳甲区支配有关的神经及其投射相关核团　经典解剖学认为,支配外耳道和耳甲区的迷走神经耳支是面神经、舌咽神经和迷走神经的一般躯体传入混合支。①面神经中的一般躯体感觉纤维数量很少,主要传导外耳道、外耳门周围及耳廓后面皮肤的痛、温、触觉冲动,神经元细胞体在膝状神经节内,中枢突经面神经耳支到三叉神经脊束核。司理舌前 2/3 味觉的纤维,其神经元胞体位于膝状神经节,为假单级神经元,周围突经鼓索或岩大神经至舌前 2/3 和腭黏膜的味蕾,还至鼻腔后部及腭黏膜的一般内脏感受器,中枢突经中间神经至孤束核上端。②舌咽神经的一般躯体传入纤维,神经元的细胞体位于迷走神经上神经节,周围突分布于耳廓,中枢突至三叉神经脊束核。一般内脏传入纤维的周围突分布于咽鼓管、咽、腭扁桃体及舌后 1/3 黏膜、颈动脉窦、颈动脉体。传导舌后 1/3、软腭、部分咽壁及腭扁桃体区黏膜痛觉和触觉的纤维,神经元胞体位于舌咽神经下神经节,中枢突终止于三叉神经脊束核的中下段及内侧、外侧楔束,而此区的味觉又经过舌咽神经下神经节投射到孤束核。③迷走神经的一般躯体感觉传入纤维,其神经元胞体位于迷走神经上节,周围突分布于外耳道及耳廓后面皮肤,中枢突经中间神经止于三叉神经脊束核背侧部分。迷走神经上神经节属于躯体感觉性神经节,含假单级神经元,中枢突多数入耳支,不久与舌咽神经下神经节发出的耳支合在一起,穿颈静脉窝外侧壁的乳突小管入颞骨岩部。在茎乳孔上方与面神经有交通支。迷走神经耳支在耳后分为 2 支,一支加入耳后神经,另一支分布至耳廓及外耳道皮肤。一般内脏传入纤维的胞体位于迷走神经下神经节,周围突分布于咽喉以下消化、呼吸器官,直至结肠左曲的胸腹腔内脏,中枢突入延髓后组成孤束,止于其周围的孤束核。④三叉神经是脑神经中最粗大的一对,大部分为一般躯体感觉神经,起于三叉神经节的假单级神经元,形成周围突和中枢突,周围突形成三大支即经眶上裂入眶腔的眼神经、经圆孔出眶下孔的上颌神经和经卵圆孔出颅至下颌部的下颌神经,它们传导面部的皮肤、眼、鼻、口腔黏膜的浅感觉及面部肌肉的本体觉,中枢突形成三叉神经感觉根,与运动根一起在小脑中脚始端平面入脑桥,半数纤维上行至三叉神经脑桥核或下行至三叉神经脊束核,另外半数无髓或细髓纤维下行加入脊束。生理学研究结果显示,三叉神经脊束核内的神经纤维排列呈背腹关系,三叉神经三大分支中枢突止于脊束核全核,但偏于尾侧,上唇、嘴及鼻尖的纤维终止的平面稍高。舌咽神经、迷走神经及面神经中司理一般感觉传入和一般内脏传入的传入纤维,在三叉神经脊束内形成一背侧纤维柱,后者与脊束核最尾侧的神经元形成突触。因此手术切断脊束的背侧部,将导致腭扁桃体窦、舌后 1/3 及咽壁邻近黏膜,以及迷走神经耳支分布区的痛觉丧失。一般认为,分布于耳道的迷走神经是迷走神经中的一般躯体传入纤维,其中枢为三叉神经脊束核,因而与内脏感觉传入汇聚在迷走神经的中枢,可能有特殊作用于内脏的效应。由此看出,三叉神经脊束核是迷走神经耳支分布区的痛觉投射中枢。最近研究发现,三叉神经的分支舌神经、下牙槽神经和蝶腭神经等的初级传入纤维除终止于三叉神经核外,还各有一部分纤维终止于孤束核,但在孤束核内的终止部位与来自舌咽神经、迷走神经的一般内脏初级传入纤维在分布上没有重叠或汇聚关系。脑干网状结构通过红核等 3 个小核团将三叉神经、中间神经、舌咽神经、迷走神经及脊髓的传入纤维会聚于三叉神经脊束核。

经典解剖学认为,上述支配外耳的传入纤维为一般躯体感觉性质的纤维,但又都含有一般内脏感觉性质的成分。虽然公认支配外耳道和耳甲区的迷走神经耳支是面神经、舌咽神经和迷走神经的一般躯体传入混合支,但这些脑神经都有副交感传入的存在。

2. 孤束核　孤束核(nucleus tractus solitarius,NTS)因包绕孤束而得名。孤束由迷走神经、舌咽神经及面神经的内脏初级传入纤维组成,止于周围的 NTS。NTS 为延髓背侧核团,位于迷走神经背核的背外侧,在吻尾方向上形成 Y 字形细胞柱,贯穿延髓全长。NTS 是内脏初级传入纤维的中继核团,并与脑内的很多核团和区域有着密切的纤维联系。近年来的研究发现,NTS 不但参与呼吸、心血管、胃肠道等内脏活动的调节,还具有镇痛功能。

NTS 分为 5 个亚核,即连合核(commissural nucleus)、味觉核(gustatory nucleus)、迷走神经感觉背核(dorsalsensory nucleus of vagus)、迷走神经感觉腹核(centralsensory nucleus of vagus)、胶质亚核(subnucleusgelatinosus)。1984 年,Kalia 等根据细胞构筑将其分为 7 个亚核:①联合亚核(commissural nucleus),位于闩之尾侧平面上,是一跨越中央管背侧的中线核团,接受来自化学感受器、压力感受器、胃肠道的传入信息;②内侧亚核(medial nucleus of solitary tract),是最大的亚核,贯穿核柱全长的内侧区,由淡染、中等大小椭圆形的细胞组成,接受来自心血管、胃肠道及压力感受器的传入信息;③中间亚核(intermediate nucleus),介于内侧亚核与孤束之间,在闩吻侧平面最明显,由一些大的、深染的细胞紧密排列而成,是肺和心传入纤维的投射区;④间质亚核(nucleus interstitialis),位于孤束外侧部纤维内,有一些分散的小型深染的椭圆形细胞,接受喉的大部分传入纤维,此外还接受气管、支气管及肺的传入纤维,所以称为呼吸核;⑤背外侧亚核(dorsolateral nucleus of solitary tract),在最后区水平上,接受动脉压力感受器与化学感受器的传入信息,还接受来自激惹性感受器和肺牵张感受器的传入信息,因此该亚核参与压力感受器与化学感受器有关的反射活动;⑥腹侧亚核(ventral nucleus of solitary tract),位于孤束周围的腹侧,细胞为中型,胞质内有深染的颗粒;⑦腹外侧亚核(ventrolatral nucleus of solitary tract),位于距孤束约 150μm 的腹外侧,为中形、深染的神经元,有明显的椭圆形核。腹侧亚核和腹外侧亚核与颈动脉窦反射及肺牵张反射有关。在纵向上 NTS 分为吻、中、尾 3 段,中段以闩为中心包括上下一定范围的部分,由中段至吻侧部分为吻段,其尾侧部分为尾段,各段约占 NTS 全长的 1/3(Norgren,1978)。吻段以味觉传入为主,中段和尾段接受舌咽神经和迷走神经的大量内脏传入。此外,在 NTS 的周围有与其密切相关的一些区域,如室周区、最后区、迷走神经背核等。NTS、最后区、迷走神经背核三者之间存在纤维联系,故有人将它们合称为"迷走复合体"(Boscan 等,2002)。

NTS 与脑内其他核团或区域有广泛的联系,将逆行追踪剂(protein gold complex)注入 NTS 后,发现逆标细胞出现于脊髓的第 I 层(以骶髓最多)、第 IX 层、颈髓的第 V 层,说明脊髓向 NTS 有传入投射,并且这些传入投射的部位与躯体和内脏传入有关(Nomura 和 Mizuno,1984)。同样的研究表明,三叉神经尾侧亚核也有投射至孤束核。电生理学研究发现,刺激兔的腹外侧延髓能够抑制 NTS 的反射传入,表明腹外侧延髓向 NTS 有投射(Gwyn 等,1979)。用 Gold-HRP 和 5-HT 免疫组织化学双重标记方法的研究证实,大鼠结状神经节向 NTS 有 5-HT 能的投射(Leslie 等,1982)。此外,WGA 和 5-HT 双重标记法研究还发现,向 NTS,特别是 NTS 的外侧亚核投射的 5-HT 能神经元来自中缝大核、中缝背核、中缝脑桥核、腹内侧旁巨细胞网状核、脑桥网状被盖核,其中中缝大核和中缝背核是主要来源(Rogers 和 Hermann,1983)。NTS 还接受下丘脑室旁核、弓状核、下丘脑后外侧区的投射,由额前皮质区向孤束核的通路可能是前脑调节心血管活动及全身自主神经系统活动的重要途径。此外,皮质下结构,如中央杏仁核和终纹床核也向同侧 NTS 有投射。

在大鼠,将逆行追踪剂辣根过氧化物酶注入中央杏仁核,在外侧臂旁核有大量标记细胞,在 NTS 中、尾段也有标记细胞。外侧臂旁核是 NTS 中、尾段向臂旁核投射的主要区域,推断 NTS 可发出纤维直接或间接经外侧臂旁核中继向中央杏仁核投射,此通路为内脏心血管活动的重要传入途径(Satomi 和 Takahashi,1991)。臂旁核是 NTS 内脏信息传至前脑的主要结构,NTS 接受来自于脊髓或延髓的传入信息,投射至臂旁核与内脏活动有关的区域以调节内脏活动。NTS 联合亚核主要接受被迷走神经支配的来自肺及其他内脏的初级传入,参与重要的自主节律和呼吸控制。联合亚核向迷走神经背核、面神经核、脑桥背外侧区、延髓的背侧和腹侧呼吸群及 Botzinger 复合体均有投射,并且向围绕中脑被盖束的 KF 核、臂旁内侧外侧核也有投射,这些核团均与呼吸有关(Folan-Curran 等,1994)。利用 HRP 和免疫组织化学双重标记方法研究证明,NTS 内的 SP 能神经元向伏膈核有投射(Keller 等,1987)。此外,NTS 还投射至下丘脑室旁核、背内侧核、弓状核及中脑导水管周围灰质(Liu 和 Hu,1988)。

3. 耳廓与孤束核之间的纤维联系　耳廓与孤束核之间有纤维联系已经为研究者所关注(Bengoechea 等,1985)。Chien 等(1996)用辣根过氧化物酶逆向追踪和跨神经节标记技术在狗耳廓表面的尾侧内耳神经、中间内耳神经及头侧内耳神经分布区三点注射标记,结果表明,三支内耳神经中均有迷走神经的成分。中枢投射中,在闩的头侧端投射到三叉神经脊束及核、三叉旁核、C_{1-2} 节段脊髓背角。孤束核有散在的纤维投射(三叉神经脊束核嘴侧亚核和尾侧亚核联合水平,标记物散见于背侧亚核和内侧亚核);在闩尾侧端,三叉神经脊束及核,三叉旁核和孤束核(一些阳性纤维从三叉神经极间亚核顶部走向孤束核,三叉神经嘴侧亚核头侧水平一些阳性纤维出现在孤束核的腹侧和外侧,三叉神经脊束核主核中段水平标记纤维终末投射到内侧亚核)标记物的阳性产物最密集。中间支和头侧支的标记神经元都主要出现在迷走神经上神经节(颈静脉节)和面神经的膝状神经节。中枢投射中,这两支的标记物都限于同侧脑干和 C_1 脊髓节段,它们都在三叉神经脊束核有投射。在闩的头侧端,标记神经的终末出现在脊髓背角、三叉旁核和楔束核;在闩的尾侧端,标记纤维终末出现在三叉神经脊束核、孤束核(迷走神经分为两支,粗支由三叉神经脊束核背侧缘上升到孤束核的背侧、外侧和腹内侧亚核,细支投射到三叉神经脊束核的背侧,中间支的部分纤维在头端三叉神经脊束核极间亚核水平加入迷走神经,头侧支投射到外侧、腹内侧亚核)。经统计,中间支的 88% 和头支的 79% 为迷走神经成分的感觉纤维。此文章指出,迷走神经、三叉神经、面神经和少量 C_2 节段的脊神经共同组成一般躯体感觉传入支配狗的耳廓表面。用电生理单细胞记录方法同样可以证明(江苏新医学院第二附院,1974;Chien 等,1996),孤束核接受来自外耳和周围区域的皮肤传入。来自三叉神经和脊髓的纤维向孤束核的纤维投射也已有报道(Campbell 等,1994)。Kalia 和 Sullivan(1982)用跨神经节的 HRP 方法研究了 Wistar 大鼠颈迷走神经及其下神经节(结状节)在上颈部和延髓的感觉和运动联系。迷走神经感觉纤维进入延髓的背外侧走向孤束,在颈髓 C_{1-2} 节段的 V 板层为孤束尾侧的感觉投射;在延髓、双侧孤束核、迷走神经背核和最后区也接受迷走神经的传入投射,前两者的同侧标记多于对侧,而最后区的两侧都有明显标记物。

迷走神经耳支既含有一般躯体感觉纤维成分,又含有一般内脏感觉纤维成分,因而除了投射到三叉神经脊束核外,还与孤束核有纤维联系。跨神经节 HRP 形态学研究为此提供了佐证。Nomura 和 Mizuno（1984）等用 3 ~ 5μl 25% ~ 30% 的 HRP 注射到猫迷走神经耳支的中枢端,HRP 标记的神经元细胞体出现在迷走神经上神经节,主要中枢端标记出现在同侧孤束核、对侧初级三叉神经感觉核腹侧支外侧部、三叉神经脊束核极间亚核外周带、三叉神经脊束核尾侧亚核大细胞区周边带、楔状核的腹外侧部、$C_{1~3}$ 脊髓背角。孤束核内的标记主要在间质核、背侧核、背外侧核及联合核,这些区域接受支配胃（Engel,1979；Meng 和 Lu,2000）、喉、肺、心脏及肝（Engel,1922）的传入投射,再发出轴突到脊髓或脑干的躯体感觉或内脏运动中枢。迷走神经耳支的神经元细胞体位于迷走神经上神经节即颈静脉神经节内。Keller 等（1987）首次用麦芽凝集素结合辣根过氧化物酶注射到分离的颈静脉神经节,观察其中枢端在脑干的投射;结果表明,标记物出现在孤束核的背外侧亚核、间质亚核、三叉神经脊束核的头端亚核、楔状核腹外侧部、C_1 尾侧背角表层（Ⅰ ~ Ⅱ板层）。Liu 和 Yao（1988）在 18 只家兔用同样的跨神经节注射 HRP 的方法研究耳大神经初级传入纤维的中枢投射;其中枢端标记出现在同侧 $C_{2~3}$ 背角神经节细胞、颈上神经节细胞,跨节段标记的纤维出现在颈上 4 个节段的背柱和延髓的脑神经核,传入纤维投射到 C_2 的 Ⅰ ~ Ⅴ板层,三叉神经脊束核尾侧亚核、孤束核、楔束核的中外侧;耳大神经初级传入与支配头面部及内脏的传入神经在脊髓高位颈节整合,在调节躯体与内脏感觉,特别是牵涉痛过程中起一定作用。

三、耳-迷走神经联系理论的提出

动物体存在"体表-交感"和"耳-副交感"两种自主神经参与的体表-内脏联系、调控和反应系统。两个系统的作用相互协调,相互制约,维持"内环境"的平衡与协同。体表-交感反射（somato-sympathetic reflexes）在 19 世纪中叶曾引起人们的注意。Adrian（1932）等发现单个脉冲刺激躯体神经能在交感神经中记录到反射性放电,虽然这种刺激并不足以引出可检测的心血管系统的反应。人类在过去的 50 年内对体表-交感反射有了相对充分的了解。

人类使用耳廓疗法已有千年历史,但一直未得到充分的重视。最近已经有人开始关注耳穴效应与激活副交感神经系统功能的关系。Litscher（2002）用计算机控制的定量分析来测定脑血流量,发现刺激耳穴中和眼睛有关的穴位可以增加眼动脉的血流量。只有副交感神经兴奋可以扩张血管和增加血流量。Haken 等（2000）通过用心电图的细微变化来确定交感或副交感的兴奋性,发现刺激耳穴,可以增加副交感神经的兴奋性。临床上耳针还用于戒毒,戒毒时的症状如瞳孔缩小、流涎、流泪等都和副交感神经的功能有关。而且耳针对顽固性的呃逆和呕吐有较好的治疗效果,这又是和副交感神经的功能有关。

而今,在了解耳-迷走联系结构的基础上,我们可以用刺激耳穴激活迷走神经,对抗交感神经的紧张性,治疗临床多种疾病,如高血压等与交感神经紧张性增高有关的疾病;也可以治疗与副交感神经兴奋性降低有关的疾病,如由于迷走神经-胰岛素轴的活动性减低而致的糖尿病,以及与迷走神经密切相关的疾病如癫痫等。

第四节 耳-迷走神经联系:基础与临床

朱兵及其研究团队在多项课题的资助下,通过 10 余年的努力,从耳-迷走神经联系的角度进行了多项基础与临床研究。

一、迷走神经耳支存在向孤束核的投射纤维

我们采用神经示踪技术,在大鼠耳甲区注射神经束路荧光示踪剂霍乱毒素亚单位 B (cholera toxin subunit B,CTB)。CTB-HRP 标记到的神经终末出现在注射同侧。跨突触标记到的神经纤维终止于 NTS 尾部(图 17-11)。在荧光显微镜下,CTB 跨神经节段标记在同侧 NTS 尾部(图 17-12A、B)、三叉神经脊束核(SPV)背内侧(图 17-12C、D),以及楔形核(Cu)外侧部和 C$_{2\sim3}$背角。这是首次系统观察到迷走神经耳支存在直接向迷走神经感觉核-孤束核的投射纤维,为耳-迷走联系理论奠定了形态学基础(He 等,2013)。

在耳甲区电针,同样观察到 Fos-蛋白在孤束核的表达。

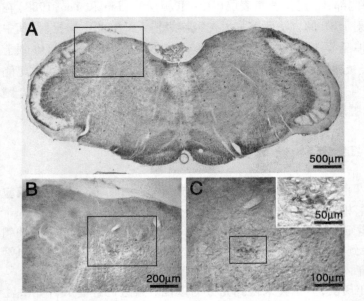

图 17-11　光镜下 CTB-HRP 标记到的神经终末位于注射同侧,跨突触标记到的神经纤维终止于 NTS 尾部
B 为 A 方框的局部放大,C 为 B 方框的局部放大,C 方框的放大位于右上角

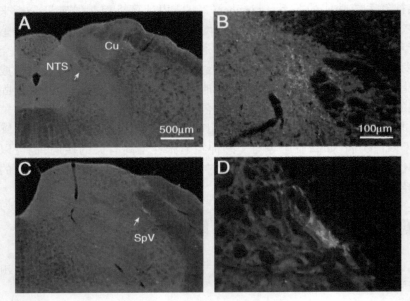

图 17-12　迷走神经耳支到 NTS 的神经纤维投射
延髓冠状切片显示:CTB 跨节轴突标记出现在 NTS(A、B)和 SpV(C、D)。B、D 分别是 A 和 C(箭头)的放大图。NTS:孤束核;SpV:三叉神经脊束核;Cu:楔形核

二、耳-迷走神经联系对心血管系统的调节

Nogier 在 1966 年注意到用手夹住对耳屏能抑制某些躯体反应,他观察到在耳廓的皮肤压力与触刺激明显导致心率减慢而将这种反应命名为耳-心反射(auriculocardiac reflex),同时被其他学者命名为 Nogier 动脉反射。这种反射也构成了 Nogier 耳廓医学的支柱和核心,其实质是脉搏反射。在体壁部位给予刺激后,任何区域的动脉的浅脉搏都会发生特征性改变,本质上属皮肤-血管反射。Nogier 将这种脉象称之为 Yu 脉。脉搏是由血流冲击小动脉引起的驻波,随着心脏收缩时产生,舒张时小动脉由于弹性作用回缩。耳-心反射引起脉搏的变化与自主神经系统有关,皮肤刺激可以改变自主神经系统的紧张状态,从而引起脉搏的变化。在 Nogier 指导下,Bricot 做了一些有说服力的实验,在用 $70g/mm^2$ 压力刺激耳甲区时,引起耳廓中层组织兴奋,在桡动脉脉搏处用双向多普勒仪记录,脉象发生了具有特征性的改变,脉搏由正常状态改变为 4 个渐强的波幅,伴随着 4 个渐弱的波幅。Nogier 认为,这种反射类似于迷走神经紧张的"眼-心反射"(vagotonic oculo-cardiac reflex)。Aschner 早年注意到,压迫眼球或颈动脉窦,直接刺激到分布于三叉神经或舌咽神经中的迷走神经传入纤维,冲动进入脑干心血管中枢,一方面刺激迷走神经中枢的活动,一方面抑制交感神经中枢的活动,引起减压反射,其结果是使心率减慢和血压下降。

高昕妍等(2006)观察到针刺耳甲区能有效降低动物的血压,这种降压作用与迷走神经结构和功能的完整性密切相关;他们在氨基甲酸乙酯麻醉的自发高血压大鼠探讨了迷走神经完整和颈部切断迷走神经干后耳甲区电针对动脉血压和心率的影响,同时记录左侧迷走神经和交感神经放电的变化;结果观察到,在手针或电针刺激耳穴时,所有受试动物的平均动脉压均有不同程度的下降,最大降压幅度达到 20 ~ 24mmHg 左右,平均动脉压的降幅也都在 11 ~ 16mmHg 以上;在正常血压大鼠耳穴降压的作用比

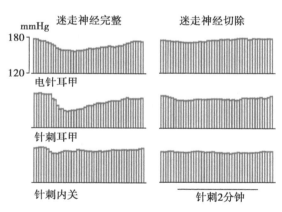

图 17-13　刺激耳甲区和"内关"穴对自发性高血压鼠的降低血压效应

较平和而持久,一般在停针后可继续 2 ~ 5 分钟。高血压大鼠在施加耳穴刺激的最初阶段一般出现较大幅度的血压下降,此效应持续约为 30 秒,尔后有一轻微反弹,使降压幅度维持在 10mmHg 左右(图 17-13)。但在停止刺激后,降压效果的维持时间仅为 1 ~ 3 分钟,明显比正常血压动物的持续时间短。左右耳穴手针刺激引起的降压效果无明显差异。在未给予针刺前,颈迷走神经干基本记录不到神经的自发活动,有时可记录到单个或 3 ~ 5 个簇状放电组成的发放。手针刺激耳穴时,大多数情况下引起同侧迷走神经放电明显增加,其放电频率可达 8 ~ 17 次/秒;越是降压明显的动物,迷走神经放电的频率越高,呈正相关。在刺激对侧耳穴时,同侧迷走神经放电也可被激活,但激活的程度远不如同侧耳穴刺激明显。

为了比较耳穴与体穴对血压影响的差异,他们同时观察了手针刺激左"内关"穴对血压

的影响。无论是在正常血压大鼠,还是高血压大鼠,从个例来看,血压呈现3种不同的变化,即不变、血压上升、血压下降。平均降压幅度仅为5~7mmHg,其降压效应仅出现在施加刺激的初始时间;与耳穴的降压作用相比,差异非常显著。针刺"内关"穴对迷走神经的激活效应不很明显,其放电频率仅达1~4次/秒,与耳穴相比亦有统计学差异。

切断双侧迷走神经干(vagotomy)后,动物血压一般出现一过性下降为主的变化,可能是自主神经系统功能平衡状态丧失所引起。经过5~10分钟,动物血压倾向稳定恢复,增减幅度不很明显,此时耳穴的降压效应大部分消失,仅在施加刺激的开始出现一过性效应,其平均降压幅度仅维持在2~5mmHg,没有统计学上的差异。但与切断迷走神经前的降压效果相比,差异非常显著(图17-13)。

在正常血压鼠和高血压鼠的研究表明,耳穴手针刺激和电针刺激都能明显降低这两种实验动物的平均血压;虽然降压的幅度在每只动物有所不同,但它们的反应方向却是完全一致的。研究还表明,耳穴不但有降压作用,还能激活迷走神经的传出活动,而且降压作用与迷走神经的激活程度有密切相关性。这种相关性表明,耳穴的降压作用与激活迷走神经有关,在脑干心血管中枢参与下,发挥对抗交感神经系统的过度兴奋性,减少心交感神经的兴奋状态,缓解阻力血管的紧张性,从而降低动脉血压。

Gao等(2011)运用电生理学实验研究了针刺耳甲区和躯体穴位对NTS心功能相关神经元放电的影响,同时观察了心率、血压的变化。如果NTS神经元放电节律与心电图R波同步,而且对静脉注射硝普钠(20μg/kg)有反应,被认为是NTS心功能相关神经元(图17-14C、D),反之为NTS非心相关神经元。NTS神经元放电频率增加或减少超过背景活动的15%(图17-15),即认为神经元兴奋或抑制。针刺耳甲区能激活NTS神经元放电(与刺激前比,放电频率增加93.8%±26.0%),与针刺足三里、内关相比,针刺耳甲区能更显著降低血压、减慢心率(图17-14A、B)。静脉注射阿托品后针刺耳甲区引起的激活NTS神经元放电的频率和抑制心血管的效应减弱,但是对针刺"足三里"、"内关"的效应无显著影响(图17-15)。NTS内微量注射阿托品后可使针刺耳甲区引起的激活NTS神经元放电频率的效应减弱;与此同时,耳甲针刺降低动脉血压和抑制心率的效应也随之明显减弱。这项研究结果提示,针

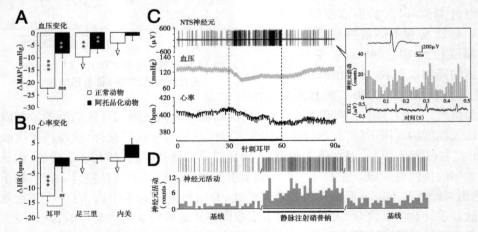

图17-14 针刺不同穴位对动脉血压(A)、心率(B)的影响及硫酸阿托品的拮抗效应;(C)左侧为耳针对NTS心相关神经元放电频率、动脉血压、心率的影响,右侧为NTS心相关神经元鉴定;(D)NTS心相关神经元对静脉注射硝普钠有反应

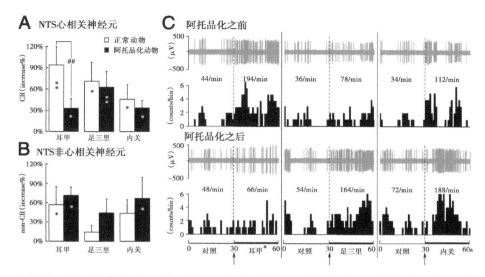

图 17-15　阿托品对针刺引起的 NTS 心相关神经元和非心相关神经元放电频率变化的影响
（A）12 个 NTS 心相关神经元；（B）10 个 NTS 非心相关神经元；（C）阿托品前后 NTS 神经元放电频率变化示意图。耳针刺激时，静脉注射阿托品前神经元放电频率为 194 个/分钟，阿托品后，放电频率减少到 66 个/分钟。刺激足三里和内关时，阿托品后神经元放电频率增加

刺耳甲区的耳穴"心"通过激活 NTS 压力感受器敏感神经元调节心血管功能，调节方式与心血管抑制效应的压力感受器反射一致。

Gao 等（2008）以同步记录的心血管效应和胃运动为指标，在麻醉大鼠还观察了不同耳廓区域手针效应的异同，以说明耳穴有无穴位特异性的问题。刺激耳廓的 5 个不同部位分别为耳尖、耳轮中点、耳轮角、耳甲腔和对耳轮中点。结果只在手针作用于耳甲区能稳定地引起心血管抑制和胃运动兴奋的效应，类似于迷走神经兴奋性增加的反应。这些变化在其他非迷走神经分布区的耳廓部位也能见到，但幅度较小，这可能与耳廓神经分布的弥散性有关系；另一方面，他们的研究并不支持高度部位特异性的耳穴定位图谱，提示耳穴的临床和基础研究中取不同耳廓部位作为对照穴有一定局限性。

Tayaka 等（1984）采用电针刺激心包经内关等穴的方法并没有观察到降低受试者血压的效应，也不改变心率等抑制交感神经的反应，特别是与心脏相同神经节段的体穴（我们在实验中采用的是"内关"穴）刺激是不能有效降低动物血压的。我们的本项研究也证实了这一点，既不能明显降低动物血压，也不能有效激活迷走神经，因此，高血压的治疗，应首选有迷走神经分布的耳穴。

管遵信和李惠芳（1989）等用耳穴贴压药丸治疗高血压 83 例，治疗满 1 个疗程者 62 例，其中痊愈（血压降至正常，自觉症状消失）12 例，占 19.4%；显效（舒张压下降 1.3kPa，自觉症状大部分消失或明显减轻 15 例，占 24.2%；有效（舒张压下降 0.67kPa，自觉症状有所减轻）26 例，占 41.9%；无效（血压及症状与治疗前无差异或恶化）9 例，占 14.5%。总有效率85.5%。病例全部经过药物治疗，许多患者服用过多种降压药均无明显效果。实验结果表明，对药物治疗效果不佳的患者，改用或加用耳穴贴压药丸，仍可获得 85.5% 的有效率，并且有 19.4% 的患者获得痊愈，尤其对改善自觉症状，减少降压药的副作用，此疗法更有其独特

的优越性。唐春恩用耳针治疗高血压 45 例,90% 的患者的血压显著下降。随访 30 例,平均收缩压下降 3.9kPa,舒张压下降 2.1kPa,对伴有高血压危象和半身不遂者,亦同样有显著效果。刘福信(1977)用耳穴埋针法治疗高血压 33 例,显效 25 例,占 75.8%;改善 7 例,占 21.2%;无效 1 例,占 3%,总有效率 97%。曾碧梅(1996)用耳穴贴压疗法治疗高血压 150 例,显效 69 例,有效 66 例,无效 15 例,总有效率 90%。杨惠群(2012)观察耳尖放血治疗高血压Ⅲ期的即时疗效,结果 20~60 分钟后收缩压下降 30mmHg 以上;耳尖放血可以迅速降低突然升高的血压,并明显改善肝火亢盛症状明显的高血压患者。

高血压的发病与交感神经的紧张性有关,增强迷走神经紧张性则可以对抗交感神经的作用,从而达到治疗高血压的目的。耳穴刺激的结果是提高了迷走神经的紧张性,迷走神经的兴奋性升高将有效对抗交感神经的过度兴奋,从而导致心排出量的减少和心率变慢(Gao 等,2012),阻力血管(小动脉和微动脉)的紧张性下降,增加血管收纳血量的能力,最后导致动脉血压的下降。

为了观察耳穴降压沟对高血压的治疗作用,高昕妍等(2005)在不同城市 4 所医院对 129 例Ⅰ~Ⅲ期高血压患者进行了较为系统的治疗观察。每天进行 1 次、持续 20~30 分钟的治疗,经过 21 天的治疗,89% 的患者血压有不同程度的降低(图 17-16)。

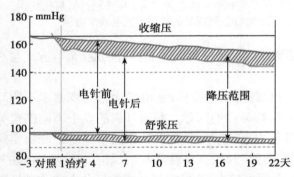

图 17-16　耳降压沟刺激治疗 129 例高血压患者的降压效果

从图 17-16 中可以看到,使用华佗自动降压仪治疗后,收缩压平稳地进行性下降。从治疗前的平均(165.07±1.45)mmHg 下降到治疗后的最低值(146.05±0.96)mmHg,平均下降幅度达(18.64±1.48)mmHg。而且在 3 个疗程的治疗后,收缩压基本稳定在 144~145mmHg。从曲线上分析,虽然下降的幅度有所平和,但收缩压的下降趋势尚未达到平台。舒张压在治疗后也平稳下降,虽然下降幅度不如收缩压明显,其下降幅度从治疗前对照水平的(96.34±0.73)mmHg 下降至治疗后的(88.05±0.70)mmHg,平均下降(8.01±0.68)mmHg($P<0.001$)。在治疗后期,舒张压基本在 89~90mmHg。从曲线看出,舒张压的下降已接近平台,继续治疗能基本上稳定在这个平台水平。

耳穴刺激通过激活迷走神经降低血压的机制请参见图 17-17。

三、耳-迷走神经联系与糖尿病

Frohman 等(1967)报道刺激狗迷走神经的外周终端可以导致血胰岛素浓度升高。Daniel 和 Hendersonf(1967)在狒狒身上也观察到同样的实验结果。电刺激胰腺切除家兔的迷走神经会导致肝糖原合成酶总的活性明显增加(Szabo 和 Szabo,1975)。据此表明,迷走刺激可能直接加速了肝糖原生成,降低血糖浓度,从而认为中枢神经胰岛素敏感组织是通过迷走神经来调节肝糖代谢的。Szabo 等(1972)证实,在中枢神经系统存在胰岛素敏感的控糖区域,此区域一旦接触胰岛素,就会随即引发系统血糖浓度的迅速下降。1975 年他们实验进一

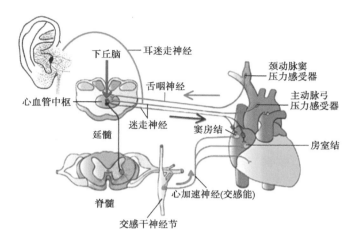

图 17-17 耳穴刺激激活迷走神经降低血压的可能机制

耳穴手针刺激和电针刺激激活耳廓的迷走神经分支,经传入纤维到达脑干迷走神经背核;向迷走神经中枢发出投射,再经迷走神经发出传出冲动(正如我们记录到的迷走神经放电),发挥抑制心脏的泵血作用,降低动脉血压;另一方面通过与脑干网状结构心血管中枢的投射联系和脑的整合作用,抑制交感神经中枢的过度兴奋,缓解阻力血管的紧张性,从而降低动脉血压

步发现,颈动脉注射胰岛素可以立刻引起全身性血糖浓度下降,颈部迷走神经切断或腹腔内注射和静脉内注射阿托品可以部分阻止胰岛素的上述降糖效应,而注射酚妥拉明、普萘洛尔、肾上腺素则没有影响。一段时间内事先颈静脉注射阿托品(预处理)可以完全阻止胰岛素的中枢降糖效应,而预先静脉注射新斯的明则可以避免上述阿托品的逆转效应;由此作者认为,中枢胰岛素敏感的血糖调节区是在胆碱能神经控制之下起作用的,其传出神经通路与中枢胆碱能神经元有突触联系。此后他们又观察到,刺激胰岛素敏感的控糖区域的受体,神经冲动将沿着副交感神经通路传递至效应器官,他们认为此效应器官即为肝脏,胰岛素敏感的控糖区域就是通过迷走神经来调控肝糖原生成和消耗过程的。加藤麦等(1999)采用血糖高胰岛素钳夹技术(HEC)以葡萄糖输注率(GIR)为指标探讨电针刺激对糖尿病大鼠胰岛素抵抗的影响,实验用 300 毫秒、1.5V、1Hz 电针刺激 LETO 糖尿病大鼠的耳甲迷走神经支配区域,刺激时间 10 分钟,对照组为耳廓非迷走神经支配区域,结果发现电针刺激对急性糖尿病胰岛素抵抗效果良好,电针耳迷走神经支配区可见 GIR 显著减少。

血糖水平增高会导致胰腺迷走分支活性增强,内脏交感神经活性减弱,反之亦然。肝脏的血糖敏感传入神经启动了整个血糖浓度的调控反射,当血液中葡萄糖浓度降低时,信号传入中枢系统,经过调节,支配肝脏的交感神经就会兴奋,使神经末梢分泌更多的去甲肾上腺素,引起血糖的迅速升高;反之,当血液中的葡萄糖浓度升高时,信号传入中枢系统,使支配肝、胰腺的迷走神经兴奋,促使胰腺分泌更多的胰岛素,使肝糖原合成增加,从而稳定血糖水平。

梅志刚等(2007)采用细胞外记录大鼠孤束核(NTS)神经元活动的方法,对不同刺激的反应鉴别出 NTS 内存在对葡萄糖和胰岛素反应的相关神经元。图 17-18 为同一 NTS 神经元,分别对电针刺激耳甲区,颈动脉输注葡萄糖和胰岛素表现出不同活性反应,电针大鼠耳甲有半数的 NTS 细胞放电频率是增加的。

经耳迷走神经刺激(transcutaneous auricular vagus nerve stimulation,Ta-VNS)能够激活葡萄糖敏感和胰岛素敏感神经元,并且以葡萄糖抑制反应的细胞为主,继而升高胰岛素,降低血糖效应。2mA Ta-VNS 正常大鼠 30 分钟,针刺前大鼠血糖浓度为(7.23±0.15)mmol/L;Ta-VNS 停止即刻血糖浓度下降至(6.65±0.14)mmol/L;Ta-VNS 后 10 分钟,血糖浓度继续下降至最低值(6.43±0.14)mmol/L;Ta-VNS 后 20 分钟,血糖开始慢慢上升至(6.84±0.14)

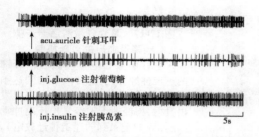

图 17-18　同一孤束核神经元,分别对电针刺激耳甲区、颈动脉输注葡萄糖、输注胰岛素表现出不同的反应

mmol/L;Ta-VNS 后 30 分钟,血糖恢复至 Ta-VNS 前水平,浓度为（7.17±0.14）mmol/L。2mA Ta-VNS 正常大鼠足三里穴 30 分钟前后血糖浓度无明显差异,说明 2mA Ta-VNS 对正常大鼠的血糖浓度具有较好的调整作用,且耳针降糖有时间窗效应。

在腹腔注射 2% 链脲佐菌素（STZ）60mg/kg 制作的糖尿病大鼠模型,给予大鼠 2mA Ta-VNS 同样可使血糖浓度下降;迷走神经切断后,Ta-VNS 的降糖效应消失。与此同时,Ta-VNS 能够增加血浆胰岛素浓度,迷走神经切断后效应明显减弱。

Adachi（1984）等实验也认为,NTS 的这些葡萄糖敏感神经元接受来自肝脏的葡萄糖敏感信号的传入,他们把这种神经元信号会聚机制称为"故障自动保险（fail-safe）"机制,他们推测 NTS 的这种参与兴奋和抑制中间神经元的复杂神经网络与高血糖的信号整合有关。并且他们认为,经典生理学所认为的交感神经中枢和副交感神经中枢之间实际上存在着密切的联系,并给出了参与支配胰腺组织的各神经通路的假设路线,这为耳针治疗糖尿病的作用机制提供了有力的佐证,很可能是由于耳针激活了迷走神经,另一方面又抑制了交感神经的缘故。

刘朝晖等（2010）观察了耳甲迷走神经刺激治疗轻度 2 型糖尿病的临床疗效（图 17-19）。在接受耳甲迷走神经刺激（Ta-VNS）的治疗组,治疗的第 3 周空腹血糖和餐后 2 小时血糖开始明显下降,并在治疗的 12 周内血糖水平一直稳步进行性降低［从等待治疗时的空腹血糖（8.82±1.59）mmol/L 下降到治疗 12 周的（7.25±2.11）mmol/L,$P<0.05$］,而在耳缘非迷走神经刺激（Tn-VNS）的对照组,治疗的第 5 周血糖才出现有统计意义的下降。Ta-VNS 组的糖化血红蛋白在治疗后的第 6 周和 12 周都比治疗前出现有统计意义的下降,而 Tn-VNS 组与治疗前比较几乎无变化。结果显示,耳甲区电针可以显著降低 2 型糖尿病患者的空腹血糖、餐后 2 小时血糖和糖化血红蛋白值,并且均显示出与治疗时间的相关性,也就是随着治疗周数的增加,效应逐渐加强。

鞠琰莉等（2012）观察了 45 例 2 型糖尿病患者经耳甲区电针治疗对空腹血糖、75g 葡萄

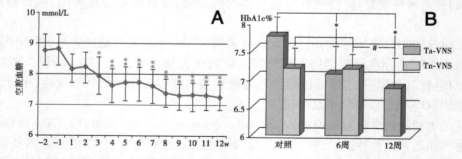

图 17-19　在 Ta-VNS 组治疗的 12 周内血糖水平一直稳步进行性降低（A）,这种下降在治疗的第 3 周起就有统计学意义。Ta-VNS 组的糖化血红蛋白在治疗后的第 6 周和 12 周都出现具有有统计意义的下降,Tn-VNS 组的糖化血红蛋白并无明显改变（B）

糖负荷 2 小时后血糖、糖化血红蛋白的影响；治疗 3 个月后，经统计学处理，糖化血红蛋白指标明显下降，空腹血糖及负荷血糖治疗后较治疗前也明显下降，表明耳甲刺激具有改善糖尿病患者糖化血红蛋白的作用。

黄凤等（2010）观察了耳甲迷走神经刺激干预 35 例糖耐量受损患者，治疗 12 周后，空腹血糖及 75g 葡萄糖负荷 2 小时后血糖均较治疗前明显下降；糖化血红蛋白有下降趋势，但与治疗前比较尚无明显差异。

四、耳-迷走联系与癫痫治疗

迷走神经刺激（vagus nerve stimulation，VNS）疗法的思想最初由美国神经生物学家 Corning 于 19 世纪末提出（Lanska，2002）。直到 1985 年，Zabara 通过研究迷走神经解剖及其相关文献后首次提出：VNS 有治疗癫痫的临床潜在价值（Groves 和 Brown，2005）。1988 年，Bowman Gray 医学院的 Penry 和 Dean 采用置入迷走神经刺激器治疗第 1 例患者，并且取得了良好的效果。1997 年，由休斯顿公司生产刺激器 NCP 系统（图 17-20）治疗 12 岁以上的部分性癫痫患者得到美国 FDA 批准（Cohen-Gadol 等，2003）。近 10 年来这种安全、有效的治疗方法被许多国家越来越多的患者所应用。目前公认的 VNS 的适应证主要是：①患者年龄通常在 12～60 岁；②局灶性发作或部分发作继发全身性发作；③使用 1～3 种抗癫痫药物进行正规治疗但未能有效控制病情；④多发病灶或病灶定位不确定。

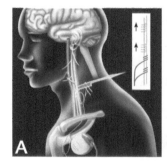
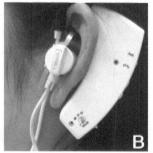

图 17-20　NCP 系统（A）和朱兵团队研发的耳迷走神经刺激仪（B）

颈部迷走神经干大部分中枢投射止于 NTS，小部分终止于延髓中央网状结构、迷走神经背核、最后区、楔核等部位；由 NTS 发出的纤维投射到很多脑区，包括下丘脑、背缝核、疑核、杏仁核和丘脑等；正是这种分布和投射的复杂性、广泛性构成了迷走神经刺激抗癫痫的解剖学基础。右侧迷走神经有分支到心脏，刺激左侧迷走神经对心脏的影响较小，故临床 VNS 时选用左侧迷走神经。

由于 VNS 是一种有异于生理现象的外界刺激，故亦有一定的不良反应或副作用，如声音嘶哑、咽喉疼痛、咳嗽、气喘、感觉异常等（迷走神经刺激研究小组，1995；Handforth 等，1998）。

荣培晶等（Rong 等，2014）从 2008 年开始的多中心 RCT 临床研究表明，耳迷走神经刺激治疗癫痫确实有效。他们将入选病例随机分为等待治疗组（waiting list）、耳迷走神经刺激组（Ta-VNS）和非迷走神经刺激组（Tn-VNS）。等待治疗组入组后 16 周只给予基础治疗，之后给予 Ta-VNS 治疗。外耳缘非迷走神经刺激组给予 Tn-VNS 治疗（图 17-21）。电刺激参数：频率 20Hz，电流 1.0mA，刺激时间 30 分钟，每日 3 次，共治疗 24 周，分别于入组时、入组 8

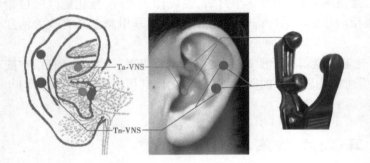

图 17-21　红色标记为耳甲 Ta-VNS 刺激部位,蓝色标记为耳缘 Tn-VNS 刺激部位,绿色为耳迷走神经分布区

周、入组 16 周、入组 24 周时随访患者。

　　在前期研究中的 50 例癫痫患者,经过 8 周的 Ta-VNS 治疗后,6 例患者癫痫停止发作,12 例发作频率分别减少了 50% ~89%。经过 24 周治疗后,8 例无癫痫发作,2 例癫痫发作频率减少≥90%,9 例发作频率分别减少了 50% ~89%。在对 144 例癫痫患者的 RCT 研究中,Ta-VNS 组的 98 例患者经过 8 周治疗后,10 例癫痫发作停止,6 例发作频率减少≥90%,25 例发作频率减少了 50% ~89%。经过 24 周的治疗后,15 例无癫痫发作,6 例发作频率减少≥90%,26 例减少了 50% ~89%。Tn-VNS 对照组的 46 例患者经过前 8 周的治疗,只有 3 例无癫痫发作,2 例患者减少 90% 以上,9 例发作频率减少了 50% ~89%。经过额外 16 周的 Ta-VNS 治疗后,46 例患者中有 7 例无癫痫发作,14 例发作频率减少 50% ~89%(图 17-22)。各组间发作频率减少的百分比差异显著(图 17-23)。据此认为,Ta-VNS 与 VNS 作用相类似,能够抑制癫痫发作,是一个安全,有效,经济和广泛适用的治疗难治性癫痫的方法。

　　何伟等(He 等,2013b)采用 Ta-VNS 辅助治疗小儿癫痫也取得较好的临床疗效。

　　在观察到耳针治疗癫痫临床疗效的同时,何伟等(He 等,2013a)在戊四氮急性癫痫模型大鼠开展了耳针抗癫痫的实验研究。

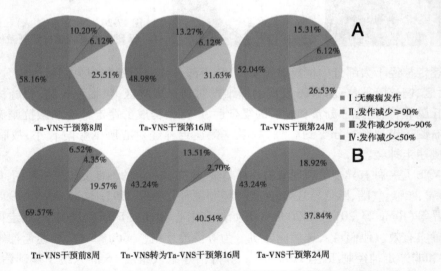

图 17-22　Ta-VNS 组(A)和 Tn-VNS 组(B)在治疗 8 周、16 周和 24 周后的癫痫发作患者人数的变化

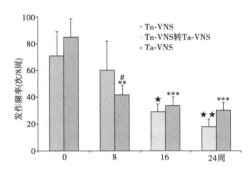

图 17-23 各组治疗前后癫痫发作频率的比较
与 Tn-VNS 8 周比较＊*P*<0.05，＊＊*P*<0.01；与 Ta-VNS 0 周比较＊＊*P*<0.01，＊＊＊*P*<0.0001；治疗 8 周后，Ta-VNS 组与 Tn-VNS 组比较，#*P*<0.05

（4.32±0.23）秒/次。

　　方法包括经耳甲迷走神经刺激（Ta-VNS）、外耳缘非迷走神经分布区刺激（Tn-VNS）、颈迷走神经刺激（VNS）。3 种刺激方法均能激活 NTS 神经元放电频率，抑制大鼠癫痫波。Ta-VNS、Tn-VNS 及 VNS 后，NTS 神经元放电频率分别增加 25%±3%、12%±1%、22%±2%，脑电图癫痫波被抑制的持续时间分别为（15.41±0.50）分钟、（5.46±0.49）分钟和（17.12±0.75）分钟。Ta-VNS 和 VNS 比较无显著性差异（图 17-25）。

　　采用将冷冻至 4℃ 的防冻液用微量注射泵匀速推进通过 U 型管底部轻轻接触于 NTS 在延髓投影区表面的方法可以减弱或阻断 Ta-VNS 对癫痫波的抑制作用，提示 NTS 神经元功能的完整对 Ta-VNS 发挥抗癫痫效应有重要作用。

　　在麻醉状态下，癫痫模型大鼠孤束核（NTS）神经元放电频率降低，随着细胞放电频率的降低，同时伴随脑电图（EEG）的高幅癫痫波，而且两者的变化有明确的时间对应关系，即在 NTS 细胞放电频率降低时，EEG 出现高幅尖波；当细胞放电频率增加时，EEG 癫痫波振幅降低或消失。说明当 NTS 细胞放电频率减少时，动物癫痫发作；NTS 细胞放电频率增多时，则可以抑制癫痫的发作（图 17-24）。这种同步变化在造模后 1~3 分钟之内开始出现，呈节律性变化，按 EEG 的发作来算，最初 3 次/分钟，2 秒/次，约 7~10 分钟内持续增多，在约 15 分钟后，呈基本有规律的变化，平均发作约（6.21±0.98）次/分钟，持续时间

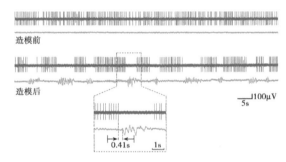

图 17-24 a1：造模前，NTS 神经元放电频率（蓝色）和 EEG（红色）；a2：造模后，癫痫大鼠孤束核神经元放电抑制时，脑电图癫痫波增加。下图为局部放大，可见癫痫波与 NTS 神经元活动的关系，即癫痫波常出现在 NTS 神经元放电停止后，NTS 神经元放电出现又可抑制癫痫波的发生

五、耳-迷走联系与抑郁症治疗

　　近几十年来，抑郁症的药物治疗取得了一定疗效，但是仍有很大一部分人对现有的抑郁症治疗不敏感。20%~40% 的患者在首次应用抗抑郁药物时没有显著的临床改善。美国 FDA 于 2005 年批准 VNS 可作为治疗难治性抑郁症（treatment-resistant depression，TRD）的一种可行性疗法（Beekwilder 和 Beems，2010）。

　　最近一些研究对 VNS 治疗难治性抑郁症的抗抑郁作用进行了探讨，研究线索主要集中在以下几个方面：①VNS 可以影响癫痫患者的情绪；②正电子发射断层扫描显示，VNS 可影

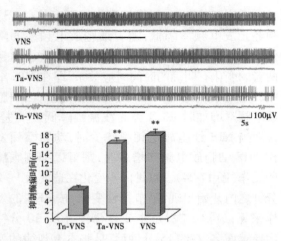

图 17-25 VNS、Ta-VNS 及 Tn-VNS 通过激活 NTS 神经元活动抑制脑电图癫痫波发放

响重要边缘结构的代谢和功能;③抗癫病药物对情感障碍具有一定的治疗价值;④VNS可以改变动物及人脑内的单胺浓度(George,2000)。

Nemeroff 等(2006)认为,神经影像学和其他研究表明,VNS 疗法通过孤束核(NTS)的神经支配起作用,通过与边缘系统和皮质组织的二级突触联系参与心境调节,其中包括 5-HT 能的脊核和 NE 能的蓝斑及连接到前脑的核周体等的脑干区域。Park 等(2007)认为,动物和人体的相关神经化学和神经影像学的研究表明,VNS 影响边缘系统和更高的皮质脑牵涉到心境障碍的区域,为 VNS 在治疗心

理疾病中的作用提供了依据。临床对 TRD 的患者进行 VNS 的研究也取得了有意义的结果,特别是也考虑到了对长时期(1～2 年)随访的应答率。Critchley 等(2007)对一名应用 VNS 治疗 TRD 的患者进行了研究,当患者对随机呈现正面、负面和中性的词汇时,VNS 在 3 个编码区域进行触发。随着每一编码区域,停止 VNS,然后患者在随后的认知记忆任务中分辨出之前所看到的词汇。在第一次编码区域时,用 fMRI 对患者进行扫描。结果显示,VNS 停止

阶段患者对看到的负面的词汇有稳定的回忆,而进行 VNS 时对负性词汇的记忆减弱。神经影像显示,VNS 的直接调节作用表现在额叶皮质的背内侧、背外侧和眶区。而且,对负性词汇进行编码时,与正性和中性的词汇时相比,VNS 也调节眶额、腹内侧和额叶皮质极、扣带回皮质和脑干内的活动。观察显示,VNS 能干预负性信息的记忆,可能与其抗抑郁的作用有关。神经影像学提示了起作用的区域包括背内侧的额叶皮质是根本的神经底物。Smith 等(2005)用 LFP(lateral fluid percussion injury)的模型大鼠进行 VNS 刺激14 天后与未进行 VNS 刺激的 LFP 大鼠相比,在水迷宫中找到隐蔽平台的延迟要短。

Pardo 等(2008)对 8 位抑郁症患者进行为期 1 年的 VNS 治疗,观察 PET 扫描的局部静息脑组织的葡萄糖摄取和 24 项汉密尔顿抑郁量表后发现:长期 VNS

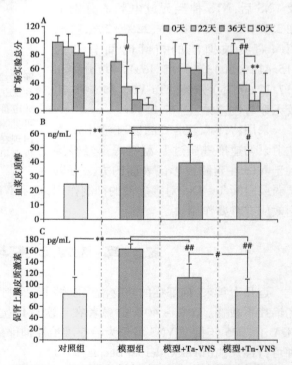

图 17-26 经耳甲电刺激干预抑郁状态模型大鼠对旷场实验、血浆皮质醇和促肾上腺皮质激素的作用

刺激的作用部位在从扣带回下到额极的腹内侧的额叶皮质,并且研究结束后这一区域的代谢水平仍继续下降,临床表现上也有改善的趋势。TRD 患者长期 VNS 的辅助疗法对腹内侧额叶皮质的静息脑活动产生延迟和稳健的下降,这一部位与杏仁核和监测内环境的结构有密切联系。

Hotujac 等(2008)复习了关于 VNS 对药物抵抗性抑郁症和其他一些精神性疾病应用的临床前和临床文献后指出,VNS 可用来治疗其他类型的抑郁症,包括儿童期和其他的精神疾病。

在孤养和不可预见性应激刺激制备的抑郁模型大鼠,刘儒鹏等(2012;Liu 等,2013)观察到,Ta-VNS 可对造模后大鼠应激导致的旷场实验总分、水平运动得分、垂直运动得分降低发挥抑制作用(图 17-26A),同时具有降低模型大鼠升高的血浆皮质醇和促肾上腺皮质激素的作用(图 17-26B、C),而 Tn-VNS 组的效应相对较差,结果表明,Ta-VNS 对模型大鼠的抑郁状态可起到一定的调节和干预作用。

荣培晶等(Rong 等,2012)对抑郁症患者开展了一项多中心的 RCT 临床研究,他们将 90 例患者随机分为治疗组(Ta-VNS)和对照组(Tn-VNS)。在治疗后的 4 周、8 周和 12 周,2 组患者抑郁症状的汉密尔顿抑郁量表(24-HAMD)、焦虑自评量表(SAS)、抑郁自评量表(SDS)、汉密尔顿焦虑量表(14-HAMA)各项指数与治疗前比较都有明显的改善($P<0.01$),但 Ta-VNS 组改善更为显著($P<0.001$),可以认为,Ta-VNS 治疗抑郁症有较好的临床疗效,值得在临床上推广运用。

第五节 经耳迷走神经刺激

Fallgatter 等(2003)在健康受试者经耳甲区刺激能记录到一个清晰的、可重复的,可能起源于脑干迷走核的迷走体感诱发电位(vagus somatosensory evoked potentials,VSEP)。之后,该课题组成员研究了年龄因素对 VSEP 的影响,研究分别在健康青年和老年受试者记录外耳 Ta-VNS 诱发的 VSEP,22 例青年受试者中有 20 例记录到可能来自于脑干迷走核的远场电位 VSEP,53 例老年受试者中有 39 例记录到 VSEP,老年受试者比青年受试者 VSEP 潜伏期长,VSEP 幅值未见明显年龄差异。这些结果表明,在老年健康受试者评定 VSEP 可行(Fallgatter 等,2005)。为了测试 VSEP 在神经退行性疾病中的早期诊断作用,该研究对老年痴呆患者的 VSEP 进行了测量,与对照组相比,在老年痴呆患者中 VSEP 潜伏期表现更长,尽管在额区和中央记录点未记到统计学差异。之后,对有关刺激和记录参数对 VSEP 的影响进行了系统研究。在 20 例健康受试者给予 Ta-VNS 并在头皮记录测量 VSEP,最佳刺激强度 8mA 时未感知疼痛,没有刺激部位和性别差异,最大的 VSEP 幅度在 T4 双极记录点,潜伏期、波形和极性无显著性差异。这些研究提示,脑干区域参与如老年痴呆、帕金森症等神经退行性病的早期阶段,方法学的改进可能有助于这种非侵入性的、具有成本效益的方法在神经退行性疾病中的早期诊断(Polak 等,2009)。

另外,影像学资料也为 Ta-VNS 影响脑功能提供了证据。22 例健康受试者的 fMRI 研究表明,Ta-VNS 强刺激引起边缘脑区(包括杏仁核、海马、海马旁回和颞中、上回)BOLD 信号降低,岛叶、中央前回、丘脑活动增强;心理测量显示,Ta-VNS 后幸福感改善显著,耳垂刺激作为对照组未发现同样的结果,刺激时心率、血压及外周微循环未见明显改变。表明 Ta-

VNS 的脑激活形式与侵入性的 VNS 有明显的相同之处,在健康受试者左侧外耳道施行 Ta-VNS 可行和有益(Kraus 等,2007)。Dietrich 等(2008)通过运用血氧水平依赖性磁共振脑功能成像(blood oxygenation level dependent functional MRI,BOLD fMRI)观察 Ta-VNS 对脑干和皮质活动的影响,在 4 位健康男性接受左耳 Ta-VNS 的同时用 1.5-Tesla MR 扫描仪对其进行扫描,对 Ta-VNS 时皮质和脑干表现与基础值进行比较;结果观察到,Ta-VNS 时脑区和迷走传入通路高一级中继核出现正向 BOLD 反应,出现这种反应脑区的包括左侧蓝斑、丘脑(左>右)、左前额皮质、右侧和左侧中央后回、左侧后扣带回和左脑岛,负向 BOLD 反应分别在右侧伏膈核和右小脑半球;研究结果提示,Ta-VNS 的治疗方法及其治疗仪器是可行的,适合用来调节迷走神经活动。

颈部 VNS 已经被 FDA 批准为癫痫和抑郁症的可选疗法之一。最近有研究提示,VNS 对炎症(Borovikova 等,2000)、心力衰竭(Klein 和 Ferrari,2010)和脑缺血(Ay 等,2009)、耳鸣(Kreuzer 等,2014)等也有治疗作用。

与 VNS 相比,Ta-VNS 因为其侵入性小,可以避免 VNS 的一些副作用,有操作简便、费用相对较低等特点,最近受到临床研究者的关注,试图通过 Ta-VNS 刺激迷走神经耳支(ABVN)发挥类似 VNS 的作用。Ventureyra(2000)认为,Ta-VNS 可以避免颈部 VNS 的副作用多、有手术并发症、费用昂贵等缺点,但并未进行深入的临床和机制研究。

朱兵等在研究耳-迷走神经联系的基础上,提出了经耳电刺激治疗癫痫和抑郁症、炎症等的设想(Yang 等,2011;He 等,2012),且对其机制和临床疗效进行了深入研究。

Stefan 等(2012)参考何伟等(He 等,2009)发表的会议论文,采用 Ta-VNS 治疗了 10 例难治性癫痫患者,刺激左侧迷走神经耳支区域,每天 3 次,持续 9 个月,在完成的 7 例患者中,5 例患者癫痫发作频率总体减少。

Hein 等(2013)在 37 个抑郁患者观察了 Ta-VNS 的治疗效果,刺激开始及第 14 天时患者的贝克抑郁量表明显好转,从 4.4(SD 9.9)升高到 12.6(SD 6.0)。由于治疗时间短,汉密尔顿抑郁量表评分无明显变化。

听觉通路包括一系列抑制性连接和反馈环路,而这些通路可能在噪声损害后发生改变,最终导致耳鸣。在听觉皮质水平,这些变化导致更广泛的调谐曲线,神经元自发放电增加,同步化活动增强,这时皮质神经元对中等强度的声音表现出"敏化"(Schnupp,2011)。Kreuzer 等(2012)研究了 Ta-VNS 对耳鸣患者心功能的影响,24 个慢性耳鸣患者经历了 3~10 周的 Ta-VNS 治疗,有 2 例患者出现心脏不良反应,其中 1 例为严重不良反应,但这 1 例不良反应由于 Ta-VNS 引起的可能性极小。Lehtimaki 等(2012)短期观察 Ta-VNS 结合声音疗法治疗耳鸣患者 10 例,采用耳鸣特异性的公认的问卷表评价其临床疗效,采用脑磁图方法评价左侧 Ta-VNS 对患者的急性影响,结果观察到 Ta-VNS 结合声音疗法可以改善情绪,减少耳鸣障碍评分,减轻耳鸣严重程度,Ta-VNS 使得两侧大脑半球听觉 N1m 反应幅度降低;因此,Ta-VNS 可能提供一种治疗耳鸣和耳鸣相关痛苦的新手段。

Busch 等(2013)观察了 Ta-VNS 是否具有改变疼痛的可能性。在 48 例健康受试者,通过定量感觉测试(QST)评价不同的躯体感觉的变化,每例受试者通过随机交叉的方法在不同的时间参与 2 个试验环节,包括 Ta-VNS 和假对照,每一个环节包括 2 次定量 QST,在刺激前和持续 Ta-VNS 刺激左耳 1 小时后分别在两侧手各测量 1 次;结果表明,Ta-VNS 可以升高机械和压力痛阈,降低机械痛敏,而且,与假对照相比,在持续给予热痛刺激 5 分钟时 Ta-

VNS 显著降低疼痛级别,这可能为将来在临床慢性疼痛患者研究 Ta-VNS 潜在的镇痛效应奠定基础。Napadow 等(2012)提出,运用呼气阶段门控的迷走神经传入刺激(RAVANS)能优化 Ta-VNS,他们采用对照交叉方法研究了因子宫内膜异位症引起的慢性骨盆疼痛患者。结果观察到,RAVANS 表现出疼痛程度和机械痛时间上的叠加降低的趋势;与 Tn-VANS 相比,患者的焦虑显著减少。在这类病例中,RAVANS 在 QST(反应痛觉过敏或中枢致敏)发挥明显的镇痛效应。Kraus 等运用功能性磁共振成像(fMRI)和使用形容词情绪量表(AMS)进行心理评估等方法研究了 Ta-VNS 前后变化。fMRI 表明,Ta-VNS 后,杏仁核、海马、海马旁回、中颞上回等边缘脑区 BOLD 信号明显降低,而岛叶、中央前回、丘脑信号增强,心理评估表明,幸福感显著增加,耳垂刺激在 fMRI 和心理评估两方面未观察到同样变化(Kraus 等,2007)。之后,该课题组对刺激外耳道前、后壁进行了比较。16 位健康受试者分为 2 组,其中 8 名受试者接受左外耳道前壁刺激,另外 8 名受试者接受左耳外耳道后壁刺激;2 组受试者分别在耳垂部位(非迷走神经支配区)给予刺激,作为对照。结果除了在岛叶,刺激左外耳道前、后壁均引起 BOLD 正向变化;其余皮质区域,刺激左外耳道前、后壁引起 BOLD 变化相反;刺激外耳道后壁后海马旁回、后扣带回皮质和右侧丘脑(枕),BOLD 信号显著降低。在皮质下区域脑干水平,与假刺激相比,刺激外耳道前壁时蓝斑和孤束 BOLD 的信号降低更明显。该项研究与以往 fMRI 研究结果是一致的,左外耳道刺激时边缘结构和脑干 BOLD 信号显著降低。迷走神经核区域 BOLD 信号的降低表明 Ta-VNS 是一种有效的迷走传入刺激,相反,刺激外耳道后壁引起迷走神经传递重要的中继中枢-孤束内 BOLD 信号呈现非特异性变化。这项结果为经皮神经刺激提供了新启示,也为 Ta-VNS 在精神病科运用奠定了基础(Kraus 等,2013)。

Yu 等(2013)研究了 Ta-VNS 对苯巴比妥麻醉狗心房颤动的抑制效应,他们将多电极管贴到肺静脉和心耳,将 3 个钨丝电极插入到前右下神经节丛记录神经元活动,通过 2 个鳄鱼夹夹住右侧外耳进行 Ta-VNS 刺激;结果观察到,在快速心房起搏的 1~3 小时,有效不应期呈渐进性明显降低,心房易损窗增加,神经元活动增强;在快速心房起搏+低强度 Ta-VNS 的 4~6 小时,有效不应期、心房易损窗和神经元活动向基础值呈线性回归,双侧迷走神经切断可阻断有效不应期和心房易损窗的逆转。表明 Ta-VNS 能反转快速心房起搏引起的心房重构,抑制心房颤动传导,提示 Ta-VNS 可能成为一种非侵入性治疗心房颤动的方法。

造物主给予了人类完美的躯体,给予了我们精致绝伦的双耳,除了赋予它耳听八方的使命外,还特意安排了体表其他部位从未曾存在过的形态学结构,巧妙地构筑着保护人类健康的独特圣域。

参 考 文 献

Adachi A, Shimizu N, Oomura Y, et al. Convergence of hepatoportal glucose-sensitive afferent signals to glucose-sensitive units within the nucleus of the solitary tract. Neurosci Lett,1984,46(2):215-218.

Alexander JP. Reflex disturbances of cardiac rhythm during ophthalmic surgery. Br J Ophthalmol,1975,59(9):518-524.

Anderson RL. The blepharocardiac reflex. Arch Ophthalmol,1978,96(8):1418-14220.

Angell JJE,Daly MB. Nasal reflexes. Proc R Soc Med,1969,62(12):1287-1293.

Angell-James JE,Daly MB. Some aspects of upper respiratory tract reflexes. Acta Otolaryngol,1975,79(3-4):242-252.

Apt L,Isenberg S,Gaffney WL. The oculocardiac reflex in strabismus surgery. Am J Ophthalmol,1973,76(4):533-536.

Arnold RW,Gould AB,MacKenzie R,et al. Lack of global vagal propensity in patients with oculocardiac reflex. Ophthalmology,1994,101(8):1347-1352.

Aschner B. Über einenbishernochnichtbeschriebenen Reflex von Auge auf Krieslauf und Atmung: Verschinden des Radialispulses bei Druk auf das Auge. Wein KlinWschr,1908,21:1529-1530.

Ay I,Lu J,Ay H,et al. Vagus nerve stimulation reduces infarct size in rat focal cerebral ischemia. Neurosci Lett,2009,459(3):147-151.

Bainton R,Barnard N,Wiles JR,et al. Sinus arrest complicating a bitemporal approach to the treatment of pan-facial fractures. Br J Oral Maxillofac Surg,1990,28(2):109-110.

Bainton R,Lizi E. Cardiac asystole complicating zygomatic arch fracture. Oral Surg Oral Med Oral Pathol,1987,64(1):24-25.

Baxandall ML TJL. The nasocardiac reflex. Anaesthesia,1988,43(6): 480-481.

Beekwilder JP,Beems T. Overview of the clinical applications of vagus nerve stimulation. J Clin Neurophysiol,2010,27(2):130-138.

Bengoechea O,Insausti R,Gonzalo LM. Spinal topography of the projection of the auricular nerve in the rabbit: a transganglionic WGA-HRP study. Brain Res,1985,329(1-2):340-345.

Berlin R. The gastro-auricular phenomenon. Lancet,1959,I:734-735.

Blanc VF,Hardy JF,Milot J,et al. The oculocardiac reflex: a graphic and statistical analysis in infants and children. Can Anaesth Soc J, 1983,30(4):360-369.

Blanc VF. Trigeminocardiac reflexes. Can J Anaesth,1991,38(6): 696-699.

Borovikova LV,Ivanova S,Zhang M,et al. Vagus nerve stimulation attenuates the systemic inflammatory response to endotoxin. Nature, 2000,405(6785):458-462.

Boscan P,Pickering AE,Paton JF. The nucleus of the solitary tract: an integrating station for nociceptive and cardiorespiratory afferents. Exp Physiol,2002,87(2):259-266.

Bourdiol R. 耳针疗法. 周一方译自《生物疗法讲座》(法文)33 期副本 1972:1-22.

Bradford FK. The auriculo-genital reflex in cats. J Exp Physiol,1937, 27:272-279.

Brown JA,Preul MC,Nimr S. Trigeminocardiac reflexes. Can J Anaesth,1992,39(3):303-305.

Brown JA,Preul MC. Trigeminal depressor response during percutaneous microcompression of the trigeminal ganglion for trigeminal neuralgia. Neurosurgery,1988,23(6):745-748.

Busch V,Zeman F,Heckel A,et al. The effect of transcutaneous vagus nerve stimulation on pain perception--an experimental study. Brain Stimul,2013,6(2):202-209.

Campbell R,Rodrigo D,Cheung L. Asystole and bradycardia during maxillofacial surgery. Anesth Prog,1994,41(1):13-16.

Campbell SK,Parker TD,Welker W. Somatotopic organization of the external cuneate nucleus in albino rats. Brain Res,1974,77(1):1-23.

Cha ST,Eby JB,Katzen JT,et al. Trigeminocardiac reflex: a unique case of recurrent asystole during bilateral trigeminal sensory root rhizotomy. J Craniomaxillofac Surg,2002,30(2):108-111.

Chien CH,Shieh JY,Ling EA,et al. The composition and central projections of the internal auricular nerves of the dog. J Anat,1996,189 (Pt2):349-362.

CLERF LH. Cough as a symptom. Med Clin North Am,1947,31: 1393-1399.

Cohen-Gadol AA,Britton JW,Wetjen NM,et al. Neurostimulation therapy for epilepsy: current modalities and future directions. Mayo Clin Proc,2003,78(2):238-248.

Critchley HD,Lewis PA,Orth M,et al. Vagus nerve stimulation for treatment-resistant depression: behavioural and neural effects on encoding negative material. Psychosom Med,2007,69(1):17-22.

Daniel PM,Henderson JR. The effect of vagal stimulation on plasma insulin and glucose levels in the baboon. J Physiol,1967,192(2): 317-327.

Deutsch M. Ein Beitrag zur Symptomatomatologie der beginnenden lungentuberkulose. Med Klin,1919,43:1090-1091.

Dietrich S,Smith J,Scherzinger C,et al. A novel transcutaneous vagus nerve stimulation leads to brainstem and cerebral activations measured by functional MRI. Biomed Tech(Berl),2008,53(3):104-111.

Engel D. The gastroauricular phenomenon and related vagus reflexes. Arch Psychiatr Nervenkr,1979,227(3):271-277.

Engel D. über das reflektorischeOhrenjucken bei Sodbrennen. Med Klin,1922,47:1495-1497.

Fallgatter AJ,Ehlis AC,Ringel TM,et al. Age effect on far field potentials from the brain stem after transcutaneous vagus nerve stimulation. Int J Psychophysiol,2005,56(1):37-43.

Fallgatter AJ,Neuhauser B,Herrmann MJ,et al. Far field potentials from the brain stem after transcutaneous vagus nerve stimulation. J Neural Transm,2003,110(12):1437-1443.

Folan-Curran J,Hickey K,Monkhouse WS. Innervation of the rat external auditory meatus: a retrograde tracing study. Somatosens Mot Res, 1994,11(1):65-68.

Frohman LA,Ezdinli EZ,Javid R. Effect of vagotomy and vagal stimulation on insulin secretion. Diabetes,1967,16(7):443-448.

Gamboa-Esteves FO,Lima D,Batten TF. Neurochemistry of superficial

spinal neurones projecting to nucleus of the solitary tract that express c-fos on chemical somatic and visceral nociceptive input in the rat. Metab Brain Dis,2001,16(3-4):151-164.

Gandevia SC,McCloskey DI,Potter EK. Reflex bradycardia occurring in response to diving,nasopharyngeal stimulation and ocular pressure, and its modification by respiration and swallowing. J Physiol,1978, 276:383-394.

Gao XY,Li YH,Liu K,et al. Acupuncture-like stimulation at auricular point Heart evokes cardiovascular inhibition via activating the cardiac-related neurons in the nucleus tractus solitarius. Brain Res,2011, 1397:19-27.

Gao XY,Wang L,Gaischek I,et al. Brain-modulated effects of auricular acupressure on the regulation of autonomic function in healthy volunteers. Evid Based Complement Alternat Med,2012,2012:714391.

Gao XY,Zhang SP,Zhu B,et al. Investigation of specificity of auricular acupuncture points in regulation of autonomic function in anesthetized rats. Autonomic Neuroscience: Basic and Clinic,2008,138(1-2):50-56.

George MS,Sackeim HA,Rush AJ,et al. Vagus nerve stimulation: A new tool for brain research and therapy. Biol Psychiatry,2000,47(4): 287-295.

Groves DA,Brown VJ. Vagal nerve stimulation: a review of its applications and potential mechanisms that mediate its clinical effects. Neurosci Biobehav Rev,2005,29(3):493-500.

Gwyn DG,Leslie RA,Hopkins DA. Gastric afferents to the nucleus of the solitary tract in the cat. Neurosci Lett,1979,14(1):13-17.

Haker E,Egekvist H,Bjerring P. Effect of sensory stimulation (acupuncture) on sympathetic and parasympathetic activities in healthy subjects. J Auton Nerv Syst,2000,79(1):52-59.

Handforth A,DeGiorgio CM,Schachter SC,et al. Vagus nerve stimulation therapy for partial-onset seizures: a randomized active-control trial. Neurology,1998,51(1):48-55.

Hayes RW,McBrearty E. An oculo-cardiac hypothesis of sudden unexpected death in infants. Med Hypotheses,1979,5(4):477-480.

He W,Jing X,Wang X,et al. Transcutaneous auricular vagus nerve stimulation as a complementary therapy for pediatric epilepsy: A pilot trial. Epilepsy Behav,2013,28(3):343-346.

He W,Jing XH,Zhu B,et al. The auriculo-vagal afferent pathway and its role in seizure suppression in rats. BMC Neurosci,2013,14:85.

He W,Rong PJ,Li L,et al. Auricular acupuncture may suppress epileptic seizures via activating the parasympathetic nervous system: a hypothesis based on innovative methods. Evid Based Complement Alternat Med,2012,2012:615476.

He W,Zhu B,Rong PJ. A new concept of transcutaneous vagus nerve stimulation for epileptic seizure. Chicago: Neuroscience 2009; In; 2009. p. 539.4.

Head H. On disturbances of sensation with special reference to pain of visceral disease. Brain,1894,17:339-480.

Hein E,Nowak M,Kiess O,et al. Bradycardia during neurosurgery--a new reflex. Anaesthesia,1988,43(2):157-158.

Hotujac L,Kuzman MR. Vagus nerve stimulation in the treatment of pharmacoresistant depression. Neuro Endocrinol Lett,2008,29 Suppl 1:133-146.

Kaufman L. Cardiac arrhythmias in dentistry. Lancet,1965,2(7406): 287.

Keller JT,Beduk A,Saunders MC. Central brainstem projections of the superior vagal ganglion of the cat. Neurosci Lett,1987,75(3):265-270.

Klein HU,Ferrari GM. Vagus nerve stimulation: A new approach to reduce heart failure. Cardiol J,2010,17(6):638-644.

Kratschmer F. über Reflexe von der Nasenschleimhaut auf Athmung und Kreislauf. SberAkad Wis Wien,1870,62:147-170.

Kraus T,Hosl K,Kiess O,et al. BOLD fMRI deactivation of limbic and temporal brain structures and mood enhancing effect by transcutaneous vagus nerve stimulation. J Neural Transm,2007,114(11):1485-1493.

Kraus T,Kiess O,Hosl K,et al. CNS BOLD fMRI effects of sham-controlled transcutaneous electrical nerve stimulation in the left outer auditory canal- a pilot study. Brain Stimul,2013,6(5):798-804.

Kraus T. Auricular transcutaneous electrical nerve stimulation in depressed patients: a randomized controlled pilot study. J Neural Transm, 2013,120(5):821-827.

Kreuzer PM,Landgrebe M,Resch M,et al. Feasibility,safety and efficacy of transcutaneous vagus nerve stimulation in chronic tinnitus: an open pilot study. Brain Stimul,2014,7(5):740-747.

Kumada M,Dampney RA,Reis DJ. The trigeminal depressor response: a novel vasodepressor response originating from the trigeminal system. Brain Res,1977,119(2):305-326.

Kwik RS. Marcus Gunn Syndrome associated with an unusual oculocardiac reflex. Anaesthesia,1980,35(1):46-49.

Lang S,Lanigan DT,van der Wal M. Trigeminocardiac reflexes:maxillary and mandibular variants of the oculocardiac reflex. Can J Anaesth, 1991,38(6):757-760.

Lanska DJ. J. L. Corning and vagal nerve stimulation for seizures in the 1880s. Neurology,2002,58(3):452-459.

Lehtimaki J,Hyvarinen P,Ylikoski M,et al. Transcutaneous vagus nerve stimulation in tinnitus:a pilot study. Acta Otolaryngol,2013,133 (4):378-382.

Leslie RA,Gwyn DG,Hopkins DA. The central distribution of the cervical vagus nerve and gastric afferent and efferent projections in the rat. Brain Res Bull,1982,8(1):37-43.

Litscher G. Computer-based quantification of traditional chinese-, ear- and Korean hand acupuncture:needle-induced changes of regional cerebral blood flow velocity. Neurol Res,2002,24(4):377-380.

Liu D,Hu Y. The central projections of the great auricular nerve primary afferent fibers--an HRP transganglionic tracing method. Brain Res,1988,445(2):205-210.

Liu RP,Fang JL,Rong PJ,et al. Effects of electroacupuncture at auricular concha region on the depressive status of unpredictable chronic mild stress rat models. Evid Based Complement Alternat Med,2013, 2013:789674. .

Loewinger J,Cohen M,Levi E. Bradycardia during elevation of a zygomatic arch fracture. J Oral Maxillofac Surg,1987,45(8):710-711.

Lynch MJ,Parker H. Forensic aspects of ocular injury. Am J Forensic Med Pathol,2000,21(2):124-126.

MALHERBE WD. Otalgia with oesophageal hiatus hernia. Lancet, 1958,1(7035):1368-1369.

May KL. Arnold's nerve reflex among pollinosis patients:sign of predictable asthma. J Investig Allergol Clin Immunol,1996,6(1):47-49.

Meng Z,Lu G. Projection linkage from spinal neurons to both lateral cervical nucleus and solitary tract nucleus in the cat. Biol Signals Recept,2000,9(1):38-44.

Meyers EF,Tomeldan SA. Glycopyrrolate compared with atropine in prevention of the oculocardiac reflex during eye-muscle surgery. Anesthesiology,1979,51(4):350-352.

Moore KL. L'être Humain en Développement. Paris:Vigot Edit,1974.

Moorthy SS,Krishna G,Elliott CL. Is there an auriculovagal reflex producing cardiac dysrhythmias?. Arch Otolaryngol,1985,111(9):631.

Napadow V,Edwards RR,Cahalan CM,et al. Evoked pain analgesia in chronic pelvic pain patients using respiratory-gated auricular vagal afferent nerve stimulation. Pain Med,2012,13(6):777-789.

Nemeroff CB,Mayberg HS,Krahl SE,et al. VNS therapy in treatment-resistant depression:clinical evidence and putative neurobiological mechanisms. Neuropsychopharmacology,2006,31(7):1345-1355.

Niijima A. An electrophysiological study on the regulatory mechanism of blood sugar level in the rabbit. Brain Res,1975,87(2-3):195-199.

Nogier P. Ueber die acupunktur der ohrmuschel. Deutsche Zeitschrift fuerAkupunctur. 1957,6(3-4):2533.

Nomura S,Mizuno N. Central distribution of primary afferent fibers in the Arnold's nerve(the auricular branch of the vagus nerve):a transganglionic HRP study in the cat. Brain Res,1984,292(2):199-205.

Norgren R. Projections from the nucleus of the solitary tract in the rat. Neuroscience,1978,3(2):207-218.

Pardo JV,Sheikh SA,Schwindt GC,et al. Chronic vagus nerve stimulation for treatment-resistant depression decreases resting ventromedial prefrontal glucose metabolism. Neuroimage,2008,42(2):879-889.

Park MC,Goldman MA,Carpenter LL,et al. Vagus nerve stimulation for depression:rationale,anatomical and physiological basis of efficacy and future prospects. Acta Neurochir Suppl,2007,97(Pt2):407-416.

Polak T,Markulin F,Ehlis AC,et al. Far field potentials from brain stem after transcutaneous vagus nerve stimulation:optimization of stimulation and recording parameters. J Neural Transm,2009,116(10): 1237-1242.

Prasad KS. Cardiac depression on syringing the ear. A case report. J Laryngol Otol,1984,98(10):1013.

Rogers RC,Hermann GE. Central connections of the hepatic branch of the vagus nerve:a horseradish peroxidase histochemical study. J Auton Nerv Syst,1983,7(2):165-174.

Rong PJ,Fang JL,Wang LP,et al. Transcutaneous vagus nerve stimulation for the treatment of depression:a study protocol for a double blinded randomized clinical trial. BMC Complement Altern Med,2012, 12:255.

Rong PJ,Liu A,Zhang J,et al. An alternative therapy for drug-resistant epilepsy:transcutaneous auricular vagus nerve stimulation. Chin Med J (Enql),2014,127(2):300-304.

Rouvière H,Delmas A. AnatomieHumaine:Descriptive,Topographique et Fonctionnelle,Tome I,Tête et Cou,Ilème edit. Paris:Masson et Cie Éditeurs,1974.

Salamagne JC. Le réflexe oculo-cardiaque L'anesthesia en Ophtalmologie XXVII Congrès National d'Anesthésie et de Réanimation. Bordeaux France,1979:41-59.

Satomi H,Takahashi K. Distribution of the cells of primary afferent fibers to the cat auricle in relation to the innervated region. AnatAnz, 1991,173(2):107-112.

Schaller B,Probst R,Strebel S,et al. Trigeminocardiac reflex during surgery in the cerebellopontine angle. J Neurosurg,1999,90(2):215-220.

Schnupp J. Auditory neuroscience:how to stop tinnitus by buzzing the vagus. Curr Biol,2011,21(7):R263-265.

Schwartz H. Oculocardiac reflex:is prophylaxis necessary? //Mark LC,Ngai SH(Eds). Hightlights of Clinical Anesthesiology. New York: Harper and Row,1971:111-114.

Smith DC,Modglin AA,Roosevelt RW,et al. Electrical stimulation of the vagus nerve enhances cognitive and motor recovery following moderate fluid percussion injury in the rat. J Neurotrauma,2005,22(12): 1485-1502.

Stefan H,Kreiselmeyer G,Kerling F,et al. Transcutaneous vagus nerve stimulation(t-VNS)in pharmacoresistant epilepsies:a proof of concept trial. Epilepsia,2012,53(7):e115-118.

Szabo AJ,Szabo O. Influence of the insulin sensitive central nervous system glucoregulator receptor on hepatic glucose metabolism. J Physiol,1975,253(1):121-133.

Szabo O,Szabo AJ. Evidence for an insulin-sensitive receptor in the central nervous system. Am J Physiol,1972,223(6):1349-1353.

Tekdemir I,Aslan A,Elhan A. A clinico-anatomic study of the auricular branch of the vagus nerve and Arnold's ear-cough reflex. Surg Radiol Anat,1998,20(4):253-257.

The Vagus Nerve Stimulation Study Group. A randomized controlled trial of chronic vagus nerve stimulation for treatment of medically intractable seizures. Neurology,1995,45(2):224-230.

Thompson PW. Unforseen complications encountered during dental anaesthesia. Respiratory complications during dental anaesthesia. Proc R Soc Med,1966,59(8):738-740.

Todisco T. The oto-respiratory reflex. Respiration,1982,43(5):354-358.

Ventureyra EC. Transcutaneous vagus nerve stimulation for partial onset seizure therapy. A new concept. Childs Nerv Syst,2000,16(2): 101-102.

Welhaf WR,Johnson DC. The oculocardiac reflex during extraocular muscle surgery. Arch Ophthalmol,1965,73:43-45.

Wolff AP,May M,Nuelle D. The tympanic membrane. A source of the cough reflex. JAMA,1973,223(11):1269.

Yamashita M. Oculocardiac reflex and the anesthesiologist. Middle East J Anesthesiol,1986,8(5):399-415.

Yang AC,Zhang JG,Rong PJ,et al. A new choice for the treatment of epilepsy:electrical auricula-vagus-stimulation. Med Hypotheses,2011, 77(2):244-245.

Yu L,Scherlag BJ,Li S,et al. Low-level transcutaneous electrical stimulation of the auricular branch of the vagus nerve:a noninvasive approach to treat the initial phase of atrial fibrillation. Heart Rhythm, 2013,10(3):428-435.

Zhu YG,Ye YY,Ben H,et al. The effect of sympathetic nerve and adrenal on the viscera-auriculo-acupoint response. World J Acup-Mox, 1997,7(2):35-41.

北京医学院针麻原理研究形态组. 家兔实验性腹膜炎和胃溃疡的耳廓低电阻点的分布. 北京医学院学报,1974(2):75-78.

北京医学院针麻原理研究形态组. 家兔实验性疾患的耳廓电阻反应. 针刺研究,1977,3(Z1):69-70.

曾碧梅. 耳穴贴压治疗高血压病 150 例临床总结. 湖南中医杂志, 1996,12(3):11-12.

福建医学院针灸经络研究室.耳针疗法的研究.福建医学院学报,1960(8):1-5.

高昕妍,李艳华,朱兵,等.针刺耳甲区对自发性高血压及正常大鼠血压的影响及其机理探讨.针刺研究,2006,31(2):90-95.

高昕妍.耳穴降压沟电脉冲刺激治疗高血压病疗效分析.中国针灸,2005,25(7):474-476.

管遵信,李惠芳.耳穴贴压药丸治疗高血压疗效观察.云南中医杂志,1989,10(4):25-26.

黄凤,荣培晶,王宏才,等.耳甲迷走神经刺激干预35例糖耐量受损患者临床观察.中华中医药杂志,2010,25(12):2185-2186.

加藤麦,福田文彦,石崎直人,など.糖尿病ラットのインスリン抵抗性に及ぼす鍼通電刺激の影響.日本東洋医学会雑誌,1999,50:439-449.

江苏新医学院第二附院.耳麻取穴与内脏神经的关系//全国针刺麻醉学习班选编组.针刺麻醉原理的探讨(全国针刺麻醉学习班资料选编之二).北京:人民卫生出版社,1974:364-366.

刘朝晖.电针耳甲区对2型糖尿病降糖效应的临床研究[D].北京:中国中医科学院,2010.

刘福信.耳针治疗33例高血压病疗效观察.陕西新医药,1977(4):62.

刘儒鹏,荣培晶,黄占霞,等.电针耳甲区不同介入时间对抑郁大鼠行为学的影响.针刺研究,2012,37(2):131-135.

钱志益.酒精药塞耳可治通经、头痛、头晕.大众医学,1983,5:36.

许瑞征,丁育德.耳针研究.南京:江苏科学技术出版社,1982:459-463.

严振国,糜竞华.耳穴的神经分布与耳廓的形成.上海针灸杂志,1989,1(1):45-46.

杨惠群.耳尖放血治疗高血压病3级的即时疗效观察.中国中医急症,2012,21(2):306.

殷慧镇,周绍慈,尤国芬,等.颈交感神经对耳壳低电阻点形成影响的研究.上海师范大学学报(自然科学版),1980(4):115-120.

张丽英,吴大正,殷慧镇,等.刺激中枢核团引起耳壳低电阻点生成的机制探讨.上海针灸杂志,1990(3):27-28.

朱元根,叶燕燕,莫英伟.电针穴位对内脏耳穴反应的影响.针刺研究,1986,11(3):234-240.

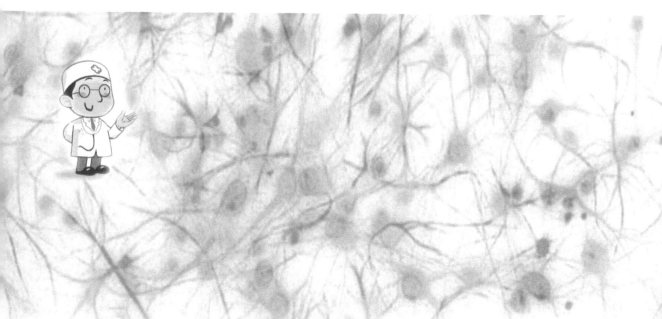

第七篇　针灸疗法的病理生理学

　　正如我们在以前章节中所论述的那样,尽管针灸疗法的临床应用范围广阔,但针灸也不可能医治百病。因此,充分考虑针灸治疗的适应证,正确选择治疗方法、取穴原则,对临床医生是非常重要的。本篇借某些疾病的病理生理学原理阐释针刺治疗的选穴合理性。

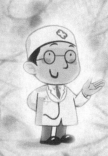

第十八章　内关穴与冠心病

"心胸内关谋"是前人临床实践的精辟概括。关于心包经与心的关系,古代和现代都有众多的论述,实验证据也表明内关穴可以治疗冠心病。

第一节　历代医书对内关穴主治的描述

根据王德深主编的《中国针灸穴位通鉴》(1994)一书,内关穴主治功能如下:

1. 唐代以前

《灵枢·经脉》:"心系实则心痛,虚则为头强。"

《针灸甲乙经》:"面赤皮热,热病汗不出,中风热,目赤黄,肘挛腋肿,实则心暴痛,虚则烦心,心惕惕不能动,失智。"

《备急千金要方》:"心实者则心中暴痛,虚则心烦,惕然不能动,失智,手中风热。"

《外台秘要》:"面赤皮热,热病汗不出,中风热,目赤黄,肘挛腋肿,实则心暴痛,虚则烦心,惕惕不能动,失智,心澹澹,害惊恐,心悲。"

《医心方》:"面赤皮热,热病汗不出,心悲,心暴痛,中风热,目赤黄,肘挛,腋肿。"

2. 宋代以后增加的病症

《铜人腧穴针灸图经》:"目赤,支满,中风。"

《扁鹊神应针灸玉龙经》:"伤寒发热,胸满腹胀,心痛,肠鸣冷痛,脾黄癖块,泻痢,食积,咳嗽哮喘,怕风,痔痛,五淋。"

《普济方》:"心胸痞满(肝、胃),吐逆不定(脾、胃),中满不快(心、胃),伤寒不解(心主),胸满痰膈(肺、心),腹痛(胃),泄泻滑肠(大肠),酒痰膈痛(心主),水谷不化(胃),横竖疢气(肝、胃),小儿脱肛(大肠、肺),九种心痛(心主、胃),胁肋痛(肝、胆),妇人血刺痛(肝),肠鸣(大肠),积块痛(肝、脾),男子酒癖(脾、肺),水膈并心下痞痛(脾、胃),气膈食不下(胃、心、肺),腹动胀痛(脾、胃、心主),肠风下血(大肠),伤寒结胸(胃),里急后重(小肠),食膈不下食(心主、胃),疟疾寒热(胆)。"

《徐氏针灸大全》:"胃脘伤寒,中焦痞满,脾胃虚冷,呕吐不止,脾胃气虚,心腹胀满,胁肋下痛,心脘刺痛,食症不散,人渐赢瘦,食积血证,腹中隐痛,五积气块,血积血癖,脏腑虚冷,两肋疼痛,风壅气滞,心腹刺痛,大肠虚冷,大便艰难,脏毒肿痛,五种痔疾,攻痛不已;五痫,口中吐沫,心性呆滞,悲泣不已,心惊发狂,不识亲疏,健忘易失,言语不纪,心气虚损,或歌或笑,心中惊悸,言语错乱,心中虚惕,神思不安,心惊中风,不省人事,心脏诸虚,怔忡惊悸,心虚胆寒,四体颤抖。"

《针灸逢源》:"气短。"

《古法新解会元针灸学》:"咳嗽心系急,呛咳吐血,湿毒入内,目闭不开,神昏气喘,面赤身烧,内燥热,小水不利,上嗝痰涎,痛风内抽,中风失智,妇人癸水不通,黄带赤带下漏,室女道姑欲火伤荣,小儿惊风内热,男子五淋阴茎痛。"

以上可以看出,内关穴可以治疗多种疾病,但对心痛、心悸的治疗作用论述最多。

第二节　内关穴与心血管系统功能相关的形态学基础

内关穴位于桡尺骨之间,深层有掌长肌、桡侧腕屈肌、指深浅屈肌、拇长屈肌,附近有正中神经通过,由前臂内外侧皮神经司管感觉,神经节段为 $C_5 \sim T_1$,血管为前臂掌侧动、静脉。

陶之理等(1983)用神经示踪剂辣根过氧化物酶(HRP)法研究了猫的"内关"穴区传入神经元的节段性分布,发现以 C_8 的脊神经节标记细胞最多,C_7 次之。陈树林和李育良(1996)在家兔将荧光双标记剂 DAPI 或快蓝注射到左心壁,同时将核黄注射到"内关"穴,其标记的初级传入神经元胞体在 $C_6 \sim T_2$ 脊神经节共同分布,核黄标记细胞出现在 $C_5 \sim T_2$ 脊神经节,集中分布在 $C_7 \sim T_1$ 脊神经节,两种不同荧光素标记的交感节后神经元共同出现在星状节、颈中节、心神经节,但未看到双标细胞。

以上这些形态学工作表明,"内关"穴的传入神经元主要为 $C_6 \sim T_1$,在 $C_{7\sim8}$ 节段的分布密度最大,并与心脏的传入纤维呈重合关系。

心脏交感传入纤维及心神经交感传入纤维的胞体位于脊神经节。陶之理(1993)研究了心脏交感传入神经元和心神经交感传入神经元的节段性分布。将 HRP 直接注入猫的心尖部,在脊神经节内可见 HRP 标记细胞,标记细胞的节段从 C_8 开始出现至 T_{11} 消失,标记细胞分布最高峰在 $T_{2\sim5}$ 节段(T_5 占总数的 24.8%,$T_{3、4}$ 各占总数的 19.7% 及 19.9%,其他节段较少)。进一步将 HRP 注射到猫的心神经,在脊神经节中见到标记细胞也是从 $C_8 \sim T_9$ 节段,而以 T_3 节段脊神经节出现的标记细胞数量最多,占总数的 21.83%。心脏神经被标记的传入纤维进入脊髓的节段为 $T_{1\sim5}$,在这些节段后角 II ~ VI 板层见到标记纤维并可向 VII 板层延伸。心神经传入纤维在 $T_{2、3}$ 节段为最多。

这些工作表明,内关与心相关有形态学上的联系,这种联系以神经节段同一性为基础,即所谓"内关-心脏联系的短反射"环路(闫丽萍和汪桐,2000)。

第三节　冠心病的病因和病理变化

冠心病又称缺血性心脏病(ischemia cardiac disease,ICD),是由于冠状动脉循环改变引起冠状动脉血流和心肌需求之间不平衡而导致的心肌损害,包括急性暂时性的和慢性持续性的缺血,可由功能性改变或器质性病变而引起。冠心病的病理基础是冠状动脉粥样硬化,以及引起的心肌缺血、坏死。美国心脏病学会根据动脉粥样硬化病变的发展过程,将其分为

6型：即Ⅰ型，脂质点；Ⅱ型，脂质条纹；Ⅲ型，斑块前期；Ⅳ型，粥样斑块；Ⅴ型，纤维粥样斑块；Ⅵ型，复合病变。近年来的临床研究表明，冠心病患者的病程进展并不像前述病理分型那样，从Ⅰ型病变逐渐演变至Ⅵ型病变，而是在粥样硬化病变的任一阶段都可能并发斑块破裂、出血和/或血栓形成。脂质沉积学说、炎症反应学说和血小板聚集学说作为动脉粥样硬化发生、发展的主要机制，已为人们所熟知。动脉粥样硬化是一种炎症性疾病，而不是简单的脂质沉积，炎症反应在动脉粥样硬化的进展中起着重要作用。炎症反应可以导致内皮功能障碍、粥样硬化斑块的进展和破裂及血栓形成。反过来，内皮功能障碍、粥样硬化斑块的进展和破裂及血栓形成，又导致进一步的炎症反应和炎性介质的释放，从而使患者进入急性冠状动脉综合征的恶性循环过程。通常认为，冠状动脉的病变主要是粥样硬化性病变，也就是所谓的脂质沉积，肉眼可见冠状动脉内膜有脂质沉淀导致的黄色斑纹，此时内膜仅有轻微的突起而无明显的增厚，显微镜下见有吞噬了脂肪滴的巨噬细胞呈小灶性聚集；病变继续发展，则内膜有纤维组织的增生和透明变性，使病灶形成硬化性斑块，颜色灰黄或灰白，而使患者的动脉管壁变硬，病灶坏死，淋巴细胞浸润并与类脂质混合，成为所谓的粥样物质，坏死病灶碎裂脱落形成溃疡；若有钙盐沉积，病变的动脉内膜面可继发血小板纤维素的附着而形成附壁血栓，甚至可堵塞动脉管腔造成栓塞。这些改变在冠状动脉常偏于一侧，呈半月形的内膜增厚。若没有足够的侧支循环形成，加之冠状动脉口径较小，因此容易堵塞，便可因心肌的缺血、缺氧而引起心绞痛或心肌梗死。心脏的病变多继发于冠状动脉的变化，取决于冠状动脉病变的严重程度和发展速度，严重的心肌缺血引起心肌纤维的坏死（心肌梗死）；心肌缺血如果是短暂的，则心肌肌纤维不致坏死而临床上出现心绞痛；只有在冠状动脉闭塞，而侧支循环又不能建立时（冠状动脉的血栓形成、栓塞、严重的冠状动脉痉挛等）才出现心肌的梗死。慢性的、长期的心肌缺血也可引起心肌的纤维化而最终发生心脏的功能不全。

解剖学的进展，奠定了心脏疾病中神经病变观念的基础。交感神经系统的过度激活在心血管疾病的发生及恶化过程中起着重要作用。无论是高血压、冠心病、心律失常或慢性心力衰竭，都可以看做是交感神经系统过度激活的病理状态。解剖学研究显示，支配心脏的节前交感神经发自脊髓的 $T_{4,5}$，穿过白交通支进入交感神经干，终止于颈上神经节、颈中神经节和星形神经节。这些神经节发出心脏神经和迷走神经的心脏支共同构成心脏的自主神经系统。自主神经系统中交感神经和副交感神经系统是调节心血管功能的主要组成部分，其通过释放心脏神经体液物质与局部心肌细胞和神经元的受体结合来调节人体心脏的两个主要电生理特性——变时性和变传导性。左心室交感神经位于心外膜下层，伴行冠状动脉到达心室肌内，交感神经在左心室分布密集，心底部的密度高于心尖部、左心室内膜的密度高于心外膜。在右心室中，交感神经是在心外膜，从右侧房室沟或与左前降支动脉伴行垂直分散至心肌。右心室流出道与右心室其他部位不同，其交感神经更多在室壁内。而副交感神经则分布于房室沟附近的心外膜，在通过房室沟后在心外膜下走行 1～2cm 穿过心肌，延伸至心内膜下。迷走神经主要分布在心房，而在心室内分布稀少。正常情况下，心脏接受交感神经和迷走神经双重支配，两者互相拮抗，保持动态平衡，是维持心血管正常活动的重要基础。心肌缺血时，交感神经活性增强，迷走神经活动减弱，心脏自主神经的这种变化与致命性心律失常和猝死的危险增加密切相关。急性心肌缺血和梗死常引起交感神经张力增高，通过β受体的效应增加钙内向电流。高交感神经活性是心血管疾病发生和死亡的重要指标。交感神经的过度兴奋,不但可以影响心脏电活动的稳定,而且,还可以使动脉粥样硬化加重,加速粥样斑块破裂,同时激活凝血系统,导致血管壁的损伤,从而促进血栓的形成。交感神经的过度激活,引起去甲肾上腺素、儿茶酚胺等神经体液因子的浓度升高,结果使全身动脉压升高,左室后负荷增加,引起心脏和血管重构,同时机体的代偿功能又将产生大量儿茶酚胺,使心肌代谢增加,心率加快,心肌耗氧量增加,进一步加重左室重构和心肌损伤,最终使心脏明显扩大,导致心力衰竭。无论是高血压、心肌梗死,还是心力衰竭,都是交感神经系统过度激活的病理状态(李枫,2010)。

因此,心肌缺血性损害时伴有交感神经过度兴奋,这是引起进行性心肌损伤和恶性心律失常发生的重要原因。

第四节　内关穴效应的临床和实验研究

针灸疗法治疗缺血性心脏病的文献屡有报道(王霭平和潘怡静,2004;刁利红和严洁,2004);丹麦 Hellerup 针灸中心的 Ballegaard、瑞典哥德堡大学 Sahlgrens 医院心血管研究中心 Richter 教授通过长期系统地对针刺治疗冠心病和心绞痛的临床观察,认为针刺对冠心病具有独特的疗效,是理想的康复手段,但其作用机制并不明确(Ballegaard 等,2000;2004)。澳大利亚 Davidson(2003)则对针灸治疗心脏病的前景充满了期待。

1. 内关穴对冠心病的临床效应　许瑞(1985)用针刺双侧内关穴治疗心绞痛,可使临床症状很快得到缓解。赵颖等(1987)取双侧内关穴治疗冠心病 36 例,快速捻针 2 分钟,留针 30 分钟,每日 1 次,10 次为 1 个疗程,共治疗 3 个疗程,有效 34 例。曹中华(1989)用针刺内关穴治疗阵发性心动过速 50 例,这些患者的心率均在 170 次/分钟以上,针刺后 20 秒至 3 分钟,所有患者的心率都恢复正常。于礼等(1999)针刺内关治疗冠心病 98 例,结果治疗前后和导联心电图下移的 ST 段改变差异异常显著,治疗后下移 ST 段有明显恢复,治疗前后心率也有明显改变,差异非常显著。林华(2002)发现针刺内关穴 2 个疗程后冠心病患者症状控制率为 75.0%,心电图改善率为 70.5%,较足三里组均有明显优势。史明仪等(2002)观察了内关穴位注射硝酸甘油对心肌缺血的效应,发现治疗 2 个疗程后,内关穴注射硝酸甘油的有效率为 92.4%,较单纯针刺内关(71.4%)和舌下含服硝酸甘油(77.2%)的效应差异明显,心电图 ST 波可恢复性上移。刁利红(2003)以针刺内关为主治疗冠心病心绞痛,对心绞痛症状的缓解总有效率达 95%,对心电图改善的总有效率达 92.5%。严洁等(2004)发现,针刺内关对心绞痛症状和心电图的疗效分别是 87.5% 和 75.0%,心绞痛发作次数在治疗前后差异显著,硝酸甘油用量也明显下降。邢淑珍等(2005)观察了针刺内关和厥阴俞对冠心病心绞痛动态心电图的影响,尽管针刺内关和厥阴俞在治疗效果方面没有明显差异,但在改善左心室侧壁缺血程度方面,内关穴的效应似乎优于厥阴俞。于雯等(2006)采用针刺内关的方法,并以阿司匹林及氨酰心安为对照,结果发现在对照组用药基础上辅以内关针刺,其对冠心病心绞痛的总有效率为 80%,单纯用药对照组为 63.3%,并且认为其效应与针刺引起一氧化氮(NO)生成增加有关。宋显春等(1999)采用点按内关穴的方法治疗心绞痛 38 例,有效率 100%。Painovich 和 Longhurst(2015)评述了针刺对防治心脏病的基础和临床研究。根据已有的证据,可认为针刺治疗心肌缺血、高血压、心律失常和心力衰竭是有效的。

采用内关穴治疗心律失常的报道较多,但对冠心病导致的心律失常的临床效应报道相对较少。心室晚电位阳性是急性心肌梗死患者合并恶性心律失常死亡的重要原因之一。宋和文(2003)观察了针刺内关穴对心室晚电位的影响,结果显示针刺组的晚电位转阴率为69.4%,远高于对照组的29.4%。李道婷(2006)观察了针刺内关穴佐普罗帕酮(心律平)对缺血性心律失常的作用,发现口服心律平佐以针刺内关和单纯口服心律平的总有效率分别为93.33%和86.67%,两组总有效率比较差异有显著性意义。

需要指出的是,对于内关穴治疗冠心病的临床疗效评价,目前还没有严格意义上的系统评价和 Meta 分析,即使有零星报道,所依据的材料也均非来自大样本随机对照试验(RCT)及随访。因此,在此基础上得到的结果难以客观说明内关穴对冠心病的治疗效应。

2. 内关对心血管系统调节的实验研究　较之临床效应的研究,采用冠心病模型动物探讨内关穴效应的报道则丰富得多。

(1) 内关穴对心血管功能的影响

1) 针刺"内关"对实验性心肌缺血性损伤恢复的影响:大量实验资料表明,针刺某些经穴能够促进实验性心肌缺血损伤的恢复,减轻损伤的程度,缩小梗死的范围,提高心肌对缺血性损伤的抗御能力。

林文注等(1980)观察了针刺穴位对静脉滴注肾上腺素所致家兔心率减慢作用的影响;结果,针刺"内关"穴效果最显著,"列缺"次之,下肢的非穴对照点则无明显的作用。侯正光等(1980)应用垂体后叶素造成家兔的急性心肌缺血,电针"内关"促进心肌缺血所导致的心律迟缓和心电图异常的恢复作用优于"足三里",但和"神门"相似。刘瑞庭等(1980)用改进的心外膜心电图方法,以 ST 段为指标,观察到电针"内关"组的心外膜心电图 ST 段电位值升高超过 2mV 的导联数目明显少于对照组,ST 段升高值的总和也明显降低;提示针刺组心肌损伤的范围要比对照组明显减小。用硝基四氮唑蓝染色显示心肌梗死的范围,分别换算出梗死心肌的面积和重量的百分比值,然后作组间比较;结果,针刺"内关"(双)组心肌梗死的面积明显小于非针刺组,梗死心肌的重量亦较轻;以酸性复红甲基绿染色法及 HE 染色法,对 2 组动物心肌病变程度进行比较的结果,亦是针刺组轻于非针刺组;从形态学的角度证明,针刺确能减小心肌梗死的范围,减轻病变程度(杨友泌等,1980)。王执悌等(2006)发现,内关穴不同针法均能不同程度地降低心肌缺血大鼠心电图 II 导联 ST 段,改善心肌病理形态学变化。Gao 等(2006;2007)观察了针刺内关预处理对心肌缺血再灌注模型的心电图异常、心律失常与梗死面积的影响,发现针刺内关预处理不但可以改善心电图 ST 段上移和心律失常,而且可以减小梗死面积。这些作用是通过心肌 β 受体实现的。然而,与上述结果相反的是,有个别报道称针刺内关对缺血性心肌损伤的心肌梗死面积和缺血再灌注导致的心律失常没有作用。如 Dow 等(2012)采用电针内关的方法观察对左心室动脉结扎再灌注大鼠模型梗死面积的影响,发现针刺内关对梗死面积没有明显影响,同样对室性心律失常也没有明显作用。Joan 等(2012)在其研究中也发现在结扎冠状血管前 30 分钟针刺内关,然后结扎造模并随后 30 分钟的再灌注,模型大鼠的心肌梗死面积没有明显改变。

文琛(1983)在结扎家兔左冠状动脉心室支后再灌注的模型上,电针"内关"同样可加速缺血性损伤心电图 ST 段的恢复,改善心肌缺血的状况。朱龙玉等(1983)用垂体后叶素造成家兔急性心肌缺血,也观察到电针"内关"穴可使 ST 段、T 波恢复正常的时间明显缩短。结扎猫左冠状动脉前降支,以颈胸导联心电图为指标,也可观察到电针"内关"组 ST 段下降的速度较非电针组快,T 波与 ST 段的变化基本一致(刘瑞庭等,1984)。以上结果表明,电针不仅能够促进实验性心肌损伤的恢复,而且对心肌还有一定的保护作用。刘宝华等(2006)观察了针刺至阳穴和内关穴对急性心肌缺血家兔 Ⅱ 导联心电图恢复时间的影响,发现电针内关可加快垂体后叶素所致的急性心肌缺血家兔心电图恢复正常,电针内关对垂体后叶素导致的急性冠心病家兔模型的心肌缺血有明显的改善和对抗作用,与至阳穴的作用没有明显差异。Wang(2008)观察到,针刺内关可以明显改善结扎左心室前降支造成的急性心肌缺血模型心电图的 ST 波,促进心肌缺血的恢复,这一作用与上调心肌细胞的 NO 表达有关。

2)针刺"内关"对实验性心肌缺血损伤时血流动力学的影响:周逸平等(1981)发现结扎冠状动脉 30 分钟以内,心肌纤维收缩成分缩短的最大速度、左心室内压上升速率的最高值、左心室内压和主动脉压等指标,与结扎前相比,都有不同程度的降低。左室舒张终末压、肺毛细血管楔压、心率等指标则有不同程度的上升。若在结扎的同时针刺"内关",则除左室舒张终末压升高之外,其他指标均无显著改变。表明针刺"内关"能减轻心肌纤维收缩成分受损的程度,增强心肌的收缩力,以保持心脏泵血功能。孟竞壁等(1984)以心肌节段长度左室内压-长度环为指标,观察到结扎冠状动脉后电针组缺血区心肌节段长度波幅的改变不大,而对照组则逐渐降低,由正值变为负值,两组之间差异显著;左室内压-长度环亦因电针的作用得到相应的改善;说明电针确能增加心肌张力、增强心肌收缩性能,阻滞并减少了缺血区心肌的收缩隆起,有利于心泵功能的改善。文琛(1993)及叶向荣等(1992)采用荧光偏振技术,从膜分子生物学角度观察了内关对家兔红细胞膜流动性的影响,结果表明,电针后红细胞膜荧光偏振度和膜脂区微黏度减少,使膜脂的流动性增大,提示电针内关可显著提高红细胞膜的流动性。张朝晖和王强(2000)观察了针刺对冠心病患者血小板膜表面 A 颗粒蛋白(GMP-140)的影响;GMP-140 可灵敏、且特异性反映血小板活性,其分子数目的增加对激发血小板活性、形成血栓、扩大血栓有重要意义。结果发现,针刺组患者 GMP-140 分子数显著下降,血小板计数无明显变化,表明针刺使 GMP-140 分子数明显降低,使血小板活性明显受到抑制,具有防止冠心病患者血液系统的高凝状态及易栓倾向。针刺内关穴可使心肌缺血犬的冠状动脉血流量增加,冠状动脉侧支循环功能加强;以碱性磷酸酶(ALP)显示的毛细血管,在缺血心肌中大为减少,长度缩短,电针组有显著意义增加,说明电针对缺血心肌微循环和转运功能有改善作用。孙世晓等(2010)以垂体后叶素注射造成急性心肌缺血家兔模型泵血功能障碍,观察到高频电针内关穴能改善其收缩功能,中频电针对收缩和舒张功能状态均有改善作用,而低频则效应不明显。

3)针刺"内关"对心肌缺血性损伤时氧代谢的影响:目前,大家认为冠心病的病理基础是由于心肌缺血导致氧供求失衡。针刺能否调整氧的供求关系,使其在新的基础上达到新的平衡? 成柏华等(1983)以氧电极测量家兔梗死区和对照区心肌的氧耗量,在自身对照分析中,发现结扎梗死区的心肌耗氧量显著高于对照组,但假手术组和针刺"内关"组的梗死区心肌与对照区心肌的耗氧量则无明显差异。孟竞壁等(1986)利用血氧分析法也观察到结扎狗冠状动脉后,心肌供氧量减少,氧摄取率增加,冠状动、静脉血氧含量差增大,表明心肌缺血时耗氧量增加;电针则可在一定程度上增加心肌的氧供应量,降低心肌对氧的摄取率,使冠状动静脉血氧含量的差异显著减少。Li 等(1998)发现,正中神经刺激可以模仿电针内关的效应,降低急性心肌缺血性损伤由交感神经兴奋导致的心肌耗氧量增加。Lujan 等(2007)观察到,针刺内关预处理可以明显降低由心肌缺血再灌注导致的室性心律失常,这一作用是通过降低心脏的代谢需要实现的。Zhou 等(2012)观察到,针刺内关可降低心肌缺血再灌注模型兔的心肌氧耗量,减小心肌梗死面积,这一作用是通过降低心脏去甲肾上腺素实现的。

(2)"内关"对心血管调节的神经机制:"内关"的传入节段与心脏神经支配的节段几乎可以重合,这种解剖学的联系必然构成"相关"(而不仅仅是效应)的重要结构基础(参考图1-11)。心脏接受交感和副交感神经的双重支配,但心室肌主要受交感神经的支配。电针"内关"可促进猫急性缺血心肌的恢复,使颈胸导联心电图的 ST 段和 T 波恢复的速度显著加快;摘除星状神经节,电针的作用即明显削弱。提示支配心脏功能活动的心交感神经参与了这一过程,星状神经节的完整是实现电针效应的重要条件。换言之,心交感神经是"内关"心脏联系途径中的一个重要环节(刘瑞庭等,1984;奥田泰久等,1993),针刺作用的实现有赖于心交感神经的完整。有研究表明,针刺穴位既可以通过脊髓侧角交感神经链到达内脏器官引起心律失常,又可以在脊髓等处抑制心脏的病理性传入冲动,从而纠正某些心律失常。

中枢神经系统对于心血管的调控作用,早已引起人们广泛的重视。近年的研究结果表明,从大脑皮质直至脊髓的各级中枢均参与心血管活动的调控过程,各种刺激所引起的心血管反应都有其特殊的整合形式,心血管中枢是一个上下连贯的整体,而不能孤立地强调某一水平的作用(Goldstein 等,1991)。针刺传入冲动除在心脏传入神经元所在的相同或相近脊髓节段内发生相互作用外,研究还发现,穴位下的躯体神经的传入冲动可到达延髓头端外腹侧区的心血管反射中枢,并对该部位产生调整性影响,这可能是针刺调整心脏功能的重要环节之一。延髓作为最低级最基本的心血管中枢,含有许多在中枢神经系统上、下行投射联系通路中不可缺少的神经核团(任秀梅等,2002)。张进(2001)发现,在电针内关后,延髓内与心肌缺血信息相关的孤束核、延髓腹外侧区、迷走神经背核均可以出现 Fos-蛋白表达,提示延髓的上述核团是电针内关的信息与心肌缺血信息汇集的一个主要区域。王述菊等(2005)损毁家兔室旁核与纳洛酮贴敷延髓腹外侧区后,针内关穴治疗家兔急性心肌缺血时,心电图 ST 段电位恢复的时程明显延长,心肌细胞 APA、APD50、APD90 恢复的时程亦明显延长,电针内关穴对缺血心肌的保护作用显著减弱。Jin 等(1988)通过刺激急性心肌缺血兔内关穴,发现孤束核神经元可以被激活,证实孤束核是内脏传入信息和调节交感传出的整合部位。王华等(2005)则发现电损毁孤束核后,电针内关穴对缺血心肌的保护作用明显减弱。

蓝斑核作为脑干内重要的心血管活动中枢之一,其神经元富含去甲肾上腺素,是脑内去甲肾上腺素能系统的重要组成部分。蓝斑核在针刺促进心肌缺血恢复的效应中有重要作用。李伊为等(2002)发现,将 P 物质注射到蓝斑核区有促进心肌缺血损伤恢复的作用,而且能加强电针内关的促恢复效应,电针的促心肌损伤恢复效应有赖于蓝斑核的完整。王明涛(1989)则发现刺激蓝斑核、电针内关、刺激蓝斑核加电针内关均可加速急性心肌缺血的恢复,而损毁蓝斑核则无效。

下丘脑是心血管活动调节中枢的重要组成部分之一。曹庆淑等(1986)在家兔冠状动脉结扎后再灌注的模型上,以心电图 ST 段为指标,采用电解损毁与电刺激视前区-下丘脑前部的方法,经析因分析发现,冠状动脉重新灌注后,电针组与非电针组比较,ST_{II}、ST_{aVF}均有显著差异。下丘脑损毁与不损毁相比,组间无显著性差异(刘俊岭等,1984),但刺激下丘脑与不刺激下丘脑相比,ST_{II}、ST_{aVF}恢复的速度有明显的不同。电针与下丘脑刺激两因素之间的交互影响不明显,但电针加下丘脑刺激后2项指标都恢复得较快,说明电针和下丘脑刺激都能促进缺血性心肌损伤的恢复,而且这两种因素之间有一定的协同作用。在下丘脑完整的动物,电针"内关"可以促进急性缺血性心肌损伤的恢复。损毁下丘脑,削弱电针的作用;刺激下丘脑则使其作用增强。脊髓胸段、延髓孤束核、下丘脑前、后区和杏仁核等脑区和核团都参与心包经"内关"对心脏功能活动的调节过程(刘俊岭等,1996)。

另外,下丘脑的室旁核、杏仁中央核、孤束核等心血管中枢形成返折的环状联系,相互影响,相互制约,并与自主神经系统活动的平衡调节相关。直接或间接地刺激脑内某些核区,均会引起心功能的损害;急性心肌缺血与心绞痛的信息均可上达脊髓和中缝大核。因而电针"内关"改善心肌缺血的效应也必然要涉及 CNS 的许多环节。

Longhurst 研究组发现,针刺内关能有效抑制心血管交感兴奋性反射及延髓头端腹外侧区(rVLM)交感前神经元的反应。针刺内关可以诱发更多的传入冲动汇聚到 rVLM 内的心血管前运动交感神经元(Tjen-A-Looi 等,2004)。同样,也可以诱发更多的传入冲动到达对电针引起交感抑制效应起重要作用的中枢神经环路中(Li 等,2006,2009)。针刺内关可以激活下丘脑腹侧弓状核神经元,而激活该核区的神经元可以抑制心血管反应,含有大量 β-内啡肽神经元的弓状核参与了电针对防御反应所引起的心血管效应的抑制作用,或者说两者存在一定的关联(Huangfu 等,1987)。下丘脑弓状核与中脑导水管周围灰质腹外侧区(vlPAG)和 rVLM 在电针抑制心血管交感兴奋反射中呈相互作用关系(Li 等,1992;2006;2009;Tjen-A-Looi,2006)。电生理记录表明,弓状核和 vlPAG 内的神经元存在自发、低频的放电活动[分别为(5 ± 1)imp/s 和(4 ± 1)imp/s],且这两个核团的神经元对内脏神经刺激和体表穴位刺激均发生反应。刺激内关对两核团神经元放电活动的激活作用明显增强(Li 等,2006;2009)。vLPAG 的传入冲动可以抑制 rVLM 内前运动交感神经元的活动,从而降低交感神经的传出冲动和由此引发的升压效应(Tjen-A-Looi 等,2006)。通过示踪技术,vlPAG 到延髓的直接纤维投射已被证实(Loewy 等,1990)。但是,vlPAG 向中缝核,特别是中缝隐核(NRO)的纤维投射可能构成了从 vlPAG 到 rVLM 的间接联系通路,而这一通路在针刺心血管调节效应中发挥着重要作用(Li 等,1992;Cheung 等,2001)。利用观察 c-fos 表达,电针内关或者刺激正中神经时,中缝苍白核(NRP)和中缝大核内有更多的神经元被激活(Guo 等,2008)。刺激 vlPAG 或电针调节内脏兴奋反射时所引起的 rVLM 神经元活动可被 NRP 内微量注射海人草酸所消除。而且,NRP 可以抑制 rVLM 神经元活动,包括抑制延髓前运动交感神经元的活动。来自中缝核 5-HT 能的投射纤维在调节心血管活动中发挥一定的作用(Dean 等,2004;2005;Tjen-A-Looi 等,2007;Moazzami 等,2007;Guo 等,2008)。这些结果提示,来自 NRP 的 5-HT 能纤维所构成的 vlPAG-rVLM 的间接通路在心血管交感传出活动的环路调节中发挥重要作用。这些研究并不能排除 vlPAG-rVLM 的直接通路联系也同样在针刺调节心血管活动中发挥作用的可能性。综上,vlPAG-rVLM 之间的直接或间接环路联系是针刺内关抑制 rVLM 前运动神经元和心血管交感兴奋反应的重要神经结构基础(Li 等,2006;Tjen-A-Looi 等,2006)。

vlPAG 内的神经元既接受电针引起的躯体传入信号,又接受来自弓状核的信号。在双侧 vlPAG 的头端注射海人草酸可以部分反转由弓状核内注射兴奋性氨基酸(DLH)所引起的

rVLM 神经元活动和心血管活动的抑制效应。而去极化阻滞 vlPAG 尾端神经元则可以完全反转上述由弓状核引起的 rVLM 神经元反应。弓状核内的一些神经元可以被来自 rVLM 信号激活,这些被激活的神经元也可以经 rVLM 内注射逆向示踪剂所标记到(Li 等,2009)。向 rVLM 发出投射纤维的弓状核神经元大都能被电针刺激所激活,而且这些神经元往往以阿片肽作为递质(Guo 等,2004)。因此,ARC 对 rVLM 神经元的抑制效应及电针的心血管调节效应均需要 vlPAG,特别是 vlPAG 尾端神经元的参与。向 rVLM 发出直接投射的弓状核神经元很可能是以 β-内啡肽作为神经递质(Li 等,2009)。rVLM 内的神经递质是脑啡肽,而不是 β-内啡肽(Guo 等,2004)。因此,β-内啡肽通过激活 rVLM 内兴奋性交感前运动神经元上 μ 阿片受体从而介导了电针对心血管调节作用(Li 等,2001),而且这种调节作用有赖于下丘脑-脑干的纤维投射。因此,在脊髓的短反射之外,还存在一个对心血管起作用由脊髓上机制参与的长反射通路,上述核团就是这一长反射通路的组成部分。在上述核团中,有兴奋性谷氨酸、γ-氨基丁酸、阿片肽等递质或神经肽的参与。针刺内关可以通过该长反射通路实现中枢交感神经的抑制效应(参考图 16-62)。

结合上述论述及我们已经在第十六章中指出的,躯体交感反射存在节段上的联系。躯体刺激引起内脏功能的改变有 2 种反应形式:第一是节段性的,第二是全身性的。而"内关"与心相关的联系就包含节段性和全身性的两种影响因素,因而能表现出优于身体其他节段或远节段穴位所产生的效应。因此,针刺对心率和血压也应该有相应的调节作用,在针刺强度适中的情况下,针刺内关穴主要是兴奋节段性交感反射,引起心率加快和血压上升。

根据几十年来对躯体-心交感反射的研究,人们对躯体神经引起的心血管系统的功能调节已经有了一定了解。Sato 和 Schmidt(1973)在综述大量文献的基础上提出躯体神经传入对交感神经有双重的激活作用,即节段性的和全身性的。节段性的躯体交感反射只发生在体表与内脏联系处于相同的神经节段,而全身性的躯体交感反射则需要脊髓上中枢的参与。在脊髓动物,全身性的躯体交感反射不存在,而节段性的躯体交感反射不但不受影响,反而加大(可能是去除脊髓上中枢的紧张性下行控制所引起)。根据 McDowall(1956)著作中引用的文献,躯体神经刺激能引起 2 种心血管效应,即全身性的(generalized type)和区域性的(regional type)。这项研究首先由 Loven(1866)观察到,在刺激兔的耳后神经(C_2 节段)时可引起耳局部的血管扩张和血压升高,并进一步提出 Loven 反射。体表刺激引起的交感反射与刺激强度有关,Schaefer(1960)强调高强度的坐骨神经和臂神经刺激(足以兴奋Ⅲ类以上的传入纤维)都能引起心和肾交感神经的反射性放电。Johansson(1962)指出,反复低频刺激后肢肌肉中的Ⅲ类传入纤维常引起减压反射,主要表现为血压下降、一些内脏及肌肉血管扩张、心率减慢;而用足以激活肌肉Ⅳ类传入纤维的高频高强度刺激往往引起加压反射,其结果是升高血压。

由以上论述可见,内关对心脏疾病的治疗效应可以通过外周和交感神经实现。而内关穴对节段性反射的交感兴奋作用是确切无误的。如何通过内关穴实现激活外周和中枢交感通路,与针刺的刺激强度密切相关。同时,基于冠心病的不同阶段及由此产生的继发症状,在选用内关穴时应慎重。如研究资料表明(Ganguly 等,1997;Schomig 等,1991),急性心肌梗死患者存在着自主神经功能失衡,内分泌系统激活,交感神经活性增强,可促使心律失常发生。发病早期机体处于应激状态,血浆儿茶酚胺急剧升高,交感神经活性反射性增强,将从多个水平促发和加重心律失常,死亡率增加。所有上述情况还会导致体循环和冠状动脉循环血管收缩,从而造成短时不利的血流动力学效应。此外,后负荷的增加可能导致梗死面积扩大和左心扩张,从而进一步影响左室的功能(McAlpine 等,1988)。此时若选用内关并使用不合理的刺激方式,可能就会加重病情。而内关的预治疗作用却可以有效缓解由心肌缺血再灌注导致的心律失常。

因此,可以类推,在选择穴位时,除了要遵循中医辨证施治原则外,还要结合现代生物医学理论,合理选择穴位、刺激手法和时机,才能取得最佳组合的治疗效果。

参 考 文 献

Ballegaard S, Borg E, Karpatschof B, et al. Long-term effects of integrated rehabilitation in Patients with advanced angina Pectoris: a non-randomized comparative study. J Altern Complement Med, 2004, 10 (5):777-783.

Ballegaard S. Comments on the editorial "Ischemic heart disease and integrated rehabilitation. Ugeskr Laeger, 2000, 162(37):4948-4949.

Brooks CM. Reflex activation of the sympathetic system in the spinal cat. Am J Physiol, 1933, 106:251-266.

Cheung L, Li P, Wong C. The mechanism of acupuncture therapy and clinical case studies. London, New York: Taylor and Francis, 2001.

Davidson P, Hancock K, Leung D, et al. Traditional Chinese Medicine and heart disease: what does Western medicine and nursing science know about it? Eur J Cardiovasc Nurs, 2003, 2(3):171-181.

Dean C, Woyach VL. Serotonergic neurons of the caudal raphe nuclei activated in response to hemorrhage in the rat. Brain Res, 2004, 1025 (1-2):159-168.

Dean C. Sympathoinhibition from ventrolateral periaqueductal gray mediated by the caudal midline medulla. Am J Physiol Regul Integr Comp Physiol, 2005, 289(5):R1477-1481.

Dow J, Painovich J, Hale SL, et al. Absence of actions of commonly used Chinese herbal medicines and electroacupuncture on myocardial infarct size. J Cardiovasc Pharmacol Ther, 2012, 17(4):403-411.

Ganguly PK, Dhalla KS, Shao Q, et al. Differential changes in sympathetic activity in left and right ventricle in congestive heart failure myocardial infarction. Am Heart J, 1997, 133(3):340-345.

Gao J, Fu W, Jin Z, et al. A preliminary study on the cardioprotection of acupuncture pretreatment in rats with ischemia and reperfusion: involvement of cardiac beta-adrenoceptors. J Physiol Sci, 2006, 56(4): 275-279.

Gao J, Fu W, Jin Z, et al. Acupuncture pretreatment protects heart from injury in rats with myocardial ischemia and reperfusion via inhibition of the beta(1)-adrenoceptor signaling pathway. Life Sci, 2007, 80(16): 1484-1489.

Goldstein Ds, kopin II. The autonomic nervous system and satecholamines in normal blood pressure control and in hypertension// Laragh JH, Brenner BM eds Hypertension. PathoPhysionlogy diagnosis and management. 2nd ed. New York: Raven Press Ltd, 1991:711-747.

Guo ZL, Moazzami A, Longhurst J. Electroacupuncture induces c-Fos expression in the rostral ventrolateral medulla and periaqueductal gray in cats: relation to opioid containing neurons. Brain Res, 2004, 1030 (1):103-115.

Guo ZL, Moazzami A, Tjen-A-Looi S, et al. Responses of opioid and serotonin containing medullary raphe neurons to electroacupuncture. Brain Res, 2008, 1229:125-136.

Heymans C, Neil E. Reflexogenic Areas of the Cardiovascular System. London: Churchill, 1959.

Huangfu DH, Li P. The role of nucleus arcuatus in the inhibitory effect of deep peroneal nerve inputs on defense reaction. Chin J Physiol Sci, 1987, 3:37-46.

Jin YZ, Cao QS, Zhuang D. Function of nucleus of solitary tract in the correlation between heart and acupoint Neiguan. J Tradit Chin Med, 1988, 8(1):61-68.

Johansson B. Circulatory responses to stimulation of somatic afferents with special reference to depressor effects from muscle nerves. Acta Physiol Scand Suppl, 1962, 198:1-91.

Li P, Pitsillides KF, Rendig SV, et al. Reversal of reflex-induced myocardial ischemia by median nerve stimulation: a feline model of electroacupuncture. Cirulation, 1998, 97(12):1186-1194.

Li P, Tjen-A-Looi S, Guo Z, et al. Long-loop pathways in cardiovascular electroacupuncture responses. J Appl Physiol, 2009, 106(2):620-630.

Li P, Tjen-A-Looi SC, Longhurst JC. Excitatory projections from arcuate nucleus to ventrolateral periaqueductal gray in electroacupuncture inhibition of cardiovascular reflexes. Am J Physiol, 2006, 290(6): H2535-2542.

Li P, Tjen-A-Looi SC, Longhurst JC. Rostral ventrolateral medullary opioid receptor subtypes in the inhibitory effect of electroacupuncture on reflex autonomic response in cats. Auton Neurosci: Basic Clin, 2001, 89(1-2):38-47.

Li P, Yao T. Mechanism of the modulatory effect of acupuncture on abnormal cardiovascular functions. Shanghai: Shanghai Medical University Press, 1992.

Liu JL, Cao QS, Zhuang D. Role of hypothalamus in the recovery of acute ischemic myocardial injury promoted by electroacupuncture in rabbits. J Trad Chin Med, 1984, 4(2):119-126.

Liu JL, Cao QS, Zhuang D. Role of hypothalamus in the recovery of acute ischemic myocardial injury promoted by electroacupuncture in rabbits II. Electric stimulation of PO-AH on the effect of electroacupuncture at Neiguan acupoint. J Trad Chin Med, 1984, 4:197-204.

Loewy, AD. Central autonomic pathways//Loewy AD, Spyer KM. Central Regulation of Autonomic Functions. New York: Oxford University Press, 1990:88-103.

Lujan HL, Kramer VJ, DiCarlo SE. Electroacupuncture decreases the susceptibility to ventricular tachycardia in conscious rats by reducing cardiac metabolic demand. Am J Physiol Heart Circ Physiol, 2007, 292 (5):H2550-2555.

McAlpine HM, Cobbe SM. Neuroendocrine changes in acute myocardial infarction. Am J Med, 1988, 84(3A):61-66.

McDowall RJS. The Control of the Circulation of the Blood. 2nd ed. London: Dawson and Sons Ltd, 1956:32-37, 75-89.

Moazzami A, Tjen-A-Looi SC, Guo ZL, et al. Serotonergic projections from nucleus raphe pallidus to rostral ventrolateral medulla participate in acupuncture modulation of cardiovascular excitatory reflexes. FASEB J, 2007, 582:23.

Okuda Y, Kitajima T, Akimoto T, et al. Influence of bilateral stellate ganglion block on hemodynamics. Masui(Anesthesiology), 1993, 42 (7):1034-1037.

Painovich J, Longhurst J. Integrating acupuncture into the cardiology clinic: can it play a role? Acta Physiologica Sinica, 2015, 67(1):19-31.

Ranson SW, Billingsley PR. Vasomotor reactions from stimulation of the floor of the fourth ventricle. Studies in vasomotor reflex arcs. III. J Physiol, 1916, 41:85-90.

Sato A, Schmidt RT. Somatosympathetic reflexes: afferent fibers, central pathways, discharge characteristics. Physiol Rev, 1973, 53(4):916-947.

Schömig A, Haass M, Richardt G. Catecholamine release and arrhythmias in acute myocardial ischemia. Eur Heart J, 1991, 12Suppl F:38-47.

Tjen-A-Looi SC, Li P, Longhurst JC. Medullary substrate and differential cardiovascular response during stimulation of specific acupoints. Am J Physiol, 2004, 287(4):R852-862.

Tjen-A-Looi SC, Li P, Longhurst JC. Midbrain vlPAG inhibits rVLM cardiovascular sympathoexcitatory responses during acupuncture. Am J Physiol, 2006, 209(6): H2543-2553.
Tjen-A-Looi SC, Li P, Longhurst JC. Role of medullary GABA, opioids, and nociceptin in prolonged inhibition of cardiovascular sympathoexcitatory reflexes during electroacupuncture in cats. Am J Physiol Heart Circ Physiol, 2007, 293(6): H3627-3635.
Wang SB, Chen SP, Gao YH, et al. Effects of electroacupuncture on cardiac and gastric activities in acute myocardial ischemia rats. World J Gastroenterol, 2008, 14(42): 6496-6502.
Zhou W, Ko Y, Benharash P, et al. Cardioprotection of electroacupuncture against myocardial ischemia-reperfusion injury by modulation of cardiac norepinephrine release. Am J Physiol Heart Circ Physiol, 2012, 302(9): H1818-1825.
曹庆淑,刘俊岭,韩振京,等.电针“内关”对下丘脑后区神经元自发放电的影响//针灸论文摘要选编.北京:中国针灸学会,1987:266-267.
曹中华.针刺内关穴治疗阵发性心动过速50例.中国针灸,1989,9(4):176.
陈树林,李育良.内关、心俞与心脏相关的神经基础.中国针灸,1996,16(12):676-678.
成柏华,朱顺和,李忠华,等.针刺内关对实验性家兔心肌梗塞后心肌氧耗量的影响.上海第二医学院学报,1983,3(1):74-76.
戴保民,刘秉忠.针灸对狗血压的影响.四川医学院学报,1959(2):82-87.
刁利红,严洁.针灸治疗冠心病心肌缺血临床研究概况.湖南中医学院学报,2004,24(4):59-61.
刁利红.针刺内关穴为主治疗冠心病心绞痛临床观察.辽宁中医杂志,2003,30(8):667-668.
管遵信.中国耳针学.上海:上海科学技术出版社,1995:217-219.
侯正光,赵树勤,周逸平,等.内关穴相对特异性的研究——针刺对家兔急性心肌缺血的影响.中医杂志,1980,21(7):547-548.
黄明智,周怀发,王俊.电针家兔“内关”对血压和减压神经放电的影响.上海针灸杂志,1986,5(4):25-26.
李道婷.针刺内关穴佐心律平治疗心律失常30例临床观察.亚太传统医药,2006(11):67-68.
李枫.自主神经与冠心病心室颤动的相关性.实用心电学杂志,2010,19(1):64-69.
李鹏,皇甫东海,郭学勤,等.延髓腹外侧区在电针抑制实验性升压反应与心律失常中的作用.针刺研究,1986,11:166-173.
李伊为,陈东风,常加松,等.针刺内关穴对心肌缺血调整作用的机理研究.广医药大学学报,2002,19(2):108-111.
林华,易受乡,林亚平.针刺改善冠心病心脏功能的临床观察.甘肃中医,2002,15(4):86-88.
林文注,陈国美,陈思敏,等.针刺不同经络穴位对心率减慢的影响//第三次全国经络现象、经穴-脏腑相关研究专题座谈会论文选编.烟台:会议学术组,1980:122-124.
刘宝华,蒋松鹤,樊留博.电针至阳穴、内关穴对急性心肌缺血家兔Ⅱ导联心电图恢复时间的影响.中国中医急症,2006,15(12):1376,1391.
刘凡.实验针灸学.沈阳:辽宁科学技术出版社,1991:126.
刘金兰,张振莉.电针对慢心率大鼠心率影响的实验研究.针刺研究,1986,11:176-180.
刘瑞庭,李连达,孟竞璧.针刺对犬实验性急性心肌缺血性损伤影响的观察.中医杂志,1980,21(5):77-78.
刘瑞庭,宋利明,李玉珍.摘除猫星状神经节对电针“内关”促进心肌缺血恢复作用的影响.针刺研究,1984,9(4):317-321.
Meng JB, Fu WX, Cai JH, et al. Effect of electro-acupuncture on the oxygen metabolism of myocardium during myocardial ischemic injury. J Trad Chin Med, 1986, 6(3): 201-206.
孟竞璧,刘瑞庭,须惠仁,等.针刺对实验性心肌缺血性损伤时心肌节段长度和左心室内压-长度环的影响//第二届全国针灸麻醉学术讨论会论文摘要.北京:中国针灸学会,1984:415-416.
任秀梅,刘淑杰.针刺内关穴治疗冠心病的研究近况.中医药信息,2002,19(5):28-30.
宋和文,李莹.针刺内关穴对急性心肌梗死患者心室晚电位的影响.疑难病杂志,2003,2(3):171.
宋显春,赵立新.点按内关穴缓解心绞痛38例.中国民间疗法,1999,7(10):12.
孙世晓,杨添淞,姜海英,等.电针内关穴对实验性急性心肌缺血模型家兔心脏泵血功能的影响.中医药学报,2010,38(2):68-70.
陶之理,李瑞午,李翠红.内关穴区传入神经元的节段性分布HRP法的研究.四川解剖学杂志,1983,3(3):22-26.
陶之理,李瑞午,张家驹,等.心脏、心神经交感传入神经元的节段性分布及心神经向中枢的投射(HRP法).针刺研究,1993,18(4):257-261.
王华,吴绪平,陈泽斌,等.损毁孤束核对电针内关穴抗家兔心肌缺血作用的影响.中华现代中西医杂志,2005,3(3):209-212.
王霭平,潘怡静.针灸治疗冠心病的临床和实验研究进展.中国中医急症,2004,13(9):615-616.
王明涛.蓝斑在电针“内关”改善心肌缺血中的作用.苏州医学院学报,1989,9(4):266.
王述菊,吴绪平,王华,等.室旁核及延髓腹外侧区在电针内关穴对家兔缺血心肌细胞跨膜电位影响中的作用研究.湖北中医杂志,2005,27(3):3-6.
王执悌,严洁,杨孝芳,等.内关穴不同治法对心肌缺血再灌注大鼠心电图及心肌形态学的影响.湖南中医学院学报,2006,26(4):48-50.
文琛,曹庆淑,瞿娜,等.电针对急性心肌缺血的微血管酶和儿茶酚胺荧光的作用.针刺研究,1993,18(3):223-227.
文琛,张振丽,赵长龙,等.电针对兔实验性心肌缺血的组化研究Ⅰ、心电图ST段和糖原的变化.中国针灸,1983,3(2):73-79.
翁太来,陆美芬,陆文英,等.电针家兔“内关”穴对出血性升压效应及其传导途径的实验观察//第二届全国针灸麻醉学术讨论会论文摘要.北京:中国针灸学会,1984:430.
邢淑珍.针刺内关和厥阴俞对冠心病心绞痛动态心电图影响的临床研究[D].济南:山东中医药大学,2005.
许瑞冰,过中方.内关穴临床应用经验述要.江苏中医杂志,1985(3):4-5.
严洁.电针内关穴治疗稳定型心绞痛40例临床观察.湖南中医学院学报,2004,24(2):53-54.
闫丽萍,汪桐.内关-心脏短反射的双向效应及其联系途径的研究.上海针灸杂志,2000,19(3):32-35.
杨纪曾.针刺内关对人体心电图的影响//成都中医学院.科研论文资料汇编(第一辑).成都:成都中医学院,1964:279-284.
杨友泌,王萍萍.针刺对实验性心肌梗塞影响的初步研究.中医杂志,1980,21(5):399-400.
叶向荣,张素芬.电针”内关”和”足三里”对家兔红细胞膜流动性的影响.针刺研究,1992,17(1):42-44.
于礼,王天佑.针刺内关穴治疗冠心病98例.山东中医杂志,1999,18(7):24-25.
于雯,吴红金.针刺内关穴对冠心病心绞痛患者血浆中NO、cGMP含量的影响[D].北京:北京中医药大学,2006.
俞雁彤,梁书忠.耳体穴协同降压作用的研究.中国针灸,1994,14(2):93-95.
张朝晖,王强.针刺内关神门对冠心病患者血小板活性的影响.中国针灸,2000,20(2):119-120.
张进,陈东风,李伊为,等.电针内关穴诱导大鼠延髓原癌基因c-fos表达.广州中医药大学学报,2001,18(2):134-136.
赵颖,吴琦,陆保年,等.针刺内关穴治疗冠心病疗效分析及机理探讨.中国针灸,1987,7(3):127-128.
中国人民解放军197医院.新针治疗风湿性心脏病102例的临床分析.新中医,1973(4):6-11.
周逸平,李人明,余新欢,等.针刺对实验性急性心肌梗塞时血液动力学改变的影响.中华心血管病杂志,1981,9:317-319.
朱龙玉,王复强,柳苏平.脑干网状结构在体表(“内关”穴)内脏(心脏)相关中作用的初步探讨.科学通报,1983,28(21):1337-1339.
朱俏萍,李建生,王春莲,等.急性心肌梗死患者交感神经活性与室性心律失常的关系.中国综合临床,2003,19(2):117-118.

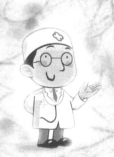

第十九章　脑卒中后的针灸康复治疗

脑卒中主要是指脑血管意外,病变部位常累及大脑中动脉,其临床症状主要有昏迷、意识障碍、精神错乱、偏瘫、偏身感觉异常、偏盲、失语等一系列病理变化。脑水肿是脑出血的主要并发症,也是致命因素之一。脑卒中的急性期治疗以抢救生命为重点,待病情稳定情况下,可尽早开始康复治疗。

脑卒中康复治疗的目标是通过以运动疗法为主的综合措施,达到防治并发症,减少后遗症,促进患者功能恢复,充分发挥残存组织的功能,调节心理状态,提高生存质量。偏瘫的康复,除取决于脑组织和血管病变的恢复过程(如侧支循环的建立、病灶周围水肿的消退、血肿的吸收、血管的重新沟通等)外,还依赖中枢神经系统的功能可塑性代偿和功能重组等。功能训练就是要使感受器接受传入性冲动促进大脑皮质功能可塑性发展,维持其功能重组的传入信息,使丧失的功能尽量得以恢复。同时,通过对骨骼肌的刺激,促进运动系统的功能恢复和提高残存运动功能的可塑性变化。运动技巧的获得和训练是康复的重要内容,但这一章我们仅考虑针灸在促进脑功能改善和恢复方面的作用及机制问题。

第一节　脑卒中中枢神经系统损害的病理

脑卒中主要由大脑中动脉梗阻或出血等引起,病变部位常波及内囊。内囊是一个位于尾状核、豆状核和丘脑之间的白质地带,皮质脊髓束、皮质延髓束、丘脑皮质束、视听觉传导束等上下行纤维都穿行此区。故内囊受损可造成感觉运动功能的严重障碍。

脑卒中感觉功能的影响主要是对侧偏身感觉异常,属于认识性深感觉损失严重,痛、温等基本感觉损失较轻(痛、温觉在丘脑水平就可完成大半),偏身感觉缺失以肢体远端最为明显。由于病灶已在丘脑之上,一般仅有某几种感觉缺失,如病变累及丘脑,在给予较重的刺激时,可引起弥散性的、部位不明确的不舒服感觉。

大脑皮质的锥体神经元及其组成皮质脊髓束的轴突(即所谓的上运动神经元)在内囊受损时最容易受到伤害,以上运动神经元综合征为特征的痉挛性偏瘫是由于损伤了通行于此部的锥体系和锥体外投射系而形成的。如果患者在得病后能活下来,通常在几天内将出现全部上运动神经元综合征的表现。在发生"意外"之后,病员可立即丧失意识,检查时将发现,对侧面部和肢体的所有运动完全丧失,以及对侧全部反射和肌张力也完全消失,眼球常向损伤侧偏斜,有时头也偏向损伤侧。

在顺利的病例中,在几分钟或几小时内意识便可恢复。只要观察到患者不活动其麻痹的肢体,便可知道有运动的丧失。然而,在8～10小时内,肩带肌和髋带肌可恢复某些轻微的运动,跖反射可呈伸肌型(Babinski现象)。在顺利的病例,1天左右深反射可能开始再现,某些肌肉对被动牵伸的抵抗增高,尤其是肩的内收肌,肘、腕和手指的屈肌,髋的收肌以及髋、膝和踝的伸肌。瘫痪侧的腹壁反射和提睾反射消失。在上肢,上臂的展肌、上提肌和前伸肌,肘和指的伸肌,前臂的旋后肌和拇指对掌肌,将呈现较严重的瘫痪。在下肢,髋和膝的屈肌,髋部的外展肌和外旋肌,以及足和趾的背屈肌,将有更重的瘫痪。而且,肌张力增高最大部位的分布也是不同的。在上肢,下述肌群常呈较明显的肌张力增高:上臂的内收肌、后缩肌和旋内肌,肘的屈肌、旋前肌,以及腕和指的屈肌等。在下肢,髋部的伸肌和内收肌,膝的伸肌,踝的伸肌(跖屈的肌肉),足的内翻肌和屈趾肌的张力增高最显著。各肌张力增高的差别决定了患者的姿态。

深反射亢进,表现为引出反射的阈值降低,反射活跃和有泛化的趋势。腹壁反射消失。跖反应持续为伸肌型的反应。临床常检查的深反射有肱三头肌反射、肱二头肌反射、肱桡肌反射、股四头肌反射和腓肠肌反射等。通过被动牵伸趾(或指)及观察其过分收缩(手指的Hoffmann反射和脚趾的Rossolimo反射),通常可查出足趾(或手指)屈肌的张力增高。当突然牵伸腓肠肌和比目鱼肌时,引起它们反射性强力收缩,从而就牵伸了其拮抗肌,即踝的背屈肌,又引起它们反射性收缩。背屈肌的收缩又牵伸了腓肠-比目鱼肌,使之再次反射性收缩。这种反复交替的收缩构成了阵挛,在腕、踝和膝部最易显现。如上所述,肌张力增高、深反射亢进和阵挛是功能释放征,它们组成了痉挛状态。在瘫痪的肢体,偶尔显示有联合运动。当患者用正常的肢体做相当用力的运动时,例如,用力屈指以握持某一物体时,瘫痪侧上肢偶尔呈现有微弱的屈肌协同收缩。

第二节　沿躯体同侧走行的传导束在脑卒中康复中的意义

1. 上行传导束　在许多动物种类如大鼠、猫、猴及人类传递触、压、痛、温觉的上行投射通路,在脊髓背角神经元发出的轴突经灰质前联合和白质前联合越过中线交叉上行到脑;另外,还存在一定比例不交叉,沿脊髓同侧上行、投射到同侧丘脑和网状结构的纤维,这些纤维束主要伴行于脊丘束和脊网束。不管是在新脊丘束,还是在旧脊丘束都存在这种不越过中线而至同侧丘脑的投射纤维。

此外,在猴和人类还存在一些双交叉的上行纤维,即在脊髓越过前联合第一次交叉,而后又越过后联合再一次交叉到同侧,然后沿脊丘束上行,这些双交叉的传递纤维实际上也是同侧投射;另外,还有一种双交叉投射形式,即第二次交叉在延髓或中脑内又越过中线返回身体的同侧部位。

这些沿躯体同侧的上行投射纤维的存在,对脑出血或丘脑及大脑皮质损伤后的感觉残存功能有一定的意义。

2. 下行传导束　由大脑皮质中央前回上、中部和中央旁小叶前半部等处皮质的锥体细胞发出约 100 万条的下行纤维,构成皮质脊髓束(也包括皮质延髓束),这些纤维一旦离开皮质,即进入内囊的后肢,因此内囊出血对皮质脊髓束的压迫作用最大。皮质脊髓束在延髓组成锥体。在锥体下端,通常 75% ~90% 左右的锥体束纤维交叉至对侧,在对侧脊髓侧索内下行,延续成该侧的皮质脊髓侧束,此束沿途发出侧支,逐节终止于前角细胞(可达骶节),支配四肢肌。在延髓锥体,皮质脊髓束小部分未交叉的纤维在同侧脊髓前索内下行,称皮质脊髓前束,该束仅达上胸节,并经白质前联合逐节交叉至对侧终止于前角细胞,支配躯干和四肢骨骼肌的运动。一般认为,人的锥体束纤维的 75% 交叉进入皮质脊髓侧束,10% 不交叉纤维也进入皮质脊髓侧束(图 19-1A),而有 15% 纤维进入皮质脊髓前束。皮质脊髓前束主要止于颈髓和胸髓,大多数纤维经白质前联合交叉终止于对侧前角细胞,部分纤维始终不交叉而终止于同侧前角(图 19-1B)。在人类,由不交叉纤维组成为皮质脊髓前束,即 Barne 束,沿侧束的前外侧部下降,大部分纤维终于颈髓前角,部分纤维可达腰骶髓前角,主要支配中轴肌(axial muscles)。在猕猴,构成皮质脊髓侧束内已交叉的轴突,在脊髓的前、后联合中可再次交叉,亦即终止于同侧脊髓前角的下运动神经元。

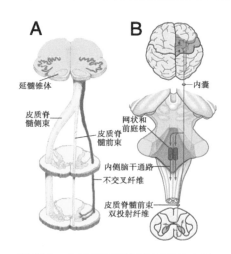

图 19-1　皮质脊髓侧束起于运动皮质,大多数下行投射在锥体交叉,少量纤维不交叉,它们位于脊髓的侧索下行(A);皮质脊髓前束起源自 Brodmann 区 4 和 6 的运动皮质神经元,下行纤维终止于双侧脊髓前角(B),主要支配颈和躯干的中轴肌

在皮质延髓束中,也有部分不交叉的纤维。

这些不交叉或两次交叉的皮质脊髓(及皮质延髓束纤维)对脑卒中运动功能的残存和恢复具有重要意义。

3. 双侧支配特点　在躯体的中轴线上,一定程度上存在感觉纤维和运动纤维的双侧支配特点,即来自一侧的感觉或运动纤维可延伸到对侧的皮肤及肌肉领域,特别是颈部和躯体的中轴部骨骼肌,司控这一领域的感觉和运动功能。这种双侧重叠支配的特点,在脑卒中维持和康复感觉运动功能方面有一定的临床意义。

4. 中枢神经系统的可塑性变化对脑卒中康复的影响　脑的可塑性(plasticity)和功能重组(reorganization)是神经科学领域近年取得颇多成就的领域,研究结果使人们对脑功能的认识有了更深入的了解。人们已认识到,感觉和运动在中枢的神经系统的定位域需要相应的外周功能系统作为维持因素,尽管外周和中枢的定位域之间存在着解剖学上的纤维联系,但一旦失去这种功能联系,即发生神经功能联系失能(diaschisis),则各级中枢的功能重组即不可避免地发生。近年来,功能性磁共振(fMRI)和正电子发射体层摄影术(PET)、脑磁图(MEG)等脑功能成像技术的发展不但证实了脑卒中患者中枢系统存在可塑性变化和功能重组现象,而且也证明脑的这种可塑性变化和功能重组对脑卒中的康复必然带来一些影响。目前,一些建立在脑的可塑性和大脑功能重组理论基础上的新思路和方法不断涌现。

感觉皮质功能重组有两重意义:即一部分感觉皮质受损,其邻近皮质有重组功能,最大限度地替代受损皮质的功能;外周靶器官破坏时,感觉皮质对其残存组织的边缘传入发生反应的功能重组。研究已证实(Kim 等,2006),脑卒中后运动功能恢复过程与运动皮质功能重组有关。

神经系统中大量存在的星形胶质细胞使神经细胞发生一系列的突触产生、突触传递的调节和突触可塑性变化，故在皮质功能重组中，星形胶质细胞也发挥极为重要的作用（Araque 等，2010）。

第三节 针灸疗法在脑卒中的应用

一、针灸疗法对脑卒中的治疗效应

针灸疗法是国内目前脑卒中康复临床治疗的首选方法之一，大量临床报道都显示针灸疗法对不同阶段的脑卒中有明显的治疗作用。1997 年，美国国立卫生研究院也认为针灸可作为脑卒中康复的辅助治疗。在韩国，有研究证明，有 18% 的患者将针灸作为辅助疗法或传统疗法（Chang 等，2011）。然而，近年来随着循证医学被引入针灸临床研究，针灸疗法在脑卒中治疗中的作用也出现了矛盾的结论。

1. 中风急性期的针灸效应 Liu 等（2009）采用单盲随机的方法研究了针刺对脑卒中患者平衡功能的效应，结果显示，针灸对脑卒中患者的平衡功能有即时改善作用，但因为没有后续随访而对长期作用不得而知。Yu 等（2012）对针灸疗法在急性脑卒中患者膀胱排空不完全中的治疗作用进行了初步研究，显示电针可以改善急性脑卒中患者的膀胱排空不完全症状。Yan 等（2009）采用 RCT 设计和经皮电刺激针灸穴位的方法治疗急性脑卒中并与安慰刺激和常规康复相比较，结果发现，中风后 10 天内给予穴位经皮电刺激能够减轻伴随拮抗同步收缩下降的跖肌痉挛，背屈强度增加。Zhang 等（2009）通过挖掘针灸治疗脑卒中文献发现，针灸在中国用于急性中风的治疗似乎更有意义。Wang 等（2012）对 8 个 RCT 结果进行 Meta 分析发现，与西药相比，头针似乎能够改善急性脑卒中患者神经系统缺陷和临床疗效，但其中可能夸大了针刺的有效性。

然而，也有一些研究指出，针灸对急性脑卒中的效应缺乏依据，即采用假针灸、安慰针等作为对照，针灸疗法没有体现出明显优势。Gosman-Hedström 等（1998）采用随机对照的方法应用电针疗法对急性脑卒中患者的每日活动、生活质量的改善进行了研究，结果发现，针灸治疗对急性中风患者的每日活动及生活质量等的改善没有明显作用。Park 等（2001）采用类似 Meta 分析的研究，评估了针刺与假针刺在急性脑卒中（≤4 周）中的效应，结果提示，针刺没有改善发病后日常生活活动能力（ADL）和与健康相关的生活质量（QOL）恢复。Xie 等（2008）采用 Meta 分析的方法分析了来自 RCT 设计的急性脑卒中后失语的针灸治疗作用，并与安慰针灸、假针灸或空白对照进行比较，发现针灸疗法对急性脑卒中后失语没有明显的治疗作用。Zhang 等（2009）采用 Meta 分析的方法分析了来自 14 个随机对照试验共计 1208 例患者，比较了针刺与假针刺对急性脑卒中（包括梗死型和出血型）的作用并与开放对照比较，发现针刺疗法对急性脑卒中没有明显作用，在安全性、降低病死率和改善日常活动等方面没有明显优势。

2. 针灸对亚急性脑卒中或脑卒中恢复期的效应 采用随机对照结合 1 年随访研究针灸作为辅助疗法对亚急性脑卒中患者的康复作用，发现针灸对中风后的亚急性阶段似有长期效应（Kjendahl 等，1997）。Naeser（1992；1997）对 10 个针灸疗法对脑卒中导致偏瘫的治疗效应的研究发现，7 个有常规对照而无安慰对照的研究中，针灸加常规治疗明显优于单纯的常规治疗，提示针灸在改善偏瘫方面可能会优于安慰针灸的作用。该研究者在自己的研究中比较了针灸和假针灸在治疗脑卒中偏瘫的作用,发现针灸对偏瘫患者具有较假针灸明显的作用。采用 RCT 研究比较弱电刺激与针灸和 TENS 对脑卒中亚急性期患者功能恢复及生活满意度的效应,3 个月的随访显示,尽管 3 种方法之间的效应没有明显差别,但 3 组患者运动功能和 ADL 都得到了明显改善(Johansson 等,2001)。电针可以有效改善脑卒中导致的肢体痉挛(Moon 等,2003)。采用假针灸对照,通过对 116 例处于亚急性期脑卒中患者的治疗发现,虽然针灸对每日活动的恢复及与健康相关的生活质量没有明显作用,但对情况更严重患者的下肢功能有一定作用(Park 等,2005)。Hopwood 等(2005)通过简单的文献总结,认为针灸能够增加脑卒中患者的独立性,而且与作者自己的研究结果相似。Hopwood 等(2005)在随机单盲并与安慰针灸对照的研究中,发现治疗 3 周后,运动力指数(Motricity Index)在针刺组的改善明显加速,但针刺组对亚急性期脑卒中患者的恢复没有明显的效应差别。Shiflett(2007)通过系统评价或 Meta 分析,认为有足够的证据支持针灸作为一个辅助治疗对中风康复是有明显促进效应的。Shin 等(2007)研究了针灸结合传统康复疗法,将偏瘫伴有半脱位的脑卒中患者肩关节主动活动范围和运动力量作为评价指标,发现针灸结合传统康复疗法能够明显改善肩关节的活动和活动能力。Liu 等(2008)在比较针刺加力量训练与单纯力量训练对有肌肉痉挛的中、重度慢性脑卒中患者运动功能改善的研究中发现,针刺可以有助于更好地协同力量训练,缓解上肢肌肉痉挛并可能因此改善上肢的运动功能。Chou 等(2009)在初步单盲随机设计中,发现在中风康复的基础上针刺对脑卒中患者的认知功能和与健康相关的生活质量的改变比单纯中风康复的效应要明显。采用系统评价和 Meta 分析对脑卒中康复中针灸的作用进行了分析并得出结论,针灸可能对脑卒中后的康复有效。针灸对脑卒中患者康复的临床研究还体现在对由中风引起的症状改善上(Wu 等,2010)。对来自 RCT 研究结果的系统评价发现,针灸结合锻炼对中风导致的肩痛是有效的(Lee 等,2012)。Cho 等(2013)则发现,蜂毒穴位注射与穴位针刺均可以改善脑卒中后导致的中枢性痛,而以蜂毒效应更为明显。

另外,Hegyi 等(2012)在盲评的 RCT 研究中认为,Yamamoto 新头针疗法对接受常规康复治疗的脑卒中患者有促进作用。头针虽然对功能量表评分(Rankin and Barthel)没有明显改善,但对脑卒中慢性期患者的 NIH 卒中量表的改善明显(Hsing 等,2012)。

针灸对亚急性脑卒中或脑卒中恢复的效应也有质疑的研究报道。Park 等(2001)的系统评价也认为,基于严格意义上的 RCT,没有令人信服的证据证明针灸对脑卒中康复的有效性。在初步 RCT 研究中,通过与包括理疗、职业或语言疗法及熟练的医疗护理的常规治疗比较,发现针灸对患者脑卒中后的运动康复没有较常规治疗效应外的额外治疗作用,而且随着时间延长也没有变化(Sze 等,2002a、b)。Wu 等(2006)通过系统评价对符合纳入标准(均有假针灸、安慰针灸或空白对照)的 5 个研究总共 368 位患者(这 5 个研究的方法学质量不充分)的分析认为,目前没有明显证据支持针灸疗法对脑卒中亚急性或慢性患者有效。Rabadi(2007)通过对 2005 年以英语为语言的患者 RCT 的分析认为,得到的证据不足以支持针灸对脑卒中患者的治疗作用。Kong 等(2010)通过对 25 个数据库及 12 种韩国传统医学杂志采用系统评价和 Meta 分析,并以 Cochrane risk-of-bias 标准和 PEDro 量表作为方法学质量评价,比较了针灸、假针灸的作用,不分中风是急性(出血或梗死)、亚急性还是慢性,也无论患者性别年龄,以神经缺陷、日常活动、运动恢复、生活质量及副作用等作指标,以 Cochran-risk-of-bias 标准和 PEDro 量表评价试验的方法学质量,结果显示,针灸对中风后的功能恢复没有正向效应。Kim 等(2010)采用系统评价和 Meta 分析对照了 8 个符合纳入标准的 RCT 研究中针刺患侧和健侧穴位对中风患者康复的影响,发现没有明显差别。Lee 等

（2010）采用系统评价的方法分析了符合纳入标准的研究，发现不管是拔罐还是针灸，都没有足够证据支持这些疗法对脑卒中有明显效应。采用 Meta 分析，发现随着中风康复，针灸对患者运动恢复没有额外的正面效应。也就是说，在没有中风康复治疗的情况下针灸的作用是不确定的。尽管针灸对残疾有很小的正向作用，但这一效应可能是安慰效应和改变了研究质量（Sze 等）。Wei 等（2011）认为，尽管针灸作为辅助治疗在缺血性脑卒中的急性和亚急性期是安全的，但其对改善神经系统缺陷或功能恢复因为研究对象的基础严重程度存在差异而难下定论。Bai 等（2013）在 RCT 初步研究中发现，针灸对缺血性脑卒中患者运动功能恢复和日常活动并不具有优势，针灸加物理疗法并没有表现出较单纯物理疗法好的趋势。

Wayne 等（2005）对病史在 0.8～24 年的慢性偏瘫有中、重度上肢功能障碍患者的上肢功能和生活质量（QOL）的针灸效应进行了分析，发现针灸并没有改善有慢性中风症状患者的上肢功能和 QOL。Fragoso 等（2012）采用 RCT 研究，发现手针尽管对健康志愿者运动单位总募集有明显的即时改善作用，但是对处于中风康复期的患者却无明显作用。

由上面的论述可以看出，无论是脑卒中的急性、亚急性或慢性阶段，针灸疗法的效应几乎都是难以确定的。由于 Meta 分析使用的材料可能存在问题，所以导致这种矛盾结果的出现。有研究表明，在 Meta 分析中的随机试验缺乏盲法设计可以导致效率夸大超平均水平 9%。其实，针灸作为治疗脑卒中的重要手段之一在中国的应用已有上千年的历史。即使对针灸没有了解的脑卒中患者，大部分也愿意尝试针灸治疗。如 Yam 等（2010）采用问卷调查的方式调查了在康复治疗中心接受康复的脑卒中患者对针灸作为康复手段之一的接受度，显示：尽管患者对针灸没有足够的了解，但他们大部分都有意愿接受针灸治疗。

毋庸讳言，临床研究方法的局限性导致对针刺效应的评估出现上述矛盾情况。早在 1996 年，Ernst 的研究结果就指出，所有临床试验都提示针灸在脑卒中康复中具有正面作用，但这些研究基本都存在方法学问题。以上论述中的研究者基本都分析了造成这种情况的原因。其实，由于脑卒中针灸临床研究的特殊性，如盲法的设置、选穴的多样、针刺方法的差异等，加之研究的异质性、纳入排除标准的差异、评价方法学上的问题等，出现这样的矛盾结果也难以避免。因此，研究的方法学问题尤为突出。更加严格的设计、真正大样本、多中心的随机研究应是解决这一矛盾结果最好的方法。

二、针灸疗法治疗脑卒中的机制

尽管现在的 RCT 研究、系统评价及 Meta 分析因为方法学上的问题还难以得出支持针灸对脑卒中有明显作用的结论，但是，针灸对脑卒中患者身体某些部位功能丧失具有一定的改善作用是可能的（Rabinstein 等，2003），因为针灸可以通过激活外周或中枢发挥作用。而且动物实验也证明，针刺对改善脑卒中模型动物的运动具有一定的作用。

有关针灸疗法治疗脑卒中的机制有大量的实验研究结果，归纳起来其作用是改善脑血管意外后遗症患者的血液流变学状态，改善脑动脉的弹性、扩张血管、加强血流量、促使损伤脑组织的恢复，改善中风患者的甲皱微循环、增强肌力、促进康复等。至于如何促进损伤脑组织的恢复和增强肌力，则主要在于针灸能够通过一系列信号通路控制损伤脑区的炎症反应、抑制兴奋性氨基酸的神经毒性作用、抑制过氧化、改善神经元生存及神经功能联系不能等实现的（Lee 等，2010；Hsiu 等，2011；Wang 等，2011）。fMRI 和 PET 等脑成像技术的出现使从整体和临床角度研究针灸疗法治疗脑卒中的机制成为可能。因此，本部分的机制主要是围绕这一方面来论述。

外周在中枢皮质的分布区域可以因为感觉传入的缺失如外周神经阻滞或切断,以及对局部脑损伤作出反应而发生改变,这些发生改变的区域可以通过锻炼被修饰。功能重组不仅发生在皮质,也可发生在皮质下区域及脊髓。针灸引起的肌肉传入刺激被认为是一种增加大脑内中风后可塑性过程的方法(Johansson 等,2001)。Huang 等(2007)利用 18-flourode-oxyglucose PET 的研究证实,针灸可以促进脑卒中患者健侧颞叶及患侧豆状核的葡萄糖代谢。PET-CT 也显示针刺外关可以调节中风患者恢复期脑功能区的葡萄糖代谢。Jeun 等(2005)的研究证实,针刺可以促进大脑躯体运动区皮质的活动。对于有语言障碍的脑卒中患者,针刺三阳络穴可以选择性激活患侧与语言相关脑区。Li 等(2006)发现针刺可以更明显激活脑卒中患者大脑的初级及二级感觉和运动区以及小脑。

如前所述,肢体偏瘫是脑卒中的主要后遗症,促进患侧的运动功能恢复是脑卒中康复的最主要内容。于针灸而言,目前令人感兴趣的是针灸疗法对运动功能康复的促进作用。

1. 重视发挥在偏瘫侧上下行传导束的残存功能　正如我们已经在第二节中指出的,在感觉传入的中枢神经系统通路中有部分纤维沿同侧的脊丘束上行,尽管这些束纤维的数量有限,但由于其未受脑出血压迫的影响,而对偏瘫残存的感觉功能及恢复有很大意义。在卒中后的早期恢复中,应重视对偏瘫肢体的感觉刺激,防止同侧大脑皮质体感区因缺乏传入冲动而出现感觉定位域的功能组构改变。针灸、按摩有助于维持一定的感觉传入活动。同理,约有 15% 的皮质脊髓(包括皮质延髓)束纤维沿脊髓同侧前外侧束下行,经脊髓前角的下运动神经元中继后,支配同侧的肌肉。因此,在脑出血的早期针灸康复治疗中应充分利用这些残存的正常运动传导通路发挥潜在的功能。司控身体中轴部的感觉和运动神经有一定重叠双侧支配特性,选择中轴部(或附近)的穴位针刺,有利于偏瘫的早期康复,促进脑功能可塑性的变化和重组。

在脑卒中的初始阶段(阶段1),患者上下肢呈弛缓性瘫痪,这是由于锥体束休克所致,此时,针灸疗法可采用中医理论辨证施治取穴,可以手针、电针有关瘫痪的肢体穴位,防止肌肉和关节的疏松结缔组织变成致密结缔组织,而致关节挛缩变形,刺激的手法及电流强度可以稍大些,促使弛缓性瘫痪期的尽早结束。在脑血管意外的第 2、3 阶段(约为发病后的第 2～4 周),肢体的共同运动成分开始出现,痉挛逐渐加重,手指多呈屈曲状,但不能伸展,坐位或立位时,髋、膝、踝关节可屈曲,此时针灸治疗的原则主要是控制肌痉挛和异常运动模式,促进分离运动的出现。针灸的治疗有较严格的部位选择性,一方面通过刺激痉挛肌的拮抗肌,通过本体感受器引起的反射,交互抑制痉挛的肌肉,使之松弛,改善肌痉挛状态,有利于促进关节的运动,防止关节变形。陈立典和吴强(1996)采用神经生理学原理和经络理论对 65 例偏瘫患者进行治疗观察,软瘫期在健侧取穴,痉挛期在拮抗肌上取穴治疗,获得较好的效果。这个期间的针灸治疗,采用电刺激法可能产生更好的效应。

电针治疗可以分别在挛缩肌和其拮抗肌取穴,用波宽 0.2～0.5 毫秒,频率 0.66～1Hz 左右的电脉冲分别刺激伸侧肌肉和屈侧肌肉,两路输出不要同步、相隔 0.1～1.5 秒,使 2 组刺激交替出现,所以 2 组抑制也交替出现,以使肌肉在治疗期间始终处于抑制状态,从而达到松弛痉挛肌肉的目的,促使分离运动和自主运动的尽早出现;同时也刺激了肢体血液循环,有助于肌力和功能的恢复。

在督脉及华佗夹脊取穴,作用在身体的中轴线上,可以通过双侧神经司控的特性,促进脑功能的代偿和重组作用,特别在督脉(或膀胱经)上采用芒针沿皮下长距离平插和捻针,或在华佗夹脊穴采用透针法刺激都可以取得较好的促进竖脊肌运动,并改善内脏运动功能的效果。

2. 针灸调节脊髓间运动反射功能　偏瘫是高级中枢丧失其对随意性运动功能的控制能力,取而代之的是低位中枢控制下以痉挛为基础的异常运动模式。因此,它所表现的肌力减弱是质的变化。治疗中应以协调肌群间张力的平衡为中心,促进分离自主性运动的出现,建立高级中枢控制下的正常运动模式,实现皮质的功能重组。传统临床对中风后偏瘫的评估多以肌力的量变化为尺度,治疗也以发展肌力为重点,强化了共同运动联合反应而导致"误用综合征"的出现。为了在偏瘫的治疗中能更有效地应用针刺技术,进一步发挥中医康复的优势,应加强调节脊髓间运动反射功能,促使分离运动的尽早、尽可能更多地出现。

(1) 瘫侧针刺引起运动反射疗法:肌梭的牵张可引起梭外肌收缩的牵张反射,同时抑制拮抗肌的收缩。电针刺激受损的骨骼肌,可牵拉肌中的核链纤维上的次级感觉神经末梢,而当梭外肌收缩时挤压肌梭囊,使核链纤维受牵拉,或由于 γ_2 运动神经元受刺激引起核链肌原纤维收缩,由于该反射通路为多突触性,兴奋在其中传导缓慢,但重复而持久,并能引起屈肌或伸肌的协同运动;由于冲动扩布还能引起部分拮抗肌的协同收缩,其结果是引起强有力的协同肌收缩,并伴有较弱的拮抗肌的协同收缩,对运动的协调和改善屈肌挛缩有一定的帮助。如采用电针刺激,一般为低频,强度以肌肉中、轻度收缩为宜。

(2) 健侧针刺引起患侧的运动反射疗法:1906 年,Sherrington 观察到去脑猫存在一种脊髓长反射形式,这种脊髓间的反射形式在人类也同样存在,它同样受牵张反射的控制。针刺健侧膝关节屈肌穴位,由于牵拉了次级肌梭末梢,可引起患侧髋、膝关节屈肌兴奋。刺激健侧上肢肘关节屈肌穴位,牵拉了次级感觉末梢,可引起患侧上肢屈肌反射性收缩,刺激健侧关节的伸肌,也可反射性引起患侧伸肌的反射性收缩,这种规律在上、下肢都适应。健侧取穴单纯手针或电针刺激都有效,特别是对偏瘫痛觉过敏的患者采用健侧取穴治疗更为有益。这种反射疗法的目的在于经常保持偏瘫侧的肌肉处于一定的兴奋水平,对运动的康复有良好的促进作用。

针对偏瘫后的恢复过程,Brunnstrom(1970)提出了六阶段恢复理论,即中风后偏瘫者其肢体的恢复经历了弛缓(无反射)、轻度痉挛,出现联合反应、痉挛加剧,可随意引起协调动作、痉挛减弱、出现分离性运动,自主性运动建立,运动接近正常的 6 个阶段。偏瘫早期,高级中枢丧失其对运动的控制能力,患侧肢体呈弛缓状态;随后低位中枢建立代偿,其对运动控制的作用释放,患侧肢体肌张力增高呈痉挛状态;随着病情的发展,痉挛加重,表现以联合反应、共同运动为主的非随意运动;当痉挛控制,建立在痉挛基础上的异常运动模式被打破,才会出现自动、自主的分离运动。Brunnstrom 阶段理论符合中风后偏瘫患者的自然病理演变过程及其恢复的规律,所以偏瘫的早期康复治疗应以尽力提高肌张力以缩短软瘫期、尽早进入痉挛阶段为原则。痉挛阶段以抑制方法控制肌张力,通过刺激 Ia 纤维、强化 α 运动神经元功能引起交互抑制的原理,利用拮抗肌收缩抑制主动肌。偏瘫中共同运动的模式是以上肢屈曲、下肢伸展优势为主,痉挛的二级预防和早期痉挛的及时处理是恢复随意运动控制的关键点之一,因此,针灸疗法介入应该也是越早越好。治疗时在上肢取伸肌群穴、下肢取内收、屈肌群穴,以强刺激手法配合电针治疗,兴奋拮抗肌,抑制痉挛肌群。当痉挛控制,随意自主的分离运动出现,肢体即进入相对恢复期。

三、脑卒中的特殊针法

头针疗法是焦顺发独创的一种疗法,虽然目前对头针疗法的机制还不很清楚,除了通过外周神经传导通路到达中枢神经系统(这条通路肯定存在)以外,针刺对颅骨下脑功能区的直接作用是否存在并没有太多的实验证据。尽管如此,头针对脑血管疾病的治疗效果是客观存在的,已经积累了丰富的经验,对偏瘫的康复有积极的促进作用。头针治疗可根据患者运动功能丧失的程度和部位,选择头针运动区的相应部位。Chuang 等(2007)证实,针刺百会可以升高慢性灌流不足模型动物及缺血再灌注模型动物大脑的多巴胺水平,减轻脑组织的萎缩。并且针刺百会还可以阻止缺血导致的皮质 GABA 能神经元的损伤(Zhang 等)。

醒脑开窍针法是石学敏创立的一种针刺治疗脑卒中的治疗方法。该针法选穴以内关(手厥阴心包经)、人中(督脉)、三阴交(足太阴脾经)为主穴,以极泉(手少阴心经)、尺泽(手太阴肺经)、委中(足太阳膀胱经)为辅穴,并根据不同症状施以不同配穴:手指握固加合谷透二间,吞咽障碍加风池、完骨、翳风,语言不利加上廉泉、金津、玉液放血,足内翻加丘墟透照海。上述穴位均采用大强度刺激。有研究者(李慧等,2004;董秋菊等,2013)通过系统分析和 Meta 分析认为,该针法对治疗脑卒中,尤其是缺血性脑卒中有一定疗效,但由于纳入文献质量不高,存在选择性偏倚、实施偏倚和测量偏倚的可能,因此,同样需要更多高质量、大样本、多中心的随机盲法试验。由于醒脑开窍针法是多穴合用,因此对其机制的研究也是以多穴为主。研究显示,醒脑开窍针法的效应主要是与扩张血管、增加缺血区血氧供应、调节血液流变学和血管活性物质水平、改善相关基因表达水平、抑制炎性反应、稳定递质水平及重建神经网络有关(宗静杰等,2010;张丽丽等,2011;邓树荣等,2012)。

随意性运动的建立和恢复,反映了皮质中枢对运动感觉输入的应答。卒中后,大脑皮质功能的重组可通过神经细胞突触再生、发芽来实现,新突触的产生及其对神经冲动传导阈值的降低,都有赖于应答信息的不断输入和强化,因此遵循偏瘫恢复的普遍规律,于肢体病理改变的不同阶段,利用针刺的特殊外周感觉输入的方式,调整神经反射环路中各个运动神经元的兴奋性,最终恢复大脑皮质的功能,或实现大脑皮质的"功能重组"。

总而言之,针灸疗法可以作为脑卒中康复中常规的治疗手段之一,以充分挖掘和恢复运动功能的潜能,而电针和物理康复中的功能性电刺激(functional electrical stimulation)相结合,可能探索出一条更适用于临床的康复疗法。

参 考 文 献

Araque A,Parpura V,Sanzgiri RP,et al. Tripartite synapses:glia,the unacknowledged partner. Trends Neurosci,2010,22(5):208-215.

Bai YL,Li L,Hu YS,et al. Prospective,randomized controlled trial of physiotherapy and acupuncture on motor function and daily activities in patients with ischemic stroke. J Altern Complement Med,2013,19(8):684-689.

Ben Achour S,Pascual O. Glia:the many ways to modulate synaptic plasticity. Neurochem Int,2010,57(4):440-445.

Chang H,Kwon YD,Yoon SS. Use of acupuncture therapy as a supplement to conventional medical treatments for acute ischaemic stroke patients in an academic medical centre in Korea. Complement Ther Med,2011,19(5):256-263.

Cho SY,Park JY,Jung WS,et al. Bee venom acupuncture point injection for central post stroke pain:A preliminary single-blind randomized controlled trial. Complement Ther Med,2013,21(3):155-157.

Chou P,Chu H,Lin JG. Effects of electroacupuncture treatment on impaired cognition and quality of life in Taiwanese stroke patients. J Altern Complement Med,2009,15(10):1067-1073.

Chuang CM,Hsieh CL,Li TC,et al. Acupuncture stimulation at Baihui acupoint reduced cerebral infarct and increased dopamine levels in chronic cerebral hypoperfusion and ischemia-reperfusion injured sprague-dawley rats. Am J Chin Med,2007,35(5):779-791.

Ernst E,White AR. Acupuncture as an adjuvant therapy in stroke re-

habilitation. Wien Med Wschr,1996,146(21-22):556-558.

Fragoso AP,Ferreira AS. Immediate effects of acupuncture on biceps brachii muscle function in healthy and post-stroke subjects. Chin Med,2012,7:7.

Gosman-Hedström G,Claesson L,Klingenstierna U,et al. Effects of acupuncture treatment on daily life activities and quality of life:a controlled,prospective,and randomized study of acute stroke patients. Stroke,1998,29(10):2100-2108.

Hegyi G,Szigeti GP. Rehabilitation of stroke patients using Yamamoto New Scalp Acupuncture:a pilot study. J Altern Complement Med,2012,18(10):971-977.

Hopwood V,Lewith G,Prescott P,et al. Evaluating the efficacy of acupuncture in defined aspects of stroke recovery:a randomised,placebo controlled single blind study. J Neurol,2008,255(6):858-866.

Hopwood V,Lewith GT. Does acupuncture help stroke patients become more independent? J Altern Complement Med,2005,11(1):175-177.

Hsing WT,Imamura M,Weaver K,et al. Clinical effects of scalp electrical acupuncture in stroke:a sham-controlled randomized clinical trial. J Altern Complement Med,2012,18(4):341-346.

Hsiu H,Huang SM,Chen CT,et al. Acupuncture stimulation causes bilaterally different microcirculatory effects in stroke patients. Microvasc Res,2011,81(3):289-294.

Huang Y, Chen J, Htut WM, et al. Acupuncture increases cerebral glucose metabolism in human vascular dementia. Int J Neurosci, 2007, 117(7):1029-1037.

Huang Y, Tang C, Wang S, et al. Acupuncture regulates the glucose metabolism in cerebral functional regions in chronic stage ischemic stroke patients-a PET-CT cerebral functional imaging study. BMC Neurosci, 2012, 13:75.

Jeun SS, Kim JS, Kim BS, et al. Acupuncture stimulation for motor cortex activities: a 3T fMRI study. Am J Chin Med, 2005, 33(4):573-578.

Johansson BB, Haker E, von Arbin M, et al. Acupuncture and transcutaneous nerve stimulation in stroke rehabilitation a randomized, controlled trial. Stroke, 2001, 32(3):707-713.

Kim MK, Choi TY, Lee MS, et al. Contralateral acupuncture versus ipsilateral acupuncture in the rehabilitation of post-stroke hemiplegic patients: a systematic review. BMC Complement Altern Med, 2010, 10:41.

Kim YH, You SH, Kwon YH, et al. Longitudinal fMRI study for locomotor recovery in patients with stroke. Neurology, 2006, 67(2):330-333.

Kjendahl A, Sällström S, Osten PE, et al. A one year follow-up study on the effects of acupuncture in the treatment of stroke patients in the subacute stage: a randomized, controlled study. Clin Rehabil, 1997, 11(3):192-200.

Kong JC, Lee MS, Shin BC, et al. Acupuncture for functional recovery after stroke: a systematic review of sham-controlled randomized clinical trials. CMAJ, 2010, 182(16):1723-1729.

Lee GJ, Yin CS, Choi SK, et al. Acupuncture attenuates extracellular glutamate level in global ischemia model of rat. Neurol Res, 2010, 32 Suppl 1:79-83.

Lee JA, Park SW, Hwang PW, et al. Acupuncture for shoulder pain after stroke: a systematic review. J Altern Complement Med, 2012, 18(9):818-823.

Lee MS, Choi TY, Shin BC, et al. Cupping for stroke rehabilitation: a systematic review. J Neurol Sci, 2010, 294(1-2):70-73.

Li G, Jack CR Jr, Yang ES. An fMRI study of somatosensory-implicated acupuncture points in stable somatosensory stroke patients. J Magn Reson Imaging, 2006, 24(5):1018-1024.

Liu H, Zhang D, Tan X, et al. The effect of acupuncture on stroke recovery: study protocol for a randomized controlled trial. BMC Complement Altern Med, 2012, 12:216.

Liu SY, Hsieh CL, Wei TS, et al. Acupuncture stimulation improves balance function in stroke patients: a single-blinded controlled, randomized study. Am J Chin Med, 2009, 37(3):483-494.

Liu W, Mukherjee M, Sun C, et al. Electroacupuncture may help motor recovery in chronic stroke survivors: a pilot study. J Rehabil Res Dev, 2008, 45(4):587-595.

Moon SK, Whang YK, Park SU, et al. Antispastic effect of electroacupuncture and moxibustion in stroke patients. Am J Chin Med, 2003, 31(3):467-474.

Naeser MA, Alexander MP, Stiassny-Eder D, et al. Real vs. sham acupuncture in the treatment of paralysis in acute stroke patients—a CT scan lesion site study. Neurorehabil Neural Repair, 1992, 6:163-174.

Park J, Hopwood V, White AR, et al. Effectiveness of acupuncture for stroke: a systematic review. J Neurol, 2001, 248(7):558-563.

Park J, White AR, James MA, et al. Acupuncture for subacute stroke rehabilitation: a Sham-controlled, subject-and assessor-blind, randomized trial. Arch Intern Med, 2005, 165(17):2026-2031.

Pildal J, Hróbjartsson A, Jørgensen KJ, et al. Impact of allocation concealment on conclusions drawn from meta-analyses of randomized trials. Int J Epidemiol, 2007, 36(4):847-857.

Rabadi MH. Randomized clinical stroke rehabilitation trials in 2005. Neurochem Res, 2007, 32(4-5):807-821.

Rabinstein AA, Shulman LM. Acupuncture in clinical neurology. Neurologist, 2003, 9(3):137-148.

Shiflett SC. Does acupuncture work for stroke rehabilitation: what do recent clinical trials really show? Top Stroke Rehabil, 2007, 14(4):40-58.

Shin BC, Lim HJ, Lee MS. Effectiveness of combined acupuncture therapy and conventional treatment on shoulder range of motion and motor power in stroke patients with hemiplegic shoulder subluxation: a pilot study. Int J Neurosci, 2007, 117(4):519-523.

Silva AC, Rasey SK, Wu X, et al. Initial cortical reactions to injury of the median and radial nerves to the hands of adult primates. J Comp Neurol, 1996, 366(4):700-716.

Sze FK, Wong E, Or KK, et al. Does acupuncture improve motor recovery after stroke? A meta-analysis of randomized controlled trails. Stroke, 2002a, 33(11):2604-2619.

Sze FK, Wong E, Yi X, et al. Does acupuncture have additional value to standard post stroke motor rehabilitation? Stroke, 2002b, 33(1):186-194.

Wang Q, Li X, Chen Y, et al. Activation of epsilon protein kinase C-mediated anti-apoptosis is involved in rapid tolerance induced by electroacupuncture pretreatment through cannabinoid receptor type 1. Stroke, 2011, 42(2):389-396.

Wang Y, Shen J, Wang XM, et al. Scalp acupuncture for acute ischemic stroke: a meta-analysis of randomized controlled trials. Evid Based Complement Alternat Med, 2012, 2012:480950.

Wayne PM, Krebs DE, Macklin EA, et al. Acupuncture for upper-extremity rehabilitation in chronic stroke: a randomized sham-controlled study. Arch Phys Med Rehabil, 2005, 86(12):2248-2255.

Wei YC, Sun MF, Chang KC, et al. Pilot scheme of health policy in stroke adjuvant acupuncture therapy for acute and subacute ischemic stroke in Taiwan. Evid Based Complement Alternat Med, 2011, 2011:689813.

Wellman CL, Arnold LL, Garman EE, et al. Acute reductions in GABAA receptor binding in layer IV of adult primate somatosensory cortex after peripheral nerve injury. Brain Res, 2002, 954(1):68-72.

Wu HM, Tang JL, Lin XP, et al. Acupuncture for stroke rehabilitation. Cochrane Database Syst Rev, 2006(3):CD004131.

Wu P, Mills E, Moher D, et al. Acupuncture in poststroke rehabilitation: a systematic review and meta-analysis of randomized trials. Stroke, 2010, 41(4):e171-179.

Xie Y, Wang L, He J, et al. Acupuncture for dysphagia in acute stroke. Cochrane Database Syst Rev, 2008(3):CD006076.

Yam W, Wilkinson JM. Is acupuncture an acceptable option in stroke rehabilitation? A survey of stroke patients. Complement Ther Med, 2010, 18(3-4):143-149.

Yan T, Hui-Chan CW. Transcutaneous electrical stimulation on acupuncture points improves muscle function in subjects after acute stroke: a randomized controlled trial. J Rehabil Med, 2009, 41(5):312-316.

Yu KW, Lin CL, Hung CC, et al. Effects of electroacupuncture on recent stroke inpatients with incomplete bladder emptying: a preliminary study. Clinical Interventions in Aging, 2012, 7:469-474.

Zhang S, Li G, Xu X, et al. Acupuncture to point Baihui prevents ischemia-induced functional impairment of cortical GABAergic neurons. J Neurol Sci, 2011, 307(1-2):139-143.

Zhang S, Li N, Liu M. Use of acupuncture for stroke in China. Acupunct Med, 2009, 27(4):146.

陈立典, 吴强. 偏瘫的现代评价与针刺治疗的研究. 中国针灸, 1996, 16(10):528-529.

邓树荣, 王贤明. 醒脑开窍针刺法治疗脑梗死的研究进展. 中国医药指南, 2012, 10(27):59-60.

董秋菊, 杨志新. 醒脑开窍针刺法治疗中风的系统评价. 中国针灸, 2013, 33(5):475-480.

克鲁逊. 克氏康复医学. 南登昆等译. 长沙: 湖南科学技术出版社, 1990.

李慧, 梁伟雄, 郭新峰. 醒脑开窍针法治疗中风的 Meta 分析. 广州中医药大学学报, 2004, 21(3):215-219.

张丽丽, 杜宇征, 褚芹. 近年来"醒脑开窍"针刺法治疗中风的临床及基础研究. 辽宁中医杂志, 2011, 38(6):1240-1242.

宗静杰, 褚芹, 邓健刚. "醒脑开窍"针刺法治疗缺血性中风作用机制研究进展. 天津中医药大学学报, 2010, 29(3):164-165.

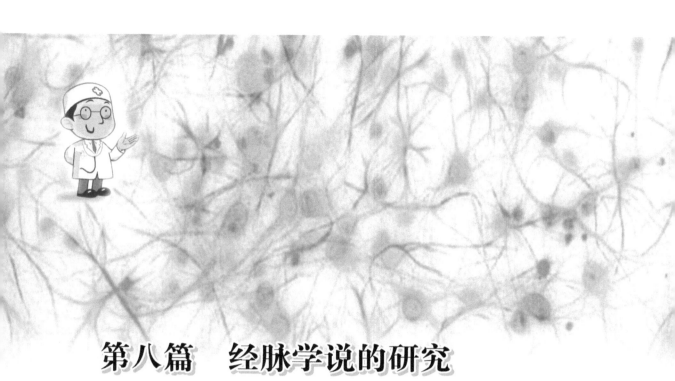

第八篇　经脉学说的研究

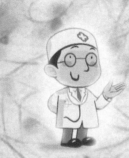

第二十章　经络学说的创立

中医药学中的经络学说,是我国人民在长期的医学实践中同疾病作斗争的经验总结。由于历史的限制,古代医家不可能对经络的物质基础有深刻的了解,它不是完全建立在形态生理学的基础之上,而是通过客观存在的表象,结合相关病候,总结医疗经验,并用于指导临床实践。因此探讨经络现象的物质基础,对提高针灸疗效,解释其作用原理,有重要的指导意义。

第一节　其他文明古国医学中的类经脉系统

中医学源远流长,在张家山汉墓(约公元前 186 年)和马王堆汉墓(约公元前 168 年前)出土的 4 种中医有关"脉学"的古籍即《足臂十一脉灸经》《阴阳十一脉灸经》甲本和乙本以及《脉书》中,从未出现"经"与"络"两字,说明此时的经络系统尚未建立,只看到其建立过程中的雏形。到了成书于西、东汉年间的《黄帝内经》时代,"脉"的解剖生理学描述发生了根本的变化,以脉行的路径为经脉,以脉行的分支横出的径路为络脉;它们的体表循行路线更为清晰。

经络学说在长达两千多年的历史长河中一直有效地指导着中医临床实践,表明其具有合理性。中国与古埃及、古印度、古希腊这四大文明古国的医学在历史上有许多共性,在阐述人体的功能结构、生理病理、诊断和治则方面其认识曾经有过一些相似的表述模式。随着源于古希腊的医学在发展过程中不断地以自我修正和变革的模式,使其逐渐发展成为现代医学的支柱。中医学则在长期相对封闭的历史过程中不断地自我完善,使其发展为一整套结构完善、融会贯通的带有朴素辩证法和朴素自然观的理论。前者是建立在严格实验生物学的基础上,用形态生理学和生物化学方法确定和发展起来的;后者则是以人(特别是患者)为观察对象,在经验总结的基础上建立的。但是,从本质上讲,这两者之间都是以生命体为研究对象,都能有效地指导临床实践。

在古埃及文明向东传播过程中,是否对古代中国文明有传承关系是世界文明史极为关注的一个问题。一些史料表明,这种传承关系是存在的,至少有学者猜想《黄帝内经》中的岐伯是古希腊医生 Hippocrate 爱称 Hippos 汉朝发音的汉译假托之名(Unschuld,1998)。研究者们认为,很多有价值的史料在秦始皇时代的焚书坑儒及汉朝的罢黜百家、独尊儒术的政治整肃中被毁灭了,并以此割断与远古的联系。

以尼罗河流域为主的古埃及文明诞生了辉煌的埃及医学,人们普遍接受古埃及医学是世界医学孕育的摇篮。古埃及医学的一些内容书写在纸草箔上并保留至今。根据公元前2世纪埃及亚历山大城的 Clement 提到的42种古代埃及著作中有6种是医学书。在现存的古埃及法老时期的13部医学纸草文(medical papyri)中有许多精彩的记录。

最重要的医学纸草文书是在19世纪和20世纪初被发现的,其中1862年在埃及尼罗河谷 Luxor 的古玩市场同时出现两部震惊世界的医学纸草文书,该书分别由出资收购人的名字命名为 Edwin Smith 医学纸草文和 Ebers 医学纸草文(图20-1)。据信这两部医学纸草文发现于位于尼罗河西岸 Assassif 古代墓葬地一位医生木乃伊的两腿之间(埃及木乃伊安葬时有这种习俗),专家们猜想它们可能出土于同一座坟墓。

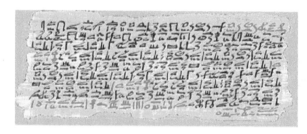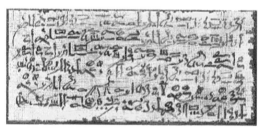

图 20-1　Ebers(左)和 Edwin Smith(右)医学纸草文的一页

Ebers 医学纸草文是现存最长的古埃及医学文献,长20.23m、高30cm,共有110页卷,分成877段(paragraph)。由于在该抄本的背面有一段注明 AmenhotepⅠ世9年的确切日期,故该文的成书年代在公元前1552年左右。不过,根据该纸草文的一些描述,部分内容来源可能追溯到公元前3000年;Nunn(1996)认为包括医神 Thoth 的著作,他正是生活在那个时代。

Edwin Smith 医学纸草文的成书年代在公元前1700年左右,但书中大都记载公元前2640年前后 Imhoteps 时期(古埃及第三王朝时的一位医神)的医学内容。该书总长为468cm(约残缺30cm),宽度为30cm;共有22页,其中正面书写17页,背面书写5页;共计480行;为第二长的纸草文。该文主要内容为外科学。

重要的医学纸草文书还有 Kahun 纸草文,发现于1889年,成书于公元前1825年,主要为妇科内容;Hearst 纸草文,发现于1899年,成书于公元前1450年;Chester Beatty 纸草文,成书于公元前1200年左右,内容为肛肠科;Berlin 纸草文,发现于1827年,成书于公元前1200年左右;London 医学纸草文,来历不明,成书于公元前1300年左右,内容主要是巫术;Ramesseum-Ⅲ、Ⅳ、Ⅴ医学纸草文,藏于 Thebes 的神庙的一间密室,1896年被发现,据信成书年代约为公元前1700年,损毁严重。另外还有几部纸草文存世,有的残缺太多,仅存些支离破碎的片段;有的内容晦涩,破译困难。

但是,史学家们相信,我们能够得到的医学纸草文书仅是古埃及医生遗留下来很少的一部分,大多数著作均在公元前47年(毁灭了几乎所有古代中东文明80%以上的文书档案)和389年埃及 Alexandria 图书馆的两场大火中化为灰烬;一些在盗墓过程中被破坏,另一些还被巫师在治疗患者过程中当做符咒烧灰化作灵药服用(或敷用)。

在埃及医学纸草文中,令人震惊的重要部分是结构和功能不明的 metu 系统。根据我们掌握的资料,metu 系统疾病的治疗在公元前1700年的 Ramesseum-Ⅴ纸草文中就有明确记载,至少在 Ebers、Edwin Smith、Berlin 和 Hearst 等 5 部医学纸草文中都有类似的描述。这个系统的详细记录出现在 Ebers 纸草文的第 854 和 856 段,也出现在 Berlin 纸草文的 163 段;在 Edwin Smith 和 Hearst 的医学纸草文中也有涉及疾病与 metu 相关的内容,metu 的单数形式是 met。根据 Gardiner sign-list D52,met 的象形文字符号有雄性性器官的含义(图 20-2),但也代表长条索状物(如棍棒、杆杖或权杖)。"metu"一词没有直接同等的英文词汇相对应,几乎所有的研究人员都认为它可能包括血管、肌腱、薄长肌肉、神经(虽然古埃及并没有神经系统的相关知识),甚至各种管道(如气管、胆管、输尿管等)。"metu"具有传输血、气、黏液甚至尿和精液的功能;在疾病情况下,也有输运和排泄病原体(disease-bearing entities)及各种有害及无害的体液因子(malign or benign spirits)的作用。"met"的英译文多为"channel",也常译为"vessel",有时还译为"vein"或"duct"。正如中国人已经很熟悉的经脉概念,无论是将其翻译成英文、还是在探讨经脉的功能时,与"metu"相关的几种译法和功能解释几乎都吻合。

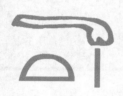

图 20-2　met 的埃及象形符号文字

Ebers 纸草文在 1875 年就有原文出版,1890 年由 Joachim 译成德文。1930 年,伦敦大学院的 Bryan 又编译成英文 *Ancient Egyptian Medicine:the Papyrus Ebers* 出版。1987 年,由埃及科学技术研究院的 Ghaliounghui 作了全文翻译 *The Ebers Papyrus:A New English Translation,Commentaries and Glossaries*,使我们能够目睹该文的完整内容。在 Bryan 的编译书中对 metu 的论述分别出现在 2 个章节:18. The Nervous System 和 20. The Heart and Circulatory System;也就是说,在古埃及象形符号文字破译过程中就注意到 metu 的功能与神经系统和心血管系统的关系。与此同期,我国的中西医汇通学派虽然对经脉的问题尚未开展研究,但经脉比附神经和心血管系统的关系也已经开始建立。

Nunn(1996)重点讨论了《脉管书》[*the vessel(metu)book*],该部分构成了古埃及医学解剖学、生理学和病理学章节的核心。大多数的疾病治疗都是如何疏通 metu,调节 metu,平衡 metu,从 metu 中排除有害物质,恢复 metu 的正常功能。

metu 与动脉和静脉有关,静脉行血,动脉行气,这也是古埃及医学的观点。中医经脉学说也认为其主要功能就是行气血。但古埃及医学在动脉中含有"气"的概念并不使人吃惊,因为一千年后的医学之父希波克拉底时代仍认为动脉是空气的管道($\alpha\rho\tau\eta\rho\iota\alpha$)。直到 2 世纪后期的医圣 Galen,才真正认识到动脉是运送血液而不是运送气的器官。拉丁文中的动脉"arteria"也是风管或气管一词的转用。

古埃及人也认识到 metu 与诊脉有关。在 Edwin Smith 纸草文记载了一个病例(Case 1,Gloss A),叙述了医生用双手或手指切脉,脉诊的位置包括头部、枕部、手部、心前区、臂部和腿部(在 Ebers 纸草文中也有同样的诊脉记录),这符合黄龙祥提出的在经脉学说建立初期有多处诊脉部位的说法。在 Ebers 纸草文中(855c)有以下一段话:"心脏变弱意味着心脏搏动乏力,或意味着 metu 脉动无闻;此种情况难以治疗,或者在医生的手下得不到信息。"这段话在于说明诊脉是古埃及医生检查患者时的一项重要内容(其实,古印度医生也在手的寸口部位诊脉"nadi-pariksha"判断病情;不过遵循的是"男右女左",恰与中医的"男左女右"相反)。

在 Ebers 纸草文 856 段和 Berlin 纸草文 163 段的 metu 分布几乎是相同而且可以相互印

证的,但与 Ebers 纸草文 854 段又有很大差别。Berlin 纸草文 163 段的 metu 数是 22 条,在 Ebers 纸草文 856 段论述的 metu 数为 12 条,但一般认为是书写错误。由于古埃及人认为心脏是人体的中心,是灵魂的居所,因而 metu 的起始部位都是(或主要是)由心脏发出。而在 Ebers 纸草文 854 段论述的 metu 数则为 52 条,不过由于此处论述的 metu 并未从心脏起始,52 之数就有可能涉及 metu 的起始点和终止点,因而也为 26 之数。我们知道人体十二经脉左右两侧加上任、督两脉之数正好也是 26 条。

　　metu 的分布位置是上下肢体各 6 条,头面部可达额部、枕部、颞部,并通达耳、眼、鼻等;内达心、肺、肝、脾(五脏之中唯缺肾脏,由于古埃及医生在制作木乃伊时未发现位于腹后壁的肾脏,故而从未对该器官有所了解)、膀胱、睾丸和肛肠;令人遗憾的是,我们目前还无法确认这些 metu 在体表的具体循行路线。其实,在经脉学说创立伊始,体表经脉循行线最初也只是起点与终点两点连一线的最简单形式。比《黄帝内经》成书年代更早的马王堆汉墓帛书中经脉体表循行线基本就是这两点连一线的简单勾画(黄龙祥,2001)。

　　metu 是生命和健康的基本因素,在 Ebers 医学纸草文中经常提到治疗作用就在于促进或平衡 metu 的功能(参见 Ghaliounghui,Ebers 纸草文 627 ~ 694 段)。

　　metu 通畅是古代埃及人保障健康的秘诀,那时的医生相信 metu 里的气、水和血液不平衡是疾病的诱因。在 Edwin Smith 纸草文的注释中指出古埃及的一些雕刻作品和一些墓室的文字常可见到类似的文字:"他的 metu 功能强盛吗?"或"你的 metu 很好吗?"(Breasted,1930;Parkins,2001)。其实,古代中国人的健康理念何尝不是疏通经脉,调节阴阳;甚至到现在,同样的语言还会不时地出现在人们大众的口谈中和离奇古怪的广告里。

　　古埃及人认为,人体的 metu 形成相互连接的管道网络并进行能量与信息的流通,这种联系犹如尼罗河的分支和人工运河构成的河泽网道,同中国十二经脉与十二江河相对应的描述有惊人相似之处。

　　古埃及人认为,健康的先决条件是 metu 的流通,metu 受阻则疾病产生。如果一位妇女不能怀孕,则可能是由于生殖 metu 关闭所致。经脉的功能概念与此完全相同。

　　古埃及人认为,metu 具有沟通身体外部与内部器官的作用,这与经脉-脏腑联系功能描述十分雷同。

　　根据现有的资料,我们尚未发现古埃及医生有采用类似针灸样疗法来疏通 metu 的文献(但已发现公元前 3000 年左右的多种粗细不等的针样医疗器械),但有采用针状物割治脓疡、刺络放血(或用水蛭吸血)及采用棒状物烧灼烫灸皮肤某区域用于治疗目的的记载。不过有意思的是,古埃及医生称谓的象形符号文字可能与上述疗法有关。

　　metu 的疾病:

　　在 Ebers 纸草文的 627 段有这样一句话:"Beginning of the ointments to strengthen the me-tu";Nuun(1996)认为 Ebers 纸草文的 627 ~ 694 部分都是涉及肌肉系统的病症,可以采用软膏涂抹在 metu 的表面来缓解肌肉的疼痛。在 Ramesseum-V 纸草文中的后一部分内容也涉及 metu 与肌肉和肌腱疾病的治疗。

　　有些医学纸草文谈到 metu 发生肿胀(如 Ebers 纸草文 866 和 872、873 段),虽然对所生何种疾病,学者们颇有争议,但有的可能与血管瘤有关,医生建议采用切除治疗(为防止出血,手术刀必须烧热)。

大多数药物都可能通过 metu 系统发挥治疗作用:如果 metu 受到刺激,药物使它平息;如果 metu 功能太盛,用药物使它功能得到缓和;如果 metu 功能低下,可以用药物激发它;若 metu 发热,用药物使它降温;若 metu 发生肿胀,用药物使它消退;若 metu 出现疼痛,用药物缓解它(Lyons 和 Petrucelli,1987)。

在古希腊医学之父 Hippocrates 的著作中,也有描述人体表面的联系通道,和古埃及医学一样,这种通道可以翻译成 channel,也可用 vessel 或 vein 表示;其实这些词汇仅仅是古希腊文字"phleps"的现代转译的代名词。但均不完全是现代解剖学意义上的血管系统,仅是一个未明结构的代名词。Hippocrates 在"自然人性论"一章中对通道联络有以下的详细描述(其实,在 Hippocrates 的其他一些著作中也有另外"phleps"的描述),如:

"人体最粗的四对脉(血)管分布路径:第 1 对脉管从枕部通过颈外侧沿脊柱两侧下行经腰直达大腿,然后延伸至小腿沿踝关节外侧至足部;故腰背痛应在膝腘和踝外侧行放血治疗(图 20-3A)。第 2 对脉管起于耳周向下过颈(颈静脉),沿脊柱前两侧下行循腰至睾丸,然后到达大腿,沿膝腘部内侧达小腿,经内踝至足部;治疗腰部及睾丸疼痛宜采用腘窝和踝内侧放血疗法(图 20-3B)。第 3 对脉管从颞部经颈由肩胛下入肺,两侧的脉管在此左右交叉;右脉管从肺入胸到脾和(左)肾,左脉管从肺经胸入肝和(右)肾,然后这对脉管终止于肛门(图 20-3C)。第 4 对脉管从额部和眼部下行至锁骨,沿臂至肘、前臂、腕部和手指;然后,该脉管从指背经手、前臂上方入肘,转入下方再入臂部和腋窝,经肋骨分别进入肝脏(右侧)和脾脏(左侧),继而这对脉管经腹部至外阴(图 20-3D)。"

所有研究 Hippocrates 的医史学家均认为,Hippocrates 论述的脉管是以血管为主体,又包含神经或肌腱在内的条索状物体(当时几乎没有关于神经的概念)。2 世纪,Galen 在 *On Hippocrates' On the Nature of Man* 的论文中就严厉批评了从血管的角度来分析这些脉管的走行是不可能的(参见 Lewis)。如果从中医的角度来看,它与某些经脉循行的路径相似得令人惊诧,就其选择治疗腰背痛和睾丸痛的刺络放血部位而言,就连针灸师们也挑不出太大毛病。Hippocrates 在《格言》篇中强调:病,药不可治时用铁治;铁不治时用火治;火不治时,该病无法可治。这里"铁"指的是铁制针刀类刺割器械;Hippocrate 时代常用针刀刺割放血疗法;该法无效时采用热灸法,常用的是铁棒烧热后烫灸体表一定部位进行治疗。无独有偶,同类语言也出现在我国《左传》中,记载鲁成公十年(公元前 581 年)晋景公有病,秦国医缓诊治时说:"疾不可为也,在肓之上,膏之下,攻之不可,达之不及,药不治焉。"这里所说的"攻"即指烫灸,而"达"是指针刺。《灵枢·官能》认为:"针所不为,灸之所宜";明代医家李梴在《医学入门》著作中也写道:"凡药之不及,针之不到,必须灸之"。除此之外,再无治疗方法可用。

在另一个四大文明古国的印度也有类似的 channels 系统,公元前 15 世纪左右,古印度 CharakaSamitha 描绘了人体的"nadis"管道系统,该系统携带"rasas"(生命之液),由脐部发出联系全身。在一部 Roberto Margotta 撰写的 *History of Medicine* 著作中,中文翻译者干脆把 nadis 直接转译为"经脉"(参考李城,2003)。印度医学的经典著作《妙闻集》3 卷 9 章在论述人体的脉管系统"dhamani"时说,24 条"dhamani"从脐发源,其中上、下行各 10 条,斜行 4 条,日本学者大地原诚玄将"dhamani"译为"经络"。印度医学也认为人体存在着特殊意义的穴点"marman";《妙闻集》3 卷 6 章有关"marman"有 107 个。其中每一肢体 11 个(共 44 个),

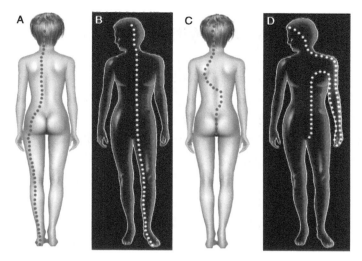

图 20-3　**Hippocrates** 的 4 对脉管（希波克拉底原文的英文稿）

A：The first of them reaches from the back of the head through the outside of the neck and along the inside of the spine and inside to the loins, and into the upper legs, and then it passes through the lower legs to the ankles on the outside and into the feet. Bloodlettings to treat pains in the back and loins should be made from the hams and the outside of the ankles. **B**：The second pair of vessels, having its origin from the head by the ears, through the neck, is called the jugular: they go from the inside of the belly along the spine on either side, and along the loins and into the testicles and into the thighs, and through the hams from the inner part, and then through the lower legs to the inner ankle and into the feet. Bloodlettings for pain in the genitals and testicles should be made from the hams and the inside of the ankles. **C**：The third pair goes from the temples through the neck under the shoulder blades；then they are carried to the lungs and one reaches from the right to the left and the other from the left to the right. And the right-hand one goes from the lungs below the breast and into the spleen and the kidney, while the one from the left goes into the right-hand side through the lungs below the breast and into the liver and the kidney, and they both end in the anus. **D**：The fourth pair goes from the front of the head and eyes under the neck and collar bones, then from upper side of the upper arms into the elbows and then through the fore-arms into the wrists and fingers, then from the fingers back through the hands and the fore-arms into the elbows and through the lower side of the upper arms into the armpits and from the ribs one reaches the spleen and the other reaches the liver, and then they both end by going over the stomach into the genitals.

腹胸部 12 个，背部 14 个，头面部 37 个。

　　南美洲玛雅文明（Garcia 等,1999）的医学系统中也有类似行气疏血的"wind channels"系统,通过头面部、胸背部,沿臂部和下肢的关节循行,肚脐是中心。在 wind channels 上分布有 50 个左右的治疗点,这些点与中医穴位的位置和主治都很近似。

　　因此可以认为,医学发展的萌芽阶段,都有类似 channel 或经脉一类的联系通道的叙述;但 metu 一词竟与汉字"脉"的发音也一致太引人注目;从年代来说,metu 诞生的时代"脉"字尚未在中国创造出来。即便在 17 世纪上半叶的著名自然科学家 Descartes 在描述体表疼痛与脑的联系通路时也是用 channel 来沟通。

　　其实,无论是西汉官方的使节张骞（已沟通了与古埃及最繁华的都城亚历山大的往来）,还是至少此前一两千年的民间与西域、特别是与古埃及的交往,除了物质间的贸易外,可能还有更简单、更有价值的文化、技术和学术的交流、沟通与融合（朱兵,2005）。

第二节　经络系统的诞生及发展

经络学说的起源问题在现存的史料中尚无明确的记载,一般认为,《黄帝内经》成书以前的漫长岁月是经络学说形成的萌芽和雏形阶段,这个时期大约相当于春秋战国(公元前770—前221)以前,此时已经出现了有关血脉的记载。马王堆汉墓出土的《帛书·经脉》已经描述了11条经脉的起止点和走行路线,但缺少手厥阴心包经脉。而在绵阳永兴镇双包山发掘的2号西汉木椁大墓中出土的针灸经脉木人已有了手三阴经、手三阳经、足三阳经和督脉10条经的循行分布路线。《黄帝内经》成书为经络学说和整个中医理论体系奠定了基础,它阐述了十二经脉的内行和外行的路线及十二经脉分别"属络"各个脏腑,阐述了十二经脉和脏腑的功能发生异常变化时所出现的病症,指出各条经脉的穴位有主治本经病症的作用。《难经》成书于西汉,进一步发挥了《黄帝内经》的理论,对十二经脉的走向、病症、预后及奇经八脉的含义、作用、循行路线和病候作了详尽的论述。元代滑伯仁的《十四经发挥》对十四经脉的分布和循行路线进行了考证、分析,首次提出"十四经"之名,从而使经络学说在发展中不断自我完善和系统化。

从中医经络学说的诞生、形成、发展和完善的过程来看,古人最初确认为经脉只与相应的脏腑发生联系,即六阳属腑,六阴属脏。最初经脉循行线的终点并没有像现在的经络循行成网状。《黄帝内经》成书之前古人将上下相应的标、本脉相联系形成最简单的两点连一线的经脉循行线。腕踝部的本脉处为循行线的起点,头面躯干部标脉处为终点。此时的经脉循行方向自然是自下而上。直到马王堆两种帛书《十一脉》中,仍可见到这种两点连一线的最初经脉循行线。如《阴阳十一脉》中"臂少阳脉"的循行线即是。此外,该篇中"太阴脉"以及《足臂》中的"臂少阳脉"循行线也基本保留了最初的两点一线的原貌。随着"标"脉部位的改变,最初经脉循行线的终点发生不断变化,并超出了标脉的限制,循行线不断延长,并且从最初只有起点、终点的简单形式逐渐形成两点以上的多点连线。这种产生于早期的经脉学说用以解释人体上下所存在的生理、病理方面的联系,形成了经脉学说的最初雏形。古人通过对江河湖海、日月星辰等自然现象的观察,推测出人体的气血运行是循环的。这种认识在《黄帝内经》中反映得很清楚。例如"夫血脉营卫,周流不休,上应星宿,下应经数","经脉流行不止,环周不休"。为了使经脉流注如环无端,原先的自下而上向心性流注的经脉中就必须有一半是离心性流注。同时基于"外有源泉而内有所禀"的认识,古人又将每一经脉与特定的脏腑相联系,最终形成一个内外相连、上下相贯的复杂经脉系统。

从马王堆帛书到《黄帝内经》,经脉循行的一般变化主要有4点:①增加了相关经脉之间相互衔接的分支,以建立经脉依次循环流注说。②增加了体内经脉属络脏腑的循行线,以强调经脉与脏腑之间的联系。③出现了经脉流注的次序,先手经,后足经,按太阴、少阴、厥阴顺序流注,即手太阴→足太阴;手少阴→足少阴;手厥阴→足厥阴。④经脉起止点延长。两种帛书所记经脉起点多位于手足腕踝部,而《经脉》手三阳与足三阴经均起于相应手足指(趾)端,手三阴与足三阳经则止于相应手足指(趾)端。这样使经脉行至指(趾)端便于手足部表里经的相互衔接。其循环分布特点是:手三阴经从胸走手,手三阳经从手走头,足三阳经从头走足,足三阴经从足走腹(胸)。阳明行身前,少阳行身侧,太阳行身后。四肢内侧为阴,分布着三阴经;外侧为阳,分布者三阳经。手太阴经在腕后与手阳明经相衔接,手少阴经在小指与手太阳经相衔接,手厥阴经在掌中与手少阳经相衔接,足阳明经在足背与足太阴经相衔接,足太阳经在小趾与足少阴经相衔接,足少阳经在足背与足厥阴经相衔接。手足阳经在头面部相衔接。手足阴经在胸部相衔接。阴经为里,属于脏而络于腑;阳经为表,属于腑而络于脏。阴经与阳经的这种循行规律、衔接特点和表里属络关系,保证了机体活动的完整和统一(邓良月和黄龙祥,1995)。

经脉的特殊循行路线究竟是根据什么绘制出来的?经脉学说的理论体系是如何建立起来的呢?就目前来看,虽缺乏史料,但一般认为主要是与古人对经脉治疗过程中针感传导路线的观察,对病症过程中各种循经证候和体表反应点的总结。

根据刘澄中(1994)的考证,我国上古之时的医生俞拊《史记·扁鹊仓公列传》"炊灼九窍而定经络",即"炊与吹同","灼,灸也","九,即久,灸也",因此可以认为俞拊采用艾草烧灼四肢远端皮肤上某一点的方法而发现循经感传现象

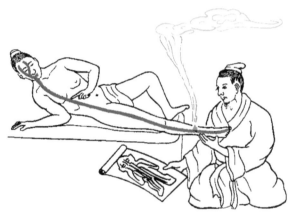

图 20-4 俞拊炊灼灸而定经络(引自刘澄中,1994)

(图20-4),况且,俞拊这一绰号的本身,从古文字形角度来讲,也包含循经感传的转输(俞)及在手足(拊或跗)施灸的意思。

第三节 经络学说的形成与完善

《黄帝内经》时代已有完整的经络系统,其中专门论述经络者,计25篇,涉及有关经络者,约60余篇,已经形成完整的经络系统。经络的本意可分为3个方面:①古人描述的经脉循行线指的是什么? ②"经络"概念的意义是什么? ③经络学说的本质是什么? 它应该有一定的形态学基础,有一定的生理病理学背景,有和疾病的关系;这三者间相互关联,与经络的三本意相汇聚。

一、《黄帝内经》对经络的阐述有解剖学基础

古人提出"经络"指的是什么?其根据是什么?亦即古人在经脉线上看到了什么? 要了解古人所指的经络是什么,首先要了解经络概念的本质是什么。古人云:经脉是气血流注的通道,即所谓行气血。《黄帝内经》最早从解剖学的角度提出经脉是血管的假说:"若夫八尺之士,皮肉在此,外可度量切循而得之,其死可解剖而视之……脉之长短,血之清浊,气之多少,十二经之多血少气,与其少血多气,与其皆多血气,与其皆少血气,皆有大数";"经脉十二者,伏行分肉之间,深而不见……诸脉之浮而常见者,皆络脉也"。唐代杨上善在考究经脉的功能时明确指出:经络是运行气血的血脉。血脉,即血管。"经脉者,血筒也",很难有古典文献能推翻这个结论。

二、循经出现的一些生物学现象与经脉学说起源的关系

古人观察到针刺时感觉沿经迁移现象。《灵枢》"刺之要,气至而有效",说明气行现象与感传的关系。循经感传现象是古人创立经脉学说的一个重要依据。《黄帝内经》中有关"中气穴,则针游于巷"(《灵枢·邪气脏腑病形》)、"见其乌乌,见其稷稷,从见其飞,不知其谁"(《素问·宝命全形论》)和"若行若按,如蚊虻止,如留如还"(《灵枢·九针十二原》)等都被认为是有关循经感传现象的最早记载。《三国志》中记载"下针言:当引某许,若至,语人",这段话说明感传与疗效有着密切的关系。

在元代杜思敬在其著作《针经摘英集》(1315)中曾清楚地描述过引起循经感传的针刺手法:"针手阳明经合谷,在手大指歧骨间陷中。随患人咳嗽一声下针,刺五分,内捻针,令病人吸气三口;次外捻针,呼气三口;次又内捻针,吸气五口,令人觉针下一道痛如线,上至头为度,长呼一口气出针。"这是最早、最确切、最无争议的针刺引起循经感传的记载。

明代汪机在《针灸问对》一书中所述:"昔有病跛者,邪在足少阳分,自外踝以上,循经灸者数穴。一医为针临泣,将欲接气过其病所,才至灸瘢,止而不行,始知灸火坏人经络也。"这段话,不但明确描述了循经感传现象,还指出灸瘢能阻断感传。

日本学者首先注意到古人对"经络"的描述只出现在人类医学书中,兽医著作中仅有穴位而无经络,因此他们认为经脉起源可能与观察到人类才具有的循经感传现象有关。孟昭威(1982)认为《帛书·经脉》中只有(经)脉,没有穴位的记载,是对古人创立经脉系统始于循经感传现象观察论点的有力支持。根据王雪苔的考证,在所有的中兽医文献中,只有穴位分布图和少数的血络,而无经脉。从而认为经脉的发现并不完全是基于解剖所见,也不是基于穴位连线;很可能基于人类才具有的感知过程,也就是说,循经感传现象的观察和记录是经脉创立的主要基础。显然,在长期的医疗实践中对循经感传路线的反复观察和总结,乃是古人描述经脉循行路线,进而创立经络系统的一个重要依据。

三、病候与经络学说形成的关系

近些年来,人们注意到经络的起源很可能是古人在对病候的诊察中,在不断的医疗实践过程中形成的。黄龙祥有关脉诊与经脉学说起源关系的研究,在很大程度上复原了经脉学说产生过程中最为关键性的环节。他以足厥阴经脉病候为研究的切入点,探讨了经脉起源与病候的关系。《灵枢·经脉》记载如下:足厥阴经脉是动则病腰痛不可以俯仰,丈夫㿉疝,妇人少腹肿,甚则嗌干,面尘脱色。它是一组关于某种特定病或证典型临床表现的描述。是直接导致古人形成"足厥阴脉"概念的证候,厥阴"是动"病是对汉以前文献所记载的疝气之一"㿉疝"典型症状及重症的描述。足厥阴脉(足背太冲脉)异常则表明男子阴疝病:前阴肿痛(在女子则可表现为少腹肿痛),痛引腰骶部,能俯不能仰(仰则痛甚),甚则出现口干、面色改变等症。从马王堆出土的帛书《阴阳十一脉》及张家山出土的简书《脉书》所载足厥阴脉"所生病"来看,描述的也是阴疝及阴疝的主症。

综上所述,早期文献中足厥阴脉候,不论经脉病候还是络脉病候,经脉病候中不论"是动"病还是"所生病",记述的都是阴疝病症。如果不是远隔病变部位诊疗点的发现,那么所

谓"厥阴脉"等"经脉"及"络脉"的概念永远也不会出现。可是,当古人开始在远离发病部位(前阴、少腹部)的足背部(太冲脉处)及内踝上方等特定部位诊察阴疝这一特定病,同时直接刺灸该诊脉处治疗阴疝病时,这种新的经验超出了旧有理论的解释范畴,迫切需要一种新理论的支持,于是一种全新概念的"经脉"、"络脉"便随之出现。其中诊脉处:太冲脉即厥阴脉的起点;蠡沟络——厥阴络的起点,效应点——前阴即厥阴脉、厥阴络的终点;基于相关脉动诊病经验而确定的脉后被称做"经脉",而基于脉形(盛实、虚陷等)诊病实践确定的脉后被称做"络脉"。换言之,所谓"经脉"、"络脉"是从不同角度对相同诊疗经验的不同解释,也就是说,二者的关系是平行的,而不是主从关系。而且由于传世的络脉学说的文献年代较早且很少变化,从而更多地保存了经脉学说的早期特征。

古人构建"足厥阴经脉"、"足厥阴络脉"概念最初是为解释阴疝发病部位特点,而当这种解释被系统整理上升为一种学说时,则从具体的阴疝诊疗经验事实中加以抽象,提取出共有的本质属性,即阴疝发病部位的特征为前阴、少腹部。从而对经验本质的认识更加深刻,上升到"规律"的层面,然后再根据总结出的规律指导针灸临床诊疗,这时无论什么病症,也不论男女,只要出现前阴、少腹部的症状,就都被归属于足厥阴病候,其针灸远端取穴都取"足厥阴经"穴、络穴。这一点从汉代腧穴经典《明堂经》中依然看得十分清楚。

黄龙祥由此清楚地认识到,经络学说的科学价值不在于12条"线",而在于这些线所捆绑的经验事实及对这些经验从特殊到一般的抽象表达。古人无论对具体的阴疝典型症状的解释,还是对通过阴疝诊疗经验得出的人体足背、前阴、少腹部相关联系的一般规律的解释,对于今天的实验研究都不再重要(这些解释已经完成了它们的历史使命),重要的是其解释的对象本身:机体特定部位间特定联系的规律是否可靠、完整,以及将这些经验事实置于现代科学的背景下考察,是否仍具有重要的科学价值。今天研究经络学说的目的是要对其中至今仍具有重大价值的经验事实与规律给出新的解释,建立新的学说或理论,而不是要证明经络学说中解释成分的科学性。具体对足厥阴脉而言,我们不是要百折不挠、千方百计地寻找到连接足背、前阴、少腹、腰、舌及相关脏腑的"特殊结构",而是要在检验古人总结的人体特定部位间特定联系规律的可靠性与完整性的基础上,阐明其复杂的联系方式与过程。

四、"内景返观"与经脉

李时珍《奇经八脉考》一文中提出:"内景隧道,唯返观者能照察之,此言必不谬也。""内景返观"是指气功、导引过程中当进入气功功能态时,可察觉许多在常态下无法感知到的机体反应,可体验到气在体内沿一定的路线运行,这路线就是经脉。但单凭这一条超越当前科学认识水平、近似神话般的孤证(史学研究原则之一是孤证不引)不足为信。

经络学说的形成应该有复杂的多重因素的背景,前三点的任何一个单因素都不能构成《黄帝内经》时代经络学说的完整起源。

第四节　经脉图、经穴图、循经感传轨迹

经络理论是以经脉循行路线为基础的,历代医家对经脉路线的分布都极为重视。《黄帝内经》作为中国第一部医学百科全书就对经脉循行路线作了详细透彻的描述,但仍缺乏系统性,而且不少散在《黄帝内经》中的经脉路线都未被后人归属到经络系统中。

古代对经络的记载,首先是用文字表述,在后来的发展过程中才逐渐绘制了经脉图。在汉代以前没有发现有经脉图的记载。据史料称,穴位经脉图谱古称"明堂图","明堂"者,盖由"黄帝坐明堂,召雷公而问之"(《素问·著至教论》)。早在晋代葛洪(281—341)所著的《抱朴子·内篇·杂应》中,就有过《明堂流注偃侧图》的记载。虽然从隋唐以来,曾有过《黄帝明堂偃侧针灸图》《神农明堂图》《黄帝十二经脉明堂五脏人图》《扁鹊偃侧针灸图》《明堂孔穴图》《明堂图》《明堂人形图》《明堂三人图》等,但可惜这些图都没有流传下来,后人无法观其原貌。

1993年,四川省绵阳永兴镇双包山西汉木椁大墓中出土了一件漆雕,表面纵向分布红漆描绘的线条数据,线条的路径分布对称,与《黄帝内经》记载的十二经脉循行分布大体相似,经有关专家考证后认为"它可能与经脉有关",并将此出土物命名为"人体经脉漆雕"(梁繁荣等,1996)或"针灸木人"(图20-5)。值得注意的是,图中各经脉走行线分布完全均匀,等距离,呈直线状。据考证,该墓年代应在汉景帝与武帝时期,也就是说,在公元前141年前后,那么这尊"针灸木人"的制成年代应在此之前或至少与此年代相当。

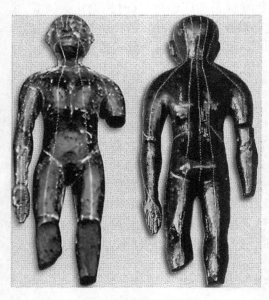

图20-5　四川绵阳出土的经脉木人照片,经脉的部分线条做了补描
(引自马继兴,1996)

马继兴(1996)对针灸木人体表标记的经脉路径进行考察,认为这尊木人经脉和中医文献中所记述的经脉系统除有某些相同或近似之处外,还有很多迥然有异之处,而自行成为独立的木人经脉系统。针灸木人经脉的名称和数目,在木人全身虽然标有很多纵向分布的经脉路线,但均未记载经脉名称,故只能以现存最古的医学典籍《黄帝内经》及《难经》等书中的经脉名称及其主要分布特征为依据来确定木人的经脉系统。木人全身共有19条纵向上下循行的主脉。其中位于身体正中线的有1条,循行路线与《难经》《黄帝明堂经》《针灸甲乙经》等书所记的督脉分布途径基本相同,因此可以称之为督脉。木人其他18条纵向行的主脉,均在身体两侧左右对称分布,每侧各9条。其循行路线与《灵枢·经脉》所记的十二经脉中的9条经脉即手三阴脉、手三阳脉及足三阳脉的分布原则方式基本一致,因此也可分别称之为手太阴(肺)脉、手少阴(心)脉、手厥阴(心包)脉(合称手三阴脉),手太阳(小肠)脉、手少阳(三焦)脉、手阳明(大肠)脉(合称手三阳脉),足太阳(膀胱)脉、足少阳(胆)脉、足阳明(胃)脉(合称足三阳脉)。以上九脉再加督脉可以总称为针灸木人的十脉系统(缺足三阴脉和任脉)。

2012年,在成都老官山推测为汉武帝时期(公元前156—前87)的古墓出土了迄今为止最完整的人体经穴髹漆人像,高约14cm,五官、肢体刻画准确,白色或红色刻绘的经脉线和穴点清晰可见(图20-6),为揭开经脉针灸理论的起源和发展具有重要意义。

根据梁繁荣等(2015)的初步研究,经穴髹漆人像上标记的红色粗线共22条,均在身体两侧,呈左右对称纵向分布,每侧各11根(正面5条,背面4条,侧面2条),其循行路线与《灵枢·经脉》所记载的十二经脉中的9条经脉较为相似。上肢背侧分布的2条红线与手少阳三焦脉、手太阳小肠脉相似,上肢外侧分布的1条红线与手阳明大肠脉较为相近;下肢前内侧3条红线与足阳明胃脉、足太阴脾脉和足厥阴肝脉大致相同,形似足阳明胃脉的红色粗线分布于下肢、腹、胸和头部。下肢外侧的 1 条纵行红线与足少阳胆脉大致相似,下肢背侧分布的 2 条红线与足太阳膀胱脉、足少阴肾脉大体相似。而上肢前内侧分布的 2 条红线与手太阴肺脉、手厥阴心脉、手少阴心脉中的任何 2 条都有较明显的差别。此外,经穴髹漆人像上还有阴刻的白色细线共 29 条,包括横行走向的 3 条(其中 1 条类似带脉),纵行分布的 26 条(其中 1 条分布在前正中线,与任脉基本相同。其他 25 根白线均在身体两侧,大多左右对称,分别为前面 11 条,背面及侧面 14 条)。这些纵行分布的白线有一部分与红色线条重合,也部分具有《灵枢·经脉》中经脉循行分布的特点。背面及侧面的 14 条白线基本呈左右对称,单侧各 7 条(下肢 4 条,上肢 3 条)。下肢单侧的 4 条白线中 1 条白线仅分布于下肢、到达肛门附近,其循行与足少阴肾脉略同,并与形似足少阴肾脉的红线近乎完全重合;有 2 条分布于下肢、腰背部、颈项部和后头部,

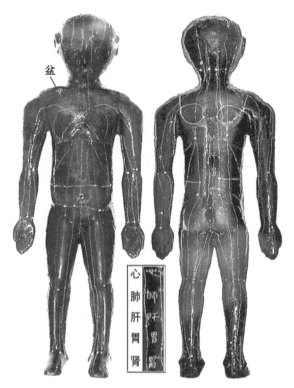

图 20-6　成都老官山 3 号古墓出土的人体经穴髹漆人像,部分线条做了补描　(引自梁繁荣等,2015)

其循行路线与足太阳膀胱脉(第 1 侧线和第 2 侧线)形似。另有 1 条主要位于身体侧面,走行于下肢、腰背部、颈项部和头部侧面,但其与足少阳胆脉循行差别较大,与形似足少阳胆脉的红色线条也不重合。上肢背侧及外侧面的 3 条白线均由手部到达肩背部,其中 1 条与手太阳小肠脉"出肩解,绕肩胛"的描述相符,但不与形似小肠手太阳之脉的红线重合;其中 1 条位于上肢后面正中,与手少阳三焦脉的循行特点相似;另外 1 条似从拇指、食指之间发出到达肩部,与手阳明大肠脉的起点有些相似,但该线条左右刻画不甚对称,其循行也有较大差距。经穴髹漆人像上描绘的纵行分布的白色线条在身体前面有 11 条。上肢 6 条,呈左右对称分布,均由手部至胸部,与手太阴肺脉、手厥阴心脉、手少阴心脉大致相似。下肢 5 条白线中,左侧的 3 条白线与足阳明胃脉、足厥阴肝脉、足太阴脾脉的红线完全重合;右侧仅有 2 条白线,与足阳明胃脉、足厥阴肝脉的红线几乎完全重合;下肢右侧缺少的形似足太阴脾脉的白线。

经穴髹漆人像上用黄白色描绘的疑是"腧穴"点,清晰可见的共有 119 个,包括双穴 51 个、单穴 17 个。经穴髹漆人像上阴刻多处铭文,在背部正中书写有"心"、"肺"、"肝"、"胃"、"肾"5 字(图 20-6 下、中)。

现存于世的最早与经脉有关的描图是北宋初年(982 年),由日本人丹波康赖参考我国唐代及以前许多古医书,如《备急千金要方》《外台秘要》《小品方》《僧深方》等编纂成的《医心方》一书,该书第 22 卷论述了经脉逐月养胎部分,绘有套色肺、大肠、胃、脾、膀胱、肾、心包、三焦、胆、肝 10 条经脉(缺心经和小肠经,图 20-8,图 20-10,图 20-11,图 20-13 ~ 图 20-19)。

宋天圣四年(1026),翰林医官王惟一首创铜人针灸腧穴模型,并著《铜人腧穴针灸图

经》一书,内有正、背、半侧人图 3 幅,另有十二经脉分经图各 1 幅,仅仅表现了各经五输穴和原穴的所在位置。

北宋朱肱费时 20 年,于 1108 年著成《伤寒百问》一书,3 年后,即 1111 年改名为《活人书》,书中附有足三阴、足三阳经 6 条(图 20-7,图 20-14,图 20-16 ~ 图 20-19),该书原刻本仅在日本皇宫存有 1 册,国内学者已难察其原貌。图 20-7 左是《活人书》原刻本膀胱经循行路线的镂空图,可见膀胱经在背部并未分成 2 条循行线。而《活人书》的元刻本(国内已失传,仅存日本图书馆)的膀胱经循行图中仅标出循行位置,而未画出位置连线,我们仍看不出膀胱经的内外循行线是否存在(图 20-7 中)。明万历四十四年(1616)的《活人书》刊本已经出现了经脉循行的连线图,而膀胱经在背部出现内外 2 条循行线(图 20-7 右)。这是有关膀胱经经脉在背部循行路线显著变化的早期记载,对后世影响很大。

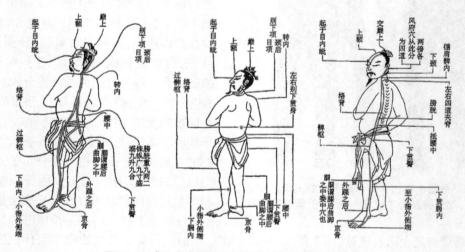

图 20-7　《活人书》足太阳膀胱经脉循行线的演变
左:北宋原刻本膀胱经在背部循行线只有 1 条(原本藏日本皇宫);中:元刻本只有膀胱经循行位置记载,没有出现连线(原书藏日本);右:明万历刊行本,膀胱经在背部已分成内行线和外行线

北宋杨介(1113)著有《环中图》一书,该书绘有手三阴经、手三阳经共 6 条,与朱肱的《活人图》加在一起,正好构成一套同年代的、完整的十二经脉循行图。但《环中图》至今未发现存世版本。值得欣慰的是,日本梶原性全 1302 年所著《顿医抄》一书直接引用了杨介《环中图》的手三阴、手三阳经脉循行图而得以保存下来(图 20-8 ~ 图 20-13),该书原刻本国内已无存。日本梶原性全在 1315 年著有《万安方》一书,书中有彩绘"十二经脉图"12 幅,该图至今保存良好(图 20-21)。该书仅在日本有见。

元代滑伯仁(1304—1386)编著《十四经发挥》(1341)一书,详尽阐述了十二经脉和奇经八脉的内外循行线,并绘有十二正经和督、任两脉之图各 1 幅,成为后人研讨经脉循行的主要依据和参考。这是现存较早的比较全面反映十四经内外循行的经脉穴位图。

明代出现了较多的针灸学著作,也不乏各种经脉循行图,这些图大多是引自《十四经发挥》或以此为基础稍加改动后形成的,如高武的《针灸聚英》(1529),还有张介宾在《类经图翼》(1624)所绘制的图为体表有关部分连线的经穴图。而杨继洲所著《针灸大成》(1601)的插图兼有经穴图和经脉图两种形式。任督两脉历代均无变化(图 20-20)。

从清代开始出现了经脉循行和经穴分开的插图,如御医吴谦修纂的《医宗金鉴·刺灸心法要诀》(1742)的插图(图20-9,图20-12,图20-15)及陈惠畴著的《经脉图考》(1878)。

　　经脉图与经穴图最大的差别就是经脉循行线的弯曲呈自然状,比较流畅,不像经穴图那样呈角度的转折,足三阴经脉图并不像经穴图那样在三阴交穴汇合。

　　循经感传轨迹绘制的图与经脉循行线相似,而与经穴图差距较大。第1张根据循经感传而绘制循行图的当属长浜善夫和丸山昌朗(1950),在他们合著的《经络の研究》书中记述了1例梅毒性脑病患者的循经感传现象,并对其进行了长达1年的观察研究,在书中附有40余幅循经感传(作者命名为针响)轨迹的照片(参考刘澄中临摹的图20-8和图20-12)。此后个例的循经感传轨迹图的绘制已越来越多,但以群体普查基础上绘制的循经感传路线综合图为数不多。影响较大的是安徽、福建、陕西、辽宁4省十四经感传图谱协作组内部出版的单行本资料,根据群体调查的结果,发现循经感传的走行自然圆转,没有锐角之折与单线盘曲现象,膀胱经在背部的感传线都是单根,找不到典型的肝经路线。山西医学院(1974)根据10例循经感传阳性者刺激原穴引起循经感传路线进行叠加,绘制出十二正经与奇经八脉的循行感觉图(参考本章各经脉图)。

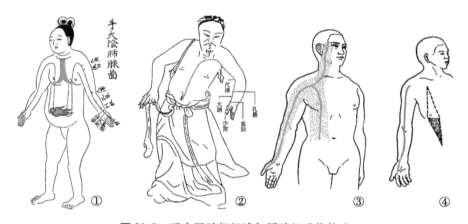

图20-8　手太阴肺经经脉与循肺经感传轨迹
①《医心方》;②《环中图》;③山西医学院;④长浜善夫(刘澄中临摹)

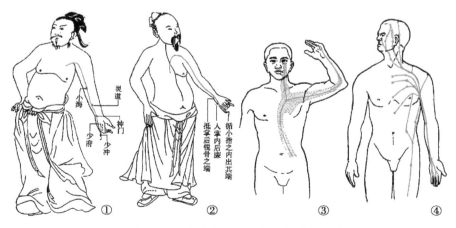

图20-9　手少阴心经经脉与循心经感传轨迹
①《环中图》;②《医宗金鉴》;③山西医学院;④安徽·福建·辽宁·陕西

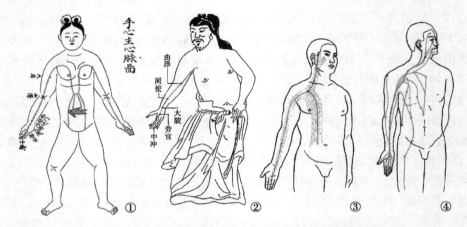

图 20-10　手厥阴心包经经脉与循心包经感传轨迹
①《医心方》；②《环中图》；③山西医学院；④安徽·福建·辽宁·陕西

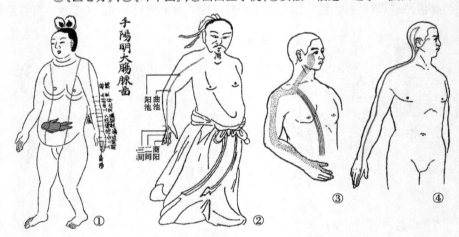

图 20-11　手阳明大肠经经脉与循大肠经感传轨迹
①《医心方》；②《环中图》；③山西医学院；④安徽·福建·辽宁·陕西

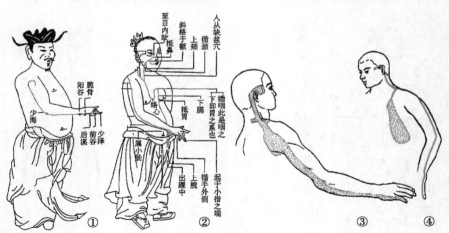

图 20-12　手太阳小肠经经脉与循小肠经感传轨迹
①《环中图》；②《医宗金鉴》；③山西医学院；④长浜善夫（刘澄中临摹）

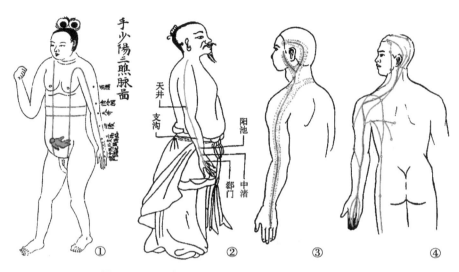

图 20-13　手少阳三焦经经脉与循三焦经感传轨迹
①《医心方》；②《环中图》；③山西医学院；④安徽·福建·辽宁·陕西

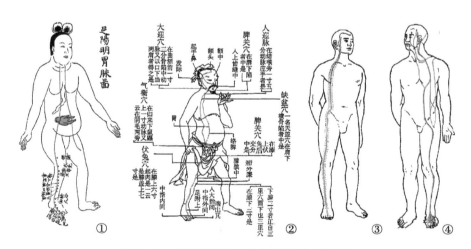

图 20-14　足阳明胃经经脉与循胃经感传轨迹
①《医心方》；②《活人书》；③山西医学院；④安徽·福建·辽宁·陕西

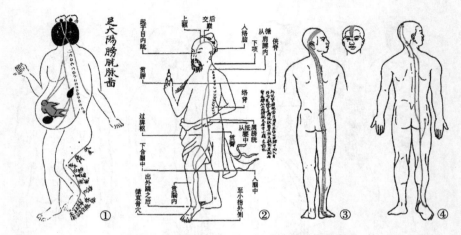

图 20-15　足太阳膀胱经经脉与循膀胱经感传轨迹
①《医心方》;②《医宗金鉴》;③山西医学院;④安徽·福建·辽宁·陕西

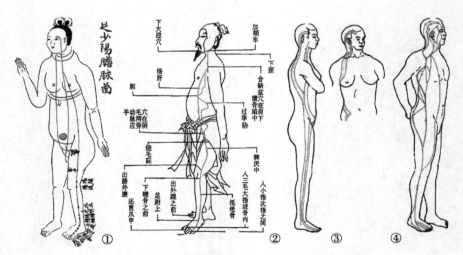

图 20-16　足少阳胆经经脉与循胆经感传轨迹
①《医心方》;②《活人书》;③山西医学院;④安徽·福建·辽宁·陕西

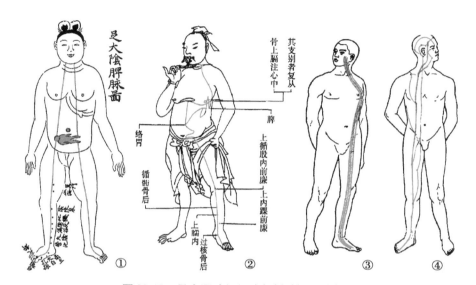

图 20-17　足太阴脾经经脉与循脾经感传轨迹
①《医心方》;②《活人书》;③山西医学院;④安徽·福建·辽宁·陕西

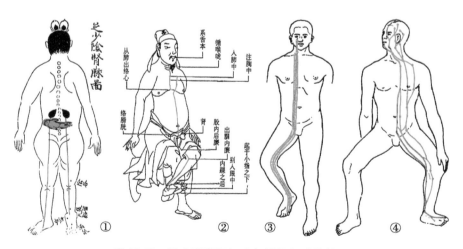

图 20-18　足少阴肾经经脉与循肾经感传轨迹
①《医心方》;②《活人书》;③山西医学院;④安徽·福建·辽宁·陕西

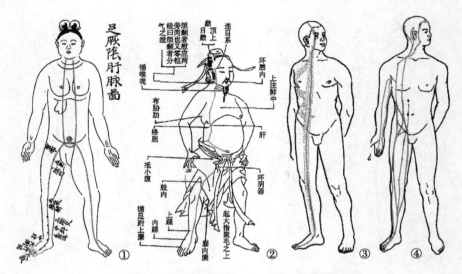

图 20-19　足厥阴肝经经脉与循肝经感传轨迹
①《医心方》;②《活人书》;③山西医学院;④安徽·福建·辽宁·陕西

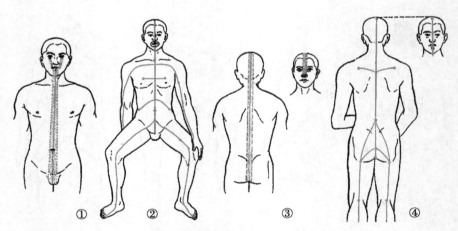

图 20-20　循任（左）督（右）两脉感传轨迹
①和③山西医学院;②和④安徽·福建·辽宁·陕西

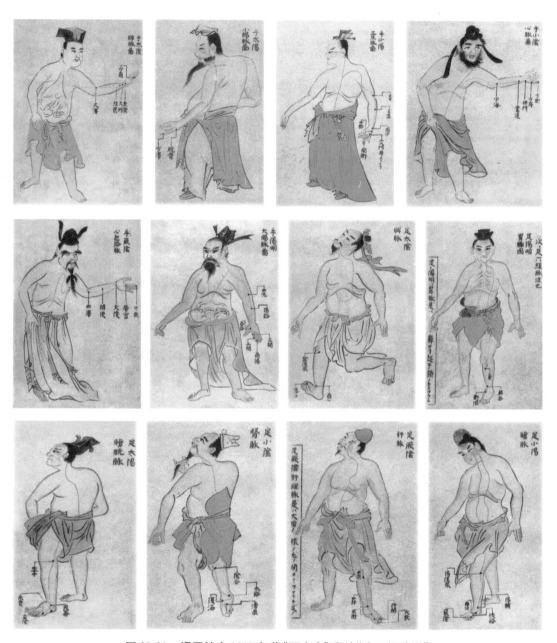

图 20-21　梶原性全 1315 年著《万安方》彩绘"十二经脉图"

参 考 文 献

Adams F(translation). Hippocrates Works. The University of Adelaide Library.

Breasted JH. The Edwin Smith Surgical Papyrus(two volumes). Chicago:University of Chicago Press,1930.

Bryan CP. Ancient Egyptian Medicine:Papyrus Ebers. Chicago:Ares Publishers Inc,1930(reprint in 1998).

Debru A. "Galiencommentateur d'Hippocrate: le canon hippocratique," in Hippocrate et son héritage. Lyon: Fondation Marcel Mérieux,1987.

Garcia H,Sierra A,Balam G. Wind in the Blood:Mayan Healing and Chinese Medicine. Berkeley:North Atlantic Books,1999.

Ghaliounghui P. The Ebers Papyrus:A New English Translation,Commentaries and Glossaries. Cairo:Egyptian Academy of Scientific Research and Technology,1987.

Lewis WJ(translation). Galen On Hippocrates' On the Nature of Man. Kühn edition of Galen(vol. 15,1-173)

Lyons AS,Petrucelli RJ. Medicine:an illustrated history. New York:Harry N. Abrams,Inc,1987;76-103.

Nunn JF. Ancient Egyptian Medicine. London:British Museum Press,1996.

Parkins MD. Pharmacological practices of ancient Egypt. Proceedings of the 10th Annual History of Medicine Days. Ed. WA Whitelaw Calgary,AB,2001:5-11.

Unschuld PU. Chinese Medicine. Brookline:Paradigm Publications,1998:12.

大地原誠玄译. スシュルタ本集. 京都:臨川書店,1971.

邓良月,黄龙祥. 中国针灸证治通鉴. 青岛:青岛出版社,1995:1-38.

黄龙祥. 经络学说研究的新发现及其对生命科学的启迪. 中国中医基础医学杂志,2005,11(4):241-244.

黄龙祥. 中国针灸学术史大纲. 北京:华夏出版社,2001:79-607.

黄龙祥. 中国针灸学术史大纲. 北京:华夏出版社,2001:185-242.

李城译. 医学的历史. 太原:希望出版社,2003:20-21.

梁繁荣,谢克庆,和中俊,等. 从西汉人体经脉漆雕看早期经络学说. 中国针灸,1996,16(4):222-225.

梁繁荣,曾芳,周兴兰,等. 成都老官山出土经穴髹漆人像初探. 中国针灸,2015,35(1):91-93.

刘澄中. 临床经络现象学. 大连:大连出版社,1994:88-99.

马继兴. 双包山汉墓出土的针灸经脉漆木人形. 文物,1994(4):55-65.

孟昭威. 经络学说的起源形成及其展望. 中国针灸,1982,2(4):27-30,(5):25-28.

朱兵. 经络有舶来的成分吗? 中国针灸,2005,25(10):741-746.

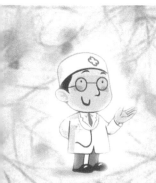

第二十一章 关于经脉现象

第一节 循经感传现象的观察

元代杜思敬(1315)在其著作《针经摘英集》中曾清楚描述过针刺合谷穴可产生一道痛如线上传至头的循经感传现象。1939年,我国学者薛崇成在针灸时发现循经脉径路传导的感觉出现在幻肢上,薛氏称之为经络感觉。可惜该项临床观察到的结果当时并未发表(薛崇成,1978)。1948年,日本针灸学家柳谷素灵在其著作《针灸医术の门》中便提到针刺时可沿经出现通电似的向前传导的感觉。1950年长滨和丸山出版了《经络の研究》专著,系统介绍了一位患视神经萎缩患者针刺原穴引发的沿十二正经和奇经八脉(还"发现"了新"经络")的感传现象,并将这种现象称为"针响"(針のひびき)。在其著作刊载"针响"传递轨迹的40余幅照片中,其轨迹与古典的经脉循行位置完全或基本一致。1951年,时任日本针灸师会会长的冈部素道在其出版的专著《针灸折々の记》中,描述了他观察到的135例"针响"现象。有15例患者针刺昆仑穴引起循足背向臀部、腰部和后颈的感传;针刺三阴交穴向腹部的感传有32例;针刺阳辅穴时,感传走向侧胸部和侧头部的有17例;有53例在针刺三焦经的支沟穴时,感传从局部传至肩、耳部;针刺阳辅穴时向膀胱经的腰以下和胆经的大腿下的感传有18例。但作者认为,感传出现与否同针刺效应没有明确关系,感传路线与古典经脉循行线也不一定完全符合,特别是在肝经和胃经更是如此。

比较早报道针刺引起循经感传与针刺引起的效应观察当推日本人铃木武德和高冈松雄,他们在1956年给患者针刺治疗,引起感传到达疼痛部位时使痛觉症状缓解。此后其他国家也有一些在"气(感传)至病所"时病症减轻乃至消失的报道。

1956年,承淡安翻译出版了长滨和丸山的《经络的研究》一书,引起了我国学者的重视。1956年,经络的实质研究被列入全国自然科学发展规划的重点项目。1957年,我国黄教成在《中医杂志》上撰文报道针刺合谷穴时,患者感到酸麻感沿上肢外侧上传至左面部。同年稍后,裴斌观察到感传与体位有关,他发现针刺能引起沿肢体长轴平行的感传现象,而不能出现横的传导。杨干熙1962年在肺结核患者中发现3例循经感传阳性者。1964年,陈克勤也报道发现2例全程循经感传阳性病例,并称此敏感者为"经络人"。张伍(1965)在1959年观察到2例全程循经感传阳性者及感传轨迹。1973年,309医院及协作组对8例循经感传阳性者进行了系统观察,开始使用"经络敏感人"一词。1978年,全国经络研究协作组建议废除"经络敏感人",统一使用"循经感传现象"。但该词违反了生理学原则,因为感觉只能发生,不能传递;传递的只是神经冲动,而不是感觉。

1972年在针刺麻醉研究的推动下,解放军309医院为首的研究组率先对循经感传现象进行了调查,初步证明循经感传现象是存在的。

一、循经感传的感觉性质

循经感传的感觉性质取决于刺激方法。一般来说,电刺激主要引起麻感,艾灸刺激多引出温热感,手针刺激引起的感觉比较复杂,通常以酸、胀的感觉为主,也有的出现水流、蚁走、虫跳等感觉。感觉定位有时比较清楚,有时比较模糊。循经感传的宽度因人而异。在大多数受试者,感传实际上呈带状,并有中心部和外缘部之分。中心部针感较强,行程清楚;边缘区针感相对较弱而模糊,范围可达2～5cm。一般在人体肢体的远侧部感觉的宽度较小,在近侧段逐渐增宽,至躯干或头面部常呈大面积散开。感传路线的深度也随部位而有所不同,在肌肉丰厚处的地方位置较深,在肌肉浅薄的地方则较浅,似乎就位于皮下。

二、循经感传的路线

从长浜和丸山(1950)所报道的感传路线来看,其路线与古典经脉循行路线大致相同(图20-8,图20-12)。山西医学院第一附属医院于1974年对10例循经感传阳性受试者的感传轨迹作了详细观察,并绘制出其循行线路图(图20-8～图20-20),该图能比较客观地反映呈带状的感传范围。安徽、福建、辽宁、陕西四省协作组对100例感传显著者十四经的感传路线进行了系统的观察,并将所得到的结果叠加成图(图20-9～图20-11,图20-13～图20-20)。从总体上看,这些例感传路线的主干与古典经脉路线基本相符。在四肢部的感传路线与经脉的循行路线符合率最高,躯干部常有偏离,头面部则变异较大。

有些研究者自称观察到刺激膀胱经穴位在背部同时出现2条感传线(膀胱经循行于此分为内、外两条线),或刺激三阴交穴时引出循3条阴经的感传线,有的还坦言观察到在肢体末端安置圈状环肢电极刺激引出6条经的感传线。对于这样的描述很难得到感觉生理学的支持,因为感觉分辨是生理学的铁律;目前公认的"两点辨别率"的阈值最大区就是在背部和腿部,在这些区域同时给予2点或2点以上的刺激,如其间距离小于3～5cm,人们无法分辨出是两点刺激的感觉(图21-1)。那么2条、3条

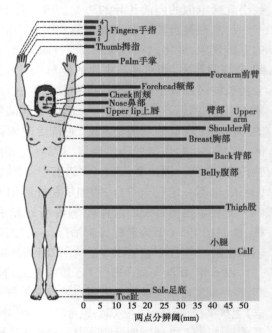

图21-1　触觉两点分辨阈的区域性变化,垂直线长度大致等于两点阈的大小,可见感觉最精细的手指和面部的两点阈值最小,而腿部、背部、肩胛、股部两点阈值都很大

或 6 条感传路线出现在一个肢体范围之内,理论上说是无法分辨的,因而结果是虚假的。

两点分辨阈的神经科学原理参考图 21-2,既然循经感传是一种感觉现象,就必须符合感觉生理学普遍原则。

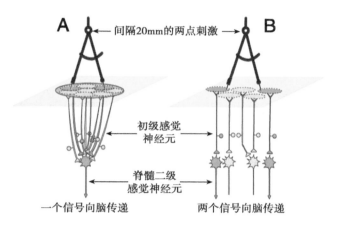

A ←——间隔20mm的两点刺激——→ B

初级感觉神经元

脊髓二级感觉神经元

一个信号向脑传递　　　　两个信号向脑传递

图 21-2　两点分辨阈的原理
A:许多外周初级感觉神经元传入到同一个脊髓背角的二级神经元,其结果是在体表汇集成一个大感受野,在此区域两点刺激的结果是传入汇集到同一个二级神经元,这两点区域是这个神经元的相同感受野,从而造成可感受的刺激是来自一个点;B:只有较少外周初级感觉神经元传入到同一个脊髓背角的二级神经元,其二级神经元的外周感受野就比较小,在此区域两点刺激沿分离的通路传入到不同的二级神经元,这两点区域不是这个神经元共同的感受野,从而造成感受的刺激不是来自一个点,而是两个点

三、循经感传的方向及速度

据《难经》记载:"人一呼脉行三寸,一吸脉行三寸,呼吸定息,脉行六寸。"成年人呼吸平均 14 ~ 18 次/分钟左右,汉代 1 寸约等于 2.5cm,那么脉行速度为 $2.5×6÷(14 ~ 18/60)≈3.5 ~ 4.5cm/s$,其脉行速度与目前观察到的循经感传速度在一个数量级上。

长浜和丸山(1950)所观察到的 1 例梅毒性脑病患者的沿经感传速度为 15.2 ~ 48.1cm/s。藤田六郎在 1953 年观察到循经感传的移行速度在从前臂到臂部为 0.13 ~ 14.5cm/s。根据胡翔龙等(1987)对 80 名循经感传显著者所做的 1100 次观察的结果,在大多数情况下循经感传的速度都在 10cm/s 以内(占 76%)。一般来说,感传速度在肢体的部位变异不大,而在躯干、头面部稍慢。然而,感传在各部位循行的速度也并非匀速,通过关节时速度常常减慢、停顿,甚至受阻。刺激位于经脉中段的穴位,感传即从被刺激的穴位开始,同时向两侧方向移行。如果刺激经脉的远端穴,则感传呈单方向传导。在大多数情况下,刺激停止后,感传并不立即消失,而是向针刺穴回流,在回流过程中逐渐消失。当感传循经达到相应的脏腑时,常可诱发或改变这些器官的功能活动。例如,当感传到达腹部时,受试者即感觉到胃内灼热或抽动;感传到达耳部,则觉耳内敲击作响等。

四、隐性感传现象

在调查循经感传现象过程中发现,少数有感传的受试者在复查时感传消失或行程缩短,而有的原来无感传的则又出现了感传,从而认为体内可能有某些因素对循经感传的出现有遮盖作用。以低频脉冲电刺激井穴,辅以循经机械叩击检测,在一些无感传或传程较短的受试者身上也测试出隐性感传的轨迹。隐性循经感传出现率较高,其感觉的性质常见的有麻、胀和振动感,但也有酸、痛、冷、热感等。隐性感传的路线与经脉的循行基本是一致的,隐性感传的轨迹也较长,多可通达经脉全程(祝总骧,1988)。

五、循经感传研究工作中存在的问题

孟昭威在 1983 年提出经络的"第三平衡系统假说",他认为机体的第一平衡系统是躯体神经,第二平衡系统是自主神经,第四平衡系统是神经内分泌系统,而经络系统调节速度慢于前两个平衡系统,快于后一个平衡系统而位于第三位,故经络的第三平衡系统仅以"速度"为据而缺乏相应的内涵,陷入"空想"而沉寂。

"循经感传"现象并不是客观存在(虽然一些指标可以客观化),感觉是主观的,因而在研究中受各种复杂的影响,而心理因素在所有循经感传研究中是最具质疑的滥觞。因"暗示"而出现假阳性是造成感传出现率巨大差异的主因,特别在意念遥感激发、入静激发和隐性激发感传所出现高比率的普查中,都带有强心理诱导的暗示作用,可信度受到巨大质疑。

一些典型的循经感传阳性反应者,如循经"皮丘带"和循经"红白线"反应在震撼性地喧嚣于世后又突然地销声匿迹,无误地揭开了其中的"猫腻"(其实就是特殊体质的皮肤划痕过敏反应),也伤害了经脉研究的声誉。

第二节　沿经脉出现的一些生物学反应

一、经脉循行路线的电学特性

20 世纪 30 年代,日本的清小芳太郎便设计出经穴探测仪,应用皮肤电阻的原理进行灸点测定。1951 年,法国学者 Niboyet 应用欧姆计测到穴位的低阻现象;1970 年他运用直流电桥式皮肤电阻测定仪对他 20 年前的工作再度验证,结果表明在电压为 5~10V 的条件下,一般穴位电阻较非穴位对照点低 50%,这些低阻点的 90% 与经穴相符。1953 年德国医生 Voll 用电子仪器验证中国的针灸理论,并在穴位上进行无针电刺激疗法,这种疗法当时在欧洲较为流行。经过长期的临床观察,Voll 电针疗法不仅可用于治疗,而且更为重要的是可用来诊断、预防疾病及测定药物的效力;已经确定的 500 多个 Voll 电针点中有 2/3 是中医的经穴。

1950 年代,日本中谷义雄(参考 1977)在一名重症的肾炎患者脚上,发现通以直流电时有远较周围皮肤为高的"良导点"现象。这些良导点自颈部沿乳头内行,再经腹部向下经腿的内侧在相当于肾经的循行线上呈规律的线状排列,故称之为"良导络"。在人体,共可测出 14 条线,这 14 条线基本与经脉循行路线相一致。良导点的存在既可能反映和诊断疾病,同时也可用于治疗疾病。但他认为,并不是所有的穴位和经脉总是呈现高电导状态,而主要取决于被测者的生理状态,只有当患者处于病理状态时才变得明显起来。

曾兆麟等(1958ab)是我国系统重复"良导络"研究的第一人。他们观察到的结果是"良导点"在穴位和穴位周围都可以存在,并受电极面积、电极与皮肤接触的压力及接触时间长短的影响,故而他们认为结果并不确切!

Reichmanis 等(1979)用桥式电阻法也证明多数穴位点比附近非穴位点的皮肤电阻为低。许多国家的学者对经穴的低阻特性都作了广泛的探讨,倾向的意见认为经穴的电阻相对较低,但也有人对以上结果持异议态度。如 Noordengraaf(1973)通过一系列研究证明,用皮肤电阻法测定穴位的数据,取决于电极表面的形状和面积、压力、电极倾斜角度及皮肤的物理性质如温度等。也有人认为,对经穴的测定应用电阻法是不行的,一个高 1.70m、体重 70kg、胸围 1m 的男子表面积有 $2m^2$,如果按一穴位占 $1mm^2$ 的面积计算,全身 787 个穴位也仅占总表面积的 0.04%。而全身体表电阻低的地方很多,远远不限于穴位的地方。

张人骥等(1978)以四电极法测定 28 名健康成人皮下约 2mm 深处的阻抗分布。测试肢体时先定出零点和零线,然后沿其纵向和横向每隔 1cm 测定 1 点,组成间隔为 1cm 的点阵,覆盖全部皮区。每点重复测定 3 次,取其均值。将沿肢体纵向每一测试圈(其间相距 1cm)相应部位所出现的低谷(即低阻点)连接在一起,即可画出一条低阻线,该作者将所测出的低阻线称为低阻经络;结果在上、下肢都可测出 6 条低阻经脉。低阻经脉线与传统的经脉路线十分相似,在所测试的 28 名受试者中有 25 人结果比较明确。祝总骧等(1988)也以低频脉冲皮肤阻抗仪对 12 名隐性感传显著者的大肠经进行了 332 点次的测试,有 312 次高导点与隐性感传线重合。

胡翔龙等(1993)采用测试电极逐点向前推进和电极连续扫描 2 种测试方法,观察到低阻点一般都分布在经线上或其两侧 0.5cm 的范围之内,在测试经脉与其两侧邻近经脉之间的对照区内也很少有低阻点出现。每条经脉一般都测试 15～25 个水平。绝大多数受试者测试的范围都通达或基本通达经脉的全程(图 21-3)。

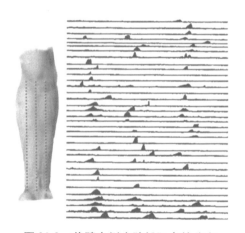

图 21-3 前臂内侧皮肤低阻点的分布
测试部位见左,可以看见有分布在手三阴经附近的 3 条低阻点分布的连线(引自胡翔龙等,1993)

如果经脉或经穴低电阻点线稳定性很好、循经性很清晰、测试结果很公认,并且低电阻点和线不在经穴外其他地方也高频度出现(那和经外奇穴也是穴位又矛盾了),似乎应该是阐明经脉实质最佳的突破口。问题恰恰在于经脉或经穴的低电阻点和线并不稳定,不同的个体之间,同一个体的不同测试时间之间,同一个体的不同检测者之间得出的数据相差很大。而且,由足到头通达全程的低电阻点线仍然鲜见。另外,低电阻的数值都是相对的,在检测经脉低电阻时,探测的区域一般宽度都在厘米级范围,而这其内必定有一低电阻点,一条经脉线仅测量十几到二十几个点无论如何偏移所勾画出来的"低电阻线"都基本上是循经的。因此,几十年来低电阻经脉的研究基本都在原地踏步,中谷义雄创办的《良导络自律神经雑誌》已难以为继,从原来的月刊变为目前的季刊,页码也仅 30～50 页,新闻和论文平分秋色,几乎只有临床活动,没有科研的进展了。

在中国,研究经脉低电阻现象的学者基本上也是发表几篇相关论文就此罢手,真是耐人寻味。其实,在国外的一些研究中,人们证实体表的电阻分布是不均匀的,低电阻点和低电阻区确实是存在的。但循经的、长距离的低电阻点线并未检测到(Pearson 等,2007;Ahn 等,2008)。Langevin 及其同事(Ahn 等,2005;2010)研究了经脉电阻与结缔组织的关系,他们采用四电极法检测了大肠经、肝经、膀胱经、心包经和脾经中一小段的针刺后的组织阻抗(图 21-4),结果也仅在大肠经和心包经的一个断面上观察到组织阻抗比非经脉对照稍有下降〔在大肠经是(345±15)Ω vs(355±15)Ω,而在心包经则是(70.4±5.7)Ω vs(75.0±5.9)Ω]。

至于穴位"点"的低阻特性结果相对明确,但并不具有普遍性,仅在某个时间、某个穴位出现,且不恒定。Litscher 等(2011)采用多个电极检测穴位皮肤的电阻成像术,多导电阻测量仪可以连续对皮肤的 48 个点进行电阻测量。通过计算机软件分析得到高分辨率数据及图像以显示电阻值变化。其研究小组在 10 个 20~30 岁间的男性志愿者,选用孔最穴和位于孔最穴相同水平心经尺侧端的对照点进行电阻检测。穴位的测量数据是降低的;孔最穴平均为1112kΩ,而对照点平均为 1218kΩ(图 21-5)。

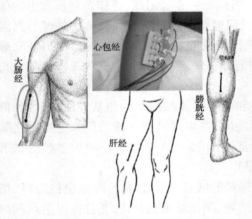

图 21-4　Langevin 及其同事在 5 条经中的 2 条观察到小段的组织阻抗在针刺后稍有降低

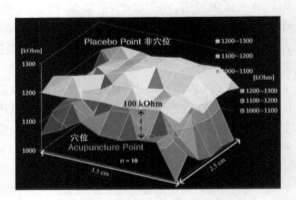

图 21-5　孔最穴(红色)和非穴位(绿色)的 48 通道的皮肤阻抗试验的图表分析,2 个测试区域的电阻差约为 9%(引自 Litscher 等,2011)

1961 年,张秉武提出了"经络的波导假说",在生物体内,"光"和"场"是与实物结构平分天下的角色。从场的角度来看"内气"或"经气"的本质,实质上就是在体内不断运行传播着的、以红外线、微波波段为主体的电磁波。它们在体内的运行传播过程中,能产生与代谢相关的无线电波化学反应,经脉就是引导电磁波传播的"波导管",脏腑则是它的谐振腔。由此可对许多经脉理论和经脉现象进行解释。"气光子"流作为信息的物质或能量载体,在经脉波导中传输,和神经-体液系统相辅相成,共同构成了人体自动控制体系中反馈调节的完善通道。直至今日,仍有学者在此基础上进一步探索,但相对都比较空泛。

二、可见的经脉现象：循经皮肤病

李定忠(2003)经过长达 50 多年的研究,收集了大量的病案,总结了数百条呈带状发作的皮肤病变,观察到很多皮肤病沿着经脉体表循行路线分布,并提出"循经皮肤病"这一概念为可见的经脉现象。循经皮肤病的种类有先天性循经皮肤病,包括各种痣、汗孔角化症、鳞状毛囊角化、单纯性血管瘤等;后天性循经皮肤病包括神经性皮炎、扁平苔癣、湿疹、过敏性紫癜、硬皮病、银屑病、线状色素沉着、带状疱疹、皮下脂肪萎缩等病种。这些皮肤病损可出现于十四经及带脉,其中以肾经为最多见,其次为大肠经、肺经、心经、小肠经、心包经和膀胱经,其他经较少见。有的见于经脉的一部分,有的波及经脉的全程。皮肤病损的宽度约为0.3~1.2cm,其中多数为 0.7~1.0cm(图 21-6)。法国 Nguyen 等(1983)在研究循经皮肤病

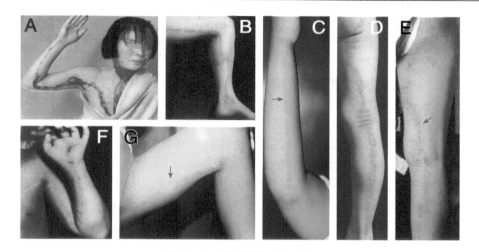

图 21-6　各种循经皮肤病变

A:心经皮脂腺痣;B:肝经扁平苔藓;C:小肠经湿疹;D 和 E:膀胱经神经性皮炎;
F:心包经炎性线状表皮痣;G:肾经线状苔藓(引自李定忠和李秀章,2003)

时也注意到这种现象。

　　若要限定"可见的经脉现象",确凿无误的应该是任脉了。"任脉起于胞门、子户",即为妊娠之脉。腹中色素沉着线在新生儿有一定的出现率,青春期女性、特别是妊娠期女性几乎人人可见。常见部位在耻骨与脐之间,有的可延伸至胸骨剑突,但从未在任脉全程出现(图21-7)。

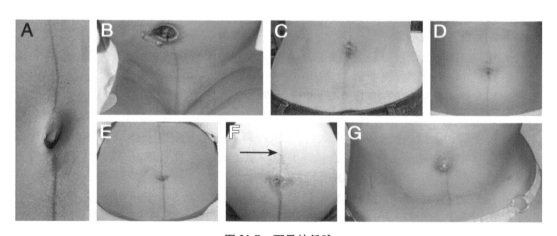

图 21-7　可见的任脉

A:任脉色素黑线从耻骨一直延伸至胸骨剑突;B:新生女婴任脉线;C:青春期女性任脉线;
D:妊娠初期任脉线;E:妊娠中期任脉线;F:妊娠晚期任脉线;G:产后任脉线

三、经脉磁特性的实验研究

　　1992 年以来,法国学者 Lagrange 根据磁的共振原理对经脉的磁学特性做了一系列的实验研究。他设计了一台通过间断电流的振荡器,由线圈发出一系列单相正向方波信号。其原理是间断电流流经螺线管时，由其产生一系列的磁场，当将该螺线管移近身体时，观察该处是否有振动产生。如果有振动即表示身体产生的磁振动与螺线管发出的磁场产生共振效应，从而可以用于检测机体存在的磁场及分布范围。

　　根据研究，磁振动线的轨迹与体表的距离是不等的，因此可能存在三大类磁力线。第一类为距离皮肤表面较远的、以百会穴轴为中心的外振动线与头、尾两极相连，并存在有与皮肤相接触的点；第二类是距皮肤表面较近、与经脉循行有关的内振动线；第三类是几乎与皮肤表面相接触的磁振动线，与经脉循行关系更为密切。在靠近皮肤表面的磁振动层中，其振动线的轨迹与十二经脉的循行位置有关，但脱离经脉的磁振动线也或多或少地存在着。这些偏离经脉的磁振动轨迹似乎与身体的病理功能等因素有关。与十二经脉循行有关的磁振动线可以归纳为 6 个主索，3 个索循行于身体和四肢的后面和外侧面，另 3 个索则循行于身体的前面和内侧面。

　　1. 后、外侧面磁振动索

　　（1）第一主索与阳明经相关，包括大肠经和胃经。沿胃经出现的磁振动线和胃经的循行线基本吻合。需要强调的是，胃经与大肠经磁振动线之间连接，大肠经磁振动线在面部通过迎香穴的上唇交叉越过前正中线，随后又在鼻梁中部再次交叉，然后弯曲向上达眼外侧，再与胃经相交叉。

　　（2）第二主索与少阳经相关，包括三焦经和胆经。三焦经振动线基本与本经循行线相符，只是在头部存在有一条分支振动线。但胆经的头面部磁振动线很复杂，难以清楚描绘，在下肢和腹、胸部的振动线与胆经循行线较为接近。

　　（3）第三主索与太阳经相关，包括小肠经和膀胱经。这 2 条经的磁振动线与经脉循行部位基本吻合。

　　2. 前、内侧面磁振动索

　　（1）第一主索由肾经和肺经组成。肾经振动线起源于涌泉穴，上行至内踝，然后沿小腿和膝部内侧正中上行，达大腿中部，上耻骨，沿脐中线的稍外侧穿过腹、胸部，在锁骨处与肺经相连。沿肺经出现的磁振动线与肺经循行位置基本吻合。

　　（2）第二主索与厥阴经有关，由肝经和心包经组成。其磁振动线起于大敦穴，上行至内踝，沿小腿、膝部和大腿内侧面的前部上行；在大腿部移行于更前侧上达耻骨，穿越腹、胸部，在乳头上移向外与心包经相接。沿心包经出现的磁振动线经乳头区呈弯曲状上达锁骨下，再循上肢前正中线向下，穿过臂部和前臂终于手的中指。

　　（3）第三主索由脾经和心经组成。沿脾经出现的磁振动线起于足大趾，沿足跗内侧再沿小腿内侧正中上行，经股内侧前缘上髋、入腹，再穿越腹、胸外侧部上行至腋下。沿心经出现的磁振动线在腋下连接于脾经的振动线，然后沿上肢的前内侧下行，终于小指。

　　Lagrange 用磁探测仪揭示了一些有关经脉的磁学特性，但由于其所使用的探测仪稳定性、精确性和客观性并不很理想，因而在应用和判断上仍有一定的局限性。该项研究较为粗糙，目前没有新的进展和后继者。

四、经脉循行声信息特性

　　1980 年，王品山等首先报道，压迫穴位时，在该穴位所属经脉的循行线上可以记录到相应的声反射信号(即低频机械振动波)。根据王品山等的观察,激发 12 条经的合谷、内庭等穴位在相应经脉的远隔穴位上都可以记录到声信号,阳性率为 83.88%,经线旁开 2~3cm 的对照点则记录不到明显的反应。刺激非经非穴的部位,声信号的出现率仅为 12.50%~33.33%。孙平生等用 4 个探头同时记录,对大肠经的体表循行路线进行了检测。以 500g 的压力激发合谷穴,从手三里、曲池、臂臑、肩髃、迎香等穴位记录声信号,并以上述穴位两侧旁开 2.5cm 的部位作为对照,每一测试水平的穴位及其两侧旁开的对照点同时记录。根据 208 经次观察的结果,本经穴位的声信号出现率均显著高于其两侧旁开的对照点。孙平生等(1988)在大肠经的商阳或合谷穴输入一定强度的声信号,则与机械压迫激发的声信号一样,直接输入穴位的声频信号也会循经传导,直达迎香穴,但在传导过程中强度逐渐衰减。而各该穴位两侧旁开的对照点则几乎没有记录到什么反应,对比非常鲜明,清楚地显示了低频声信号循经传布的特点。用这种输声法,作者还研究了胃经、膀胱经的声信息传递,都具有循经传输的特征。

至于传导此种声信号的基质,目前尚不清楚。但切断有关的外周神经,切断血管,环切皮肤对声信号的传导均无明显影响。只有环切肌层以下的全部软组织时,切口远端的声信号才消失(朱凤仙等,1982;陈谟训等,1984)。提示骨骼肌的力学结构形成的"索"构成了声信息能够传递的"弦"。据报道,当动物死亡之后立刻进行检测,声信号的出现率即由 58.8%下降到 18.8%,说明声信号的存在与生命过程密切相关。

五、经脉循行线能量代谢

经脉系统是一个功能系统,能量代谢在经脉循行线上相对活跃,因而氧分压、二氧化碳(CO_2)的释放量或温度分布特性是研究能量代谢的常用方法。

组织耗氧量是测量能量代谢的基本方法之一。胡翔龙实验室用组织氧分压传感针插入经脉循行线的深部组织中,探查生理状态及针刺穴位后组织氧分压的变化。结果发现,在生理状态下,经脉循行线上的深部组织氧分压显著高于其左右旁开的对照线,具有循经特征。而针刺穴位可使该经脉循行线的组织氧分压明显降低,而非经脉对照区下降则不明显。组织氧分压的下降可以反映出经脉循行线上的组织细胞在针刺作用下耗氧量增加。同样,张维波等(1995)使用高灵敏 CO_2 测定仪对正常人心包经前臂段 6 个水平(经上和同水平经外左右对照区)、大肠经前臂段 6 个水平、胃经小腿段 6 个水平各 30 例和心包经全经 22 例的皮肤 CO_2 呼出量(RCO_2)进行了测定。结果观察到:①心包经前臂段的 6 个水平线上有 4 个水平线上 RCO_2 显著高于线外;RCO_2 由远心端(间使)向近心端(曲泽)逐渐增加,线性回归效果显著。②大肠经和胃经各有 3 个水平经上 RCO_2 显著高于经外,其他水平无显著性差异;RCO_2 由腕踝到肘膝呈两头高中间低的 U 型分布。③心包经全经 19 个水平中只有腕肘段中的 6 个水平 RCO_2 显著高于经外,肘以上无明显差异。④RCO_2 显著高的部位大多数(75%)位于经穴上。针刺后所有测量点的 RCO_2 都显著上升,而经线上的升高幅度大于经外,并在近心端上达到显著性差异。通过连续测量发现 RCO_2 呈现大幅度波动变化。取针 5 分钟后,经线上的 RCO_2 显著恢复,而经线外几乎没有恢复。作者认为针刺调整气血过程中有 CO_2 及对应的能量代谢的改变,而这种变化的波动性表明了气血活动具有一种波动传导的方式,其向心性传导的可能性较大。

六、热影像显示与经脉循行研究

1970 年法国学者 Borsarello 首先用红外热像图摄影法记录到的皮温线与经脉循行之间的相似性。芹泽胜助和西条一止等都观察到红外热像图可以显示温度较周围高 0.5 ～ 1.0℃的穴位；意大利 Caspani(1979)甚至报道可用热像图法描记完整的经脉分布图。这些工作表明，在经脉循行线上物质代谢和能量交换比其他区域更活跃。Lee 等 1976 年首先采用液晶热像摄影法用于针刺治疗和经脉的研究。本山博(1980)选用一种以胆固醇为基本制剂，温度改变时可发生变色反应的液晶材料来检查经脉走向。在大肠经的原穴热刺激 5 ～ 10 分钟，沿该经的皮肤温度上升 1 ～ 2℃，同时涂抹在大肠经上的液晶呈变色的带状变化，从而显示出经脉循行位置。1980 年，蒋来等报道用红外热像仪记录到循经感传线温度变化的结果。吕证宝等(1987)观察到针刺穴位后，远离部位的经脉循行线上出现高温带。刘瑞庭等(1990)也用红外热成像技术显示了循经感传者对针刺合谷穴的循经皮温变化的热像图。张栋等(1992)观察到头面部热像图上的高温带和低温带与经脉路线有关。

胡翔龙应用红外辐射示踪仪，直观地显示了人体体表自然存在的与经脉循行路线基本一致的红外热像轨迹。如图 21-8 所示，无论是在全色显示，还是在等温显示情况下都能看到一条循督脉分布的高温带或等温带。在其他十四经脉基本都能观察到这种现象(Hu 等,1996)。张栋等(1996)也观察到任、督两脉存在有高温带，而艾灸刺激可使高温带出现的距离延长。

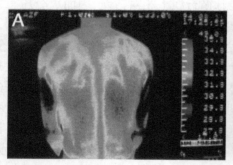
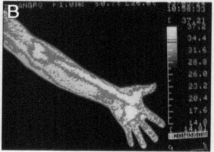

图 21-8　沿督脉显像的高温带(A)和沿手三阳经显像的等温带(B)，图 B 等温带取了两个温度区(温度标尺分别约为 32℃和 33℃)，取不同的温度就是为了能将带状分布线勾画出来(引自 Hu 等,1996)

王华等(1995)用温度传感针对家兔穴点 0.5cm 和 1cm 深处的温度进行了检测，发现穴位和经线上深部温度较对照点为高，1cm 深度处较 0.5cm 处温度为高。这些能量代谢活跃的功能研究提示在外周经脉循行线上存在某种功能活动的信息。

Schlebusch(2005)观察到热灸后可以循经出现一条高温带(图 21-9)。

从胡翔龙等(Hu 等,1996)提供的循督脉分布的热像分布图来看，其高温带与骨骼肌的分布位置有关，特别是呈高温分布的三角肌清晰可辨。人体组织中肌肉是耗能产热的最大器官，如果说热辐射轨迹能反映经脉循行线的位置，那么可以认为其依附的组织与骨骼肌有关。

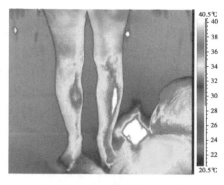

**图 21-9 在小腿热灸出现的
沿胃经出现的高温带**
（Schlebusch 等，2005）

七、同位素示踪与
经脉循行研究

早在 20 世纪 60 年代初期，我国学者即已开始应用放射性同位素检测经脉的循行路线。福建医学院以同样的方法对 10 名受试者进行的观察也得了类似的结果，在穴位注射同位素后的自显影照片上呈现了线状影像。罗马尼亚 Tiherin 等在 1981 年用放射性同位素锝（0.2ml 500～800μCu）注射到膀胱经的仆参穴，用闪烁照相机监视；约 3 个小时后，注射物开始缓慢地离心性向跖趾关节移动，

50 分钟后移到第 5 趾甲的根部（至阴穴），迁移距离为 16cm。1984 年，法国人 De Vernejoul 进一步研究了用过锝酸钠注射到经穴可出现沿经脉循行呈线状的迁移轨迹，这种移行轨迹与淋巴管和静脉管无关。Darras（1992）通过研究后认为，同位素注射到穴位后呈线状单向迁移，与相应的经脉循行相符，迁移速度约为 6cm/min，远较淋巴和静脉回流速度慢。但法国医学科学院的 Simon 等（1988）则断然否定示踪剂 ^{99}Tc 注射到经穴后其踪迹能够沿经迁移。他们观察到一经在穴位注射后，其闪烁照片可以出现勾画出上肢、肩胛区、头颈部，但放射性通道从没有超过四肢的根部，其示踪剂显影的形状清楚是沿血管或淋巴管走行，而在静脉血抽取物中也立刻发现存在放射性显影物质，表明示踪剂可能是通过血管传输的。

1987 年，孟竞璧等将过锝酸钠洗脱液（^{99}Tc）注入健康受试者或患者的穴位（主要是腕踝部穴位），然后以大视野 γ-闪烁照相机自动扫描，记录放射性同位素迁徙过程，结果观察到同位素具有沿十四经脉迁移的现象，在四肢部位的十二经脉和任督二脉，基本是按《黄帝内经》所描述的走完全程，仅大肠经和心包经存在一定的变异。何义杰等（2002）利用 PET 多功能图像处理软件，显示 18F-脱氧葡萄糖穴位注射后经脉走行的空间定位，结果显示，经检测所得的穴位深度数值与经典穴位深度基本相符（如上巨虚穴位平均深度约 3.8cm，足三里穴位约 5cm），示踪剂沿经脉的走行呈一条连续的图像。但阎平等（2002）用 ^{32}P 整体放射自显影技术对十二经脉进行循行路线穴位示踪研究表明，^{32}P 只能在人体皮肤或皮下 2～3mm 深度中运行。陈英茂等（2002）在穴位附近注入微量 ^{99m}Tc 示踪剂，用单光子发射计算机断层扫描仪显示核素循经迁移线与经脉体表投影核素标记线的关系，发现四肢吻合率较高，而躯干部吻合率稍低。

因此，用同位素示踪的方法显现经脉循行仍然存在一些尚未解决的方法学问题。如果能将同位素标记在一些不易被淋巴管和毛细血管吸收的大分子上，可能排除同位素物质进入淋巴和血液循环造成的伪象，或将同位素标记在对某些组织有特殊亲和力的活性基团上，以探测出同位素迁移轨迹所依附的组织结构。这些都是在进一步研究同位素示踪法应该解决的关键问题。

李宏义（Li 等，2008）采用磁共振示踪成像技术，在正常人的手足 6 条阴经的穴位（肺经太渊、心包经大陵、心经神门、肾经太溪、脾经商丘、肝经中封穴）皮下注射小剂量的示踪剂钆喷二甲葡胺（gadopentetic acid dimeglumine）可以显现相应的 6 条向心性流动通道，而非穴位

的注射则不能显现。作者进一步通过磁共振对比剂增强血管造影技术证实这种通道不是皮下浅表静脉血管，与具有管壁结构血管的特征不符。在针刺时，也不会出现像刺破血管那样引起示踪剂外泄，很可能有一种"致密"的组织环绕（如胶原纤维），致使示踪剂局限在一条通道内运行。因此提出这种显像通道很可能"不具备管壁结构"，并推测其可能与经脉功能有关。但从作者提供的图像看，示踪剂确实是局限在一条管道内显像，因为没有任何示踪剂从组织内漏出扩散的痕迹（图21-10）。此项研究仍需更多的试验验证，来阐明其解剖结构和组织形态学结构。

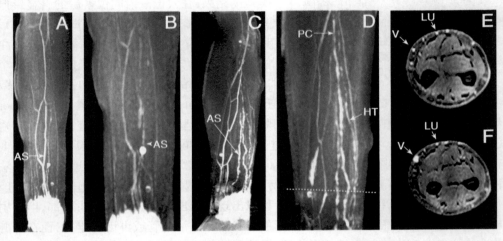

图21-10　A：左前臂图像，针灸针位置（AS）用箭头标示，其他穴位用胶囊标示；B：在AS点行针通道显像仍然完整，没有示踪剂漏出现象；C：显现3条通道，分别由肺经太渊、心包经大陵和心经神门注射示踪剂引起，箭头所指的AS针灸针的位置在肺经太渊上；D：在肺经太渊针刺时心经（HT）和心包经（PC）显像正常；E：在图D虚线的横断面图像，可见静脉（V）和肺经（LU）通道；F：针刺后，破损的静脉（V）有示踪剂漏出扩散，而在肺经太渊（LU9）则未见示踪剂漏出（引自 Li 等，2008）

八、筋膜结缔组织与经脉循行的关系

1986 年，尉迟静在研究循经感传时发现浅刺留针均出现针下沉重感，提针时出现"塔尖"样皮肤隆起，认为不能用肌肉挛缩来解释，有可能是针刺诱导了纤维结缔组织游移针周，紧裹针尖所致，从而提出经脉可能与结缔组织相关。谢浩然等（2007）认为，经脉存在于皮肤与肌肉和骨骼等器官之间的筋膜间隙中，其中有疏松结缔组织、组织液气、能量物质、神经、血管和淋巴等现代医学已知的几种组织结构共同参构成了未知的综合功能调控系统。1998 年，费伦等采用磁共振成像、X 射线断层扫描等方法研究认为，经脉的物质基础是在以结缔组织为基础，连带其中的血管、神经丛和淋巴管等交织而成的结缔组织中。

原林（原林等，2004；王春雷等，2007；白宇等，2010）采用"中国数字虚拟人"数字解剖学技术三维重建的研究观察到肢体某些部位有成条索状分布的筋膜结缔组织，其位置和分布与经脉相似，两者之间存在密切的解剖学位置关系。人体筋膜支架可能是经脉的解剖学载体，其中"穴位"是富含神经感受器和活性细胞而能接受刺激产生较强生物信息的结缔组织汇集处,而"经脉"则为"穴位"间具有解剖学结构相连或神经传入接近的结缔组织结构。筋膜结缔组织结构可能作为一个功能系统发挥着与经脉作用相似的自体监控与储备支持作用。躯干正中线筋膜重建线与任督二脉的体表走行也几乎重合。而在四肢已经重建出的筋膜经线与十二经脉的循行路线有些差异,以近心端较大。筋膜不仅有固定肌肉的支持作用,还是一个遍及全身的本体感觉网络,由于全身的筋膜结缔组织富含血管、神经和淋巴细胞,它可能对人体自身有检测和调控的作用。

然而,即便结缔组织可能存在某些生物学功能,筋膜结缔组织所具有的结构成分在经脉外同样存在,其生物学意义应无别致。

九、"低流阻（组织液）通道"与经脉

1953 年,日本藤田六郎通过脊椎竖脊肌压诊法,在膀胱经上观察到肌肉硬结,他认为这是肌肉-肌肉间反射性引起体壁协同肌的一种反应。这种肌肉的定向性的肌群协调反应推动了血管、淋巴管以外的组织液流动,构成了"经络系统",针刺影响了体液的流动,使体内的波动现象发生改变,藤田将这种经络的通路称之为"肌运动主因性流体波动通路系统"。

张维波（2009）为了合理解释经脉的"行气血"和循经感传现象,在大量研究的基础之上提出经脉可能是存在于组织间质中、由相对丰富连续的不规则孔隙（组织通道）构成的宏观通道结构。该通道的特点是组织液在其中流动的阻力（流阻）较小,组织液流量较大,故该通道简称为循经低流阻通道或组织液通道。该通道没有特异的管道结构,无特化细胞,无法通过染色技术显示其结构,但可以通过测量流阻的方法进行定位及用同位素示踪。根据长达20 余年的研究,张维波使用差压式连续流阻测量系统,在小型猪和人的皮下测量到基本循经的系列低流阻点,通过测量组织液压波的传播特性证明低流阻点之间是连通的。使用Alcian blue 染料进行标记,证实通道位于皮下间质组织之中。低流阻通道是一条富含组织液的通道,这一通道可运输水分子和葡萄糖分子。他认为,如果循经组织的流阻较低,则组织液将向着经脉汇聚,然后沿经流动,形成非管道的、开放式的体液运动。组织液与血液和淋巴液之间亦构成大循环,血浆从毛细血管的滤出是组织液的来源和动力源,组织液在汇聚流动中则不断被淋巴管吸收,再流回血管。组织液流动的最重要功能是维持细胞间液的稳态,布输营养、清除废物,使细胞良好生存并发挥功能,故组织液通道的通畅是身体健康的重要保障,与中医经脉的功能相吻合。在此基础上,他提出"经络是水通道"的理论（图 21-11）。

该理论具有新颖性,从生物进化的角度,部分低等生物（如昆虫）的循环系统属于开放式,这种开放式循环系统的最大特点是血压低、血量大、能耗大,仅能满足体积小、表面积大的部分小昆虫生存需要。但要

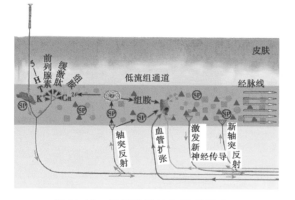

图 21-11 张维波低流阻通道模式图

被接受还存在困难:①难以证明广泛存在于疏松结缔组织相对低流阻组织间隙中滋养每个细胞的组织液能形成条带状通道。②组织液能否长距离定向流动,它的压力梯度从何而来?这种压力差要大到克服地心引力作用的可能性有多大?循经脉沿肢体末端的低流阻通道能否越过心脏平面逆流而上发生"水往高处流"现象而上达头部?③生物学的一般概念表明组织液是滋养每个组织细胞的细胞外液,是构成机体"内环境"的基础,其生成于毛细血管动脉端,回流于毛细血管静脉端和微淋巴管盲端;根据现行的理论,它虽具流动性但也不会流行太远。④如果有一定量的组织液流动,创口除了出血也应有液体流出;那么,创口在需要止血的同时还需要防止组织液流出吗?⑤如果这种通道存在,它会是仅14条吗?生物进化过程为何因它而设?⑥如果组织液通道的通畅是身体健康的重要保障,组织还需要在血管病变时建立侧支循环吗?⑦如果具有激活感受器的生物活性物质能够在通道长期保持足够浓度而不被酶所破坏,感觉很可能随时随地自发地游走性产生,但组织液时刻在流动而感觉并未移动。⑧"轴突反射"是低流阻通道逆向激活分支传入纤维、引发循经感传的主要假设条件,但脊神经节细胞的外周分支数目的比例非常少,约占细胞总数的2%,难以构成"轴突反射"长距离传输依次逆向激活传入神经的基础条件。⑨采用聚丙烯酰胺注射阻断"经络"引起动物"不通则痛"的实验是否与异物刺激有关?因为这种物质在注射后至少1周内受植入对象几乎都有明确的疼痛拒摸现象。

十、沿经脉腧穴离子富集现象

一些研究观察到经脉线形线存在某些离子富集现象。郭义等(1998,2002)采用 Ca^{2+} 选择电极(针形)对动物和人体作了长时期的实验研究,发现经穴 Ca^{2+} 浓度有高于非穴位的趋势,针刺可使本经其他穴位处 Ca^{2+} 浓度进一步升高,提示 Ca^{2+} 与经脉活动密切相关。他们进一步采用 Ca^{2+} 络合剂如乙二胺四乙酸(ethytlene diamine tetraacetic acid, EDTA)局部注射可以阻断针刺效应,从而进一步证实 Ca^{2+} 的重要性。但问题是 EDTA 并不是选择性 Ca^{2+} 络合剂,而是能与多种金属离子结合形成稳定的络合物。然而,离子态的 Ca^{2+} 并不是组织中浓度最高的金属离子(虽然钙是人体含量最高的金属元素,但其99%以羟基磷酸钙的形式存在于骨骼和牙齿中),钠、钾在组织中含量更高,更具调控细胞和组织活动的功能。费伦等(1998)通过一系列研究证明,人体经脉穴位的物质基础是以结缔组织为基础,连带其中的血管、神经丛和淋巴管等交织而成的复杂体系。与穴位位置相对应的深层组织结构中,富集有 Ca、P、K、Fe、Zn、Mn 等元素,而以 Ca 元素富集更为显著,并可能在这些部位存在钙库。这个物质基础中的液晶态胶原纤维具有高效率传输红外光的特征波段,这些现象可能与经脉功能有关。沈雪勇等(1998)经质子激发 X 射线荧光分析(PIXE)显示观察到胃经下巨虚穴处的骨膜上有钙元素富集现象;在不同样品之间,下巨虚穴处的钙元素浓度不尽相同,但都比其相邻经线上的非穴区高4~5倍。

采用针形传感电极检测组织当中的离子浓度存在方法学上的问题,即便在今天此项技术仍然不很成熟。PIXE方法相对可靠,但我们也注意到他们选择的检测穴位都是靠近骨骼的骨间膜上。清楚的是,骨骼和骨间膜是含钙最高的组织,如果进一步在腹壁缺乏骨骼、骨间膜组织的穴位检测到这些元素的富集将有很大意义。另外,受浓度梯度扩散的影响,生物体内一种物质的富集必须存在相应的分子"泵",证实这种泵的存在才能更好地说明某种物质在某些地方的富集。

第三节　经脉现象抑或普通的生物学现象

由于经脉的循行在四肢部分是与身体的长轴相平行的,而人体的皮节、骨骼肌、外周神经、血管、淋巴管等也是与身体的长轴相平行的,因而这些结构都可能表现出某些生物学现象。严格意义上讲,经脉现象也是生物学现象,但要研究经脉的独特性质,就必须把经脉现象的特性与一般的生物学现象加以区分。把一般的生物学现象作为经脉现象研究只会南辕北辙。

一、循经低电阻现象、皮肤电阻与自主神经的关系

1950年,中谷义雄发现"良导点"现象,在经脉循行线上呈规律的线状排列的"良导络"。但中谷义雄的进一步试验证明,当注射交感神经兴奋剂 Bosmin(肾上腺素)时,其皮肤电阻减小,即电流量增大;当注射交感神经抑制剂 Imidalin(妥拉唑林,肾上腺素 α-受体阻断剂)时,其皮肤电阻增大,即电流量减小;当注射副交感神经兴奋剂 Pilocapine(毛果芸香碱,胆碱能 M 受体激动剂)时,其皮肤电阻便减小,即电流量增大;当注射副交感神经抑制剂 Atropine(阿托品,胆碱能 M 受体阻断剂)时,其皮肤电阻便增大,即电流量减小。可见,良导点与自主神经系统活动状态关系密切。因此,中谷义雄所创办的"良导络杂志"就以《日本良导络自律神经杂志》命名。刘里远等(2001,2008)通过一系列的研究观察到皮肤中存在经交感神经敏感线传递针刺信号的通道,针刺后皮肤经线交感神经释放递质而产生生物效应;他认为交感神经敏感通路是经络的核心。

交感神经的发汗作用与皮肤电的关系早已为人们所熟悉(汪敬熙,1980),也是临床研究交感神经功能的一种常用方法。经脉的低电阻研究结果的很大差异就是与皮肤的干湿度密切相关。而皮肤的节段性发汗正是支配汗腺的交感神经节段性病变的结果,因而在该神经节段就容易出现低电阻现象。董自忠和樊景禹(1996)采用腹腔注射 6-羟多巴胺化学方法毁损皮肤内交感神经后,穴位也不再具有低电阻特性。交感神经功能、皮肤温度变化与皮肤电阻之间有一定关系,Tuzgen 等(2010)在腰椎间盘突出引起交感神经功能异常的患者观察到受损侧的皮肤温度有所下降,而此时的皮肤电阻也明显降低。

值得提出的问题是,皮肤电测量是一个经典的交感神经活动检测指标。交感神经皮肤反应(sympathetic skin response,SSR)是人体在接受引起交感神经系统活动的刺激之后出现的皮肤反射性电位,是中枢神经系统参与下的皮肤泌汗反射。人们对 SSR 的研究开始于1879年 Vigouroux 观察到的皮电现象。SSR 是一种由内源或外源性刺激诱发的多突触交感神经反射。内源性刺激如咳嗽、深呼吸等,外源性刺激如电刺激、磁刺激和听觉刺激等。这些刺激经由粗大的有髓感觉纤维或听神经传入,由发汗的交感纤维传出。SSR 的刺激方式有多种,可以是听觉刺激、深呼吸、电刺激和磁刺激等。阿托品阻断汗腺的胆碱能活动可使SSR 消失。皮肤电阻与电位变化均与汗腺活动有关,以手掌及脚掌处变化最大,前臂最小,口腔黏膜等无汗腺处无皮肤电反射。内脏疾病时体表牵涉痛区皮肤电阻明显改变。皮肤的

电活动可用电位(电传导)的变化来记录,也可以用电阻或阻抗来记录,但由于皮肤电阻受环境、温度和湿度的影响变异较大而在实验室及临床基本不用。用这两种方法记录皮肤电活动的结果并没有重要差别,但在方法上却有很大的不同。用电位方法只简单地将人的手掌和手背,直接连在电流计或放大器上就可以了。如用采用电阻测量的方法,必须在电路中插入电流,皮肤电位变化和电阻变化是 2 个相反的参数,但反映的是同一个交感神经活动-泌汗反射的指标。困惑我们的问题是,测量皮肤电(位)反应从来就有非常成熟、稳定的方法。经脉低阻研究采用的是测量皮肤电阻方法,需要在电路中引入电流沿经脉反复在测量区皮肤给予电流刺激。由于引发皮肤电反射仅需兴奋粗的有髓纤维就足以导致交感-泌汗反射,其结果是汗液的良导作用致皮肤电阻下降。又由于交感神经皮节与肢体长轴相平行,也就与经脉长轴相平行——沿经低阻线就可能出现了。笔者试验了多种经络检测仪的无数次测量,检测时的电流对皮肤的刺激时大时小,也足以引起受试者继发性交感紧张性出汗!

其实在不同作者编写的《实验针灸学》教材中,凡是涉及穴位低电阻检测方法都提议要将刺激电流增加至产生“麻胀痛”最强点才易出现“低电阻点”。严格说,这是典型的皮肤-交感神经泌汗反射的实验程序,是接受引起交感神经系统活动的刺激之后出现的皮肤电反应和皮肤低电阻现象。故而可以质疑:所谓的经脉-腧穴低电阻现象,可能是交感泌汗神经在生理或病理状态下沿相应交感皮节出现的一种泌汗反应(图 21-12),其结果是引起皮肤的电阻降低。由于在四肢皮节的分布与经脉循行可以基本一致而易认为循经出现了低电阻现象,其实这可能是一种普通的、临床常见的节段性汗腺分泌过多,而不一定是经脉的低电阻现象。

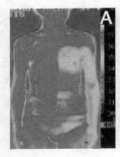 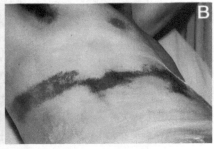

图 21-12　A:脊髓空洞症患者脊髓损伤相应节段同侧体表出现的汗腺分泌过多并伴随局部皮温下降(黄色区;参见 Sudo 等,1999);B:采用淀粉-碘反应技术观察到的沿带脉出现的单侧皮节多汗症(Slabbynck 等,1998)

二、经脉的红外热像特征与交感神经关系

人体的产热和散热过程并不是均匀的,在正常情况下位于中轴部的体温较高,离中越远,温度越低。自从 1970 年 Borsarello 首先用红外热像图摄影法记录到的皮温线与经脉循行之间的相似性以后,采用红外热像仪成像技术研究经脉现象的报道陆续出现。

红外热像技术已广泛用于医学领域,特别在一些疾病的诊断方面发挥重要作用如乳腺疾病、交感神经系统功能异常、疼痛、椎间盘突出病变等。但从采用红外热像技术研究“显现的经脉”论文中,至少有部分论文反映的只是人体温度自然分布的正常状态或交感舒张/收缩神经的功能异常(图 21-13,图 21-14),而不应该是“自然显现的经脉现象”。

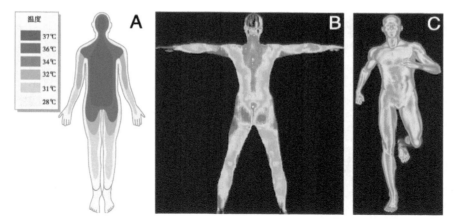

图 21-13 人体表面温度（室温 20℃）的正常分布状态（A）和人体温度红
外热像图（B）和运动时的温度分布（C）

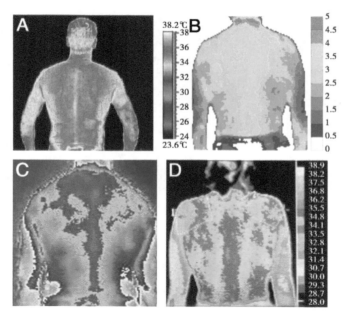

图 21-14 不同作者采用红外热像仪检测到的人体背部热像图，以中轴部
体温最高，但那不应该是自然显示的督脉，而是人体体温的常态分布

Zhang 等（1999）采用数字化红外热影像技术观察到在颈椎间盘突出症患者损伤的脊髓
节段可造成相应节段的皮温降低，其影响的皮肤分布范围与相应的交感神经皮节基本一致，
也容易与某些经脉的循行路线相一致（图 21-15）。

其实，在不同病变情况下，皮肤温度也会发生相应变化而被红外热像仪检测出来（图 21-
16）。并且，这种皮肤温度的分布与交感神经皮节密切相关（图 21-17）。

Litscher（2005）在采用红外热像技术研究经脉时，并没有观察到热灸刺激能引发循经温
度变化，而能看到的只是因使用不同波长拍摄时形成的人工伪迹。

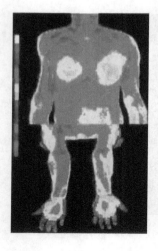

图 21-15　颈 4-5 椎间盘突出症患者红外热像图显示上肢的前外侧皮温降低,可能与心经、心包经的循行路线相近(引自 Zhang 等,1999)

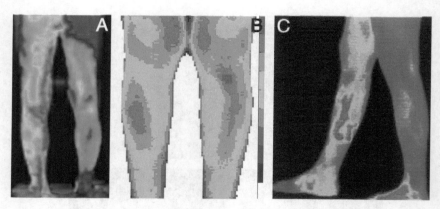

图 21-16　坐骨神经痛患者下肢后外侧皮温呈带状升高(A),皮肤病变时局部皮温升高(B、C)

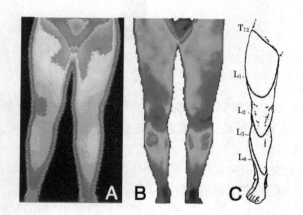

图 21-17　正常皮肤温度(A)和低氧情况下皮肤温度的分布(B),可以清楚看到与 Richter 勾画的交感神经皮节(C)密切相关

三、"循经皮肤病"与经脉循行的关系

德国皮肤病学专家 Alfred Blaschko 1901 年在大量临床观察的基础上首次报道了皮肤病变可以出现一些特殊的带状分布。他把这项发现以他的名字命名为 Blaschko 线（Blaschko' lines,图 21-18）。Blaschko 皮纹线在正常情况下是看不见的,只有在皮肤或黏膜病变时才明显,它在背部呈"V"型,胸腹部呈"S"型,而在头颈部多呈波浪型。Blaschko皮纹线与神经、淋巴管、血管走向无关。Blaschko 线可能是胚胎细胞分化过程中迁移的轨迹,其条纹是基因镶嵌现象的一种形式（Martino,2008）。在其他动物,如猫和狗也存在这种皮纹线。许多皮肤病的皮损就是按 Blaschko 线表现出来（图 21-19）。

James（1993）撰文专门讨论了"循经皮肤病"与 Blaschko 线的关系。在"循经皮肤病"相关材料中,至少有一些可以明确是循 Blaschko 线出现的皮肤病例,如果我们把它与 Blaschko 线相比较就可以发现其中的端倪。

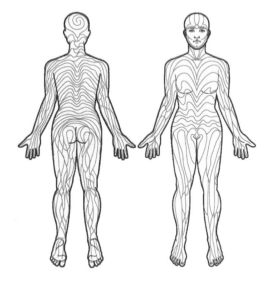

图 21-18　Blaschko 线

另外,一些皮肤病明显按皮节分布,最为典型和公认的是带状疱疹。Head（1893,1894）已经作了非常系统的研究,并勾画出相应的皮节图。正如第十五章所述,皮节和经脉循行在四肢部分都与之平行,按皮节出现的皮肤病变至少在某些肢体部分可以与经脉循行路线完全或大致相同。我们所见的部分"循经皮肤病"确实与皮节分布相类似（图 21-20）。

四、胚胎发育、Blaschko 线与经脉循行线

Blaschko 在 1901 年提出 Blaschko 线时就认为可能是胚胎发育的痕迹。但只有在基因技术发展的一个世纪之后才可能解释他的机制。如采用 LaacZ 标识技术回顾性克隆分析方法,它通过改变细菌的 Lacz 基因获得特异报告基因（reporter gene）,该基因是一个被修饰的无功能 β-半乳糖苷酶 Lacz 基因,可传递到所有改变的子代细胞。其结果可通过牛乳糖组化染色技术变得成为可视化。采用基因转录技术将其植入胚晶中,可使不同的胚胎细胞出现显像。如植入到外胚层,则可观察体表变化。

在 Laacz 胚胎外胚层细胞标记的克隆技术观察到胚胎细胞呈背腹方向分化迁移形成的表层条纹,这些条纹在躯干部与身体的长轴相垂直,在四肢部分与长轴相平行。这些形成皮肤的条纹排列与 Blaschko 线有密切关系（Petit 和 Nicolas,2009）。从图 21-21 可以看到细胞分化迁移的皮纹线已经伸展进入到小鼠的前肢和后肢,甚至面部。这些与四肢相平行的未来皮肤纹路应该不会与经脉功能相关。但愿细胞的这种分化迁移不会形成经脉的胚胎发生学原理。

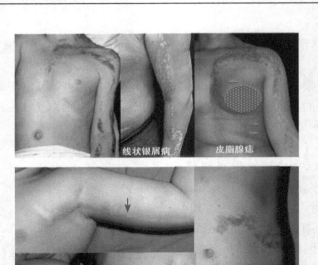

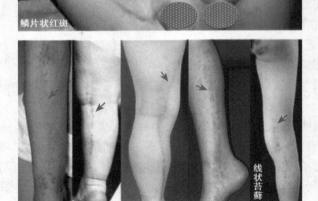

图 21-19   各种循 Blaschko 线分布的皮肤病与经脉循行的路线也可能相似
参见 Li 和 Man,2012；Molho-Pessach 和 Schaffer,2011；Hong 等,2004；Tara 等 2011

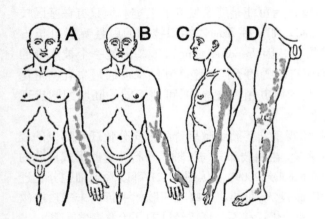

图 21-20   Head 记录的 3 例沿皮节发作的疱
疹性皮肤病

A：沿 C_6 皮节分布的疱疹（1894，原书插图
25）；B 和 C：沿 C_7 皮节分布的疱疹（1894，原
书插图 26）；D：沿 $L_{3\sim5}$ 皮节分布的疱疹
（1893，原书插图 19）。其分布位置与心包
经、肺经、大肠经和肝经或脾经循行位置的一
段相似吗？

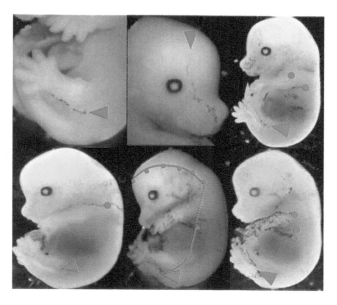

图 21-21　外胚层表层细胞分化迁移纹路与 Blaschko 线的关系
注意红色三角箭头所指的表层分化细胞呈线形平行迁移到后肢及面部,红色圆点所指分化细胞呈线形迁移到前肢;它可能是某条经脉循行线吗?（引自 Petit 和 Nicolas,2009）

　　Bajard 等（2006）和 Porter 等（2006）还观察到骨骼肌肌原细胞发育也呈线形分化和迁移,与肢体的长轴相平行。有意思的是,成黑素细胞（melanoblasts）的迁移也是沿肢体长轴方向进行的（图 21-22）。

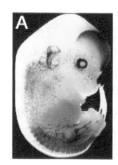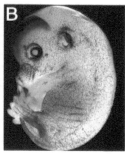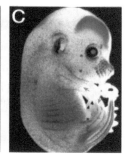

图 21-22　A:在 13.5 天的鼠胚,成黑素细胞已经开始在神经管侧大量出现,体表开始分布,尤以颈部和后肢密度最高,成黑素细胞向后肢迁移明显与肢体长轴平行;B:第 14.5 天,成黑素细胞已向全身迁移,在前肢外侧面可见 3 条黑色带迁移至前臂;C:在 14.5 天,成黑素细胞已达毛囊,前后肢外侧面都可见 3 条成黑素细胞密集分布线。红色箭头指向沿肢体长轴平行出现的成黑素细胞迁移线（参考和引自 Wilkie 等,2002）

五、针灸"气至病所"与肌筋膜触发点

　　《灵枢》"刺之要,气至而有效"的描述由元代窦汉卿在《针经指南》中精炼为"气至病所"一语。明代杨继洲的解释较为简明:"有病道远者,必先使气直到病所。"
　　"气至病所"的出现与穴位、针刺手法和病种关系密切。东西方学者共同观察到的"气至病所"多为肌筋膜病变,无论是穴位针灸,还是 trigger point 疗法,都容易引起沿肌筋膜长轴方向出现条索状的牵涉性疼痛放散带（图 21-23,也参考第二十四章）,由于这种反应"带"

常与肢体长轴及经脉循行线的一段相平行而易"误认为"循经出现,或与循经感传现象有关,但它确实是沿肌筋膜链出现的牵涉性疼痛带!至少,临床报告的相关文献中很大一部分与该现象一致。在相关肌筋膜 trigger point 疗法的著作中已有大量报道。

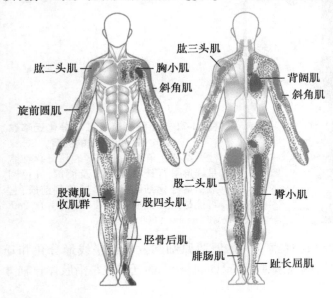

图 21-23 各肌筋膜病变的牵涉性放散痛出现的部位,它易被认为是"气至病所"和循经感传现象

胸小肌的肌筋膜病变可以影响心脏活动,股薄肌肌筋膜病变可以影响膀胱、子宫和睾丸的功能(根据 Richter P,Hebgen E. Trigger Points and Muscle Chains in Osteopathy. 2009;Thieme 绘制)

临床上很多沿肌筋膜疼痛出现的"气至病所"确实被作为循经感传现象而记录。有意思的是,Dosher(2009;2009)将其肌筋膜疼痛牵涉性疼痛放散路线与相应的经脉循行线作比较时,发现分布完全或基本一致的占 76%,另外至少有 14% 部分一致。这种吻合可以是全经的(如在上肢的经脉),更多的是与经脉的一段相吻合。肌筋膜病变或 trigger point 刺激还可诱发出相应路径的神经血管反应,有的还可以影响到内脏功能,这都与循经现象十分相似。

当然,"气至病所"与循经感传现象一样包含主观感觉成分,也会受心理因素和暗示诱导的影响。

参 考 文 献

Ahn AC,Park M,Shaw JR,et al. Electrical impedance of acupuncture meridians:the relevance of subcutaneous collagenous bands. PLoS One,2010,5(7):e11907.

Ahn AC,Wu J,Badger GJ,et al. Electrical impedance along connective tissue planes associated with acupuncture meridians. BMC Complement Altern Med,2005,5:10.

Bajard L,Relaix F,Lagha M,et al. A novel genetic hierarchy functions during hypaxial myogenesis:Pax3 directly activates Myf5 in muscle progenitor cells in the limb. Genes Dev,2006,20(17):2450-2464.

Darras JC,Vernejoul P,Albarède P. Nuclear medicine and acupuncture:A study on the migration of radioactive traces after injection at acupoints. Am J Acup,1992,20:245-256.

de Vernejoul P,Albarède P,Darras J. Etude des meridian d'acupuncture par les traceursradioactifs. Bull Acad Natle Med,1985,169(7):1071-1077.

Dorsher PT. Myofascial Meridians as Anatomical Evidence of Acupuncture Channels. Medical Acupuncture,2009,21:91-97.

Dorsher PT. Myofascial referred-pain data provide physiologic evidence of acupuncture meridians. J Pain,2009,10(7):723-731.

Dragoš V,Mervic L,Žgavec B. Lichen striatus in a child after immunization. A case report. Acta Dermatovenerol Alp Pannonica Adriat,2006,15(4):178-180.

Head H. On disturbances of sensation with especial reference to the pain of visceral disease. Brain,1893,16:1-133.

Head H. On disturbances of sensation with especial reference to the pain of visceral disease. Brain,1894,17:339-480.

Herry CL,Frize M. Quantitative assessment of pain-related thermal dysfunction through clinical digital infrared thermal imaging. Biomed Eng Online,2004,3(1):19.

Hong S,Shin JH,Kang HY. Two cases of lichen planus pigmentosus presenting with a linear pattern. J Korean Med Sci,2004,19(1):152-154.

Hu XL,Wang P,Wu B,et al. Displaying of the meridian courses over human body surface with thermal imaging system. Rev Paul Acupunct,1996,2:7-12.

James R. Linear skin rashes and the meridians of acupuncture. Europ J Oriental Med,1993,1:42-46.

Lagrange JC. Essai de mise en évidence des propriétés magnétiques des méridiens. La Revue Française de MédecineTraditionnelle Chinoise 1992-1994;vol. 150-161.

Li HY,Yang JF,Chen M,et al. Visualized regional hypodermic migration channels of interstitial fluid in human beings:are these ancient meridians? J Altern Complement Med,2008,14(6):621-628.

Li W,Man XY. Linear psoriasis. CMAJ,2012,184(7):789.

Litscher G. Infrared thermography fails to visualize stimulation-induced meridian-like structures. Biomed Eng Online,2005,4:38.

Litscher G,Niemtzow RC,Wang L,et al. Electrodermal mapping of an acupuncture point and a non-acupuncture point. J Altern Complement Med,2011,17(9):781-782.

Liu LY,Guo DS,Xin XY,et al. Observation of a system of linear loops formed by re-growing hairs on rat skin. Anat Rec(Hoboken),2008,291(7):858-868.

Martino R. Neurocutaneous Disorders:Phakomatoses & Hamartoneoplastic Syndromes. New York:Springer,2008:569.

Molho-Pessach V,Schaffer JV. Blaschko lines and other patterns of cutaneous mosaicism. Clin Dermatol,2011,29(2):205-225.

Nakatani Y(中谷义雄),Yamashita K. 良导络(Ryodoraku Acupuncture). Tokyo & Osaka,1977.

Nguyen J,Lambert G,Lamorte JR,et al. Etude préliminaire sur le caractère visible des meridians:les dermatoses méridiennes. Le Revue Française de MédecineTraditionnelle Chinoise,1983,9:263-274.

Niboyet JEH. La moindre resistance à l'électricité de surface punctiformes et de trajects cutanés concordant avec les meridieus,base de l'acupuncture Traite d'Acupuncture. Tone Ⅰ. Paris:Maisoneure,1970:121-345.

Noordengraaf A,Silage D. Electro-acupuncture. IEEE Trans Biomed BME,1973,20(5):364-366.

Pearson S,Colbert AP,McNames J,et al. Electrical skin impedance at acupuncture points. J Altern Complement Med,2007,13(4):409-418.

Petit AC,Nicolas JF. Large-scale clonal analysis reveals unexpected complexity in surface ectoderm morphogenesis. PLoS ONE,2009,4(2):e4353.

Porter JD,Israel S,Gong B,et al. Distinctive morphological and gene/protein expression signatures during myogenesis in novel cell lines from extraocular and hindlimb muscle. Physiol Genomics,2006,24(3):264-275.

Reichmans M,Marino AA,Becker RO. Laplace plane analysis of impedance on the H meridian. Am J Chin Med,1979,7(2):188-193.

Sarlandiére JB. Mémoires sur l'électro-puncture. Paris:[s. n.],1825.

Schlebusch KP,Walburg MO,Popp FA. Biophotonics in the infrared spectral range reveal acupuncture meridian structure of the body. J Altern Complement Med,2005,11(1):171-173.

Simon J,Guiraud G,Esquerre JP,et al. Acupuncture meridians demythified. Contribution of radiotracer methodology. Presse Med,1988,17(26):1341-1344.

Slabbynck H,Bedert L,De Deyn PP,et al. Unilateral segmental hyperhidrosis associated with pulmonary adenocarcinoma. Chest,1998,114(4):1215-1217.

Sudo K,Fujiki N,Tsuji S,et al. Focal(segmental)dyshidrosis in syringomyelia. J Neurol Neurosurg Psychiatry,1999,67(1):106-108.

Tara A,Sada A,Inoue T,et al. A case of phacomatosis pigmentokeratotica in Japanese monozygotic twins. Acta Derm Venereol,2011,91(5):602-603.

Tiberiu R,Gheorghe G,Popescu I. Do meridians of acupuncture exist? A radioactive tracer study of the bladder meridian. Am J Acupuncture,1981,9:251-256.

Travell JG,Simons DG. Myofascial Pain and Dysfunction:The Trigger Point Manual. Baltimore:Lippincott Williams & Wilkins,1993.

Trousseau A,Pidoux H. Electricité. Acupuncture:Electroacupuncture. In:Traité de thérapeutique et de matiére médicale(Vol. 1). Paris:Béchet Jeune,1836-1839:742-823.

Tuzgen S,Dursun A,Abuzayed B. Electrical skin resistance and thermal findings in patients with lumbar disc herniation. J Clin Neurophysiol,2010,27(4):303-307.

Voll R. Twenty years of electroacupuncture diagnosis in Germany. Am J Acupuncture,1975,3:7-17.

Voll R. The phenomenon of meridian testing in electroacupuncture according to Voll. Am J Acup,1980,8:97-104.

Wilkie AL,Jordan SA,Jackson IJ. Neural crest progenitors of the melanocyte lineage:coat colour patterns revisited. Development,2002,129(14):3349-3357.

Yang HQ,Xie SS,HuXL,et al. Appearance of human meridian-like structure and acupoints and its time correlation by infrared thermal imaging. Am J Chin Med,2007,35(2):231-240.

Zhang HY,Kim YS,Cho YE. Thermatomal changes in cervical disc herniations. Yonsei Med J,1999,40(5):401-412.

安徽、福建、陕西、辽宁四省十四经感传图谱协作组. 十四经感传路线的研究. 合肥:[出版者不详],1979.

白宇,原林,黄泳,等. 经络的解剖学发现——筋膜学新理论. 世界科学技术——中医药现代化,2010,12(1):20-24.

本山博. 经络の证明とBP. AP. IQ. TCの电气生理学の意味(Ⅰ). 医道の日本,1980,39(8):13-19.

长浜善夫,丸山昌朗. 经络之研究. 承淡安,译. 上海:上海卫生出版社,1956.

陈克勤. 发现经络现象两例. 中医杂志,1964(5):22-26.

陈英茂,田嘉禾,何义杰,等. 体内18F-FDG 循经迁移线的三维断层及透视观察. 中国针灸,2002,22(9):603-605.

董自忠,樊景禹,刘智,等. 化学损毁外周交感神经对皮肤电导及表皮缝隙连接的影响. 北京医科大学学报,1996,28(3):180-182.

费伦,承焕生,蔡德亨,等. 经络物质基础及其功能性特征的实验探索和研究展望. 科学通报,1998,43(6):658-672.

福建医学院. 应用磷32探索经络实质的初步报告//福建省中医研究所,福建省卫生厅科学情报研究室. 福建省针灸经络学术座谈会论文摘要选编. 福州:[出版者不详],1961:21-27.

郭义,陈爽白,张春煦,等. 健康人体经穴 Ca^{2+} 浓度分布特异性的观察. 上海针灸杂志,2002,21(1):37-38.

郭义,徐汤平,王秀云,等. 经络活动与外周经脉线上钙离子相关性的研究. 针刺研究,1998,23(4):247-251.

何义杰,田嘉禾,陈英茂,等. 应用PET研究示踪剂穴位注射后的经络走行空间定位. 中华核医学杂志,2002,22(3):145-146.

胡翔龙,黄晓卿,金森,等. 前臂内侧皮肤低阻点的循经分布. 针刺研究,1993,18(2):94-97.

胡翔龙,吴宝华,蔡宗敏,等. 循经感传速度的研究. 针刺研究,1987,12(增刊2):39-44.

黄教成. 对经络学说的体会. 中医杂志,1957(8):437-438.

蒋来,陈振湘,宋贵美,等. 循经感传红外线成像的初步观察. 中医杂志,1980,21(2):46-49.

李定忠,李秀章. 中医经络探秘. 北京:解放军出版社,2003.

刘里远,彭安,潘娟,等. 交感神经敏感线与经络实质. 中国针灸,2001,21(5):285-289.

刘瑞庭,庄鼎,杨秀珍,等. 循经感传现象客观显示的研究——上肢经脉循行部位红外热像图的变化. 针刺研究,1990,16(3):239-244.

吕证宝,勃朋克,安吉苏克,等. 针刺某些穴位后人体表面热像图的变化. 针刺研究,1987,12(3):239-243.

孟竞璧,田嘉禾. 十四经脉客观显像探秘. 北京:中国科学技术出版社,1998.

孟昭威. 第三平衡系统——经络系统. 中国针灸,1983,3(1):25-26.

孟昭威. 经络学说新探(第三平衡论和整体区域全息论). 中国针灸,1983,3(5):212-214.

裴斌. 有关针刺感觉的初步探讨. 中医杂志,1957(10):520-524.

山西医学院第一附属医院穴区带研究小组. 经络现象的初步研究. 山西医药杂志,1974,30(2):10-46.

上海中医研究所生理组. 经络感传现象的研究. 新医药杂志,1975(4):32-34.

沈雪勇,党瑞山,陈尔瑜,等. 胃经腧穴与结缔组织结构和钙元素富集的关系. 中国针灸,1998,18(10):595-597.

孙平生,赵玉卓,李玉兰,等. 循经传导声信息的研究. 中国针灸,1988,8(2):257-260.

藤田六郎. 经络学入门. 大阪:[出版者不详],1979.

藤田六郎,南义成,岸勒. 压诊点と丘疹点の研究(第12报),经络の研究(第3报). 東洋医,1953,4:29-34.

王春雷,原林,王军,等. 人体筋膜重建经线与经典经线走行路线对比. 解剖学杂志,2007,30(3):340-343.

汪敬熙. 发汗的神经控制. 北京:学术出版社,1980.

王华,刘又香,章汉平. 家兔穴位和经线上非穴点与相应对照点深部温度测定. 针刺研究,1995,20(4):47-51.

王品山,万蜀先,张鸿天. 经络感传的声发射——用声发射技术发现了经络感传信息. 辽宁中医杂志,1980(9):1-6.

尉迟静. 经络与结缔组织相关说. 南京中医学院学报,1986(3):36.

谢浩然,李芳春,马小顺. 试论经络实质. 针刺研究,2007,32(3):210-213.

薛崇成. 针灸25例先后天肢体缺失者残端引出幻肢及幻经络报告. 新医学,1978,9(2):63-67.

简平,周迪湘,张鹏飞,等. 用^{32}P光镜放射自显影示踪术对人体经脉循行路线组织结构的研究. 解剖学杂志,2002,25(2):119-121.

原林,姚大卫,唐雷,等.针灸经穴的数字解剖学研究.解剖学报,2004,35(4):337-343.

曾兆麟,郁望耀,吴定宗,等.电极面积、电极与皮肤接触的压力以及接触时间的长短对皮肤穴位导电量的研究.上海中医药杂志,1958(12):38-41.

曾兆麟,张令铮,郁望耀,等.皮肤穴位导电量与温度正常值的测定及其在周身分布情况的研究.上海中医药杂志,1958(12):33-37.

张秉武.一个从天人合一理论导致的关于经络实质的假说.青岛医学院学报,1961(1):70-75.

张栋,付卫星,王淑友,等.经脉温度特性的红外热像图显示.针刺研究,1996,21(3):63-67.

张栋,高惠合,魏正岫,等.面部循经温度显像的初步观察.针刺研究,1992,17(1):71-74.

张人骥,杨威生.低阻经络研究Ⅱ.健康人常态低阻经络的分布.北京医学学报(自然版),1978,14(1):135-142.

张维波.经络是水通道.北京:军事医学科学出版社,2009:85-144.

张维波,景向红,徐瑞民,等.大肠经和胃经肢体段皮肤二氧化碳呼出量特性的研究.中国中西医结合杂志,1995,15(10):625-627.

张维波,李宏,徐瑞民.针刺对经脉线皮肤二氧化碳呼出量影响的观察.中国针灸,1996,16(1):39-42.

朱凤仙,彭静山,王品山,等.经穴声信息传导的实验研究——经穴声信息传导与机体不同组织功能关系的探讨.辽宁中医杂志,1984,8(1):37-39.

祝总骧.隐性循经感传现象的研究.千古之谜——经络的研究.成都:四川教育出版社,1988:99-113.

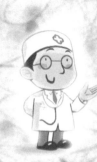

第二十二章 "金凤汉"经络系统

在 1961 年 8 月,朝鲜金凤汉(Kim Bonghan)声称发现了经络系统的实体,并于 1963 年 11 月在朝鲜医学科学院学报第 5 期上发表了题为"On the Kyungpak system"(关于经络系统)的长篇研究报告,宣布说他发现了与中国古代经脉经穴相对应的解剖结构,并获得了当年度的"金日成奖"。他把所发现的解剖结构命名为凤汉系统,包括"凤汉管"和"凤汉小体"。1965 年 4 月,金凤汉在朝鲜经络学会第一次学术报告会上又发表了 2 篇长篇论文《经络体系》和《Sanal(活颗粒)学说》。

在金凤汉的论文中,他已经强烈暗示凤汉管构成了经络系统,凤汉小体则是穴位。针灸对穴位刺激通过凤汉管道系统沟通与内脏和神经系统的联系,从而发挥针灸的治疗作用。这项研究的发表震撼了当时的国际学术界,各国的新闻媒体也在第一时间作了报道。卫生部中医研究院在 1963 年 12 月 10 日向金凤汉发出贺电热烈祝贺取得经络研究的重大成就。《人民日报》、《光明日报》等在 1963 年 12 月 14 日以数个整版篇幅全文刊载了以"关于经络系统"为题目的这一发现论文,并附有相关的实验照片。当天的《人民日报》还以"为朝鲜科学研究的卓越成就欢呼"为题发表评论员文章。

为庆贺金凤汉所取得的成就,朝鲜分别在 1964 年 12 月 20 日发行了 3 枚一套的纪念邮票和在 1966 年 6 月 30 日发行了由 8 枚组成的小全张邮票,以表彰他在经络研究中的杰出贡献(图 22-1)。

由于金凤汉的研究工作一直处于高度保密中,发表的论文并没有严格按照规范论文的写作要求详细报告实验方法,研究中所使用的染料试剂及染色方法等关键技术叙述不完整或完全没有提及,其他实验室在进行验证性工作中难以重复,从而引起很大质疑。日本大阪大学医学部的 Fujiwara 经过大量研究,只从一只家兔样本中发现了类似于"表层凤汉小体"样的结构。奥地利的组织学家 Kellner 也对金凤汉的所有的实验进行了追溯性实验以后,发表了题为"皮肤的构造和功能"的长篇论文,认为金凤汉所发现的构造作为末端小体样结构确实存在,但只是一种胚胎发育期残留下来的结构,不太可能具有生理功能。

中国是针灸的发源地,经络学说是中医学的核心理论,因而金凤汉的研究引起我国学术界的高度重视。为重复金凤汉的工作和开展对经络问题的研究,我国曾经 2 次组织相关领域的一流专家赴朝鲜学习考察,考察归来即在 1963 年底在中国医学科学院开始验证工作。

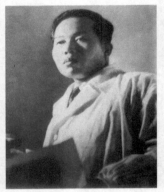
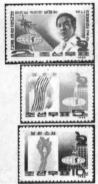
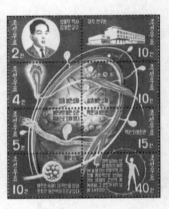

图 22-1 左为金凤汉教授,右为朝鲜发行的纪念邮票和小全张邮票

1964 年春,又从中国医学科学院、北京医学院和北京中医学院抽调一批学术骨干在中医研究院组建了"经络研究所",构成了现中国中医科学院针灸研究所的主体部分,由中国医学科学院的生理学家张锡钧教授兼任所长,北京医学院的解剖学家李肇特教授兼任副所长。通过专家们通力合作,在获得大量实验数据的基础上,弄清了金凤汉所提出的"经络系统"中凤汉管和凤汉小体与正常动物组织形态学的渊源关系。如一些凤汉小体与动物的一些退行性组织(如脐部)的形态学结构特征相类似,一些所谓的凤汉管很可能是一些实验过程中人工造成的假象(如取材时采用的试剂造成蛋白质与组织脱落细胞凝固所形成的含有细胞成分的伪管状结构)。凤汉系统中所记录到的生物电活动可能是置于凤汉管的玻璃管内记录电极与参考氯化银电极的金属物理材料电导性的不同造成电位差所形成的伪迹。还有一些无法判断材料的来源。1965 年在我国召开的第一届经络座谈会上,系统讨论了对金凤汉所提出的"经络系统"的重复验证性实验并发表了一致的意见,对所谓的"凤汉经络系统"各组织的可能来源提供了相关实验数据和证据,定论为没能发现与经络或经穴相对应的新的组织结构。但由于历史的特殊原因,我国没有公开发表相关研究论文。

整整 40 年以后,国际生命信息科学学会(International Society of Life Information Science)于 2005 年 2 月 25—26 日在日本东京电机大学召开的第 19 届生命科学学术大会上,专门组织了题为"經絡·經穴有实体吗?"的小型研讨会,韩国国立首尔大学的苏光燮教授发表了重复出"金凤汉经络系统"的专题演讲。沉寂了 40 年的"金凤汉学说"被学者们重新提起。同年,毕业于上海中医药大学的旅日学者李强在日本《推拿医学》撰写了《勿忘金凤汉》文章,重论金凤汉。2012 年 10 月,韩国主办的"Journal of Acupuncture and Meridian Studies"第 5 期在封面刊登金凤汉照片,以纪念金凤汉学说创立 50 周年,并刊发了凤汉系统研究专文。

2009 年 7 月,中国科学院前生物学部副主任薛攀皋研究员在《炎黄春秋》第 7 期发表了长篇撰文《金凤汉事件》,全面回顾和评述了金凤汉事件的始末与对我国经络研究的影响。同年 10 月,中国中医科学院针灸研究所的刘乡教授以亲历者的身份在《针刺研究》第 5 期以"关于'金凤汉经络实体'的验证工作"为题,回顾了重复"金凤汉经络系统"的研究历程,厘清了一些事情真相。2011,李强以"凤汉学说沉浮的启示"为题,更为客观地回顾了金凤汉经络研究的整个过程和主要研究内容。

第一节 金凤汉的"发现"

一、凤汉系统组成

凤汉系统广泛分布在皮下(表层凤汉管)、血管和淋巴管内(内凤汉管)、血管、淋巴管外(外凤汉管)、内脏表面(内外凤汉管,呈网状分布,图22-2A)和内脏中(脏器内凤汉管,图22-2B)以及外周和中枢神经系统内(神经凤汉管),它们都由各自的凤汉管连接凤汉小体组成。金凤汉认为这是一种此前人们没有发现过的、具有生物效应新的循环系统。

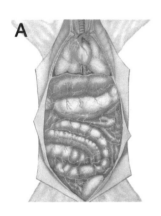
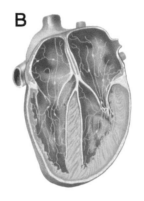

图22-2 金凤汉经络系统模式图
A. 呈网状分布内外凤汉管,B. 脏器内凤汉管;各种凤汉管到达相应器官后,进入器官内的凤汉小体,凤汉小体又发出一个凤汉小管,连接到末端凤汉小体;从末端凤汉小体再分出末端凤汉小管,深入到各组织细胞(引自金凤汉,1965)

二、凤汉管的组织结构

凤汉管由几个凤汉小管束被周围膜包裹成凤汉管,所有凤汉管都连接凤汉小体,凤汉管内有含嗜碱性物质的液体流动。凤汉小管是由具有特殊杆状核的内皮细胞构成。凤汉小管内有嗜碱性颗粒。各种凤汉管在结构上相似,相互连结成一个大体系。它们的体系在体内是井然有序、独特的。内凤汉管从特定部位穿过血管壁、淋巴管,到达外面;有的内外凤汉管和外凤汉管相连接,有的进入脏器内;进入脏器内的凤汉管先经过脏器内的凤汉小体、末端凤汉小体,然后到达组织细胞。如果切断到达细胞的凤汉小管,细胞就会死亡。凤汉小管的直径约 $5\sim15\mu m$,管壁厚约 $0.1\sim0.2\mu m$;凤汉小管的内皮细胞核呈杆状,约长 $15\sim20\mu m$;外膜细胞呈纺锤状,细胞核呈椭圆形,约 $(13\sim27)\mu m\times(4\sim5)\mu m$ 大小(图22-3)。

三、凤汉小体的组织结构

凤汉小体的形成:由凤汉小管扩张、分支、吻合而形成,其内有特殊的细胞成分(图22-4)。表层凤汉小体由外质、内质构成。外质由相互紧密纠缠的凤汉管、平滑肌样细胞构成;内质由特殊形状的表层凤汉小体和细胞成分构成。内凤汉小体由软细胞集团形成。外凤汉小体、内外凤汉小体、神经凤汉小体、脏器内凤汉小体都含有脱氧核糖核酸的颗粒、特殊的细胞群。凤汉小体直径为 $0.1\sim3.0mm$,但一般为 $0.5\sim1.0mm$。

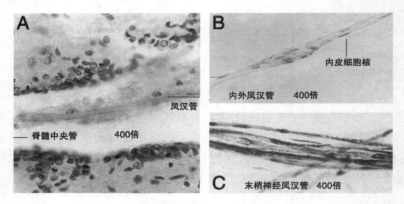

图 22-3　各种凤汉管结构
A:中枢凤汉管;B:内外凤汉管;C:外周凤汉管(引自金凤汉,1965)

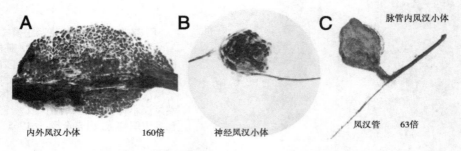

图 22-4　各种凤汉小体结构(引自金凤汉,1965)

四、凤汉活颗粒学说

金凤汉认为,在凤汉管内存在含有大量脱氧核糖核酸的颗粒状结构长成细胞,凤汉活颗粒膨胀后,脱出一个小凤汉活颗粒(Bonghan-sanal),这叫做子凤汉活颗粒。子凤汉活颗粒逐渐长大成母活颗粒,再产生一个子凤汉活颗粒。这种过程反复进行,一个凤汉活颗粒逐渐形成一个凤汉活颗粒的聚合体。凤汉活颗粒一般呈球形,直径为 $1 \sim 1.5\mu m$。在电子显微镜下,凤汉活颗粒的中心呈"人"、"Y"等型。凤汉活颗粒含有大量的脱氧核糖核酸、蛋白质。一个凤汉活颗粒所含的脱氧核糖核酸的数量与细胞核内一个染色体的含量大致相同。在活颗粒中,存在一些具有生物活性的氨基酸、蛋白质和核酸。凤汉活颗粒学说阐述了生命活动现象的基础是凤汉活颗粒的运动。

五、凤汉液及凤汉循环系统

凤汉管内有液体流动(图 22-5)。凤汉液发源于组织

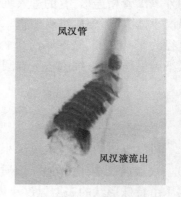

图 22-5　凤汉液从凤汉管中流出
(引自金凤汉,1965)

细胞,经过表层凤汉小体、深层凤汉小体,到达脏器内凤汉小体,再经过末端凤汉小体返回组织细胞。凤汉液内除一般组织液外,也含有蛋白质和非蛋白氮、糖和脂类,还含有较高浓度的透明质酸、脱氧核糖核酸、核糖核酸、大量的游离氨基酸、游离核苷酸和激素。

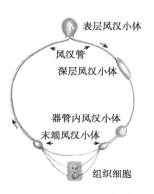

图 22-6 凤汉系统循环示意图
(引自金凤汉,1965)

金凤汉认为:机体除血液循环系统、淋巴循环系统以外,还存在凤汉循环系统。凤汉管都连接凤汉小体,凤汉循环系统连接内外凤汉管系,凤汉液顺着凤汉管网循环于全身,并能到达组织细胞。凤汉液的各种循环路线相互连接,是多循环体系(图22-6)。这意味着凤汉系统直接对细胞的产生、存在发生影响。但金凤汉并未指出该循环系统是否能与血液循环系统或淋巴循环系统沟通。

六、凤汉系统的生理学特征

将内凤汉管放置玻璃管内电极上,一侧连接氯化银电极,可以记录到生物电的变化,这种生物电的传导速度为 1 ~ 3mm/s。凤汉管有周期性纵向、横向运动特性,约 20 ~ 40 秒出现1 次。用药物刺激颈或股的动静脉内凤汉管(方法不明,血管内给药不能只是刺激了凤汉管)可出现心脏或胃肠运动的变化。切断神经周围的凤汉管引起脊髓反射时的延长。

七、经脉系统与凤汉系统的关系

金凤汉认为,凤汉管构成了经脉系统的线型结构,凤汉小体则是穴位所处的位置。凤汉液顺着经脉系统循环流注全身,与各组织器官发生广泛联系。针灸对穴位刺激通过各种凤汉管道系统为载体沟通与内脏和神经系统的交通,构成了经脉沟通体表与体表之间、体表与内脏内外之间的广泛联系,是经脉的形态学基础。针灸通过这个系统发挥对机体功能活动进行调整和对疾病治疗作用。

第二节 中国学者对"金凤汉经络系统"的验证性实验

中国中医研究院(现中国中医科学院)经络研究所经过 1 年多的工作,于 1965 年 3 月提交了"重复朝鲜经络实态的研究工作"报告。报告了在家兔体内找到了类似表层、深层及脉管内凤汉管和凤汉小体的结构。但这些结构的性质及分布与凤汉系统有不同之处(Liu 等,2013)。

在查遍动物全身各组织的结构特性后,中国学者把研究重点锁定在脐部组织上(图 22-7)。兔脐呈索状(图 22-8A),两端膨大,一端连接皮肤,一端连接腹部肌肉。它的形态与结构与表层凤汉小体的模式图类似(图 22-8B)。在与表层凤汉小体纵断面的比较中,兔脐分为外质和内质,外质近皮肤端是平滑肌,近腹肌端是纤维组织。内质含有血管和其他组织

（图 22-8C），这些结构与表层凤汉小体的纵断面类似（图 22-7A）。但在人和其他动物（如大鼠、豚鼠、猫、狗和猴）的脐部没有找到类似的结构。

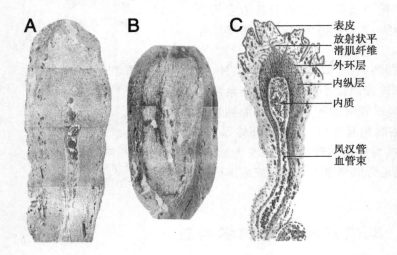

图 22-7　A：中方在兔脐纵断面观察到的类似凤汉小体结构图，兔脐长约 2cm，呈索状，两端膨大，一端连结皮肤，一端连结腹部肌肉。它的形状和结构与表层凤汉小体的模式图类似；B：朝方提交给中方标本中的表层凤汉小体纵断面图；C：朝方发表论文中的凤汉小体模式图（转引自 Liu 等，2013）

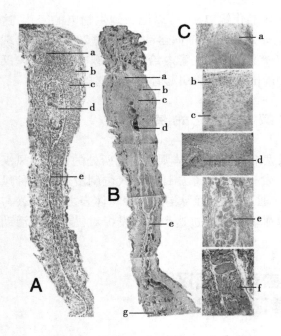

图 22-8　A：金凤汉发表论文中的 1 个凤汉管-凤汉小体的完整结构；B：中国学者在家兔脐部找到的类凤汉管-凤汉小体结构，这是 1965 年未发表资料册中的原始照片；C：中国学者在兔脐分段组织构架图。a：兔脐和表层凤汉小体的上端都有放射状平滑肌纤维；b 和 c：兔脐和表层凤汉小体的外质都有两层平滑肌，外层是环肌，内层是纵肌较厚；d：表层凤汉小体的内质有一种嗜铬细胞，兔脐的内质也有一种细胞核小，细胞质丰富，中含黄褐色颗粒与嗜铬细胞相似，这种细胞是吞食红细胞等物的吞噬细胞，黄褐色颗粒是血褐素；e：表层凤汉小体内质富有弯曲的血管，兔脐内质也是如此；f：表层凤汉小体内质有包含胶原纤维的组织，有时嗜酸性（红色）、有时嗜碱性（蓝色）着色，兔脐的内质也有同样组织，染色深时是蓝色，染色浅时是红色，追踪它的来源，是脐带内退化了的血管残留下的胶原纤维；g：骨骼肌组织（转引自 Liu 等，2013）

　　根据金凤汉的报告，深层凤汉小体位于血管、淋巴管周围和内脏的周围。为长梭形，两端与凤汉管相连，没有平滑肌，由密集的细胞及嗜碱性颗粒构成（图 22-9A，朝方发表论文中的图片）。中方在家兔颈部和腹部大血管周围找到了类似的结构，但经组织学检查多为淋巴结和淋巴管（图 22-9B）。深层凤汉小体内有嗜铬细胞以及和淋巴细胞大小相似的细胞（图 22-9C）。中方在家兔腹后壁、两肾间也找到含有嗜铬细胞的组织结构，经组织学观察证明是神经节旁嗜铬组织（图 22-9D）。

　　至于脉管内凤汉结构，中国学者一直未找到类似结构，采用各种灌流方法后，在血管和淋巴管内见到类似凤汉管样条状和结状物，经福根染色，可见杆状细胞核和脱氧核糖核酸颗

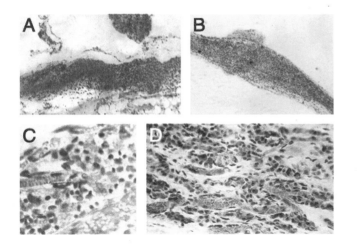

图 22-9 "凤汉小体"与正常组织结构
A 为朝方发表论文中照片的深层凤汉小体与中方找到的淋巴结(B)比较;C 为朝方发表论文中的深层凤汉小体的组织结构照片与中方在组织中观察到的嗜铬细胞结构(D)比较(转引自 Liu 等,2013)

粒(图 22-10)。但是用抗凝血药物后再灌流血管则不出现结状或条状物。经特殊方法染色,条状物内没有发现脱氧核糖核酸颗粒,主要是变形的白细胞核或脱落的血管内皮细胞核。

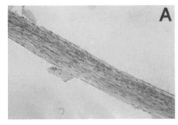
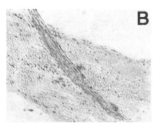

图 22-10 中方在家兔体内找到的血管内线状物(A)和金凤汉发表论文中的凤汉管(B)结构类似(转引自 Liu 等,2013)

因此,中医研究院经络研究所的学者认为已经能够重复出凤汉系统的实态结构,但这都是已知的或在一定条件下出现的结构。在金凤汉指定的部位没有找到表层和深层的凤汉管和凤汉小体。而脐部是脐带血管退化吸收后残留的组织,只在兔脐存在(甲状旁腺的结构也与深层凤汉小体类似),但这些结构和金凤汉所述的经络系统没有关系。

第三节 "金凤汉经络系统"实验的重新发现

由于生物影像学和生物标记技术有了很大的发展,自 2002 年以来,韩国国立首尔大学生物医学物理学实验室苏光燮教授(Kwang-Sup Soh)领导的一个研究小组连续发表了一系列论文,声称找到了"金凤汉经络系统"。他们提出,在动物体新发现的线形结构及连接它的小体样结构构成除血液循环、淋巴循环以外的第三循环系统,在内脏表面、血管内、淋巴管内及皮下的这种结构是该第三循环系统极其重要的组成部分(图 22-11,图 22-12)。2011 年,首尔大学成立了以苏光燮教授为主任的"Nano Primo Research Center",继续此项研究工作。

这些研究分别在大鼠、小鼠和新西兰兔及猪(甚至牛)身上进行,在腹腔器官表面和脉管内发现了新线形结构的凤汉管和小体样结构的凤汉小体,作者认为它是金凤汉于 1963 年首次报道的"金凤汉经络系统"的一部分。在早期论文中,作者直接采用了 Bonghan duct 和 Bonghan corpuscle 的名词,中期增加了新线形结构(novel thread-like structures,NTSs)和小体

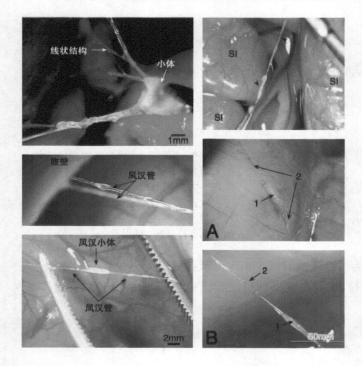

图 22-11　肉眼可见的凤汉小体和凤汉管在立体显微镜下看到的典型新线性结构与小体（箭头）。新线性结构是半透明、能自如移动的细丝，不规则地附着在腹膜上（引自 Lee 等，2007；Shin 等，2005）

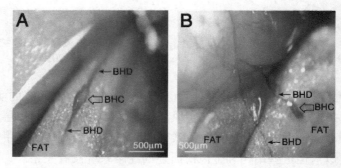

图 22-12　小肠表面的凤汉管和凤汉体，Trypan Blue 标示
（引自 Soh，2009）

样结构（corpuscle-like structures，CLSs）作为凤汉管和凤汉体，2010 年以来又改用原始管（primo-vessel）和原始结（primo-node）名词，统称 primo-vessel system（原始管道系统，PVs）。

研究表明，这些新线形结构与神经、血管、毛细血管或者淋巴管不同。

金凤汉发表他的研究后，在其他实验室基本没有能够重复出来。根据苏光燮教授分析，难以发现新线形结构的原因是：①它们是半透明的、纤细的，而肉眼或者手术显微镜不易分辨；②在血液中，纤维蛋白（fibrin）与 NTSs 相似，难以区分，需要用特定的染色；③需要通过周密的形态学检验来确认，例如它们的分支结构、小体样结构、流动液体中的小颗粒等；④与淋巴管分辨不清；⑤它们的长度、粗细、位置、网状的分布是不确定的。这些可能受到动物的生理状况、生物节律变化的影响。

国立首尔大学的研究采用了荧光磁性毫微粒注射（fluorescent magnetic nanoparticle injection）方法、脱氧核糖核酸的特异染色法（feulgen reaction study）、体外活体显示线粒体

（janus green B staining method）染色法与细胞核 DNA 吖啶橙（Acridine orange）染色法等现代细胞、亚细胞标记技术。所使用的形态学研究设备有扫描电子显微镜（scanning electron microscope，SEM）、透射电子显微镜（transmission electron microscope，TEM）、冰冻蚀刻扫描电子显微镜（cryo-scanning electron microscope，Cryo-SEM）、激光共聚焦显微镜（confocal laser scanning microscope）和聚焦离子束扫描电子显微镜（focused-ion-beam scanning electron microscope，FIB/SEM）等影像系统。

一、新线形结构的再发现

哺乳动物新线形结构（novel threadlike structures，NTSs）直径约 40~100μm，是纤细、半透明的、能自如移动的细丝（图 22-13）。内脏表面的

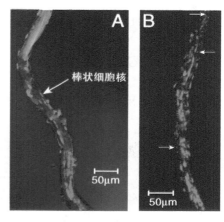

新线形结构（NTSs）的形态学有以下特征：①细胞外基质（extracellular matrix，ECM）是由大量的胶原纤维（collagen fibers）构成；②SEM 显微照片进一步确定，NTSs 是由一些小管构成的；③实验研究还表明，NTSs 内部含有各种各样的免疫细胞，如肥大细胞（mast cells）、巨噬细胞（macrophages）、嗜酸性细胞（eosinophil），这意味着新系统具有免疫功能；④在 NTSs 内部有窦状结构，其中有流动的液体（图 22-14）。

在 NTSs 上有小体样结构（CLSs），它连接着 NTSs 的两端。在胃、肝脏、小肠和大肠、膀胱表面都观察到了 NTSs 与 CLSs；NTSs 具有分支。如图 22-13 所示，NTSs 直径约 40μm，它由一束粗约 10μm 的小管组合而成，可以看出，这种排列特性与淋巴管解剖学截然不同（图 22-11）。从解剖结

图 22-13　采用 Feulgen reaction 染色法显现的 NTSs 结构，其外膜可见分布密集的棒状细胞核（A）和直径约为 1~2μm 的小颗粒（B），提示 DNA 的存在（引自 Shin 等，2005）

构来看，NTSs 与神经、血管、毛细血管、淋巴管系统极其不同：①它们能自由移动、与内脏表面相分离，在对健康的哺乳类动物解剖的报告中，神经、血管以及淋巴管都不能在内脏表面

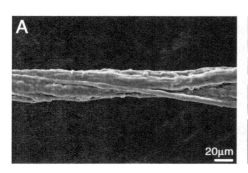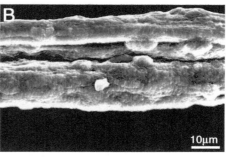

图 22-14　A：扫描电子显微镜下的凤汉管与淋巴管的突出的不同，NTSs 粗约 40μm，由一束粗约 10μm 的小管构成；B：放大倍数更高的图片，清楚地显示各个小管与它们的表面结构（引自 Lee 等，2007）

被分开,也不能分离;②与神经极其不同,因为有液体从 CLSs 中流出来;③容易与血管、毛细血管区别开来,因为它们没有红细胞,呈现半透明的乳白色;④与淋巴管不同,它们不进入淋巴结;⑤最重要的区别是,它们由小管束集合构成,而淋巴管是单管结构;⑥在 CLSs 结构的液体中,所含的小颗粒中有 DNA,大约 1~2μm,而淋巴管含有的淋巴细胞是 5μm,或者更大;⑦最后,在淋巴管内同样也存在 NTSs。

NTSs 与病理性粘连(adhesions)也不同:①粘连与浆膜(serosa)是病理组织,而本项一系列实验均使用健康新西兰兔和大鼠,实验过程中没有明显的炎性反应,因此看到的 NTSs 不是病理性组织;②浆膜附着在内脏表面,不能分离,而 NTSs 与内脏表面相分离,显然与内脏结构无关;③NTSs 的特征是,它的内皮细胞有杆状的核,长约 10~20μm,以条纹状排列,这个突出特点使得它们在血管内、内脏表面、淋巴管内较容易被辨认。

脱氧核糖核酸的特异染色法特定地对 DNA 染色,而金凤汉曾使用它来研究凤汉管的分布。在内脏表面的凤汉管中看到的细胞核分布、形状、大小均与金凤汉的描述一致:①它们是小管结构;②在 NTSs 中发现了小颗粒,而小颗粒中有 DNA。研究表明,NTSs 中颗粒状物的 DNA 片断的直径约为 1.7~2.5μm。采用细胞核 DNA 染色方法,在激光共聚焦扫描显微镜下也看到了淋巴管里的 NTSs 结构,杆状内皮细胞核呈条纹状沿着几条虚线排列,这个特征意味着 NTSs 是由一组小管构成的(图 22-15,图 22-16)。

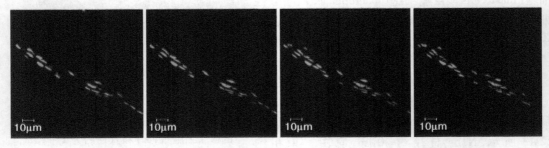

图 22-15 激光共聚集扫描显微镜看到的吖啶橙染色的 NTSs 结构 NTSs 核呈棒状,呈条纹状排列,长 10~20μm,每帧间距 1μm 的线条数不同(引自 Lee 等,2005)

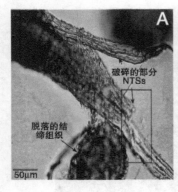

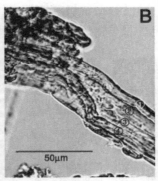

图 22-16 NTSs 结构(由于分离周围组织造成部分 NTSs 断裂)
B 为 A 方框放大的图像,这个 NTSs 有 4 根小管(引自 Shin 等,2005)

杆状细胞核分布在小管的单层细胞层(endothelial layers),呈条纹状沿着几条虚线排列。这与金凤汉在报告中的描述一致。在生物体内或生物体外能显示出淋巴管内的 NTSs,这些结构与采用磁性毫微粒方法所看到的相同。在不同的实验对象体上,看到的 NTSs 直径差别很大。如图 22-17B 和 C 所示,一根 NTSs 穿梭过 3 个淋巴瓣膜。

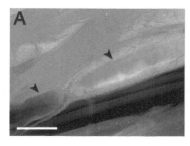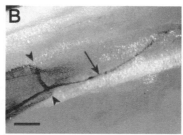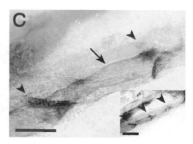

图 22-17　詹纳斯绿 B 染色图
A:淋巴管瓣膜(小箭头)及环绕它的毛细血管;B:NTSs(长箭)与淋巴管瓣(箭头);C:NTSs(长箭),
在小图显示 3 个淋巴管瓣(箭头),NTSs 穿过 3 个淋巴瓣膜(引自 Lee 等,2005)

图 22-18A 用纳米微粒(nanoparticles)染色的荧光图像显示的淋巴管(虚线箭头)中的 NTS 结构(粗箭头)可明显区分。图 22-18B 在立体显微镜下显示大鼠下腔静脉附近的淋巴管中的 NTS 结构(蓝箭头)正穿过淋巴管瓣膜(粉色箭头)。

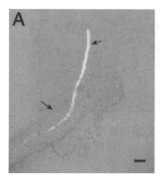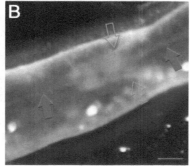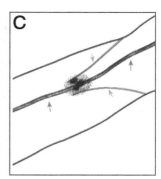

图 22-18　图注见正文,图 C 是 B 的示意图(引自 Johng 等,2007)

用冰冻蚀刻扫描电子显微镜可以观察一个没有与淋巴管壁相连的 NTSs 结构。图 22-19 显示,它有外层膜,含有染色较深的细胞核,明显与淋巴管的内皮质(endothelial)不同。在 NTSs 结构的细胞外基质(extracellular matrix)中,有几个大小不一的窦状结构。这种结构在各个切片上可以连续观察到,窦中有球状小颗粒。采用苏木精和伊红染色的标本中看到 NTSs 漂浮在淋巴管中。在 NTSs 的细胞外基质中,有窦状结构。在淋巴管内,采用荧光磁性毫微粒注射技术,由于 NTSs 结构吸收了荧光磁性毫微粒,在外界磁场作用下,电子显微镜下能观察到 NTSs 穿过淋巴瓣膜(图 22-20)。

一般而言,淋巴管上缺乏毫微型颗粒,而在 NTSs 中则存在(图 22-21)。NTSs 结构外壁里的细胞核不俘获毫微型颗粒,而细胞外基质则有此功能(图 22-20)。在大鼠腔静脉尾部附近的淋巴管中注射阿辛蓝,可以显示出厚度为 $50\mu m$、呈折线状、有杆状核分布、直径仅为附近淋巴管 $1/10\sim20$ 的 NTSs。而淋巴管有丰富的胶原基质分布那样,NTSs 缺乏这种物质。

在兔中枢神经系统的脊髓、脑室和心内腔也可找到 NTSs 样结构(图 22-22～图 22-25)。

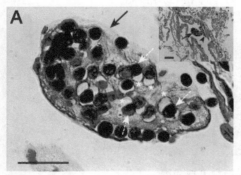
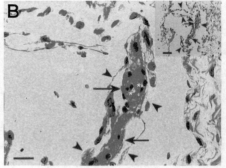

图 22-19 淋巴管里的 NTSs 结构的横截面(长箭头)及小插图的大视图,NTSs 没有与淋巴管壁与瓣膜(小箭头)相连;有大小不等的窦(白星号)被深染的核(虚线箭头)环绕(Lee 等,2005)

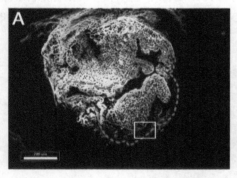
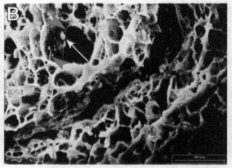

图 22-20 冰冻蚀刻的标本显示淋巴管(红虚线标示)里有外膜包裹的 NTSs
B 为 A 的放大,可见 NTS 窦状结构(红箭头)和球形结构(长箭);窦内飘浮有液体和球形颗粒(Lee 等,2005)

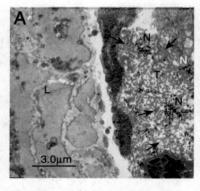
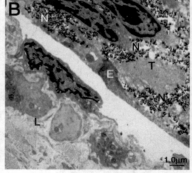

图 22-21 透射电子显微镜图像中,A-B 是一个标本的相邻部分;可见一条淋巴管的管壁(L)与一个 NTSs 结构(T)紧密相伴,在淋巴管壁上缺乏毫微型颗粒,而在 NTSs 中有散落的黑色斑点样的毫微型颗粒(N);NTSs 结构外壁里的细胞核不俘获毫微型颗粒,而细胞外基质俘获毫微型颗粒(引自 Johng 等,2007)

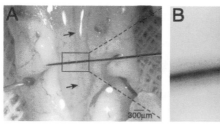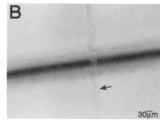

图 22-22　脊髓中央管的 NTSs 样结构
注意用针挑起的部位,B 是 A 方框的放大(引自 Lee 等,2008)

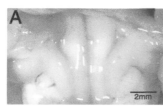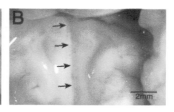

图 22-23　兔第四脑室底部发现的 TNSs 样结构
A 为没有用苏木精染色时 TNSs 显现不清,B 为染色后的图像,在箭头处可见清晰的 TNSs(引自 Lee 等,2008)

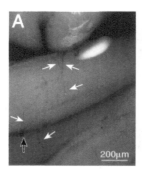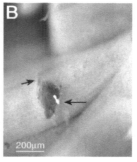

图 22-24　脊髓表面的凤汉管(A)和凤汉体(B)
(引自 Lee 等,2010)

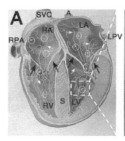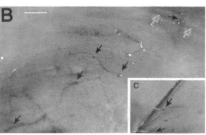

图 22-25　在牛心(A)内膜 trypan blue 染色的线样结构(B 中黑箭头),但毛细血管不染色(两个红色箭头),C 指示线样结构不附着于心肌组织,可用针将其轻易挑起(引自 Lee 等,2010)

凤汉管的结构与血管和淋巴管的有很大不同。凤汉管管壁由单层内皮细胞构成,细胞核呈杆状,缺乏基底膜或周细胞和平滑肌细胞环绕(图22-26,图22-27)。

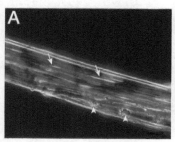
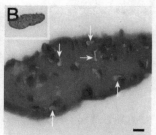

图22-26　A:凤汉管的荧光显微图像,由一束微管组成(三角指示),胞核呈杆状,箭头所指为免疫细胞;标尺:50μm。B:微管的横切面;标尺:10μm

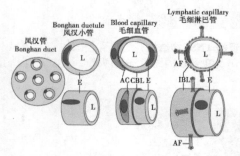

图22-27　3种微管结构比较模式图
L:内腔;E:内皮层;AC:佐细胞;CBL:完整基底膜;IBL:不完整基底膜(引自 Soh 等,2013)

根据金凤汉的描述,NTSs 结构的运动模式是独特的,与胃肠蠕动不同,是拟副交感神经的,它也具有免疫功能。NTSs 结构能被詹纳斯绿 B 方法染色,这提示它们含有大量的线粒体,或许有类神经特性。

二、新小体样结构的再发现

新小体样结构(corpuscle-like structures,CLSs)与凤汉小体基本相同(图22-5),但图像要清晰得多(图22-11,图22-12)。CLSs 结构呈纺锤形,长约2mm,直径约400μm。CLSs 结构表面不很光滑,在它与 NTSs 连接处有胶原纤维膜(collagen fibrous membrane)覆盖。这种膜上有开口的小窗,其窗式开口大小是 1~5μm(图22-28)。图22-29 显示一个典型的 CLS 与 NTS 结构相连,NTSs 结构中的一根小

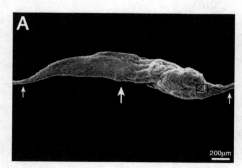
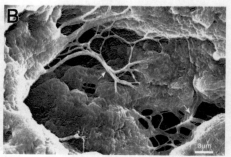

图22-28　大鼠扫描电子显微镜下所见的典型 CLS 小体(粗箭头)
它是纺锤形,长约2mm,粗约400μm,两端逐渐变细成为线状(细箭头);表面不很光滑;B 是图 A 方框的放大图形,在从 CLS 变成 NTS 结构的过渡部位表面有胶原纤维(细箭头)形成的孔状开口(引自 Lee 等,2007)

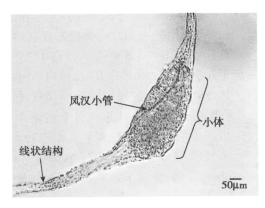

图 22-29 一个典型的凤汉小体结构,显示凤汉小管穿过 CLSs 结构(引自 Shin 等,2005)

管穿过了 CLS 小体。Feulgen reaction 染色法可见 CLS 小体含有大量深染的小颗粒。有时,小体与多个新线性结构相连(如图 22-13)。

图 22-30A 是 NTSs 结构与 CLSs 结构的冷冻蚀刻图像,它们比淋巴管壁、淋巴瓣膜明亮。在 NTSs 上有 CLSs 结构。图 22-30B 有 2 个窦样结构,里面能看到球形小颗粒,小颗粒与液体在其中流动,它们与 NTSs 结构的生理功能密切相关。

通常,CLSs 结构与两个 NTSs 相连。与 NTSs 相比,CLSs 结构染色比较深。这显示出 CLSs 中细胞核的数量比较多。

在中枢神经系统的脑室等多个部位也观察到 CLSs 样结构(图 22-31)。

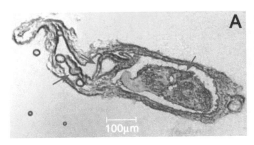
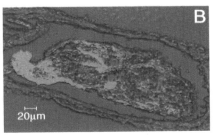

图 22-30 CLS 小体的内部结构,B 是 A 的局部放大(引自 Johng 等,2007)

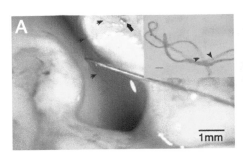
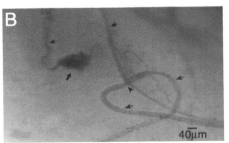

图 22-31 在兔第三和第四脑室可以看到 NTSs(细箭头所指)和 CLSs 结构(粗箭头所指)(引自 Lee 等,2008)

新线形结构和小体样结构中有流动的液体。Lee 等于 2005 年在实验中采用荧光磁性毫微粒沿 NTSs 的小体样结构中注射方法,直接证实了在 NTSs 内有流动的液体(图 22-32)。在采用阿辛蓝标记的家兔内脏表层 NTSs 结构中,管道内液的流速为 (0.3 ± 0.1) mm/s,实验中观察到的流动距离达到 12cm,呈单方向流动。

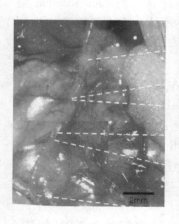
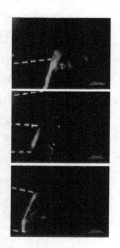

图 22-32　荧光磁性毫微粒沿 NTSs 流动
（引自 Lee 等,2005）

在 CLSs 结构所含的小颗粒中有 DNA,大约 1～2μm,而淋巴管含有的淋巴细胞是 5μm,或者更大。含有 DNA 的圆形小颗粒流过小管（图 22-33）。这与金凤汉在报告中的描述一致。凤汉小颗粒（Bonghan granules）是由各个脏器中的组织产生的,流过凤汉管（图 22-33B）。在小鼠股静脉注射采用阿尔辛蓝（Alcian blue）染料,显示出血管内 NTSs 的透明质酸,提示有丰富的黏多糖。

在 NTSs 中有相当数量的单核细胞、嗜酸性细胞、肥大细胞和微细胞（microcells）。在 NTSs 内有窦样结构,细胞的突起构成了窦膜的边界（图 22-33 标示 S 处）。窦样结构的存在证明了在 NTSs 内有液体流动。在窦内含有一些组织细胞与小颗粒。

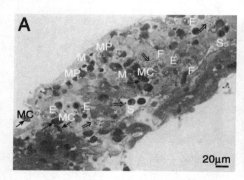
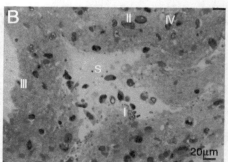

图 22-33　A：显微镜（氨基甲苯染色）下所见的 NTSs 结构的斜截面。在细胞外基质中有各种细胞：巨噬细胞（MP）与小细胞,如嗜酸性细胞（E）、肥大细胞（MC）、单核细胞（M）、纤维原细胞（F）。在细胞质中,肥大细胞与染色小细胞（细箭头）聚集；窦（S）中有小颗粒（双箭头）与细胞。B：在窦（S）内,能看到组织细胞与小颗粒、肥大细胞。有 4 种类型的肥大细胞：Ⅰ为相对较小的细胞,正染色小颗粒（orthochromatic granules）；Ⅱ为大细胞,异染色小颗粒（metachromatic granules）；Ⅲ为细胞,细胞外基质中深染色小颗粒；Ⅳ为破裂细胞,细胞染色浅而均匀（引自 Lee 等,2007）

苏光燮研究组（Yoo 等,2009）利用裸鼠皮肤肿瘤模型进行研究,观察到这种新线样结构可能成为肿瘤细胞转移的通道。

三、新线形-小体样结构与经脉的关系

在大鼠督脉的腰骶点（穴）和胃经的足三里穴用 31 号注射针各推注 50μl 的阿尔辛蓝,Kim 认为注射位置是在表层凤汉小体上,2 小时后切开皮肤后可见染料渗透到皮下组织,宽度约 2～3mm。在立体显微镜下可见沿经脉方向（应该是沿长轴方向）出现一条宽约 200～400μm、长约 2～3cm 的蓝色线状迁移带（作者认为是沿表层凤汉管）,用脱氧核糖核酸的特

异染色法可见宽度为 $90 \sim 100\mu m$ 的荧光蓝色图像,内含棒状的内皮细胞核。在小鼠腹部任脉的中脘(皮下,不穿透腹壁)注射 $20 \sim 30\mu l$ 的阿尔辛蓝,2 小时后处死动物,用立体显微镜观察到腹腔胰腺周围网膜组织脂肪带中和胰腺组织有深染的区域,作者认为穴位可以通过这一新的循环通路到达胰腺及周围组织(图 22-34)。

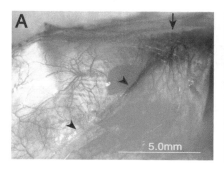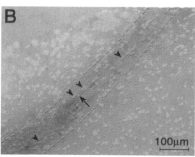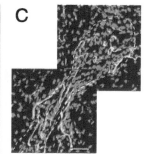

图 22-34 穴位注射 Alcian 染色标记的沿 NTSs 和 SLSs 迁移轨迹
A:足三里注射(箭头所示)沿皮下标记的 NTS 结构迁移路线(无尾箭头);B:腰骶点注射沿皮下标记的线性迁移路线,无尾箭头指示棒状细胞核,箭头指示直径为 $1 \sim 2\mu m$ 的 DNA 颗粒;C:中脘注射在真皮和皮下显现的呈椭圆形的 CLS(虚线勾画),内有高密度的细胞分布(引自 Kim 等,2008)

在大鼠沿背中线长轴及腰骶点横截切开皮肤在皮下肌层注射铬-苏木精(chrome-hematoxylin,可在立体显微镜下显像)和 Dil(可标记细胞和质膜的磷脂物质)混合染料,在光镜下,可见在正常皮肌纤维间显现 2 条沿膀胱经平行的 TNSs 样结构(作者认为类似于经筋,acupuncture muscle channels),这种结构是中空的,管腔有胞膜(图 22-35,图 22-36)。采用透射电子显微镜观察,这种组织很像未成熟的肌原纤维,有末期核(telophase nuclei)聚集,缺乏 Z 线。作者在此文中已制造 acu-channels 一词来命名经脉。

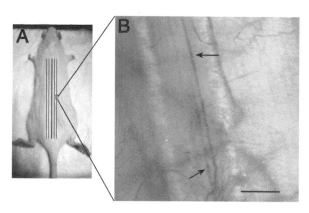

图 22-35 可见在皮肌层沿膀胱经平行出现的 2 条 NTSs 结构条索(箭头所指,标尺:0.5mm)(引自 Lee 等,2008)

在穴位的局部,单纯采用染色方法在皮下也可观察到标记的凤汉管(图 22-37)。

将 Alcian Blue 染料注射到大鼠的膀胱经肾俞穴,2 小时后在十二指肠、结肠和盲肠表面观察到新线样结构(图 22-38)。

采用免疫组化方法在新西兰兔分离胃肠表面的凤汉小体观察到唯一产生肾上腺素-去甲肾上腺素混合型细胞;此外,在凤汉小体抽取液中肾上腺素含量比去甲肾上腺素高近 4 倍。作者认为,在凤汉小体的这种儿茶酚胺合成、储存和分子信息的分布特性可能起到沟通凤汉系统与外周(如交感神经)和中枢神经的作用,与经穴的生物效应有关联。

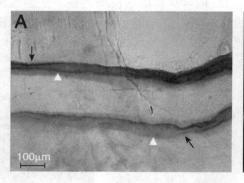
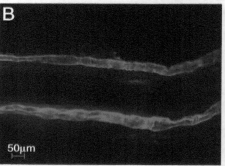

图 22-36　2 条沿膀胱经平行出现的 2 条 NTSs
A 为苏木精染色,B 为 DiI 染色(引自 Lee 等,2008)

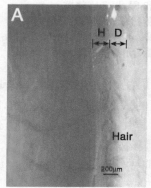
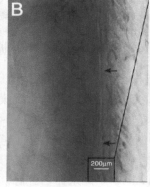
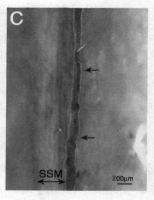

图 22-37　采用 Trypan Blue 染色在穴位出现的凤汉管
A 为染色前对照,B 为染色后呈蓝色的线样结构,C 为 B 方框放大部分。SSM:皮肌;
H:皮下组织;D:真皮(引自 Lee 等,2008)

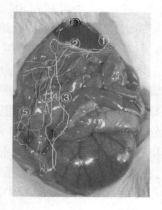

图 22-38　腹腔可见的凤汉管分布(彩笔勾画)
1 ~ 5 为皮下注射染料,6 ~ 10 为肌内注射染料
(引自 Han 等,2009)

第四节　原始管道系统与经脉关系的再研究

　　我国针灸学术界一直关注韩国开展的原始管道系统(primo-vessel system,PVs)研究工作。2009年,张维波率先在国立首尔大学 Lee 博士指导下,采用 toluidine blue 染色法,在大鼠和家兔的腹腔观察到类似的凤汉管道系统(Hossein 等,2011)。

　　但 PVs 究竟与经脉腧穴有何关系一直令人迷惑:①PVs 在观察动物的出现率并不高——难道只是一些特殊的动物或者人群才有经脉吗?②PVs 只是形态学常用的方法,而没有特异性的组织学和细胞学定性研究方法。③从未研究 PVs 的功能,与经脉的关系远远没有建立。为了探讨 PVs 发生的机制,景向红研究组(Wang 等,2012;2013)对 PVs 形成机制进行了一系列有创意的研究:①首先注意到不同性别的大鼠 PVs 出现率有明显的不同。采用肌内注射麻醉的方法观察到成年雄性大鼠的 PVs 出现率为 $0(n=15)$,雌性大鼠为 16% $(n=25)$。很明显,这种现象给我们提示的是,PVs 很可能与腹腔炎症有关(雌性哺乳动物借输卵管与外界相通而易出现腹腔、盆腔炎症)。②观察不同的麻醉方法对 PVs 出现率的影响,在腹腔注射麻醉情况下,观察的 27 只大鼠中存在 PVs 结构的动物有 22 只,PVs 出现率为 81.84%,明显高于肌内注射麻醉的出现率(10.53%;$n=38$),表明未经消毒的注射针具和未经消毒的麻醉剂也有可能引起炎性反应而出现 PVs。③不同的鼠龄也是影响 PVs 出现率的重要原因,5 周龄组大鼠出现率为 $0\%(n=15)$,10 周龄组为 $10.53\%(n=38)$,15 周龄组为 $35\%(n=20)$;PVs 的出现率随大鼠周龄的增加而增加。④采用大肠杆菌造成腹腔炎症的情况下,PVs 的出现率达到 $100\%(n=20)$,而未炎性造模的对照组出现率仅为 $10\%(n=20)$。如图 22-39 所示,对 PVS 的结构采用 DAPI、phalloidin 荧光染色结合 CD11b 和 ICAM-1 荧光免疫阳性标记法,观察到在正常大鼠和腹膜炎大鼠的 PVs 中均为 CD11b 和 ICAM-1 荧光免疫阳性标记,PVs 中主要为成纤维细胞和白细胞。正常大鼠和腹膜炎大鼠的 PVs 不同之处

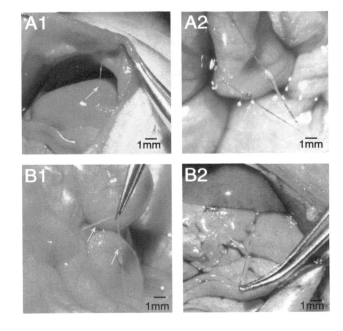

图 22-39　体视镜下观察到的正常大鼠和腹膜炎大鼠腹腔内脏表面的 PVs
A1 和 A2 为正常大鼠的 PVs,B1 和 B2 为炎症状态下的 PVs,A1 和 B1 为未经台盼蓝染色的 PVs,A2 和 B2 为台盼蓝染色后的 PVs

是腹腔炎症大鼠的 PVs 结构中可以看到更多的 DAPI 标记的多形核和细胞膜上 CD11b、ICAM-1 阳性标记的细胞膜和胞浆。这些细胞主要是中性粒细胞。这些结果说明 PVs 的出现和炎症密切相关（图 22-40，图 22-41）。

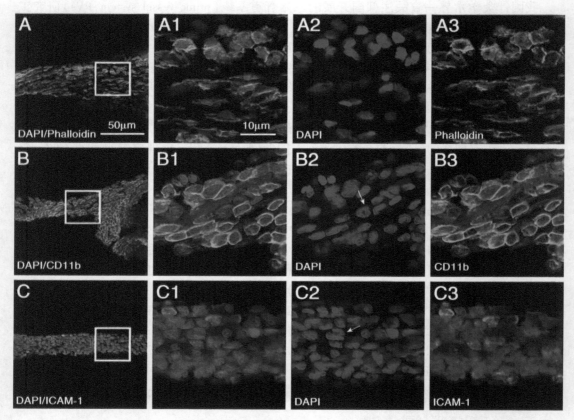

图 22-40　分别采用 DAPI/Phalloidin（A-A3），DAPI/CD11b（B-B3）和 DAPI/ICAM-1（C-C3）荧光和免疫荧光双标记，对正常大鼠腹腔 PVs 的细胞进行分类和形态观察

A ~ A3 分别显示 DAPI/Phalloidin 荧光双标记细胞（A）及其放大（A1），A2 为 DAPI 标记的细胞核，A3 为 Phalloidin 标记的细胞膜；B ~ B3 分别显示 DAPI/CD11b 阳性标记细胞（B）及其放大（B1）；B2 显示 DAPI 标记的细胞核，B3 为 CD11b 标记的胞膜；B2 中的白色箭头指示 PVs 中细胞的多形核；C ~ C3 分别显示了 DAPI/ICAM-1 荧光双标记细胞（C）及其放大（C1）；C2 显示 DAPI 标记的细胞核；C3 为 ICAM-1 标记的细胞膜

张维波等（Tian 等，2013）通过对大鼠和小型猪的观察认为腹腔脏器表面的 PVs 与血液凝固无关（静脉注射肝素不影响 PVs 的出现），可能是浆膜的延长，也是一种炎性反应。

景向红研究组还探讨了刺激腹腔脏器（主要是胃肠表面）与腹壁相连的 PVs，观察是否对胃运动进行调节以及 PVs 是否参与针刺足三里和中脘穴对胃运动的调节。实验采用双电极给以不同强度的电刺激分离 PVs（刺激参数为 1 ~ 20mA，步阶 2mA，波宽 2 毫秒，频率 5 ~ 10Hz，时间 30 秒），观察用埋球囊法记录胃运动的变化。结果表明，采用不同的强度的电刺激 PVs 均不能影响胃肠运动，提示 PVs 不参与调控胃肠运动功能。

他们还观察到针刺中脘穴均可引起胃肠运动的抑制，而剪除所有的胃肠与腹壁相连的 PVs 后，并不能改变针刺中脘穴对胃肠运动的抑制效应。同样，在 PVs 保留完整的大鼠，针

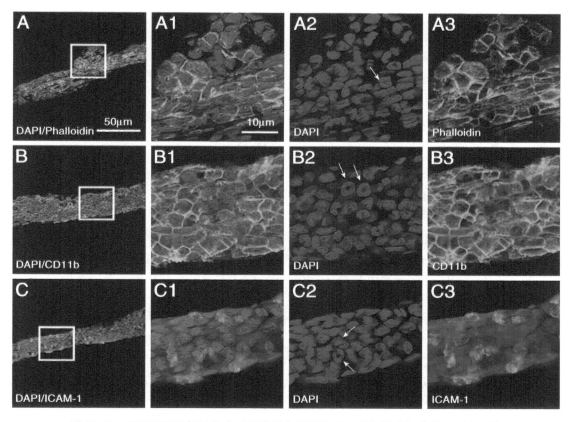

图 22-41　采用同样双标记技术对腹膜炎大鼠腹腔 PVs 的细胞进行分类和形态观察
图注如前,不同的是图中标记的细胞增多,表明炎性反应明显

刺足三里穴可促进胃肠运动,而剪除 PVs 后,针刺足三里穴促进胃肠运动的效应仍然完整保留(图 22-42)。这些结果表明,PVs 并不参与针刺对胃肠运动的调节效应,PVs 明显与指导针灸临床的经脉-脏腑相关理论不符。

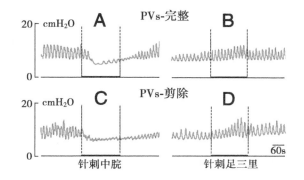

图 22-42　针刺中脘和足三里对 PVs 正常和切除 PVs 后大鼠胃运动的影响
A 和 C 分别是 PVs 剪除前后针刺中脘穴对胃运动的抑制,针刺的这种抑制效应不受 PVs 剪除的影响;B 和 D 分别是 PVs 剪除前后针刺足三里穴对胃运动的促进,针刺的这种促进效应同样不受 PVs 剪除的影响

　　在我们对胃肠运动调节的系统研究中,中脘穴是能够明显抑制胃肠运动的,而足三里穴是能够促进胃肠运动的(参考第十六章)。正如图 22-43 所见,针刺胃经天枢穴与针刺中脘穴一样具有非常明显的抑制胃运动的作用,在天枢穴下方 1cm 处横切胃经循行线的腹壁并

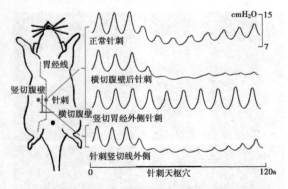

图 22-43　腹部横切或竖切对针刺腹部穴位抑制胃运动效应的影响

不影响针刺天枢抑制胃运动的作用（不损伤支配天枢穴位的脊神经）；但在胃经线外侧再竖切腹壁（支配腹壁的外周神经是由背侧向腹侧分布，竖切腹壁将损伤脊神经），针刺天枢穴抑制胃运动的效应消失；此时在竖切线外侧再次针刺（大横穴），由于脊神经支配没有受影响，该部位仍然具有很好的抑制胃运动的作用。由此可见，只有支配穴位的神经才是影响穴位效应的关键因素。

以上这些从形态和功能的研究不能证明 PVs 和经络的关系。PVs 的出现在正常状态下比例极低，而炎性状态下全部出现，以及其细胞学和免疫组织化学的结果证明它是炎性病理产物；且对其功能的研究表明，腹腔内脏表面的 PVs 不参与对胃肠运动的调节，也不参与针刺足三里和中脘对胃肠运动的调节。PVs 与经脉的关系没有直接的证据。

第五节　原始管道系统与针灸经脉关系的评价与思考

在 20 世纪 60 年代朝鲜的金凤汉和 21 世纪初韩国的苏光燮教授领导的研究组在形态学上发现了新的生物结构，这些结构应该会有一定的生物学意义，或许是体循环的一个重要补充，或许也可能具有传递某种生物信息的效应。但这些结构是否能够达到"循环"的标准还缺乏更多的证据。关于 NTSs-CLSs 系统或凤汉系统存在微颗粒、而在淋巴管中不存在的问题，目前还没有进一步答案。微颗粒是亚细胞中常见的结构，证实其在 NTSs-CLSs 系统中是否具有特殊功能的生物活性物质还有很多工作要做。

虽然，金凤汉在 20 世纪 60 年代已经声称在皮内、皮下、内脏表面、脉管内、神经系统都发现凤汉结构，中国学者已经找到与浅层凤汉结构的脐部类似物和脉管内凤汉结构的类似物，其他部位的凤汉系统没有重复出来。苏光燮教授的研究在腹腔脏器之间、腹壁与脏器之间找到内外凤汉结构类似物和脉管内凤汉结构类似物，近年来也在深层凤汉结构、脏器内凤汉结构、神经凤汉结构得到证实。

由于朝鲜和韩国的这两个实验室都没有开展对针灸或穴位刺激效应与该系统关系的研究，对凤汉系统与针灸经脉效应之间的关系还处于一厢情愿的假想之中（图 22-44）。但在过去的 10 年时间里，作为已定结构的功能研究开展是比较容易的，为何在该领域的研究迟迟没有起步，真有些耐人寻味。

当代国际学术界已经从不同方面证实针灸效应主要是通过神经系统起作用的，至少在神经通路完整情况下针灸效应才能得到有效发挥。经脉功能的研究也与神经系统各环节的功能密切联系，经络学说所揭示的人体体表与体表、体表与内脏特异联系、调控、效应之间都与神经-内分泌-免疫机制相关。针灸经络的这些效应和机制只能在未来的研究中得到进一步的充实和一定范围内的修正，但永远不会被否定。近年来，苏光燮团队新组建的"Nano Primo Research Center"致力于肿瘤能否及如何通过新近命名的"PVs"转移，有些游离于与经络关系的研究了。

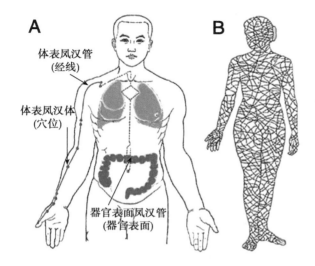

体表凤汉管
（经线）

体表凤汉体
（穴位）

器官表面凤汉管
（器官表面）

图 22-44　苏光燮对"凤汉系统"与经络关系的猜想图解，但他只是采用了中国针灸学教科书上的经穴连线图，仅仅是将经线改为体表凤汉管，将内络脏腑的虚线改为器官表面凤汉管，将穴位改成体表凤汉体（A）。2012年，他们又把PVs作为一个像丝瓜样的海绵网络结构（B）；客观上，他们又否定了先前提出的线样结构了

参 考 文 献

An P, Dai J, Su Z, et al. Putative primo-vascular system in mesentery of rats. J Acupunct Meridian Stud, 2010, 3(4):232-240.

Bai Y, Yuan L, Soh KS, et al. Possible applications for fascial anatomy and fasciology in traditional chinese medicine. J Acupunct Meridian Stud, 2010, 3(2):125-132.

Baik KY, Lee JW, Lee BC, et al. Acupuncture meridian and intravascular Bonghan duct. Key Eng Mater, 2005, 277:125-129.

Baik KY, Ogay V, Jeoung SC, et al. Visualization of bonghanmicrocells by electron and atomic force microscopy. J Acupunct Meridian Stud, 2009, 2(2):124-129.

Cho SJ, Kim BS, Park YS. Thread-like structures in the aorta and coronary artery of swine. J Inc Soc Life Info Sci, 2004, 22:609-611.

Fujiwara S, Yu SB. 'Bonghan theory' morphological studies. 医学のあゆみ, 1967, 60:567-577.

Han HJ, Ogay V, Park SJ, et al. Primo-vessels as new flow paths for intratesticular injected dye in rats. J Acupunct Meridian Stud, 2010, 3(2):81-88.

Han HJ, Sung B, Ogay V, et al. The flow path of alcian blue from the acupoint BL23 to the surface of abdominal organs. J Acupunct Meridian Stud, 2009, 2(3):182-189.

Hong S, Yoo JS, Hong JY, et al. Immunohistochemical and electron microscopic study of the meridian-like system on the surface of internal organs of rats. Acupunct Electrother Res, 2007, 32(3-4):195-210.

Hossein MA, Tian YY, Huang T, et al. Finding a novel threadlike structure on the intra-abdominal organ surface of small pigs by using trypan blue//KS Soh, KA Kang, D Harrison. The Primo Vascular System. New York: Springer, 2011:63-70.

Jia ZF, Lee BC, Eom KH, et al. Fluorescent nanoparticles for observing primo vascular system along sciatic nerve. J Acupunct Meridian Stud, 2010, 3(3):150-155.

Jiang X, Kim HK, Shin HS, et al. Method for observing intravascular Bonghan duct. Korean J Orient Prevent Med Soc, 2002, 6:162-166.

Jiang X, Lee BC, Choi C, et al. Tubular substructure of intravascular thread-like structures from rats and rabbits. J Kor Phys Soc, 2004, 44:1602-1604.

Johng HM, Shin HS, Yoo JS, et al. Bonghan ducts on the surface of rat liver. J Inc Soc Life Info Sci, 2004, 22:469-472.

Johng HM, Yoo JS, Yoon TJ, et al. Use of magnetic nanoparticles to visualize threadlike structures inside lymphatic vessels of rats. Evid Based Complement Alternat Med, 2007, 4(1):77-82.

Kellner G. Bauund function der haut. Deutsche Zeitschrift fur Akupunktur, 1966, 15:1-31.

Kim J, Ogay V, Lee BC, et al. Catecholamines of the Bonghan system as a link between the acupuncture meridians and the central nervous system. Medical Acupuncture, 2008, 20:97-102.

Kim M, Sung BK, Ogay V, et al. Novel circulatory connection from the acupoint Zhong Wan(CV12) to pancreas. Journal of Korean Institute of Herbal Acupuncture, 2008, 11:13-19.

Kim MS, Oray V, Han YH, et al. Alcian blue staining technique for tracing the Governing Vessel(GV) meridian in rat. IFMBE Proceedings, 2006, 14:3576-3579.

Kwon J, Baik KY, Lee BC, et al. Scanning probe microscopy study of microcells from the organ surface Bonghan corpuscle. Appl Phys Lett, 2007, 90:173903.

Laager FM, Becker NM, Park SH, et al. Effects of lac operon activation, deletion of the yhha gene, and the removal of oxygen on the ultraweak photon emission of escherichia coli. Electromagn Biol Med, 2009, 28(3):240-249.

Lee BC, Bae KH, Jhon GJ, et al. Bonghan system as mesenchymal stem cell niches and pathways of macrophages in adipose tissues. J Acupunct Meridian Stud, 2009, 2(1):79-82.

Lee BC, Baik KY, Johng HM, et al. Acridine orange staining method to reveal characteristic features of intravascular threadlike structure. Anat Rec B New Anat, 2004, 278(1):27-30.

Lee BC, Eom KH, Soh KS. Primo-vessels and primo-nodes in rat brain, spine and sciatic nerve. J Acupunct Meridian Stud, 2010, 3(2):111-115.

Lee BC, Jhang SU, Choi JH, et al. DiI staining of fine branches of Bonghan ducts on surface of rat abdominal organs. J Acupunct Meridian Stud, 2009, 2(4):301-305.

Lee BC, Kim HB, Sung B, et al. Network of endocardial vessels. Cardiology, 2011, 118(1):1-7.

Lee BC, Kim KW, Soh KS. Characteristic features of a nerve primovessel suspended in rabbit brain ventricle and central canal. J Acupunct Meridian Stud, 2010, 3(2):75-80.

Lee BC, Kim KW, Soh KS. Visualizing the network of Bonghan ducts in the omentum and peritoneum by using trypan blue. J Acupunct Meridian Stud, 2009, 2(1):66-70.

Lee BC, Kim SK, Soh KS. Novel anatomic structures in the brain and spinal cord of rabbit that may belong to the Bonghan system of potential acupuncture meridians. J Acupunct Meridian Stud, 2008, 1(1):29-35.

Lee BC, Ogay V, Kim KW, et al. Acupuncture muscle channel in the subcutaneous layer of rat skin. J Acupunct Meridian Stud, 2008, 1(1):13-19.

Lee BC, Park ES, Nam TJ, et al. Bonghan ducts on the surface of rat internal organs. J Inc Soc Life Info Sci, 2004, 22:455-459.

Lee BC, Soh KS. Visualization of acupuncture meridians in the hypodermis of rat using Trypan blue. J Acupunct Meridian Stud,2010,3(1):49-52.

Lee BC,Yoo JS,Baik KY,et al. Novel threadlike structures(Bonghan ducts)inside lymphatic vessels of rabbits visualized with a Janus Green B staining method. Anat Rec B New Anat,2005,286(1):1-7.

Lee BC,Yoo JS,Baik KY,et al. Development of a fluorescence stereomicroscope and observation of Bong-Han corpuscles inside blood vessels. Indian J Exp Biol,2008,46(5):330-335.

Lee BC,Yoo JS,Ogay V,et al. Electron microscopic study of novel threadlike structures on the surfaces of mammalian organs. Microsc Rec Tech,2007,70(1):34-43.

Lee C,Seol SK,Lee BC,et al. Alcian blue staining method to visualize Bonghan threads inside large caliber lymphatic vessels and x-ray microtomography to reveal their microchannels. Lymphat Res Biol,2006,4(4):181-190.

Lee KJ,Kim S,Jung TE,et al. Unique duct system and the corpuscle-like structures found on the surface of the liver J Inc Soc Life Info Sci,2004,22:460-462.

Lim J,Chae M,Kim J,et al. Development of a laparoscopic system for in vivo observation of the Bonghan structure. J Acupunct Meridian Stud,2009,2(3):248-252.

Liu JL,Jing XH,Shi H,et al. Historical review about research on "Bonghan system" in China. Evid Based Complement Alternat Med,2013,2013:636081.

Ogay V,Bae KH,Kim KW,et al. Comparison of the characteristic features of Bonghan ducts,blood and lymphatic capillaries. J Acupunct Meridian Stud,2009,2(2):107-117.

Ogay V,Baik KY,Lee BC,et al. Characterization of DNA-containing granules flowing through the meridian-like system on the internal organs of rabbits. Acupunct Electrother Res,2006,31(1-2):13-31.

Ogay V,Min F,Kim K,et al. Observation of coiled blood plexus in rat skin with diffusive light illumination. J Acupunct Meridian Stud,2009,2(1):56-65.

Shin HS,Johng HM,Lee BC,et al. Feulgen reaction study of novel threadlike structures(Bonghan ducts)on the surfaces of mammalian organs. Anat Rec,2005,284(1):35-40.

Soh KS. Bonghan circulatory system as an extension of acupuncture meridians. J Acupunct Meridian Stud,2009,2(2):93-106.

Soh,KS. Bonghan duct and acupuncture meridian as optical channel of biophoton. J Kor Phys Soc,2004,45:1196-1198.

Stefanov M,Kim J. Primo vascular system as a new morphofunctional integrated system. J Acupunct Meridian Stud,2012,5(5):193-200.

Sung B,Kim MS,Corrigan A,et al. In situ microextraction method to determine the viscosity of biofluid in threadlike structures on the surfaces of mammalian organs. Phys Rev E Stat Nonlin Soft Matter Phys,2009,79(2Pt1):022901.

Sung B,Kim MS,Lee BC,et al. Measurement of flow speed in the channels of novel threadlike structures on the surfaces of mammalian organs. Naturwissenschanften,2008,95(2):117-124.

Sung B,Ogay V,Yoo JS,et al. UV-A-induced activation of Bonghan granules in motion. J Intl Soc Life Info Sci,2005,23:297-301.

Sung BK,Kim MS,Ogay V,et al. Intradermal alcian-blue injection method to trace acupuncture meridians. J Korean Institute Herbal Acupunct,2008,11:5-12.

Themelis G,Yoo JS,Soh KS,et al. Real-time intraoperative fluorescence imaging system using light-absorption correction. J Biomed Opt,2009,14(6):064012.

Tian YY,Jing XH,Guo SG,et al. Study on the formation of novel threadlike structure through intravenous injection of heparin in rats and refined observation in minipigs. Evid Based Complement Alternat Med,2013,2013:731518.

Wang XY,Shi H,Cui JJ,et al. Preliminary research of relationship between acute peritonitis and celiac primo vessels. Evid Based Complement Alternat Med,2013,2013:569161.

Wang XY,Shi H,Shang HY,et al. Are primo vessels(PVs)on the surface of gastrointestine involved in regulation of gastric motility induced by stimulating acupoints ST36 or CV12? Evid Based Complement Alternat Med,2012,2012:787683.

Yi SS,Hwang IK,Kim MS,et al. The origin of endothelial cells in novel structures,Bonghan ducts and Bonghan corpuscles determined using immunofluorescence. J Acupunct Meridian Stud,2009,2(3):190-196.

Yoo JS,Chol K,Baik KY,et al. Liquid-Phase microextraction method in capillary electrophoresis to detect adrenaline in Bonghan liquid. J Intl Soc Life Info Sci,2005,23:292-295.

Yoo JS,Johng HM,Yoon TJ,et al. In vivo fluorescence imaging of threadlike tissues(Bonghan ducts)inside lymphatic vessels with nanoparticles. Curr Appl Phys,2007,7:342-348.

Yoo JS,Kim HB,Ogay V,et al. Bonghan ducts as possible pathways for cancer metastasis. J Acupunct Meridian Stud,2009,2(2):118-123.

Yoo JS,Kim MS,Ogay V,et al. In vivo visualization of Bonghan ducts inside blood vessels of mice by using an Alcian blue staining method. Indian J Exp Biol,2008,46(5):336-339.

金凤汉. 关于经络系统的研究. 平壤:外国文出版社,1964:1-46.

金凤汉. 经络体系. 朝鲜民主主义人民共和国经络研究院学报,1965(2):7-58.

金凤汉. 嬗阿儿学说. 朝鲜民主主义人民共和国经络研究院学报,1965(2):59-90.

李强. "凤汉学说"沉浮的启示. 中国针灸,2011,31(3):263-268.

李强. 勿忘金凤汉(Kim Bonghan). 推拿医学,2005,7(2):1-5.

刘乡. 关于"金凤汉经络实体"的验证工作. 针刺研究,2009,34(5):353-354.

新闻报道. 中医杂志,1964(1):1.

薛攀皋. 金凤汉事件. 炎黄春秋,2009(7):60-64.

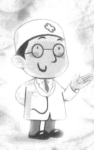

第二十三章　经脉沟通体表-体表的联络功能
——"面口合谷收"的神经科学原理

　　……我刺激他的脸颊,"你感觉如何"?"你在触摸我的脸颊"。"还有什么"?"啊! 很奇怪",Tom 说:"你触摸着我失去的拇指,我的幻拇指"。我把棉签移至他的上唇,"这里如何"?"你在触摸我的食指和上唇"。"真的? 你确定"?"是的,我能感觉它在这两个地方"。"这里如何"? 我轻触他的下颌。"那是我失去的小指"……

　　以上是出自于美国圣迭戈加州大学脑和认知中心主任,号称神经科学领域福尔摩斯的Ramachandran 博士与前臂截肢而出现幻肢觉、名叫 Tom 患者的一段精彩对话(Ramachandran和 Blakeslee,1999)。它形象地勾画出人体手指与口面部的潜在联系(图 23-1)!

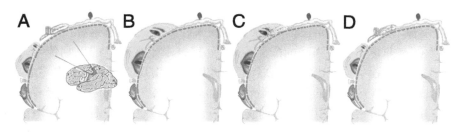

图 23-1　A:正常人体的躯体感觉定位图;B:在手臂截肢后(蓝色部分)皮质位域因失传入而形成"静区",这部分皮质会发生怎样的变化? 很清楚,虽然手臂截肢,但皮质神经元是正常的! 截肢后,面部皮质入侵至原来的手部区域,使得手部区域对面部刺激发生反应;C:手臂再植后,手区开始逐渐恢复其失去的领地,并产生手/面部的重叠区,对手和/或面部刺激均发生反应;D:随着再植时间的推移,新建立的躯体感觉传入代表区逐步同面部分离并最终恢复到其初始状态

第一节　经脉沟通体表-体表联系的临床观察

　　在千百年来的医疗实践中,中国古代医家发现了人体体表与体表、体表与内脏之间存在上下内外特定联系的规律,古人创立了经络学说来解释这一重大发现并指导临床实践,时至今日对针灸临床实践仍然具有重要的指导作用。但是,作为早期的经络学说所揭示的体表

标脉和本脉两点连一线的体表与体表联系的研究长期以来未得到重视,而"经脉所过,主治所及"的远端取穴的这种针灸学的主要原则的机制问题也一直没有得到解决。本章以反复被临床疗效所证实的"合谷穴"与"面口部"之间的特定联系规律及机制,阐明经脉体表-体表联系的规律、途径及其机制。

元代王国瑞撰写的《扁鹊神应针灸玉龙经》(1329,托名扁鹊所传)以歌赋形式"头面纵有诸样症,一针合谷效通神"确立了位于拇、食指虎口部合谷穴与头面部的关系。明太祖朱元璋第 17 子朱权(1378—1448)在其 1406 年所撰的《乾坤生意》书以"面口合谷收"语简括于"四总穴歌"中;后被《针灸聚英》《针灸大全》《针灸全书》《针灸大成》等书转录。"面口合谷收"是指位于手阳明大肠经手背部的"合谷穴"能有效治疗大肠经远端循行所过部位"面口部"的疾患(如牙痛、面神经麻痹等),一直是治疗头面部疾病的经典用穴,是对经脉体表-体表联系规律的精辟概括,但是对于其科学内涵仍知之甚少。深入探寻合谷穴与口面部的特定联系规律及其途径,不仅可以诠释经络学说的科学内涵以丰富和发展经络学说,而且将进一步阐明穴位主治作用的规律和实质,对提高针灸临床疗效具有重要的指导作用。

"面口合谷收"是古代医家在创建经络学说初期所注意到的沟通人体上(头面部)、下(肢体末端)联系的一个重要现象。同侧颜面部的病痛,针刺基本可以收到立竿见影的治疗效应。但位于前肢手腕部的合谷穴区与颜面部有如此长距离的空间阻隔,怎么从现代医学的角度来解释合谷穴的治疗效应在相当长的时间内困扰着从事针灸研究的科研人员。

我国开创的针刺麻醉手术开始于 1958 年,上海第一人民医院采用针刺合谷穴的方法行扁桃体切除术。同年,西安第四人民医院也采用针刺合谷和太冲穴的方法进行同类手术获得成功。这些资料反映的都是合谷穴与口面部的联系。

张建斌(1998)曾报道 2 例中风偏瘫患者,经 CT 检查 1 例为右脑基底节区大量出血,1 例为右脑基底节区大面积梗死。基底节大量出血患者的左侧上下肢肌力均为 0 度,有左侧中枢性面瘫症状,无语言障碍。在针刺康复治疗时发现每次只是在针左合谷穴(针刺还选用患侧的百会、肩髃、禾髎、曲池、足三里、承浆、丰隆、太冲等穴,但没有这种反应)时,患者都能感觉到左面颊部有非常明显而强烈的酸胀麻木感,但并未出现明确的感觉传导。这种现象在此后的每次治疗过程中均能出现(但在针合谷穴时并未出现口面部的不自主肌肉运动,针禾髎穴也未出现合谷穴区明显的感觉和运动变化)。张建斌所观察的这位患者从神经病学的观点来看,其实也是符合掌-颏反射病理变化的一个例子。另一位右脑基底节大面积梗死的患者有左侧肢体活动不利、左上下肢肌力为Ⅳ级;左手指腕关节活动较差,左拇指无自主屈肌活动,伴左侧中枢性面瘫。针刺选穴基本同上,但只是在每次针刺左面部禾髎穴时,左拇、食两指挛动不已,并在留针期间左拇指能做一定程度的自主屈伸活动,起针后即消失。这种现象在此后的几十次针刺禾髎时都能重复出现,其他穴位无此效果;针刺时也不伴随禾髎与合谷穴区间感觉上的传导。这 2 例病例简直是"面口合谷收"的翻版。

日本针灸学家冈部素道(1978)曾系统观察了 3 例齿槽脓肿患者在针灸合谷穴时齿根部出现排脓的即时效应,这些患者也没有出现两点间的感觉传导连接。焦顺发(1987)曾治疗 1 例牙痛患者,针刺同侧合谷穴时出现沿上肢外侧缘上传至牙的麻热感,此时牙痛已变成麻木痛了,6 分钟后牙痛消失。梅田玄胜(1986)遇上一位口闭不张的患者,只在合谷穴一针,口唇即开。

一些病理反射也揭示了手指与口面部的特殊联系,是"面口合谷收"的另一翻版。掌-颏反射（palmomental reflex 或 palmo-chin reflex）是一种在各个年龄段都可能出现的一种原始性反射，即在触压鱼际肌时面部的颏肌发生抽搐样收缩反应（Owen 和 Mulley，2002）。其反射的通路可能为正中神经的皮肤和肌肉感受器，经少突触的短环路和长的丘脑皮质环路到达面神经核，从而出现肌肉运动反应。90% 以上新生儿（Caccia 等，1990）和近一半的健康人（Caccia 等，1991；Jacobs 和 Gossman，1980）也可出现这种反射，但这两种人的反射强度有时不能直接察觉而却可用肌电图仪记录到。随着年龄增长，肉眼可见的掌-颏反射容易显现。在脑血管病（Jacobs 等，1990；Di Legge 等，2001）、糖尿病（Volpe 等，2000）、Parkinsonian 病（Caccia 等，1996）等脑病的出现率更高。在婴儿，Babkin（1962）也发现一种类似掌-颏反射的反应，即 Babkin 手-口反射（Parmelee，1963）。在摩压小儿的手掌时引起婴儿约每秒 1 次的口腔运动反应（Pedroso 和 Rotta，1997；Sheppard 和 Mysak，1984）。

第二节　合谷穴区与面口部两点间联系的脑机制

从 20 世纪 90 年代"脑的十年"研究开始，许多学者从神经信息的传递和运用影像学技术来阐述脑的感觉和运动皮质、皮质下中枢和丘脑，以及脊髓与外周传入神经节段性排列的空间立体定位关系。这些新颖的资料和研究技术为阐述经脉沟通体表上下之间的特定联系提供了神经信息空间定位处理、整合方面的宝贵经验。

根据大量脑功能研究方面的资料，我们惊讶地发现分别来自合谷穴区和同侧口面部的感觉传入信息可在丘脑和大脑感觉皮质同一区域、甚至在同一神经元上发生传入信息会聚和相互影响。

在丘脑基底核用粗电极能同时记录到来自猴前肢手腕部合谷穴区及同侧头面和口部刺激发生神经传入激活的场电位反应（图 23-2）。来自躯体两个长距离空间阻隔部位的传入神经信息汇聚在丘脑同一部位意味着它们存在功能上的相互接壤关系（Rose 和 Mountcastle，1959）。

Padberg 等（2009）使用多电极记录技术在猴的丘脑特异核团（腹后外侧核、腹后内侧核和前核）记录单细胞活动。在丘脑前核和腹后内侧核，手指与口周关系非常密切，面口-合谷区感受野常位于接壤的两神经元之间，甚至同一个神经元的外周感受野分别位于合谷穴区和口周部（图 23-3）。

Lund 等（1994）在猴的大脑皮质的同一脑区的毗邻神经元，记录了这些脑细胞的外周感受野的分布情况。更令人感觉有趣的是，拇指侧合谷穴区传入信息与同侧的口面部的传入信息竟重合在同一皮质相互接壤的神经元上；也就是说，虽然这两个部位在躯体存在着明显位置上的差异，但其中枢神经系

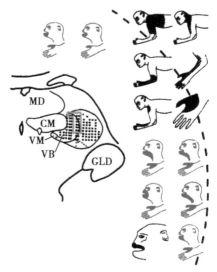

图 23-2　在丘脑基底核，来自拇指合谷穴区和口面部的传入投射于核团的同一位置

红框勾画区为记录电极探查区，黑色和蓝色为体表感受野，注意蓝色图示为体表感受野分别位于口周和"合谷"穴区；在 14 个记录点中的 7 个有口周和"合谷"穴位双重反应区（引自 Rose 和 Mountcastle，1959）

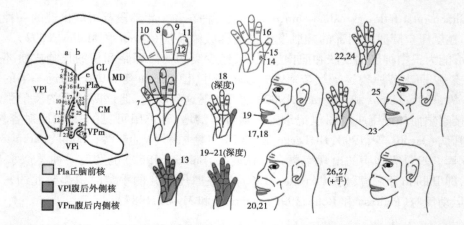

图 23-3 a、b、c 为 3 根微电极同时插入丘脑的轨迹,神经元的数字与外周感受野的数字对应,不同的颜色分别对应不同的核团。注意第 18、20、21、23、26、27 号神经元(分别位于丘脑前核和腹后内侧核)分别在手指和口周有 2 个外周感受野;特别是第 18 和 23 号神经元的外周感受野分别位于合谷穴区和口周部。即便是单一位于口周或合谷穴区感受野的神经元间也是毗邻而居(注意本图第 14～27 个神经元)(引自 Padberg 等,2009)

统的投射区却在同一部位。从图 23-4 可以看到,在猴的大脑皮质用微电极细胞外记录同一通道的 15 个神经元中,第 3、5 个神经元的外周感受野在前肢的合谷穴区,而其中的第 4 个神经元的外周感受野恰好位于同侧颜面和口腔周围。Suzuki 等(2004)采用磁刺激法研究对脑成像的影响,观察到人的面部与拇指刺激传入在大脑体感 I 区的位置是接壤与重叠的。Yokochi 等(2003)在日本猴皮质的顶下小叶前部(7b 区)记录到了具有特殊联合外周感受野的神经元,最为典型的是感受野分别位于面部和手部,他们将其命名为"面-手神经元"。半数的这类神经元具有显著口面-手协调运动的功能,特别是进食的行为。Stepniewska 等(2005)用 500 毫秒电脉冲经微电极刺激婴猴(prosimian galagos)后顶叶皮质的特定分隔区域可引起从手到口的运动反应。

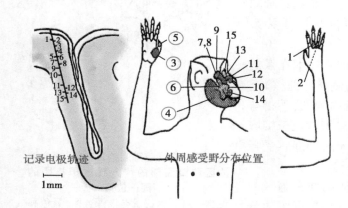

记录电极轨迹   外周感受野分布位置

1mm

图 23-4 在猴的大脑感觉皮质,用微电极在同一通道中记录了 14 个神经元,注意第 3～6 个神经元的外周感受野分布位置;同侧口面部(第 4 个神经元的感受野)的传入神经元夹在 2 个合谷穴区(第 3 和 5 个神经元的外周感受野)的传入神经元之间(引自 Lund 等,1994)

因此,可以采用现代脑科学的方法研究"面口合谷收",探讨合谷与口面部联系相关的途径,为针灸的临床主治规律提供科学依据。

Manger 等(1997)采用荧光双标法同样在猴的实验中分析了手指与面部的交互联系,他们观察到由下颌神经支配的口鼻部(muzzle)与由 C$_{2～3}$ 神经支配的下颌和颈部间缺乏交互联系,而皮质手部区(也由颈神经支配)与下颌和颈部存在明确的交互联系。他们认为,手部与下颌的这种交叠可能是手指的外周传入丧失后下颌和颈部传入发生替代的神经联络基础(图 23-5)。

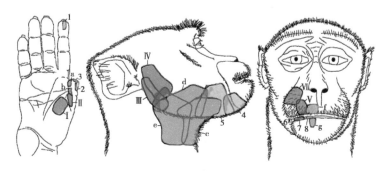

图 23-5 3b 感觉皮质 3 个通道微电极记录标识的外周感受野,分别由阿拉伯数字(绿色)、字母(红色)和罗马数字(蓝色)表示。相互靠近的数字顺序显示神经元在感觉皮质的相互毗邻关系。手部与下颌的交叠是手部的外周传入丧失后下颌传入发生替代的神经联络基础(引自 Manger 等,1997)

如图 23-6 所示,Kaas 实验室(Qi 等,2000)观察到拇指外展肌(D1e)与面部下唇(il)的运动皮质位域紧密接壤而居(红圈内)。

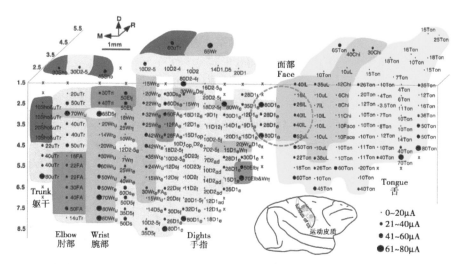

图 23-6 正常猕猴运动皮质位域图,红圈内为电刺激引发的拇指外展肌(蓝灰色)和下唇肌活动(引自 Qi 等,2000)

运动皮质也会发生功能重组。同样在 Kaas 实验室(Qi 等,2010)在出生 3 ~ 12 天切除猕猴颈髓 $C_{3 \sim 5}$ 背柱失去感觉传入后,使其存活长大至 3 ~ 5 岁时观察运动皮质的可塑性变化。他们在 MM58 猕猴运动皮质的手指位域外侧深度 200μm 通过微电极的电流(10μA)刺激可引起对侧拇指屈曲和下唇与肩的联合运动,表明因感觉传入缺失导致运动皮质手指位域变化和重组,出现手指与面部运动的交替或同时出现(图 23-7)。

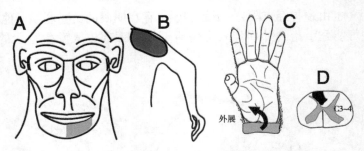

图 23-7　背柱损伤后(D)运动皮质手指位域刺激引发的下唇(A)、肩(B)和拇指屈曲(C)的联合运动(引自 Qi 等,2010)

第三节　合谷穴区与面口部两点间联系的脑可塑性变化

以前人们注意到的一个事实:拇指截肢的患者出现的幻肢痛可由同侧口面部的触摸等刺激诱发,当时人们无法合理解释这种现象。近几年来,人们对脑功能可塑性变化和脑功能重组的研究取得了飞速的发展,获得了丰富的相关资料,有可能对包括幻肢痛、体表两点接通(即经脉学说所阐述的上下联系)功能作机制上的解释。

Halligan 等 1993 年在 *Neuroreport* 上发表了题为"Thumb in cheek?（拇指在面颊?）"的研究报告。1 例患有腕管综合征的患者在截肢后出现幻肢觉,面颊部的刺激引起的感觉却出现在拇指部位(图 23-8)。Borsook 等(1998)观察了手臂截肢后 24 小时内躯体感觉皮质急性可塑性变化,刺激同侧面部可出现定位精确、形式特异、区分明确的幻肢觉。这么短时间出现体觉皮质可塑性改变无法用新轴突末梢芽生来解释,很可能是正常休眠的传入转入活动状态(unmasking)。意大利学者 Aglioti 及其同事(1997)跟踪随访了 1 名左食指截肢患者的幻肢觉变化。术后刺激左手残存指及左脸能引出定位明确的幻肢觉;这种幻肢觉在截肢 5 个月后仍保持不变。引起幻肢觉的性质与刺激的性质相同,针刺样痛刺激引起幻肢痛,冷刺激引起幻肢冷觉。截肢 3 年多以后,幻肢觉在刺激同侧残存指同样保持不变。而同侧面部的刺激却难以引出幻肢觉,但对侧面部有时却有这种效

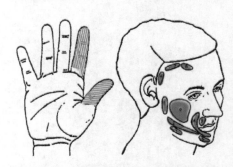

图 23-8　1 例患有腕管综合征的患者在截去拇食指后面颊部的刺激引起的感觉却出现在截指部位(引自 Halligan 等,1993)

应。作者认为,残存指保持不变的原因在于手指功能协调和稳定性的需要,而面部的功能失代偿是由于日常活动行为缺乏相关性所致(图 23-9)。Grusser 等(2001)和 Dettmers 等(2001)也报道了一些患者在截肢后短时间内出现口面部刺激引起截肢区幻肢觉。而 Rijntjes 等(1997)采用经颅磁刺激和正电子发射技术研究了面神经麻痹患者的皮质功能重组,发现拇短展肌(合谷穴区的主要肌肉)的诱发电位和区域脑血流均从合谷穴区向面神经麻痹区扩大,扩展到了面部肌肉的皮质代表区(图 23-10)。Knecht 等(1998)对截肢出现的面部刺激引起的幻肢觉反应在正常健康人上做了有趣的试验。他们在受试者的手上造成急

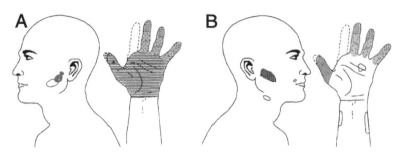

图 23-9　A:左手食指截肢后 5 个多月同侧残存指(绿色区)及左脸(蓝色区)的刺激能引出定位明确的幻肢觉出现在已截去的食指上(虚线勾画的部分),拇指及手掌由于绷带包扎保护而未检查(横线勾画的阴影部分)。B:截肢 3 年多以后,幻肢觉在刺激同侧残存指同样保持不变。而同侧面部的刺激却难以引出幻肢觉,但对侧面部有时却有这种效应(引自 Aglioti 等,1997)

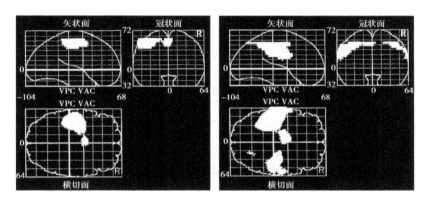

图 23-10　Rijntjes 等采用经颅磁刺激和 PET 相结合的研究方法观察了面瘫患者面部运动功能丧失后皮质重组的可能变化,发现经颅磁刺激拇短展肌皮质域时,对侧皮质手域向外扩展,一直延伸到面部域。左(正常人),右(面瘫患者):矢状面、冠状面、横切面的皮质激活区域。在面瘫患者(右)感觉运动皮质激活区域向外延伸及第二感觉运动皮质的激活(引自 Rijntjes 等,1997)

性实验痛,在给予唇部非伤害性刺激的同时,6 位受试者中的 2 位自发主诉在手臂同步出现幻肢样感觉。

　　Pons 等(1991)在研究猴大脑皮质去感觉传入后功能重组的实验中观察到下颌部与拇指在感觉皮质的定位域是相互重叠的。Karl 等(2001)采用神经电源成像(neuroelectric source imaging)方法研究了上肢幻肢痛患者脑感觉运动皮质功能重组的变化,发现口唇部的感觉域和面部颧肌的运动域都在定向地朝失去神经传入手区的感觉运动定位域靠拢(图 23-11)。

　　Montoya 等(1998)采用感觉诱发电位神经电图结合磁共振脑影像技术在外伤性截肢患者研究了脑功能重组。首先利用健侧感觉皮质定位加权处理勾画出患侧拇指、小指和姆趾的空间位置,再研究截肢后下唇感觉皮质定位域及位移状况,探讨幻肢痛引起的感觉皮质功能重组。结果观察到,正常下唇的皮质定位可向拇指的感觉皮质移位达 2.4cm 左右,出现了较大范围的可塑性变化(图 23-12);但先天性上肢缺损的受试者则两侧下唇皮质位域完全对称。

　　美国田纳西州 Vanderbilt 大学 Kaas 领导的心理学实验室长期以来一直从事多种猴类的

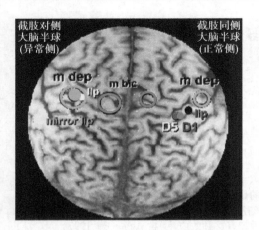

图 23-11　幻肢痛患者健侧脑上肢拇指（D1，绿色圈）和小指（D5，蓝色圈）感觉皮质定位域和肱二头肌（m bic. 红色环）、降下唇肌（m dep. 黄色环）在运动皮质定位域图。截肢侧唇部体感域用白圈表示，正常侧唇部体感域用黑点表示。由于失去了手的感觉传入和运动的传出，正常侧唇部体感域位置在截肢侧移向了截肢区（天蓝色圈）。肌肉的运动皮质域扩大，使两块肌肉在截肢区间距缩小（引自 Pons 等，1991）

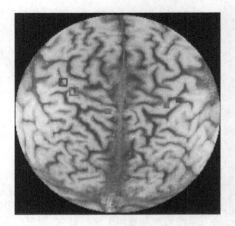

图 23-12　在右侧外伤性肘关节上截肢出现幻肢痛的患者；右侧是完整皮质，拇指皮质感觉域为红色方块，踇趾为蓝色方块，下唇用绿色方块表示。左侧为截肢患者的传入皮质，拇指皮质感觉域为红色方框（加权处理为截肢状态的虚拟定位域），下唇为绿色方框。在幻肢痛情况下，真实的下唇感觉皮质域（黄色方块）明显移近拇指（红色方框）（引自 Montoya 等，1998）

神经可塑性变化和脑功能重组的研究。他们发现手部在长期失去传入联系的情况下，猴躯体感觉皮质 3b 区的手部定位域逐渐对同侧面部触觉刺激发生反应，这种丧失的手皮质功能被来自面部传入的重激活可能取决于手-面接壤缘的轴突出现的交互联系。Fang 等（2002）用微电极在体觉皮质定位域记录到对手或面部刺激反应的神经元后注射神经示踪剂，逆向标记的细胞分别分布在各自的定位域内，手-面接壤缘有清晰的少髓磷脂的隔膜相限。在丘脑，手部和面部标记的感觉神经元各自分别限制在腹后外侧核（手部）和腹后内侧核（面部）内，因而面部刺激重新激活手皮质并不取决于原有的皮质内手-面接壤缘交互联系网。

Blake 等（2002）在灵长类动物的皮质的手指和面部域的接壤缘跨度植入了一排微电极，在其后长达半年的慢性实验中观察到，随着使手肌逐渐发生萎缩的进程中，最初的皮质手区逐渐增大对低阈值面部刺激诱发的反应；与此同时，手-面接壤缘向手部扩展 1mm。未出现手肌张力障碍的动物基本没有这些变化反应（图 23-13）。

Jain 等的研究发现（2008），切除猕猴右侧 C_6/C_7 背索（主要去除了第 3、4、5 指的传入）后 22 个月，在中央后回 3b 出现了大范围的功能重组，主要表现为面部的传入扩展到去传入的手指脑区。在这个 3b 通道记录的神经元中，A 神经元本是支配手指的，对同侧下唇刺激也发生

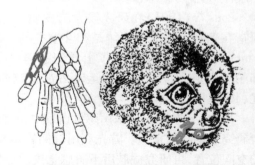

图 23-13　在猴的皮质的手指和面部域的接壤缘跨度植入一排微电极，在其后长达半年的实验中观察到，随着手肌逐渐萎缩，最初的皮质手区逐渐增大对低阈值面部刺激诱发的反应（引自 Blake 等，2002）

反应;B、C、D、E 神经元的感受野也同时扩展到同侧下唇和合谷穴区。在该通道的其他神经元除了被合谷穴区和下唇外,也被上肢前外侧的刺激激活(图 23-14)。

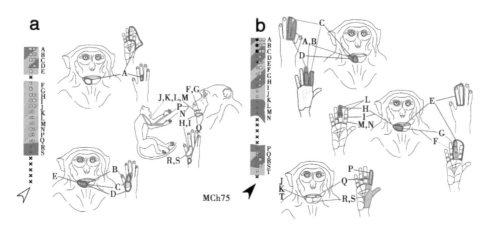

图 23-14　左侧为 3b 记录神经元活动的通道,蓝色区为手指感受野定位域,橘红色为面部感受野定位域,绿色为臂部感受野定位域。右侧的填充区为外周感受野区,不规则圈为感受野扩展区。a 和 b 为两个通道(箭头所示)的 3b 皮质分别记录的神经元外周感受野的扩展反应,大部分神经元的外周感受野都分别位于口唇部与合谷穴区(引自 Jain 等,2008)

　　他们(Dutta 等,2014)又采用血氧水平依赖的功能性磁共振成像(BOLD-fMRI)技术研究了灵长类动物脑功能重组,下颌部和手部的触觉刺激引起的 BOLD 反应都定位在中央沟(CS)后缘,接近顶内沟(IPS)末端。在正常情况下,两个位置之间位置是明确的(图 23-15B)。而在颈部切断背柱的猴,来自手部的刺激引起的 BOLD 反应区域明显缩小,下颌部轻触刺激引起的反应基本位置不变;但下颌部强掐捏刺激引起的 BOLD 反应则占据了原先手区的大部分位置(图 23-15C),出现了明显的功能重组(图 23-15)。电生理实验得出了同样结果。

　　Silva 等(1996)在松鼠猴腕部切断桡神经和正中神经的急性实验中,观察到尺神经 3b 皮质扩展到桡神经和正中神经皮质定位域的功能重组扩展面积可达 21%,而面部皮质的扩

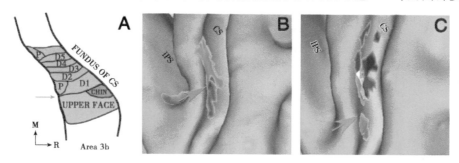

图 23-15　A:3b 感觉皮质位域示意图(FUNDUS of CS:中央沟底部;P:手掌;D:1~5 指;CHIN:下颌部;UPPER FACE:上脸部)。B:正常猴下颌部刺激(红色)和手部刺激(绿色)引起的 BOLD 在 3b 感觉皮质反应区(IPS:顶内沟;CS:中央沟;蓝色箭头:手与面部交界面)。C:背柱切断后,上肢触觉传入受阻,来自手部刺激的传入反应明显减少,手位域缩小(绿色);来自下颌部的轻触刺激引起的皮质反应仍然局限在原来的位域(亮红色),但对下颌部的强刺激引发的 BOLD 反应却明显覆盖了手区的位域(深红色),提示手区 3b 感觉皮质位域发生了明确的功能重组(引自 Dutta 等,2014)

展面积约为4%。这种功能性重组出现的时间在神经损伤后几分钟即可出现,随着时间的变迁,皮质重组的外周感受野领地也可发生一些漂移(图23-16)。

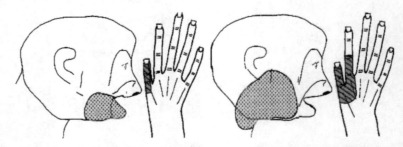

图23-16 拇指的红色部分为切断桡神经和正中神经前记录3b皮质神经元的外周感受野,绿色部分为该神经元在切断桡神经和正中神经后的外周感受野的扩展部分。左侧为切断桡神经和正中神经59分钟同侧下颌部出现的反应区,右侧为神经切断后149分钟,该神经元原有的手指感受野扩大,而原先下颌部的反应区也扩大至面部(引自Silva等,1996)

Clarke等(1996)在一位右侧三叉神经节上颌支和下颌支切除的患者术后7天观察到,刺激其右手或右前额,患者能体验到一种来自去神经支配区域的移位性感觉(发生率约为6%~19%)。刺激右手拇指,其感觉出现在右侧面部;刺激右侧前额和右中、环指时,其感觉出现在面颊部,且定位更为精确(图23-17)。

Ramachandran是研究人体幻肢痛和幻肢觉最系统的学者,发表了一系列研究论文。他观察到在手截肢后触觉刺激面部不同区域引发幻肢痛(觉),这种现象随着时间的变化可能有所变化。图23-18A是在肘关节上约11cm截肢23年后触觉引发5个手指幻肢觉的面部刺激部位(2010);图23-18B是在肘关节上6cm截肢术后4周引发幻肢觉的最常见面部区域(1998)。Knecht等(1998)报告了对7名手臂截肢患者的随访调查,用磁源图像(magnetic source imaging)技术揭示正常皮质向去传入皮质的侵袭量与痛诱发的感觉向幻肢的错误定位的数量密切相关。此后4周的再随访时发现这种相关仍保留,但诱发幻肢觉的刺激区却发生了很大的变化。故作者认为皮质的功能重组不是很稳定的,新近建立的神经网络的相互联系容易受到内外因素的影响。

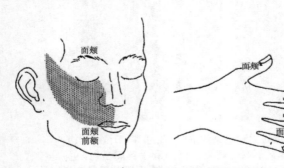

图23-17 三叉神经切除后对同侧拇指刺激诱发面部感觉(引自Clarke等,1996)

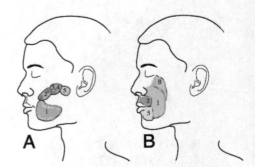

图23-18 触觉刺激面部引发5个手指幻肢觉的常见区域
A、B分布为2位患者;1~5数字分别代表拇指、食指、中指、无名指和小指,B代表鱼际(引自Ramachandran,2010)

利用 fMRI 技术,Lotze 等(2001)观察了上肢截肢者对面口和手运动的脑影像学变化。只是在具有幻肢疼痛患者观察到口唇的撅嘴动作(lip pursing)能够出现口唇部的感觉和运动皮质位域向去传入已截肢手的皮质域迁移,但在截肢而无幻肢痛的受试者并不出现这种情况(图 23-19)。反过来,让截肢手意念握拳动作也能够在幻肢痛的受试者观察到毗邻的口面部感觉运动皮质区域的激活反应,无幻肢痛的受试者不出现这种反应。这项研究表明,幻肢痛患者皮质手和口面部的选择性共同激活与幻肢痛的神经功能重组变化相关。

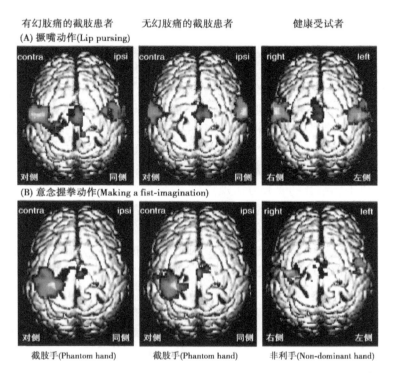

图 23-19　在撅嘴动作时(上)健康受试者(右)和无幻肢痛的截肢患者(中)反应仅局限在对侧口面部的感觉-运动皮质,而在有幻肢痛的截肢患者撅嘴引起的皮质反应区域扩大至对侧手区(左);在截肢手意念握拳动作(下)时,健康受试者的反应不明显(右),无幻肢痛的截肢患者(中)反应在对侧手的感觉-运动皮质有明显激活,但有幻肢痛的截肢患者(左)截肢手意念握拳动作引起的对侧手皮质激活不仅明显而且扩延至口面部皮质(引自 Lotze 等,2001)

Farne 等(2002)做了一项更为有趣的调查,他们分析了截肢者手皮质对面部皮肤刺激发生反应的功能重组,还观察到手同种异体移植后皮质的感觉运动区功能 5 个月后逐渐恢复。但在移植术后的一段时间内,新近唤醒手皮质的感知在同时触刺激同侧面部时明显受阻,也即同侧面部的感知压抑了移植手的感知。移植过程中的这种面-手可塑性变化的消退在术后 5 个月才恢复,6 个月时完全恢复正常。在这些资料基础之上,Farne 认为,皮质功能的固有竞争性和优势原则在这种截肢与移植过程中观察到的现象是最好的证例。

澳大利亚的 Gandevia 和 Phegan(1999)就拇指于口唇部的联系做了一项很有意思的心理生理学实验。在近节指骨部注射利多卡因完全麻痹了拇指后(触痛觉完全消失),受试者可感知的拇指增大了 60% ~ 70%,而邻近的食指和其他手指则不发生任何改变。与此相反,远端未受麻醉剂影响的口唇部可感知的面积却增加了50%。在不完全口唇部麻醉的实验中,在口唇部可感知面积增加的同时,左右手拇指的可感知面积也有加大。这种现象也是由于去神经传入引起皮质功能发生功能重组所致。为什么拇指与口唇部的联系还要比邻近的食指的关系紧密呢?作者引用上述相关资料指出,来自拇指与口唇部的传入在丘脑和感觉皮质的细胞都是相互接壤的紧密关系,而拇指和食指之间这种关系并不密切(图23-20)。

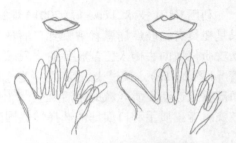

图 23-20 一名受试者在右拇指麻醉前(左)后(右)3次触刺激右拇指引起同侧拇指和口唇部(未麻醉)感知面积加大的叠加线状图(引自 Gandevia 和 Phegan,1999)

在另一项研究中,日本 Tanosaki 等(2003)观察到用0.7mA的电流刺激拇指引起的感觉皮质(3b区)诱发反应(N20m)不但可被同侧拇指、也可被同侧面部的触觉刺激所抑制。这种来自两个部位传入的相互影响反映感觉皮质细胞构筑的相互接壤关系和功能的可塑性改变。

合谷穴针刺治疗面神经麻痹有确切的疗效,但其机制缺乏强有力的证明。Rijntjes 等(1997)的一项工作可能有助于获得脑科学研究的充分证实。他们对9例面神经麻痹患者采用经颅磁刺激和 PET 相结合的研究方法观察到,合谷穴区的拇短展肌皮质代表区已扩展到了面部肌肉的皮质代表区,感觉皮质也发生了同样的功能重组改变。因而合谷穴治疗面神经麻痹的机制也就成了一个局部取穴的例子。

Hanakawa 等(2005)采用 fMRI 技术观察到对手刺激和面部的刺激都能激活中央前回手的皮质位域,而且这两个部位的刺激反应基本无法从图像上加以区分。Thompson 等(2007)观察到手和脸部的运动可以共同激活颞上沟。临床已经注意到反复的经颅运动皮质磁刺激有缓解慢性神经痛的作用。Lefaucheur 等(2006)采用该项技术用于治疗单侧面部或手部慢性神经性疼痛,发现最有效的镇痛部位不是病变自身的运动皮质,是各自的相邻部位;即面部疼痛缓解最有效的刺激部位是邻近的同侧手运动皮质,而手部疼痛缓解最有效的刺激部位是邻近的同侧面部运动皮质。研究表明,脑功能重组可以在很短的时间、在不需要去传入的情况下产生。Sörös 等(2001)在6位志愿者研究中观察到,将辣椒素注射到受试者的拇指鱼际肌中,在5分钟内可引起剧烈疼痛。与此同时给予同侧拇指、第2指、第5指和同侧下唇的压力刺激,采用脑磁图记录技术时可探测脑磁图的变化,与同侧第2指和第5指相比,痛源的拇指与下唇这两个位置激活的神经元更多,从而使其空间距离减少得更为明显,提示同侧下唇与同侧拇指的关系比其他手指更为紧密(图23-21)。

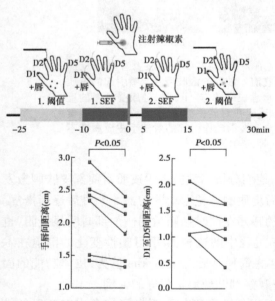

图 23-21 上图为实验程序,下图为空间距离的缩短(左为拇指与下唇的距离,右为拇指与小指的距离)(引自 Sörös 等,2001)

第四节 "面口合谷收"的神经科学机制

人体体表与体表一定部位之间存在着的特定联系,古人创立经络学说来解释这一重大发现并指导临床实践。但是,作为早期的经络学说所揭示的体表标脉和本脉两点连一线的体表与体表联系的机制一直没有得到解决。在许能贵主持的一项研究中,以反复被临床疗效所证实的"面口合谷收"的手阳明大肠经为研究对象,系统探讨"合谷"穴与大肠经远端循行所过部位"面口部"之间的特定联系,阐明经脉体表-体表联系的规律、途径及其机制,诠释经络学说的科学内涵。初步结果如下。

吴富东等(于晓华等,2014)以"掌-颏反射"(palmomental reflex)为研究的切入点,探讨"面口合谷收"的机制。他们在一项系统研究中采用棉签锐端轻划或用针刺手合谷穴区皮肤,引到同侧下颌部颏肌收缩和记录肌电反应的方法,观察了763例不同年龄组的合谷穴-大鱼际肌刺激引发的颏肌活动。这种下颌部肌肉的运动反应出现率在0~85岁之间,呈现明显的"U"型分布,即婴幼儿出现率很高,为100%;随着年龄增加出现率逐渐降低,青壮年龄组阳性率最低;老龄人出现率又开始随着年龄的增加出现率也随之增加,阳性率为56.25%(图23-22)。

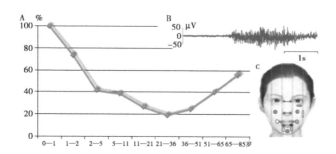

图23-22 A:763位受试者不同年龄段掌-颏反射出现率呈"U"型分布。B:为一男婴揉压合谷出现肉眼可观察到的下唇运动;与此同时可在下颌颏肌记录到的肌电,肌电持续时间约2.5秒。C:按压左侧合谷引发口面部肌肉收缩常出现部位

对所有763名受试者用直径2mm的圆头弹簧棒按压或针刺受试者合谷穴,观察面部以颏肌为主的区域是否可能出现肌肉活动,结果观察到肌肉抽搐率现象,主要出现在2岁以下婴幼儿,65岁以上老年人次之,少年、中青年鲜见;以颏肌及口轮匝肌反应为主。而在15位周围性面瘫患者无一人面部出现肌电反应。在部分健康成年志愿者针刺面部穴位如地仓、颊车、颧髎等,1/6的受试者也可在合谷穴区记录到肌电反应。

"掌-颏反射"是一种检测神经系统功能的指标,在脑发育不健全状态下和脑退化或病变情况下(如脑动脉硬化、肌萎缩性侧索硬化、周围性面神经麻痹、延髓性麻痹、多神经炎等影响神经传递活动时)容易出现,与"面口合谷收"涉及的机制是一致的。

刘健华等采用经颅磁刺激器定位刺激人的运动皮质手区和面区都可在相应的合谷穴区和面部肌肉记录到肌电信号。用血压计在健康志愿者前臂施以220~250mmHg的压力造成暂时完全性的缺血阻滞,导致前臂运动完全丧失,观察到合谷穴区的运动诱发电位(MEPs)明显减弱。在阻滞后30分钟,刺激原运动皮质的手区(支配合谷穴区)可诱发面部肌肉的MEPs,运动皮质面区逐渐向手区扩展,出现运动皮质手区和面区位域的重叠(图23-23)。

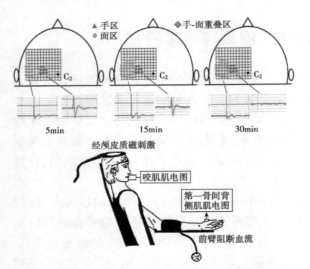

▲手区　◆手-面重叠区　◆面区

C₂　C₂　C₂

5min　15min　30min

经颅皮质磁刺激

咬肌肌电图

第一骨间背侧肌肌电图

前臂阻断血流

图 23-23　合谷穴区去运动传出后运动
皮质手区与面区的功能重组

杨骏和李传富在对面神经麻痹患者治疗的临床研究中观察到电针正常侧合谷和面部穴位激活的皮质反应区定位明确，两者间相互独立并无明显重叠（图 23-24A，左侧）；但在面神经麻痹侧面部穴位刺激引发的反应区明显缩小，而与此同时合谷穴刺激引发的反应区域扩大并向面区延伸重叠（图 23-24A，右侧），表现出皮质发生了手区向麻痹面区拓展的可塑性变化。他们进一步观察到面神经麻痹情况下电针同侧合谷穴激活的脑区明显扩大，已经延伸到面区皮质（图 23-24B，左侧）。随着治疗后的康复，合谷的刺激引发的皮质反应区明显减缩，仅出现在皮质手区（图 23-24B，右侧）。这些临床研究的结果亦表明，皮质手区与面区在靶器官发生病变时可发生代偿性功能重组。

刘健华等（2015）在猕猴的 $C_{2,3}$ 颈髓背角 $1000 \sim 2500 \mu m$ 的深度记录到分别对手拇指侧、臂和同侧面部机械刺激或针刺发生反应的神经元。在背角浅层首先记录到的是感受野位于手和前臂部的数量众多的神经元，其次是一些肘部和臂部的神经元，但数量少得多；在更深的部位偶见感受野位于口面部的神经元。图 23-25 是在颈髓背角一个微电极插入通道记录到的 8 个可找到感受野的感觉神经元；前 5 个神经元的感受野基本位于合谷穴区，第 6 个感受野位于前臂，最深部的 2 个神经元的外周感受野位于同侧口面部，这些神经元可被机械和针刺激活。

他们在丘脑基底部的丘脑腹后内侧核（VPm）和丘脑前核（Pla）记录到众多分别对刺激手臂和口面部发生激活反应的神经元。在 VPm 主要对手臂机械刺激和针刺激发生反应，在 Pla 主要对口面部刺激发生反应。

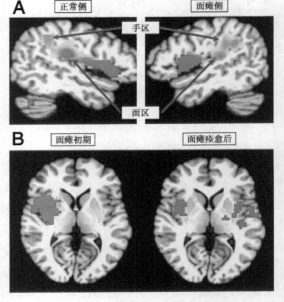

A　正常侧　面瘫侧

手区

面区

B　面瘫初期　面瘫痊愈后

图 23-24　面神经麻痹情况下皮质手区与
面区发生的可塑性变化

但在 2 个核团移行部位有时还可记录到外周感受野分别位于拇食指端（合谷穴区）和同侧口面部的神经元，但数量有限（图 23-26）。

在皮质中央后回观察到同样的现象。正如图 23-27 所示，在 3b 区一个通道的 $800 \sim 2600 \mu m$ 深度记录到 18 个神经元（A）。浅部神经元的外周感受野基本位于拇食指部，其中第 7 个神经元感受野位于拇指合谷穴区；第 9 和 12 个神经元有 2 个分隔的外周感受野，分

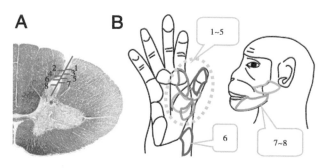

图 23-25 在 C_2 颈髓背角记录到的神经元和它们的外周感受野分布

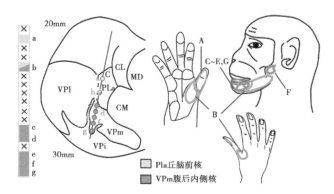

图 23-26 微电极插入丘脑基底核一个通道记录到 7 个神经元,其中神经元 b 存在 2 个独立的外周感受野 B,分别位于颜面部和拇食指间,表明来自"合谷"和颜面部的感觉传入可以投射到同一个丘脑神经元上

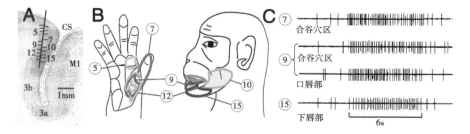

图 23-27 微电极插入中央后回 3b 一个通道(A)记录到 18 个神经元,其中神经元 9 和 12 存在 2 个独立的外周感受野,分别位于口面部和拇食指间(B),表明来自"合谷"和口面部的感觉传入可以投射到同一个感觉皮质神经元上;感受野的触觉刺激可以激活这些神经元(C)

别位于合谷穴区和同侧下唇;较深部神经元的感受野位于下唇和面颊部(B)。图 C 为皮质神经元放电,感受野触觉刺激能明显激活这些单位的活动。

这些研究表明,来自合谷穴区的传入与来自面部的传入在脊髓的第二级感觉传入神经元发生位置上的重叠,但没有观察到这两个部位的传入投射到同一个脊髓背角神经元上。在丘脑感觉核和大脑皮质中央后回,体表这两个区域的传入不但有位置上的重叠还有少量的丘脑和皮质神经元接受它们的共同传入。他们采用阵列电极记录技术绘制的猕猴 3b 皮质躯体位域图中可以清楚观察到 5 个手指(D1~5)排列整齐,拇指(D1)与口面部(face)相互接壤,但分界明确;交界面有少量双感受野的手-面会聚单位(图 23-28)。

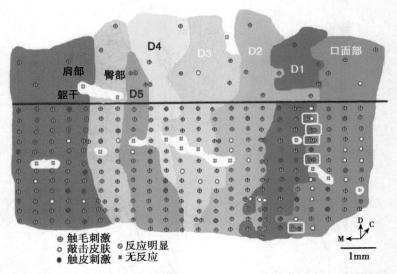

图 23-28　采用微阵列电生理技术记录到 3b 皮质躯体各部分传入排列整齐,分界明确;可见拇指(D1)与口面部(face)相互接壤,交界面有少量双感受野的手-面会聚单位(白色方框内),D1 ~ D5 分别为 5 个手指

　　阳仁达等通过慢性实验方法研究了在猴的第 1 骨间肌和拇短展肌注射肉毒素造成进行性失用性萎缩。在长达 6 个月的慢性实验过程中,随着肌肉进行性的萎缩,用埋植的银球电极刺激该肌运动皮质域引起的拇指外展、食指屈曲反应和拇短展肌肌电逐渐减弱;而在实验之初完全记录不到的口轮匝肌活动开始出现,这种运动皮质代偿性功能重组在实验的 2 ~ 4 个月比较明显,肌肉活动呈现出明显的"面强手弱"现象。一般在实验的 4 个月以后,随着肉毒素的失效,此后萎缩的肌肉功能开始恢复,这种运动皮质的可塑性变化开始发生逆转,手指运动逐渐加大、肌电恢复,而与此同时口面部的肌肉活动减弱和消失(图 23-29)。

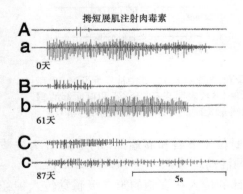

图 23-29　拇短展肌注射肉毒素后 0 天、61 天、87 天刺激猴运动皮质引发的合谷穴区及口轮匝肌的肌电。A、B、C 为口轮匝肌肌电记录,a、b、c 为合谷穴区肌电记录;可见刺激拇短展肌运动皮质在注射肉毒素后的当天口轮匝肌并无反应(A),拇短展肌肌电活跃(a);但在注射后的 61 天,同一皮质刺激拇短展肌活动仍然明显,但有所减弱(b),取而代之的是口轮匝肌开始出现肌电活动(B),表明拇短展肌运动皮质出现了代偿性功能重组;实验的 87 天,同一皮质刺激拇短展肌活动明显减弱,但未消失(c),口轮匝肌肌电活动进一步加强,出现"面强手弱"现象(C)

　　刘健华等进一步观察到,在腕部切断猕猴的正中神经和桡神经(丧失拇食指和中指桡侧半的感觉传入)后 3b 皮质手区和面区位域发生可塑性变化。去神经后的短时间内拇指感觉皮质反应基本消失,而面区变化不明显。随着时间的推移(3 ~ 6 个月后),拇指-面区交界部

位发生大范围的功能重组:拇指的皮质位域大部消失,取而代之的是面区逐步向拇指区皮质扩展(图 23-30)。

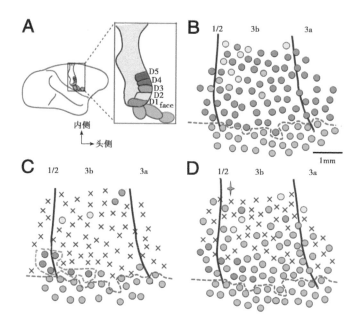

图 23-30　A 为 3b 皮质的位置图,5个手指在 3b 的排列用 D1～5 指示,D1(拇指)与口面部(face)接壤。B 为 3b 区记录到的未切断神经前拇指(红圈)和面区(绿圈)刺激的反应(灰色圈为掌侧刺激,其他颜色圈与手指颜色同),可见手-面位域有明确的分界面(水平虚线),并记录到一个对拇指和面部共同反应的神经元(红绿双色圆圈)。C 为去神经后 24 小时仅见很少脑区对拇指刺激发生反应,大部分表现为静区(x 表示)。D 为损伤后 3 个月的拇指和面部刺激的皮质反应区分布,可见来自口面部的触觉刺激引起的反应扩大并嵌入到整个拇指的皮质位域,出现明确的功能重组。图 D 左上方的"┿"字型标识为 3b 皮质的定位

支配手区的感觉皮质切除后,行为学的观察表明其拇食指的功能无明显变化,左右手的外形亦无明显区别。切除后 3～6 个月,与面区交界的神经元的外周感受野发生较为明显的变化:一部分神经元的外周感受野位于手掌的大鱼际、掌心或合谷穴区,一部分神经元的外周感受野位于下颌或面颊,还有一部分神经元的外周感受野同时位于大鱼际/下颌、大鱼际/面颊、合谷/下颌,这些神经元的感受阈值较切除前明显增加(刺激强度和/或时间较切除前增加),同时该部分神经元的数量较切除前明显增加,切除前在手区和面区的交界部位仅记录到零星、散在的神经元对手和面部的触摸和针刺刺激同时起反应,但在感觉皮质手区和前臂交界的区域的感觉位域无明显变化。

在另外一组切除支配拇食指运动皮质的实验中,他们观察到猴的手指运动功能明显减退甚至丧失,切除手术 3 个月后,刺激与手区交界的面区可诱导出对侧拇食指的颤动和肌电;与此同时,动物开始出现一些简单的拇食指运动。然而在长达 1 年的研究中,动物拇食指的精细、协调的作工动作始终没有观察到。

Flor 等(2006)评述了过去 10 余年来外周和中枢神经系统在生理和病理生理学过程中的微形态、功能和分子水平的可塑性改变与幻肢痛(觉)之间的关系,认为外周和中枢的敏化、特别是皮质的病理状态下的功能重组与幻肢现象密切相关,也可能涉及"面口合谷收"的病理过程的机制(图 23-31)。

由此看来,在生理状况下合谷穴区与面口部的躯体感觉传入在脊髓、丘脑和大脑神经元的接壤、会聚及整合是"面口合谷收"的生理学基础,而病理状况下大脑皮质和丘脑手区和面区之间的功能重组是"面口合谷收"重要的生物学机制。换言之,合谷穴区与口面部从外周的距离来看似乎不是局部的关系,但从神经科学原理来看,无论在脊髓、丘脑和大脑皮质,这

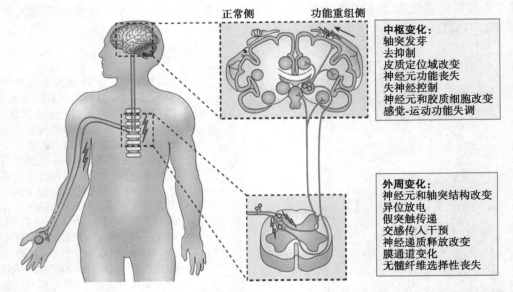

图 23-31　拇指区的结构破坏引起外周、脊髓、脑干、丘脑和皮质发生代偿性功能重组,其结果直接导致皮质感觉-运动定位的可塑性改变——口面部皮质定位域扩大,并向手区拓展(箭头所指)(引自和改绘 Flor 等,2006)

两部分的神经支配都是毗邻、会聚而居,并存在交互支配(cross-innervation)、功能互换(cross-function)和交互激活(cross-activation)。

"面口合谷收"是对针灸临床诊疗规律认识的升华,该穴位的联系部位反映了针灸文献研究中揭示的经脉系统是沟通人体体表-体表上下之间,体表与脏腑内外之间的联络、整合、反应系统。探讨这种诊疗规律的医学原理,可以从总体上阐明针灸的作用机制和穴位主治规律的实质,从而对针灸的现代化和针灸临床疗效的提高产生积极的作用。对合谷穴与口面部的相互联系及联系途径的深入研究,不但可以证实古代医学家所创立的经脉学说有丰富的临床诊疗规律作为科学依据,同时也为人们更科学地认识脑功能、揭示神经信息的传导规律和脑的联络、整合原理提供新的、有价值的研究思路。

第五节　经脉沟通体表-体表的联系是普通的生物学现象

一般来说,"远端"取穴是针灸学腧穴处方常用方法之一,是证明经脉存在的标志,并认为是难以用神经的观点加以解释的。"经脉所过,主治所及"指的就是经脉的循行分布与主治病症之间关系;腧穴不仅能够治疗局部病症,而且还有远治作用。十二经脉中位于四肢肘膝关节以下的穴位远治作用尤为突出。如合谷穴不仅能治疗手部的局部病症,还能治疗本经所过处的颈部和头面部的病症;列缺穴不仅能治疗上肢病症,还能治疗头项部、胸、肺、咽喉以及外感病症等;阳陵泉穴不仅能治疗下肢病变,还能治疗胁肋、胆、肝、神志病及痉挛、抽搐等筋的病症。

用神经科学的观点不能解释穴位的远端效应吗?非也!如肚腹三里留,腰背委中求,头项寻列缺,以及后人添加的心胸内关谋等,完全可以得到合理的阐述;"面口合谷收"并不是孤证!

我们再以足厥阴脉为例,足厥阴肝经起于足大趾向上沿小腿内侧前缘、大腿内侧中线与前阴发生联系,其足部和小腿的穴位可以治疗生殖泌尿器疾病。足厥阴经脉循行要"绕阴器","丈夫癀疝苦腰疼,妇人腹膨小腹肿"的歌赋内容来自马王堆出土简帛医书《阴阳十一脉灸经》;故该经膝下腧穴主治妇科、前阴病。用神经节段性分布不能解决这个问题,因为外生殖器主要由 L_1 脊神经支配,而蹈趾则是属于 L_5 皮节;但可用脑科学阐述这两者之间的联系。

Aglioti 等(1994)检查了 3 例有幻肢现象的下肢截肢患者引发幻肢觉的刺激部位,除截肢残端周围皮肤外,排便的直肠和肛门刺激及性行为的生殖器官刺激可以诱发幻肢现象,这种幻肢觉可以一直向下抵达蹈趾(也正是足厥阴脉的起点)。Ramachandran 和 Blakeslee(1999)也报告了一男一女 2 例膝下截肢的病例在性行为时出现愉悦的幻肢现象。同理,因创伤或肿瘤切除阴茎的患者,也可通过其毗邻部的皮肤和下肢的刺激引发幻阴茎现象。郝秀轻等(2012)还观察到一因癌变行阴茎根治切除患者术后 3 个月出现沿左足蹈趾皮肤转移的病例。

《黄帝内经》时代已经奠定了足(大趾)与生殖器的联系。不知"裹足"是否与经络理论有关? 女子"裹足"兴起于隋唐或五代,"三寸金莲"原因始终是一个谜;道学家认为是古代男子对女性的摧残而使其足不出户(这种解释几乎是想象出来的);而性学家则认为是令她们直立时必须绷紧大腿而保持了盆底肌肉的紧窄而性感;起源西方又流行于世界的"高跟鞋"与"裹足"有一定的异曲同工之处(图 23-32)。在心理学研究领域,弗洛伊德的精神分析法认为足是性感器官。

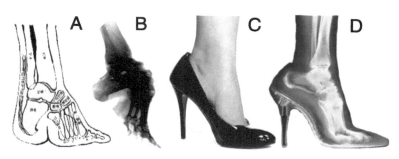

图 23-32　古代女性残酷的"三寸金莲"导致足的变形(A),X 光片可见骨和关节的扭曲(B);现代温柔的"裹足"鞋(C)也可产生同样但较轻的骨和关节畸变(D),其目的基本一致

一千多年过去了,"裹足"方法在更新,但没有终结,因为人类不愿放弃。存在便有合理性,人类在为"束缚足"寻找理由。1950 年,Penfield 脑位域图问世,似乎为该问题的解决带来了曙光。至少,从这张脑图中可以看到"足"与"性"的关联;也为足厥阴脉理论和弗洛伊德理论找到了证据;与"面口合谷收"两点间相互接壤一样,"足"与"生殖器官"在感觉皮质也是毗邻关系(图 23-33)。最新的脑影像研究进一步证明,人类感觉皮质的男性(Kell 等,2005)和女性(Komisaruk 等,2011)生殖器官位域均与蹈趾的位域接壤,前者位于其外侧(图 23-34A),而后者位于其下方(图 23-34B)。

有意思的是,美国圣迭戈加州大学脑和认知中心的 McGeoch(2007)撰文评论"裹足"与脑功能可塑性的关系;他认为"裹足"实质上是一种"autoamputation"(自截)行为,其结果是使足趾的皮质位域出现失用性缩减,而使生殖器的皮质位域出现可塑性延伸,皮质发生代偿

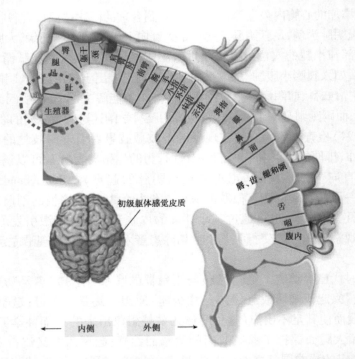

图 23-33　Penfield 感觉皮质定位域图,注意蓝色圈内蹈趾与生殖器的相互接壤关系
(引自 McGraw-Hill Coanies)

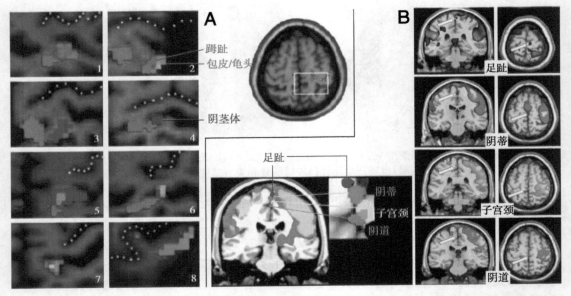

图 23-34　A:脑影像揭示人类感觉皮质男性生殖器官与蹈趾位域的关系,从 fMRI 断层扫描图中可以看到 8 例受试者蹈趾和包皮/龟头及阴茎体触觉刺激引发的反应在感觉皮质毗邻出现,位于蹈趾的外侧(5~8 例还显示出淡蓝色的下腹壁刺激反应区)。点状白线显示大脑中央沟(引自 Kell 等,2005)。B:为女性生殖器官与足趾触觉刺激在感觉皮质位域的关系,从上至下依次为足趾、阴蒂、子宫颈和阴道(箭头所指,分别为冠状面和断层面);其左侧为 11 例受试者叠加合成冠状面,可以清楚显示足趾与生殖器官在感觉皮质的接壤关系(引自 Komisaruk 等,2011)

性功能重组而扩大——它确实与"性"有关。也符合中医足厥阴经脉理论。

"远端"取穴,虽然在体表上下之间、或体表与内脏之间有长的空间分隔,但从神经科学的观点考虑有时并不尽然。同一个神经节段的皮节可通达整个肢体,故四肢的远近端至少在脊髓水平是可以同源或接壤的;在丘脑和大脑皮质的神经元群中是可以重叠和会聚的(参见第十五和十六章)。除此之外,正如在本章论述的,脑内不同中枢的联系沟通也可用我们能够理解的知识加以解释。

当然,正如本书大多数章节阐述过的,穴位效应的发挥并不仅仅是依靠与脑存在"毗邻"关系的联通。

参 考 文 献

Aglioti S,Bonazzi A,Cortese F. Phantom lower limb as a perceptual marker of neural plasticity in the mature human brain. Proc Biol Sci, 1994,255(1344):273-278.

Aglioti S,Smania N,Atzei A,et al. Spatio-temporal properties of the pattern of evoked phantom sensations in a left index amputee patient. Behav Neurosci,1997,111(5):867-872.

Babkin PS. The clinical significance of the hand-mouth reflex. Vopr Okhr Materin Det,1962,7:53-56.

Blake DT,Byl NN,Cheung S,et al. Sensory representation abnormalities that parallel focal hand dystonia in a primate model. Somatosens Mot Res,2002,19(4):347-357.

Borsook D,Becerra L,Fishman S,et al. Acute plasticity in the human somatosensory cortex following amputation. Neuroreport,1998,9(6): 1013-1017.

Caccia MR,Galimberti V,Valla P,et al. Electrophysiology of the palmomental reflex in normal and parkinsonian subjects. Electromyogr Clin Neurophysiol,1996,36(1):9-13.

Caccia MR,Osio M,Mangoni A. The palmomental reflex from mechanical stimulation in normal man:normative data. Electromyogr Clin Neurophysiol,1991,31(3):151-156.

Caccia MR,Osio M,Tornaghi R,et al. Electrophysiological observations on the palmomental reflex in normal neonates. Neurophysiol Clin, 1990,20(6):455-462.

Clarke S,Regli L,Janzer RC,et al. Phantom face:conscious correlate of neural reorganization after removal of primary sensory neurones. Neuroreport,1996,7(18):2853-2857.

Dettmers C,Adler T,Rzanny R,et al. Increased excitability in the primary motor cortex and supplementary motor area in patients with phantom limb pain after upper limb amputation. Neurosci Lett,2001,307 (2):109-112.

Di Legge S,Di Piero V,Altieri M,et al. Usefulness of primitive reflexes in demented and non-demented cerebrovascular patients in daily clinical practice. Eur Neurol,2001,45(2):104-110.

Dutta A,Kambi N,Raghunathan P,et al. Large-scale reorganization of the somatosensory cortex of adult macaque monkeys revealed by fMRI. Brain Struct Funct,2014,219(4):1305-1320.

Fang PC,Jain N,Kaas JH. Few intrinsic connections cross the hand-face border of area 3b of New World monkeys. J Comp Neurol,2002, 454(3):310-319.

Farne A,Roy AC,Giraux P,et al. Face or hand,not both:perceptual correlates of reafferentation in a former amputee. Curr Biol,2002,12 (15):1342-1346.

Flor H,Nikolajsen L,Staehelin Jensen T. Phantom limb pain:a case of maladaptive CNS plasticity? Nat Rev Neurosci,2006,7(11):873-881.

Gandevia SC,Phegan CML. Perceptual distortions of the human body image produced by local anaesthesia,pain and cutaneous stimulation. J Physiol,1999,514(Pt2):609-616.

Grusser SM,Winter C,Schaefer M,et al. Perceptual phenomena after unilateral arm amputation:a pre-post-surgical comparison. Neurosci Lett,2001,302(1):13-16.

Halligan PW,Marshall JC,Wade DT,et al. Thumb in cheek? Sensory reorganization and perceptual plasticity after limb amputation. Neuroreport,1993,4(3):233-236.

Hanakawa T,Parikh S,Bruno MK,et al. Finger and face representations in the ipsilateral precentral motor areas in humans. J Neurophysiol,2005,93(5):2950-2958.

Jacobs L,Gossman MD. Three primitive reflexes in normal adults. Neurology,1980,30(2):184-188.

Jain N,Qi HX,Collins CE,et al. Large-scale reorganization in the somatosensory cortex and thalamus after sensory loss in macaque monkeys. J Neurosci,2008,28(43):11042-11060.

Karl A,Birbaumer N,Lutzenberger W,et al. Reorganization of motor and somatosensory cortex in upper extremity amputees with phantom limb pain. J Neurosci,2001,21(10):3609-3618.

Kell CA,von Kriegstein K,Rösler A,et al. The sensory cortical representation of the human penis:revisiting somatotopy in the male homunculus. J Neurosci,2005,25(25):5984-5987.

Knecht S,Henningsen H,Höhling C,et al. Plasticity of plasticity? Changes in the pattern of perceptual correlates of reorganization after amputation. Brain,1998,121(Pt4):717-724.

Knecht S,Soros P,Gurtler S,et al. Phantom sensations following acute pain. Pain,1998,77(2):209-213.

Kobayashi S,Yamaguchi S,Okada K,et al. Primitive reflexes and MRI findings,cerebral blood flow in normal elderly. Gerontology,1990,36 (4):199-205.

Komisaruk BR,Wise N,Frangos E,et al. Women's clitoris,vagina, and cervix mapped on the sensory cortex:fMRI evidence. J Sex Med, 2011,8(10):2822-2830.

Lefaucheur JP,Hatem S,Nineb A,et al. Somatotopic organization of the analgesic effects of motor cortex rTMS in neuropathic pain. Neurology,2006,67(11):1998-2004.

Lotze M,Flor H,Grodd W,et al. Phantom movements and pain. An fMRI study in upper limb amputees. Brain,2001,124(Pt11):2268-2277.

Lund JP,Sun GD,Lamarre Y. Cortical reorganization and deafferentation in adult macques. Science,1994,265(5171):546-548.

Manger PR,Woods TM,Munoz A,et al. Hand/face border as a limiting boundary in the body representation in monkey somatosensory cortex. J Neurosci,1997,17(16):6338-6351.

McGeoch PD. Does cortical reorganisation explain the enduring popularity of foot-binding in medieval China? Med Hypotheses,2007,69 (4):938-941.

Montoya P,Ritter K,Huse E,et al. The cortical somatotopic map and phantom phenomena in subjects with congenital limb atrophy and traumatic amputees with phantom limb pain. Eur J Neurosci,1998,10 (3):1095-1102.

Owen G,Mulley GP. The palmomental reflex:a useful clinical sign? J Neurol Neurosurg Psychiatry,2002,73(2):113-115.

Padberg J,Cerkevich C,Engle J,et al. Thalamocortical connections of parietal somatosensory cortical fields in macaque monkeys are highly divergent and convergent. Cerebral Cortex,2009,19(9):2038-2064.

Parmelee AH Jr. The hand-mouth reflex of Babkin in premature infants. Pediatrics,1963,31:734-740.

Pedroso FS,Rotta NT. From the foot-mouth reflex to the hand-mouth reflex. A continuum of responses to appendicular compression. Arq Neuropsiquiatr,1997,55(2):186-192.

Penfield W,Rasmussen T. The cerebral cortex of man. London:Macmillan Publishing,1950.

Pons TP,Garraghty PE,Ommaya AK,et al. Massive cortical reorganization after sensory deafferentation in adult macaques. Science,1991, 252(5014):1857-1860.

Qi HX,Jain N,Collins CE,et al. Functional organization of motor cortex of adult macaque monkeys is altered by sensory loss in infancy. Proc Natl Acad Sci USA,2010,107(7):3192-3197.

Qi HX,Stepniewska I,Kaas JH. Reorganization of primary motor cortex in adult macaque monkeys with long-standing amputations. J Neurophysiol,2000,84(4):2133-2147.

Ramachandran VS,Blakeslee S. Phantoms in the Brain. New York: Harper Collins,1999:21-38.

Ramachandran VS,Brang D,McGeoch PD. Dynamic reorganization of referred sensations by movements of phantom limbs. Neuroreport, 2010,21(10):727-730.

Ramachandran VS,Hirstein W. Perception of phantom limbs. The D. O. Hebb lecture. Brain,1998,121(Pt9):1603-1630.

Rijntjes M,Tegenthoff M,Liepert J,et al. Cortical reorganization in patients with facial palsy. Ann Neurol,1997,41(5):621-630.

Rose J,Mountcastle VD. Touch and Kinesthesis Neurophysiology I. ed: Field J. American Physiological Society. ,1959:387-429.

Sheppard JJ,Mysak ED. Ontogeny of infantile oral reflexes and emerging chewing. Child Dev,1984,55(3):831-843.

Silva AC,Rasey SK,Wu X,et al. Initial cortical reactions to injury of the median and radial nerves to the hands of adult primates. J Comp Neurol,1996,366(4):700-716.

Sörös P,Knecht S,Bantel C,et al. Functional reorganization of the human primary somatosensory cortex after acute pain demonstrated by magnetoencephalography. Neurosci Lett,2001,298(3):195-198.

Stepniewska I,Fang P-C,Kaas JH. Microstimulation reveals specialized subregions for different complex movements in posterior parietal cortex of prosimian galagos. Proc Natl Acad Sci USA,2005,102(13): 4878-4883.

Suzuki T,Shibukawa Y,Kumai T,et al. Face area representation of primary somatosensory cortex in humans identified by whole-head magnetoencephalography. Jap J Physiol,2004,54(2):161-169.

Tanosaki M,Iguchia Y,Hoshia Y,et al. Tactile interference to the face affects magnetic responses elicited by electric thumb stimulation. Clin Neurophysiol,2003,114(11):2118-2123.

Thompson JC,Hardee JE,Panayiotou A,et al. Common and distinct brain activation to viewing dynamic sequences of face and hand movements. Neuroimage,2007,37(3):966-973.

Volpe G,Della Rocca G,Brescia Morra V,et al. Effect of diabetes on some primitive reflexes. Eur J Neurol,2000,7(4):401-404.

Yokochi H,Tanaka M,Kumashiro M,et al. Inferior parietal somatosensory neurons coding face-hand coordination in Japanese macaques. Somatosens Mot Res,2003,20(2):115-125.

冈部素道. 鍼灸經絡治療. 東京:續文堂,1978:272-273.

郝秀轻,俞志钢,瞿丽萍. 阴茎癌足拇趾皮肤转移1例. 现代泌尿外科杂志,2012,17(4):346.

焦顺发. 中国针灸学求真. 太原:山西科学教育出版社,1987:323.

刘健华,高昕妍,徐婧,等. "面口合谷收"的脑机制. 中国科学:生命科学,2015,45(3):279-288.

梅田玄勝. 診断点、治療点としての圧痛点. 医道の日本,1986,45:249-255.

于晓华,杨振杰,吴富东,等. 基于掌颏反射的"面口合谷收"的研究. 中国针灸,2014,34(10):1037-1039.

张建斌. "面口合谷收"现象的临床分析. 中国针灸,1998,18(10):636-637.

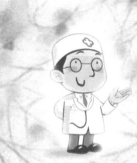

第二十四章　骨骼肌链-运动神经元柱与循经感传

第一节　骨骼肌的电生理特性

循经感传现象是定向性的,机体呈定向排列的具有兴奋和传导兴奋的组织除神经外还有骨骼肌。循经感传的轨迹都卧伏有骨骼肌。肖慕莲和谭银章(1959)及徐福松(1962)已经注意到经脉与骨骼肌的关系。特别是十二经筋系统与肌肉的关系更为密切,十二经脉和奇经八脉的线路及弯曲往往与骨骼肌-肌筋膜的纵向曲线一致。

针刺,医生很注重得气,一般认为"得气"主要是深部感受器兴奋,骨骼肌纤维收缩所致(赵寿先等,1963;阎剑群等,1987;森秀太郎,1958;川喜田健司和三河村广定,1984)。人体中具有兴奋性和定向传布兴奋的组织也只有神经组织和肌组织。针刺、电刺激或按压经穴的信息或冲动可沿神经传递,也可沿骨骼肌纤维为载体传布。

骨骼肌纤维有的很长,可伸沿到肌肉全长,即从肌肉的起始腱延伸到附着腱(Uehare 等,1976),但多数肌纤维并不能延伸到肌肉全长。一些脊椎动物骨骼肌纤维间可直接接触,哺乳动物胚胎时期的肌纤维间连接缝隙在 20nm 以内,其功能之一就是使肌纤维动作电流通过(Uehare 等,1976;Keeter 和 Pappas,1973)。胚胎肌细胞间有电的结合:①电流可从一个肌细胞流向另一个肌细胞;②在肌细胞内注入色素,可在肌细胞间扩散;③电镜下可见肌细胞间有缝隙连接。随着动物的发育,电的结合逐渐消失。在一些缺乏神经支配的肌纤维区域(如缝匠肌中段),肌肉的肌电活动仍能向无神经区传导,因此肌纤维间的兴奋传递可以独立于神经存在,即使切断支配肌肉的运动纤维半数以上,刺激所引起的肌张力升高并未明显降低。当然,肌纤维的兴奋要克服电阻较大的组织间隙达邻近的下一肌纤维时都可能使其兴奋效应呈递减性,所以要使在肌纤维间传递的兴奋能够继续必须有能量的补充。这种补充能量对周围组织的刺激效应在神经纤维上已屡经证实(Rosenblueth,1941),而周围骨骼肌的兴奋电流可以补充这种能量。因为肌肉的兴奋电流相当大,以至于可兴奋靠近它的神经和肌肉,引起该肌肉和神经的继发性兴奋(Werner,1961;Granit 等,1959;Epstein 和 Jackson,1970;Biró,1975,1977a、b),肌肉的局限性刺激不仅可使兴奋沿肌纤维至肌纤维间传导,而且可使最初受到刺激的那块肌肉的兴奋收缩传至下一块肌肉,引起该肌继发性的兴奋收缩。在肌肉间隔一薄物则可阻挡这种继发性兴奋效应(Biedermann,1888)。藤田六郎(1980)在临床上也观察到,穴位施针时,在置针的肌肉兴奋可以0.13～1.3cm/s的速度向与此联系的下一块肌肉传导。在某种意义上说,这些生物电效应可以看做是一并联电位组。根据电源集映现象的原理,其结果必然是从许多兴奋的细胞会聚电流强度,使之产生更接近于组织兴奋阈值的空间叠加电流。另外,兴奋部位的骨骼肌纤维的传入末梢受收缩的牵拉作用,可继发性地激活,沿传入系统进入脊髓,反射性激活前角运动神经元,使其司控的肌纤维继发性收缩,而前角运动神经的兴奋,又可进一步易化相邻近的神经元(Nelson,1966)。这种连锁效应使各肌纤维及肌纤维束出现兴奋反应(记录到肌电变化),以及兴奋分布在肌组织中的多种感受器和神经末梢。这些借以肌纤维为载体传导的针刺信息通过沿途感受器的兴奋,使针刺穴位产生的信息量扩大,一个接一个地刺激肌肉和神经,引起肌肉的继发性兴奋并同时刺激沿肌纤维分布的多种感受器,使感觉沿这种线路产生、传导,并逐渐扩大针刺的能量和信息,发挥较强的效应。这种机制和途径与循经感传现象有关。如无肌肉部位及丧失了兴奋性的骨骼肌区域不出现感传。用手术的方法将肌肉、肌腱移位(上海第二医学,1977)或切断肌肉(福建省中医研究所等,1959)等,循经感传路线也相应移位或阻断。

按照这种设想,肌纤维间的兴奋能否传递是关键。骨骼肌纤维的直径与该肌的负重状态有关,同一肌肉中肌纤维的直径大致相同。其意义在于同一直径的纤维兴奋阈值和传导速度很接近,有可能使很多肌纤维的肌电活动发生叠加作用(Ekstedt,1964)。骨骼肌纤维肌电活动的一致又可使相邻兴奋肌纤维的肌电活动发生相互作用而呈同步化改变(Bourhe,1960),以形成较大综合向量的肌电。肌纤维的兴奋性较神经纤维低,人体肌肉的时值为0.1～0.7毫秒;去除神经后的肌肉时值可长达10～76毫秒,而神经的时值仅为0.06～0.16毫秒。因此,肌肉的阈刺激也可兴奋肌组织中及其附近的神经组织。如兴奋了运动神经,则引起所支配的肌肉继发性地兴奋。这种效应可能特别重要,因为它更有利于神经-肌肉间、肌纤维-肌纤维间和肌肉-肌肉间的兴奋传递。如兴奋了感觉神经末梢,则可能产生感觉。

肌原纤维与腱原纤维都是中胚层间叶发生的,它们之间的联系可能是不间断的。肌纤维的蛋白质分子与腱的蛋白质分子是连续的,而且肌纤维和腱纤维的接替呈相互咬错对插。在肌-腱接点上的乙酰胆碱酯酶活性很高(仅次于神经—肌肉接点),这些部位的乙酰胆碱酯酶的作用可能与肌纤维兴奋的传递有关(Miledi 和 Zelena,1966)。在肌腱及肌肉的附着处,肌腱的肌电活动较小。特别在肌腱的附着处,肌肉肌电活动向下一块肌肉传递时兴奋所需要的总和时间更长,因此感传在这些区域要慢得多,甚至停顿。这就是骨骼肌-肌筋膜系统。

第二节　循经感传与骨骼肌的关系

实验证实,针刺得气主要是针刺引起骨骼肌组织收缩,兴奋深部感受器所致。一些研究者还观察到针刺穴位可出现皮下硬结。这种硬结据认为是肌组织轻度挛缩所致。局部注射麻醉药后穴位肌电不受明显影响,但得气感已经消失。故认为得气与肌肉活动有关,得气感则与感觉神经有关。在某些情况下,沿经可出现肌紧张带(成濑胜忠,1959;Mann,1971)。感传的深度也与肌肉的位置有关,肌肉丰满处感传位置较深,肌肉浅薄处则感传位置较浅(王卜雄等,1979)。循经感传多呈带状,其宽的地方有时与肌腹相当,而在肌腱部位多呈条索状(长浜善夫,1962)。针刺得气时可在本经记录到特有的电位变化,这种电位与肌电活动有关,在肌肉丰满处电位变化明显,而皮下即骨的部位则电位较弱,甚至导不出来。在循经感传的前、中、后处安置3对电极,发现当感传上升及回流经过这3对电极时依次出现了相应的肌电增大与变小,取得了与主诉相一致的结果,提示循经感传伴随有肌电的活动(上海中医研究所生理组,1975)。针刺心包经内关穴时局部有得气感,但还未产生感传。在同经的郄门、天泉穴处不能引出肌电,而当感传分别达这两个穴位时则记录到相应的肌电反应,而此时在心经和肺经的相同高度则不能引出肌电;但感传出现"串经"现象时,在新串的经脉上也可记录到相应的肌电变化,循经感传越明显,肌电发放也越显著(原存信等,1985;严洁等,1983)。陆瘦燕等(1963)也观察到感传方向与肌电方向一致。还有一些人观察到感传到达某区域时出现肌肉抽动或记录到肌电。朝鲜 Li Sin Do(1990)则进一步观察到循经感传和循经肌电反应有很大的重合性,认为循经肌电发放是循经感传出现的必要条件。感传途中机械压迫可使感传阻滞,肌电也随之消失;解除压迫后感传恢复,肌电又可重新出现。感传阻滞时外周神经的兴奋性和传导性并无明显变化,局部冷冻降温可使感传消失,肌电亦随之消失。此时也不影响神经的兴奋性和传导性。刺激井穴引起感传后压迫感传线,在压迫点的远侧端(对刺激的井穴而言)感传消失或减弱,而近侧端感觉加强,并可清晰地看到局部肌肉或肌群的不自主收缩。此外,用乙酰胆碱(Ach)M 型受体拮抗剂山莨菪碱(654-2)静脉注射能使原有感传的受试者感传隐匿;而无感传或短距离感传者在注射拟胆碱能药物毛果芸香碱(肌内或球后注射)后,可使受试者出现感传或使感传线路延长(杨宝莹,1980)。汪桐等(1982)还观察到经皮表导入 Ach 可明显提高感传的出现率(如大肠经,导入前为 15% ,导入后为 70%)。由上可知,能够促进神经-肌肉兴奋性的药物如 Ach 和毛果芸香碱可提高感传出现率;而用抗胆碱能药物如 654-2 则降低神经-肌肉的兴奋性,使感传隐匿。这是因为肌细胞存在有大量 Ach 受体和 Ach,微电泳 Ach 可使肌细胞去极化(Vrbova,1978)。陈谟训等(1984)还在感传线路上接收到声信息。声信息主要沿经传导,随着距离的延长,其信息的波幅、分布参数、传速逐渐降低、减少、变慢。追踪声源,作者曾在感传带深部扣及"条索状物"或"硬结",或看到一种不规律的、与心率不一致的"跳动",其产生可能与循经感传过程中激起肌组织兴奋挛缩,引起振动有关。岸勤(1979)也在经脉线上触知到经脉的振动现象。肌肉收缩时可出现肌音,肌音的出现又和肌肉的振动有关(Ernst,1963)。在人的皮表可记录到微小的振动,虽然其成分有心脏搏动的振动,但主要还是神经-肌肉活动的成分(Awazu,1965)。肌音、肌肉振动的波幅、频率可与肌电一致,也可以不一致(Ernst,1963)。这是因为肌电主要记录的是来源于记录电极附近的肌肉收缩活动,而肌音、肌振动波则还可来源于记录电极稍远区域的肌活动。Sugano 等(1960)认为,微小振动可能是 γ 运动神经元活动产生的。普鲁卡因、乌拉坦、利多卡因可抑制其微小振动,而士的宁、Ach、毛果芸香碱和毒扁豆碱则可促进小振动的发生;冷刺激也可抑制这种振动。因此,肌肉活动可发生振动,这应该是在人体记录到的振动波,振动的结果又引起肌音,这可能就是在循经线上记录到声信息。这些现象都进一步说明循经感传与骨骼肌-肌筋膜有关。由于这种结果主要是肌肉自身的功能,故切断神经、离断皮肤并不影响"经穴声信息"传递,而一旦切断肌肉,则可明显阻滞它的传递(陈谟训等,1984;朱凤仙等,1984)。

综上所述,循经感传的机制与骨骼肌-肌筋膜系统的功能有关。藤田六郎(1956)曾提出经脉是"肌运动性流体波动通路系统"。高铎(1984)也设想经脉的实态可以用肌肉的功能加以解释。

第三节　经脉穴位的电现象与神经和骨骼肌的关系

一些研究表明,人体存在与经脉和穴位相关的高电导和低电阻的点和线。经脉高电位现象是骨骼肌兴奋过程中的综合向量。在肌肉丰厚处这种电位较明显,而在皮下即骨的地方电位就较弱(沈阳医学院,1961)。在骨折合并软组织(皮肤和肌肉)受损的病例,其损伤所及范围内的经脉电位下降;而肌肉受损、皮肤组织完整的一些单纯性骨折病例,其经脉测定同样出现阻断现象(福建省中医研究所等,1959)。这些资料似乎都说明经脉电现象主要与肌组织有关(陆瘦燕等,1963)。用普鲁卡因封闭穴位后,导电量下降(天津市经络研究组,1960),但仅做皮内或皮下封闭不影响针刺得气感,穴位导电量仍发生改变;而如果封闭深部组织时针刺既不得气,也不发生导电量变化(青岛医学院人体解剖教研组,1960),皮肤电位亦消失(上海市高血压病研究所,1959)。臂丛神经损伤所致的上肢神经性瘫痪,穴位导电量比健侧显著偏低,而此时交感神经并无明显障碍,因此皮肤导电量的变化主要与躯体神经有关(王兆麟等,1959)。

皮肤电位和皮肤电反射是两个不同的概念:前者与骨骼肌活动有关,采用静态记录法;后者与交感神经活动有关,需要给予如环境、温度、精神或经皮等条件刺激。皮肤电反应一般认为与交感神经系统和情绪活动有关。交感神经兴奋可使皮肤血管舒缩改变,汗腺分泌,情绪波动可引起精神性发汗,降低皮肤电阻。这些因素对经脉电活动可能也有影响(中谷义雄,1977)。但在一般情况下,交感神经并不占优势,而此时经脉电活动可能还与肌肉的功能状态有关。肌肉活动与皮肤电反应之间的关系早已有报道。Sommer(1902)曾提出,肌肉收缩是皮肤电反射的基础,切断运动神经后皮肤电反射减弱、消失;皮肤电反射的渐弱现象与肌肉的疲劳曲线相对应。French(1944)亦认为,手肌挛缩可使皮肤电阻迅速降低。这种皮肤电变化不可能是交感神经系统兴奋性升高所致,因为此时作为交感神经兴奋指标的心率并无变化。内脏病变反射性所致的肌紧张和皮下硬结,其皮肤电阻是低的(芹泽胜助,1979)。因此,这些情况下的皮肤电现象似是肌肉活动的一种表现。

第四节　"骨骼肌链"与"循经感传"现象的跨神经节段传递

骨骼肌是人体最大的器官之一,兴奋和收缩是骨骼肌的最基本功能,在神经系统的随意管理下,是一个具有执行一定运动功能的机械效应系统。然而人们也注意到兴奋过程中骨骼肌和与之有解剖联系的其他兴奋组织会发生电的相互作用,从而产生继发性的兴奋效应。1842 年,Matteucci 曾观察到骨骼肌肌电活动形成的电流能刺激卧行于该肌之间的神经。Eccles 等在 1940 年代发现从肌肉到神经的逆行冲动传导,他把这种效应称之为"继发性向心性发放(secondary centripetal discharge)"(Biró 和 Thinh,1977)。Leksell(1945)则把这种腹根反应称之为"回反应(back response)"。感觉神经也能被肌肉的电活动所兴奋,这种效应被 Granit 等(1959)称为肌梭的"早反应(early response)"。Epstein 和 Jackson(1970)等在人体实验中观察到肌肉的反复活动能反复兴奋肌肉中的神经。通常认为肌肉的这种效应在维持人体姿势、保持身体的肌紧张方面起重要作用。

我们在这里提出的一个问题是,刺激某一区域是否能引起继发性跨节段的感觉和运动反应? 这种反应与循经感传现象的机制是否有关?

"循经感传"研究的许多观察都认为感传现象与骨骼肌的活动有关,循经感传与循经肌电反应有很高的吻合率。朱兵及其同事将研究的重点放在观察肌肉的兴奋收缩对有接续关系的另一块神经-肌肉的继发性刺激效应,以此来探讨循经感传的机制。

一、经脉循行与骨骼肌-肌筋膜链排列的关系

"循经感传"现象是定向性的,机体呈定向排列、具有兴奋性和传导兴奋的组织只有神经和肌组织。"循经感传"或经脉循行的轨迹大多卧伏有骨骼肌和神经。在循经感传现象的研究中,国内外许多实验室都注意到循经感传与骨骼肌和神经系统功能有密切关系。

为了观察骨骼肌—肌筋膜与经脉循行和循经感传的关系,我们观察了5具成人及3具童尸的神经-骨骼肌-筋膜标本,比较检查了骨骼肌—肌筋膜间的排列联系。结果表明,在人体长肌中,有一些骨骼肌(包括肌筋膜)的首尾附着有一定的连续性接续和依附关系,即一块肌肉的附着腱同时又紧接(或通过肌筋膜)下一块相互接壤肌肉的起始腱,或者是一块肌肉的附着腱与下一块肌肉的起始腱相互附着或咬合在一起。如果把这些具有首尾连续附着、咬合沟通的肌肉—肌筋膜连接起来,很容易注意到这些连续性排列的肌肉—肌筋膜位置与经脉(包括经筋)的循行路线非常相似,特别与"循经感传"的轨迹更为接近。这种解剖学的分布特点与"循经感传"生理特性之间有密切联系。

主要经脉与骨骼肌-肌筋膜链的力学排列:

手太阴肺经:拇长屈肌—肱肌—三角肌—斜方肌—

手厥阴心包经:指浅屈肌桡侧头—肱二头肌(喙肱肌)—胸小肌

手少阴心经:指浅屈肌尺侧头(指深屈肌)—肱二头肌内侧头—胸小肌

手阳明大肠经:桡侧腕长伸肌—外侧肌间隔—三角肌—斜方肌—额枕肌

手少阳三焦经:尺侧腕伸肌—肱三头肌—三角肌—斜方肌—额枕肌

手太阳小肠经:指总伸肌—肱三头肌—

足阳明胃经:胫前肌(趾长伸肌)—股四头肌……耻骨肌—腹直肌—胸骨肌—胸锁乳突肌—

足少阳胆经:腓骨长、短肌—髂胫束/展肌—阔筋膜张肌—股大肌—腹外斜肌—胸锁乳突肌—头夹肌

足太阳膀胱经:趾屈肌—腓肠肌(比目鱼肌)—股二头肌—竖脊肌—额枕肌

任脉:腹直肌—胸骨肌—胸骨舌骨肌—下颌舌骨肌—

督脉:竖脊肌—额枕肌—降眉间肌

2009 年, Richter 和 Hebgen 在 *Trigger Points and Muscle Chains in Osteopathy* 一书中提出了骨骼肌链与生物力学结构之间的关系。同年,Myers 在 *Anatomy Trains* 一书中提出了"肌筋膜运动线"和运动疗法之间的关系。肌筋膜运动线与骨骼肌链几乎是异曲同工(图 24-1)。

谢浩然认为,经脉存在于皮肤与肌肉和骨骼等器官之间的筋膜间隙中。原林观察到肢体某些部位有成条索状分布的筋膜结缔组织的位置和走行方向与经脉相

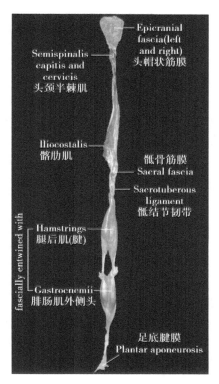

图 24-1　骨骼肌-肌筋膜链
（引自 Myers,2009）

似,两者之间存在密切的解剖学位置关系。

二、骨骼肌-肌筋膜的链式结构

为了探讨一块肌肉的附着腱筋膜与紧接下一块相接壤肌肉起始腱筋膜之间的联系(这两块肌肉一般起协同完成关节运动的作用),蔡虹和朱兵(2002)在1周龄大鼠的膝关节观察了股四头肌附着腱与胫骨前肌起始腱相互连接的显微解剖关系。

在常规 HE 染色的膝关节薄片观察到股四头肌腱筋膜的一部分直接插入胫骨前肌的起始腱中,两肌接合处在镜下呈不同颜色的分布(图 24-2A),但二者之间并无分离;高倍镜下,股四头肌腱部分多含胶原纤维和腱纤维,呈深染色;而胫骨前肌多为肌纤维成分。即便两肌从胫骨颈部分离亦形成复合体呈现类似二腹肌的结构形态(图 24-2B)。

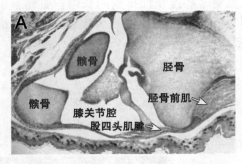
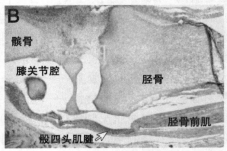

图 24-2 股四头肌腱与胫骨前肌腱-筋膜联合状呈现类似二腹肌的结构显微图像

根据 Mayers 的描述,借助筋膜系统将运动力学结构相统一的骨骼肌链融合形成一个能够完成特定功能的复合体。正如图 24-3 所示,手臂前侧深层骨骼肌-筋膜链(A)中,解剖学已经确认斜方肌与三角肌在锁骨融合形成复合体(B),而三角肌又与肱肌借筋膜相连(C),外侧肌间隔在肱肌后外与伸肌筋膜相连;而肱肌附着的胫骨结节又与指深屈肌借筋膜相连(A),形成肩关节手臂前侧深层的骨骼肌-筋膜链。

其他骨骼肌-筋膜链构成与牵涉痛及经脉关系的例子参考图 24-4 ~ 图 24-7。

其实,临床上很多肌筋膜疼痛患者的放散痛牵涉部位也常表现为"循经性",如颈部斜角肌。斜角肌是肋间肌向颈部的延续部分,起自颈椎横突,功能是上提 2 对肋骨,是最重要的吸气肌(与肺经有关?)。前斜角肌由 $C_5 \sim C_7$ 神经支配,中斜角肌由 $C_4 \sim C_8$ 神经支配,后斜角肌由 $C_7 \sim C_8$ 神经支配。斜角

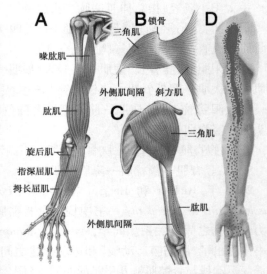

图 24-3 手臂前侧深层骨骼肌-筋膜链构成(A ~ C),D 为冈下肌(C_{5-6})肌筋膜痛诱发的放射性痛牵涉的区域,它与手阴经(筋)循行路线有相同之处吗?(引自 Mayers,2009)

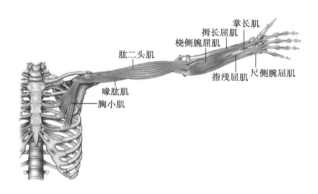

图 24-4　手臂前侧浅层骨骼肌-筋膜链构成,很清楚胸小肌借助筋膜与肱二头肌短头和喙肱肌在喙突相连,肱二头肌又与屈肌借筋膜相连,形成手臂前侧浅层的骨骼肌-筋膜链,其循行路线与心经、心包经基本一致(改自 Mayers,2009)

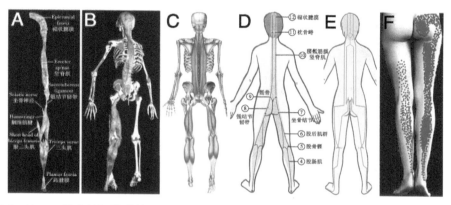

图 24-5　Mayers 提出的肌筋膜链(A 和 B)、肌(C)筋膜背浅层轨迹(D)与膀胱经(筋)循行线(E)的关系,阴影区为浅层肌筋膜;F:左侧为腓肠肌($S_{1～2}$)、右侧为臀小肌($L_4～S_1$)肌筋膜痛诱发的放射性牵涉痛的区域,其循行路线与膀胱经下肢段相关吗?

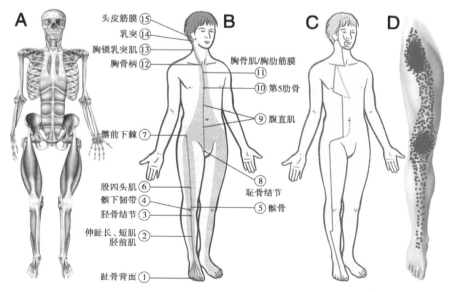

图 24-6　Mayers 提出的肌(A)筋膜前浅层轨迹(B)与胃经(筋)循行线(C)的关系,阴影区为浅层肌筋膜;D 为短收肌($L_{2～3}$)肌筋膜痛诱发的放射性牵涉痛,其带状反应与胃经下肢段循行相关吗?

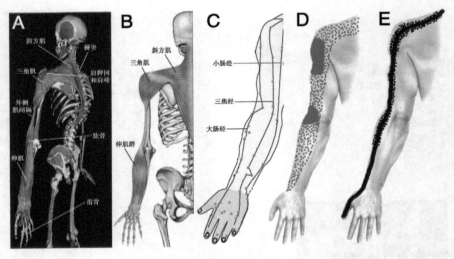

图 24-7 Mayers 提出的手臂背侧骨骼肌-筋膜链构成（A 和 B）和手阳经（C）的关系，D 为冈上肌（$C_{5\sim6}$）肌筋膜痛诱发的放射性牵涉痛的区域，E 为 C_6 神经根病变所致的尖锐、定位清晰的放射痛，其部位与大肠-三焦经相关吗？

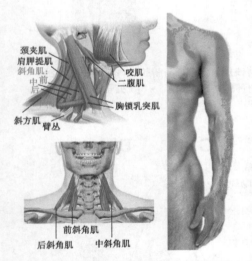

图 24-8 斜角肌筋膜病变引起的放散痛基本上是沿上肢外侧缘分布，其部位与手太阴肺经和手阳明大肠经的循行相关吗？

肌肌筋膜病变引起的放散痛基本上是沿上肢外侧缘分布，与手太阴肺经和手阳明大肠经的循行路线基本相同（图 24-8）。

三、骨骼肌兴奋时形成的继发性兴奋效应

实验选用大鼠在体和离体坐骨神经-腓肠肌，刺激电极安置于连体的坐骨神经上，记录电极安置在离体的腓肠肌上，我们选用不同形式的连接方法观察在体神经-肌肉的兴奋对另一离体神经-肌肉的继发性兴奋效应。

1. 全接触连接 即离体的坐骨神经-肌肉的神经平行放置于在体的腓肠肌全长，给予在体坐骨神经单脉冲刺激时，在体腓肠肌兴奋收缩后经过约 3~4 毫秒的潜伏期，可在离体的腓肠肌上记录到一个继发的兴奋收缩反应，其反应的出现率为 100%（见图 24-9）。

2. 部分接触连接 将离体的坐骨神经分别放置于在体腓肠肌长轴的 1/2、1/4、1/8（接近腓肠肌的末端肌腱处）处。给予坐骨神经单脉冲刺激时，仍可继发性引起离体腓肠肌兴奋收缩反应，但诱发的反应和收缩的强度随着连接位置的缩短而缩小，有时神经放置在肌腱部时这种继发性的反应不再出现。

3. 横位接触连接 将离体神经-肌肉的神经横置于在体的腓肠肌的肌腹上，给予在体坐骨神经单脉冲刺激时，仍可引起横置的神经-肌肉发生继发性的收缩反应，出现率

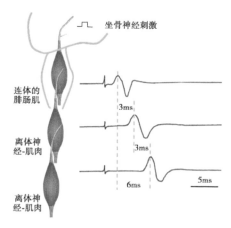

图 24-9　刺激坐骨神经引起离体神经-骨骼肌的继发性兴奋反应

刺激在体的坐骨神经可引起其支配的腓肠肌兴奋反应。而如图所连接的离体的神经-肌肉也可发生继发性的兴奋反应，注意离体神经-肌肉的连接形式及反应的时间差

为 100%，将这种连接坐骨神经缩短到肌腹直径的一半时，这种继发性的诱发反应仍可出现，缩短至 1/4 时，这种继发性反应仍可记录到，但反应的强度逐渐减弱，有时甚至不出现反应。

4. 点置接触连接　将离体神经-肌肉的神经断端预先结扎，并点置于在体腓肠肌的肌腹中央，给予在体坐骨神经单脉冲刺激时仍可记录到离体腓肠肌的继发性兴奋收缩，出现率仍然是 100%。

以上研究表明，离体神经-肌肉标本的神经放置在近肌腹部，这种继发性的肌肉兴奋收缩效应均可出现。推论：在机体内一块肌肉的兴奋收缩对与此相关的神经或肌肉都可能引起继发性的兴奋效应，但这种兴奋效应可随着位置关系的亲疏而呈递减性。

四、骨骼肌兴奋对在体神经-肌肉的继发性刺激效应

实验选用大鼠坐骨神经-骨骼肌，记录电极分别安置在坐骨神经支配的股二头肌和由胫神经支配的腓肠肌上，以及由胫神经分支支配的趾浅屈肌和由腓总神经支配的趾长伸肌-胫前肌上。需要指出的是，支配上述肌肉的神经支有足够的长度穿过股二头肌和腓肠肌，与其发生紧密接触。当用 0.1 毫秒波宽的单脉冲刺激坐骨神经干时，均可在上述三肌肉记录到一个双相电位，如果此时在进入腓肠肌前的位置切断支配趾浅屈肌的胫神经终末支和支配趾长伸肌-胫前肌的腓总神经干时，刺激坐骨神经引起腓肠肌收缩的同时仍可在趾浅屈肌和趾长伸肌-胫前肌上记录到一个肌电活动，所不同的是上述二肌反应的潜伏期延长。这说明刺激坐骨神经引起腓肠肌收缩后，腓肠肌肌电活动产生的总和电流对行走在该肌的胫神经和腓总神经有继发性的兴奋效应。如果再切断进入趾浅屈肌和趾长伸肌-胫前肌的胫神经和腓总神经终末支，并隔离上述两肌与腓肠肌的直接接触，则刺激坐骨神经引起腓肠肌收缩的同时不再引起趾浅屈肌和趾长伸肌-胫前肌的反应（图 24-10），进一步说明上述两肌的继发性兴奋是由于腓肠肌的兴奋激活了胫神经和腓总神经的结果。

刺激坐骨神经主干可引起胫神经支

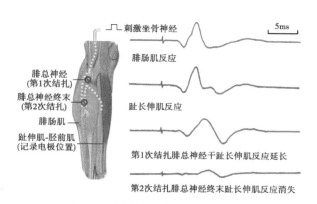

图 24-10　刺激坐骨神经引起在体神经-骨骼肌的继发性兴奋反应

配的腓肠肌兴奋反应,也可引起腓总神经支配的趾长伸肌和胫前肌兴奋反应。在进入腓肠肌前的位置第一次切断(或结扎)腓总神经干时刺激坐骨神经引起腓肠肌收缩的同时仍可在趾长伸肌记录到肌电活动,但反应的潜伏期延长。如果再第二次切断进入趾长伸肌的腓总神经终末支,则刺激坐骨神经引起腓肠肌收缩的同时不再引起趾长伸肌的兴奋反应。

这种继发性的兴奋效应,不是刺激电流直接扩散所致。

由于给予神经刺激的强度很小($<0.5mA$),在容积导体的组织中随着距离加大而迅速衰减从而难以对另一神经-肌肉以阈刺激。另外,这种继发性的兴奋效应比在体的腓肠肌反应存在有远大于扩散电流的时间差($>3\sim4$毫秒),但这些因素不能完全排除刺激电流的直接扩散作用。

为了有效排除刺激电流的直接扩散对与此相连的离体神经-肌肉的继发性兴奋效应,在记录了离体神经-肌肉的继发性兴奋收缩效应之后,立即给大鼠腹腔注射肌松剂三碘季胺酚(同时动物辅以人工呼吸)。经过约$5\sim10$分钟的潜伏期后,再刺激坐骨神经,此时不能引起在体腓肠肌的兴奋收缩。而离体的神经-肌肉并未受到肌松剂的影响(此时直接刺激神经仍可引起其支配的离体腓肠肌兴奋收缩),不管以何种形式连接均不能在离体腓肠肌记录到继发性的兴奋收缩反应(图24-11)。

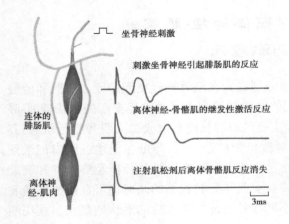

图24-11　腹腔注射肌松剂对离体神经-肌肉反应的影响

刺激在体坐骨神经可引起腓肠肌的反应,同时继发性引起离体神经-肌肉的继发性反应。腹腔注射肌松剂后刺激在体坐骨神经不能引起腓肠肌收缩,离体的神经-肌肉亦不发生兴奋反应,从而可以排除离体神经-肌肉的兴奋是由刺激电流扩散引起的

这项结果表明,离体神经-肌肉的继发性兴奋反应不是刺激电流的直接扩散所致,而是在体腓肠肌兴奋时产生的巨大总和电流对另一相连的神经-肌肉继发性兴奋引起的。

五、继发性兴奋的时间总和

循经感传的速度非常缓慢,一般情况仅在$1\sim10cm/s$左右,而本项研究观察到的神经-肌肉的继发性反应的潜伏期很短,反应的时间差只能以毫秒计算,显然不能与慢速的循经感传速度相比较。因此,探讨这种继发性兴奋反应的时间总和效应是必要的。

1. 在体即等长收缩情况下继发性反应的时间总和　实验选用大鼠坐骨神经-骨骼肌,记录电极分别安置在胫神经支配的腓肠肌和由腓总神经支配的趾长伸肌-胫前肌。需要指出的是,支配趾长伸肌-胫前肌的腓总神经支有足够的长度穿过腓肠肌,与其发生紧密接触。

当用0.1毫秒波宽的单脉冲刺激坐骨神经干时,均可在上述肌肉记录到一个双相电位。如果此时在进入腓肠肌前的位置切断支配趾长伸肌-胫前肌的腓总神经,刺激坐骨神经引起腓肠肌兴奋收缩反应的同时仍可在趾长伸肌-胫前肌上记录到一个肌电活动,所不同的是该肌反应的潜伏期延长。这说明刺激坐骨神经引起腓肠肌兴奋收缩后,腓肠肌的肌电活动形成的总和电流对行走在该肌的腓总神经有继发性的兴奋效应。而此时将刺激引起趾长伸肌-胫长前肌的继发性兴奋的强度降至仅能引起最小反应时,单脉冲刺激坐骨神经虽然可引起腓肠肌较弱的兴奋收缩,但仅在趾长伸肌-胫前肌上记录到一个较小的继发性兴奋反应。而同时给予2～3个甚至6～7个脉冲刺激(间隙10～30毫秒)时,可随着刺激脉冲的增加而继发性反应的幅度也逐渐增加。但需要指出的是,这种时间总和出现的比率并不是太高(约为20%～30%)(图24-12)。

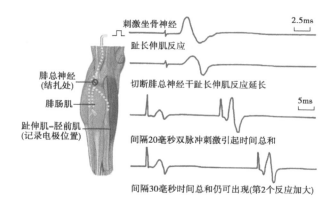

图24-12　继发性反应的时间总和
刺激坐骨神经可引起趾长伸肌的直接反应。结扎腓总神经干再刺激坐骨神经引起腓肠肌兴奋后,可兴奋穿越的腓总神经,继发性引起趾长伸肌收缩(反应的潜伏期延长)。此时将刺激坐骨神经的电流降低到仅能引起最小的趾长伸肌继发性反应,再间隔20～30毫秒给予2个刺激脉冲,这种继发性反应可发生时间总和(反应的幅度增大)

2. 离体即等张收缩情况下继发性反应的时间总和　刺激在体坐骨神经引起腓肠肌兴奋收缩可继发性兴奋离体的神经-肌肉。当刺激强度降至阈下水平时(阈强度的90%),刺激脉冲从2个开始一直增加到十数个,刺激间隙从10毫秒一直增加到500毫秒甚至1秒时,都可观察记录到时间总和效应。即单脉冲刺激时不能引起肌肉的继发性兴奋,而随着刺激脉冲数的增加会出现时间总和累加发生兴奋反应。另外,时间总和的另一种表现形式是募集现象,即在时间总和引起继发性兴奋反应时同时随着刺激脉冲的增加,反应的强度也随之增加,这种增强效应在持续一段时间后有时反而会逐步减少。

六、骨骼肌-肌筋膜间的兴奋传递

实验选用雄性大鼠的后肢,在乌拉坦麻醉下剥离大小腿前侧的皮肤,暴露出胫骨前肌和股四头肌。从该项研究的第一部分的工作可以看出,胫骨前肌的附着点与股四头肌的附着点交织咬合在一起。在后肢的跖关节处施加一重量达100g的前负荷,刺激电极安置在胫骨前肌上。用波宽为0.1毫秒,强度为1mA电流刺激该肌可在同侧腹直肌上记录到潜伏期约为8毫秒(±2.75毫秒)的诱发反应(出现率6/17),切断髌韧带后,这种诱发反应基本消失。

七、刺激离体坐骨神经-腓肠肌标本引起的背根和腹根反应

实验选用大鼠,暴露腓肠肌,并在脊柱腰骶部分剪去椎板,分离脊神经 $L_{1\sim4}$ 节段的背根和腹根,用铂金丝电极分别记录这些节段腹根和背根诱发的传入反应。离体神经-肌肉的腓肠肌与在体腓肠肌以部分重叠形式发生肌性接触连接。给予离体坐骨神经单脉冲刺激引起离体的腓肠肌兴奋收缩反应的同时,也可继发性引起在体腓肠肌兴奋反应(出现率约为1/3),在出现在体腓肠肌继发性兴奋反应的动物可在相应节段的脊髓神经前根和背根记录到一个相对较小的背根和腹根电位,其潜伏期都在 2~3.5 毫秒左右。

这项结果表明,骨骼肌的兴奋可以其巨大的总和电流对与此有位置相连的神经和肌肉以继发性兴奋刺激,这些兴奋的神经包括运动神经和感觉神经。这意味着,若兴奋了运动神经,则运动神经所支配的另一块肌肉将发生兴奋收缩,若兴奋了感觉神经,则感觉神经支配的区域将出现感觉,从而出现跨神经节段传递的感觉和运动反应。如果这种原发性和继发性的感觉和运动反应出现在经脉的循行部位,就可能引起该经脉出现"循经感传"现象和循经的肌电发放。或许这就是循经感传现象的原因和机制。

八、针刺引起循经肌电活动的时空特性

本研究将观察针刺对位于膀胱经背部段最长肌和棘肌以及胃经下肢段胫骨前肌和股四头肌的兴奋作用,观察循经肌电步进反应传递的时空性质及影响因素,探讨神经-肌肉继发性兴奋反应的动力源。

实验将 6 对针电极以等距离分别安插在大鼠 $T_4 \sim L_5$ 节段旁开脊椎棘突 5~7mm 处的竖脊肌上(相当于膀胱经脉在背部的循行位置),针电极插入深度约为 5~6mm,6~8 对电极的总长度在 3.5~5.0cm。参考电极安置于记录电极对侧背部的同一部位。手针刺激的位置分别位于记录电极轴线上的 T_3 ("肺俞"穴)、T_{11} ("脾俞"穴)和 L_5 ("关元俞"穴)脊椎旁的膀胱经相应穴位上,观察针刺对沿膀胱经电极下肌肉活动的时空性质。结果观察到,刺激膀胱经穴位对竖脊肌有激活作用及时空特性。手针刺激其选择的 3 个部位 T_3 节段的"肺俞"穴,观察针刺引起的肌电反应向尾端步进兴奋的范围及反应时的差异;L_5 节段的"关元俞"穴刺激引起的肌电反应向头端步进兴奋的范围及反应时的差异;T_{11} 节段的"脾俞"穴刺激引起的肌电反应向头尾两端步进兴奋的范围及反应时的差异。

1. 由头端向尾端的肌肉步进兴奋反应 刺激 T_3 节段的"肺俞"穴时,引起的肌电反应一般可向尾端步进兴奋 3~4 对电极,即 5~7 个脊髓节段,传布距离可达 2.0~3.0cm。当针尖接触到肌肉表面的瞬间,由于针尖与肌肉的相对运动,有时基线可产生较大幅度的波动,该波动期一般在 200 毫秒以内。进针后经过一段时间的潜伏期,从头端至尾端各导记录电极肌电依次出现活动。各电极间随距离的增加而依次出现阶梯状肌电激活反应,肌电持续发放的时间约为 300~1000 毫秒,甚至更长。有时可见一次肌电密集发放后,一段时间会有第二次甚至多次的肌电发放(图24-13B、C)。出针时由于针体与肌纤维的相对运

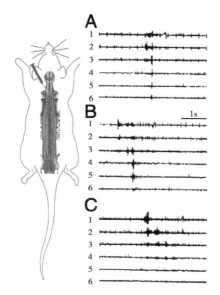

图 24-13 由头端向尾端的肌肉
步进兴奋反应

动,可见有短暂的肌电发放和基线波动,持续时间为 200～300 毫秒,随后恢复正常。根据各记录电极间肌电信号的峰-峰值计算,从头端至尾端各电极间都存在稳定的反应潜伏期,这种不同步的反应基本可以排除容积导体的导电作用。但应该指出的是,不同部位反应也存在同步信号,这在生理电信号记录中是普遍存在的反应,属正常现象(图 24-13A)。各电极间反应的潜伏期差如表 24-1 所示。根据对潜伏期与步进兴奋距离的计算,循经肌电信号的平均步进速度达 14.85cm/s(表 24-1),是一种有序的渐进的反射性活动。

除了各电极间对刺激反应的潜伏期差之外,各电极间的肌电反应强度和峰值随着距离的延长而逐渐减少,肌电电位峰值可从 mV 级降低到 μV 级。肌电反应的另一种形式是从头到尾端各电极间肌电发放时间逐渐延长(图 24-13C)。这意味着刺激-反应之间存在一种正反馈的神经通路。这种反射通路不但发生在同节段脊髓水平,也发生在脊髓间的一种多突触环路。

表 24-1 针刺"肺俞"穴引起向尾端的肌肉步进兴奋反应的潜伏期和传导速度

导　联	1	2	3	4	5	6
潜伏期(ms)	174±37	132±21	84±16	77±23	35±8	20±5
传导速度(cm/s)	4.47±1.22	9.50±1.94	13.23±2.70	13.65±2.84	23.26±3.54	25.00±5.00

2. 由尾端向头端的肌肉步进兴奋反应　在刺激 L_5 节段的"关元俞"穴引起反应可由尾端向头端步进兴奋,大都可跨过 3 对电极、4～5 个脊髓节段(图 24-14),略低于由头端向尾端的传递;步进兴奋的距离可达 2.0～2.5cm。由 L_5 节段刺激向头端传递肌电反应的平均每对电极间距(6mm)的潜伏期为(86±17)毫秒,经计算针刺"关元俞"向头端肌电步进反应的速度为(13.12±5.32)cm/s。与头端向尾侧的肌电步进兴奋一样,肌电反应的峰值振幅亦随着距离的延长而缩小。

3. 向头、尾两端的肌肉双向步进兴奋反应　在针刺 T_{11} 节段的"脾俞"穴,可引起沿头端和尾端双向步进的肌电反应,各电极都可记录到稳定反应的电信号。双向步进兴奋的距离达 3.0～4.5cm。随着反应的距离延长,在肌电振幅减少的同时,潜伏期逐渐延长。平均每对电极间反应的潜伏期为(91±21)毫秒,平均传导速度为(11.96±2.29)cm/s。

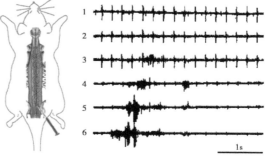

图 24-14 由尾端向头端的肌肉步进兴奋反应

这项研究表明,针刺膀胱经穴位,在循经的其他穴位点上可记录到反应逐渐减少、潜伏期逐渐延长的不同步肌电反应,这种反应是具有双向步进兴奋的特性,向尾侧的步进距离大于向头侧的步进,针刺点与记录点的纵向距离与肌电的最大幅度之间存在一定的负相关性,而与肌电的潜伏期之间存在一定的正相关性。肌电反应的步进速度平均在 $11 \sim 25\text{cm/s}$,非常接近循经感传的速度。

九、影响针刺激发膀胱经肌电的因素

观察了局部注射肌松剂三碘季胺酚(2%,$0.2 \sim 0.3\text{ml}$)、离断颈髓($C_7 \sim T_1$ 节段)和在腰髓硬膜下($L_{4 \sim 5}$节段)注射利多卡因(Lidocaine)(2%,0.5ml)对肌电步进兴奋的影响。

1. 局部注射肌松剂对沿经肌电活动的影响　T_3 节段针刺"肺俞"穴引起各电极肌电稳定激活反应之后(图 24-15A),在 $2 \sim 3$ 导电极间(T_7 节段)注射 $0.2 \sim 0.3\text{ml}$ 的 2% 三碘季胺酚可阻断肌电步进反应,即仅在注射肌松剂的前两导电极有少量肌电反应,阻滞区远端的肌电反应大部分消失,一部分减弱(图 24-15B)。而注射同体积的生理盐水基本不影响沿经步进反应的肌电。这项实验表明,沿经的肌电反应除了与脊髓的反射活动有关外,骨骼肌间的步进兴奋反应也是肌电传输的重要因素。因为单纯的脊髓反射,并不受肌松剂的影响。

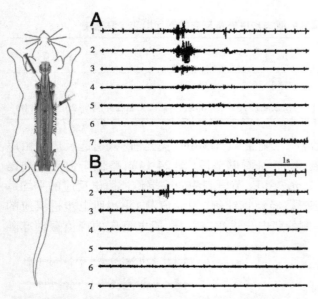

图 24-15　局部注射肌松剂对沿经肌电活动的影响

2. 利多卡因(Lidocaine)腰麻对沿经肌电活动的影响　在针刺穴位引起沿经肌电稳定反应的基础上,通过预置的导管向腰 $L_{4 \sim 5}$ 节段的硬脊膜下腔注射 2% 利多卡因溶液 0.5ml,并将大鼠尾端抬高 $20° \sim 30°$,以利于药物向头端流动。$5 \sim 10$ 分钟后再观察针刺引起的肌电反应。结果看到,除少量的局部肌电保留外,其他电极的肌电反应消失或明显减弱(图 24-16)。

这项实验表明,脊髓功能完整与否是影响循经肌电步进反应的重要因素之一。

3. 高位横断脊髓对沿经肌电活动的影响　本项研究的目的是观察在 C_7 水平离断脊髓后对沿经肌电活动的影响。在针刺穴位引起沿经肌电稳定反应的基础上,用手术刀尖在 $C_7 \sim T_1$ 节段横断脊髓,经过 30 分钟左右的脊休克期后,观察针刺引起的肌电反应是否发生改变?结果观察到,大多数实验动物的肌电活动均有增加,有的在肌电幅度有所增加的同时,肌电步进反应的距离也有所延长。

这项研究表明,在脊髓动物,由于去除了高位脑中枢对运动系统的下行性抑制作用,针

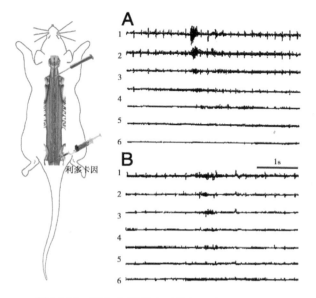

图 24-16 利多卡因腰麻对沿经肌电活动的影响

刺引起的沿经肌电活动总体上是增加的。结合循经感传的研究,在中枢神经系统病变的情况下,循经感传出现的比率往往较高。

十、免疫损伤运动神经元后针刺对循经肌电反应传递的影响

为了探讨脊髓运动神经元柱中支配同一功能肌群(或同一经脉)神经元间的突触传递功能,采用免疫损伤法破坏脊髓前角运动神经元后观察针刺对循经肌电步进反应传递影响。在免疫损伤 35 天后,大部分动物可见有行动迟缓或前后肢运动障碍。少数动物无明显体征,但肌张力均有明显降低;肌电反应阈值升高,反应强度降低,C 类纤维反应时延长(图 24-17A)。还有少数动物严重运动障碍甚至死亡,脊髓前角运动神经元减少。

在免疫损伤脊髓前角运动神经元的动物,T_3 节段针刺"肺俞"穴仅能在相邻 1~2 对电极记录到较正常动物小的肌电信号,在所有的实验中没有沿肌肉(经)出现的非同步肌电反应(图 24-17B、C),针刺引起的循经肌电步进反应明显受阻,说明这种肌电反应不但取决于外周骨骼肌间的兴奋传递,也取决于脊髓运动神经元柱间的突触传递易化功能。

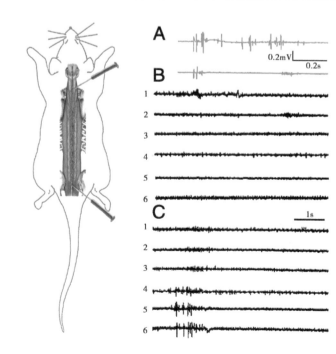

图 24-17 用免疫法损伤脊髓前角运动神经元后针刺对循经肌电步进反应传递影响

A:在免疫损伤脊髓前角运动神经元前的对照,3.3mA 的单脉冲刺激腓肠神经即可引起股二头肌明显的反射反应;而损伤后刺激强度达到 10mA 时才能引起股二头肌的小振幅反射,C 类纤维反应时也延长;B:刺激 T_3 节段的"肺俞"穴时,引起的肌电反应仅在①道电极记录到轻微的肌电信号,其他电极无任何反应;C:刺激 L_5 节段的"关元俞"穴引起反应可在⑥⑤④道电极记录到同步的肌电信号,各电极间反应无时间差。表明前角运动神经元的损害阻断了肌纤维间的兴奋传递

第五节 循经感传与循经肌电发放

正如以上所述,骨骼肌兴奋时肌电活动产生的总和电流能够对其有位置接续关系的另一神经-肌肉产生继发性的激活,并以此解释以骨骼肌为中介的跨神经节段传递的"循经感传"现象。那么,在循经感传敏感者的经脉循行线上能否记录到肌电信号是至关重要的。

试验在28位自愿者中进行,其中男16名,女12名,年龄在20~45岁,自愿者身体健康,无明显神经肌肉系统疾病。

共检测了48条经脉的循经感传线与循经肌电反应,其中普通人群为9人(18条经);循经感传敏感者19人(30条经),包括有感传但未记录到明显循经肌电(局部肌电除外)的有7人(8条经),有感传同时也记录到循经肌电的有12人(22条经)。

循经感传敏感者大都来源于在读大学生,通过重点普查所确认。试验在6—8月进行,气候适宜,并有利于测试部位的暴露。

激发循经感传的刺激以玻璃棒或手指按压穴位为主,其次为经皮电刺激和针刺。刺激强度以受试者能忍受的强度为限。激发感传后记录受试者的感觉型式、感传路线、传导速度。然后在感传带区或对照点安放8对直径为0.8cm的圆板银质皮肤表面电极,信号输入RM-6000电生理分析仪。一般情况下在前臂及臂的内外侧旁开3~5cm处各安放对照电极。其余6对电极均等距离安置在循经感传带上。受试者均静卧(或端坐)10~30分钟。

一、正常受试者对刺激的反应

共观察9人(6男3女)18经次,按压、经皮电刺激或针刺双侧合谷穴均未激发循经感传。各电极也未记录到明显的肌电信号,或仅在局部记录到散在的<10μV的肌电。

二、无肌电信号的循经感传敏感者对刺激的反应

共观察7人(男5,女2)的8条经。按压、针刺合谷穴(4人次)、少商穴(2人次),中冲穴(1人次),足三里穴(1人次)均可激发感传。感传路线基本循肢体长轴传导,有一定的循经性但变异较大。感传性质以麻、重、胀、痛为主,呈带状,边缘不清楚,无明显肌电,但有时仅在距离刺激穴位较近的部位记录到散在的<10μv的肌电信号。

三、伴随有肌电发放的循经感传敏感者对刺激的反应

共观察12人(男6,女6)的22条经;按压、经皮电刺激或针刺大肠经合谷穴(13人次)、心包经中冲穴(3人次)、肺经少商穴(1人次)、解溪、足三里、下巨虚等胃经穴(4人次)、膀胱经大肠俞(1人次)等可诱发循经感传。并在感传区域记录到连续发放的肌电信号,肌电振幅在10~150μV。但旁开感传线3~5cm处肌电不明显,或振幅明显降低。在上肢诸经脉中,感传可达臂、肩胛部和前胸,沿途大都可记录到肌电信号(图24-18)。下肢穴位刺激肌电

信号只能到达大腿,虽然感传可上达腹、胸、头部,但这些区几乎记录不到明显的肌电信号(图24-19)。

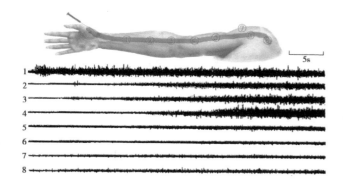

图24-18　记录电极的位置越远,循经肌电的潜伏期越长
在针刺诱发循肺经感传线上安放8对记录电极,可观察顺序出现的肌电信号,即首先在电极①出现肌电1,并逐渐向远端推移步进,循经感传速度与循经肌电步进速度几乎同时

**图24-19　**按压刺激解溪穴引起的循胃经感传和循经肌电仅在下肢出现(②⑥电极为内外旁开对照);按压胃经解溪穴,循胃经感传可达下肢、腹、胸、头颈部,但仅在下肢记录到循经肌电信号,而对照点(②⑥电极)肌电明显减弱。⑦电极在腹股沟,⑧电极在腹部,这两对电极均未记录到明显肌电

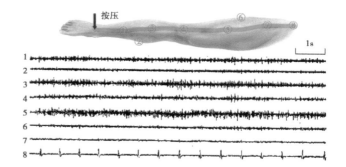

四、循经感传速度与循经肌电发放的步进速度

除去主诉不清和传速太快的情况,可供分析的循经感传速度有12人,共15条经。

从刺激开始到感传达腕部,该段的传导速度约为0.6cm/s,从腕部至肘部平均感传速度约为(2.5±1.6)cm/s,从肘至肩(或腋下)的平均感传速度约为(2.0±0.8)cm/s。胃经在下肢的平均传导速度约为(2.7±1.0)cm/s。

在循经感传的同时出现循经肌电发放的受试者中,能完整分析循经肌电反应时间的有5例。经过统计学处理表明,循经感传的平均传速与循经肌电信号的步进速度呈完全正相关。

这些结果表示,循经感传速度在0.6~2.7cm/s,而在刺激穴位到腕之间较慢速现象可以理解为从施加刺激到产生感传需要一定的诱导时间。循经感传与循经肌电发放存在时间上的一致性,或者说循经肌电出现的时间稍早于感传的时间。提示循经感传与循经肌电发放有密切相关性。

五、停止刺激后循经肌电的消退

无论是在经穴针刺、按压或经皮电刺激都能诱发循经感传和循经肌电发放的稳定反应。停止刺激后,感传现象和肌电反应都逐渐消失。一般情况下,感传现象消退较快,而循经肌电则可持续一段时间。循经肌电的消失有时可以看到这样一种现象,停止刺激后,肌电的频率和振幅逐渐减少,肌电消退首先出现在距离刺激部位最远部位的电极,并逐渐向近端推移,以至最后消失,出现一种由远至近的肌电逐渐消退现象(图24-20)。

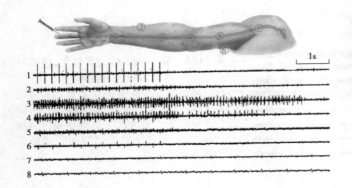

图24-20 停止电针刺激后循经肌电首先在远端,最后在近端消失(相对刺激部位而言)

如图所示,停止刺激后⑤导联的肌电(5)仅持续半秒左右即消失,接着是4、3、2导联的肌电顺序消失,最后消失的是1导联(由于①电极安置位置是肌腱部,肌电信号很弱,但仍可看到记录纸的右侧边缘有肌电电信号;该导联可记录到电针的伪迹)

六、循经肌电分布范围的分析

为了确定循经肌电的分布范围,在8例受试者进行了环肢实验,将4~8对表面电极围绕肢体成环形安放,观察在哪些区域可记录诱发肌电信号。在针刺合谷穴时,基本循肺-大肠经产生感传,感传呈带状,循经肌电也是呈带状分布。环肢记录结果表明,仅在感传的带状区域内记录到明显的肌电信号,在其附近的电极只存在振幅小得多的肌电反应,其他电极则完全记录不到。这些结果表明,肌电信号仅在循经感传区域内出现明显,表明二者具有重合的循经性(图24-21)。

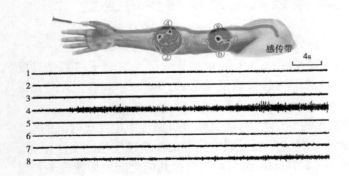

感传带 4s

图24-21 按压刺激合谷穴(鱼际)引起的感传循大肠-肺经上传,在前臂和上臂安放环肢电极仅在感传线上(④⑧)记录到肌电(4、8)

七、膀胱经背段感传线和肌电与骨骼肌排列位置的分析

用电脉冲刺激膀胱经的大肠俞穴,感传线可循本经上达脑后区,沿经各穴均可记录到相应的肌电信号,而左右旁开虽然也可记录到肌电但振幅却明显减弱。因此可以认为,膀胱经在背段的肌电信号主要在竖脊肌上,但与其长轴相平行的肌束中的肌电振幅最大。

八、循经感传与循经肌电轨迹分析

循经感传路线在肢体部基本循经,但有变异。循经肌电出现的部位与感传的部位基本一致。进一步分析肌电与骨骼肌的关系对于佐证骨骼肌的链状结构是很必要的。

根据本研究组前期解剖学研究结果,肺-大肠经感传线和肌电与骨骼肌排列为:

合谷穴—桡侧腕伸肌—肱三头肌胸大肌—

刺激合谷穴引起的感传线和肌电信号与上述肌的附着位置基本一致。

与此相似,刺激中冲穴引起的循心包经感传和肌电反应与指屈肌—肱二头肌—胸肌的位置基本一致。

胃经感传线和肌电与骨骼肌排列为:

足三里(下巨虚等)穴—胫骨前肌—股四头肌—

刺激胃经穴所引起的感传路线和循经肌电与上述骨骼肌的附着位置基本一致。

九、循经肌电信号的分析

在穴位给予按压,针刺或经皮电刺激时所引起的循经肌电信号多为混合型,频率约为 50 次/秒,振幅多在 $10 \sim 150 \mu V$,有时高达 $200 \mu V$。$10 \sim 20 \mu V$ 的肌电多出现在接近肌腱处,而 $>100 \mu V$ 的肌电多出现在肌腹中央。这种肌电信号在施加刺激的全过程中都存在,并随着刺激时间的延续,肌电信号的振幅及频率都可增加。停止刺激后,肌电信号仍可持续一段时间,但随着停止刺激时间的推移,其肌电的频率和振幅逐渐减弱,并最后达到静息状态。

第六节 循经肌电产生的机制分析

一、循经感传和循经肌电有赖于
反射弧的完整性

为了探讨这种循经肌电产生的机制,对 6 名自愿者进行了臂丛阻滞麻醉的试验,观察这种肌电发放是否与脊髓功能有关。这 6 名自愿者为 3 男 3 女,其中观察大肠经 5 人(针刺或压迫刺激合谷穴)、心包经 1 人(压迫刺激中冲穴)。

正如上述,穴位刺激能引起稳定的循经感传和循经肌电发放。通过在尺神经沟区的皮肤表面安放刺激电极,可在大鱼际肌引出短潜伏期反应的 M 波,经过约 30 毫秒出现一个振幅较小的 F 波。M 波一般认为是直接刺激尺神经中的运动纤维所引起,而 F 波被认为是电刺激运动神经纤维产生的逆行冲动到达脊髓,经过多突触接续引起的一种反射反应,因此 F 波可用做判断脊髓反射是否完整的依据。

此时,在锁骨中点上 $1 \sim 2cm$ 处行锁骨上臂丛阻滞(2% Lidocaine,$10 \sim 12ml$),受试者的痛觉、温度觉和压觉一般在 $5 \sim 10$ 分钟消失(触觉有时保留,但呈麻木状),肢体不能抬起。在臂丛阻滞后 20 分钟再检查 F 反射,虽然加大对尺神经的刺激强度,M 波的振幅和潜伏期并未改变,而 F 波却不复存在。表明臂丛神经已经麻痹,脊髓反射弧基本阻断。

此时继续刺激穴位，既不能引起循经感传，也完全记录不到循经肌电信号。这种反应可持续 60～90 分钟。随着神经功能的逐渐恢复，皮肤感觉重新出现，循经感传和循经肌电反应逐渐趋于正常。

以上结果表明，循经感传和循经肌电有赖于反射弧的结构和功能完整，也就是说依赖于脊髓和脊髓上中枢的功能。

二、循经感传阳性者与骨骼肌活动的关系研究

当前，关于循经感传的机制探讨主要有 3 种观点：①循经感传是经穴刺激后引起大脑皮质兴奋灶沿特定路线的兴奋扩散泛化，从而引起扩散区相应的体表位置出现感觉；②外周神经末梢间的兴奋传递，使感觉沿神经末梢的兴奋传递而迁移；③经穴刺激引起的兴奋传入在脊髓引起的反射活动和借道骨骼肌，骨骼肌在兴奋过程中形成的电流继发性激活沿途的神经装置，使之产生继发性感觉和运动反应，引起感觉沿特定路线迁移，出现循经感传现象。这 3 种观点都有一定的实验依据，各自的实验都无排他性，但真实的机制只会是一个，或以一个为主。

在循经感传阳性自愿受试者研究循经感传和循经肌电能否被机械压迫所阻断，并在不影响感觉神经系统情况下，用孤立臂的试验证实继发性感觉和运动神经是否来自骨骼肌兴奋反应的动力源。

为了验证哪一种观点是引起循经感传的主要因素，采用神经-肌肉传递阻滞的孤立前臂（isolated arm）的试验来探讨循经感传产生的机制。其方法是在前臂用血压计充气至 37～38kPa 的压力情况下，以阻断血流，用有效剂量 ED90 的 10% 肌松剂加 20ml 生理盐水稀释，在 120 秒之内静脉推注，神经肌肉传导阻滞在注射后 30 秒之内出现。

采用该种方法对 7 位循经感传阳性自愿受试者进行了试验，试验设计如下：在手背静脉插入输液用注射针头，取 0.3mg 维库溴铵（vecuronium）溶于 20ml 5% 葡萄糖生理盐水中备用，在循经感传轨迹上安置 6～8 导直径为 0.8cm 的银质圆形生物电记录电极，生物信号引入 RM-6000-8 和 Power-Lab/8s 信号处理系统记录、打印。在肘部和前臂上部之间固定好血压计气囊，在穴位刺激引起稳定的循经感传和记录到稳定的肌电反应后，立刻向血压计气囊充气（>37kPa），后将肌松剂在 120 秒内推注完毕。期间继续刺激穴位和记录循经感传及循经肌电反应。

在这 7 位上肢循经感传阳性自愿受试者孤立前臂的试验观察到，针刺、指压或穴位电刺激（合谷、劳宫等穴）可引起循肺经、心包经感传，并在其感传轨迹上记录到沿经肌电活动，气囊压迫阻断血流时感传的分辨能力在阻滞区远端有所减弱，但仍可分辨出。开始注射肌松剂后，受试者逐渐感觉到注射区有麻痛感，孤立的前臂随着药物注射量的加大逐渐出现肿胀，皮肤毛细血管被扩张而潮红。在阻滞区手指握力减弱和消失的同时，各导程肌电也逐渐减弱、消失，循经感传随之亦同步消失，仅在刺激的穴位附近仍然有感觉存在；阻滞区的远心端肌电信号也随之减弱，继而消失（失去刺激源）；循经感传在此区也发生同样的改变（图 24-22）。

在循经感传和循经肌电消失后，立即撤去肘部压力，孤立区的静脉血迅速回流加入血液循环，肌松剂也随之运走，此时部分受试者可出现约 3～5 分钟眼睑下垂、复视等反应。在减

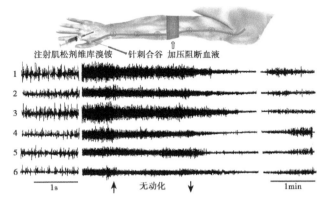

注射肌松剂维库溴铵　　针刺合谷　加压阻断血液

1

2

3

4

5

6

1s　　　　　↑　　无动化　↓　　　　　1min

图 24-22　孤立前臂阻断循经感传和循经肌电反应(注意时标的不同)

压后的 3~5 分钟内刺激不能激发循经感传,也记录不到肌电。大部分受试者在 8~10 分钟后,针刺引起的循经感传和循经肌电开始恢复。二者之间恢复的时间存在明显的同步。

　　这项研究表明,肌松剂不对感觉神经产生影响,但可阻断神经-肌肉运动终板的传递,使骨骼肌纤维不能发生兴奋,亦不能产生由肌纤维去极化电位形成的电流,故不能继发性刺激肌肉中的神经组织,从而使循经感传现象消失。因此,循经感传的感觉迁移现象不是单纯的神经末梢的兴奋传递,也不是大脑皮质兴奋扩散所致,而是一系列与传入-传出反射有关的沿经脉出现的神经-骨骼肌兴奋耦联的继发性激活效应。

三、机械压迫能否阻断循经感传现象

　　机械压迫能否阻断循经感传现象,这涉及对循经感传现象与机制的解读。针对 13 例循经感传阳性自愿受试者,分别观察了机械压迫对循经感传和循经肌电发放的影响,并在循经感传和循经肌电反应的轨迹中注射 2ml 的生理盐水,观察对二者的影响。针对 11 例正常自愿受试者(包括 3 例循经感传阳性者)观察了机械压迫对尺神经沟尺神经刺激引起的向小指放散状麻窜感的影响。针刺、指压或电刺激合谷、内关、劳宫等穴位,可引起循肺经、心包经、大肠经的感传,并在感传的轨迹中记录到同步的肌电活动信号,二者之间的路线基本一致,此时在肘部经气囊充气至 37~38kPa 时,大部分受试者都感觉到循经感传在气囊压迫位置变得模糊不清,但沿经肌电反应无一例受阻(图 24-23)。

　　经受试者仔细分辨,11 例受试者仍可主诉感传并不为压迫而阻断,但强度明显减弱。其中的 7 位受试者,在指压引起稳定的循经感传和记录到稳定的肌电活动后,在前臂记录电极 2~3 或 3~4 导之间用 5 号注射针插入皮下 1.5~2.0cm 处,推注 2ml 生理盐水,观察能否阻断循经感传和循经肌电活动。结果除 2 例述注射区有胀痛、感传模糊难以分辨外(易被其他研究者误认为感传受阻滞),其余 5 位受试者的循经感传现象都不被阻滞,但感觉强度明显减弱。所有受试者的循经肌电都不受注射生理盐水影响(图 24-24)。

　　为了进一步明确压迫是阻断了循经感传现象,还是影响了感觉的分辨? 在 11 位正常自愿受试者的 22 侧上肢(其中 3 位为循经感传阳性者)观察了机械压迫对刺激尺神经引起的向小指放散麻窜感的影响。受试者的尺神经刺激均引起明显的向小指方向麻窜感;用 37~

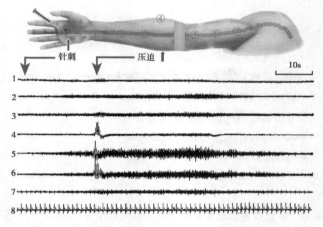

图 24-23　压迫对沿经肌电活动的影响

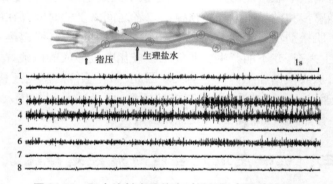

图 24-24　肌内注射生理盐水对沿经肌电活动的影响

38kPa 的压力挤压受试者肘部后有 4 侧的上肢麻窜感不受压迫影响、感觉明显,1 侧肢体的麻窜感阻断在压迫处,其余的 17 侧上肢麻窜感均减弱或明显减弱,需仔细分辨。

因此,从循经感传机械压迫阻滞的试验可以看出,循经感传反应受压迫的影响变弱,但不被阻断,需认真分辨才能察觉出变弱的感觉改变。根据感觉生理学原理,感觉分辨受很多内外因素的影响,在一个强刺激和一个弱刺激同时存在时,强刺激感觉常常掩盖了弱刺激引起的感觉。循经感传的感觉模式是一种酸麻胀痛的深部较模糊的感觉,而机械压迫(需要较大的强度)和增加组织内压(注射生理盐水等)可在局部形成一个强烈的感觉兴奋灶,完全有可能掩盖或以周围性抑制机制减弱循经感传的感觉形式,因此大多数受试者经仔细分辨仍有感传跨越阻滞区。

四、循经感传机制的理论思考

循经感传与骨骼肌兴奋时产生的总和电流引起与之有关联的神经-骨骼肌继发性兴奋形成的跨神经节段、跨关节传递机制有关。也就是说,跨神经节段传递可取道于骨骼肌-肌筋膜链形成的通路,不断兴奋这条通路上的感觉神经和运动神经,那么该感觉神经分布的区域可继发性出现感觉,该运动神经支配的肌肉可继发性兴奋收缩,从而在该通路上出现感觉和运动反应。如果这种原发性和继发性的感觉和运动反应也出现在经脉循行的部位,那么就是所谓的循经感传现象,并可以循经肌电信号为客观指标。如在穴位针刺激,由于牵拉刺激了该肌的 Golgi 腱器官,同时也牵拉了肌梭,其冲动沿 Ib、Ia 纤维传入,通过脊髓的腱反射,使局部梭外肌纤维兴奋收缩。局部肌纤维的收缩对与此串联排列的未收缩区的肌梭发生牵拉,进一步加强了对肌梭的刺激,其结果引起邻近的未收缩区的梭外肌兴奋(或易化)。谢益宽等(1995;郑政等,1998;马超等,2000;见本章第七节)在脊髓前角运动神经元柱和骨骼肌上的研究也证明了这一点。同时,最初牵拉刺激引起腱器官和肌梭的传入冲动,通过运动神经元的传出,引起局部肌纤维收缩的同时,该神经元的传入侧支也可对脊髓运动神经元柱(即支配同一骨骼肌的神经元池 motorneurons pool)中邻近的运动神经元起易化作用(Nelson,1966),那么来自外周的传入易化(或称亚兴奋状态)和脊髓运动神经元的易化状态构成时间-空间耦合,通过反复的正反馈作用使肌纤维得以反复渐进性兴奋收缩。由于这种骨骼肌纤维渐进性兴奋需要反复的时间-空间总和,因此出现慢速的感觉移动现象和肌电发放。这种连锁反应也通过骨骼肌-肌筋膜链在关节处牵拉与之有连续附着接续的另一块骨骼肌,从而出现跨关节的感觉和运动反应。

第七节　运动神经元柱与循经感传机制

谢益宽等(1995)在猫的脊髓背根处记录 Ia 类的纤维传入活动,这些单位具有连续放电的特点,牵拉肌肉时放电增加,肌肉突然收缩则放电减弱或停止。在生理性质上符合肌梭 Ia 的传入活动。用弹簧针局部触压某一经区域的肌肉的不同穴位点或同经跨关节的肌肉穴位点可兴奋这种纤维。图 24-25 示 Ia 纤维的传入活动被触压沿胃经不同肌肉点所兴奋,而偏离胃经覆盖的肌肉点或其他经肌肉的刺激则无效。这种刺激跨关节肌肉而引起的兴奋现象提示存在两种可能性:① Ia 神经元的外周突起分成多个侧支支配跨越关节的不同肌肉;②经刺激作用通过脊髓中枢反射性引起某些运动单位收缩并诱发肌肉感受器的传入。实验证明,注射三碘季胺酚使动物非动化后,发现只有一个肌肉点的刺激对 Ia 纤维的电活动有兴奋作用,说明传入纤维只有一个点状的感受野,而压迫肌肉其他点引起的传入冲动增加是一种反射性反应的结果,但是具有这一反射性反应的刺激点恰好落在这一条经的轨迹内。提示这种传入活动的经脉学性质与脊髓前角运动神经元的反应特性有关。

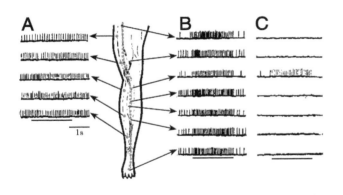

图 24-25　猫足三里区肌内的 Ia 传入纤维对按压胃经穴位点的反射性反应的经脉学性质
A 示按压胆经的相应穴位点(红点)的肌肉,神经纤维无反应;B 示刺激胃经穴位点(圆点)诱发出高密度放电;C 示用三碘季胺酚麻痹肌肉后,自发放电消失,并且只对按压足三里穴位有反应(感受野);注意在 B 中刺激跨关节的肌肉,纤维放电明确增加(引自谢益宽,1995)

用三碘季胺酚麻痹和人工呼吸的脊髓动物,记录支配胫骨前肌上部(相当于足三里等5个穴位)的腓深神经分支和股直肌(相当于髀关等4个穴位)的股神经分支的单位传出活动,这些神经元对外周传入的反应具有经脉的特性。来自猫支配足三里的腓深神经的分支上记录到的α运动神经元对刺激支配胃经其他穴位的腓深神经分支也出现反应。这种诱发反应具有相对固定的潜伏期和稳定性,而用相同的刺激强度刺激腓浅神经(支配胆经的部分肌肉)则无反应。刺激跨关节支配股直肌(胃经髀关、伏兔、阴市、梁丘)的股神经分支,神经元对每次刺激都有反应;而用相同的刺激强度刺激腓浅神经,则只有较弱的反应。胃经的其他穴位也有类似的性质,趾长伸肌的α神经元(胃经的丰隆穴),不但对刺激腓深神经分支及股神经的股直肌分支有反应,而且对刺激分布于胃经胫骨前肌表面皮肤的隐神经分支,也可诱发强的反射性反应,而刺激另外的右胃经的神经分支,则无反应。说明不仅刺激来自同名肌以及同经相关的异名肌的神经可以诱发本经穴位点肌肉的α运动神经元放电,而且刺激覆盖同经肌肉的皮神经分支也有类似的激活α运动神经元的现象。

谢益宽等在大鼠的背最长肌上研究针刺引起反射性肌电活动的时间和空间分布特性,以及针刺方向和局部阻滞作用对肌电传导的影响,发现针刺大鼠背最长肌的特定部位,可以在针刺点局部和纵向相邻2~3个脊椎节段内记录到非同步发放的肌电活动;在同一脊椎节段水平,最大幅度的肌电通常位于背最长肌中部腱膜与肌腹交界线上;肌电活动由刺入点向尾侧传播的趋势优于向头侧传播。随着刺入点与记录点距离的增大,反射性肌电的幅度逐渐减小,而潜伏期逐渐延长,与背最长肌长轴平行,并且斜向头侧或尾侧的针刺可以加大同方向上的肌电幅度;局部注射2%的盐酸普鲁卡因溶液可减弱注射点局部的肌电幅度,并阻断肌电活动通过此局部的传播。这些结果提示,背最长肌反射性肌电活动的特性与循经感传现象密切相关。

根据肌肉的神经分布及相应的肌电图幅值与穴位相关的特征,谢益宽等(1995)按照穴位定位点注射示踪剂,观察标记神经元群在脊髓腹角的位置,大鼠胃经下肢段的标记神经元大都集中于$L_{3~5}$腹角的背外侧处,呈头尾走向的长约5mm、宽约0.5mm的狭长细胞柱,而猫的标记神经元则集中在$L_{5~7}$的腹角背外侧。猫的标记神经元的分布类似大鼠,只是更靠脊髓的尾侧。通常的规律是支配穴位的神经元与穴位的位置有关,谢益宽等(刘克等,2013)进一步的研究表明,在经脉循行的同一块骨骼肌中(如胃经腹段的腹直肌、膀胱经背段的竖脊肌群)沿每个穴位注射神经示踪剂霍乱毒素B亚单位(CB)与辣根过氧化物酶合成的酶标配体(CB-HRP),被标记的同一经前角运动神经元之间有较为紧密的树-树联系,构成一个上下相互串联的纵行神经元链状排列。这种同经内标记神经元树-树突的相互投射关系不但在神经元密集区可见到,在神经元稀疏区更显示这种特异投射的存在。需要提示的是(正如图24-26所观察到的),由于胆经和胃经只是沿骨骼肌穴位单线注射CB-HRP,故其形成的骨骼肌-前角运动神经元链呈

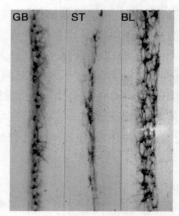

图24-26　这些标记的神经元形成了柱状的神经柱结构,运动神经元通过其树突结构形成独特的投射方式,大部分树突投射在被标记的神经元,提示同经的运动神经元可能在功能上具有协调活动的作用。GB:胆经;ST:胃经;BL:膀胱经(引自刘克等,2013)

单链状;而在膀胱经背段经脉循行分为内行线和外行线,CB-HRP 也按双排穴位逐点注射,故其形成的骨骼肌-前角运动神经元链呈双链交互拥抱状分布。

　　刘克等(2013)的工作进一步证明,沿经脉链状分布的运动神经元树突非常特异性地投向脊髓侧角的交感节前神经元(图 24-27)。提示交感节前神经元与经脉相关运动神经元的树突联系可能与脊髓自主神经功能活动存在着相互影响,也可能是体表-骨骼肌-交感神经-内脏活动相互影响的一种形式。或许也是经脉(线)和脏腑相关联系的一种新的生物学结构,与经穴调整内脏活动的效应有关。

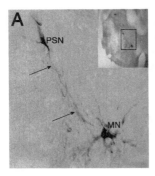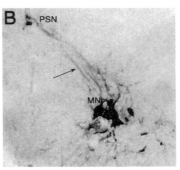

图 24-27　腹直肌穴位注射 CB-HRP 标记的运动神经元(MN)和在同侧腹腔神经节标记的交感节前神经元(PSN)。箭头提示在这两个神经元存在相互的树突投射(A 为脊髓的 T_4 水平,B 为 T_6 水平)。标尺:50μm(引自刘克等,2013)

　　对肢体肌肉的神经支配的形态学的研究证明,每一肌肉都有一界限分明、明确定位、排列紧密、呈纵行柱状的脊髓运动神经细胞群所支配。Romanes(1951)的研究提示,猫的每侧下肢肌肉为 6~7 个细胞群所支配。随后的一系列工作证明,在不同类型动物的脊髓前角运动神经元,都有按其支配的肌肉分群的现象(Sharrard,1955;和 Takahashi 和 Kaizawa,1970;Ha 等,1970;Lloyd,1964;Eccles 等,1962;Swett 和 Eldred,1959)。在一定脊髓节段内,细胞群的数目与经脉数目相对应。类似的生理学和形态学的研究发现,来自某一肌肉点的感觉传入末梢主要以单突触的形式投射到支配此点肌肉的运动神经元和邻近的协同肌运动神经元,因此来自某一肌梭区的传入冲动可特异地激活部分肌纤维的收缩并增强肌肉末梢感受器的传入活动(Grinell,1966;Brookhart 和 Fadiga,1960;Katz 和 Miledi,1963)。谢益宽等(2005)以图 24-28 作为一个简单的模式图,来说明当穴位点受到刺激时,神经元的反射活动,并解释"循经感传"的可能机制。当穴位点 A 受到刺激时,引起局部肌肉的紧张性收缩并同时引起肌肉感受器的传入活动。这种传入活动可以通过背索向上投射并最终引起感觉,其侧支不但主要单突触地激活了支配 A 点肌肉的 α 神经元 a,而且也投射到支配同一肌的邻近穴位 B、C 的 α 运动神经元 b、c,或跨关节的协同肌的同经穴位点 D 运动神经元 d,引起这些运动神经元的放电或提高其兴奋性。这样,来自 α 运动神经元 a 传出活动又可继发性地导致穴位 A 肌肉的收缩,并增加传入活动,这种传入-传出-传入的正反馈活动,最终将募集更多的穴位点的肌肉纤维收缩,促使有更多的穴位传入纤维活动而获"得气"感,被增加的传入活动通过其神经侧支投射进一步兴奋了同一肌肉的邻近穴位的运动神经元 b、c 或跨关节的协同肌的运动神经元 d,并引起这些神经元的放电或提高其兴奋性,同样也导致穴位

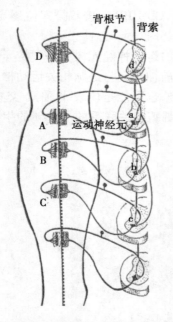

背根节　背索

D

运动神经元

A

B

C

图 24-28 "循经感传"产生过程的简单模式图
蓝色虚线为传统经脉循行线,虚线左侧示肌肉或皮肤
传入神经;右侧示肌肉接受 α 运动神经元支配的肌纤
维,图右侧示穴位传入-传出活动在脊髓不同节段内
的反射机制(解释见正文)。a、b、c、d 分别代表支配
穴位点 A、B、C、D 肌肉的运动神经元(引自谢益宽等,
1995)

B、C 和 D 的肌肉收缩并引起这些穴位点的传入活动,相同的正反馈机制使得穴位点 B、C 和
D 处也产生得气感。因此,当穴位点 A 的刺激足够强及脊髓运动中枢的兴奋性足够高时,这
种得气感便会从 A 传向 B 方向或从 A 向 D 方向传递下去。这种运动神经元反射性活动之
间的相互作用,可能是构成针感循经传导的基础,其中支配穴位肌肉的脊髓前角运动神经元
是形成这种循经传导的重要成分。

参 考 文 献

Awazu T. Studies on human minor tremors. Jap J Physiol,1965,15:579-595.

Biedermann W. Uber secundareerregung vom muskel zum muskel sitzungsber. Wien Akad,1888,97:145-160.

Biró G,Think VD. Transmission of excitation from muscle to nerve under in situ conditions. Acta Biochim Biophys Acad Sci Hung,1977,12(1):57-70.

Biró G. Nerve excitation generated by the actions potential of muscle. Acta Biochim Biophys Acad Sci Hung,1975,10(4):287-295.

Biró G. Reverberating excitation of nerve-muscle preparations. Acta Biochim Biophys Acad Sci Hung,1977,12(3):278-282.

Bourhe Grl. Structure and function of muscle. New York:[s. n.],1960:303-358.

Brookhart JM.,Fadiga E. Potential field initiated during monosynaptic activition of frog motorneurons. J Physiol,1960,150:633-655.

Dennis MJ,Ziskind-Conhaim L,Harris J. Development of neuromusculas junction in rat embryos. Dev Biol,1981,81(2):266-279.

Eccles JC,Eccles RM,Lundberg A. An investigation into the effect of degenerating primary afferent fibers on monosynaptic innervation of motoneurons. J Neurophysiol,1942,25:544-558.

Ekstedt J. Human single muscle fiber action potential. Acta Physiologica Scand,1964,61:supple 226.

Epstein RA,Jackson SH. Repetitive muscle depolarization from single indirect stimulation in anesthetized man. J Appl Physiol,1970,28(4):407-410.

Ernst E. Biophysics of the striated muscle. 2nd ed. Budapest:[s. n.],1963:214-215.

French JW. A comparison of finger tremor with the galvanic skin reflex and pulse. J Exp Psychol,1944,34:494-505.

Granit R,Pompeiano O,Waltman B. The early discharge of mammalian muscle spindles at onset of contraction. J Physiol,1959,147:399-418.

Grinell AD. A study of the interaction between motoneurones in the frog spinal cord. J Physiol,1966,182(3):612-648.

Ha J,Kao T,Tan EC. Muscle sensory neurons in the spinal ganglia in the rat determined by the retrograde transport of horseradish peroxidase. Exp Neurol,1980,70(2):438-445.

Kaizawa J,Takahashi I. Motor cell columns in rat lumbar spinal cord. Tohoku J Exp Med,1970,101(1):25-34.

Katz B,Miledi R. A study of spontaneous miniature potentials in spinal motoneurones. J Physiol,1963,168:389-422.

Keeter JS,Pappas GD. Gap junction in embryonic skeletal muscle. Anat Rec,1973:355-356.

Leksell L. The action potential and excitatory effects of the small ventral root fibres to skeletal muscle. Acta Physiol Scand,1945,10:Suppl. 31.

Li Sin Do. A preliminary study on responses of the muscles along with large intestine meridian to Hapkok(LI4) acupuncturing and their significance for acupunctural anesthesia. Juche Uihak,1990(1):7-14.

Lloyd DPC. Integrative pattern of excitation and inhibition in two-neuron reflex arcs. J Neurophysiol,1946,9(6):439-444.

Mann F. Acupuncture:Cure of many disease. London:William Heinemann,1971:8.

Miledi R,Zelena J. Sensitivity to acetylcholine in rat soleus muscle. Nature,1966,210:855-856.

Myers TW. Anatomy Trains. Churchill Livingstone,2009:1-254.

Nelson PG. Interaction between spinal motoneurons of the cat. J Neurophysiol,1966,29(2):275-287.

Richter P,Hebgen E. Trigger points and muscle chains in osteopathy. Stuttgart,New York:Thieme,2009.

Romanes GJ. The motor cell columns of the lumbo-sacral cord of the cat. J Comp Neurol,1951,94(2):313-358.

Rosenblueth A. The stimulation of myelinated axons by nerve impulses in a adjacent myelinated axons. Am J Physiol,1941,132:119-128.

Sharrard WJ. The distribution of the permanent paralysis in the lower limb in poliomyelitis;a clinical and pathological study . J Bone Joint Surg Br,1955,37-B(4):540-558.

Sommer R. Zurmessung der motorischen begleiterscheinungen psychis-cherzustandebeitragezurpsychiatr. Klinik Wien,1902-3,1:143-164.

Sugano H,Inanaga K. Studies on minor tremor. Jap J Physiol,1960,10:246-257.

Swett JE,Eldred E. Relation between spinal level and peripheral location of afferents in calf muscles of the cat. Am J Physiol,1959,196(4):819-823.

Uehare Y,Campbell GR,Burnstock G. Muscle and its innervation. London:Edward Arnold,1976:299-344.

Vrbova G. ,Gordon T,Jones R. Nerve-Muscle Interation. London:[s. n.],1978:33-67.

Werner G. Antidromic activity in motor nerves and its relation to a generator event in nerve terminals. J Neurophysiol,1961,24:401-413.

Zhu B,Rong PJ,Ben H,et al. Generating-sensation and propagating-myoelectrical responses along the meridian. Sci China C Life Sci,2002,45(1):105-112.

岸勤. 經絡の波動現象//藤田六郎. 經絡學入門(基礎篇). 大阪:創元社,1979:187-188.

蔡虹,朱兵. 骨骼肌链与循经感传. 中国针灸,2002(S1):189-190.

長浜善夫. 鍼灸の医學//創元医學新書. 第 2 版. 大阪:創元社,1962:166.

陈谟训,许冠荪,欧阳江,等. 经络感传的声发射实验研究. 辽宁中医杂志,1984,8(1):35-37.

成瀬勝忠. 經絡の力學の構成(Ⅰ). 鍼灸治療學會誌,1959,8(3):48-53.

川喜田健司,三河村廣定. 鍼感と經穴. 全日鍼誌,1984,s4(2)88-90.

福建省中医研究所. 经络实质问题的探讨. 中医杂志,1959(10):657-658.

高铎. 经络实质浅析. 中国针灸,1984,4(1):35-38.

李宇清,荣培晶,徐卫东,等. 条件刺激引起脊髓神经元外周感受野的变化. 中国神经科学杂志,1999,15:316-319.

刘克,段婉茹,马越,等. 经络相关的脊髓前角运动神经元对交感节前神经元的树突投射. 针刺研究,2013,38(6):447-452.

陆瘦燕,秦于生,奚永江,等. 经络"导气"针法的感觉循行与多方位经穴肌电描绘之临床观察. 上海中医药杂志,1963(11):1-6.

马超,郑政,储益宽. 背最长肌反射性肌电活动的循经感传特性. 科学通报,2000,45(18):1982-1988.

芹澤勝助. 經絡,經穴の醫學の研究//東洋醫學研究集成Ⅰ. 東京:醫齒藥出版株式會社,1979:1-79.

青岛医学院人体解剖教研组. 皮内及皮下封闭列缺穴时对"得气"及皮肤电值的影响. 山东医刊,1960(3):8-11.

森秀太郎. 經穴随想(11). 医道の日本,1958,17(11):30-36.

上海第二医学院. 脊髓灰白质炎后遗症经络感传现象的初步探讨. 针刺研究,1977,3(1):63.

上海生理研究所针麻组. 针刺"得气"时针处的肌电活动. 中华医学杂志,1973(9):532-535.

上海市高血压研究所. 皮肤电位描记价值的初步研究//全国中医经络针灸学术座谈会秘书处. 全国中医经络针灸学术座谈会资料选编. 北京:人民卫生出版社,1959:228.

上海中医研究所生理组等. 经络感传现象的研究. 新医药学杂志,1975(4):32-34.

沈阳医学院. 经络电活动的研究//全国中西医结合研究工作经验交流会议秘书处. 全国中西医结合研究工作经验交流会议资料选编. 北京:人民卫生出版社,1961:22-24.

藤田六郎. 筋運動性流體波動通路系. 日東洋誌,1956,7(2):34-40.

藤田六郎. 種種の組織の電氣抵抗. 日東洋誌,1966,17:61-62.

藤田六郎. 經絡學入門(基礎篇). 大阪:創元社,1979:159-165.

藤田六郎,南義成,岸勤. 壓診點と丘疹點の研究(第 12 報)經絡の研究(第 3 報). 日東洋誌,1953,4:29-34.

天津市经络研究组. 关于经络研究及其实质的探讨(1). 天津医学杂志,1960,4:633-637.

汪桐,汪元骏,程科明. 药物循经导入对循经感传的激发作用. 中国针灸,1982,2(6):271-274.

王卜雄,崔丽华,储维忠. 循经感传现象的入静诱发. 自然杂志,1979,2(5):277-280.

阎剑群,王克模,侯宗濂. 穴位肌电一般特征的观察. 针刺研究,1987,13(2):144-145.

王兆麟,张万年,李孝先. 右臂丛损伤所致上肢神经性瘫痪的经络变化//全国中医经络针灸学术座谈会秘书处. 全国中医经络针灸学术座谈会资料选编. 北京:人民卫生出版社,1959:429.

肖慕莲,谭银章. 对十二经筋实质的探讨//全国中医经络针灸学术座谈会秘书处. 全国中医经络针灸学术座谈会资料选编. 北京:人民卫生出版社,1959:25-28.

谢益宽,李惠清,肖文华. 经络和循经感传的神经生物学性质研究. 中国科学(B辑),1995,25(7):721-732.

徐福松. 试论十二经筋. 中医杂志,1962,8(8):4-7.

严洁,易受乡,王履华,等. 经络感传现象的肌电观察. 湖南中医学院学报,1983(3):56-62.

原存信,刑江淮,章复清. 10 例经络显著者经络感传现象的肌电分析. 安徽医学,1983,4:304-306.

赵寿先,周本瑜,秦钟彦,等. 论证针刺"得气"的物质基础. 上海中医药杂志,1963(11):6-8.

郑政,喻娟,谢益宽. 骨骼肌运动神经元募集活动的区域性与针刺感传的关系. 科学通报,1998,43(3):285-290.

朱兵,贾卉,徐卫东,等. 骨骼肌肌电激活脊髓背根和腹根神经:"循经感传"机制研究. 中国中医基础医学杂志,1999,5(6):44-46.

朱兵,贾卉,徐卫东,等. 沿骨骼肌出现的继发性兴奋反应与"循经感传". 中国中医基础医学杂志,1999,5(7):55-58.

朱兵,贾卉,徐卫东,等. 神经-骨骼肌的继发性兴奋——"循经感传"机制研究(Ⅰ). 中国针灸,2001,21(4):217-220.

朱兵,贾卉,徐卫东,等. 神经-骨骼肌继发性兴奋的时间总和——"循经感传"机制研究(Ⅲ). 中国针灸,2001,21(5):291-293.

朱兵,荣培晶,李宇清,等. 循经感传和循经肌电反应. 中国科学,2001,31(5):265-270.

朱兵,徐卫东,李宇清,等. 循经感传伴发的循经肌电发放. 中国中医基础医学杂志,1999,5(8):44-47.

朱凤山,彭静山,王品山,等. 经穴声信息传导的实验研究——经穴声信息传导与机体不同组织功能关系的探讨. 辽宁中医杂志,1984,8(1):37-39.

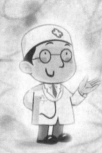

第二十五章　循经感传机制与经络研究的争议

对循经感传形成的机制主要有两种观点,即"外周动因激发"和"中枢兴奋扩散",分别为外周论和中枢论。外周论认为感传循行时,"体表"可能有某种实质性的过程在循经进行,正是这一过程决定了感传的路线和特征;循经感传可能是由于"体表"的神经感受装置被针刺时沿经传导着的某种"动因"所依次兴奋,神经冲动相继传入中枢神经系统,从而产生了主观上感受到的感传,也就是说"传在体表,感在中枢"。中枢论则认为循经感传的本质就是兴奋在中枢神经系统(特别是大脑皮质)内的定向扩散,循行于外周,实则在中枢;或者说"感在中枢,传也在中枢",如图 25-1 所示(胡翔龙和包景珍,1990)。

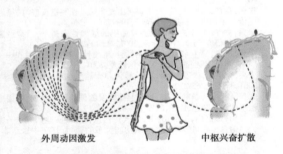

外周动因激发　　　　　　中枢兴奋扩散

图 25-1　循经感传形成机制的两种观点示意图(根据胡翔龙改,1990)

循经感传是一种主观感觉现象,因此,它的形成必然包括从外周感受器到中枢各个环节活动的全过程。作为一种定位明确的感觉,它也必然是在大脑皮质上升到意识的领域。在这些基本点上,人们的认识是一致的。两种观点的分歧主要是对循经感传的特殊路线和规律究竟是在什么部位形成有不同的看法。

生理学中关于中枢兴奋扩散的观念和类似 Jackson 癫痫引起某种扩布性反应是提出中枢观点的主要基础。早在 1959 年,北京医学院和胡旭初等的研究就提出,针刺感觉的循经扩布可能是由于针刺引起的兴奋在中枢神经系统内的扩散所造成。

第一节　以外周循经过程为主导的外周中枢统一论

1987 年,胡翔龙和黄宝华在其以往提出的"形成经络感传的根本环节在体表,感传过程中可能伴有某种外周因素循经活动"的看法基础上,采用"以外周循经过程为主导的外周中枢统一论"的概念,概括了自己的学术观点。

外周观点认为感传循行时,"体表"(对脏腑而言)可能有某种实质性的过程在循经进行,正是这一过程决定了感传的路线和特征。循经感传可能是由于"体表"的神经感受装置被针刺时沿经传导的某种"动因"所依次兴奋,神经冲动相继传入中枢神经系统,从而产生了主观上感受到的感传。也就是说,"传在体表,感在中枢"。

需要特别说明的是,在讨论循经感传形成机制时所指的"外周",并不是一般意义上的外周感受器或外周神经末梢,而是循经进行的某种实质性过程。中枢观点否认这种"外周"过程的存在,外周观点则认为这种外周过程是决定循经感传的特殊路线和规律的主要环节。问题的症结就是要查明感传过程中究竟有没有这种循经进行的外周过程? 如果有,它与神经系统又有什么关系?

"以外周循经过程为主导的外周中枢统一论"的假说认为,在循经感传的形成过程中,外周和中枢是不可分割的整体。外周有循经的实质过程,中枢则有循经的功能联系。在外周和中枢的协同过程中,起决定作用的是外周的实质过程。中枢的特定联系只不过是外周循经过程的反映。但在一定条件下,中枢环节也可能表现出自己特有的影响。根据这个假说,不仅可以比较合理地解释目前已经观察到的一些以已知的生理学知识尚难以说明的现象,而且同样也可以说明自发感传,感传可以循经通过麻醉区等实验结果,把这些似乎是对立的现象统一在一个共同的基础上。

多年来,经脉研究的一个争论焦点就是外周(或者说是"体表")究竟有没有与循经感传现象相应的某种实质性过程。根据胡翔龙的总结,认为循经感传的特殊路线在外周可能有其相应的物质基础,循经感传的各种特征和规律,如感觉属性、方向、速度、效应性、可阻滞性与趋向病所,均发生在外周。

胡翔龙等(1993)在对循经感传阳性受试者的电生理学研究中已经在感传经过区域记录到传入的感觉神经放电,如刺激大肠经的迎香、肩髃等穴位时,感传循经到达手背和食指背侧时,在支配该区域的桡神经浅支上常可记录到规律的放电。这种放电为传入纤维的动作电位,而在无感传的受试者一般记录不到这种传入神经放电现象。但朱元根和叶燕燕曾在1985年就此感传经过区域能否记录到传入神经放电问题用微神经电图法开展过研究,在其观察的2例受试者中,当感传经过其记录神经的外周感受野时并未记录到任何感觉传入电位,结果似乎与胡翔龙等的不同。但由于这种研究方法在技术上存在的困难,出现不同的结果也是不难理解的。吴宝华等(1995)应用脑诱发电位地形图技术,记录感传过程中大脑皮质第一体觉区电活动的特点,将15枚圆板引导电极集中安放在颅外与第一体觉区相应的部位,结果表明,针刺侠溪穴或光明穴时大多数感传显著者下肢代表区和面部代表区同时显示了诱发电位 $C_4 \sim C_5$ 成分的强反应区,而位于两者之间的上肢代表区则无明显的反应,在同样刺激条件下,无感传者仅在下肢代表区出现一个反应区;当刺激合谷穴时两组受试者也同样出现不同的反应,无感传者的反应一般局限于上肢代表区,很少向邻近区域扩展,而感传显著者的反应较大,常向面部代表区延伸。

上述结果表明,感传显著者体觉诱发电位地形图的反应分布特点与感传循经路线所经过的体区是一致的。用"中枢兴奋扩散"假说尚难解释循经感传的特殊路线。相反,观察结果说明"外周动因激发"可能是产生循经感传现象的决定性因素。

胡翔龙实验室的这些工作为循经感传的外周动因学说提供了进一步的实验基础,同时亦有助于说明他们提出的"以外周循经过程为主导的外周中枢统一论"的机制。

针灸刺激激发的循经感传常伴随有一系列体表和内脏功能的反应,如皮肤血管神经性反应,发汗、立毛肌收缩等自主神经反应,局部皮肤血流变化,皮肤温度变化,循经肌电发放,对循环、消化、呼吸、特殊感官的反应,病理情况下的感传趋向病所,以及外周压迫等可阻断循经感传现象,因而不少学者认为激发循经感传的动因在外周,"传"的过程也在外周,"感"的过程在中枢,从而倡导循经感传过程在外周存在有某种信息的步进"传递"。

第二节　轴突反射接力联动

汪桐于 1977 年提出了经络实质的"二重反射假说",1986 年作者重新撰文再论二重反射。该假说是以轴突反射为基础的。针刺穴位,一方面可以通过中枢神经系统引起通常的反射效应(即长反射);另一方面,由于局部组织损伤而产生的一些酶化学物质作用于游离神经末梢,引起一系列的局部短反射,从而引发循经出现的各种经脉现象。

二重反射假说的基本观点是:①经脉循行路线上的组织存在着相对丰富的血管和淋巴管,其分布可能有特殊的构型。②经脉循行线上的皮肤、皮下组织与血管周围有相对丰富的神经丛(网),主要由交感肾上腺素能、胆碱能纤维和传入神经所组成,这些游离的神经末梢可以相互发生影响。③针刺时,由于局部组织损伤而产生的一些酶化学物质作用于游离神经末梢即可引起局部短反射,通过神经丛(网)相互作用,一个局部短反射的效应即可成为引起另一个短反射的动因,如此相继触发,向一定的方向推进,从而引起了循经出现的各种经脉现象。④在一系列局部短反射相继激发的过程中,每一反射所引起的兴奋,通过传入神经进入中枢,上升为意识。这些局部短反射的代表区在大脑皮质上相互接通,就形成了经脉在大脑皮质上的投影图。⑤在经脉循行线上,以神经和血管为基础的局部短反射效应可以认为是一种比较古老、比较低级的外周整合系统,是进化过程中遗留下来的一种比较原始的功能。汪桐认为,以二重反射假说即可以比较完满地解释针刺穴位时出现的反射效应和各种循经出现的经脉现象。

二重反射假说的实质是将针灸的效应和循经感传现象相分离,短反射以局部反应为主,长反射是反复的局部短反射不断传入中枢而引起的感觉意识。短反射是针灸效应的基础,长反射是循经感传的基础。但从严格意义上讲,汪桐的短反射所涉及的仅是针灸效应的很少一部分,大部分的效应都是需要通过各级中枢神经系统参与的调节作用。而长反射则是"以外周循经过程为主导的外周中枢统一论"的原始版本。

早在 1950 年 Habgood 就报道,在带有两根支配的蛙皮肤分离标本上,刺激其中一根神经断端,即能导致另一根神经的放电,作者认为某些化学物质参与了此过程。汪桐等分离大白鼠的腓浅神经和腓深神经,并切断二者与中枢的联系,发现在通常情况下,电刺激腓浅神经外周端,则在腓深神经干上引导动作电位,其出现率仅 7.14%,刺激腓深神经外周端,则在腓浅神经干上完全记录不到动作电位。然而,如果电针"足三里"30 分钟后再进行同样的观察,在电刺激腓浅神经时,有 44.44%的大鼠的腓深神经上引导出动作电位。说明在一定条件下,兴奋可以在外周神经末梢之间传递。这种传递又可被交感神经所抑制。上述实验结果为进一步验证经脉实质的二重反射假说提供了一个重要的前提。汪桐近些年来的研究进一步证实了神经间的动作电位传递。

张保真(参见 1992)在 1980 年提出了"轴索反射接力联动假说":穴位中的感觉神经末

梢受到各种形式的刺激发生兴奋,神经冲动即向中传导至该轴索分支的分岔处,然后返传逆向,沿其另一分支传向皮肤,在此分支的终末处释放出扩血管的物质或其他的效应物质,使皮肤的小动脉扩张,微血管的通透性提高,使接近此分支终末的肥大细胞进入活跃状态。小动脉扩张形成潮红,微血管通透性升高形成风团,由穴位直接刺激引起的和由轴索反射引起的肥大细胞活动改变了中间物质的组分和含量。这些中间物质能将信息从一个神经元的轴索终末传递给下一个神经元的轴索终末。它们包括从上一个轴索终末放出的递质,刺激皮肤中按经脉路线特定排列的、与上一神经元末梢重叠分布的下一个神经轴索终末产生兴奋,促使下一神经元进行轴索反射。如此一个接一个地传下去,潮红或/和风团就从局部延伸成为跨过若干个皮节的红线或/和皮丘带。轴索反射直接与潮红、间接与风团的固定关系也经许多研究者所证实。"联动"假说的一个特点就是为满足这一信息传递而提出的"突触样接头",它包括构成接头的2个或2个以上的轴索终末和介于其间的中间物质。迄今为止,形态学中尚未证实在皮肤内两个感觉末梢之间存在有突触关系,而突触样接头虽无化学性突触或电突触的一般构造,却能起到突触样的作用。只有有了这类能传递信息的单位结构存在,轴索反射之间的联动才有可能。

实验已经证明,人的足阳明胃经经线上的皮肤中确实存在有神经肥大细胞连接。牛汉璋和江赛男(1991)对轴突反射与背根反射出现的沿经脉主干的反应特性作了一系列探讨,他们观察到轴突反射可引起继发性神经性炎性反应和背根反射可引起跨节段性的神经源性炎性反应。这些反应可能是引发循经感传的神经生理学基础。赵晏等(1995,1996)在一系列实验中用电生理学方法观察到在大鼠神经末梢之间跨神经节段信息传递。当某一脊髓节段的感觉神经末梢受到一定参数的串脉冲电的刺激时,可引起相邻感觉神经末梢的传入放电增加,而在局部皮下注射P物质和组胺,可以引起外周感觉神经末梢的传入放电增加,这些工作均支持轴索反射的接力联动。

赵晏等采用在大鼠循膀胱经背部 $T_{9\sim12}$ 脊神经背侧皮支上分离神经细束的方法,观察逆行刺激一个节段脊神经干后,相距4个脊髓节段的神经细束上可以记录到传入神经放电的变化,从而出现外周感觉神经末梢之间远距离的跨节段信息传递。他们认为,在跨节段电刺激后记录到传入神经放电增加,在功能上符合循经感传的感觉特性。跨节段电刺激后,大部分传入神经末梢的感受单位都有数秒、数十秒的反应潜伏期,单位放电的增加在30秒达高峰,持续120秒,这远比神经传导速度缓慢,而与经脉的循经感传速度(1~10cm/s)相符。实验证明,沿经脉线从外周到外周的跨越脊神经支配节段的信息传递过程涉及感觉神经末梢的轴突反射和多种神经递质,包括谷氨酸、P物质、CGRP、腺苷类递质等及其受体。这种反应可能是循经感传现象跨神经节段信息传递的重要生理学基础。

汪桐的"二重反射假说"和张保真的"轴索反射接力联动假说"异曲同工。张维波提出的"低流阻(组织液)通道"也与轴突反射相关,只不过增加了低流阻通道作为局部反射的活性物质能够沿着特定的组织通道流动。

轴突反射和组织的低流阻现象是客观存在的。但是,目前尚无法证明遍布全身的外周神经纤维只能在经脉上呈带状发生"轴突反射",而且,轴突反射仅可能影响到相邻少数节段,不可能像"多米诺"骨牌一样,一个接一个地传下去。果真如此,在日常生活中人们很容易因局部的某些小损伤,甚至疖肿等引发游走性感觉(除非淋巴管感染),但事实上没有,这也不符合感觉生理学原则。

第三节　循经感传现象与淋巴管系统的关系

龚启华和曹及人在 1970 年代提出淋巴管系统与经脉及循经感传机制有关（1986）。山田鉴照等（1994、1995）采用 HE 染色法和荧光染色法研究了经穴的结构特征，观察到在人合谷穴部位与经脉循行线上，神经和脉管比其他部位的分布丰富，尤其前者更为丰富。用酶抗体法进一步研究表明，在人的合谷及小鼠的相应部位含 P 物质的神经纤维与淋巴系统的神经免疫组织关系密切。针刺穴位可通过淋巴系统激活机体免疫系统，并通过组织结构的观察证明含 P 物质的神经纤维和淋巴系统之间存在密切联系，在激活免疫系统的同时，也能够诱发循经感传现象。

经穴部位含有 P 物质的神经纤维与毛细淋巴管有紧密并行的组织形态学特征。经穴部位存在两种淋巴管——不发达平滑肌淋巴管和发达平滑肌淋巴管。这些富含 P 物质的神经纤维在接受伤害性刺激向中枢传递痛觉信息的同时，也向其末梢的终末支分泌 P 物质。这些从含 P 物质的神经末梢分泌的 P 物质经由与其紧密伴行的毛细淋巴管吸收，移行到具有发达平滑肌的淋巴管。有人在犬后肢外侧中间部淋巴管插入导管导出淋巴液时，观察到伤害性热刺激后肢足部数秒后淋巴液中 P 物质含量急剧增加，这表明伤害性热刺激在热伤害部位引起 P 物质的分泌，并被淋巴管所吸收。

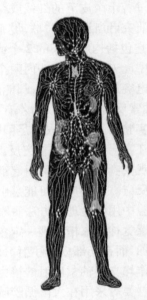

图 25-2　人体淋巴系统分布
（引自大英百科全书，1999）

龚启华等曾经通过大体解剖学的研究指出，淋巴管的走行与经脉循行之间存在有相似的路线。如胃经在下肢的循行与淋巴管的走行有极大的相似之处，上肢急性淋巴管炎的走行与心经、心包经的循行路线基本一致（图 25-2）。

经脉与淋巴管在四肢的"偶然巧合"难以开展进一步的深入研究，淋巴管（包括平滑肌）缺乏相关的感受装置而难以与循经感传发生联系；淋巴系统与针灸效应之间的关系也难以得到合理解释。因而在此之后，少有人对该项研究与经脉的关系产生兴趣。

第四节　幻肢感传现象

早在 16 世纪，法国外科医生 Paré 已经注意到幻肢现象的存在，他将幻肢定义为某些失去肢体的人所产生的一种错觉，感觉到失去的四肢仍旧存在在躯体上，并和身体的其他部分一样可以移动。而"phantom limb（幻肢）"一词由 Mitchell 在 1871 年命名（Finger 和 Hustwit，2003）。

1961 年，北京医学院率先报道在 15 名截肢患者中的 12 例有幻肢痛或幻肢感，针刺其断肢残端上的穴位仍能引起感传，并可通达到已不存在的肢体的末端，由此认为循经传布的感觉可能是由于中枢的兴奋扩布所引起。

薛崇成（1986）也对 25 名先、后天肢体缺失者进行了观察，所有 25 名受试者的 32 条肢体在针刺残端上较易取得感觉的穴位时都产生了幻肢现象和幻肢感传（作者称之为幻经络），但并非每次都能出现。幻肢觉和幻肢感传可以相伴出现，也可先后出现。25 名受试者中有 11 人针感同时向上下扩延。其中 10 人感传均局限于该残肢范围之内，幻肢感传的特点与出现于正常肢体上的循经感传现象相似。在多数情况下，针感扩延的速度比较缓慢，仅有少数患者较快。一名两侧上肢发育不全、严重畸形、拇指缺失的患者，针刺其尺泽等穴，患者也自觉前臂伸长，出现了完整的幻肢手和幻经络。因此作者认为，幻肢感传的事实说明，循经感传现象并不能体现在神经系统以外有独立存在的经络结构，它是兴奋在大脑皮质扩散的特殊模式的投射，所以肢体缺失后，仍能出现在幻肢上。

何广新（1984）针刺 52 名受试者断肢残端时所观察到的则主要是快速放射的传导性针感，有 36 位受试者的针感均止于残端，只有 4 人在针刺环跳和大肠俞时，针感可快速向下放射，到达幻肢终末。还有一名受试者针刺上肢残端的臑会穴时，针感快速下行直达幻肢，然后缓慢地传向手心和第 4、5 指。这名受试者的针感在幻肢上的循行情况，则与小肠经的循经感传相似。该作者认为，针刺断肢残端穴位所引起的实际上是幻肢感和幻肢痛，而不是所谓的幻肢感传或幻经络。因而以幻肢感或幻肢痛的理论也不能恰当地解释循经感传现象。重庆医学院生理教研组（1977）也曾观察过 10 名截肢者，针刺环跳或闪电穴（深部有坐骨神经），针感似电击，均可放射至缺失的肢体。其途径和范围与针刺完整肢体的同一穴位所引起者并无差异，他们认为这种快速放射的针感，显然是刺中神经干或神经分支的结果。在外科手术时直接刺激坐骨神经根，也可以引起同样的感觉快速向肢体末端放散的现象。另外对 12 例指、趾缺失的受试者，针刺适当的穴位时针感亦可放射到缺失的指、趾端，但都未观察到缓慢循行的所谓幻肢感传。

关于幻肢产生的原因，早期普遍的解释是截肢后的肢端神经形成神经瘤（neuroma），神经瘤易发炎且容易受刺激，产生纷乱的信息传至脑中，使大脑误以为幻肢仍然存在。Ramachandran 和 Blakeslee（1999）的新发现则为幻肢的成因提供了一个新的合理解释：周边神经的信息必须传至大脑皮质的感觉区，才能使人产生知觉。人体各部位在大脑皮质的投射有一定的定位域，如手指部神经在大脑皮质的投射区域恰和面区相邻，当患者手指截肢时，手部传入大脑的神经会失去作用，而大脑面区位域的神经轴突则向旁延伸至手区，使从面部传入的信息除了到达大脑皮质的面区外，也会到达手区。故认为幻肢现象并不是皮质兴奋扩散的结果，而是脑局部细胞构筑的功能重组的可塑性变化造成的。那么把幻肢觉现象作为循经感传的中枢兴奋扩散机制既没有根据，又显得过时（参见"面口合谷收"章）。

根据近些年来的研究，大脑皮质的感觉分域定位并不完全是解剖学上结构定位，它依赖动力学功能活动维持。Pons 等（1991）用电生理学方法研究了猴前肢去神经传入后大脑感觉皮质定位域的变化，未去神经的正常猴上肢在大脑皮质体感Ⅰ区的位域位于躯干位域的内侧和面部位域的外侧部（图 25-3A），上肢去神经后（去神经皮质位域见图 25-3B 的阴影部分），可以看到原来上肢位域被来自附近正常区域的面部传入所占据（图 25-3C，每个点代表记录电极的一个轨迹），同时躯干的位域也随之向上肢区扩大。这项实验证实，感觉皮质具有很大的可塑性和重组功能。Merzenich 等（1983a、b）用切断或结扎猴手正中神经和尺神经的方法，使其感觉皮质 3b 和 1 区的相应手区位域不能对来自损伤部位的刺激发生反应，经过数周或数月后，皮质的手区位域对来自靠近损伤区的正常肢体刺激发生反应，提示感觉皮质的手区位域出现了功能重组。形态学的研究表明，这种重组型式不只发生在大脑皮质感觉区（目前研究比较多的另外一个中枢部位是丘脑）。Florence 和 Kass（1995）对部分截肢的猴进行了实验研究,用神经示踪剂注射到截肢的残留部分,结果发现,所标记的传入神经末梢在脊髓背角和脑干楔状核的分布范围比正常猴大得多。在同一动物用生理学方法也证实,前肢残留部分的触觉刺激能明显激活大脑皮质体觉 3b 区的截肢区位域,而本属截肢的皮质位域的外侧部分则对面部刺激发生激活反应。Jain 等(1997)在 $C_{3\sim4}$ 切断成年猴单侧背索后观察对对侧躯体感觉皮质 3b 区的手、面和手臂感觉域的影响。切除背索后短时间内感觉皮质手区对手部刺激失去反应(图 25-4B),切除 8 个月后,皮质的手区和手臂区对面颊部的刺激起激活反应(图 25-4C)。

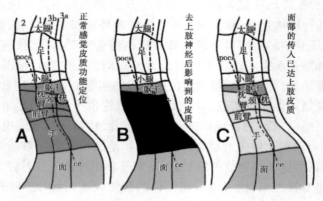

图 25-3 去上肢神经后大脑感觉皮质出现功能重组
A 为感觉皮质正常情况下功能定位(绿色为面部;粉红色为躯干部;蓝色为上肢);B 为上肢截肢所影响到的感觉皮质(黑色部分);C 为来自面部的体觉区已伸展到上肢位域(浅绿)(仿 Pons,1991)

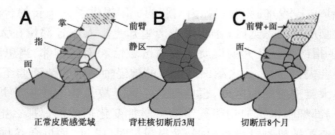

图 25-4 A 为切除前的对照;B:在 $C_{3\sim4}$ 切断单侧背索后感觉皮质手区对手部刺激失去反应;C:在切除 8 个月后感觉皮质出现功能重组,手区和手臂区皮质对面颊部的刺激发生激活反应(引自 Jain 等,1997)

Elbert 等(1994)和 Yang 等(1994)最近采用非侵入技术证明人类截肢后皮质感觉分域区的重组功能。Ramachandran(1993)及同事(1992)和 Halligan 等(1993)采用行为学方法证实上肢截肢后刺激面部和上肢的残存部分可引起幻肢觉,同时在大脑皮质上肢代表区记录到脑磁活动图像,这意味着人类的脑功能重组得到影像学的证明。Flor 等(1995)用磁共振成像术已经证明体觉皮质位域在截肢后的功能重组与幻肢觉产生有关。

这些新的进展证实,幻肢现象是正常未损伤部位的组织填补了脑内功能空缺部分,而不是兴奋扩散到大脑皮质司控已不复存在肢体的那个位域,当然更无法用它来解释循经感传的中枢机制。

第五节　椎管内麻醉和神经根阻滞
对循经感传的影响

从神经生理学的角度出发,如果循经感传是由于中枢兴奋扩散所引起,那么感传就不应该受到麻醉药物对外周神经或脊髓传入通路的影响,可以自由通过或进入麻醉区;如果循经感传是由于外周动因激发所造成,则感传将不能进入麻醉区,或者在通过被阻滞的神经根所支配的区域时即出现"跨越传导"的现象。1984 年,庄鼎等对 24 名腰麻和 8 名硬膜外麻醉的患者进行了观察,当刺激腰麻患者麻醉平面以上感觉正常区的气户穴时,24 名受试者中有 14 名感传可向下进入麻醉区,直达胃经的终点;另外 9 名受试者感传停止于感觉消失平面处,未能继续下行;还有一名结果不稳定。刺激位于麻醉区内的厉兑穴时,22 名没有感知受到刺激的患者均未出现感传,2 名残存触觉和冷温觉的患者则出现了感传。腰麻之后,感传的速度、宽度和性质也没有明显的变化,但少数受试者自觉强度有所减弱。硬膜外麻醉则对感传循行几乎没有影响。感传可以从感觉正常的部位进入麻醉区,并能够在麻醉区内循行,这些观察为循经感传的中枢观点提供了支持。庄鼎据此认为:当穴位受到刺激时,感觉冲动传入中枢神经系统,使相应的大脑皮质兴奋是启动循经感传的始发机制;如果兴奋在感觉皮质内按某种躯体排列模式定向扩延,即出现循经感传。皮质躯体感觉区与体表投射的空间结构,应该就是这种感觉过程的物质基础。

福建省中医药研究所针麻组也详细观察过 1 名感传显著手术患者的循经感传现象与手术麻醉区的关系。从硬膜外或椎管外阻滞一侧的 $T_{10~12}$ 神经根或双侧的 T_{11} ~ L_1 神经根以后,针刺同侧胆囊穴所引起的感传上达该三神经根所支配的区域时,3 次中有 2 次感传强度显著减弱,通过该区域后又重新增强,还有一次则止于麻醉区的下缘,未能继续上行;针刺至阳穴时,感传下行至麻醉区时(双侧阻滞 T_{11} ~ L_1)也出现了不完全的"跨越"现象。感传通过麻醉区时之所以未完全消失,可能与温觉和触觉的残留有关。用利多卡因在感传经过的部位做较大范围的局部封闭,也可以造成暂时性的"跨越传导"现象(胡翔龙,鲍景珍,1990)。李唤斌(1988)报道了 1 名股外侧皮神经炎的患者,每当感传到达感觉麻木的区域时即"跨越"而过;经过治疗麻木区消失以后,感传又正常继续循行,不再出现跨越现象。这些单例观察,似乎又与中枢兴奋扩散观点有矛盾。

然而,麻醉引发的感觉与运动的异常也与幻肢的神经机制密切相关,区域麻醉中也能诱发幻肢综合征(phantom limb syndrome,PLS),在臂丛阻滞、蛛网膜下腔阻滞、坐骨神经阻滞等局部麻醉中都可能出现 PLS。在区域麻醉过程中,由于传入神经阻滞所导致的一系列异常感觉中,具有代表性的是相关肢体位置感异常等体象障碍现象(Lloyd 等,2003)。这一表现和截肢后患者经历的幻肢感类似,即截肢后感到肢体依然存在,某些患者甚至会有肢体疼痛和被束缚的感觉。Krueger 等(2002)观察到椎管内麻醉和臂丛阻滞后患者会出现阻滞后肢体的感知位置与实际位置的分离现象,所有患者的感觉都真实存在,并非幻想出来的,并且患者确认知道自己肢体的感知位置与真实位置不符。在神经阻滞的患者中不仅观察到阻滞后肢体实际位置与感知位置不符这一现象,还包括阻滞后肢体大小、形状及运动感等都会出现异常感觉。Melzack 和 Bromage(1973)在臂丛阻滞后的患者中观察到运动阻滞完全的肢体,仍会出现随意运动的错觉,如腕部屈伸及手掌开合等。总之,PLS 的定义是暂时性(神经阻滞后)或持续性(截肢术后)传入神经阻滞后出现的感觉运动功能紊乱导致的相关部位出现异常感觉,包括肢体的大小、形状、位置、运动感及冷热触感等感觉的异常。

因此,用区域性麻醉出现的类幻肢现象来解释循经感传现象的中枢兴奋扩散机制存在与幻肢感传同样的理论障碍。

第六节　循经感传路线与大脑皮质感觉位域关系

薛崇成(1986)以 15 例顶叶占位性病变、顶叶外伤及内囊部脑血管意外患者为观察对象,分别观察其皮质感觉、循经感传及非感传性局部酸麻胀针感在中枢性病损的不同程度或不同阶段的变化。结果发现,皮质感觉与循经感觉共损共荣,有障碍时两者同时出现障碍,程度也相似,恢复时也同时恢复;在恢复次序上,浅感觉与局部针刺感觉在前,循经感觉继后,最后恢复者为皮质性感觉;单侧顶叶及后中央回有严重器质性损害而皮质性感觉与循经性感觉可以无损。据此薛崇成认为,这有助于说明皮质第 I 感觉区有来自双侧的投射,或者是第 II 感觉区发挥了重要功能。其浅感觉与局部针感在任何严重的皮质破坏情况下均保持正常,则表明其在较低的脑中枢即可感知。

刘澄中自 20 世纪 70 年代以来对循经感传现象的机制提出了近邻接通假说和循行性立体反射(1994),并在 70 年代提出"循行性近邻接通的模式图"(1975)与"循行性立体反射示意图"(1977)两种。所谓的循行性近邻接通在本质上乃是发生在体表(皮肤,或将肌肉包括在内)、内脏与中枢神经系统(大脑皮质)这三者之间同步的"循行性立体反射"。作者认为,人类的祖先可能是一种"纵长的、两侧对称的动物",它向"一定的方向行进","由分节的单侧肌肉交叠收缩而得以向前爬动"。此时,它身体的横断面自外而内的模式结构依次为皮肤、肌肉与内脏。当它蜿蜒前进时,除伴随着体节肌肉的收缩与皮肤变形外,同时也发生着其"近邻"的内脏的张力变形(内脏器官尤其是它的包膜对张力变化的敏感性至今仍然保存着)。如此,其肌肉收缩时所发生的本体感受性冲动及皮肤变形的冲动就与内脏张力变形时所产生的冲动发生了时间上的联系,形成了条件反射,即大脑皮质上的时间讯号的"条件接通",这也就是近邻接通。此种接通在世世代代的进化过程中不断被强化而终于成为巩固的非条件反射。因此,刘澄中认为,循行性立体性反射可以因施加于皮肤上的触觉刺激而启动,也可因施加深达肌肉层的压迫性刺激或针刺直达肌肉深部而启动。内脏部位的局限性病灶也可作为启动性刺激而诱发出自动走行的循感,即循感性癫痫。然而这一反射也可因刺激的性质、部位与强度而分层次启动。

如果说,循经感传是由于针刺穴位引起的兴奋在中枢神经系统的定向扩散所引起,那么,大脑皮质的体觉分域定位应与循经感传在外周通过区域具有相对应的连续性的分节布阵。根据胡翔龙(1990)的一系列研究及评述,认为这种可能性不大。他的分析如下:

1. 针刺足三阳经膝以下穴位时,循经感传是沿下肢上行,经过躯干直上头面,而不经过上肢。这一点,早已为国内外许多学者的观察所反复证实。1985 年,胡翔龙等又进一步核实了这个问题。在对 125 名受试者所做的 1134 次观察中,针刺侠溪、足三里等穴位时,有 123 人、1131 次感传都从躯干直上头面,不经过上肢。说明在绝大多数受试者,针刺足三阳经膝关节以下的穴位时,感传都从躯干直上头面,而不经过上肢,这一事实是可靠的。同样,针刺督脉和任脉的命门、中脘等穴位时,感传也都循经上达面部而不经过上肢。他认为,以现代神经解剖学和生理学有关体觉系统分域定位的知识,不能解释足三阳经的感传路线。

2. 神经解剖学和神经生理学关于外周感受野在大脑皮质体觉Ⅰ区(SⅠ)的排列顺序,自内向外是下肢、躯干、上肢和头面部(三叉神经所支配的区域)。躯干和头面部的代表区被插入其间的上肢代表区所分隔。Werner等对猕猴观察的结果表明,体表感受野在SⅠ的代表区,依次排列成为一连续的系列,其顺序自内向外:尾→腿后面→足→腿前面→躯干→头枕后部→臂尺侧→手→臂桡侧→面部。Kaas等也对猴中央后回3、1、2区的体觉定位进行了详细的观察,但对于下肢、躯干、上肢和面部三大代表区的关系的描述,在总的方面与过去的研究仍然是一致的。头面部代表区自内向外的顺序则是手→耳前→额→鼻和颧→上唇→下唇→下颏。采用微电极技术研究的结果还进一步证明,外周感受野在大脑皮质体觉Ⅱ区(SⅡ)及丘脑腹侧基底核复合体的代表区的排列顺序也与SⅠ者相同。

20世纪50年代,Penfield等在以电流刺激人的大脑皮质的实验中观察到,在SⅠ,躯体不同部位的代表区之间有比较明显的重叠。但以后的学者以更为精确的方法证明,不同节段的代表区在SⅠ虽有一定的重叠,但这种重叠只限于相邻的几个节段之间,而且有高度的顺序性。即使是在早期以电流直接刺激皮质所观察到的结果中,下肢和面部的代表区之间也没有重叠。可见,以躯体代表区之间的重叠是难以解释循经感传路线跨越多个体区的现象的(图25-5)。

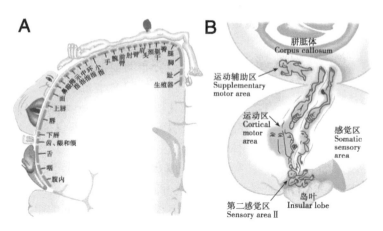

图 25-5　Penfield 大脑皮质体表感觉域图(A)与躯体感觉-运动功能代表区示意图(B)

3. 临床上缓慢推进的感觉性Jackson癫痫就是异常兴奋沿着大脑皮质中央后回缓慢扩展的一种表现,在这种情况下,异常感觉出现的顺序和SⅠ的定位顺序是一致的。如果发作从足开始,则异常感觉将依次波及腿、躯干、上肢和面部。Lende和Popp(1976)根据20年内对42名患者的观察结果,认为异常感觉扩散的顺序与Woolsey所描绘的猩猩的皮质中央后回体觉代表区的定位域相符,而这一定位域的主要特点正是其下肢、躯干和面部的代表区被插入其间的上肢代表区所分隔。胡翔龙据此认为,无论是在SⅠ、SⅡ或者丘脑的腹后侧核,下肢躯干和面部的代表区都被上肢的代表区所分隔。就足三阳经的感传路线来说,兴奋在其扩散过程中要跳跃宽阔的上肢代表区(它占据了SⅠ中段将近40%的部位),显然是难以理解的。

然而,按照大脑皮质体感区的分节排列形式来看,无疑最后神经节段是排列在皮质的内侧,从内到外侧的顺序分域定位排列应该是尾神经(5→1)→骶神经(5→1)→腰神经(5→1)→胸神经(12→1)→颈神经(8→1)→三叉神经根第1环(头顶)→第3环(前额)→第5环(口鼻部),这种节段性分布与Penfield的人大脑皮质体感区分域定位关系大致相同。值得提出的是,支配上肢节段的神经必须同时也支配躯干的上胸和颈部。身体各部分在皮质的代表区的面积与体表面积并不相符,而是与其感觉敏感程度成比例。这是因为感觉敏感区的感受器分布密度高,单位面积中感觉单位数目多,传入纤维多,以致皮质相应的神经元数目过多,因而占据较大面积的缘故(图25-6)。

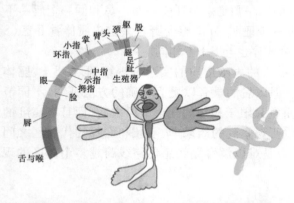

图25-6　感觉皮质位域的大小与感觉敏感程度成比例,从而形成四肢发达、手指粗壮的特殊"小矮人"(引自 http://www.mhf.org.tw/wonderfulbrain/guide_b/02_penfield.jpg)

人脑体觉皮质定位域的研究是由Penfield所开创的,他的工作是在手术病"人"暴露脑的情况下记录到的。这些第一手资料对于人们了解人的大脑皮质功能定位是弥足珍贵的。但值得提出的问题是,这项在人体进行的试验是有巨大损伤性的,有时是很危险的,故很难做到细致、系统地全面探查,许多细节只能通过动物,尤其是灵长类动物的研究才能更完善。根据Woolsey的研究,猴的大脑皮质体觉Ⅰ区(Brodmann's 3、1、2区)观察到外周触觉传入的排序是严格按皮节顺序分布的。根据精细程度的不同,其皮质定位域的大小也不相同,如12个胸节的皮质体觉域并不如手、足的宽,但它们之间的定位域有很大的重叠(overlapping)。Bard(1938)用记录皮质诱发电位的方法,发现躯干部触觉刺激引发的皮质诱发电位的分布域常与下肢、头面部相重叠;而上肢的触觉刺激,皮质体觉区的诱发电位分布域也与上胸部有重叠,这些结果并不与Penfield确定的分布域完全一致。从丘脑水平来看,躯体传入在丘脑腹基核的定位也是严格按皮节顺序排列的,尾巴是最末的节段,而嘴周围则是三叉神经核的最头端的节段,从尾到嘴的丘脑定位域几乎是呈一字排开。值得注意的是,胸部的触觉传入与上肢传入在很大范围上呈重叠状,并不像Penfield描述的那样拇指与眼相连接而跳过了躯干。同理,在进行电生理实验时,刺激皮质时最容易碰到的就是感觉单位占绝对优势的手指区域的传入单位,而来自躯体部的神经元稀疏而容易被忽略。因而在绘制的大脑皮质体觉区分域图时只把实验中观察到的大部分结果加以叠加描记形成我们所看到的图谱。但在研究皮质体觉定位的个例实验中,我们自然常常可以看到上肢的皮质体觉分域代表区对躯干刺激发生的反应。Jain等(2008)在颈髓损伤的猕猴3b下颌感觉皮质采用单电极插入神经元活动,除对下颌刺激起反应外,也对手、臂、枕部和背部的触觉刺激发生反应,显然与Penfield的皮质感觉定位图不完全相符(图25-7)。

近年来关于脑功能重组和可塑性的研究也证实,上肢截除后,相应的体觉皮质对来自面部和躯干的传入发生反应,出现功能重组。这种替代性功能重组认为是由于原先存在的、被优势传入定位域所掩盖的功能被释放出来。

假如我们稍稍将图改绘一下(这种可能性绝对存在),那么在上肢的代表区同时有躯干

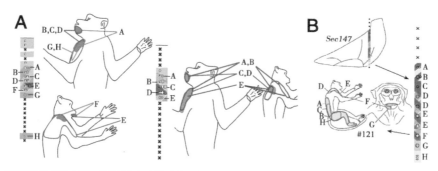

图 25-7　猴感觉皮质(**A**)和丘脑(**B**)功能定位域在颈髓损伤后的感觉定位域的变化(引自 Jain 等,2008)

(颈肩部区域)所应该占有的份额。

　　所以,来自下肢的循经感传(足三阳经)上达头面部时并未忽略各神经节段在大脑皮质体觉的定位域排列特性,虽然它没有到达上肢体觉的皮质投射区,但它确确实实经过了包括上肢在内的躯干相应节段的皮质投射区。胡翔龙所提出在足三阳经出现的循经感传的"中枢兴奋扩散"存在的大脑皮质体觉位域定位的空间障碍在理论和实践上仍然缺乏证明。

　　那么,循经感传的中枢兴奋扩散论点能否成立呢?根据现有的资料来看,其最大的疑点在于还没有看到直接刺激皮质体觉区引起循经感传的报道,而恰恰相反,早年直接刺激皮质或外周感受野的刺激在皮质所引起的兴奋并不能向远处扩散,在经过几个毫米后即发生衰减(Adrain,1936;Cobb 等,1955)。

　　遗憾的是,循经感传机制的"中枢兴奋扩散论"、"皮质模式扩延两段完成论"及"近邻接通假说"等观点的脑科学机制和认知科学机制至今还无法得到证明。目前脑功能研究借助多种影像技术正处于历史的巅峰,希望"中枢兴奋扩散论"的倡导者们能够充分吸纳脑科学研究成果,积极推动循经感传机制的假说使之尽早变成科学的理论。

　　目前,各种脑刺激技术(如无创的经颅磁刺激技术)已经很成熟,无论是在动物还是在人类都可以普遍使用而没有风险,实验和临床研究的相关文献每年发表都数以百计。而且,在人类无创的经颅磁刺激技术与功能性磁共振技术结合是脑科学研究最成熟和热门研究的方法。如果真的有感觉或运动的"中枢兴奋扩散"现象,那么在脑研究的相关文献中不应该仍然是空白的!

第七节　经络研究展望

　　经络学说是针灸医学的基础理论,没有经络学说就难以形成针灸医学的完整体系。经络学说在长达两千年的历史中不断完善和发展。这种理论不是建立在确凿的实验基础之上,而是根据一些客观存在的表象,总结医疗经验,并用于指导临床实践。但应该明白:一些针灸临床现象难以用经络学说完善解决。

　　黄龙祥根据他的一系列研究提出:古代经络学说的科学内涵可以浓缩地表述为人体各部位的特异性联系与调控。其主要内容包括两个方面:第一,特定的体表与体表之间的上下联系;第二,体表与内脏之间的内外联系。经脉学说所揭示的关于人体远隔部位特定联系为现代医学的发展提出了新问题、提供了新事实,为人类探索自身的奥秘打开了一扇新的视窗。今天的研究决不是为了用实验去证实古人几千年前提出的假说,而是要在将古人经验事实上升为科学事实的基础上用新的假说或理论来替代古人的经络学说。为了达到此目的,经脉研究必须"解链取珠"。如此,在准确、全面把握经脉学说所揭示的人体体表与体表、体表与内脏特异联系、调控、反应规律的基础上,阐明其具体的功能联系过程及联系途径,探索这种特异联系、反应的生物学基础,揭示针灸调整作用的机制,进一步阐明针灸调整作用的发挥是否及在多大程度上受经脉学说所揭示的这种特定联系和反应规律的影响。

然而,无论是古代先贤,还是近现代医家,仍然观察到一些经脉的表象,虽然哪些是真正的经脉现象存在争议。不管是主观的(如循经感传等)还是客观的(如经脉循行线上的一些反应特性),至少引起从事针灸研究甚至从事生物医学研究科研人员的关注。也提供了探讨经脉实质、丰富现代生命科学的研究课题,为阐明生命过程中一些根本性的问题提供了有希望的前景。

本书已经在"经脉-脏腑相关论"篇中系统阐述了经脉学说所揭示的体表与内脏之间的内外联系规律和机制;在第二十三章中以"面口合谷收"为题,全面探讨了经脉学说所揭示的特定体表与体表之间的上下远距离联系的现象和机制。

那么,经脉学说研究还有哪些问题值得思考?

(一) 经络学说一定为针灸学所必需吗?

日本明治二十五年(1892),大久保适斋在《鍼治新書》中运用现代医学理论阐述针灸治疗学。该书完全不论及经络系统,也不提腧穴,只是针对某病选择某部位的刺激点进行治疗。我国承淡安在 1931 年出版的《中国针灸治疗学》著作中只有腧穴功能,不谈经络理论。在 1955 年的《中国针灸学》中仍然保持了这种做法。朱琏在其 1951 年出版的《新针灸学》中亦不论经络,只论腧穴(而西方针灸学派的著作中更是回避经络问题)。这些都是大师级的学者,我们到底应如何评价经络理论在针灸学中的指导作用?

在古今针灸学著作中,除了经穴以外,还有众多的"经外奇穴"和"阿是穴",更有难以计数、没有尽头的、数倍于经穴的"新穴"(而且往往都在经穴附近),很多针灸大家都有自己创立的穴位。它们基本上不用经络学说作指导也同样得心应手。

相对于"针灸系统"的穴位外,被称为"微针系统"如头针、眼针、鼻针、唇针、舌针、耳针、手针、腕踝针、足针、腹针、掌骨侧全息诊疗法、脐针、项针等(有的微针疗法还衍生不同流派如头针疗法和耳针疗法)同样在临床上发挥重要作用。这些疗法的理论依据多派生于缺乏证据的"生物全息"系统,各微针系统间还存在相互矛盾之处,人体被臆想划分成能与"微穴位系统"相对应搭配的"点"区,刺激这些"点"就可治疗相应靶器官的疾病。这些微针系统并不需要经络学说作指导,倡导者有时也论及经络,但都过于牵强,外延太大。

另则,经穴主治受经脉所过的影响,穴位归经发生变化,如在《铜人腧穴针灸图经》中,王惟一错将"足太阴脉气所发"的"云门"穴归于手太阴肺经,盖为《针灸甲乙经》中"足太阴"中"足"字失脱,后人误将上文"动脉应手"之"手"属下读作"手太阴"之误造成。《素问》载云门穴泻四肢热,而改归于肺经后,主治就成咳嗽气喘了,穴位主治能顺应而变吗?(黄龙祥,2004)

无可置疑的是,经络学说的内容、内涵和经脉的循行路线不完全是实证的产物,故经络学说的一些描述就不可能"太精确"。现行的十四经脉只是古代经脉系统中的一部分而不是唯一(直至现在仍存争议),以经穴连线定出来的所谓经脉循行线(因为经脉研究首先是以穴定经)并不完全是客观的记录,经脉研究也就不可能成为它的镜像。

如果针灸经络研究工作者能以更超脱的视野、求真的科学精神、务实的洞察力探讨针灸（样体表）刺激所产生的生物学效应，研究这些效应的规律，阐述产生这些效应和规律的生物学基础，有可能将针灸医学推向一个前所未有的高度，融入现代主流医学之行列。

（二）经脉是人体的富矿吗？

经脉是人体的包容体吗？它是否具有巨大的能量和无限的质量，它能承载更多的神经组织支配、更丰富的微血管包绕、更多的组织液流淌，还存在目前无法界定的无名管道系统的纵横；不管是电子、离子、分子、蛋白质、核酸、免疫物质、遗传物质、神经递质、细胞、组织，也不管是声、光、电、热、磁、核、场，还是孤子、质子及只要未来自然界可能新发现的物质都能吸纳其中而富集！它真像广袤宇宙苍穹的空洞，具有巨大的能量将这些物质浓缩压实而囊括其中？果真如此，它应该是人类发明的温床……

令人奇怪的是，人们检测经脉的物质成分时，只见增多的，未见减少的！更令人不安的是，经脉里的物质竟然都不遵循物理学的压力梯度和浓度梯度的扩散原则……

倘若如此，这样高密度物质堆积的通道，能通畅吗？不会因拥挤而壅塞吗？不通则……

（三）星星与星座

广袤的地球星罗棋布地分布着高山、平川、沙漠、江河、湖海、城镇、乡村，我们可以依靠人为制定的地球经纬度精确定位某一物体所在的位置，但经纬线（翻译为经脉的"meridian"本意也是如此）并不真实存在。候鸟年复一年地沿着特定的、也是经常变动的路线迁徙，但均能准确地回到各自的繁殖地和越冬地，尽管它们之间的距离可长达上万千米；迁徙路线是实际存在的，而迁徙图只能是勾画的。

浩瀚的宇宙布满了无数颗璀璨的星星，如何在茫茫星空中寻找自己钟情的那颗星？我们的先贤们根据遐想勾画出富有诗情画意般的星星间连线的美丽星座图，凭借着这张星空并不存在而又可分辨的星座图，每个人都可寻找到自己心中的那颗耀眼之星和那个充满宿命般色彩的星座（图25-8）。

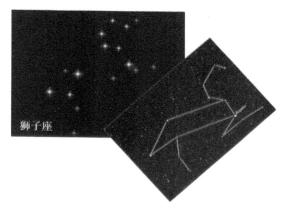

图25-8　星座图：狮子座；星星永远闪烁于星空，狮子座的勾画线虚茫而并不真实存在

经脉和腧穴图与星星和星座图有关吗？上帝在创造万物及在漫长的进化过程中仅形成365个穴位点或14条经脉线吗？经脉研究要"解链取珠"，为何要把"链"解开？尔后是否又能在高水平基础上"珠链（联）必（璧）合"？但愿这是一个无需争论的问题！

参 考 文 献

Adrain ED. The spread of activity in the cerebral cortesx. J Physiol, 1936, 88; 127-161.

Cobb WA. Intracortical excitation following strychnine spikes. J Physiol, 1955, 129（2）; 316-332.

Elbert T, Flot H, Birbaumer N, et al. Extensive reorganization of the somatosensory cortex in adult humans after nervous system injury. Neuroreport, 1994, 5（18）; 2593-2597.

Finger S, Hustwit MP. Five early accounts of phantom limb in context; Paré, Descartes, Lemos, Bell, and Mitchell. Neurosurgery, 2003, 52（3）; 675-686.

Flor H, Elbert T, Knecht S, et al. Phantom-limb pain as a perceptual correlate of cortical reorganization following arm amputation. Nature, 1995, 375（6531）; 482-484.

Florence SL, Kaas JH. Large-scale reorganization at multiple levels of the somatosensory pathway follows therapeutic amputation of the hand in monkeys. J Neuroscience,1995,15(12):8083-8095.

Guo Y,Yao FR,Cao DY,et al. Somatostatin inhibits activation of dorsal cutaneous primary afferents induced by antidromic stimulation of primary afferents from an adjacent thoracic segment in the rat. Brain Res,2008,1229:61-71.

Habgood JS. Sensitization of sensory receptors in the frog's skin. J Physiol,1950,111(1-2):195-213.

Halligan PW,Marshall JC,Wade DJ,et al. Thumb in cheek? Sensory reorganization and perceptual plasticity after limb amputation. Neuroreport,1993,4(3):233-236.

Jain N,Catania KC,Kaas JH. Deactivation and reactivation of somatosensory cortex after dorsal spinal cord injury. Nature,1997,386(6624):495-498.

Jain N,Qi HX,Collins CE,et al. Large-scale reorganization in the somatosensory cortex and thalamus after sensory loss in Macaque monkeys. J Neurosci,2008,28(43):11042-11060.

Krueger DW. Body image:a handbook of theory,research and clinical practice. New York:Gullford,2002:78-86.

Lende RA,Popp AJ. Sensory Jacksonian seizures. J Neurosurg,1976,44(6):706-711.

Lloyd DM,Shore DI,Spence C,et al. Multisensory representation of limb position in human premotor cortex. Nat Neurosci,2003,6(1):17-18.

Melzack R,Bromage PR. Experimental phantom limbs. Exp Neurol,1973,39(2):261-269.

Merzenich MM,Kaas JH,Wall JT,et al. Progression of change following median nerve section in the cortical representation of the hand in areas 3b and 1 in adult owl and squirrel monkeys. Neurosci,1983b,10(3):639-665.

Merzenich MM,Kaas JH,Wall JT,et al. Topographic reorganization of somatosensory cortical areas 3b and 1 in adult monkeys following restricted deafferentation. Neurosci,1983a,8(1):33-55.

Penfield W,Rasmussen T. The Cerebral Cortex in Man. New York:McMillan,1950.

Pons TP,Garraghty PE,Ommaya AK,et al. Massive cortical reorganization after sensory deafferentation inadultmacques. Science,1991,252(5014):1857-1860.

Ramachandran VS,Rogers-Ramachandran D,Steward M. Perceptual correlates of massive cortical reorganization. Science,1992,258(5085):1159-1160.

Ramachandran VS. Behavioral and magnetoencephalographic correlates of plasticity in the adult human brain. PNAS USA,1993,90(22):10413-10420.

Rose J,Mountcastle VD. Touch and Kinesthesis Neurophysiology I. ed:Field J. American Physiological Society,1959:387-429.

Werner G,Whitsel BL. Functional Organization of the Somatosensory Cortex. Handbook of Sensory Physiology(Vol Ⅱ). New York:Springer,1973:621-700.

Woolsey CN. Patterns of Localization in Sensory and Motor Areas of the Cerebral Cortex//. The Biology of Mental Health and Diseases. New York:Hoeber,1952:193-253.

Yang TT,Gallen CC,Ramachandran VS,et al. Noninvasive detection of cerebral plasticity in adult human somatosensory cortex. Neuroreport,1994,5(6):701-704.

Zhang Q,Zhao Y,Guo Y,et al. Activation and sensitization of C and Aδ afferent fibers activities mediated by P2X receptors in rat dorsal skin. Brain Res,2006,1102(1):78-85.

北京医学院.关于针灸机制的探讨及其研究方法的一些意见//全国中医经络针灸学术座谈会秘书处.全国中医经络针灸学术座谈会资料选编.北京:人民卫生出版社,1959:14-19.

北京医学院.针灸经络、辨证论治与神经系统关系的初步探讨//全国中西医结合研究工作经验交流会议秘书处.全国中西医结合研究工作经验交流会议资料选编.北京:人民卫生出版社,1961:15-20.

龚启华,曹及人.经络与淋巴管系的关系//张香桐,季钟朴,黄家驷.针灸针麻研究.北京:科学出版社,1986:446-453.

何广新.52 例截肢患者经络感传现象的观察分析.针刺研究,1984,9(2):157-160.

胡翔龙,鲍景珍.循经感传的形成机理//胡翔龙,包景珍,马廷芳.中医经络现代研究.北京:人民卫生出版社,1990:159-182.

胡翔龙,吴宝华,黄晓卿,等.循经感传过程中外周激发动因存在的初步证明.针刺研究,1993,18(2):115-122.

胡翔龙,吴宝华.循经感传形成机理的一个假说——以外周循经过程为主导的外周中枢统一论.针刺研究,1987,12(增刊2):1-8.

胡旭初.从生理学角度对针灸机制和经络本质问题的一些看法//全国中医经络针灸学术座谈会秘书处.全国中医经络针灸学术座谈会资料选编.北京:人民卫生出版社,1959:20-24.

黄龙祥.中医现代化的瓶颈与前景.科学文化评论,2004,1(3):5-20.

贾军,赵晏,王会生,等.循经感传现象产生机理的探讨.中国针灸,2002,22(6):391-394.

李焕斌,昌兴国,潘克良."阳性结节"切除前后循经感传现象的观察.上海针灸杂志,1988,8(1):29-30.

刘澄中.临床经络现象学.大连:大连出版社,1994.

牛汉璋,江赛男.神经生理和经络生理学.西安:陕西科学技术出版社,1991.

山田鑒照,星野光,渡仲三.ヒト合毅相當部におけるSubstance-P 陽性線維とリンバ系の關連について.全日針志,1994,44:149-154.

山田鑒照,星野光,渡仲三.循經感傳現象が發現すゐ機序.醫道の日本,1995,54(3):22-27.

史文春,赵晏,张保真.P 物质和组胺在经络信息传递中的作用.中国针灸,1995,15(4):33-35.

汪桐.经络实质的二重反射假说.皖南医学,1978(8):11-16.

汪桐.再论经络实质的二重反射.上海针灸杂志,1986,5(2):32-34.

吴宝华,胡翔龙,许金森,等.循经感传过程中皮层体觉区诱发电位地形图的观察.中国医药学报,2001,16(6):415-417.

薛崇成.皮层感觉与循经感传——建议应用针刺检查顶叶功能.中国针灸,1981,1(2):21-25.

薛崇成.循经感传现象与大脑皮层应用针刺检查顶叶功能并观察幻肢//张香桐,季钟朴,黄家驷.针灸针麻研究.北京:科学出版社,1986:471-480.

张保真.经络线结构和机能.西安:陕西科学技术出版社,1992.

赵晏,史文春,王会生,等.大鼠感觉神经末梢之间的跨节段信息传递.西安医科大学学报,1996,17(2):140-142.

赵晏.针灸经络的外周神经生物学机理探讨.针刺研究,2006,31(6):329.

重庆医学院生理教研室针麻原理研究组.针刺与神经系统关系的初步分析//全国针麻研究工作会议秘书处.全国针刺麻醉研究资料选编.上海:上海人民出版社,1977:324-329.

朱元根,叶燕燕.循经感传与外周感觉神经关系的研究.中国针灸,1985,5(2):71-72.

庄鼎,王援朝,杨秀珍,等.椎管内麻醉对循经感传的影响//第二届全国针灸麻醉学术讨论会论文摘要.北京:中国针灸学会,1984:242-243.

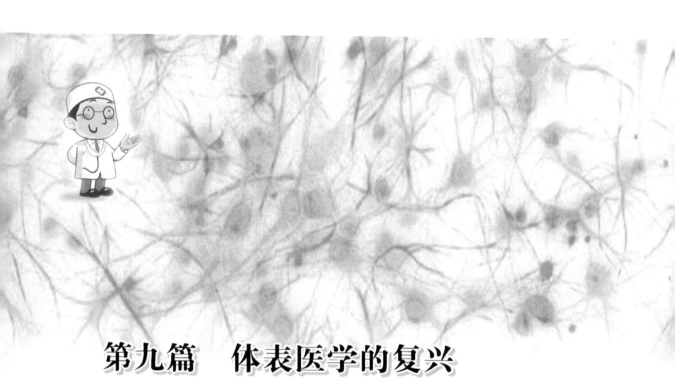

第九篇　体表医学的复兴

　　正如我们在本书《导论》中讨论过的,动物在长期的进化过程中形成了构成体表刺激疗法所具有的生物学要素,这种疗法与我们永恒相伴。世界各国都有各具特色的体表刺激疗法,但只有中国将这种疗法发挥得淋漓尽致,也必将引领不断发展的以针灸为代表的体表刺激治疗手段,担当复兴体表医学的使命!

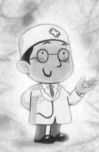

第二十六章 生命的稳态系统与体表医学系统

第一节 生命的稳态系统

根植于中国传统文化土壤的中医学,充分体现了传统文化的精华,形成了以阴阳学说为主要说理工具的一套系统的理论体系,其所阐明的"阴平阳秘"的生理机制正是儒家"致中和"思想的最佳体现。阴平是阴气盛满和平的一种最佳态,阳秘是阳气充盛闭密的一种最佳态。王冰注曰:"阴气和平,阳气固密,则精神之用日益治也。"《伤寒论》云:"阴阳自和者,必自愈。"阴阳是中医的核心,阴阳平衡是中医对健康个体的描述。生命物质运动最佳自稳态是对健康个体的描述。阴阳失衡对应生命物质运动偏离最佳的稳态,这就是中医辨证的自然科学基础。

法国著名的实验生理学家 Claude Bernard(1813—1878)在 1857 年认为,机体生活在两个环境中,一个是不断变化的外环境,另一个是比较稳定的内环境。生物组织生活在内环境中,而整个生物生活在外环境中。内环境(milieu intérieur)是围绕在全细胞周围的体液,包括血液、淋巴液和组织液等,居于机体的内部,为机体的细胞提供一个适宜的生活环境。内环境就像一个小海洋,细胞就像所有的原始单细胞原生物。对高等生物来说内环境的相对稳定是生命能独立和自由存在的首要条件。内环境的稳定意味着高等生物是一个完美的有机体,能够不断地调节或对抗引起内环境变化的各种因素(图26-1)。

王志均在其《生命科学今昔谈》中专门论述了内环境恒定的概念,内环境与生命起源密切相关。生命起源于和生活在海洋中,单细胞生物的唯一环境只有它周围的海水,水可以向它提供食物和氧气,又可以把它排泄出来的废物带走。这样,它的命运也便完全由这个外环境(水)来决定,水在就可以继续生存,水枯就不能免于死亡。但由单细胞发展为多细胞生物时深居于内部的细胞就难以直接从海水中得到足够的营养和难以排出代谢废物,从而产生了细胞内环境。无论是低等还是高等动物,也无论是海洋动物或是淡水动物和陆生动物,它们体液中的离子成分非常相似:一切动物的体液皆源于海水。原始有机体的细胞是与其周围的海水相适应的。随着动物的进化,体腔与外界隔开,被包入体内的体液,仍然还保持其在体腔封闭前与原始海水相近似的成分。当然,生物在进化过程中形成的特有的离子泵可

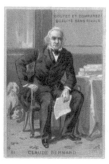 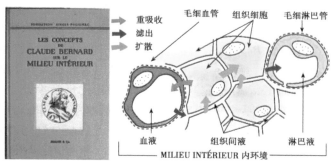

图26-1 Claude Bernard(左)和他的著作(中)及他倡导的围绕在组织细胞周围的内环境(右)*milieu intérieur*(internal environment)

使机体内的某些成分与海水出现差异(如血清比海水含有相对更多的钾和更少的镁)。动物越进化,其维持内环境与现代海水成分的差别的能力就越强。随后,有的生物脱离了广阔的海洋,向陆地迁移。这些生物迁移过程中在它们的体内带上了"小海洋",把海水环境封闭在一个狭小的细胞外间隙中,成为体液的一个组成部分。这样,生物生存的环境变了,但细胞的"内环境"仍然未变,昔日的海水相当于今天的细胞外液,细胞依然浸浴在海水之中。这是生物进化中耐人寻味的演变。

Bernard 创立的生命"内环境稳定"的理论已经成为医学的最基本理论,是医学中诊断是否患病的理论根据,即医生所谓诊断疾病就是观察患者机体的平衡稳定机制是否发生了紊乱,同时,这个理论也是现代医学治疗所依据的基本理论。所谓治疗,就是恢复机体原有的平衡与稳定。应该说,中医"阴平阳秘"的含义和 Bernard 的理论是相通的。

Bernard 这一出色的思想引起了20世纪生理学家们的广泛共鸣。美国生理学家 Henderson(1879—1942)是 Bernard 思想的积极倡导者,他认为生命系统是由相互作用的因子组成的,具有调节自己各种活动过程的能力。生理过程依赖于生命体内的物理和化学条件,但是通过孤立研究这个系统的任何组成部分都不能完全真正阐明生命现象的机制。Henderson 承认物理-化学方法是一种重要的分析手段,但仅仅依赖它将会导致作出过于简化或错误的结论。他特别强调应该研究生命现象的整合作用和协调作用。这与 Bernard 的思想是一脉相承的。美国生理学家 Walter Bradford Cannon(1871—1945)在他们工作的基础上以"自稳态"这一词来刻画内环境恒定的机制,并以丰富的实例证实了这一机制。更重要的是从"自稳态"这一机制中还引申出了许多新的概念和术语,如反馈、回路、伺服机构等,它们是控制论思想的先驱。

Cannon 通过对休克的研究清楚地意识到这种身体不能自我维持的生理状态是机体调节衰竭的结果。他认识到全身生理过程的调节如温度、代谢率、血糖水平、心搏率和呼吸速率的调节等主要是靠神经系统和内分泌系统的相互作用来实现的。这是一个复杂的工程,他发现交感神经系统起着主导作用,实际上控制着身体的其他调节系统。例如,当气温升高时,交感神经系统一方面使皮肤表层的毛细血管舒张并刺激汗腺分泌汗液,另一方面促使肾上腺释放更多的肾上腺素到血液加速身体的代谢过程。这些相互作用的结果将使体温维持相对恒定。通过对肾上腺髓质功能的深入研究,他认识到肾上腺髓质的功能本质上是一种有助于动物准备好"搏击-或-逃逸"应付紧急情况的适应机制。Cannon 通过对交感神经系统和与此相关的内分泌功能的研究,结合英国生理学家 Sherrington(1857—1952)阐述的神经系统整合机制,对 Bernard 的内环境理论有了更深刻而具体的理解。1932 年他在 *The Wisdom of the Body*(《身体的智慧》)一书明确提出了自稳态理论。

Cannon 采用"homeostasis"一词表述内环境恒定现象及其中的调节过程。该词是由希腊文 *homoios*(类同)和 *stasis*(稳定)两词组成。稳态的保持涉及全身每一器官、组织和细胞活动的调节,表现在生物系统从细胞到整体的各级水平。自稳态这一术语描述了维持内环境稳定的自我调节过程。他提出内环境的稳定不是靠使生物与环境隔开,而是靠不断地调节体内的各种生理过程。稳态是一种动态的平衡而不是恒定不变;各个组成部分不断地改变,而整个系统却保持相对稳定。它将生物体视为一个整体,每一部分都有其自己的功能,但要通过各种控制过程对各部分进行整合。这反映了一个古老而时髦的哲学命题:整体大于部分的总和。

稳态是机体根据内外环境的变化而自主发生的动态调节过程,是生物进化适应生态的原始本能,以确保在不同生理环境下的功能活动始终处于比较稳定的状态,并逆转病理状态下的失衡。而医学的核心目的也是通过不同的内外干预方法调节疾病过程中的功能活动失衡现象,从而尽量引导向稳态的转归。

稳定的内外环境是"生命"的基础,生物所有基本的进化目的就是不断地创造更适宜物种生存的 homeostasis 系统和完善对稳态的调节、整合系统。越是高等的生物,其稳态系统更完善,调节系统更健全。如交感神经和副交感神经系统的双重对立调节,内分泌系统的正、副反馈调节等(图 26-2)。稳态已经不仅指血液、组织液等内环境的稳定状态,也扩展到了有机体内极多的保持协调、稳定的生理过程,如生命功能及正常姿势(直立或行走姿势)的维持,并对控制论、遗传学(基因的稳态调节)、心理学(情绪稳态等)、病理学、临床医学等多种学科,都有重要意义。因此,稳态不仅在生理学中,而且也是贯穿在当今生命科学和医学中的一大基本概念。

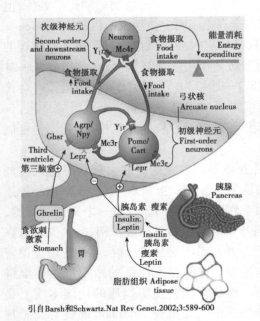

引自Barsh和Schwartz.Nat Rev Genet.2002;3:589-600

图 26-2 我们以能量摄取为例阐述机体对稳态的调节

下丘脑弓状核的 Agrp/Npy 和 Pomc/Cart 两组神经元共同接受循环中的激素调控。Agrp(刺鼠相关蛋白)和神经肽 Y 是刺激食物摄取、减少能量消耗的神经肽;而 α-黑素细胞刺激激素(一种转录后修饰的阿黑皮素原,Pomc)和 Cart(可卡因和苯丙胺调控的转录物)是抑制食物摄取和增加能量消耗的神经肽。胰岛素和瘦素是体内与脂肪储备成比例存在的激素,它们抑制 Agrp/Npy 神经元和刺激相邻的 Pomc/Cart 神经元。胰岛素和瘦素水平降低可以激活 Agrp/Npy 神经元,抑制 Pomc/Cart 神经元。食欲刺激素(ghrelin)是一个由胃分泌的循环肽,可以激活 Agrp/Npy 神经元,能够刺激食物摄取,这些活性物质提供了一个潜在的长期能量平衡与短期进食模式信息整合的分子机制。Ghsr:生长激素促分泌素受体;Lepr:瘦素受体;Mc3r/Mc4r:黑皮质素受体 3/4;Y_1r:神经肽 Y_1 受体

"应激"是稳态调节最完美的生物学范例。并且，稳态就是在研究应激机制的基础上建立起来的；应激理论的倡导者同时也是稳态理论的创立者。虽然正常状态的"稳态"与应激状态下的"稳态"不在一个数量级上，但却能充分体现出"稳态"是一个范围广阔的动态过程（参考第九章）。

"自稳态"的核心是生物根据自身和环境的变化而自主调节，而超限变化所造成的功能失衡则难以通过"稳态"的自身调节而"维稳"，或是维稳的质量有限，这时候可能就需要外部的力量（主要依靠生物的本能医治系统）或医疗手段的干预。医疗的手段是人为的方法，其对生命的贡献有限而短暂，而本能医治系统则与生命的历史和完整的进化过程永恒相伴。

现代医学方法可以通过输液调节人体的水与电解质平衡，可以使用激动剂与拮抗剂调节自主神经系统的功能平衡，可以通过药物促进或抑制内分泌系统的分泌，可以采用活性物质调节免疫系统功能，可以通过投以抗生素抑阻病原微生物的侵袭……这些都是行之有效的治疗方法！问题是，过多的外部"维稳力量"是否会闲置、削弱或退化机体自身的稳态系统？或者说，生物在稳态失衡的初期是否立刻需要外部力量的干预？抑或应该首先通过刺激生物的本能医治系统发挥对功能失衡状态的初期医疗保障作用？

"阴平阳秘，精神乃治"是中医学理念的精髓，即一切治疗都以平衡阴阳为中心。调阴阳、平虚实是针灸治疗学的核心，其效应取决于穴位所依附部位的固有生物学特性及机体的功能状态。针灸的这种双向调节效应是维持机体"稳态系统"的生物学基础。

在本书的《导论》中我们详细阐述了生物在进化过程中形成的体表特有的生物学结构与调节"自稳态"系统的关系，在本书的大多数章节也论述了各功能系统的体表（穴位）刺激调节效应的规律和机制。我们也可以翻开任何一本基于中医理论的针灸学著作，或任何一本基于现代医学基础的针灸教科书，它们都无误地传递了一个共同的信息：在许多疾病的早期，或一些自限性疾病可以优先采用体表刺激疗法以启动生物的本能医治系统发挥调节"自稳态"的医疗保健功能，达到对失衡器官的逆转治疗作用。而新近倡导的"治未病"，更可能由针灸等体表刺激疗法发挥重要作用。

就目前而言，以针灸为代表的体表刺激医疗体系是维护机体"稳态"系统、治疗许多疾病初始的和优先的选择。

本书的目的就是为"体表医学（Somato-Medicine）"的复兴奠定科学基础！

第二节　体表医学位域图

绘制既符合传统、又有现代科学根据的体表医学位域图（somatopography）是复兴体表医学的关键科学问题，本节试图从以下 6 个方面作一探索。

一、疼痛治疗的位域选择

在第十三章中，我们评述了体表刺激可以通过节段性控制和全身性控制两种镇痛机制；针刺镇痛效应与这两种机制都有关。①较弱的手针或电针刺激穴位，常在局部观察到镇痛（在人）和痛阈升高（在人或动物）的现象。近节段的针刺镇痛效应在脊髓水平就能完成，在"闸门控制"系统下发挥作用。粗纤维的传入活动可以启动抑制疼痛的闸门，使来自相同或相邻节段的由细纤维传递疼痛的信号不易通过,从而阻断了伤害性信息向脑中枢的传递,达到镇痛作用。②用足以兴奋 Aδ 和 C 类纤维的穴位刺激可以激活内源性镇痛系统,通过其下行抑制性痛调制通路升高全身痛阈,发挥镇痛效应,这种异神经节段的针刺镇痛效应需要脊髓上中枢的参与。针刺引起全身镇痛效应的机制与近节段的效应有明显不同。

在局限性急性疼痛情况下,可以选择局部穴位(如阿是穴)。考虑到痛源部位对刺激的敏感性,最好选择灸法镇痛;如果选择针刺法,则最好选择痛源附近的穴位(如肌筋膜疼痛多选用附近的"触发点"刺激镇痛)。根据疼痛生理学研究,在疼痛区域的附近有范围较大的抑制性感受野(图 26-3),这些邻近的抑制区穴位是针刺治疗疼痛的最佳选择。

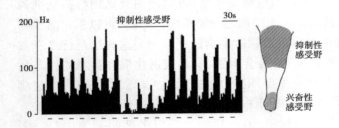

图 26-3　在脊髓猫记录的一个腰髓多感受野神经元,以 10 秒间隔、25nA 电流电泳谷氨酸至细胞体附近引发该神经元的期相性激活(约 40 个放电/秒),这种激活反应可被来自抑制性感受野快速而反复的触毛刺激传入所抑制。这个蓝色抑制性感受野区域是治疗疼痛的最佳体表刺激部位(引自 Le Bars,2002)

我们以膝关节疼痛为例,针灸治疗常选择局部穴位,如血海、梁丘、鹤顶、内膝眼、外膝眼、阳陵泉和阴陵泉等。膝关节疼痛波及 $L_{3\sim5}$ 皮节,根据痛源部位存在抑制性感受野的原则,可以在膝关节周围的 $L_{3\sim5}$ 皮节区域选择穴位(图 26-4,蓝灰色区),以达到好的治疗效果。

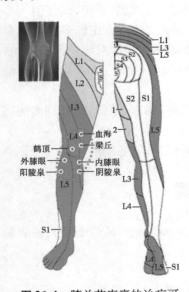

图 26-4　膝关节疼痛的治疗可以采用局部取穴方法,也可采用痛源附近取穴方法(蓝灰色区);更可以采用在远离痛源的其他部位的选穴方法。但对于慢性疼痛,我们推荐局部和痛源附近取穴方法

根据激活较细的 Aδ 和 C 类纤维的强针灸刺激能够引起全身广泛区域的镇痛效应这一研究结果,可以采用多种取穴方法治疗痛症(与局部取穴相比,应采用强刺激方法,如泻法)。所以说针灸治疗疼痛的取穴原则丰富多样,世界各地都公认针灸治疗各种疼痛有效。

对于慢性疼痛,由于外周及中枢敏化的作用造成内源性镇痛系统功能损害,强针灸刺激方法已经难以通过内源性抗痛系统发挥作用了(即便部分存在,但镇痛作用已经减弱)。因此,慢性疼痛的有效治疗是中西医临床较为棘手的问题(包括针灸治疗慢性疼痛效果也不尽理想)。根据我们的知识,局部取穴、痛源附近取穴治疗慢性疼痛可能临床效果更好,它不需要通过内源性镇痛系统,而是通过脊髓的节段性闸门控制系统发挥镇痛作用。

针灸治疗疼痛不存在穴位特异性。许多治疗疼痛性疾病所"发现"的具有穴位特异性的临床报道基本都缺乏可信度,任何不盲针灸医生的穴位"特异性"临床观察都存在难以避免的主观偏倚,这也是中外临床疗效评价最大的分歧所在。在疼痛的临床研究中,西方学者基本都得出针灸疗法有效的结论,但常常非穴位对照也同样有效。"非穴位"作为临床研究的"安慰"对照组,尽管针刺治疗组和安慰针刺组都能降低受试者的疼痛,但从而得出针刺相当于安慰剂效应的结论是不妥的。

二、内脏疾病引起疼痛症状治疗的位域选择

如前所述,针灸可以治疗各种疾病的疼痛症状,尽管临床所采用的选穴方法多种多样,但都能产生较好的临床效果。这一原则同样适用于内脏疾病。由于内脏病变情况下不一定在体表相应的皮节都出现牵涉痛反应,在同节段皮节非牵涉痛区选择穴位也是一种取穴方法。

但由于在内脏出现的疼痛症状往往是机体在内脏病变时发出的一个警示信号(如内脏急性疼痛在诊断明确前不能用镇痛剂),单纯"镇痛"方法只是治标不治本。因此,作为内脏疾病疼痛症状的治疗最佳方案应该是二者兼顾:针灸治疗原则是针对内脏病变的调控中枢。

近10余年来的研究表明,高位颈髓(主要是$C_{1\sim3}$节段)存在一些具有重要功能意义的脊髓固有神经元(propriospinal neurons),它对内脏伤害性传入信息具有重要的调制作用(参考第十六章第四节)。来自胸腔(如心肺)、腹腔(胃肠)及盆腔(直结肠、膀胱)传入都可激活一定比例不同种属动物的$C_{1\sim3}$神经元,表明这些神经元有广泛的内脏传入会聚作用。这些节段的体表传入可以调制这些神经元的活动。人们认为,高位颈髓是具有对内脏伤害性传入发挥调控作用的神经结构,在功能上相当于内脏伤害信号传递的过滤器(filter)、处理器(processor)、整合器(integrator)和调制器(modulator)。

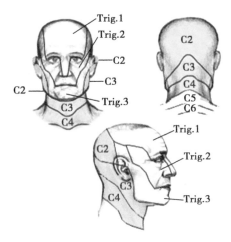

图 26-5　治疗内脏疾病的疼痛症状首选图中绿色皮节穴位(Trig 为三叉神经的 3 个分支),它是内脏伤害性传入信息"整合器"的体表感受野

因此,我们推荐针对内脏疾病的疼痛症状可以选择头颈项部的穴位(图 26-5)。

三、心脏疾病治疗的位域选择

"内关"的传入节段与心脏神经支配的节段几乎可以重合,这种解剖学的联系必然构成"相关"重要的结构基础。心脏接受交感和副交感神经的双重支配,但心室肌主要受交感神经的支配。电针"内关"可促进猫急性缺血心肌的恢复,使颈胸导联心电图的 ST 段和 T 波恢复的速度显著加快;摘除星状神经节,电针的作用即明显削弱。提示支配心脏功能活动的心交感神经参与了这一过程,星状神经节的完整是实现电针效应的重要条件。换言之,适宜激活心交感神经的内关刺激是改善心肌缺血、减少心绞痛的有效治疗手段。但心绞痛急性发作出现交感神经兴奋过度,释放过多的儿茶酚胺,使动脉的张力增加,此时应慎用内关,以避免加重病情。过强的内关穴刺激也易导致交感神经的过度兴奋,对改善冠心病的缺血症状不利(虽然可以缓解心绞痛的疼痛症状)。

躯体交感反射存在节段上的联系。躯体刺激引起内脏功能的改变有两种反应形式,第

一是节段性的,第二是全身性的。而"内关"与心相关的联系就包含节段性和全身性的两种影响因素,因而能表现出优于身体其他节段或远节段穴位所产生的效应。因此,针刺对心率和血压也应该有相应的调节作用,在针刺强度适中的情况下,主要应该是引起心率加快和血压上升。研究表明,针刺内关可使减慢的心率明显增快。针刺人的内关,针前心率在 51 次/分钟以下者,针刺可引起心率加快;而针前心率在 75 次/分钟以上者,针后无明显改变。动物实验也观察到电针大鼠"内关"可使普萘洛尔(心得安)引起心率减弱效应得到很快纠正,恢复到给药前的水平。针刺对血压调节有一定的穴位差异,针刺内关可使血压升高,而针刺"足三里"时,血压多无变化或变化较微。实验表明"内关"穴的升压效应与交感神经和臂丛神经关系密切,与迷走神经无关。

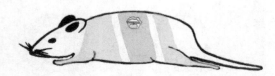

图 26-6　肾交感神经对皮肤刺激引起的激活反应局限在手术切口附近

红色区域是肾交感神经的兴奋性感受野,蓝色区域是抑制性感受野,当然,来自对侧的刺激对同侧肾交感神经活动也是抑制的(引自 Chau 等,1997)

研究表明,体表或穴位刺激可以明显引起同(近)节段交感神经活动增加,而远节段的交感神经活动抑制,因而穴位的选择应该考虑神经支配的节段性。如图 26-6 所示,刺激肾交感神经相应节段的皮肤可以引发肾交感神经的放电明显增加,而刺激远节段部位则出现肾交感神经活动抑制的结果。这些研究提示,对自主神经的调制应考虑节段性支配关系。

治疗某些心脏疾病(特别是心动过缓、低血压和稳定性冠心病心绞痛)常选用的穴位以心经、心包经和胸背部穴位为主,与心脏的神经支配节段保持一致(图 26-7)。

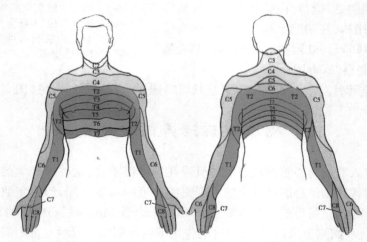

图 26-7　治疗心动过缓和低血压等循环系统疾病选取蓝色区域穴位,绿色和灰色区为不确定区

四、消化道疾病治疗的位域选择

多数胃肠道功能性疾病是针灸的适宜病种。胃和小肠的神经节段为 $T_{6\sim10}$,治疗胃痛、胃炎、胆囊炎、胆石症、腹泻等可以选择这些节段的穴位,临床治疗这些疾病的穴位如中脘、天枢等正位于这些部位(图26-8)。但对于胃运动弛缓、胃轻瘫、功能性消化不良等疾病不宜采用这些节段的穴位,而是可以广泛选用这些节段以外的穴位如上巨虚、足三里等。

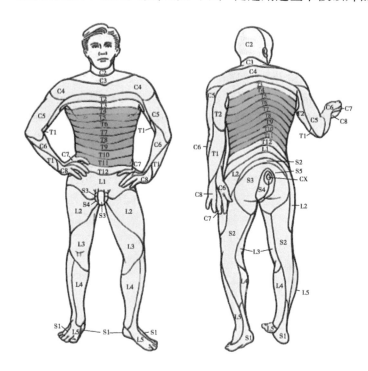

图26-8　治疗胃肠道疾病的功能性单元穴位分布在蓝色区域,绿色皮节次之,是治疗胃痛、胃炎、胆囊炎、胆石症、腹泻等疾病的优选穴位;功能性集元穴位分布广泛(浅黄色皮节区域),用于治疗胃运动弛缓、胃轻瘫、功能性消化不良等疾病

　　我们根据近年来的研究提出:体表穴区与相同节段神经支配的内脏器官在交感神经控制下组成一个相对紧密联系的结构—功能性单元(体节);围绕这种结构-功能性单元的异节段神经支配区域经穴形成一个可能通过副交感神经通路发挥相悖效应的功能性集元;腧穴在结构-功能性单元发挥相对特异性效应,在功能性集元发挥与之相悖的广谱效应。单元经穴和集元经穴共同构建躯体传入信息调整和平衡内脏功能的稳态系统。副交感神经活动偏亢的病症主要取单元穴位,交感神经活动偏亢的病症主要取集元穴位。联系到针灸对胃肠功能的调节,与胃肠道神经支配同节段的腹部穴位属于功能性单元穴位,它在交感神经参与下发挥对胃肠功能的抑制作用;所有其他节段的属于功能性集元穴位,它们在副交感神经(特别是迷走神经)参与下发挥促进胃肠功能的作用。胆囊炎、胆石症、腹泻等治疗选用单元穴位(如中脘、天枢等),以抑制节段性交感神经活动,降低胃肠运动、弛缓胆管收缩为主。而对于胃运动弛缓、胃轻瘫、功能性消化不良等疾病治疗应选用集元穴位(如上巨虚、足三里),以激活迷走神经,发挥促进胃肠运动的作用(图26-8)。

　　体表几乎找不到能够抑制直结肠运动的部位,从理论上说,结肠接受交感神经纤维的稀疏支配(来自 $T_{12} \sim L_3$ 交感节前神经元,其功能是抑制肠蠕动,收缩肛门括约肌),但直接刺激交感腹下神经并不能观察到抑制结肠的作用。直结肠接受骶髓 $S_{2 \sim 4}$ 节段的盆神经支配,具有促进肠蠕动、松弛肛门括约肌的作用。对于便秘的治疗,所有穴位和体表部位都具有一定的促进结肠运动、治疗便秘的作用,由于几乎不存在节段性交感神经的拮抗作用,故在骶段皮节($S_{2 \sim 4}$ 节段)和下肢取穴可以产生最佳的治疗效果。

五、尿潴留和尿失禁治疗的位域选择

膀胱的交感神经支配来自 $T_{11} \sim L_2$，它通过骶前神经即上腹下神经丛，在 L_5 处分为左右两支腹下神经。这两支神经和腹下神经节接合后，随血管分布至膀胱壁，交感神经的兴奋可引起膀胱逼尿肌舒张和膀胱颈后尿道平滑肌的收缩，起储尿作用。

走行于盆腔神经丛的骶副交感神经节前纤维是膀胱的主要兴奋性传出神经，副交感神经来自脊髓 $S_{2 \sim 4}$，联合成为盆神经，支配膀胱逼尿肌、抑制尿道括约肌，是与排尿有关的主要神经。副交感节前神经轴突与膀胱壁表面的副交感神经节细胞形成突触，并有副交感神经节节后纤维作用于膀胱平滑肌而达到收缩平滑肌的作用。膀胱排尿反射的传入纤维，也是通过盆内脏神经传入（图 26-9）。

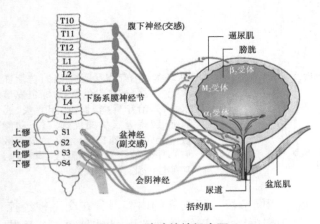

图 26-9　膀胱的神经支配

躯体神经来自脊髓 $S_{2 \sim 4}$，以外阴神经为代表，其分支分别支配膀胱、前列腺、会阴、及尿道外括约肌；在女性则支配膀胱、尿道及阴道。膀胱传入纤维为细小带髓鞘的 Aδ 类纤维和无髓鞘 C 类纤维。Aδ 类纤维主要传送来自膀胱壁机械感受器的传入冲动，感知膀胱的胀满和膀胱壁的张力。而 C 类纤维则传导来自膀胱伤害感受器的冲动，如化学物质刺激所产生的痛觉。C 类纤维的存在是泌尿系统的保护机制之一，如泌尿系感染对伤害感受器的刺激，C 类纤维的传导，产生尿频和尿急，有助于细菌和刺激性物质排出体外。脊髓损伤和逼尿肌老化所致的逼尿肌反射亢进或不稳定膀胱也可能与 C 类纤维激活有关，但在正常情况下，C 类纤维一般不起作用。

盆底肌肉的运动神经大多经会阴神经，会阴神经的传出纤维在到达骶骨坐骨韧带之前分出分支分布于尿道括约肌和提肛肌，尿道括约肌张力的 70% 取决于 S_3 腹根的传出纤维的活动，其余 30% 则取决于 S_2 和 S_4。

正常人存在膀胱-膀胱反射和膀胱-尿道反射。膀胱传入神经纤维（Aδ 类纤维和 C 类纤维）与骶髓的中间神经元相突触，后者又与骶髓副交感传出神经纤维神经核相突触，节前纤维经盆腔神经丛至膀胱壁内副交感神经节，其节后纤维止于膀胱壁平滑肌而形成膀胱-膀胱反射。接受膀胱传入冲动的中间神经元也与分布于近端尿道的交感神经传出纤维相突触而组成膀胱-尿道反射。在大脑皮质和脑桥的调控下，膀胱-膀胱反射允许膀胱充盈至一定容量并保持膀胱内低压状态，当传入冲动达到一定的阈值，传入冲动不但诱发逼尿肌反射，同时也可维持逼尿肌持续收缩直至尿液排尽。而膀胱-尿道反射在膀胱充盈期受到一定抑制，近端尿道处于收缩状态，而排尿期逼尿肌反射收缩时，可使逼尿肌反射性舒张。

经 S_3 骶神经调节治疗是最常用的途径。研究资料显示，经 S_3 电刺激神经调节可通过抑制与膀胱传入冲动相关的脊髓内中间神经元的传导,阻断进入脊髓的传入冲动上行至中枢,最终达到抑制逼尿肌反射的作用。由于并不干扰排尿反射的下行冲动,因此在排尿反射启动后并不影响逼尿肌压力。经阴部神经和肛门的机械性刺激可能有直接抑制分布于膀胱的副交感节前纤维的作用。

从传统上,针刺阴陵泉、足三里、三阴交、关元、中极、水道等穴位可以治疗尿失禁和尿潴留。

尿失禁的治疗应考虑激活来自 $T_{11} \sim L_2$ 支配膀胱的交感腹下神经,使膀胱逼尿肌舒张和膀胱颈后尿道平滑肌收缩;同时应激活 $S_{2\sim4}$ 躯体会阴神经,其分支支配尿道外括约肌,使外括约肌收缩,从而达到停止排尿。根据穴位的皮节分布,针灸取穴应该包括关元、水道、肾俞(和交感腹下神经皮节相符)和次髎、中髎(和躯体会阴神经皮节相符)。

尿潴留的治疗(图 26-10)应考虑激活来自副交感神经的骶髓 $S_{2\sim4}$ 节段的盆神经,它支配膀胱逼尿肌,抑制尿道括约肌,是与排尿有关的主要神经。根据穴位的皮节分布,针灸主要取承扶、殷门、委中和次髎、中髎(和副交感盆神经皮节及躯体会阴神经皮节相符)。

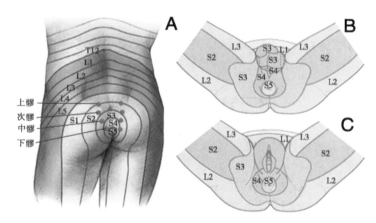

图 26-10　针灸治疗尿失禁(在 $T_{12} \sim L_2$ 及 $S_{2\sim4}$ 皮节取穴)或尿潴留
(在 $S_{2\sim3}$ 皮节取穴)的常用穴位与皮节的关系
A:八髎穴是治疗膀胱系疾病的采用穴位;B(男性)和 C(女性):骶神经皮节分布区

六、耳廓疗法的妙用

正如我们在第十七章论述的,耳廓突出的形态学特征是体表唯一有迷走神经分布的区域。从发生学角度来看,来自鳃弓上基板到迷走神经节和其他神经节的走行关系不容忽略。位于颈内静脉孔内的迷走神经节分出一支和附近的舌咽神经的一支合成耳支,穿出鼓乳裂后分成 2 支,一支分成 3 小支穿过外耳道软骨和耳廓软骨的交界处到耳廓的外侧面,分布于耳甲区;另一支与茎乳孔出口处面神经的耳后神经吻合,主干穿出耳背深部组织分布于耳后肌和耳廓内侧面的中上部,有 3 ~ 4 支分支从耳背深部组织穿过软骨,分布于耳轮脚及附近的耳甲腔和三角窝。这些来自迷走神经颈静脉节的感觉神经与脊神经节细胞是同源的,属一般躯体传入神经元,其中枢突终止于三叉神经脊束核。但其中一些感觉细胞的中枢突入脑后,向后内侧入孤束,终止于孤束核;其迷走神经耳支的周围突分布于耳甲腔(图 26-11)。

“躯体—交感”和“耳甲—迷走”是两种自主神经参与的体表-内脏联系、调控和反应系

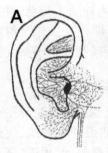 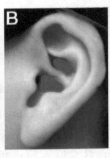

统。两个系统的作用相互协调，相互制约，维持"内环境"的平衡与协同。自主神经系统维持着生命。心率、血压、胃肠功能，以及内分泌、免疫、生殖等都由自主神经系统来调节。副交感神经系统负责修复和维持体内功能的平衡；交感系统则调控机体应激情况下的适应变化。人类对体表—交感反射有了相对充分的了解。而今，在了解耳—迷走联系结构的基础上，我们可以通过刺激耳穴激活迷走神经，对抗交感神经的紧张性，治疗交感亢进的疾病，特别如失眠、抑郁症、胃肠运动弛缓等；还可用于治

图 26-11 A：绿色是迷走神经耳支分布区；B：耳迷走神经刺激电极安置部位

疗主要由迷走神经支配器官的病变（如轻型糖尿病，因为胰岛素分泌受迷走神经调节）。而且，自从人们认识到机体存在胆碱能抗炎通路后，耳迷走神经刺激调节免疫系统的功能已经开始被认识。近年来，有医生采用植入式迷走神经刺激仪治疗癫痫、帕金森症等。

我们已经在临床上开展了经耳迷走神经刺激（Ta-VNS）治疗癫痫、抑郁症、失眠和糖尿病等，取得了甚佳的临床疗效；对早期轻型高血压和某些功能性胃肠病也有积极的治疗作用。

第三节　结　束　语

针灸学应该以博大的胸怀担当复兴体表医学的重任，作为人类永恒医学的基石必将有灿烂的前景和光明的未来。

《剑桥医学史》作者 Porter 在该书的结尾曾有这样的一段话："医学不能被科学所束缚，医学过于局限于科学是目前医学的弱点之一（作者在此前概括了包括中医在内的一些替代医学），但是医学无论在实践上还是在知识上都应植根于科学之中。科学的目的不在于开启无限智慧之门，而在于限制无限的错误。科学作为解释一切物质世界的基础，对于医学来说除了与此共命运外，就不可能再有其他的选择。只要科学拥有它目前的位置，医学就将坚定地与它站在一起。其他一些医学实践与科学医学共存时，只有科学医学体系是唯一普遍存在的。"

香港学者区结成在其 2004 年出版的著作《当中医遇上西医》中最后写到："如果中医学拒绝与现代科学及循证医学合流，坚守传统，它会被现代社会淘汰吗？我的判断是不会，而且并不是因为它有政府政策作保护伞。现代医学在西方也并未曾淘汰另类医学；相反，过度科技化的现代医疗似乎正在触发另类医学的勃兴。问题是：中医学是否敢于沦为芸芸另类医学中的一员，抑或是要通过科学的关口，登上一个与现代西医学较接近的学术平台？我期待，也相信，这个问题终会有乐观积极的答案。"

我们期待着针灸医学的更加辉煌，也期待被人类和历史遗忘的体表医学能够凤凰涅槃，应运而勃兴！

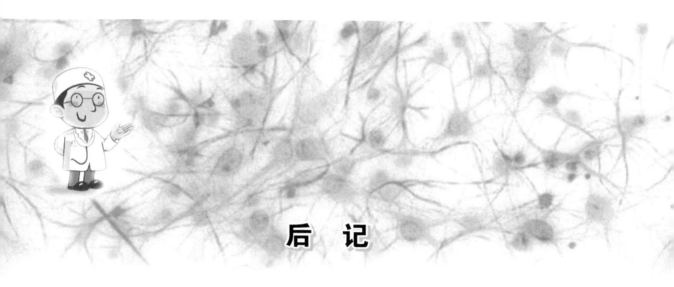

后　记

　　针灸是中国古代医家的一大发明，也是对世界医学的贡献。但基于现代科学基础之上的针灸著作还属凤毛麟角，然而要撰写这样一本书需要很大的勇气。由于针灸医学涉及生物进化和现代医学及相关学科的众多领域，作者很难在这些领域都能准确把握，再加上涉及这些学科的文献浩如烟海，如何选用和评价这些论文就更显困难了。随着针灸学国际化程度的日盛和体表医学概念的提出，基于传统、汇通当代、构建未来是针灸学科发展必需要进行的战略思考。以针灸为代表的体表刺激疗法对于生命究竟意味着什么？在有生命而无自觉的蛮荒时代疾病如何防治？生命体如何会进化出本能医治系统？这都是现代针灸医学、未来体表医学需要面对和思考的科学问题。

　　1998年为国家针灸经络研究攀登计划立项的需要，我们撰写了《针灸的科学基础》一书，经有关专家评阅认为颇有创意和价值；并很快成为针灸学专业师生特别是研究生的案头必备参考书。在中国中医科学院针灸研究所成立60周年之际，学生们提议将此书的内容保持原有的框架，重新归纳充实，历时两年，整集成文。

　　本书不是文献的堆积，而始终从系统的角度，贯穿着生物进化这条主线和脑科学成就，并呼唤体表医学的复兴，作者的观点及评述已顺理成章地融于各章节之中。这些观点纯属个人拙见，乃一家之言，相信读者会给予理解和谅解。由于学识的局限性，错误在所难免；倘若读者有争鸣之见，欢迎及时评述及指正。

　　书中选用国内外公开发表的图表颇多，不便一一与这些作者联系，随着该书的出版，一并向这些学者和出版商表示歉意和谢意。

朱兵

2013年8月3日于北京

　　附言：2013年底，书稿已通过了人民卫生出版社审读和接受出版。又经过一整年的修改、充实和提炼，终于在2014年的圣诞之夜完成了书稿的清样审校，在2015年的钟声敲响之后可以付之于印刷了！掩卷感慨万千，填词《江城子·千古奇崛》一首，以表心抒。

　　掩卷顿笔意未休，尽滥流，梦难收。恒韵奇崛，何以芳千秋！曾经涅槃冰与火，展纸砚，溯古幽。

　　纵生豪侠勤研修，羁五洲，燕都留。四海宾朋，书斋频邂逅。有责昭彰掉阔理，任评言，尚存羞！